“十四五”时期国家重点出版物出版专项规划项目

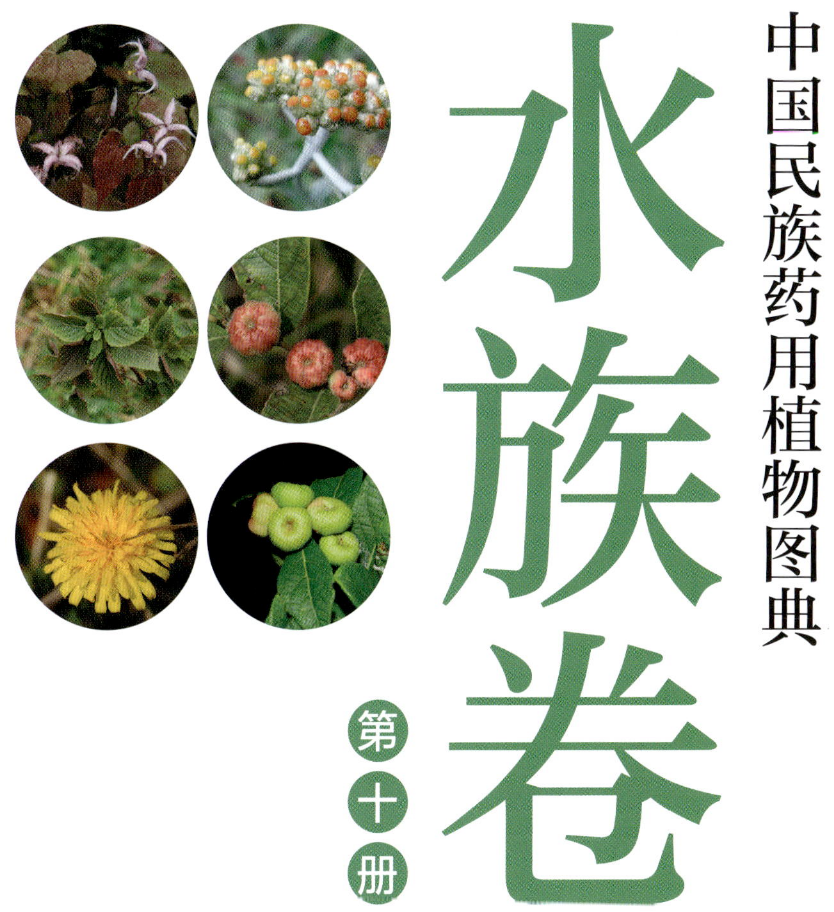

中国民族药用植物图典 水族卷

第十册

总 主 编： 肖培根　诸国本

主　　编： 司有奇

副 主 编： 司岚清　司勤国

编　　委： 姜　雷　司高飞　马永春　司勤元　杨光海　杜　蓉　袁树华

图片摄影： 周重建　谢　宇　裴　华　邬坤乾　袁井泉　孙骏威　谢　言　钟炯平　司有奇　夏云海

CNS K 湖南科学技术出版社 · 长沙

国家一级出版社　全国百佳图书出版单位

“十四五”时期国家重点出版物出版专项规划项目

《中国民族药用植物图典》丛书编委会

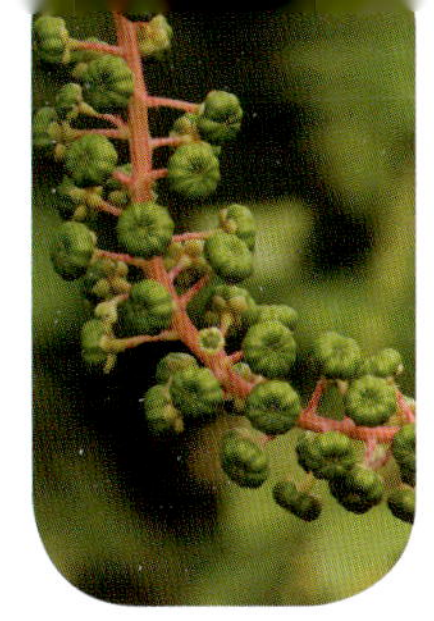

目录

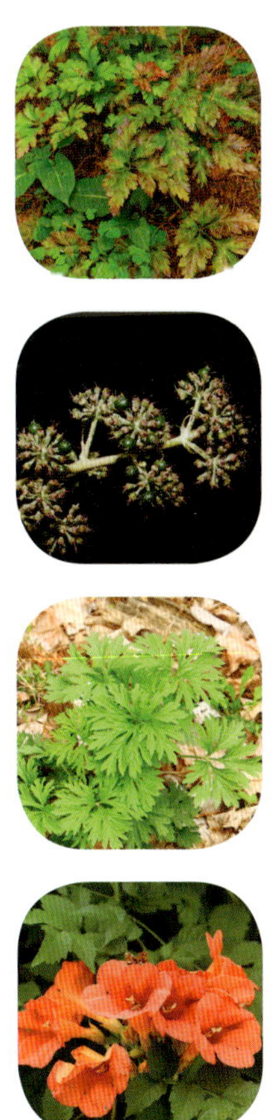

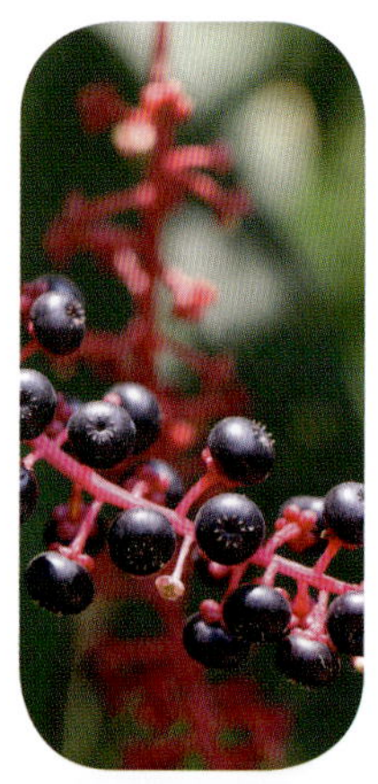

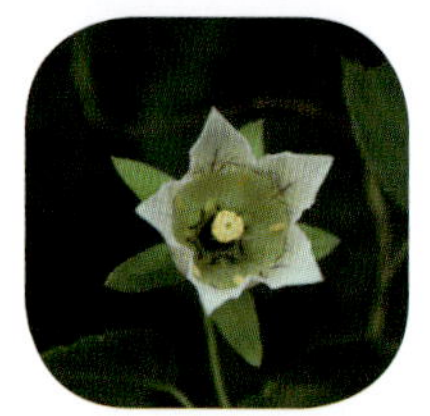

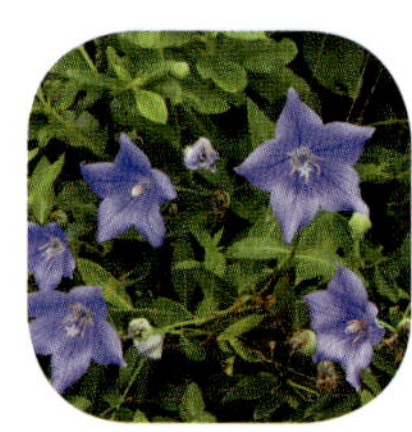

中国民族药用植物图典（第一辑）

水族卷（第十册）

中国民族药用植物图典·苗族卷
中国民族药用植物图典·壮族卷
中国民族药用植物图典·藏族卷
中国民族药用植物图典·蒙古族卷
中国民族药用植物图典·水族卷
中国民族药用植物图典·维吾尔族卷

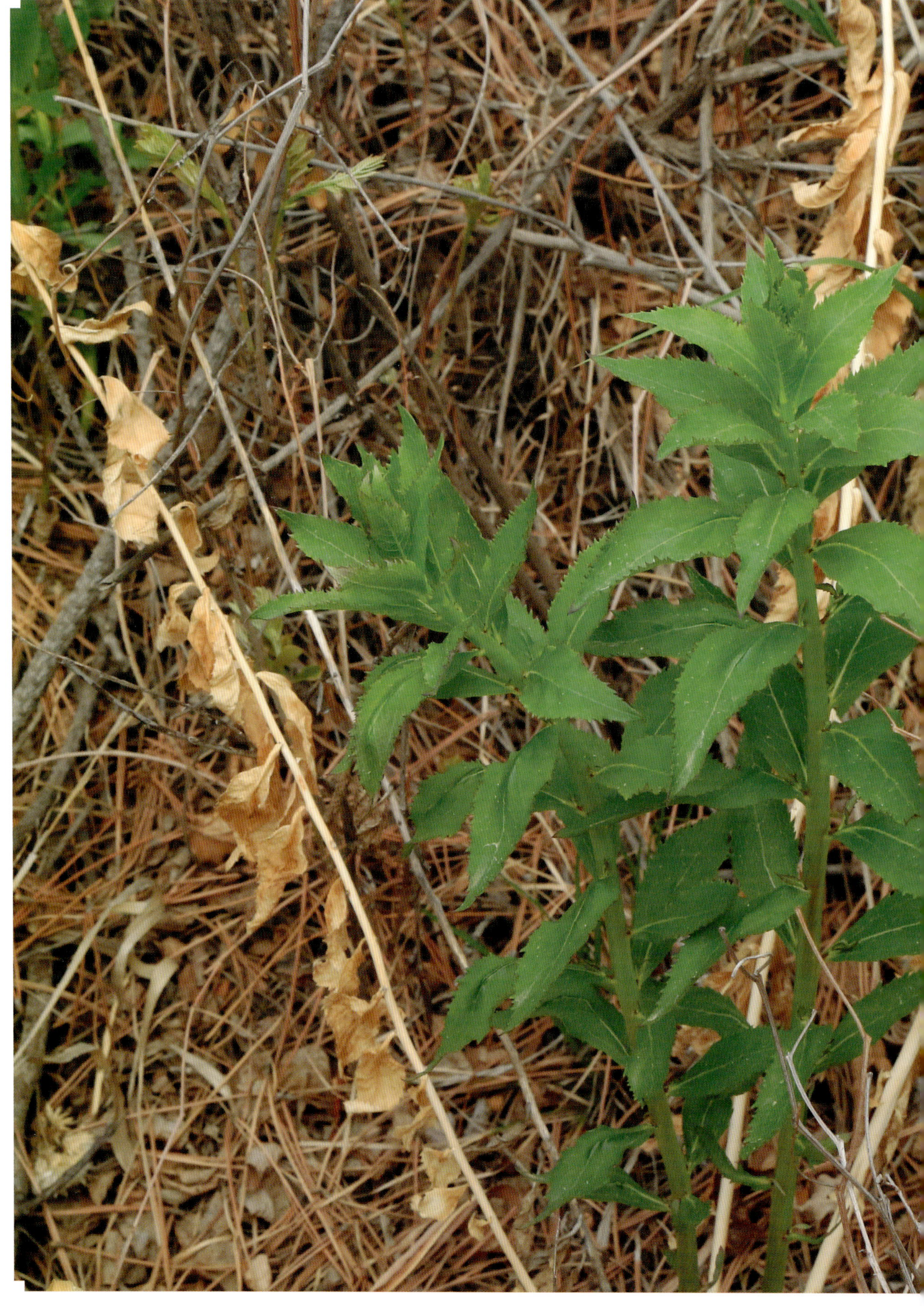

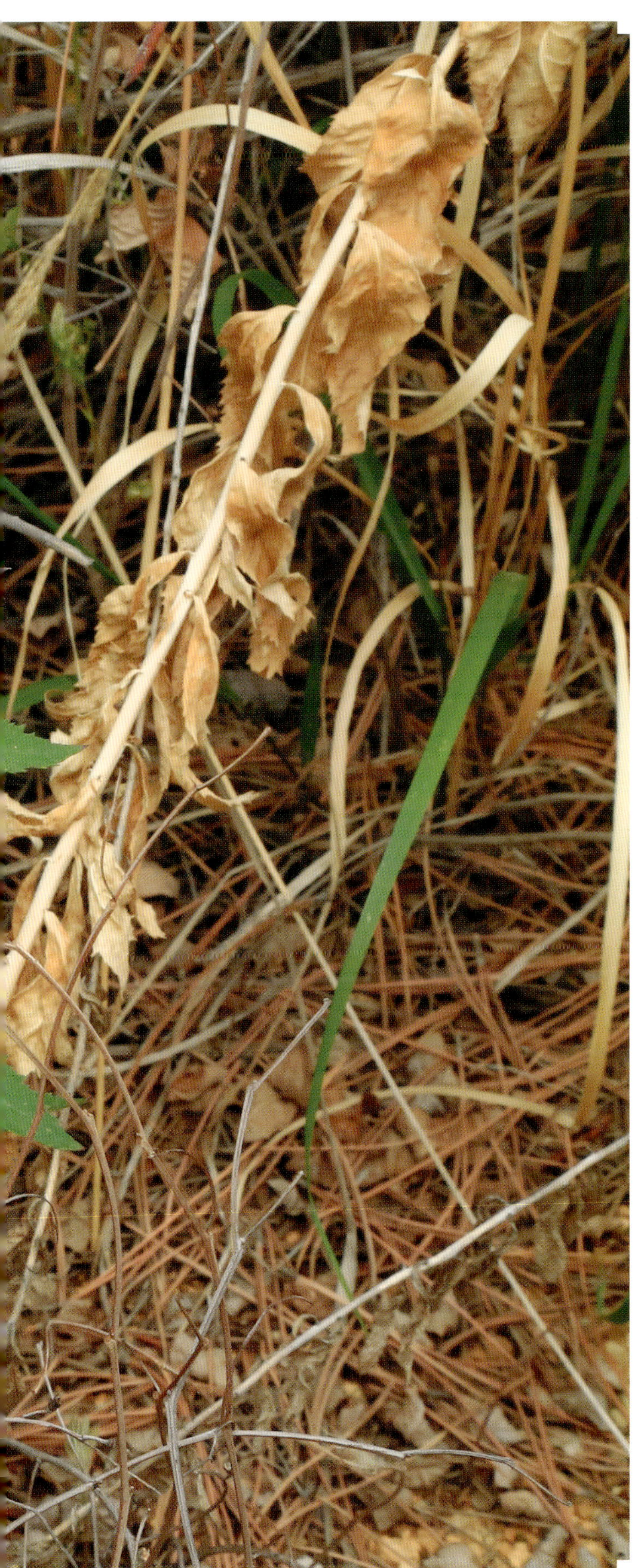

桔梗

【水药名】项点。

【别　名】苦桔梗、白桔梗、玉桔梗、炙桔梗、包袱花、铃当花、道拉基。

【来　源】本品为桔梗科植物桔梗 *Platycodon grandiflorum* (Jacq.) A. DC. 的干燥根。

【性味归经】味甘、辛，性平。归肺经。

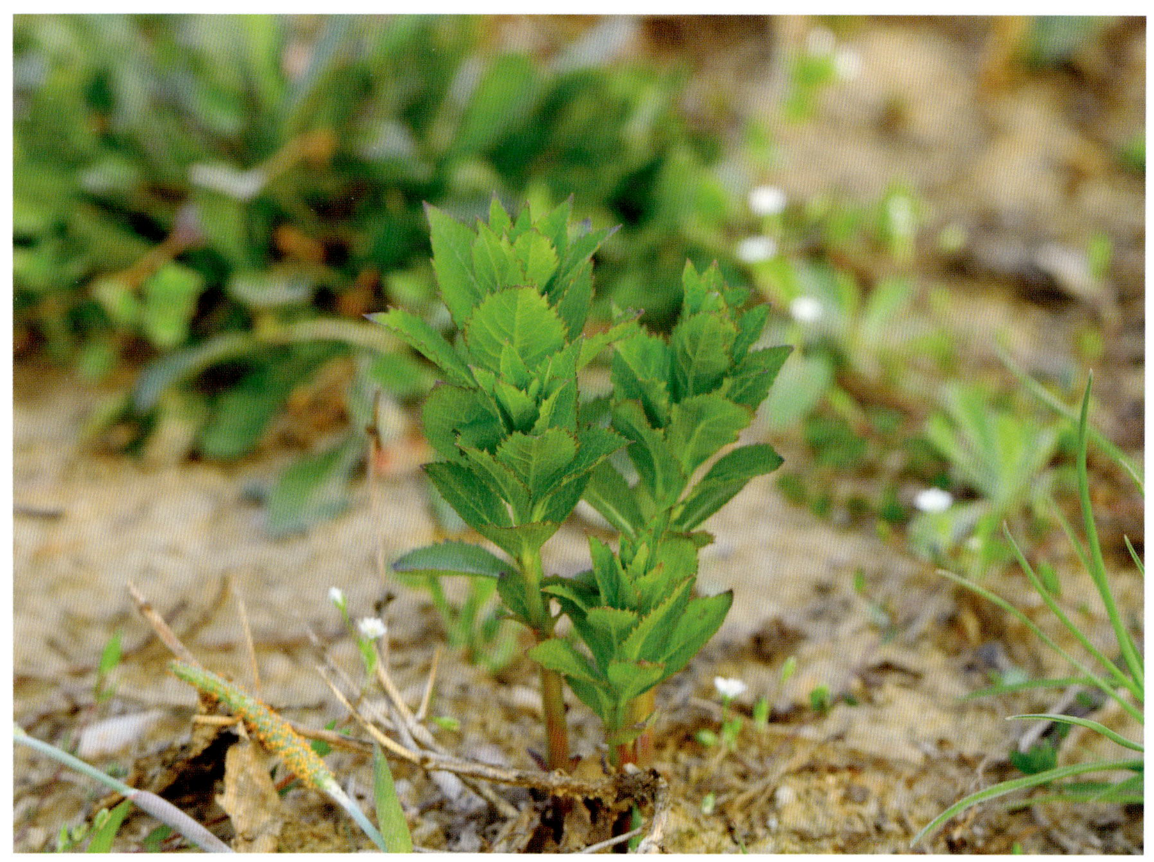

桔梗

识别特征

一年生草本，体内有白色乳汁，全株光滑无毛。根粗大，圆锥形或有分叉，外皮黄褐色。茎直立，有分枝。叶多为互生，少数对生，近无柄，叶片呈长卵形，边缘有锯齿。花大，单生于茎顶或数朵集成疏生的总状花序；花冠钟形，蓝紫色，蓝白色，白色，粉红色。蒴果卵形，熟时顶端开裂。花期 7—9 月，果期 8—10 月。

生境分布

生长于山坡草丛中。我国大部分地区均有分布。主要分布于安徽、河南、湖北、辽宁、吉林、河北、内蒙古等省区。

采收加工

春、秋二季采挖，以深秋采者为佳。洗净，除去须根，趁鲜刮去外皮或不去外皮，干燥或切片晒干。

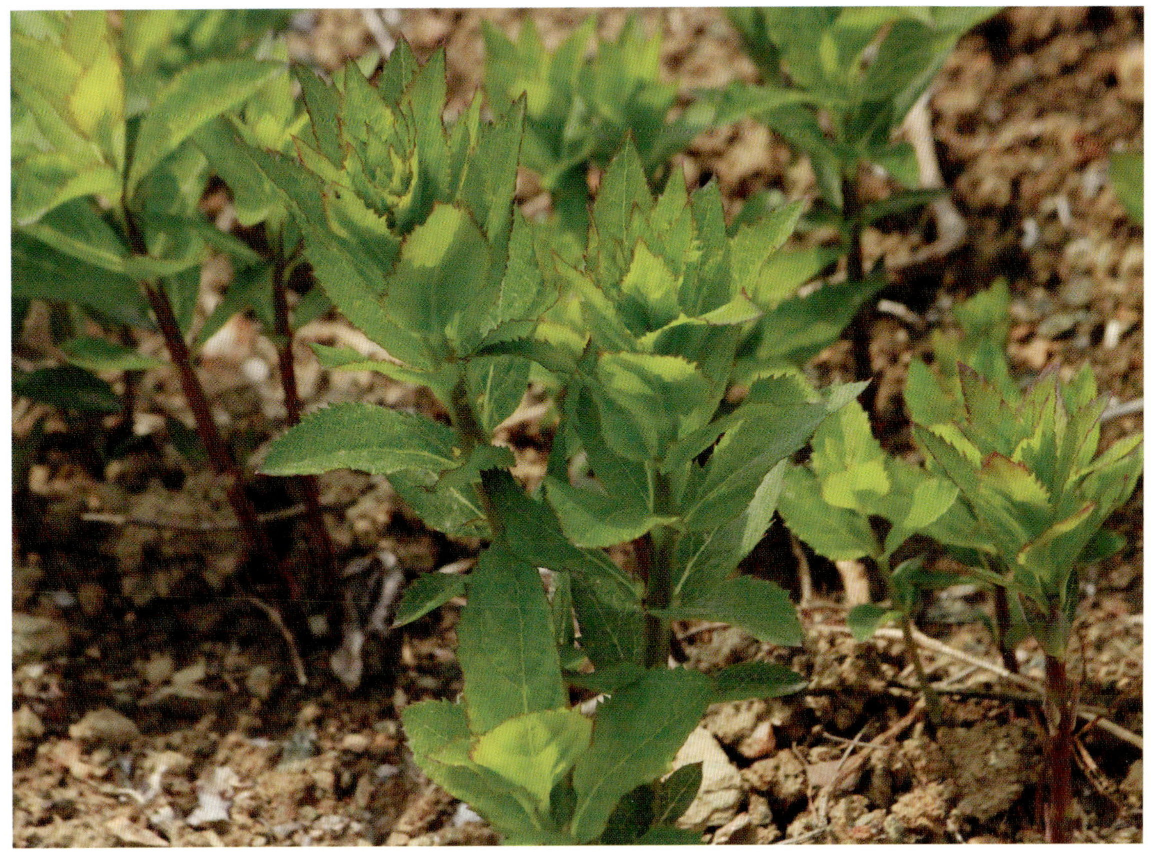

桔梗

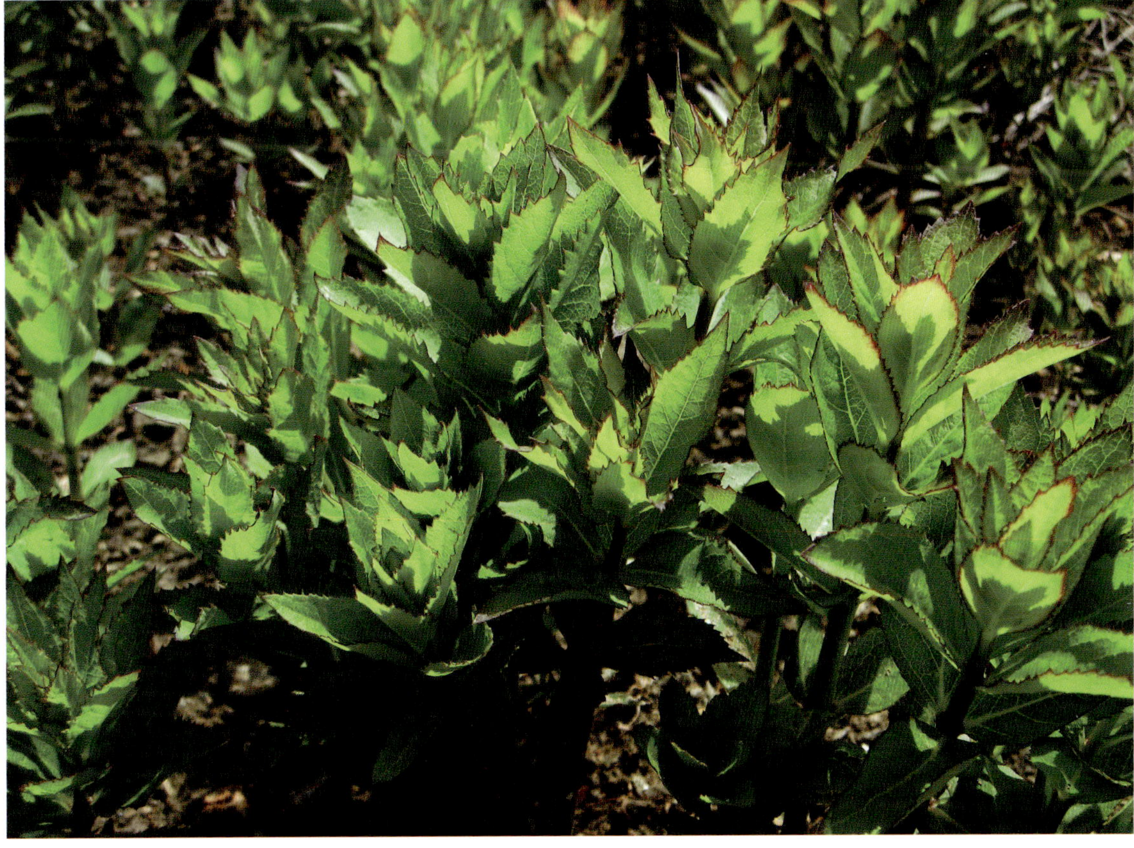

桔梗

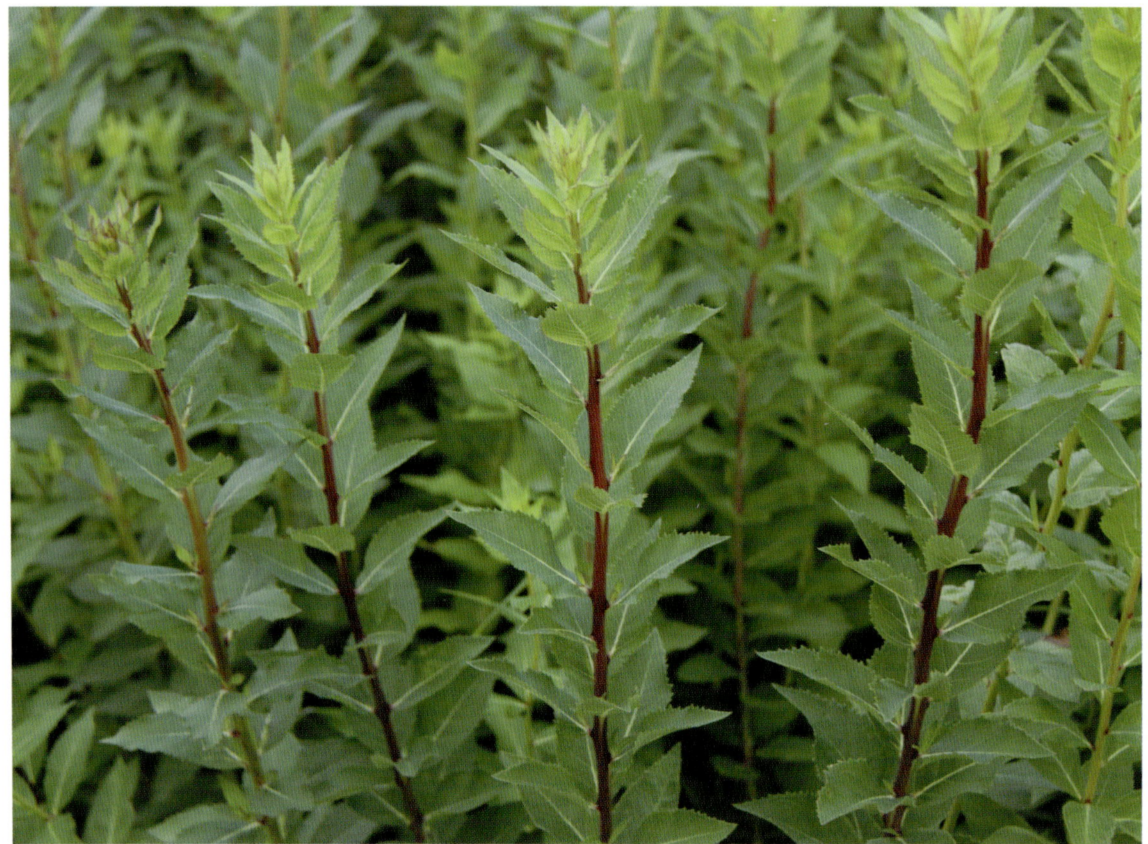

桔梗

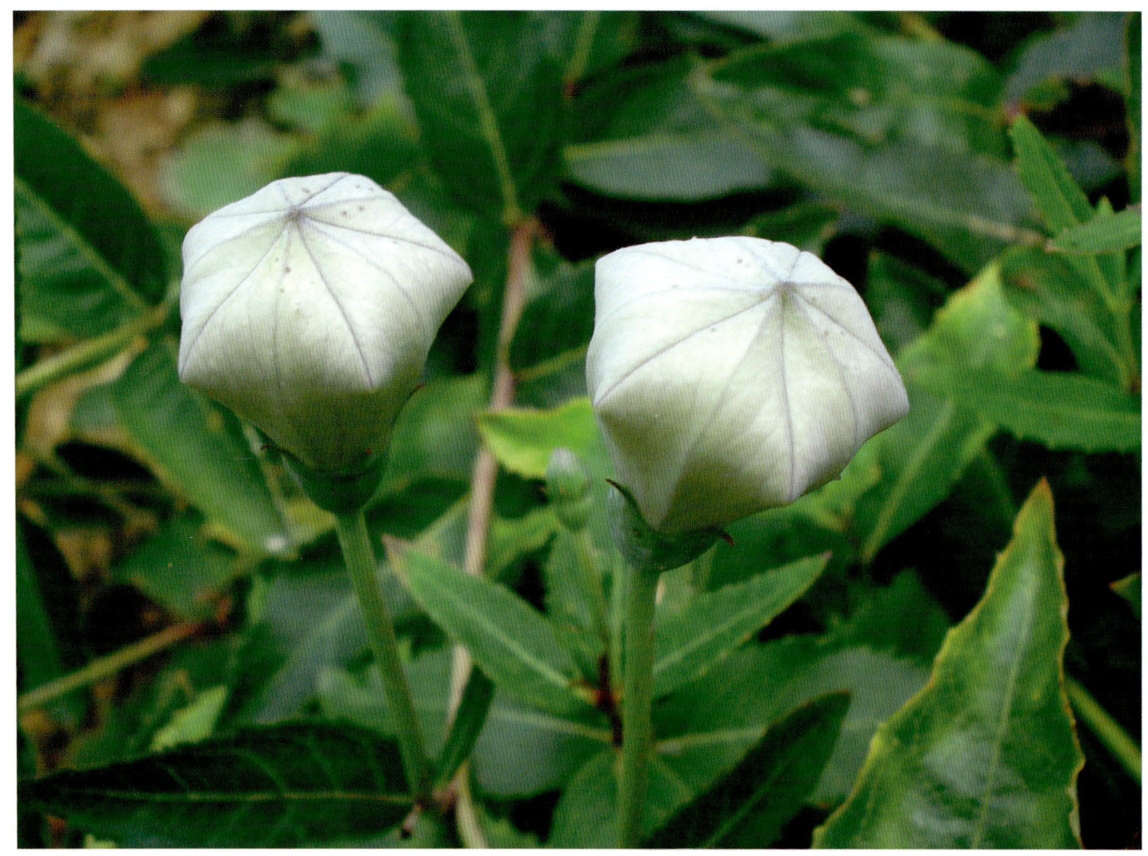

桔梗

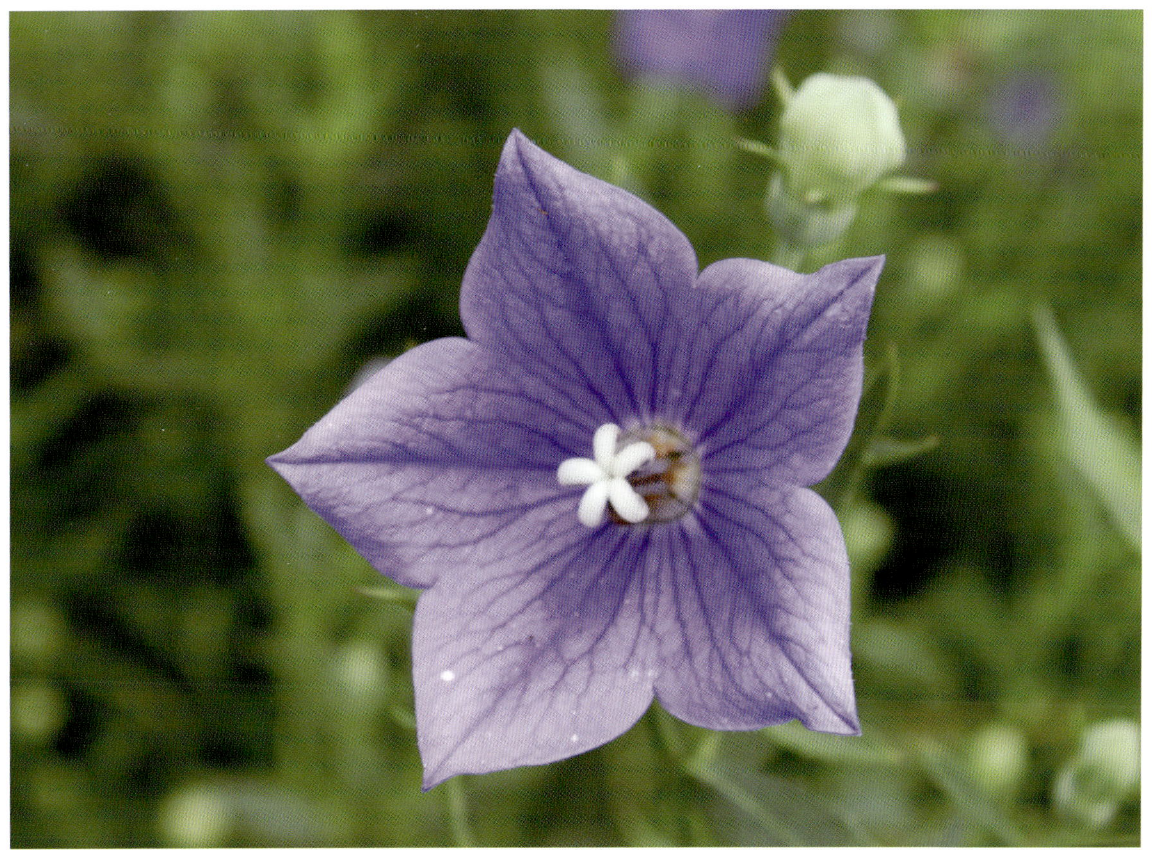

桔梗

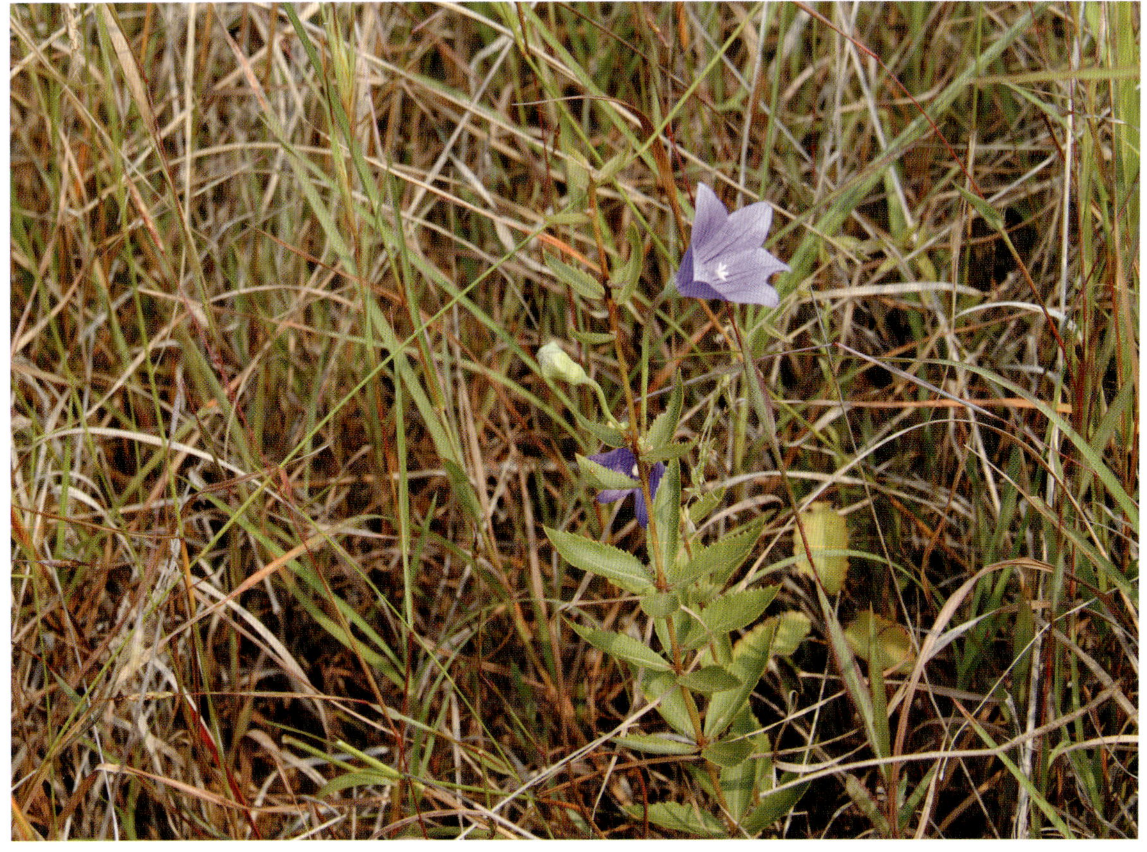

桔梗

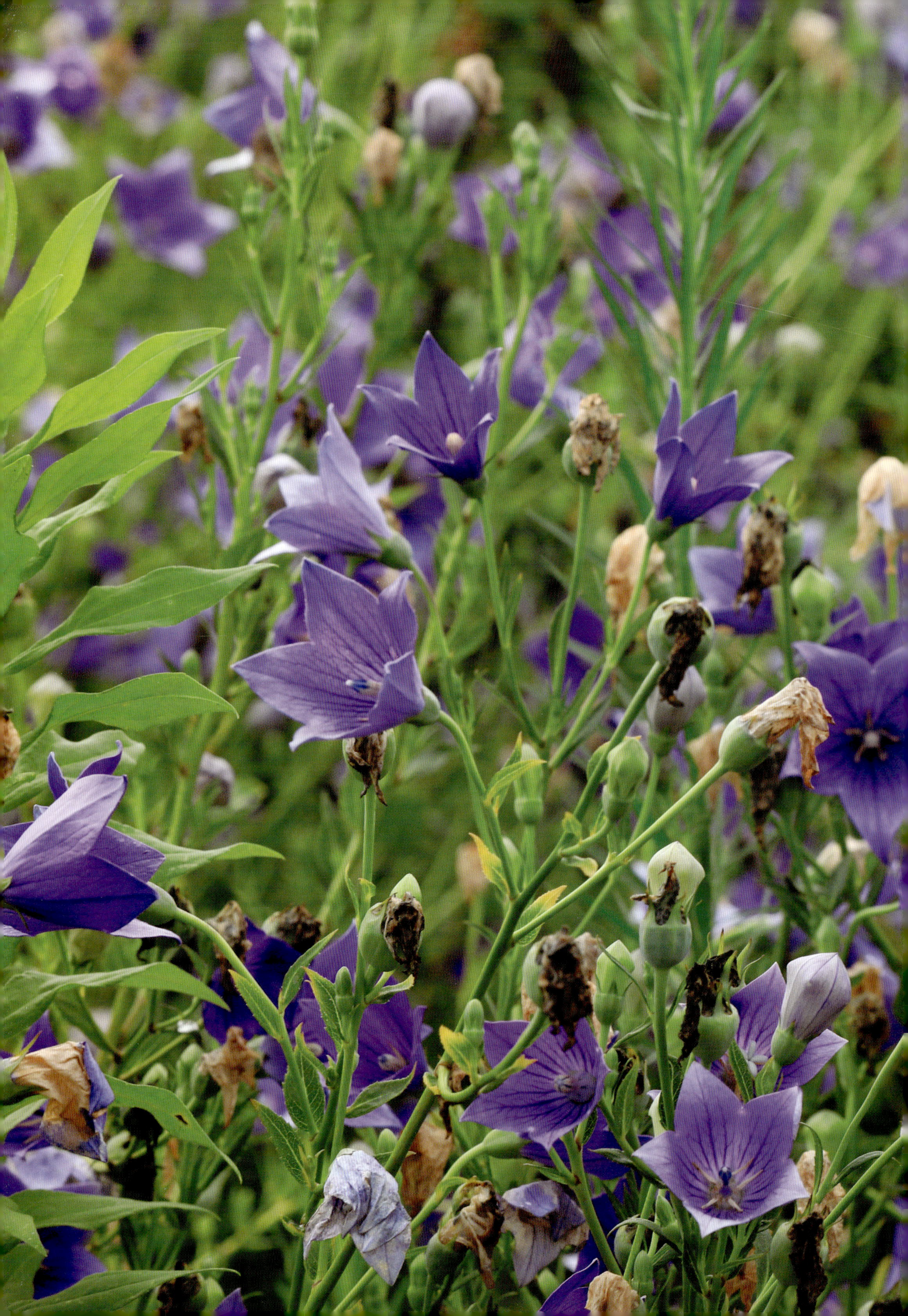

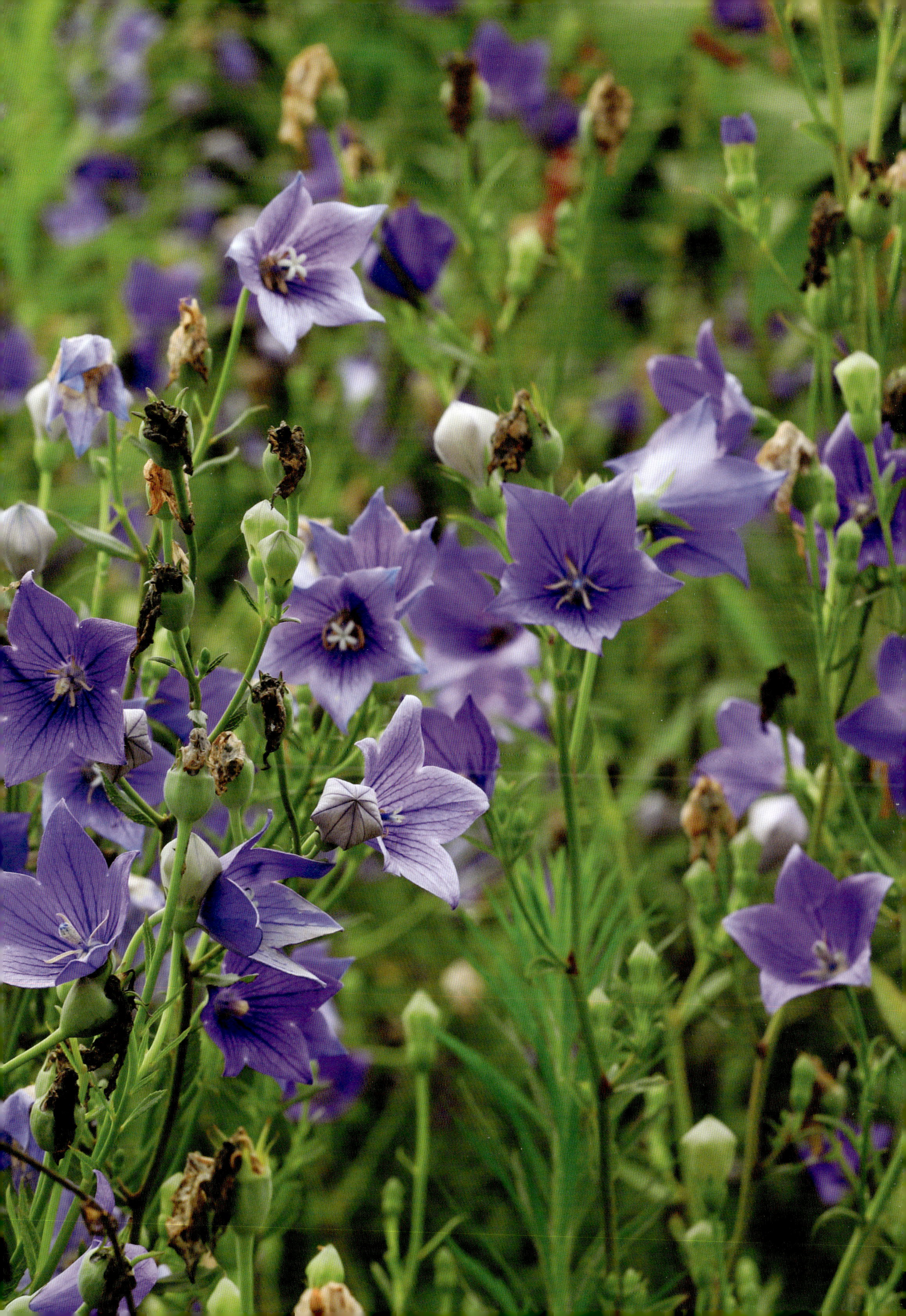

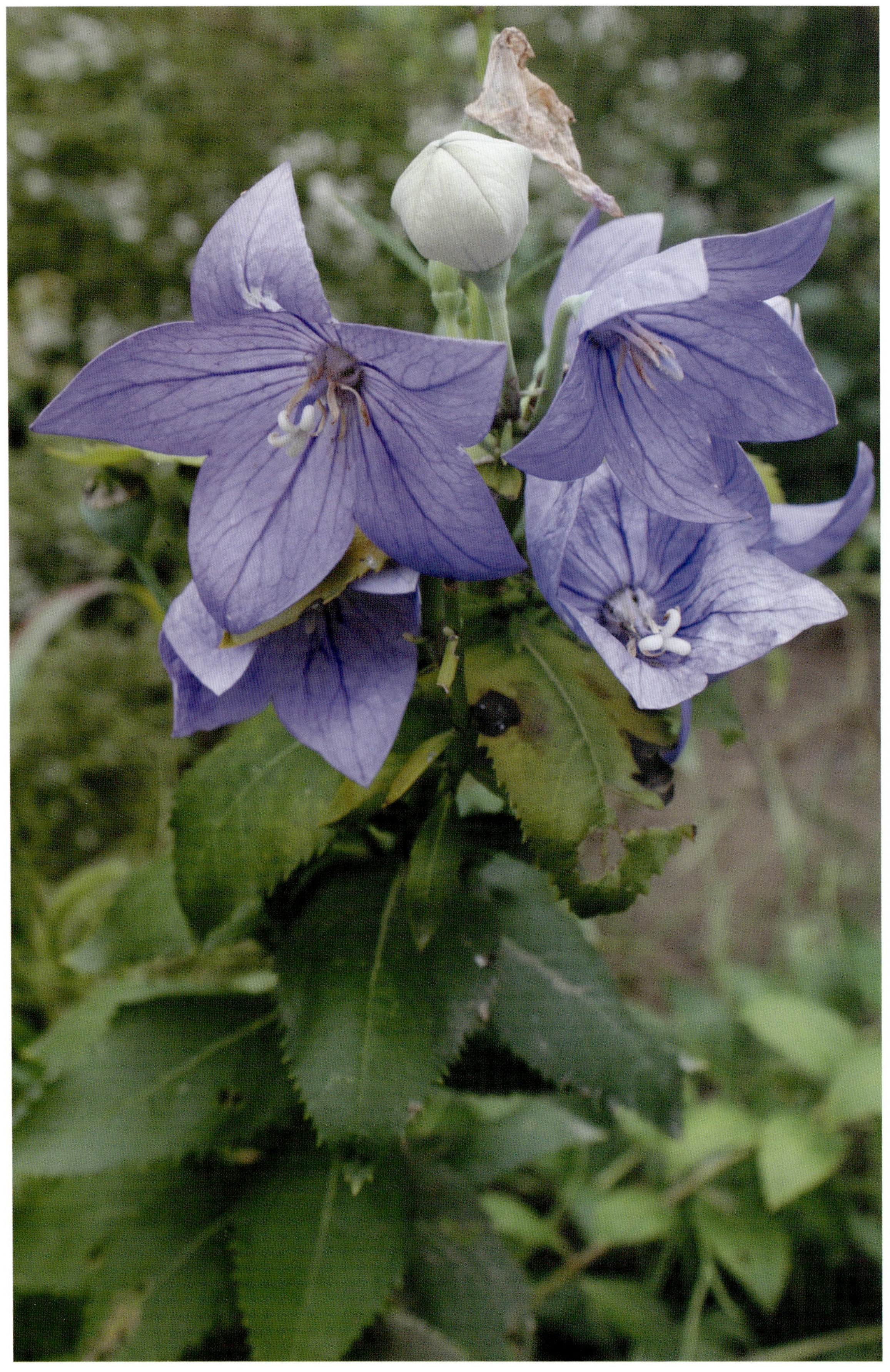

桔梗

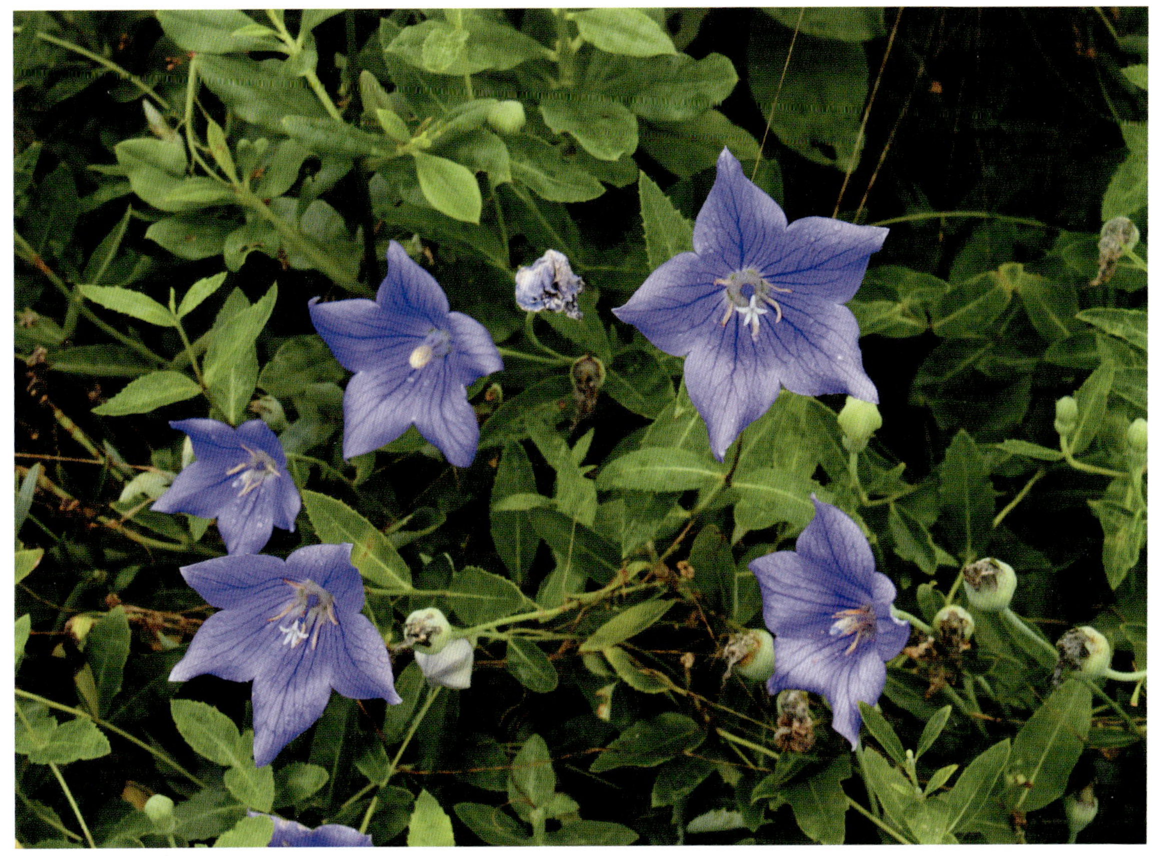

桔梗

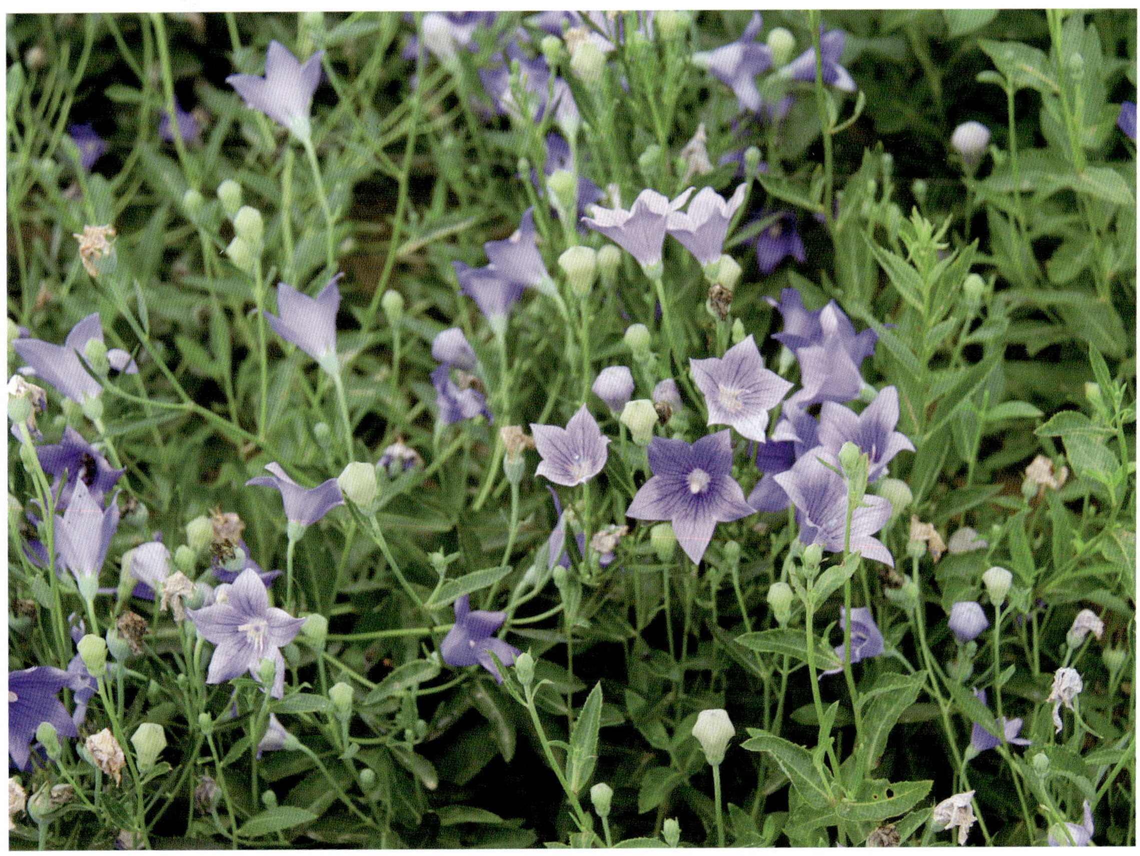

桔梗

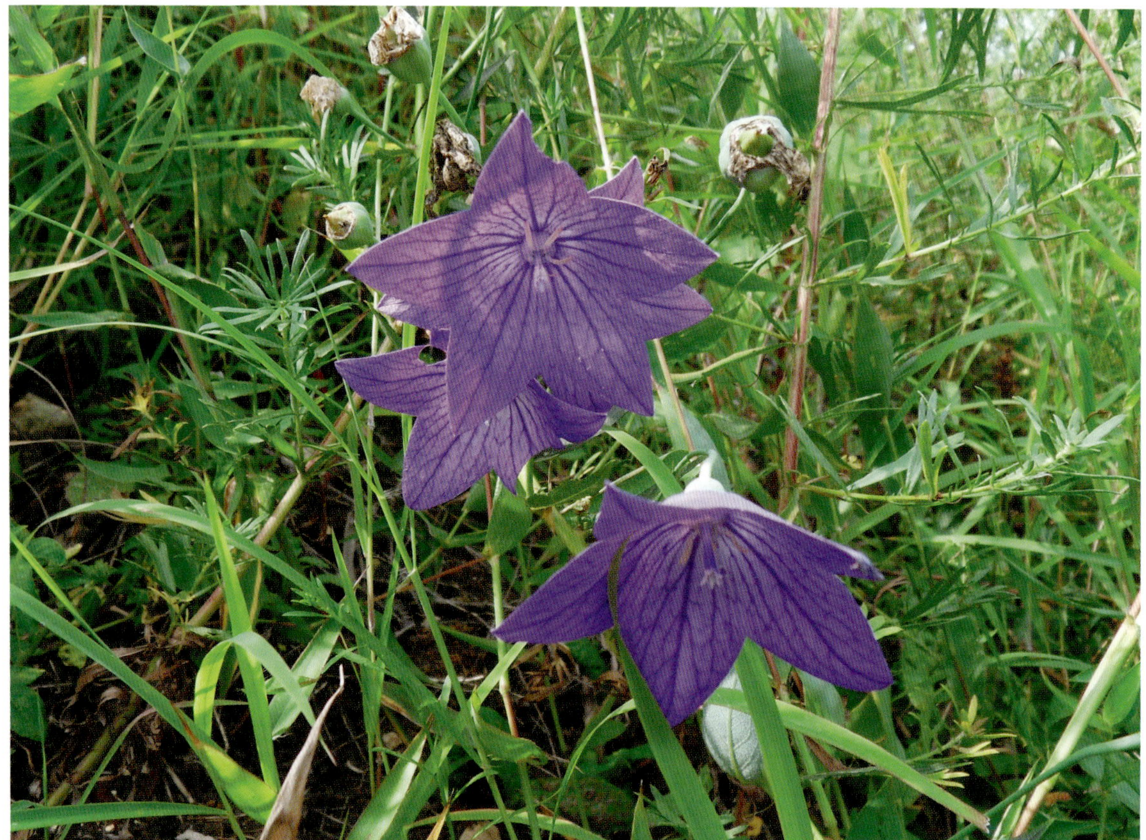

桔梗

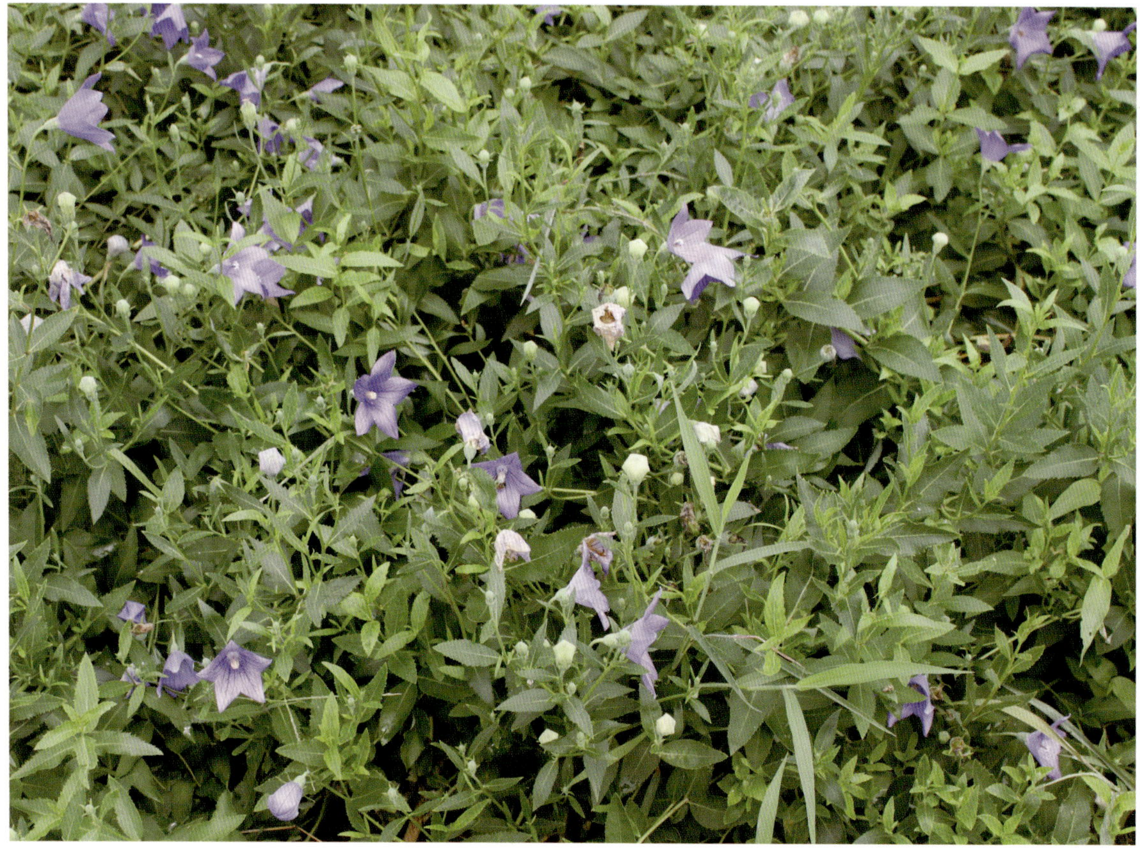

桔梗

药材鉴别

本品干燥根呈长纺锤形或长圆柱形。下部渐细，有时分枝稍弯曲，顶端具根茎（芦头），上面有许多半月形茎痕（芦碗），全长 6 ~ 30 cm，直径 0.5 ~ 2 cm。表面白色或淡棕色，皱缩，上部有横纹，通体有纵沟，下部尤多，并有类白色或淡棕色的皮孔样根痕，横向略延长。质坚脆，易折断，断面类白色至类棕色，略带颗粒状，有放射状裂隙，皮部较窄，形成层显著，淡棕色，木部类白色，中央无髓。气无，味微甘而后苦。以条粗均匀，坚实、洁白、味苦者佳。条不均匀，折断中空，色灰白者质次。

功效主治

开宣肺气，祛痰排脓。主治外感咳嗽，咽喉肿痛，肺痈吐脓，胸满胁痛，痢疾腹痛。

用法用量

内服：3 ~ 10 g，煎汤。

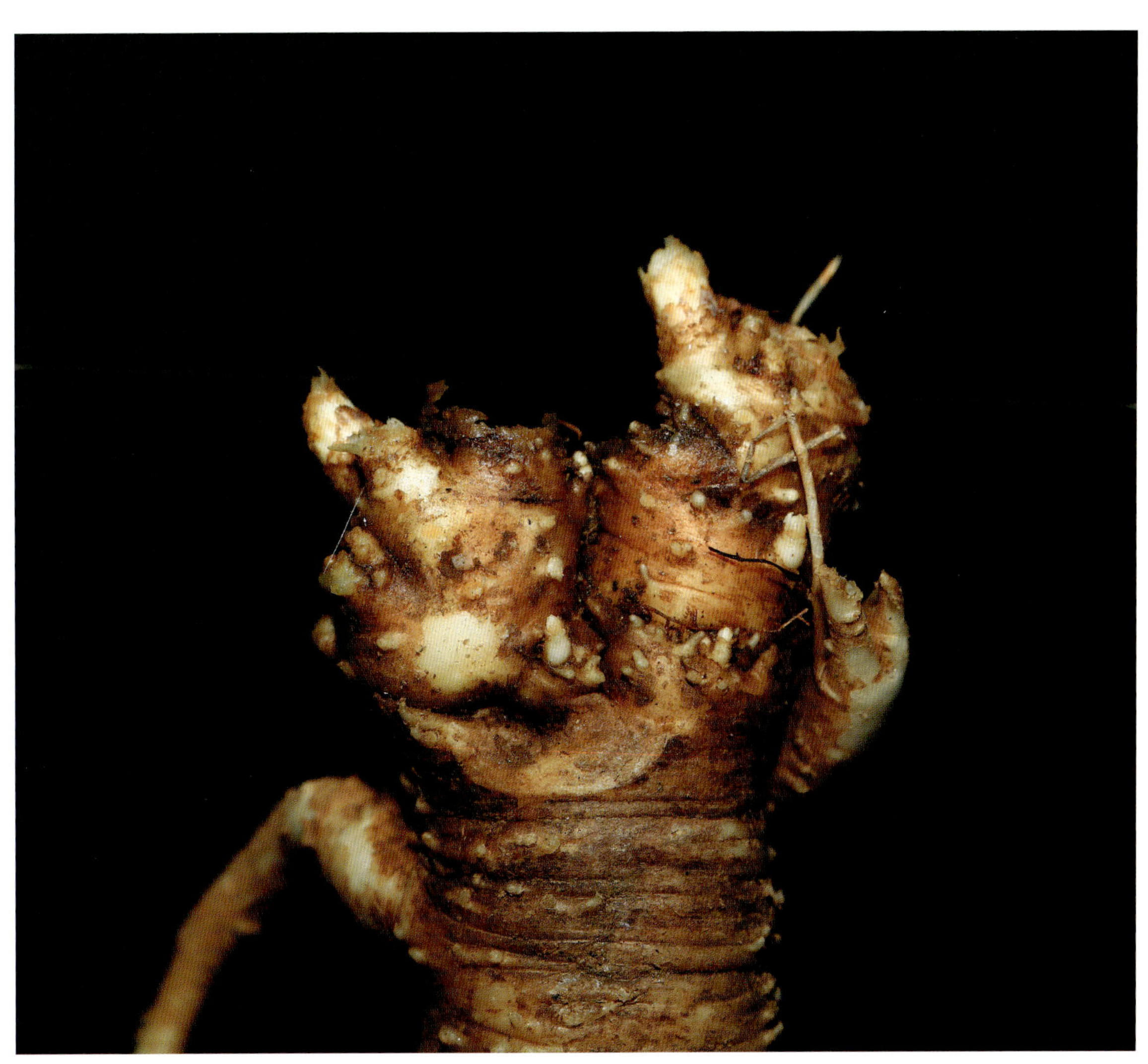

桔梗

民族药方

1. 小儿喘息性肺炎 桔梗、枳壳、半夏、陈皮各 4 g，神曲、茯苓各 5 g，甘草 1.5 g。以上为 3 岁小儿用量，每日 1 ~ 2 剂。

2. 肺痈唾脓痰 桔梗 15 g，冬瓜子 12 g，鱼腥草 30 g，甘草 6 g。水煎汤。

3. 咽喉肿痛 桔梗、生甘草各 6 g，薄荷、牛蒡子各 9 g。水煎汤。

4. 风热咳嗽痰多、咽喉肿痛 桔梗、甘草各 9 g，桑叶 15 g，菊花 12 g，杏仁 6 g。水煎汤。

5. 热咳痰稠 桔梗 6 g，桔梗叶、桑叶各 9 g，甘草 3 g。水煎汤，每日 1 剂，连服 2 ~ 4 日。

6. 咳痰不爽 桔梗 30 g，甘草 60 g。加水煎汤，分 2 次温服。

7. 慢性气管炎 桔梗 15 g，鲜飞扬草 200 g。煎水 2 次，每次煎沸 2 小时，过滤，两次滤液混合浓缩至 60 mL，加白糖适量，每次 20 mL，每日 3 次，10 日为 1 个疗程，连服 2 个疗程。

使用注意

阴虚久嗽、气逆及咳血者忌服。

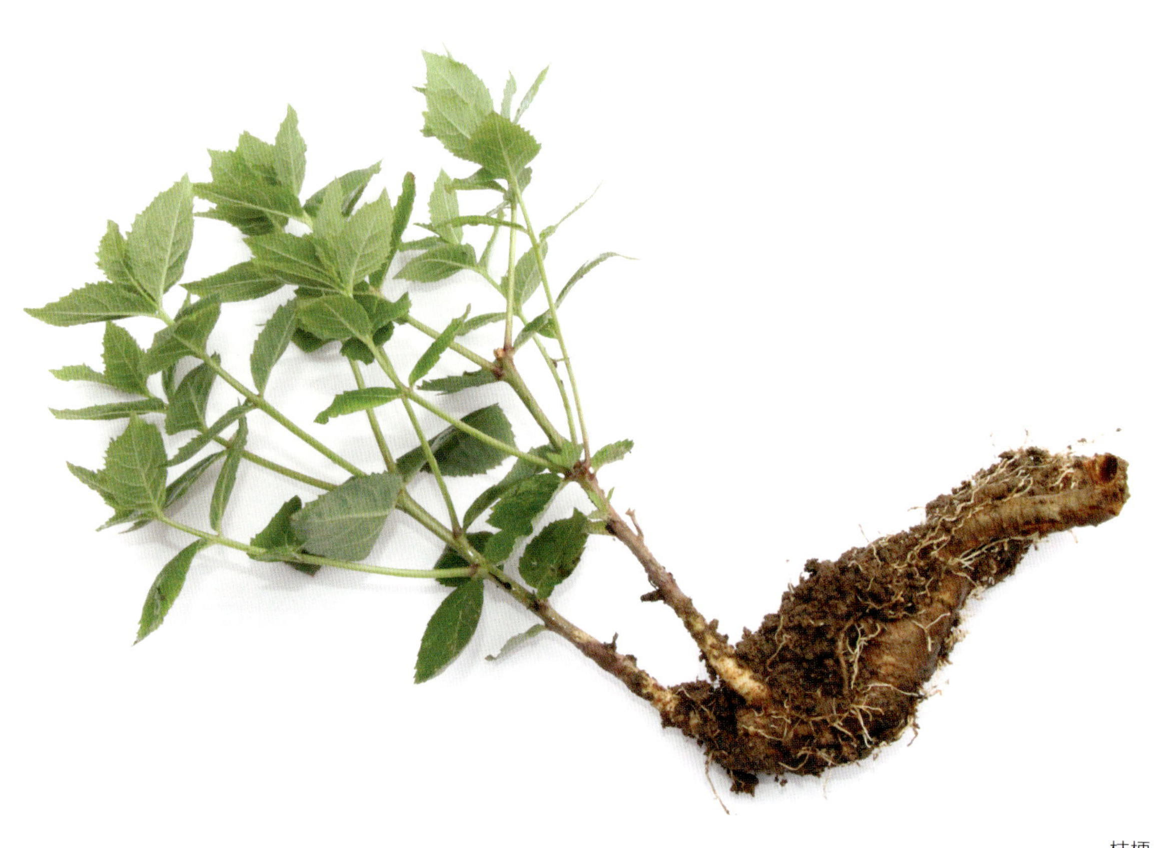

桔梗

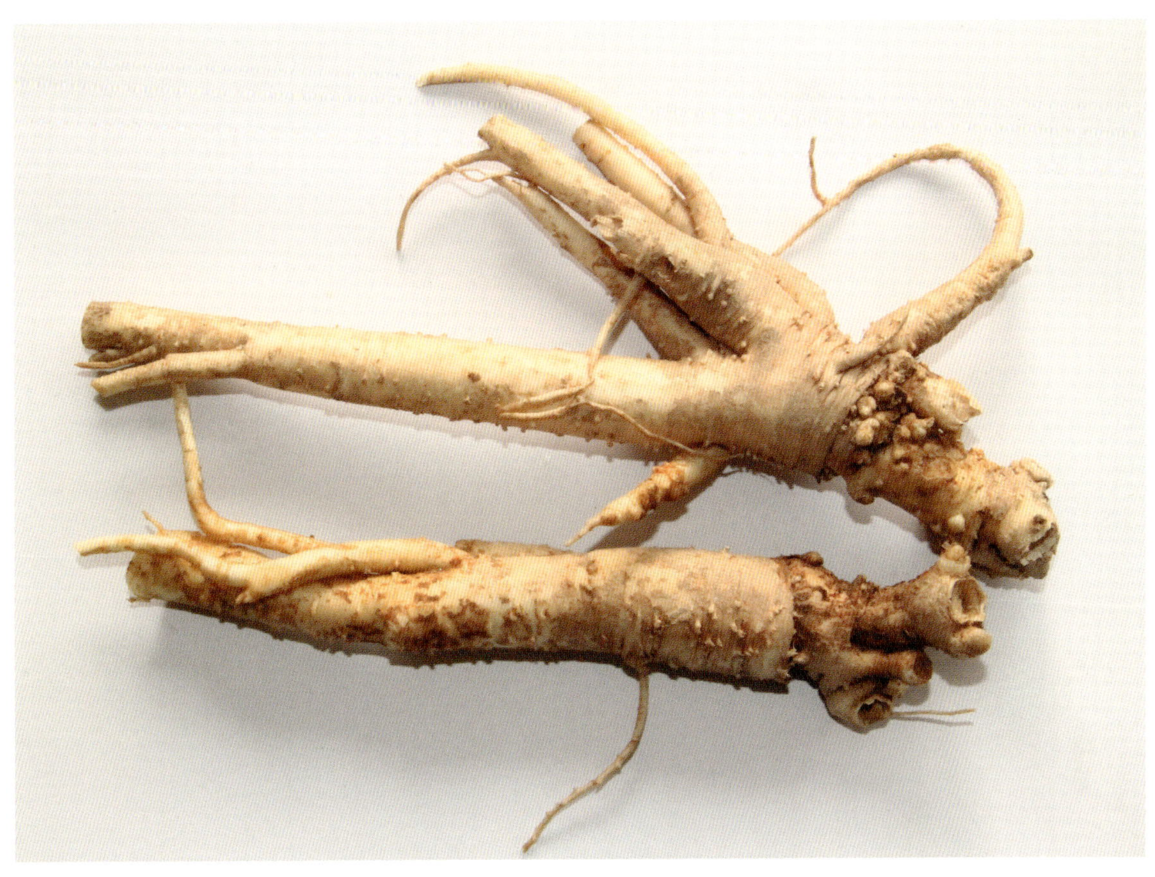

桔梗药材

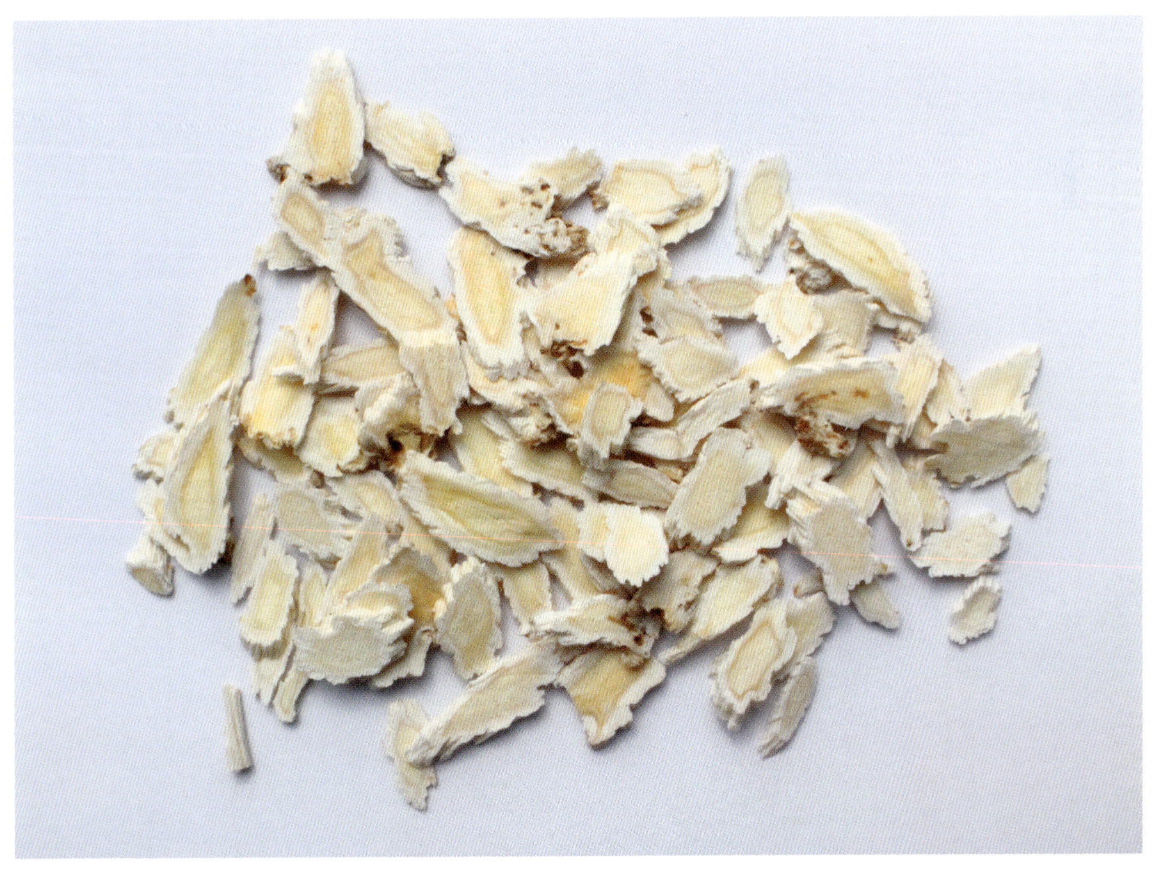

桔梗饮片

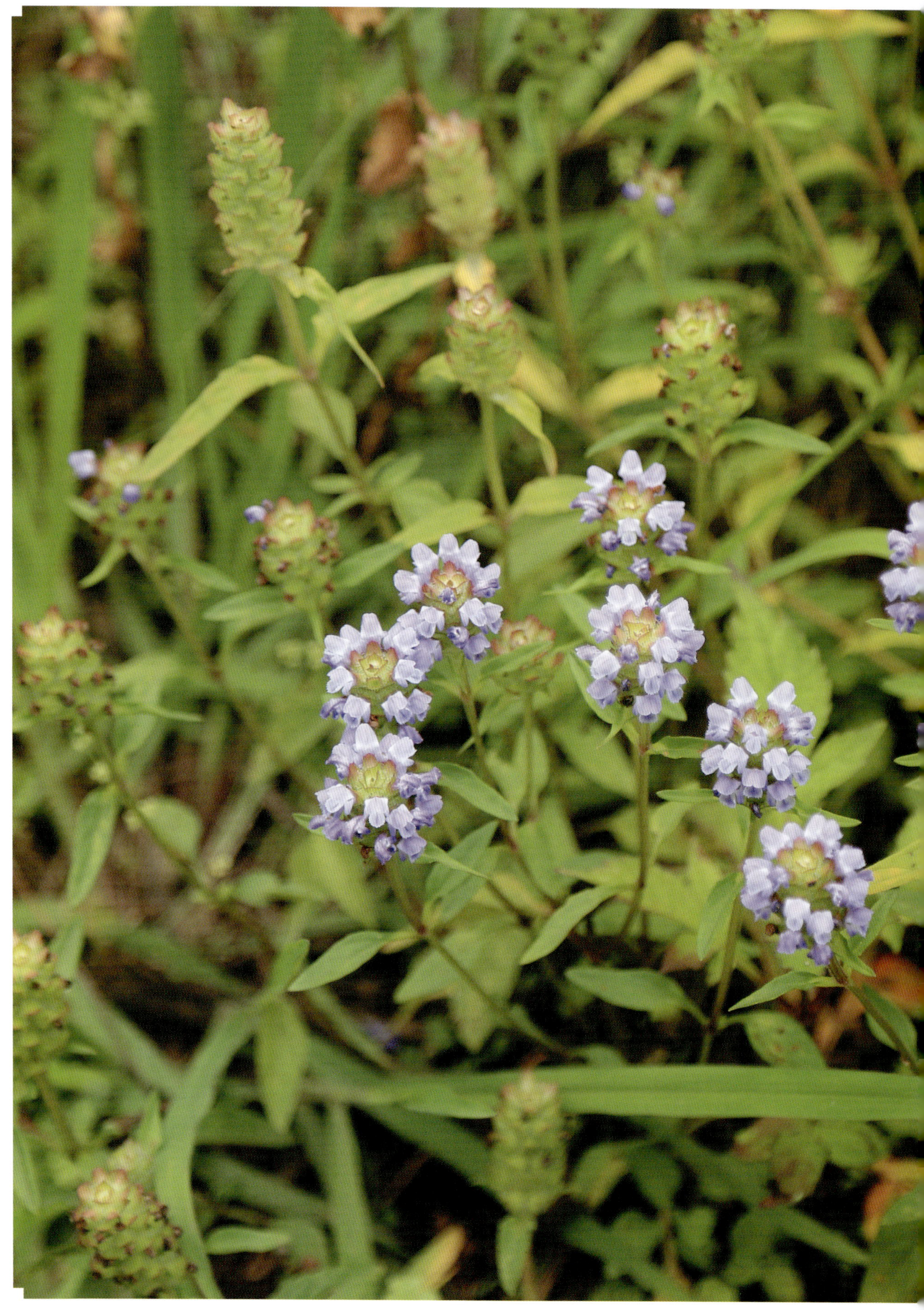

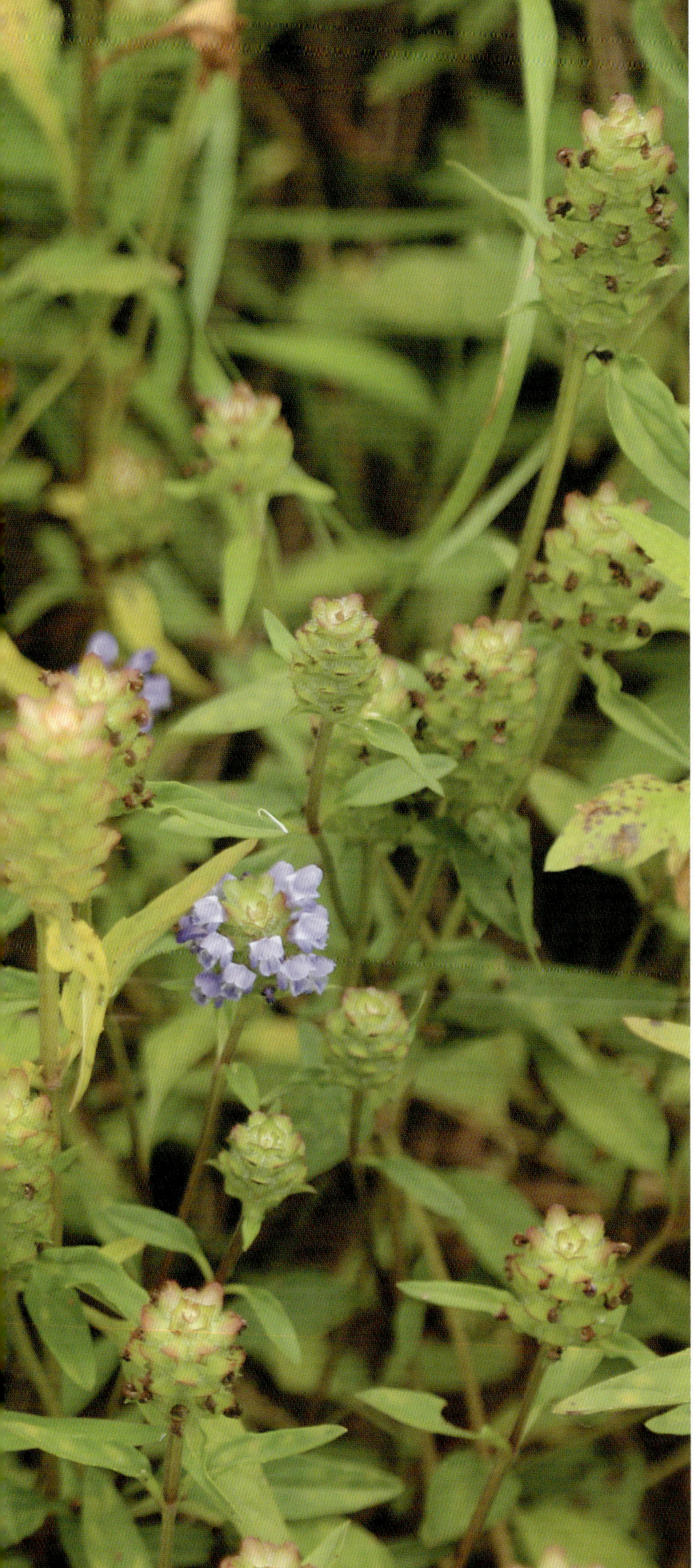

夏枯草

【水药名】骂定麻。

【别　名】棒槌草、铁色草、大头花、夏枯头、枯草穗、棒槌草、锣锤草、广谷草。

【来　源】本品为唇形科多年生草本植物夏枯草 *Prunella vulgaris* L. 的干燥果穗。

【性味归经】味辛、苦，性寒。归肝、胆经。

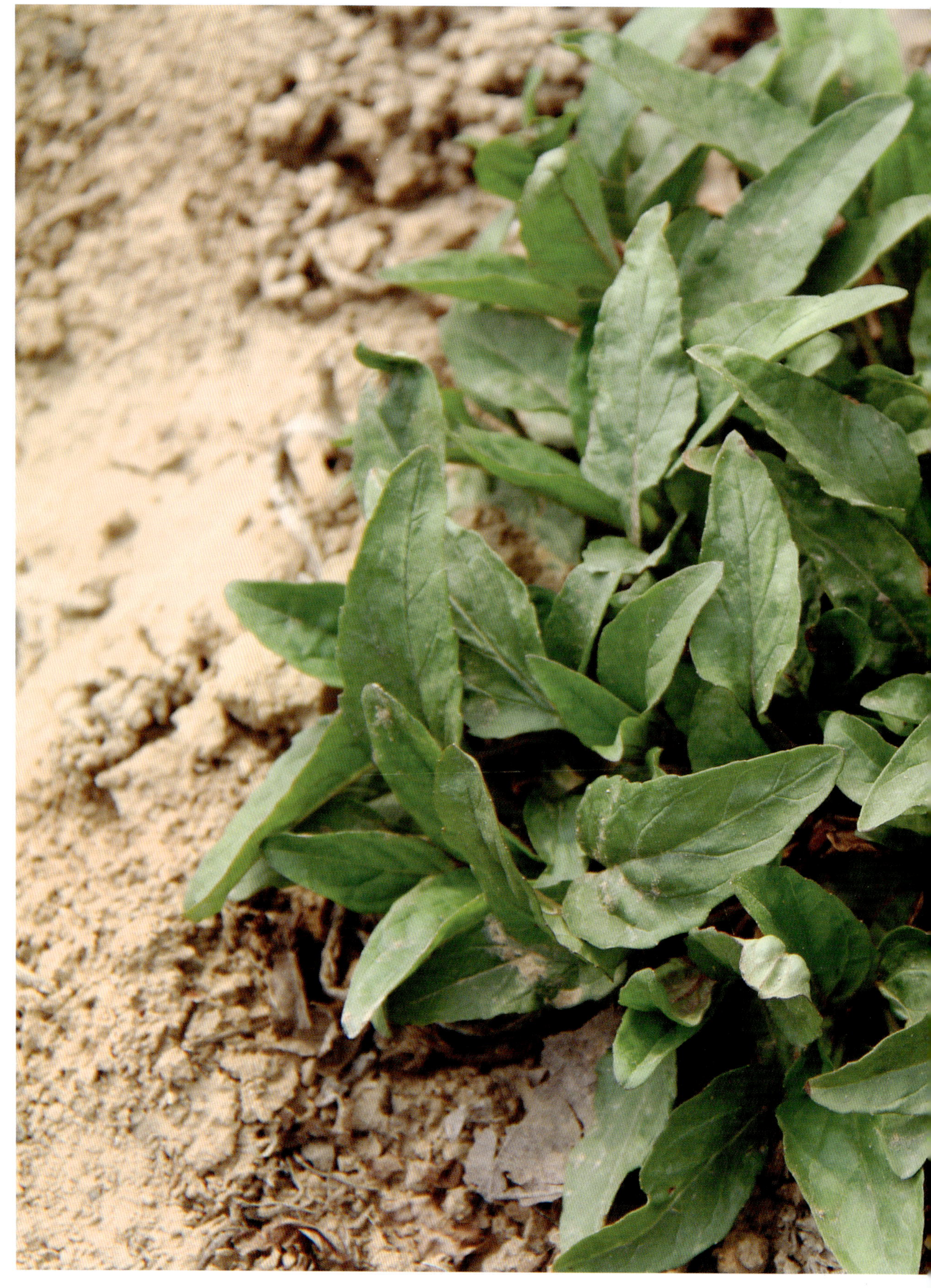

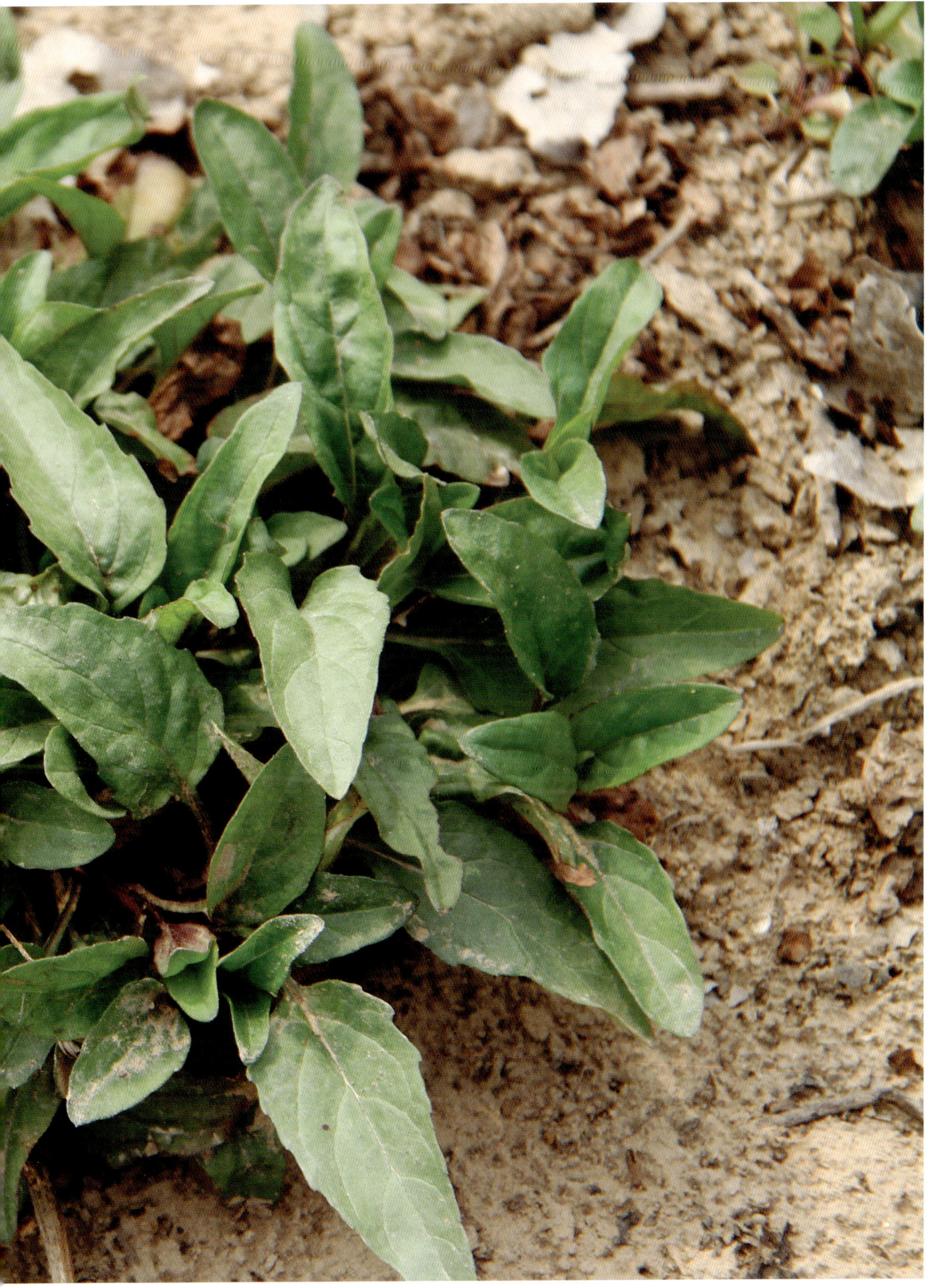

夏枯草

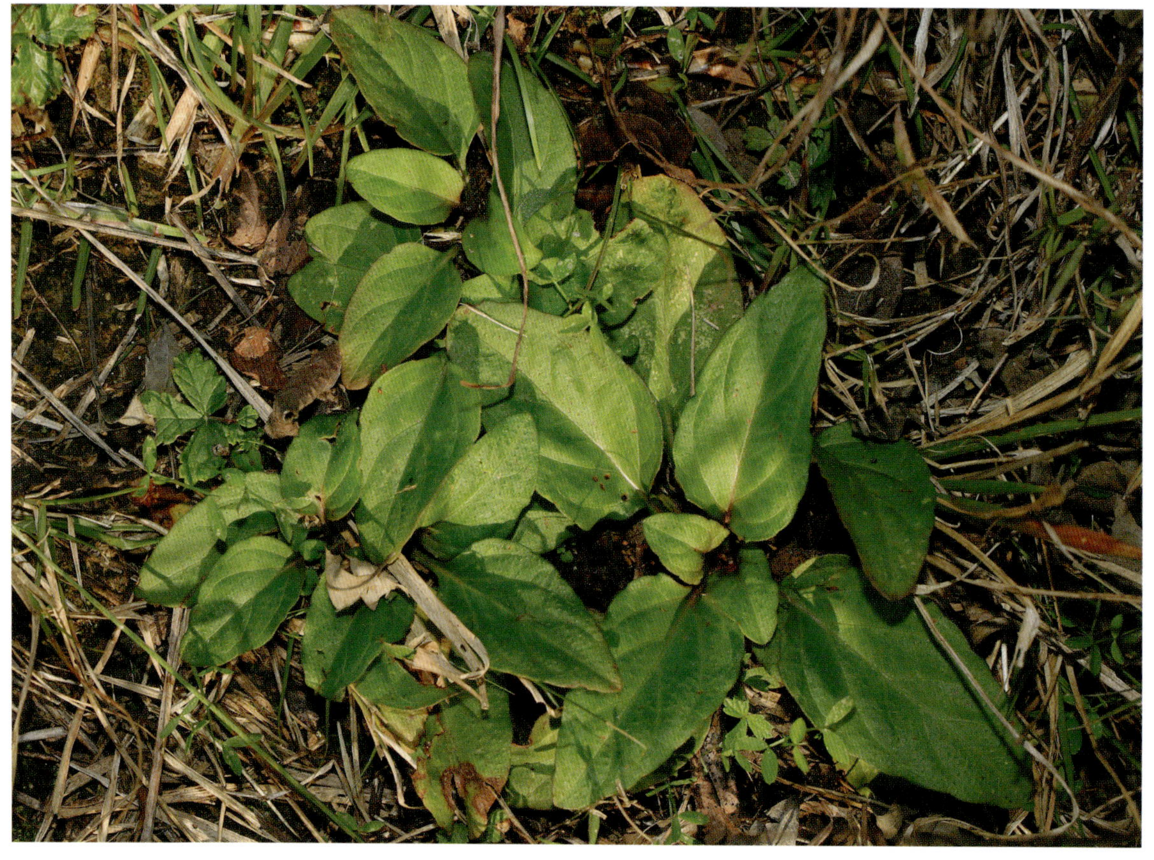

夏枯草

识别特征

多年生草本。茎方形，基部匍匐，高约 30 cm，全株密生细毛。叶对生，近基部的叶有柄，上部叶无柄；叶片椭圆状披针形，全缘，或略有锯齿。轮伞花序顶生，呈穗状；苞片肾形，基部截形或略呈心形，顶端突呈长尾状渐尖形，背面有粗毛；花萼唇形，前方有粗毛，后方光滑，上唇呈长椭圆形，3 裂，两侧扩展呈半披针形，下唇 2 裂，裂片三角形，先端渐尖；花冠紫色或白色，唇形，下部管状，上唇作风帽状，2 裂，下唇平展，3 裂；雄蕊 4，2 强，花丝顶端分叉，其中一端着生花药；子房 4 裂，花柱丝状。小坚果褐色，呈长椭圆形，具 3 棱。花期 5—6 月，果期 6—7 月。

生境分布

均为野生，多生长于路旁、草地、林边。分布于浙江、江苏、安徽、河南等省区。

采收加工

夏季当果穗半枯时采收，晒干入药。

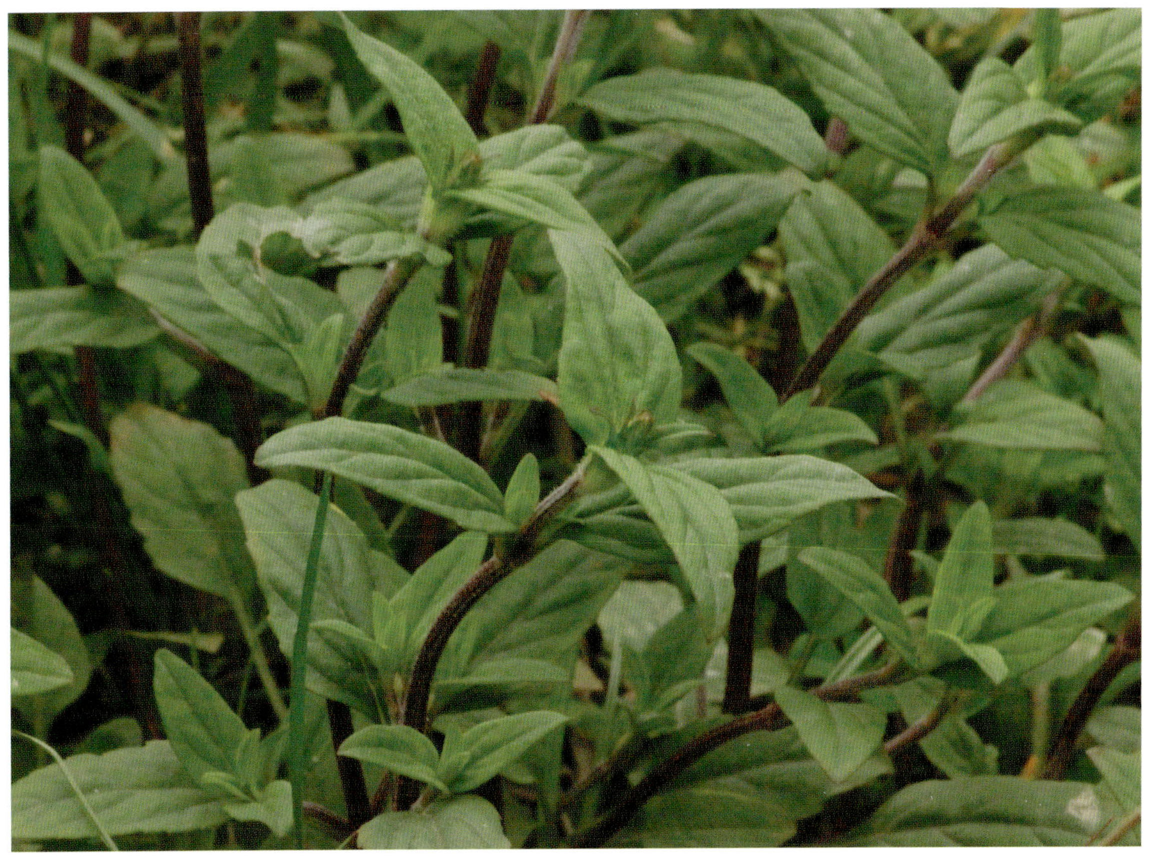

夏枯草

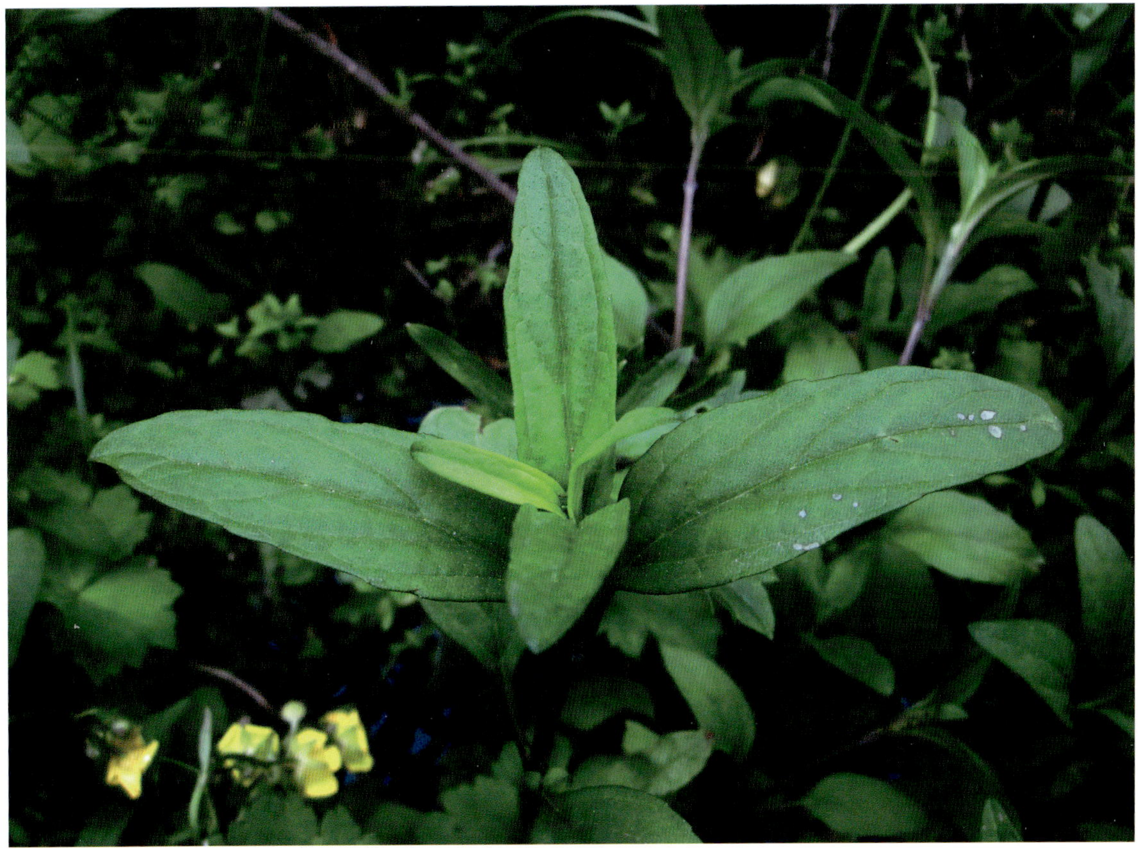

夏枯草

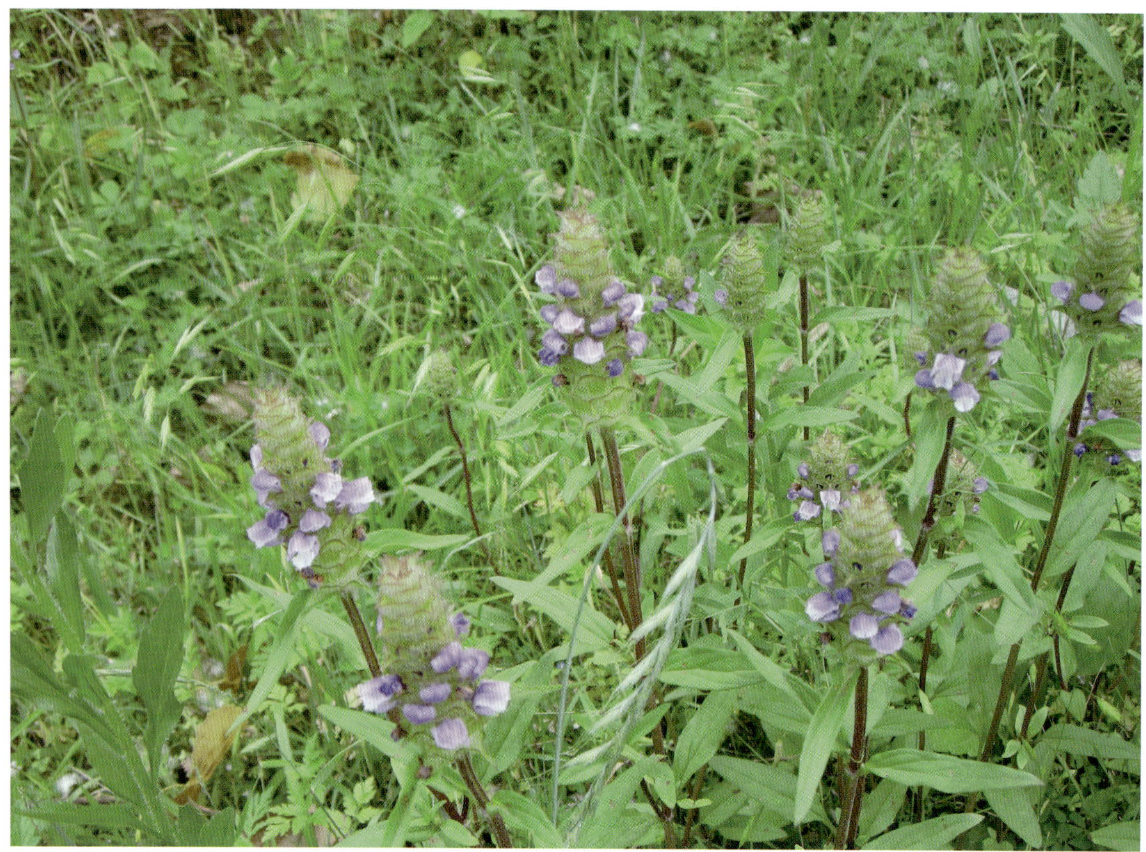

夏枯草

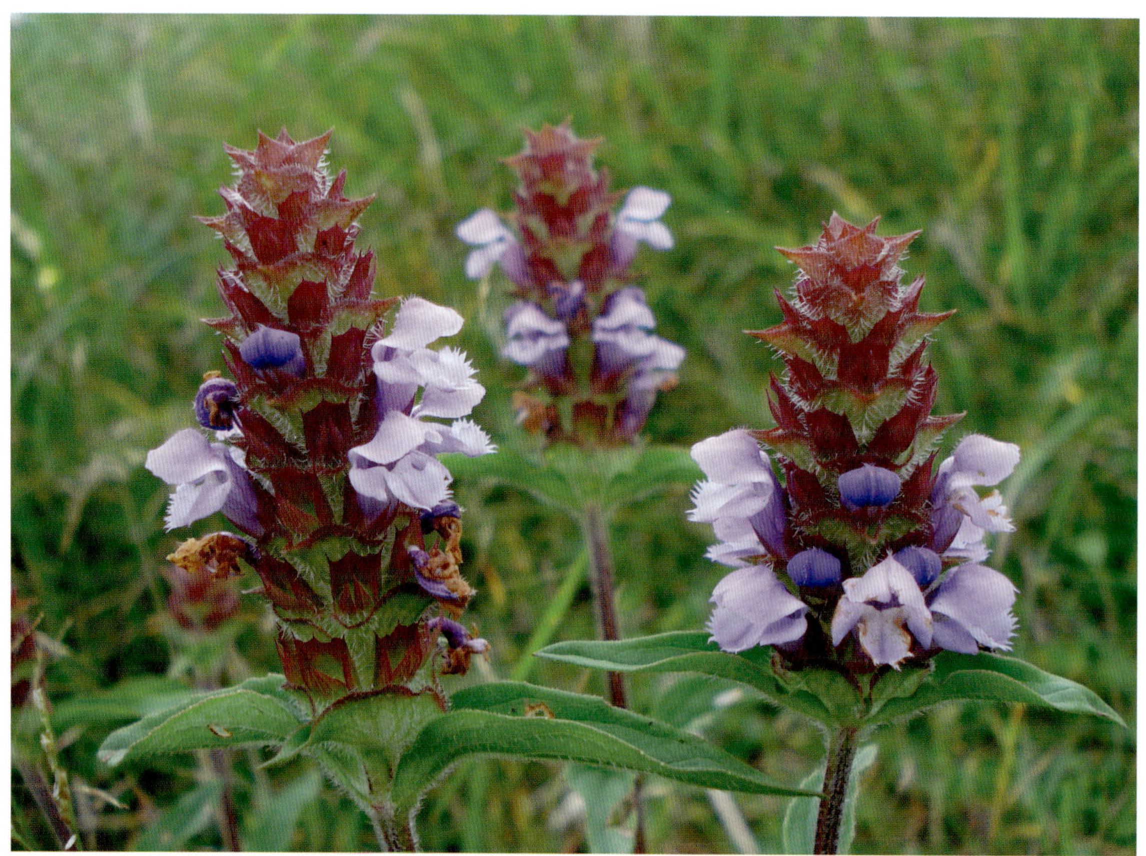

夏枯草

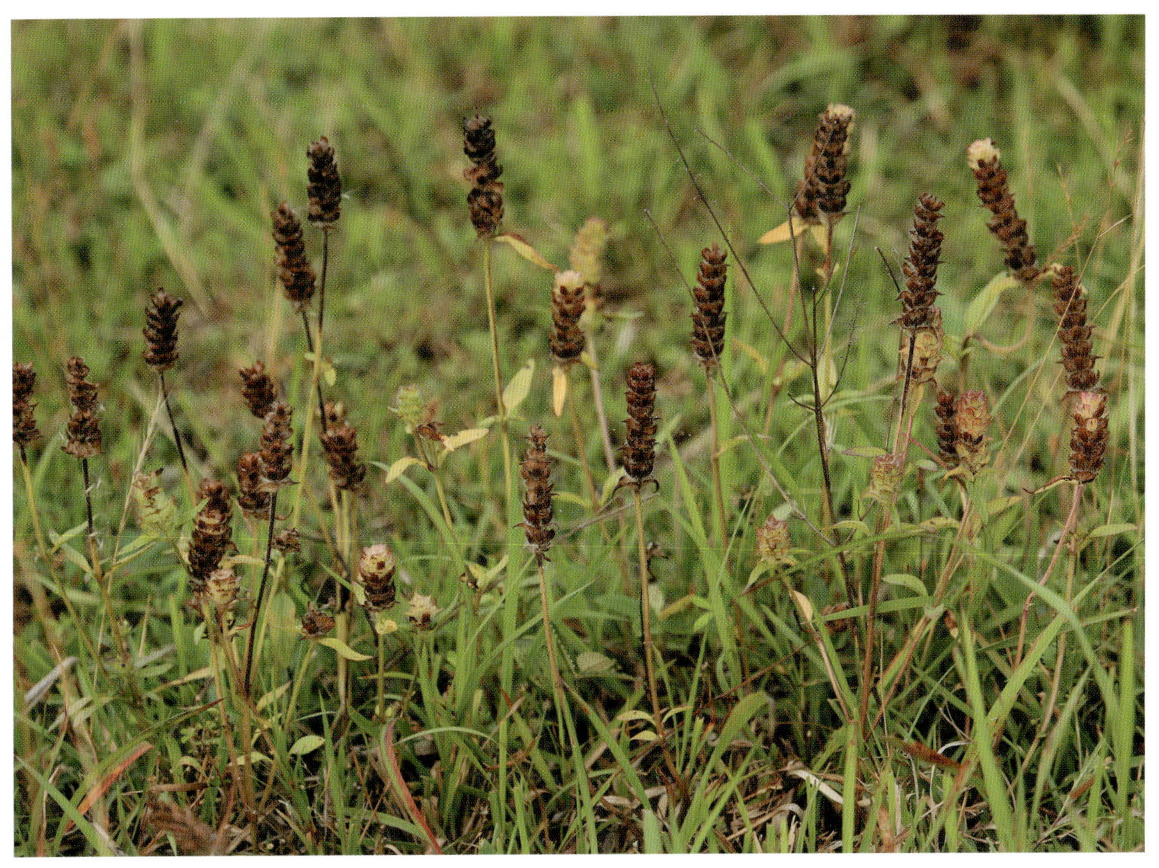

夏枯草

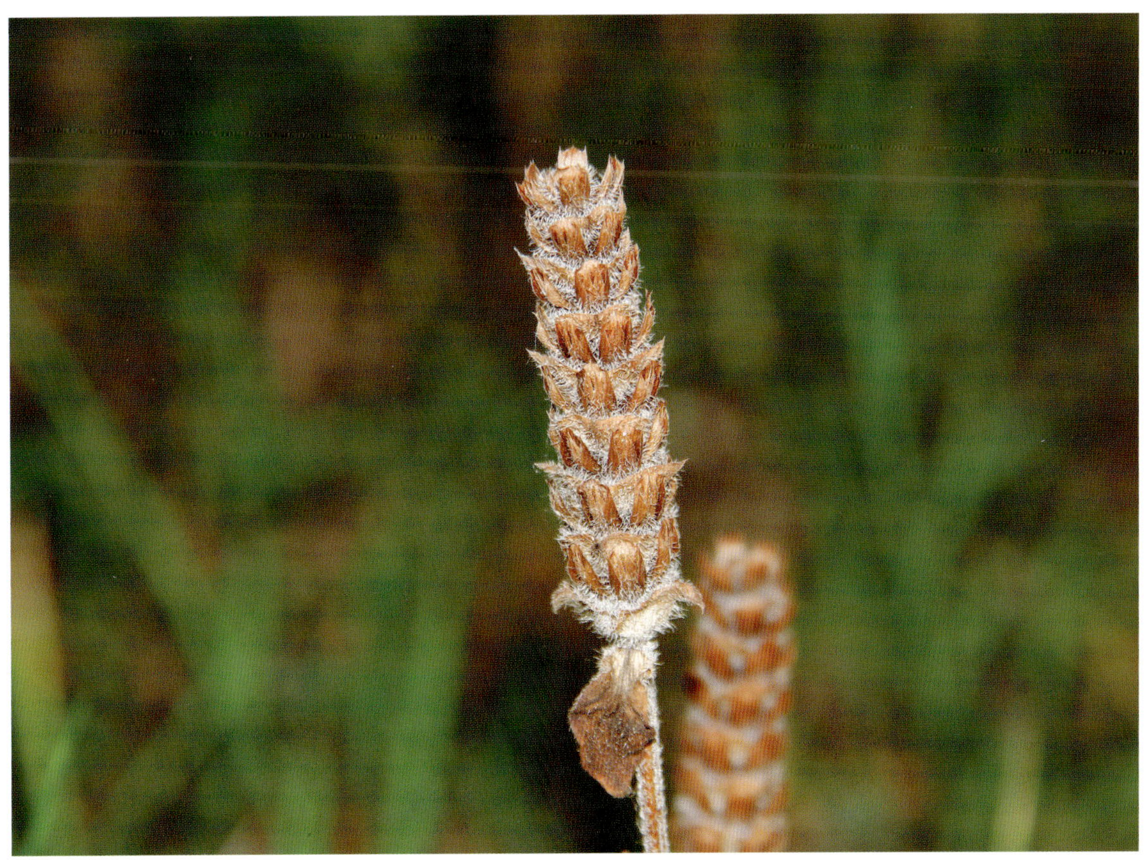

夏枯草

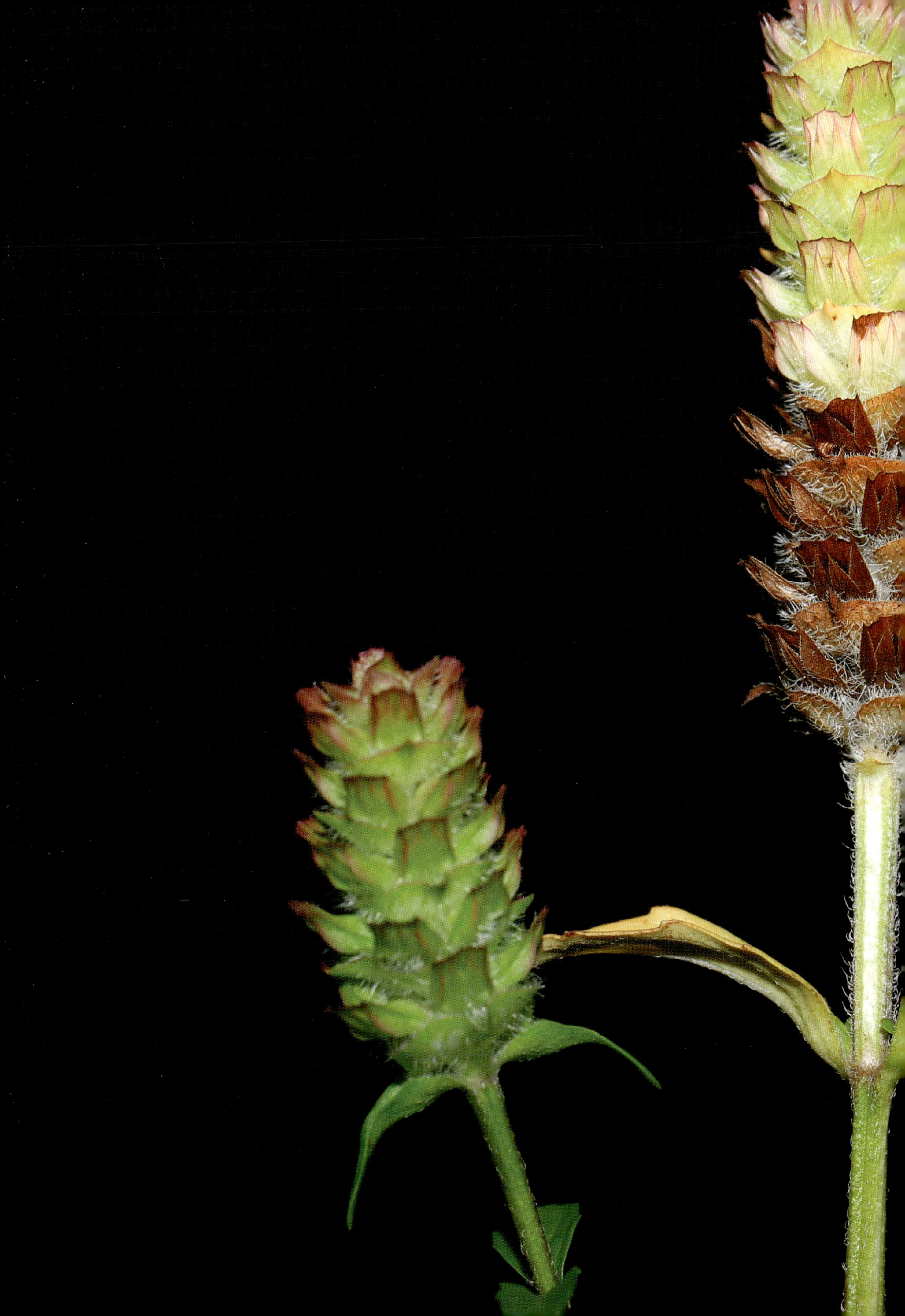

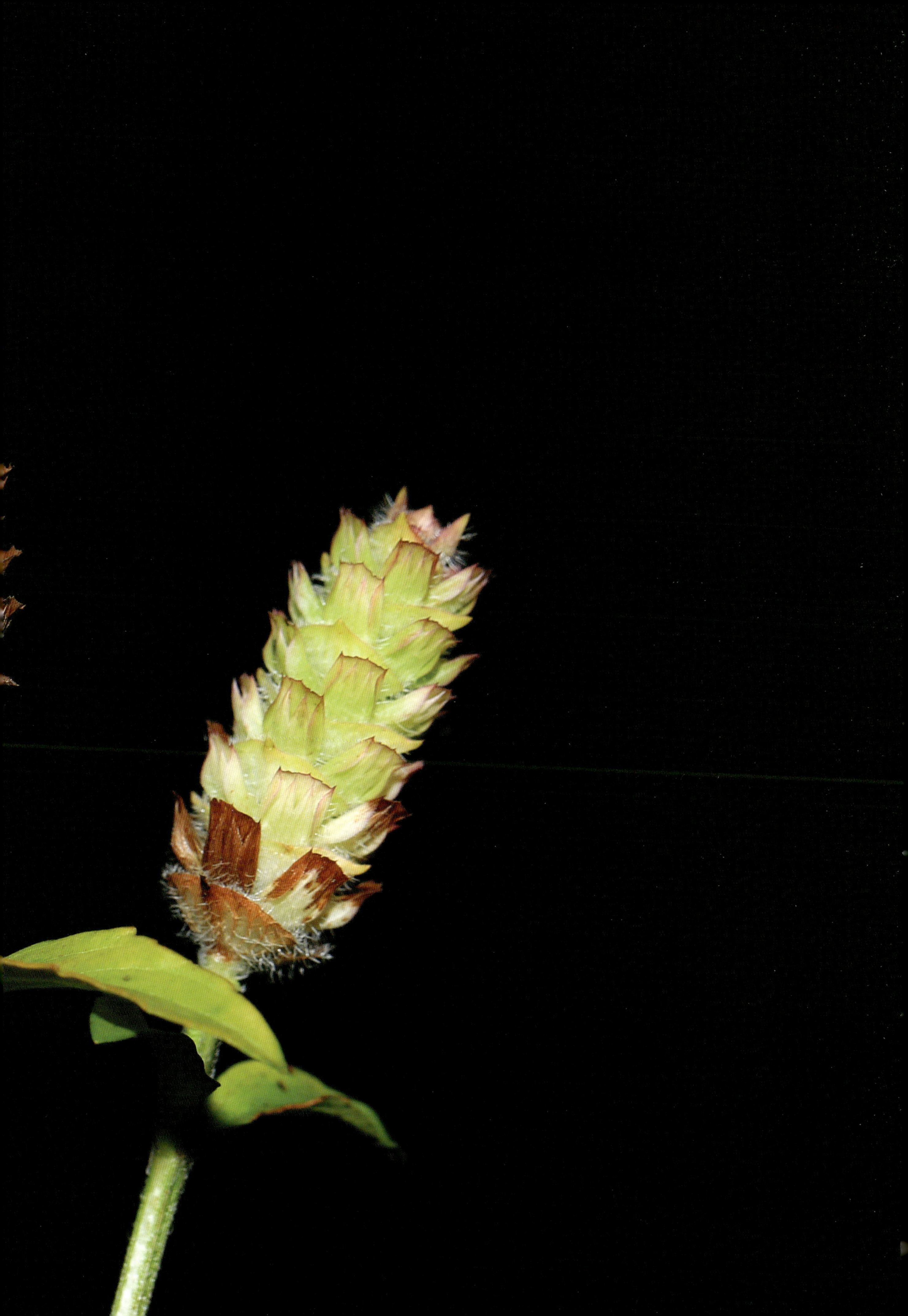

药材鉴别

本品干燥果穗呈长圆柱形或宝塔形，长 2.5 ~ 6.5 cm，直径 1 ~ 1.5 cm，棕色或淡紫褐色，宿萼数轮至数十轮，作覆瓦状排列，每轮有 5 ~ 6 个具短柄的宿萼，下方对生苞片 2 枚。苞片肾形，淡黄褐色，纵脉明显，基部楔形，先端尖尾状，背面生白色粗毛，宿萼唇形，上唇宽广，先端微 3 裂，下唇 2 裂，裂片尖三角形，外面有粗毛。花冠及雄蕊都已脱落。宿萼内有小坚果 4 枚，棕色，有光泽。体轻质脆，微有清香气，味淡。以色紫褐、穗大者为佳。

功效主治

清火，明目，散结，消肿。主治目赤肿痛，目珠夜痛，头痛眩晕，瘰疬，瘿瘤，乳痈肿痛；甲状腺肿大，淋巴结结核，乳腺增生，高血压。

用法用量

内服：10 ~ 15g，煎汤；或熬膏服。

民族药方

1. 肝虚目痛（冷泪不止，畏光） 夏枯草 25 g，香附子 50 g。共研为末，茶汤调服，每次 5 g。

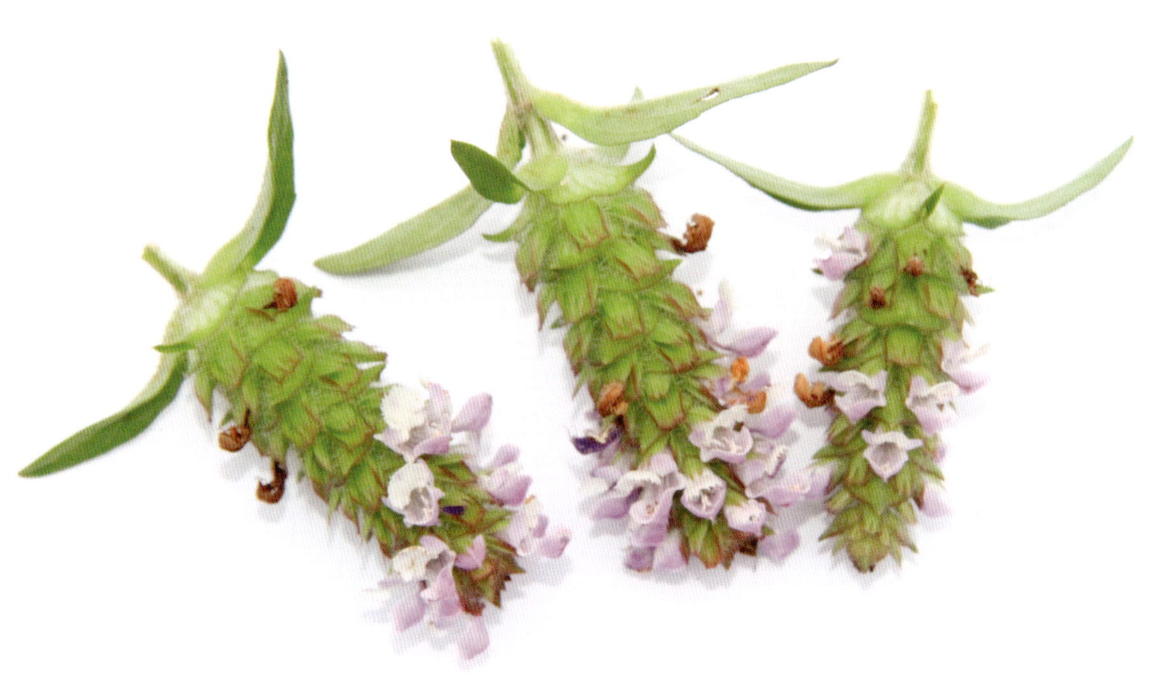

夏枯草药材

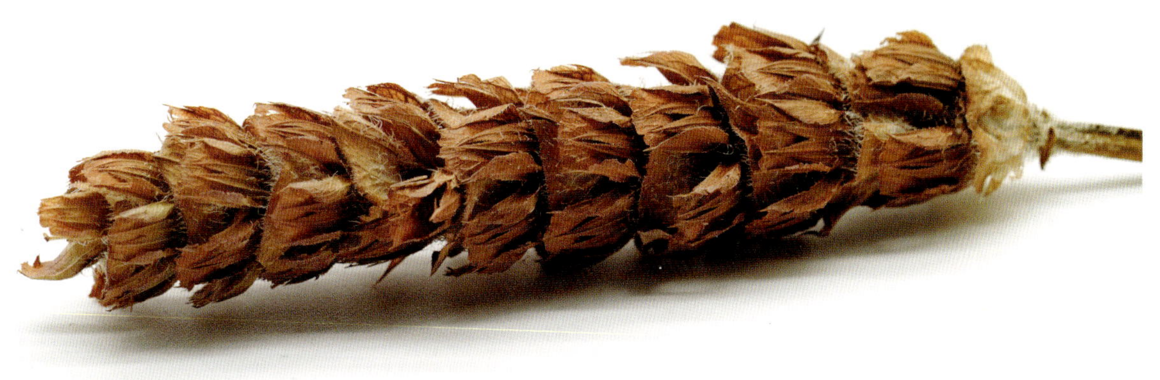

夏枯草药材

2．黄疸型肝炎 夏枯草、金钱草各 30 g，丹参 18 g。水煎汤，分 3 次服，连服 7 ~ 15 日，未愈再服 7 日。

3．跌打伤，刀伤 夏枯草适量。在口中嚼碎后敷在伤处。

4．巩膜炎 夏枯草、野菊花各 30 g。水煎汤，分 2 ~ 3 次服。

5．长期失眠 夏枯草 15 g，百合 30 g。煎水 2 次，混合两煎所得药汁，每日 1 剂，分次服。

6．急、慢性结膜炎 夏枯草、菊花各 18 g，栀子 15 g，蝉蜕 9 g，甘草 6 g。水煎汤，每日 2 次。

7．喉癌 夏枯草、山豆根、龙葵各 30 g，嫩薄荷 3 g。煎水取药汁，每日 1 剂，分 2 次服。

8．小儿肺炎 鲜夏枯草、鲜青蒿各 30 g。共捣烂成糊状，敷于脐部。

9．慢性阑尾炎 夏枯草、红藤各 30 g，枳壳、木香各 15 g。煎水取药汁，口服，每日 1 剂。

10．妊娠期高血压疾病 夏枯草、决明子各 15 g，菊花 10 g。水煎取汁，加入白糖 15 g，煮沸即可，随量饮用。

使用注意

脾胃虚弱者慎用。

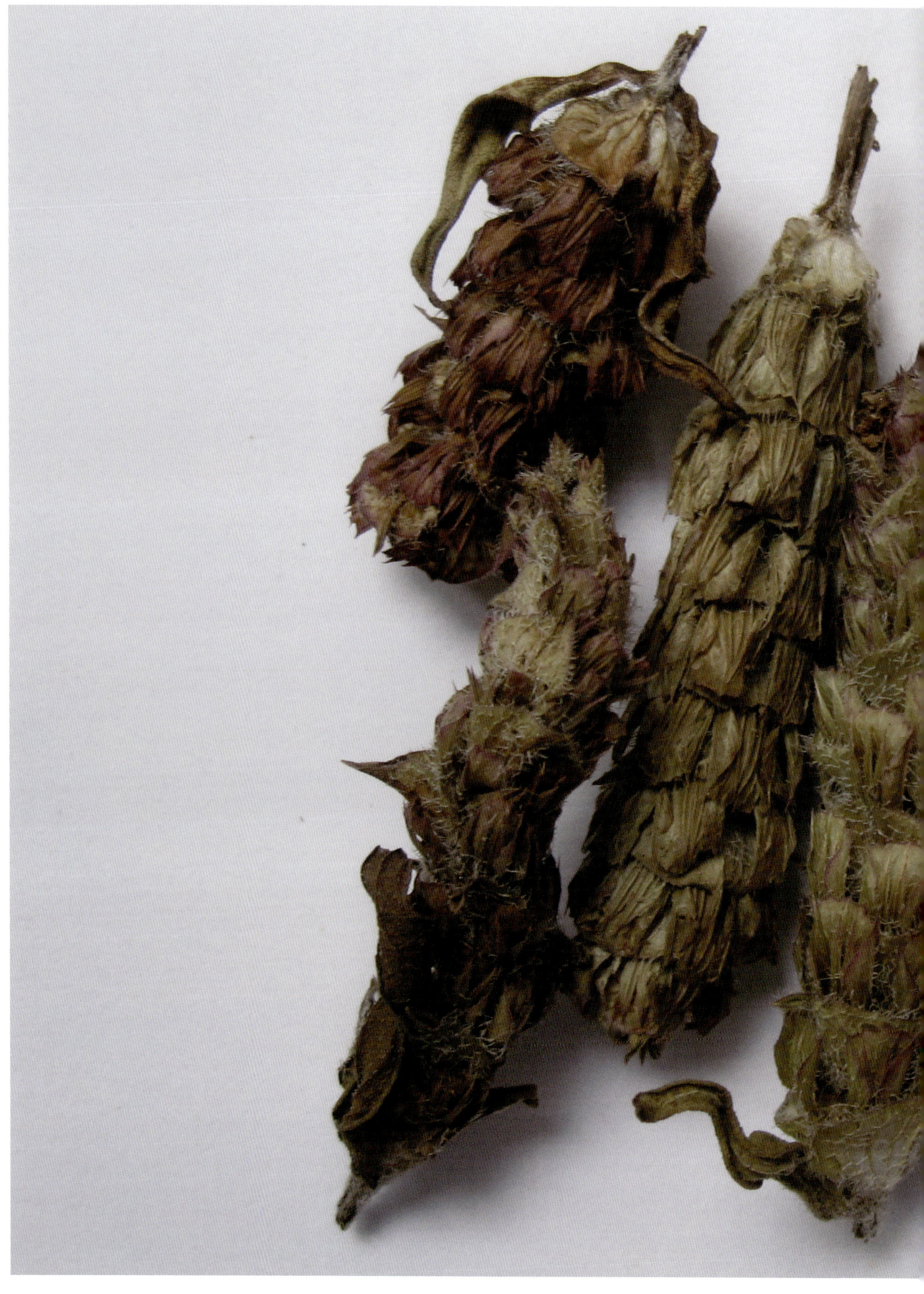

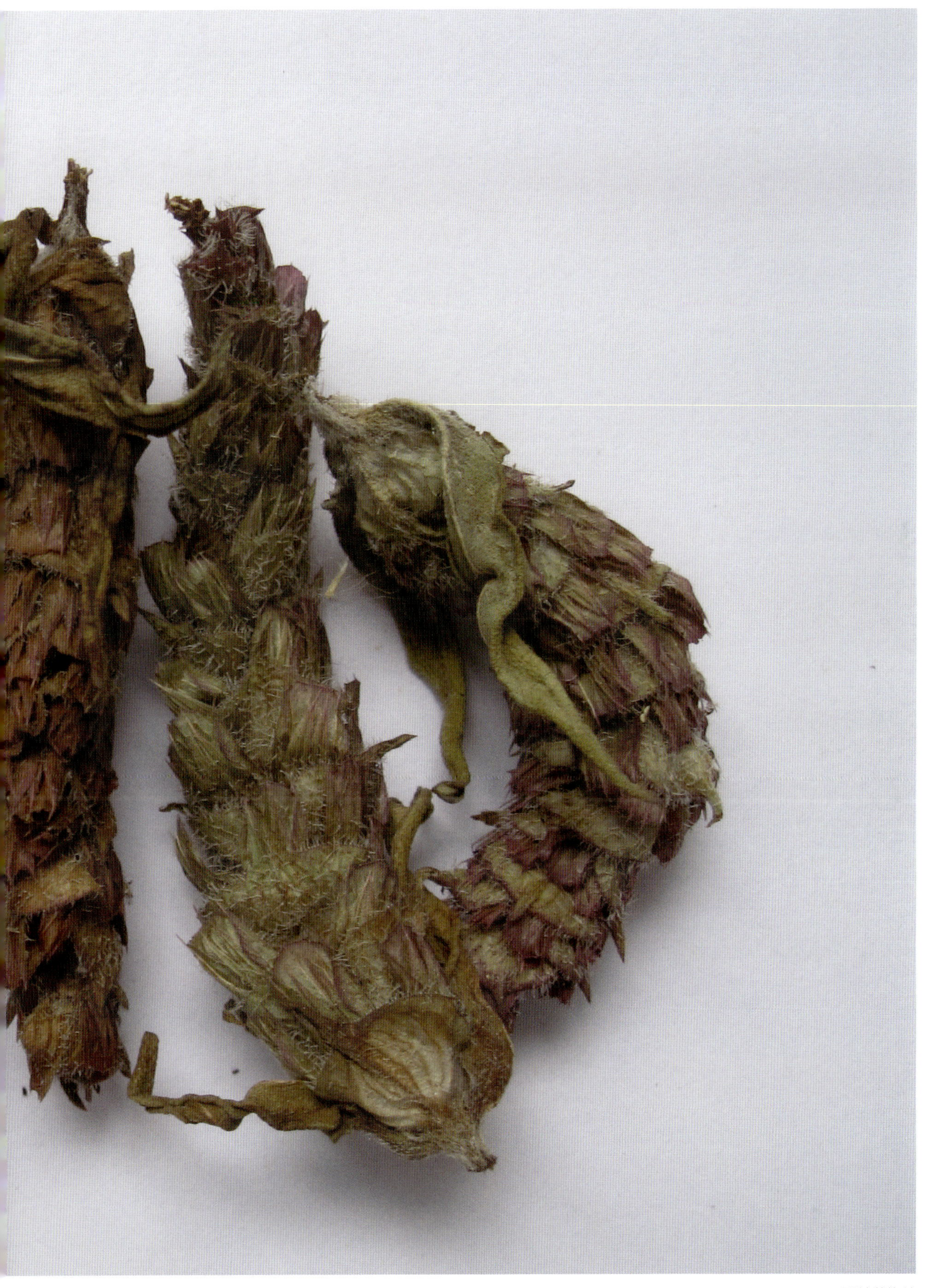

夏枯草饮片

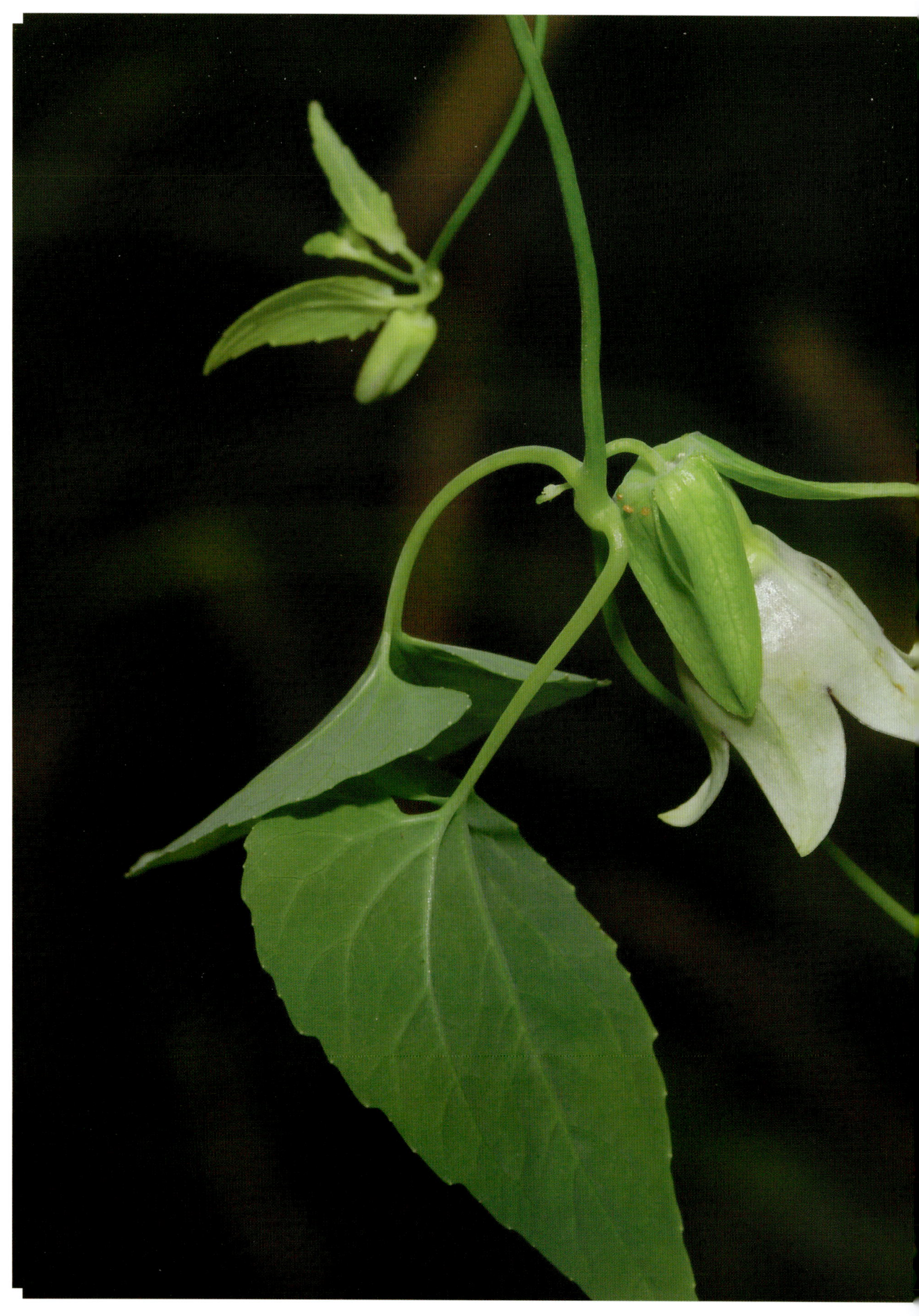

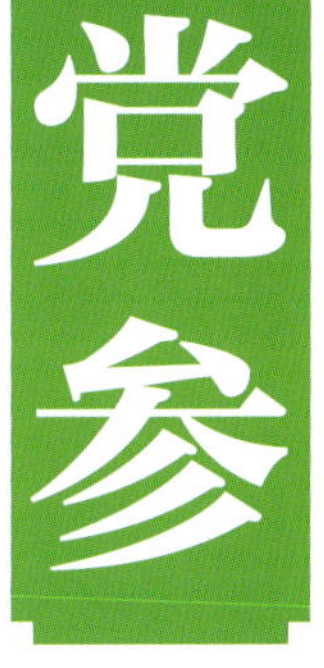

【水药名】铃洞。

【别　名】希日、野台党、潞党参、鲁杜德道尔吉。

【来　源】本品为桔梗科多年生草本植物党参 *Codonopsis pilosula*（Franch.）Nannf. 的干燥根。

【性味归经】味甘，性平。归脾、肺经。

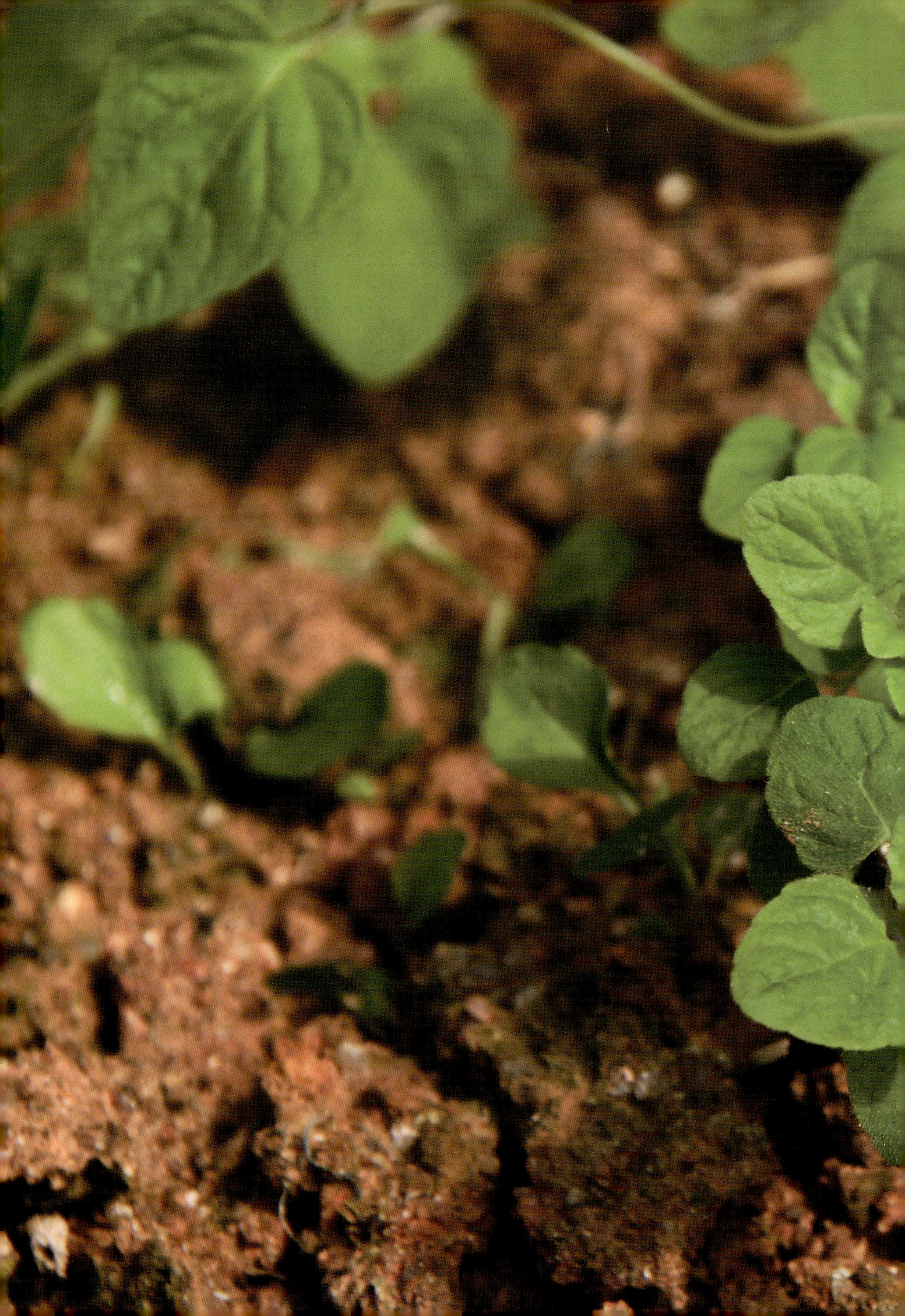

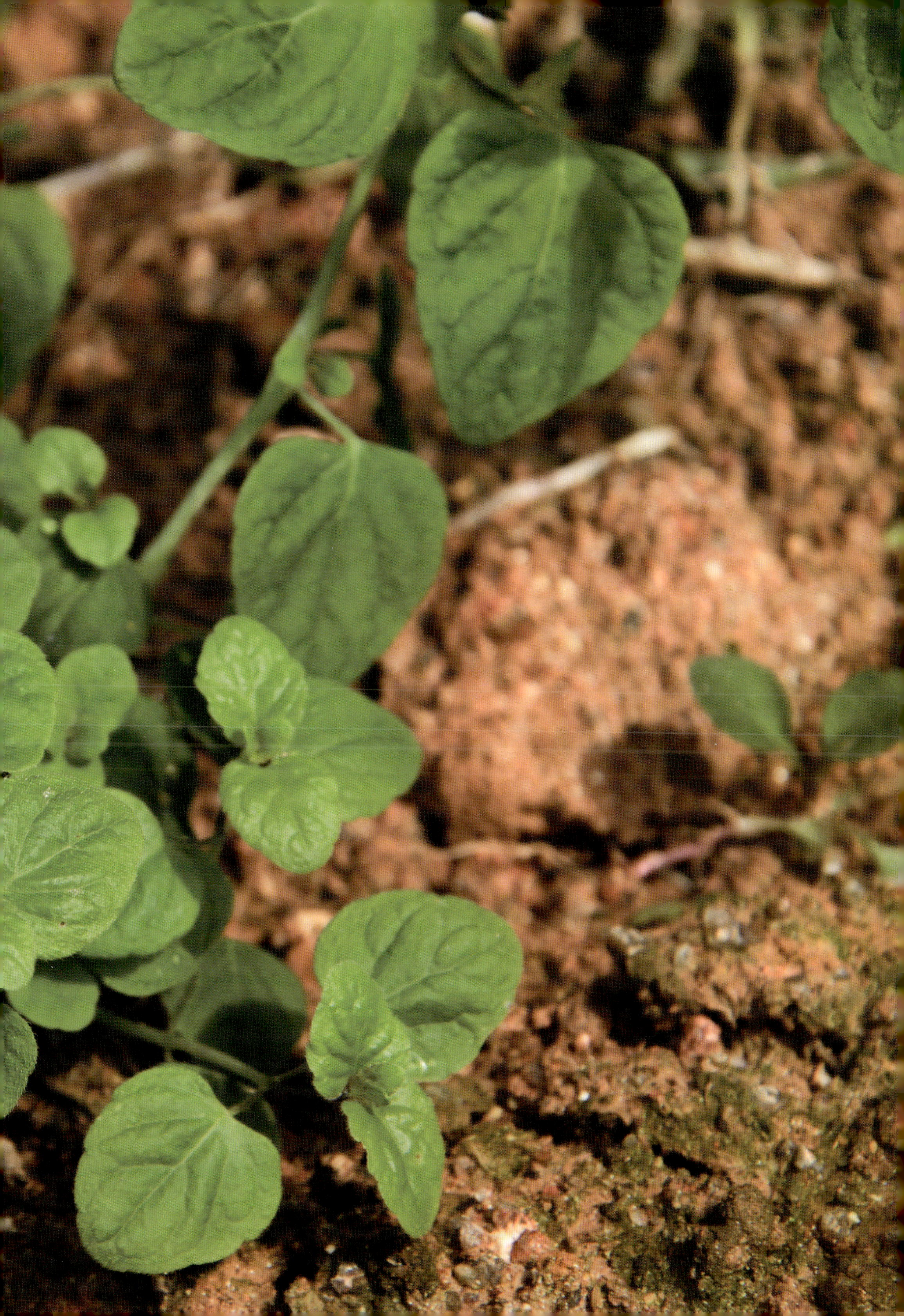

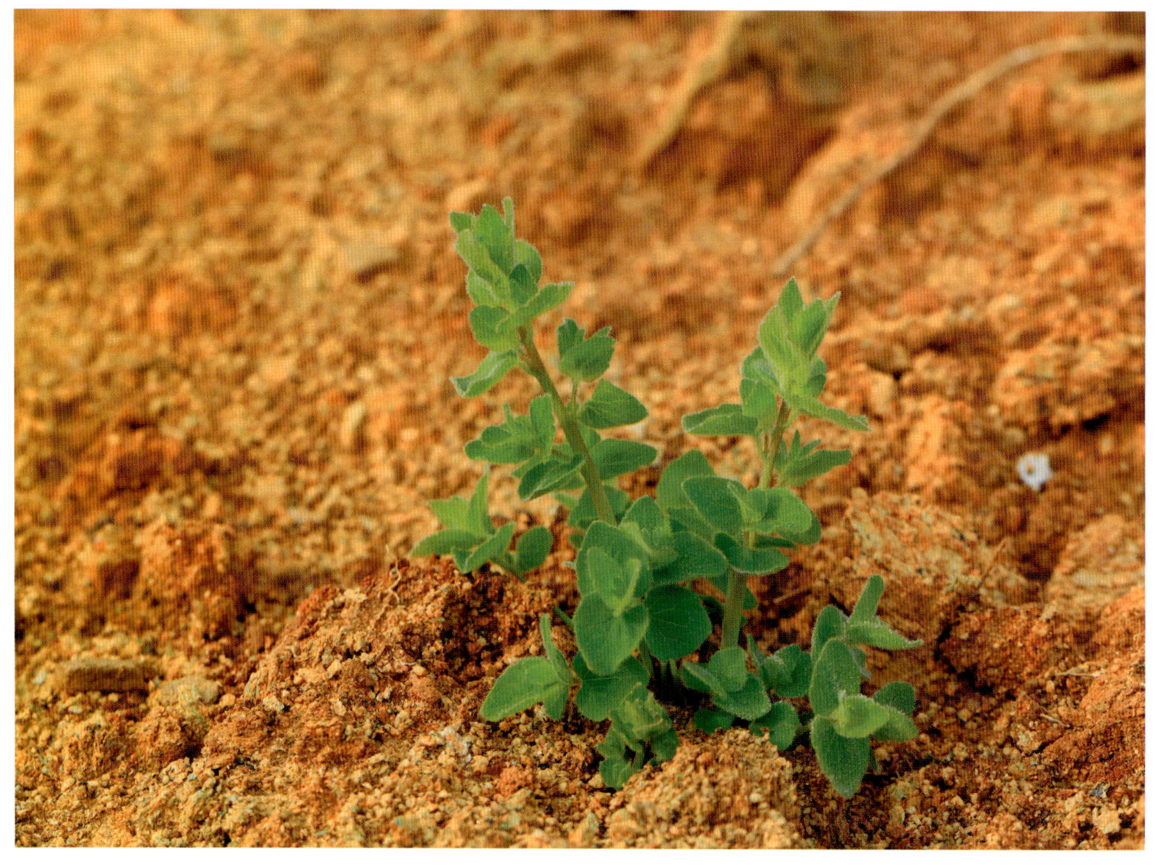

党参

识别特征

多年生草本，有白色乳汁，根肥大肉质，呈长圆柱形，顶端有膨大的根头，具多数瘤状茎痕；茎缠绕，长且多分枝。叶在主茎及侧枝上互生，在小枝上近对生，叶卵形，全缘或微波状，上面绿色，被糙伏毛，下面粉绿色，密被柔毛。花单生于枝端；花萼贴生至子房中部，花冠阔钟状，黄绿色，内面有紫斑。蒴果短圆锥状，种子细小，多数。花、果期 7—10 月。

生境分布

生长于山地林边及灌丛中。分布于山西、陕西、甘肃等省区及东北。以山西产的潞党参、东北产的东党参、甘肃产的西党参品质为佳。

采收加工

3 年以上者于秋季（9—10 月）采挖为佳。洗净泥土，按大小分别用绳串起，晒至半干，用手或木板搓揉，使皮部与木部紧贴，搓、晒交替，直至全干。

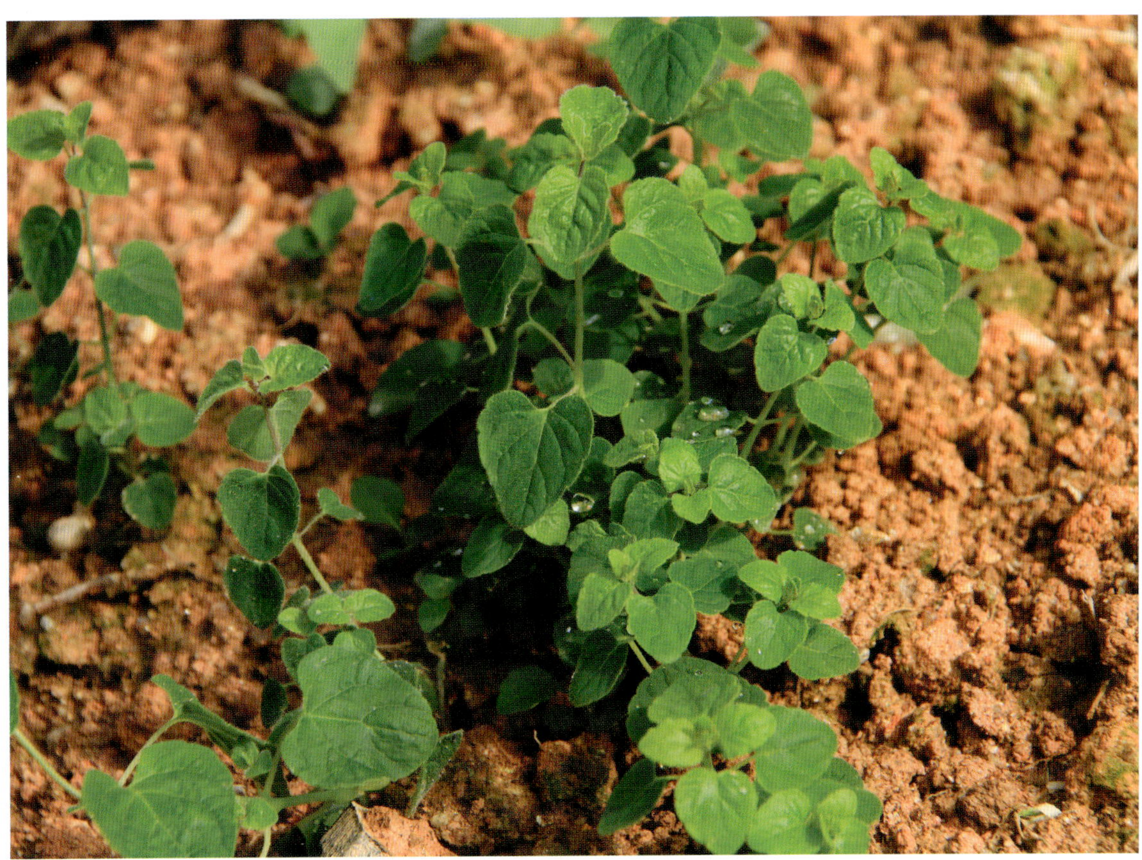

党参

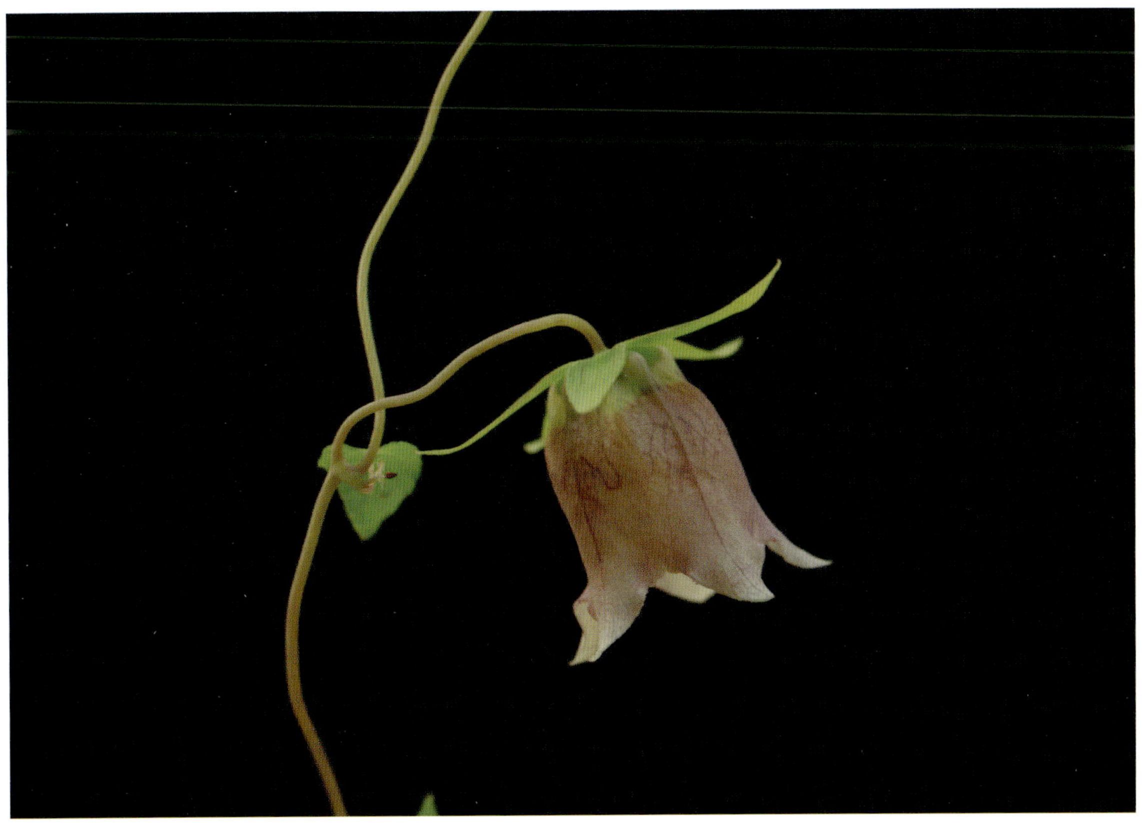

党参

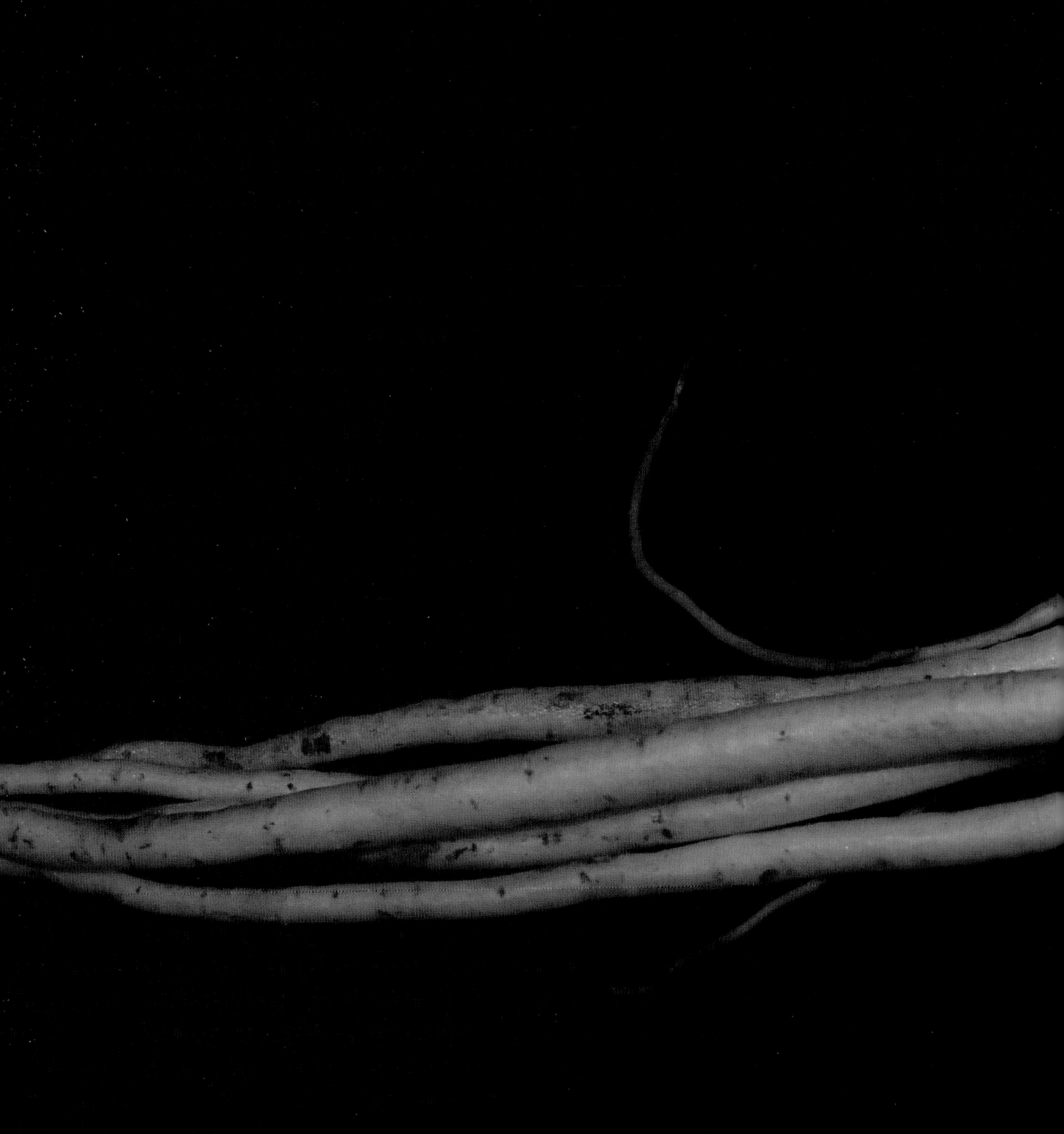

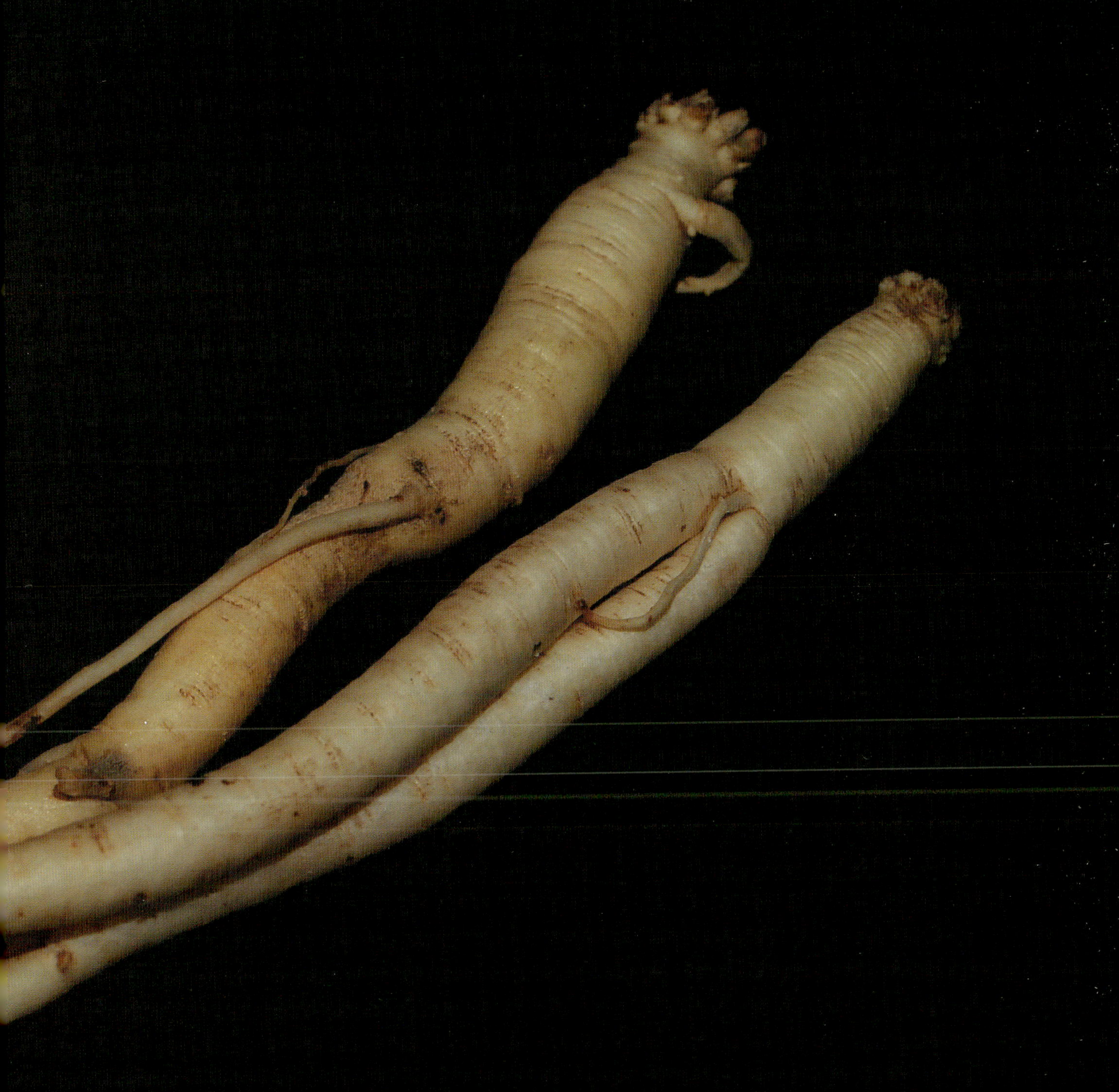

党参药材

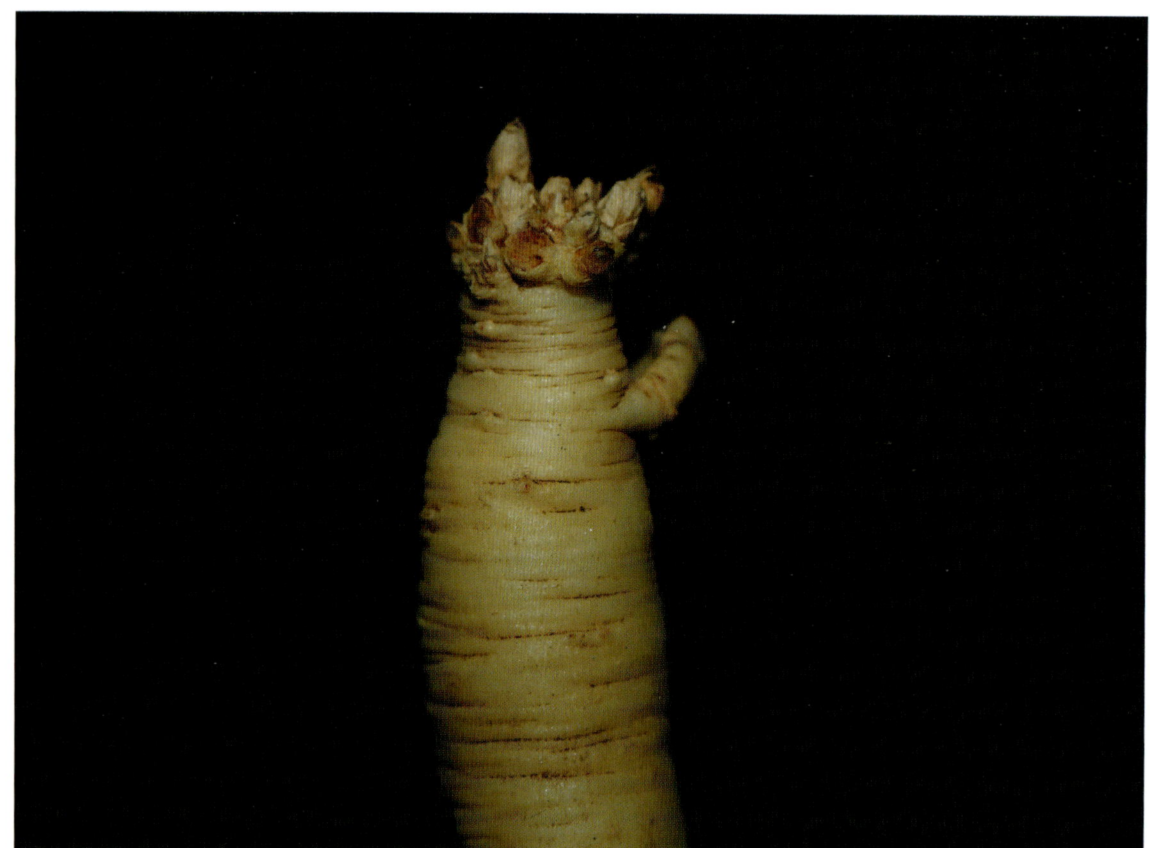

党参药材

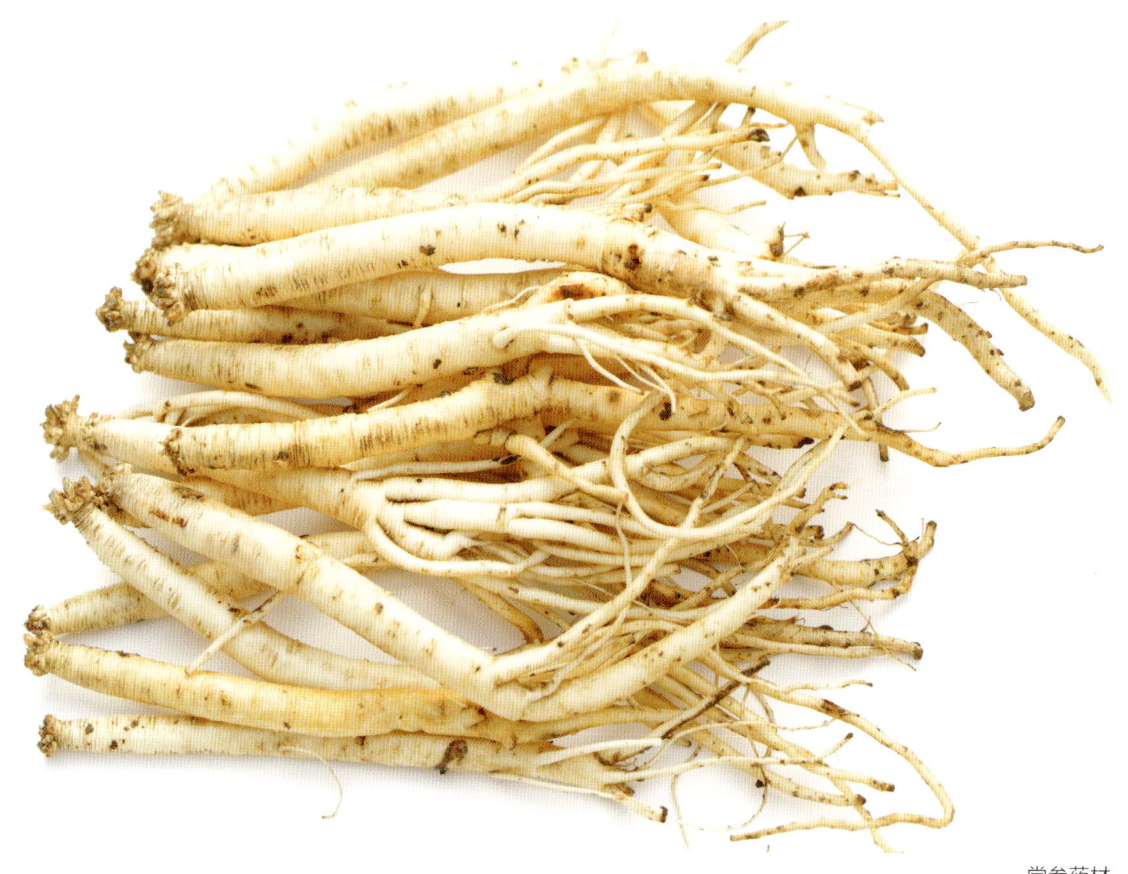

党参药材

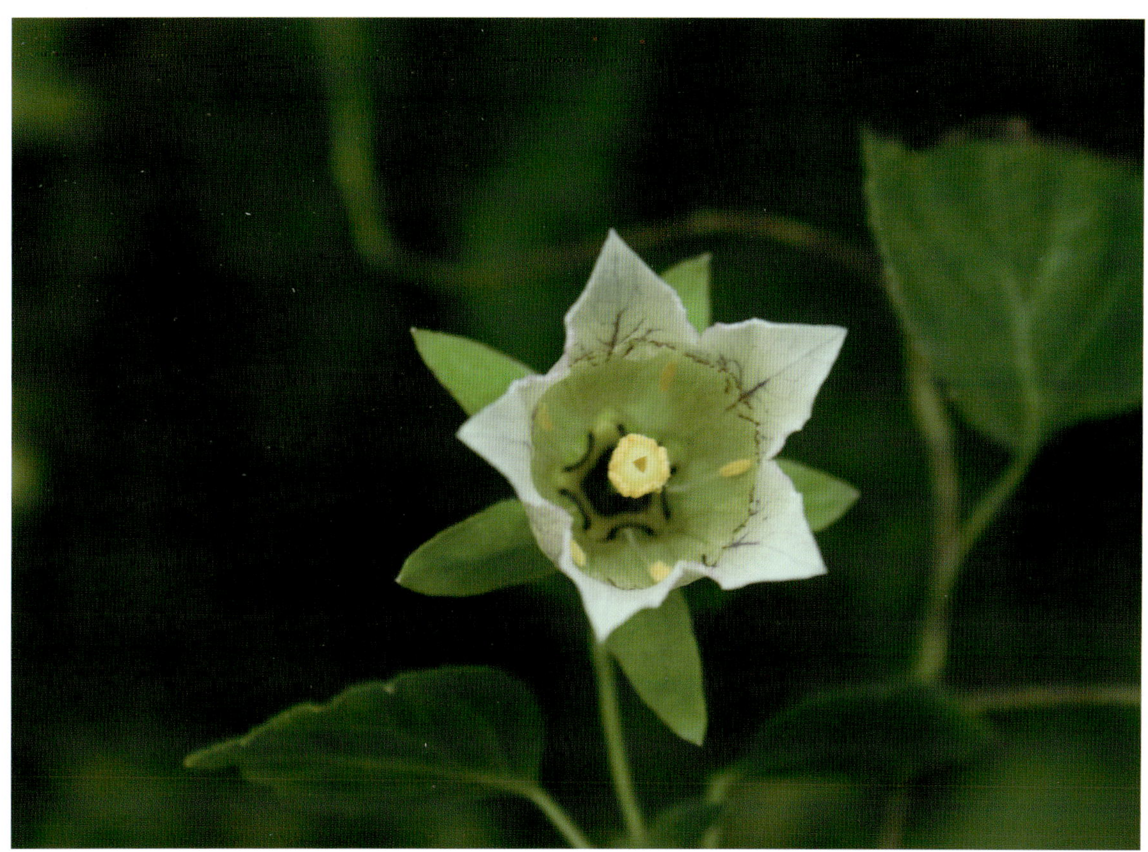

党参

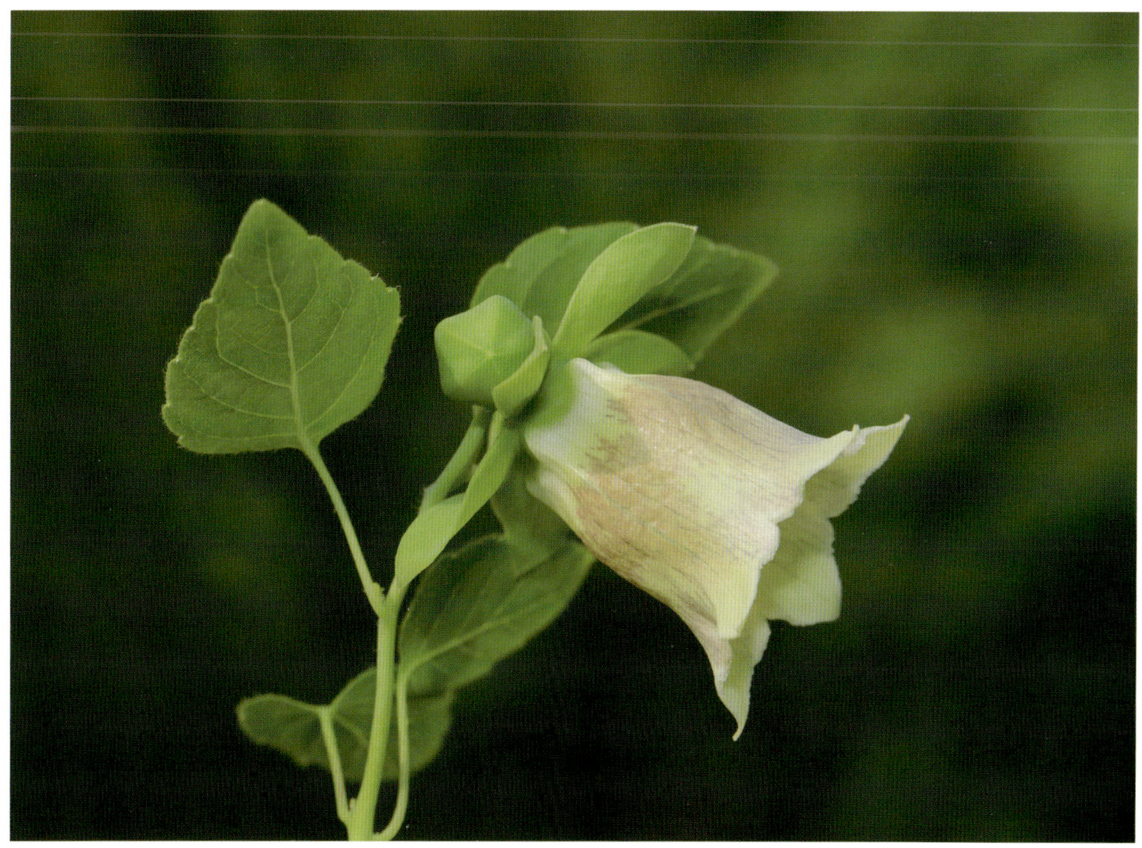

党参

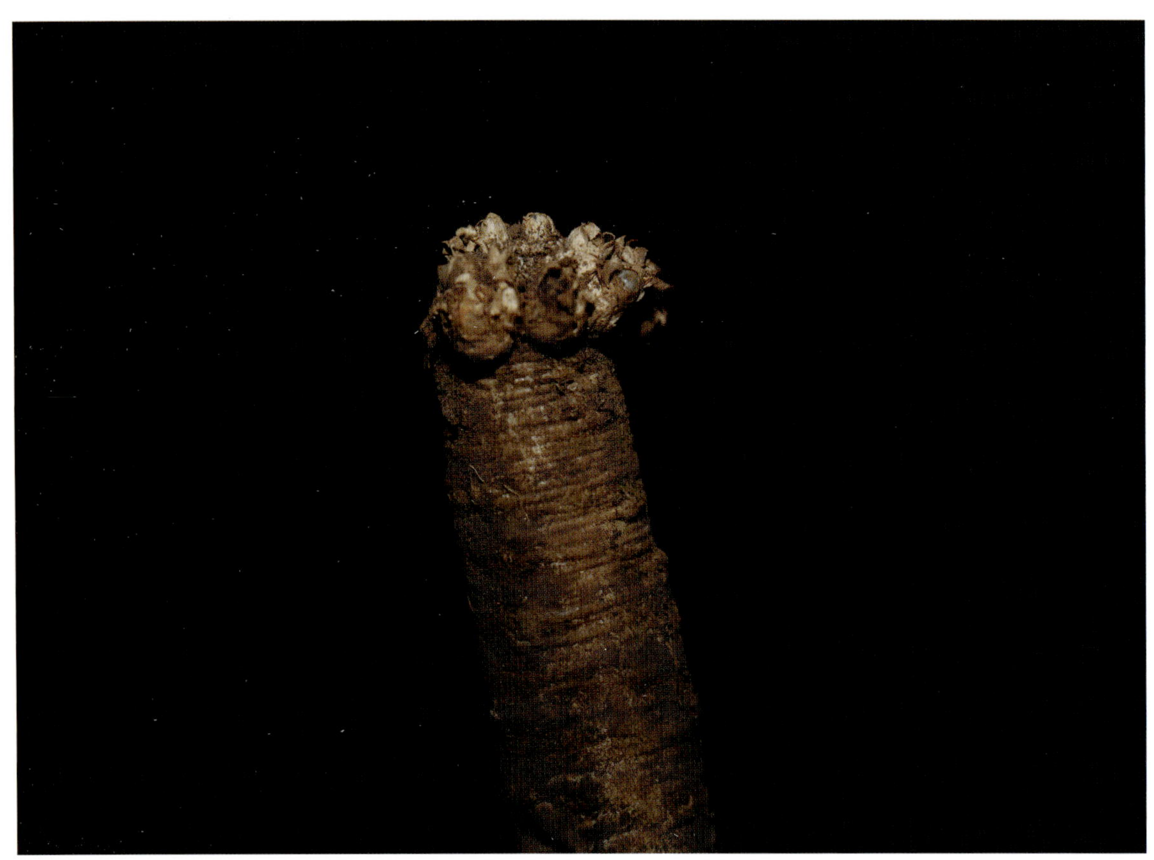

党参药材

药材鉴别

本品为类圆形的厚片。外表皮灰黄色至黄棕色，上部切片有致密的环状横纹，有时可见根头部有多数疣状突起的茎痕和芽。切面皮部淡黄色至淡棕色，木部淡黄色，有裂隙或放射状纹理，质稍硬或略带韧性，有特殊香气，味微甜。以条粗壮、质柔润、气味浓、嚼之无渣者为佳。

功效主治

补中益气，生津养血。本品味甘性平，善补中气，润肺生津。尤其可贵者的是健脾运而不燥，滋胃阴而不湿，润肺而不犯寒凉，养血而不偏滋腻。故有补中益气、生津养血之功。

用法用量

内服：6 ~ 10 g，大剂量可用至 30 g，水煎服；或入丸、散。

民族药方

1．小儿口疮 党参 50 g，黄柏 25 g。共为细末，吹撒患处。

2．心律失常 党参 10 g，麦冬 8 g，五味子 3 g。同研成细末，每日 1 剂，分 2 次服。

3．肝癌　党参、茯苓、白术、炙黄芪、炒扁豆各 9 g，薏苡仁 15 ~ 30 g，橘皮 6 g，炙甘草 3 g。每日 1 剂，水煎汤。

4．心绞痛　党参 20 g，麦冬、黄芪、生地黄各 15 g，茯苓 12 g，丹参 18 g，甘草 6 g，五味子 9 g。水煎汤。

5．糖尿病　党参 15 g，西瓜皮、枸杞子各 50 g。水煎汤。

6．低血压症　党参、黄精各 30 g，炙甘草 10 g。水煎取药汁，每日 1 剂，顿服。

7．气血两亏之心悸　党参、五味子、麦冬、枸杞子、钩藤、牡蛎、白芍、当归、龙骨、甘草各适量。水煎取药汁，每日 1 剂。

8．冠心病　党参 25 g，麦冬、瓜蒌各 20 g，五味子、红花、赤芍、丹参、薤白各 15 g，桂枝 10 g。水煎取药汁。每日 1 剂，分 2 次服，30 日为 1 个疗程。

使用注意

本品虽药性平和，但味甘能补气生热助邪，虚弱无实邪者宜用。气滞者禁用，正虚邪实者不宜单独用。反藜芦，畏五灵脂。

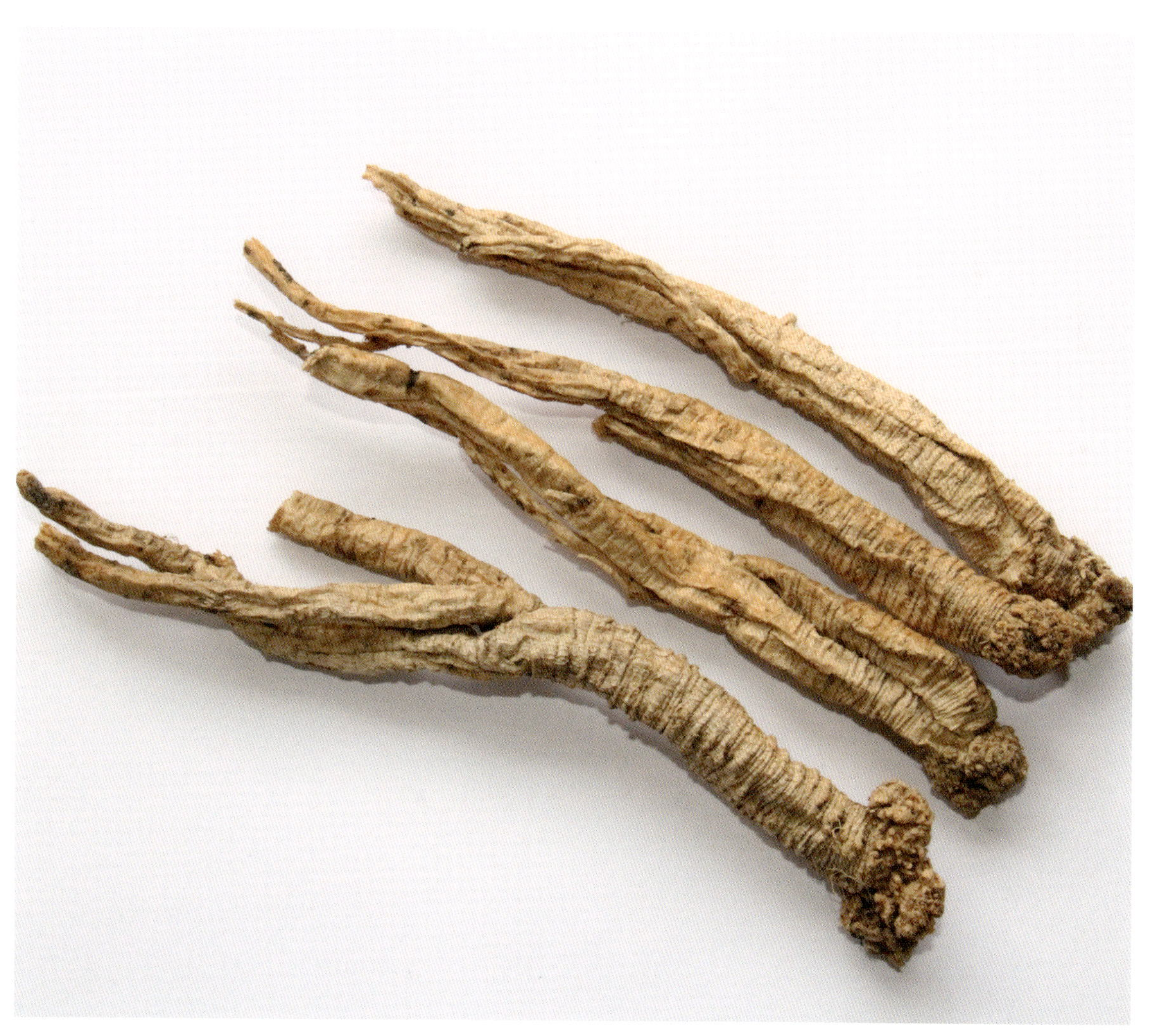

党参药材

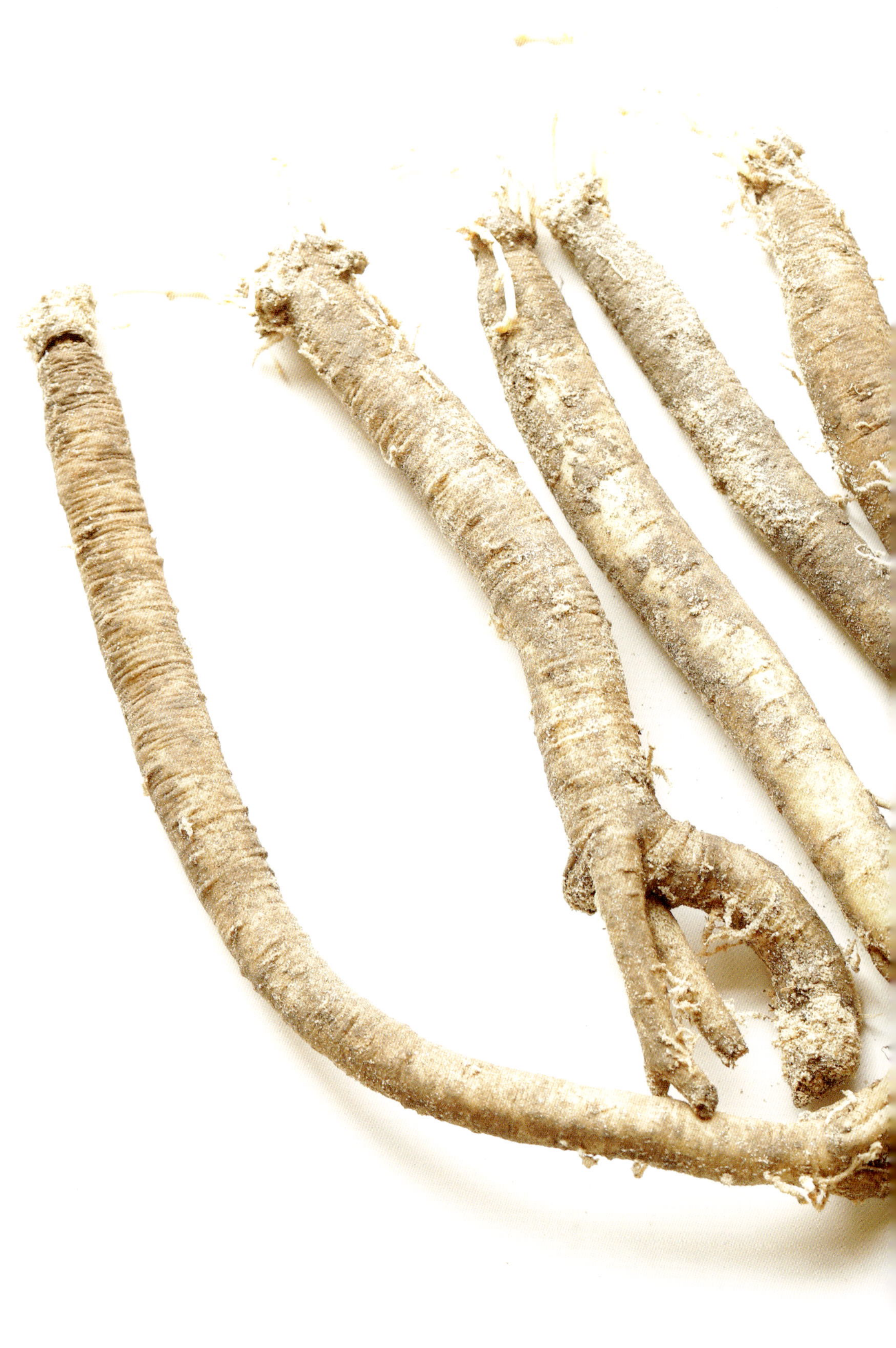

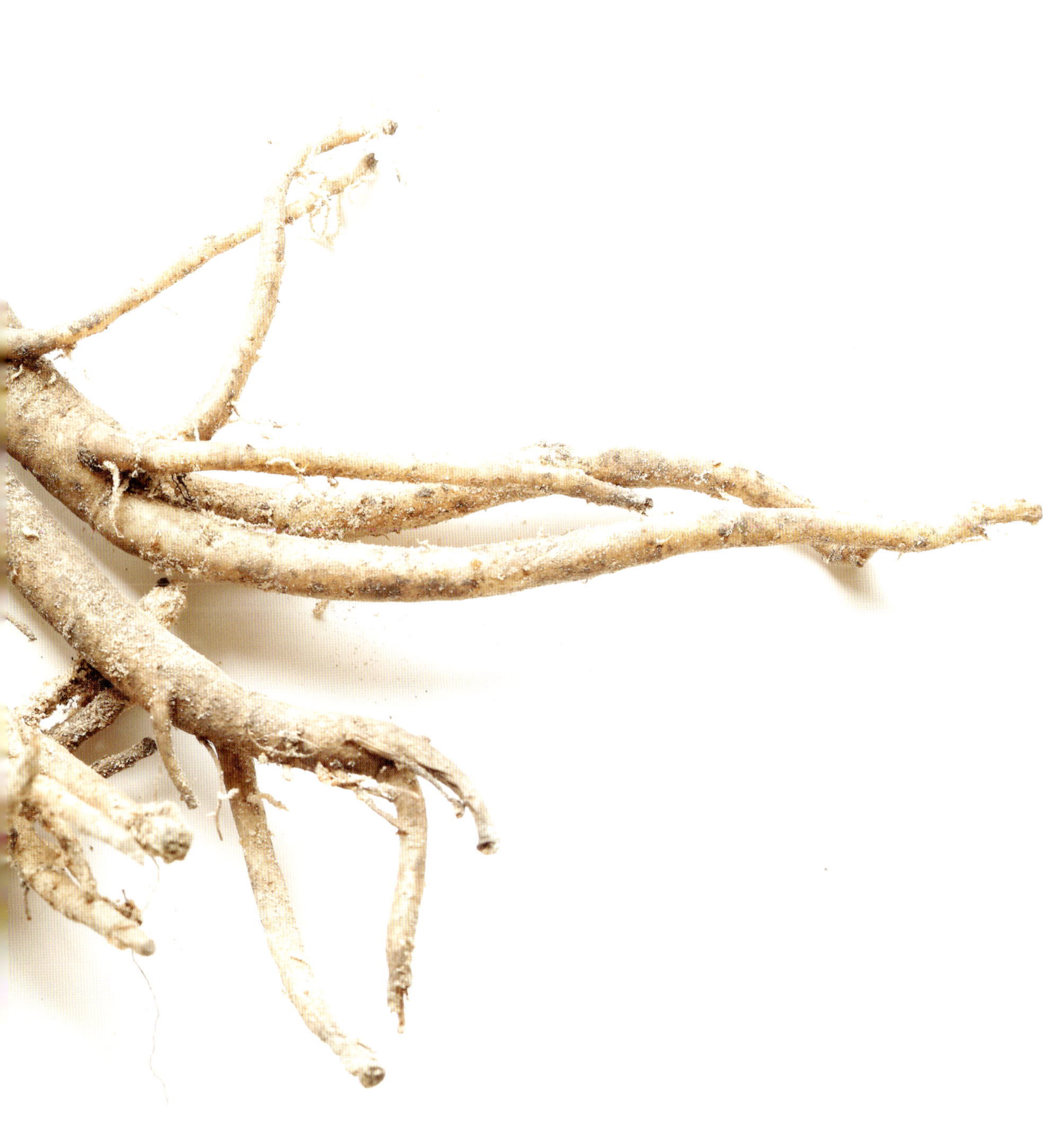

党参药材

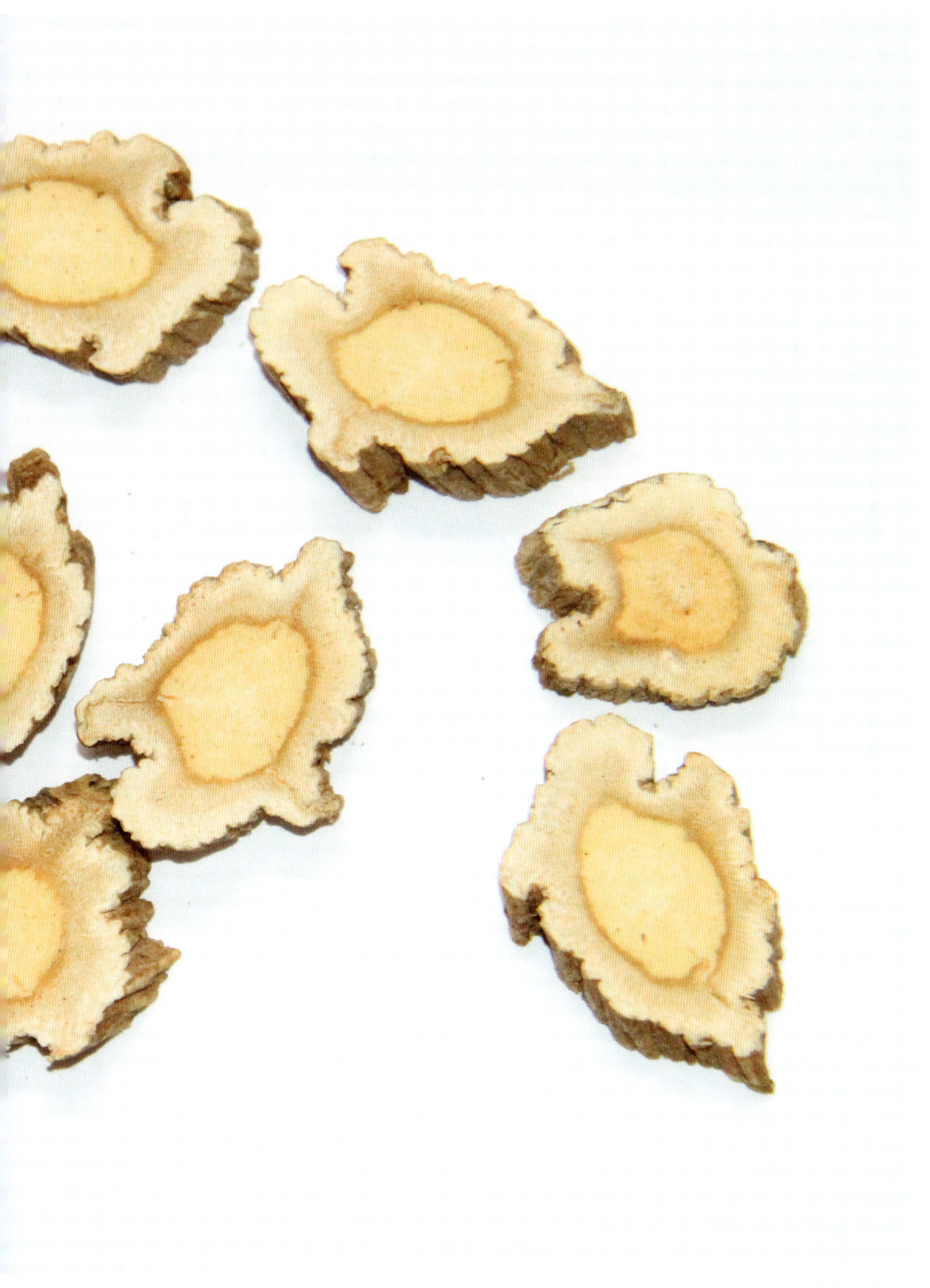

党参（野生）饮片

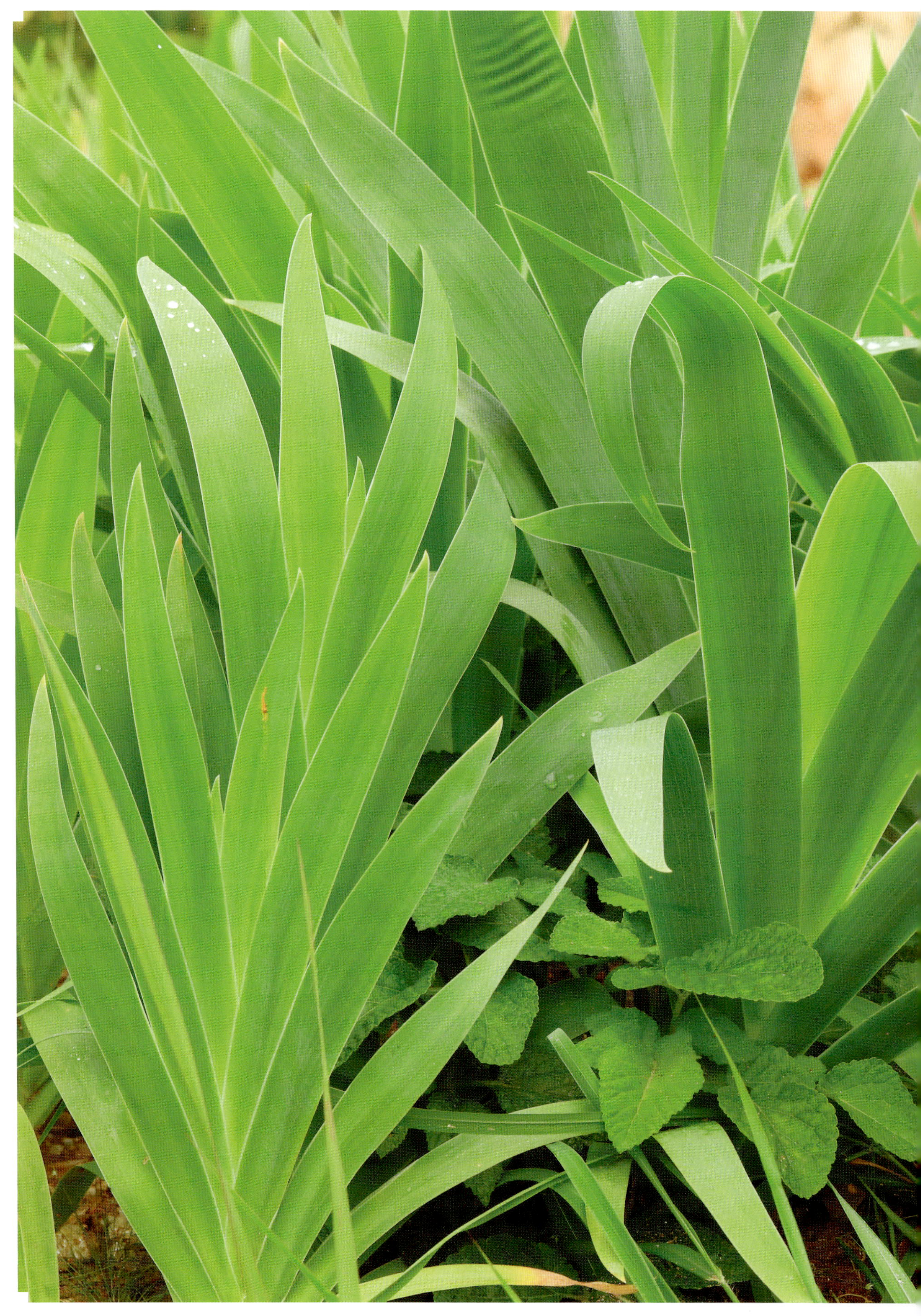

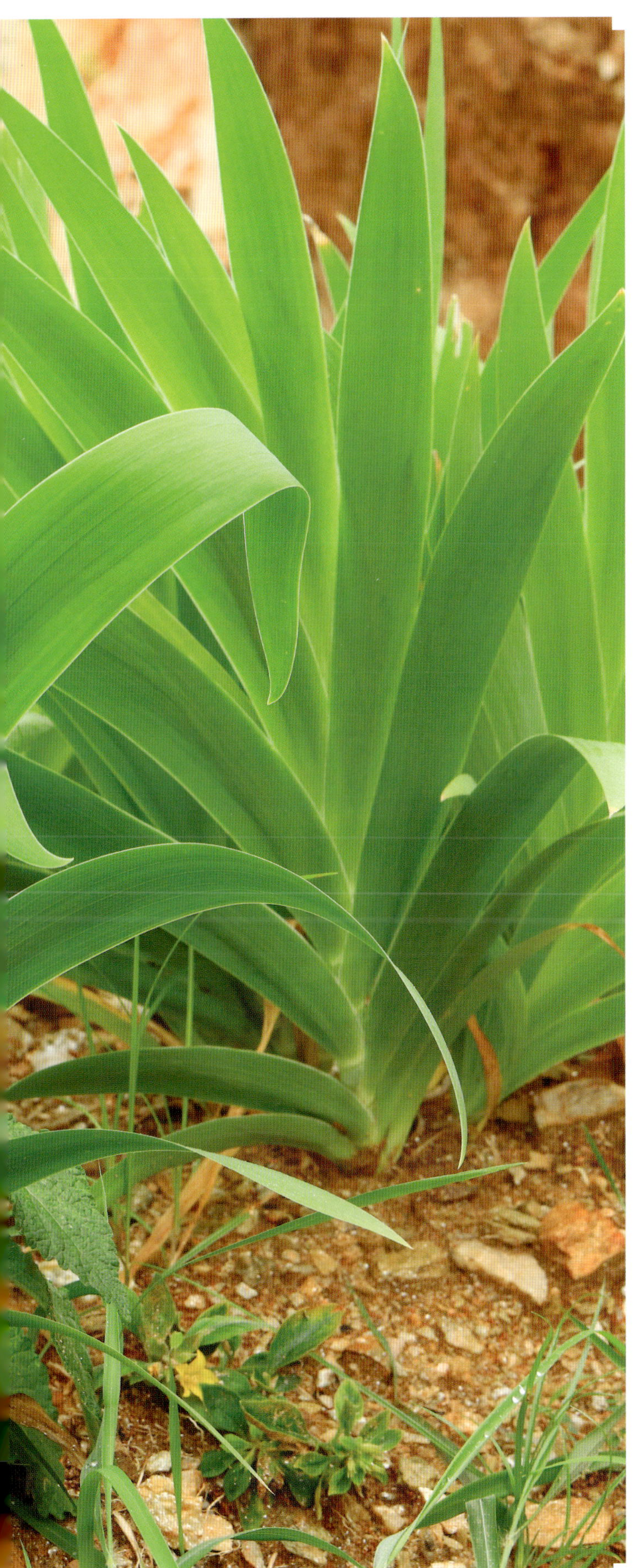

射干

【水药名】骂右。

【别　名】乌扇、扁竹、绞剪草、剪刀草、山蒲扇、野萱花、蝴蝶花。

【来　源】本品为鸢尾科植物射干 *Belamcanda chinensis*（L.）DC. 的干燥根茎。

【性味归经】味苦，性寒。归肺经。

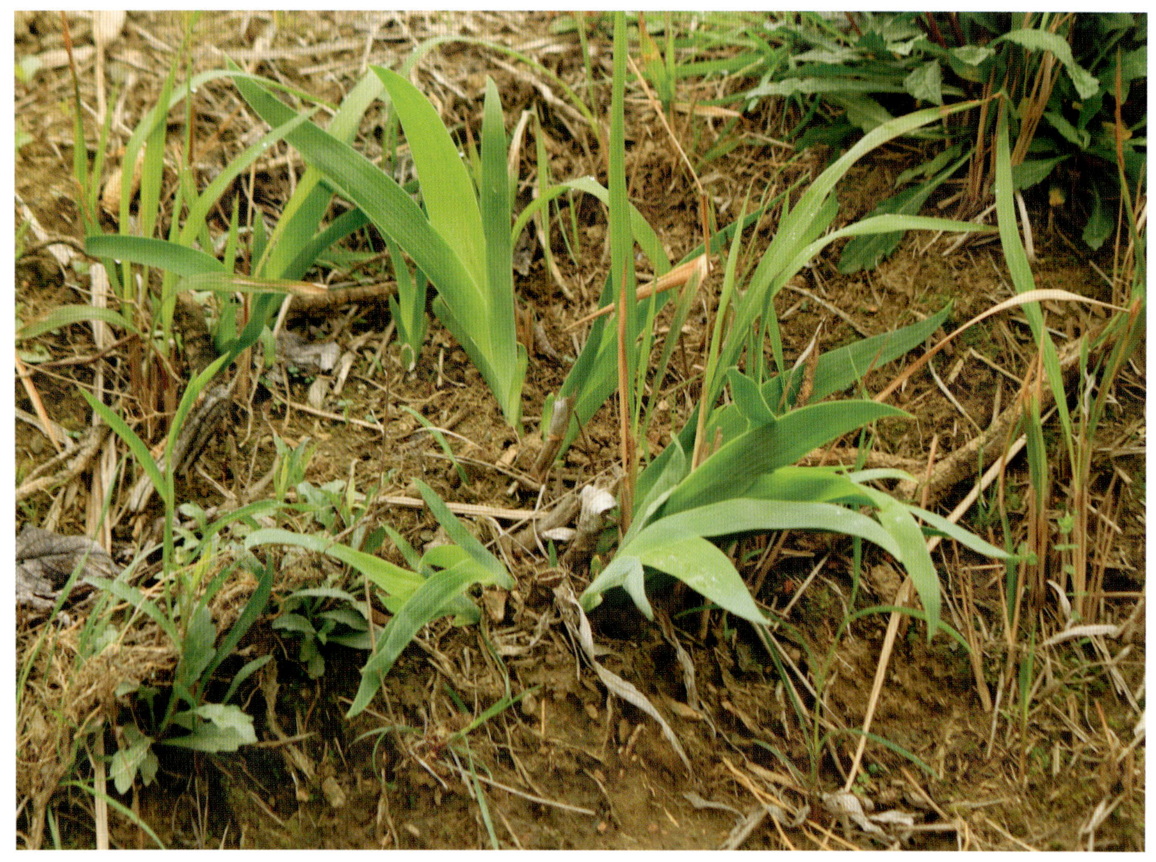

射干

识别特征

多年生草本植物，高达 80 cm。根茎横走，略呈结节状，外皮鲜黄色。叶 2 列，嵌叠状排列，宽剑形，扁平，长达 60 cm。茎直立。伞房花序顶生，二歧状，苞状膜质；花橘黄色，花被 6，基部合生成短筒，外轮开展，散生暗红色斑点，内轮与外轮相似；雄蕊 3，着生于花被基部；花柱棒状，顶端 3 浅裂，被毛。蒴果倒卵圆形，熟时 3 裂，果瓣向内弯曲。种子近球形，黑色，有光泽。花期 7—9 月，果期 8—10 月。

生境分布

生长于山坡、草丛、路旁向阳处。分布于贵州、湖北、河南、江苏、浙江、安徽、湖南、广东、广西、云南等省区。

采收加工

栽后 2 ~ 3 年收获，春、秋二季挖掘根茎，洗净泥土，晒干，搓去须根，再晒至全干。

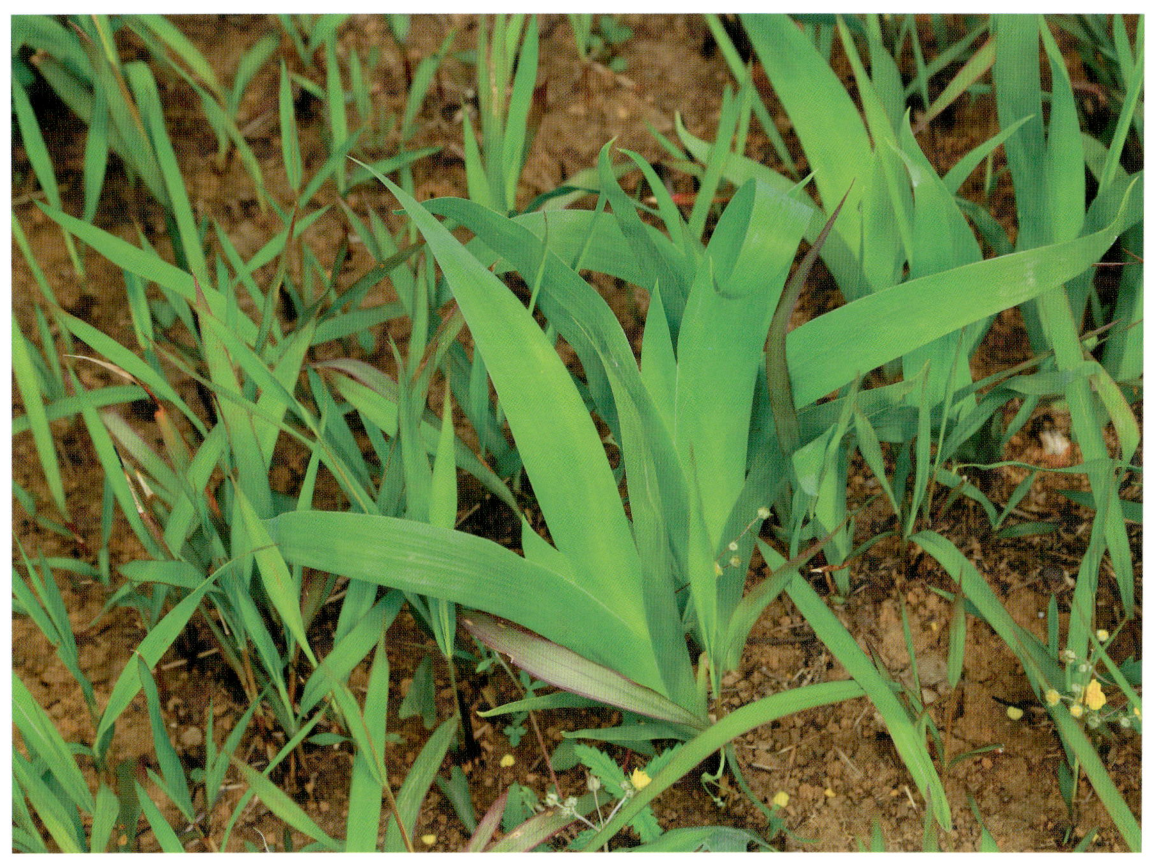

射干

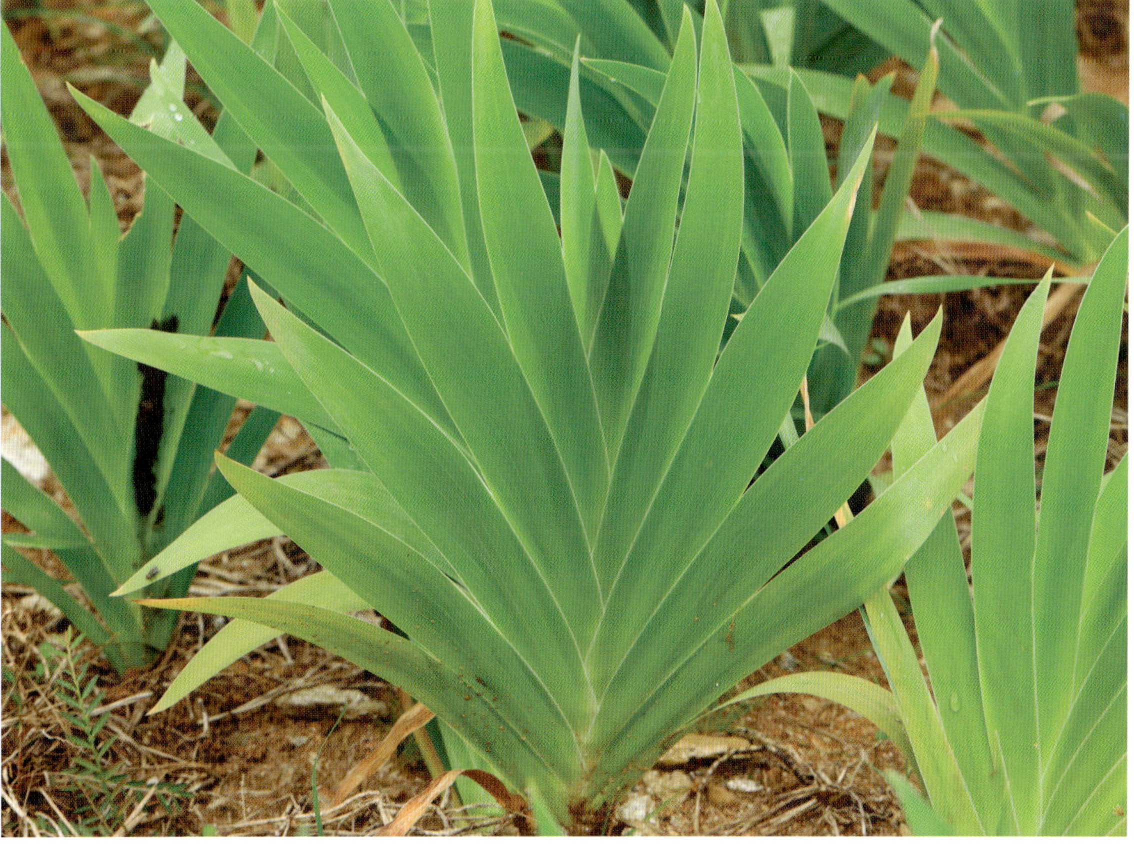

射干

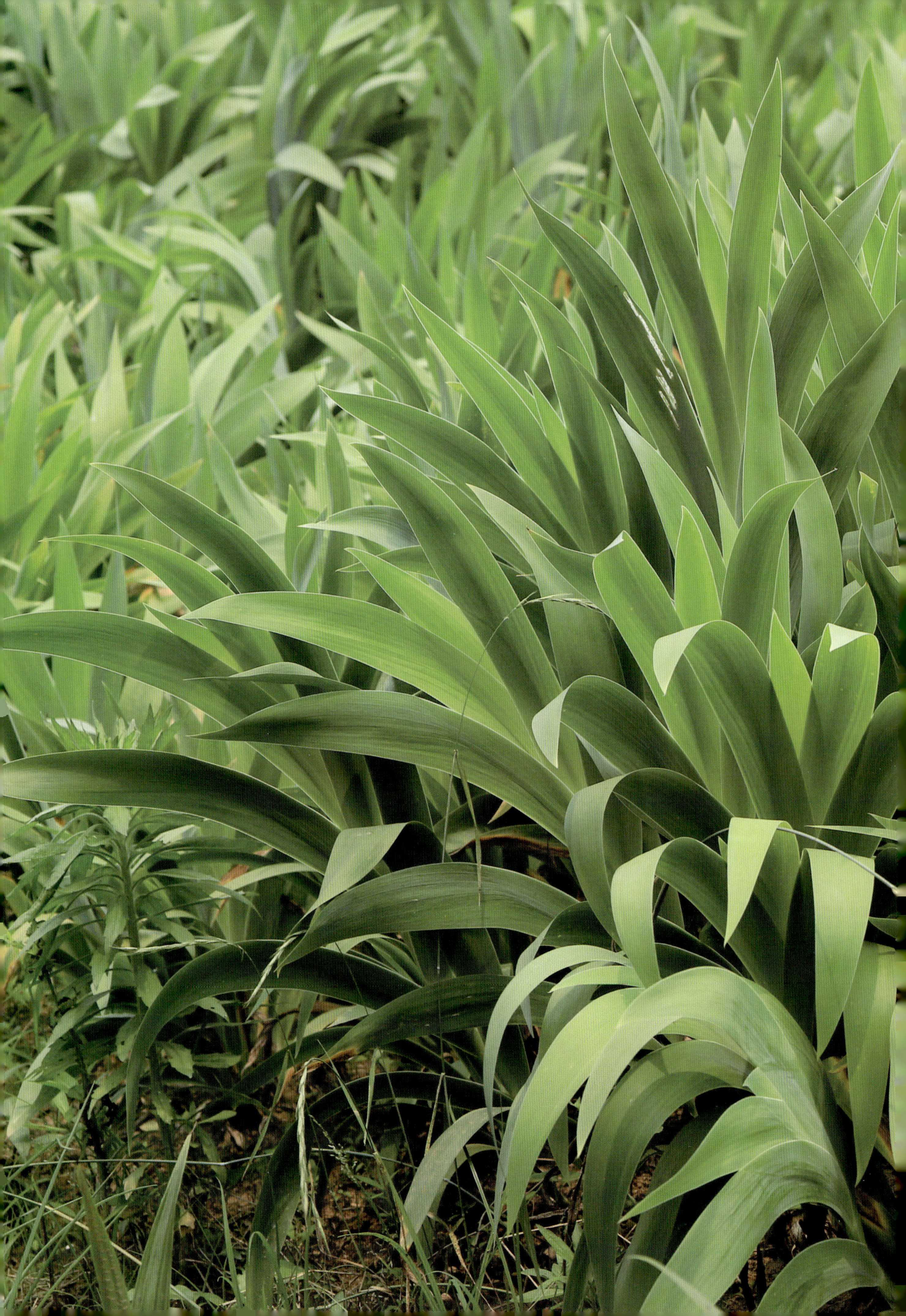

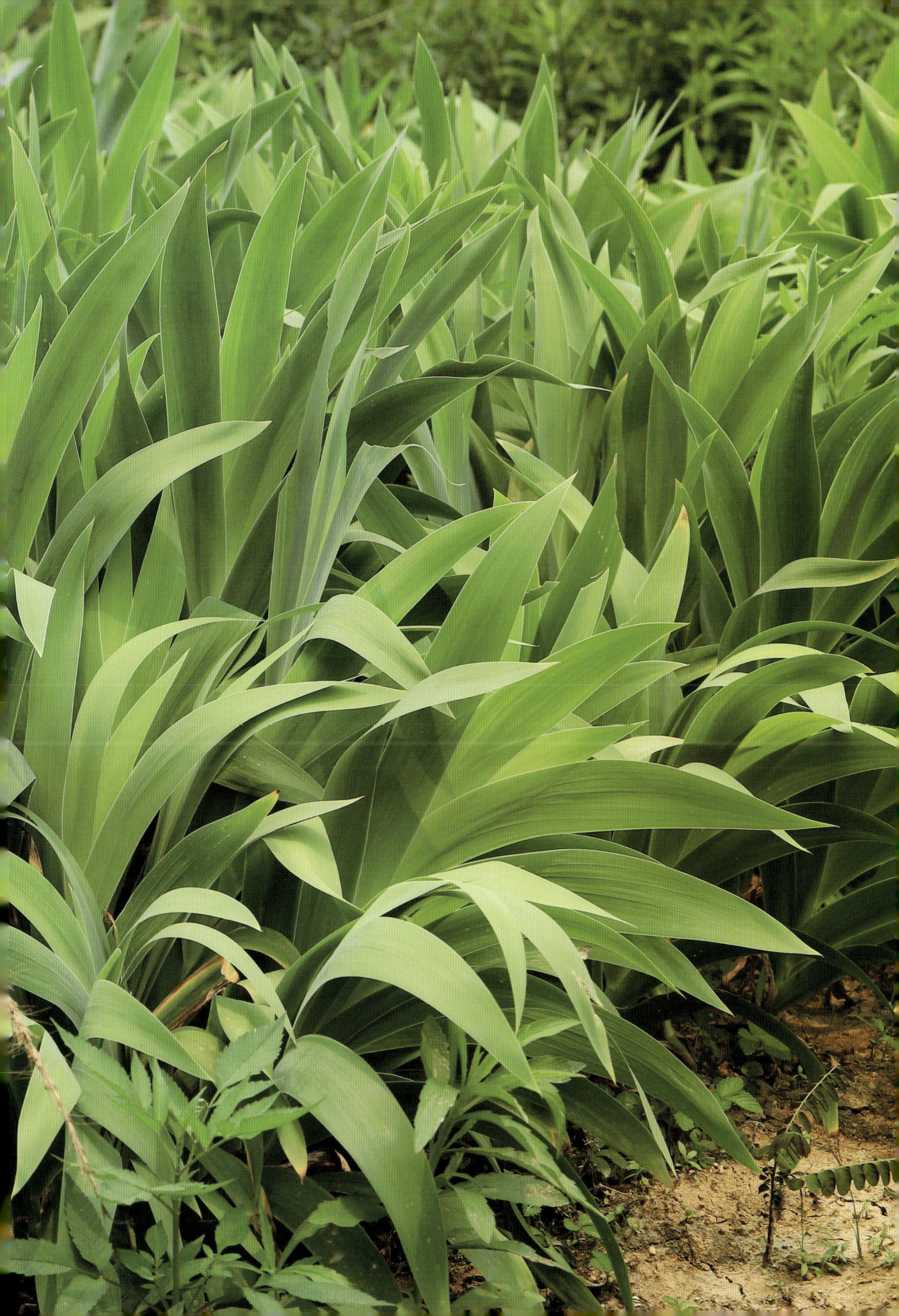

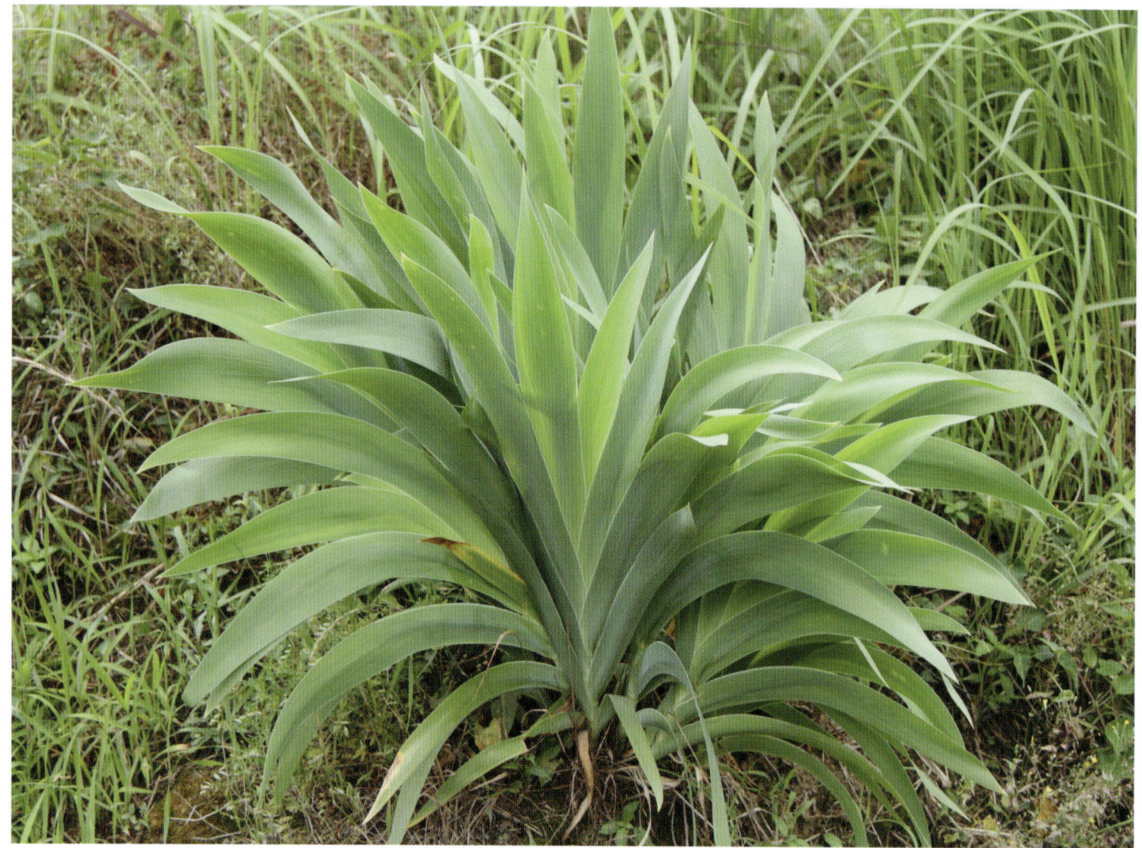

射干

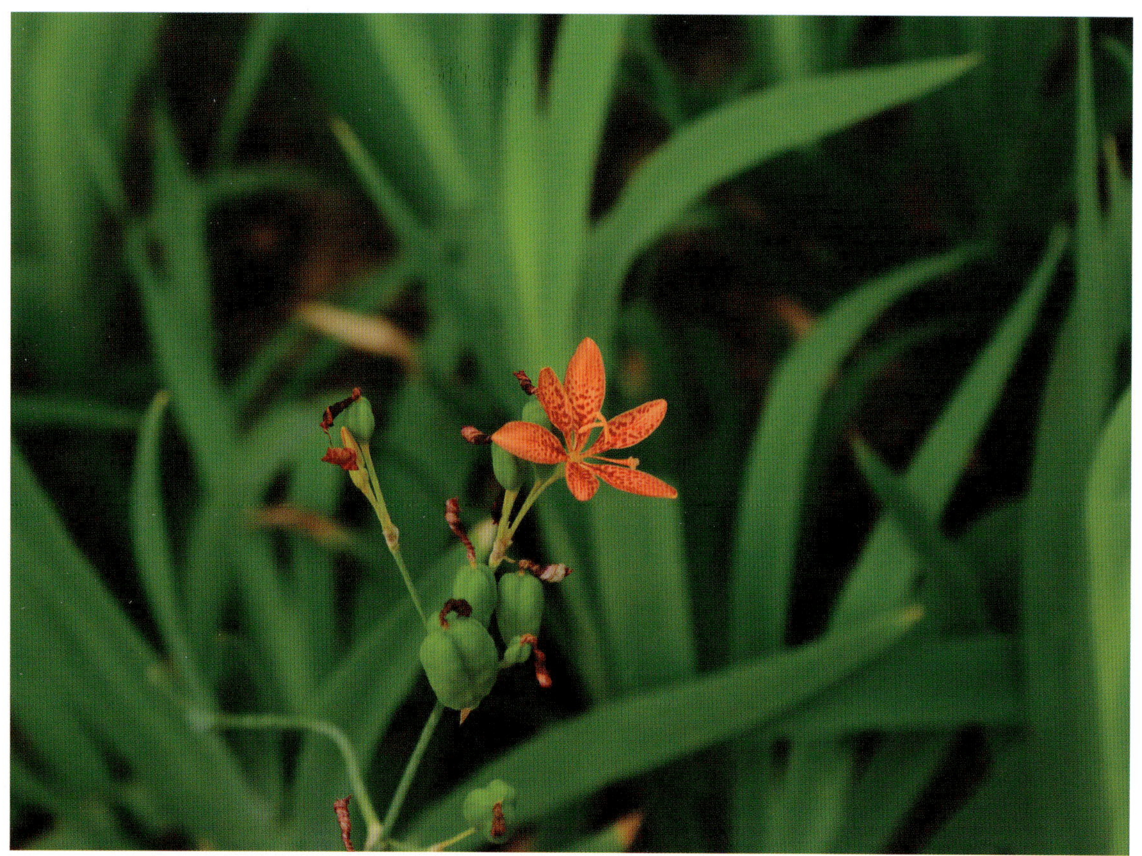

射干

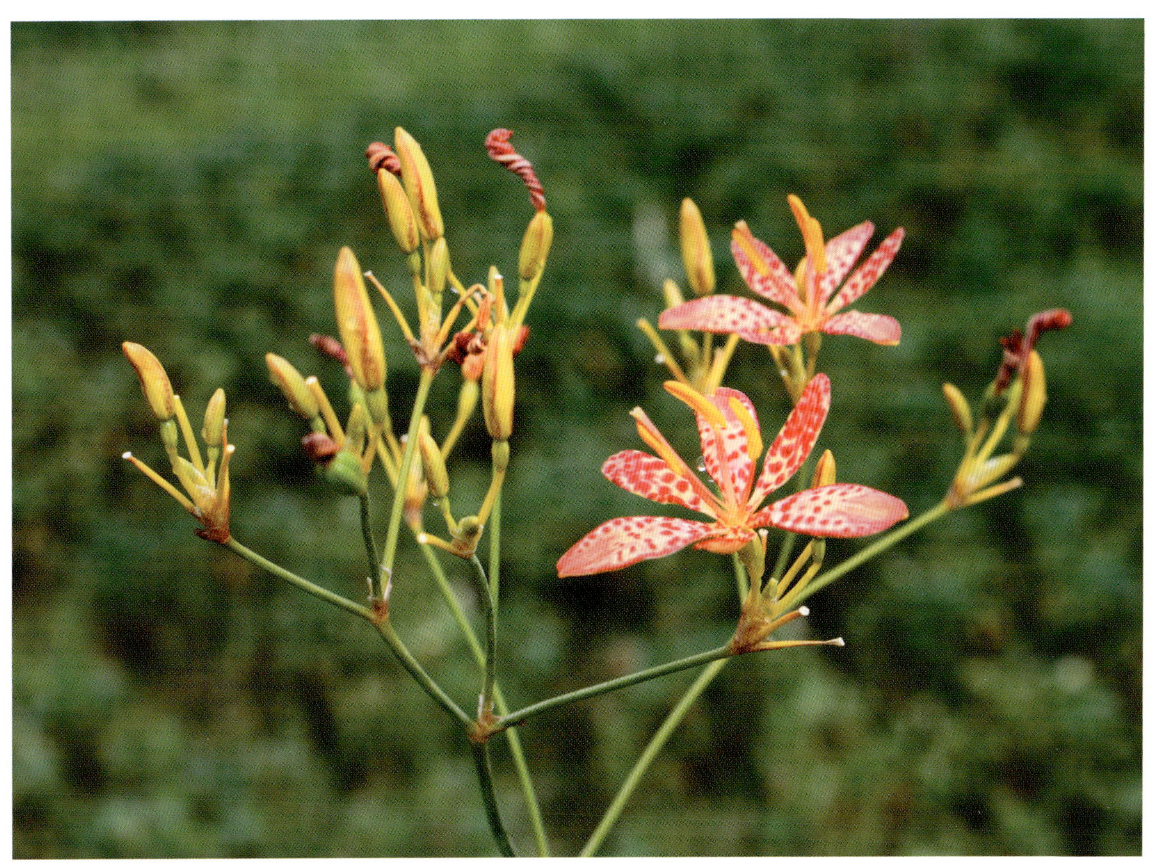

射干

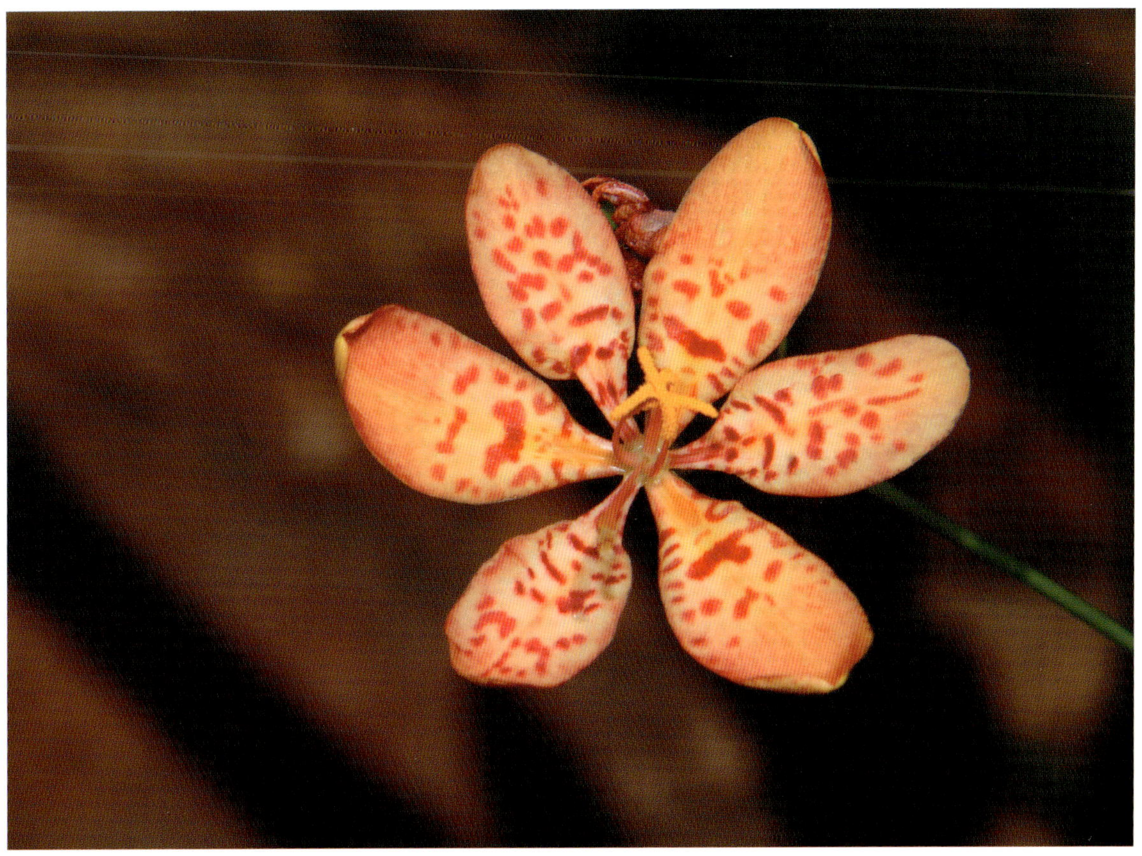

射干

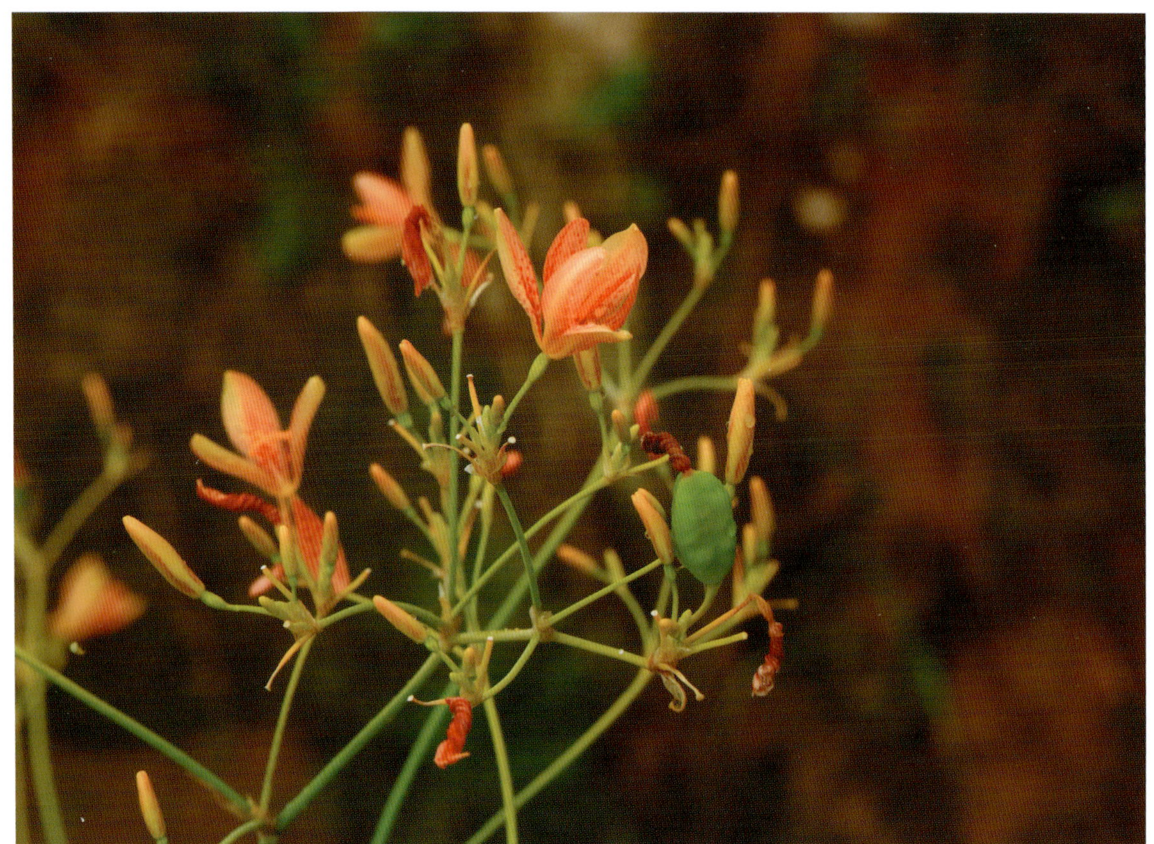

射干

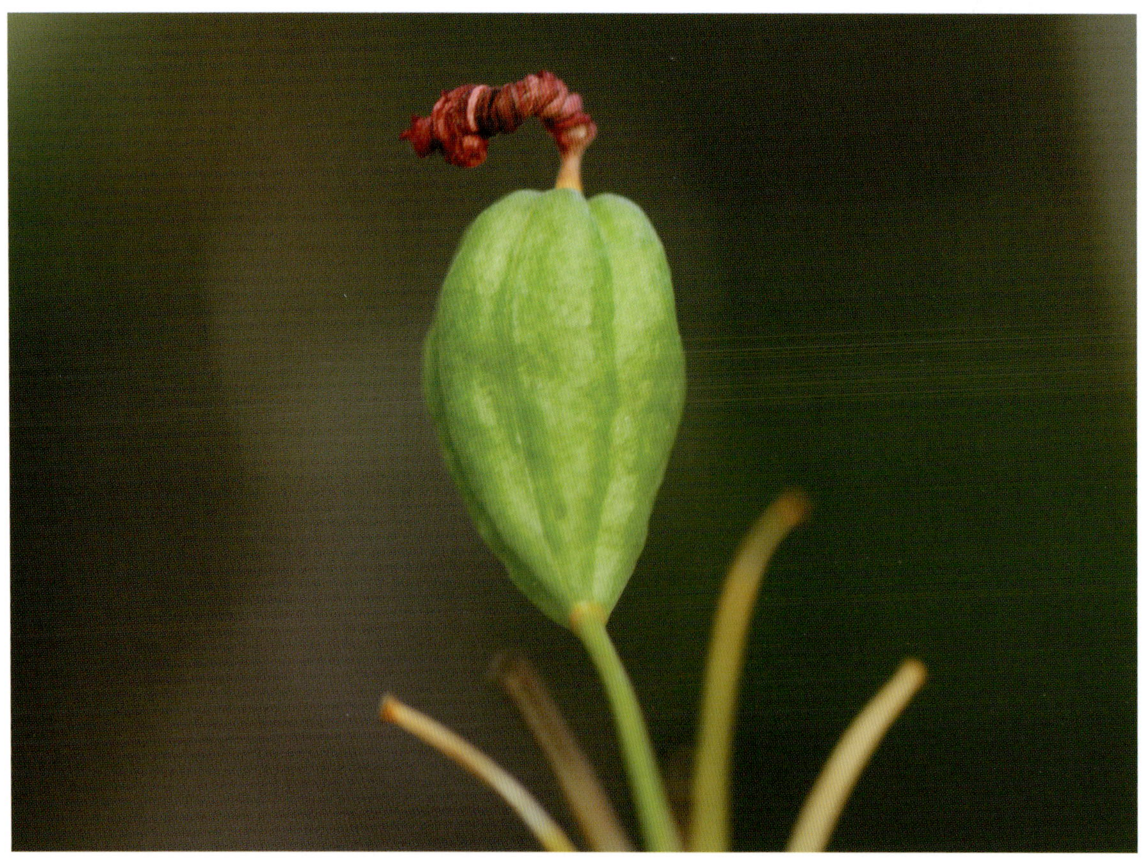

射干

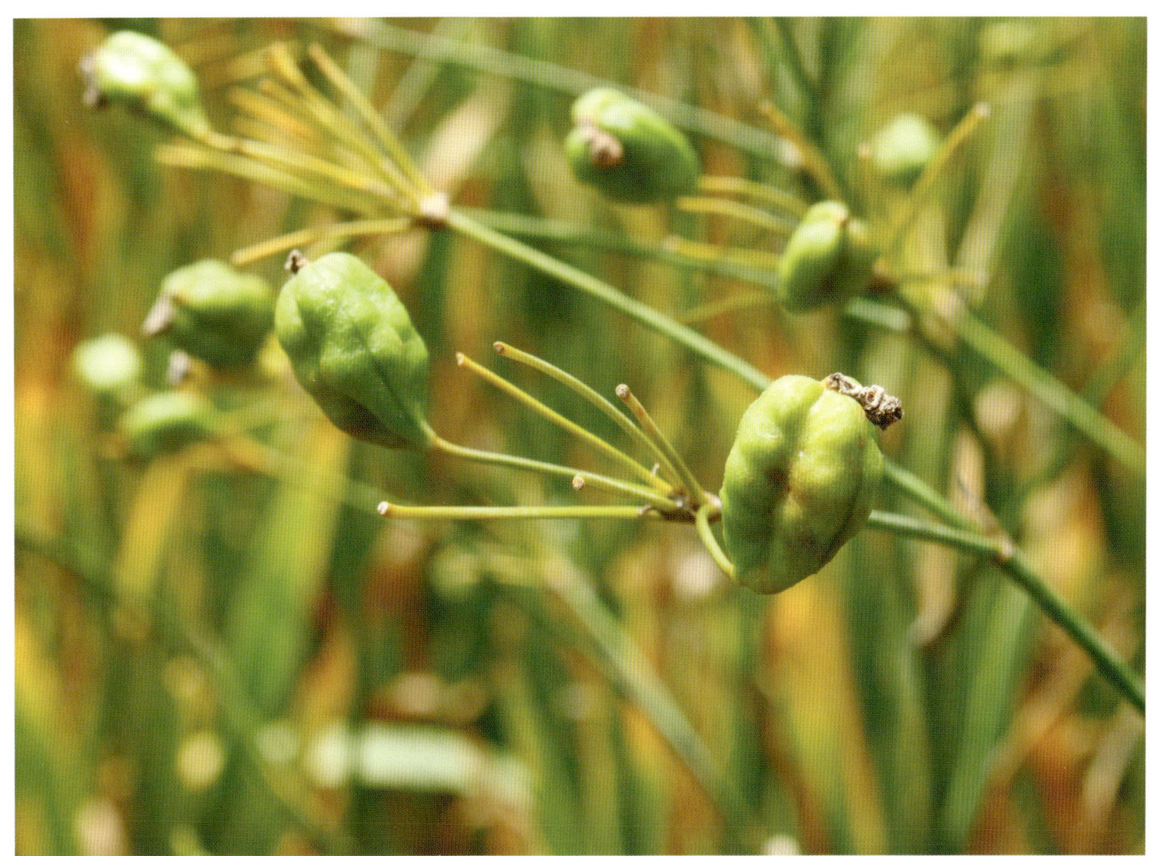

射干

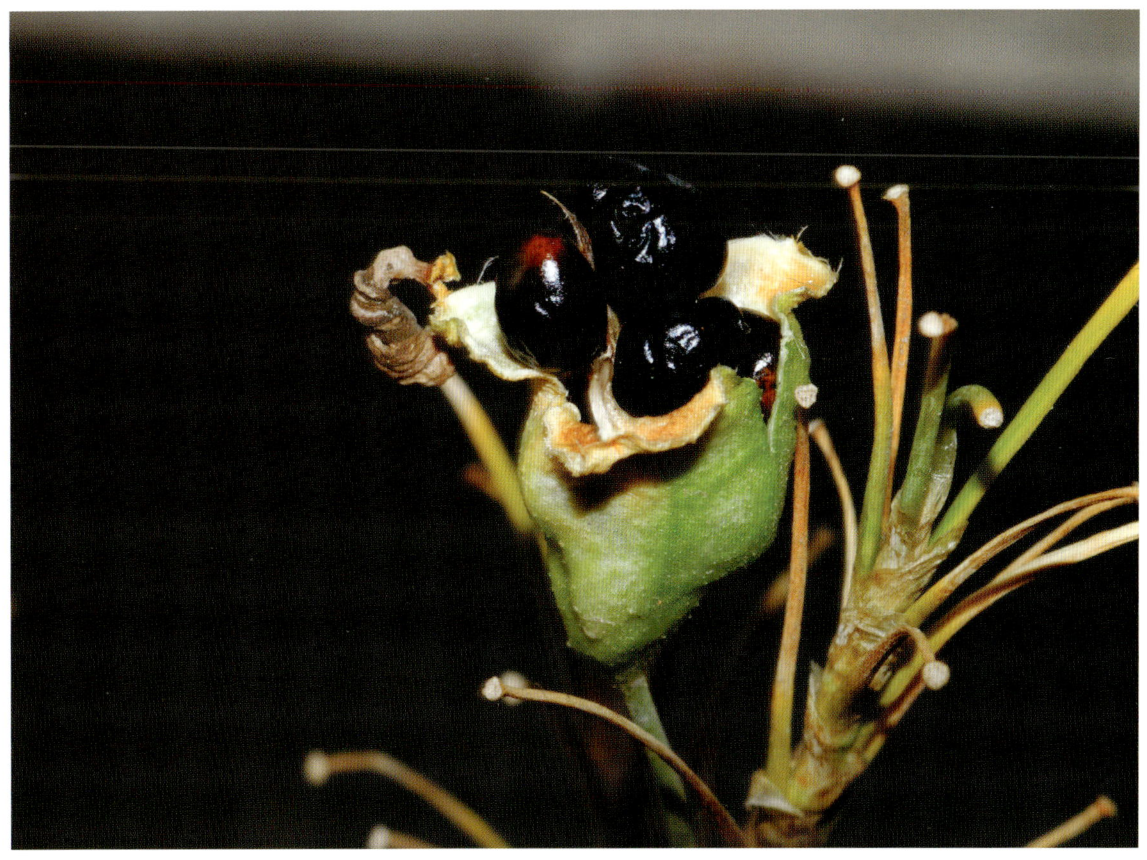

射干

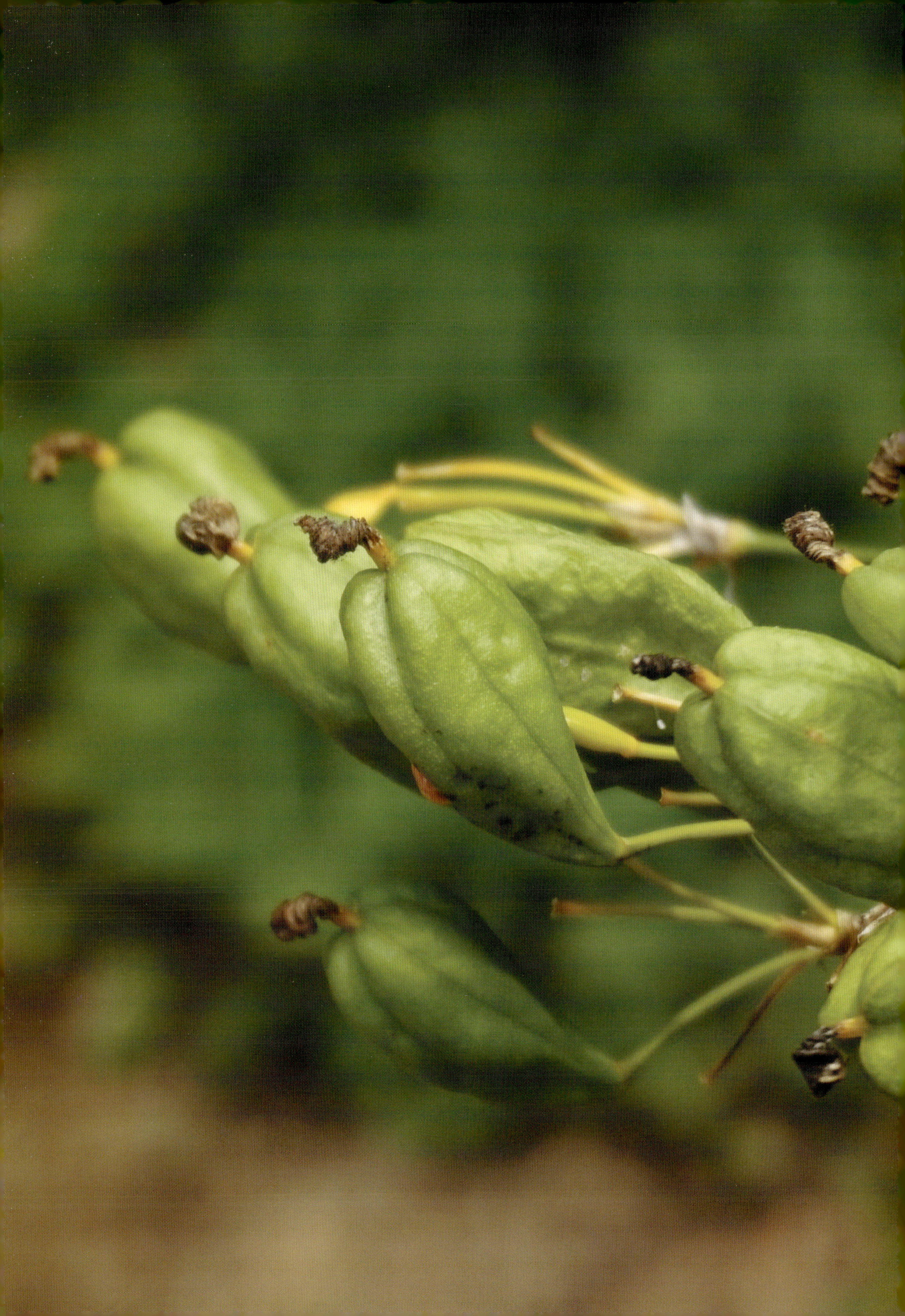

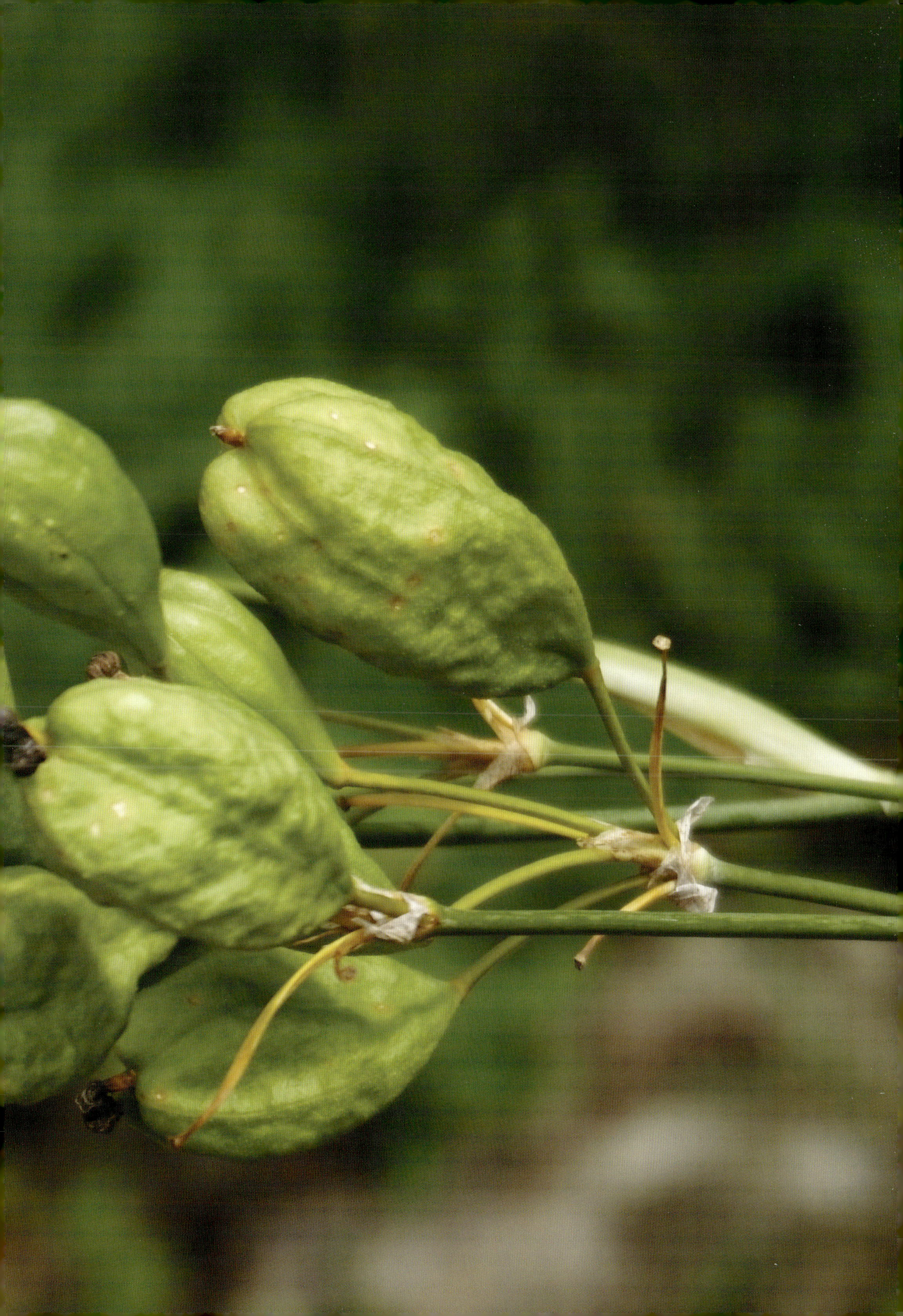

药材鉴别

本品根茎呈不规则结节状，有分枝，长 3 ~ 10 cm，直径 1 ~ 2 cm。表面黄棕色、暗棕色或黑棕色，皱缩不平，有明显的环节及纵纹。上面有圆盘状凹陷的茎痕，有时残存有茎基；下面及两侧有残存的细根及根痕。质硬，折断面黄色，颗粒性。气微，味苦、微辛。以粗壮、质硬、断面色黄者为佳。

功效主治

清热解毒，祛痰利咽，消瘀散结。主治咽喉肿痛，痰壅咳喘，瘰疬结核，疟母癥瘕，痈肿疮毒。

用法用量

内服：6 ~ 15g，煎汤；或入丸、散服。

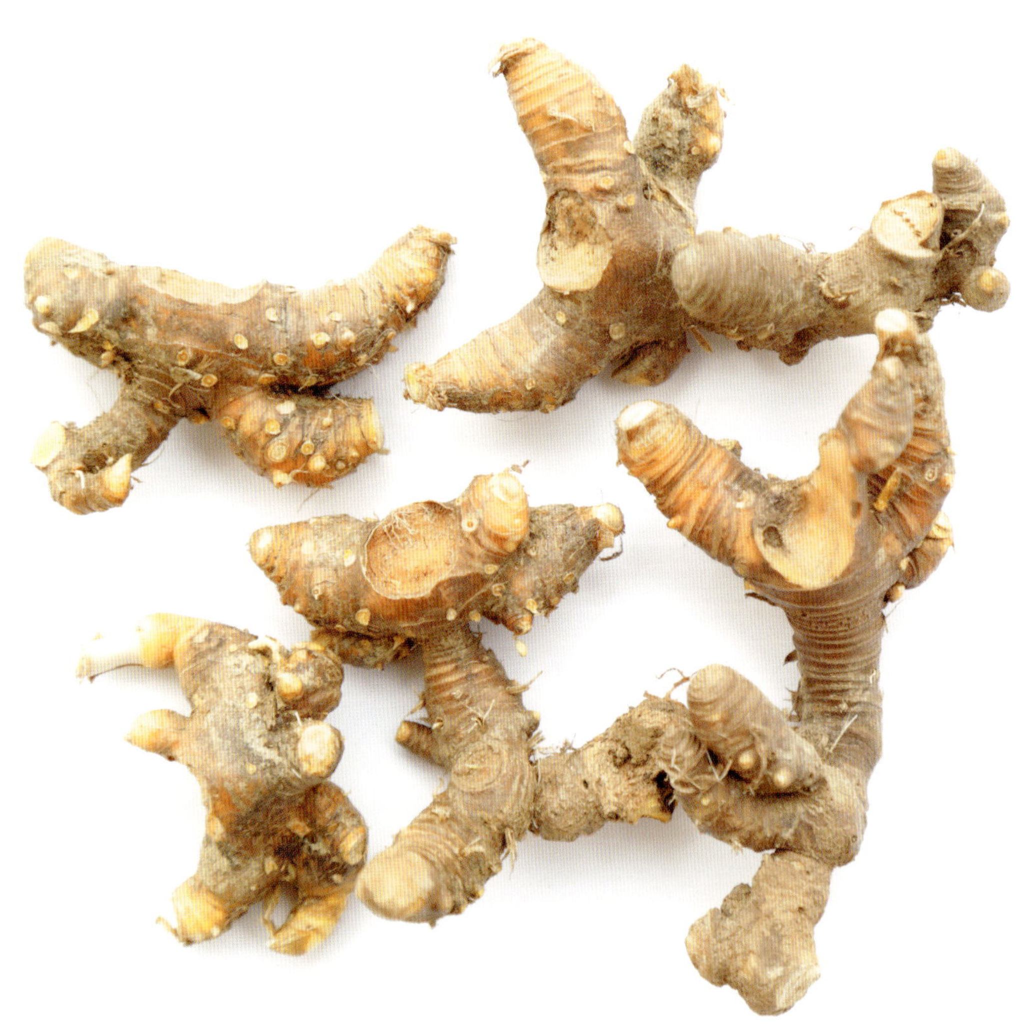

射干药材

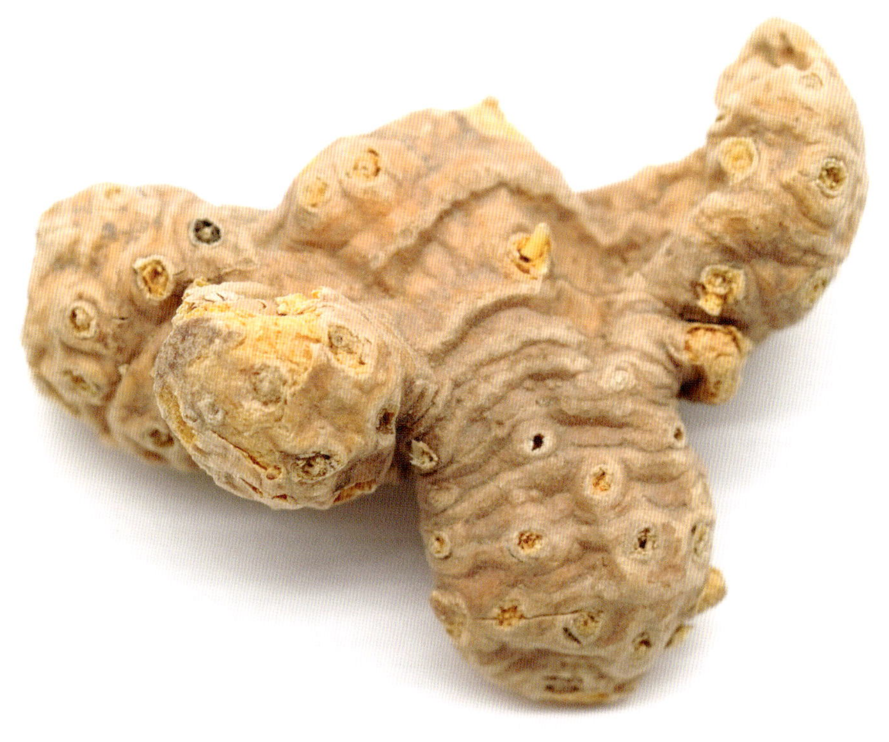

射干药材

民族药方

1．咽喉疼痛，牙根肿痛　射干、车前草、朱砂根各 10 g。水煎汤。

2．咽喉肿痛　射干 10 g，八爪金龙 15 g。水煎汤。

3．龈根肿痛　射干 10 g，马鞭草 15 g。水煎汤。

4．乳糜尿　射干 15 g。煎水加入白糖适量，每日分 3 次口服。或制成水丸，饭后服，每次 4 g，每日 3 次，10 日为 1 个疗程。

5．水田皮炎　射干 750 g。加水 13 000 mL，煎煮 1 小时后，过滤，加食盐 120 g，待药液温度在 30 ℃～ 40 ℃时涂洗患处。

使用注意

无实火及脾虚便溏者不宜使用，孕妇忌服。

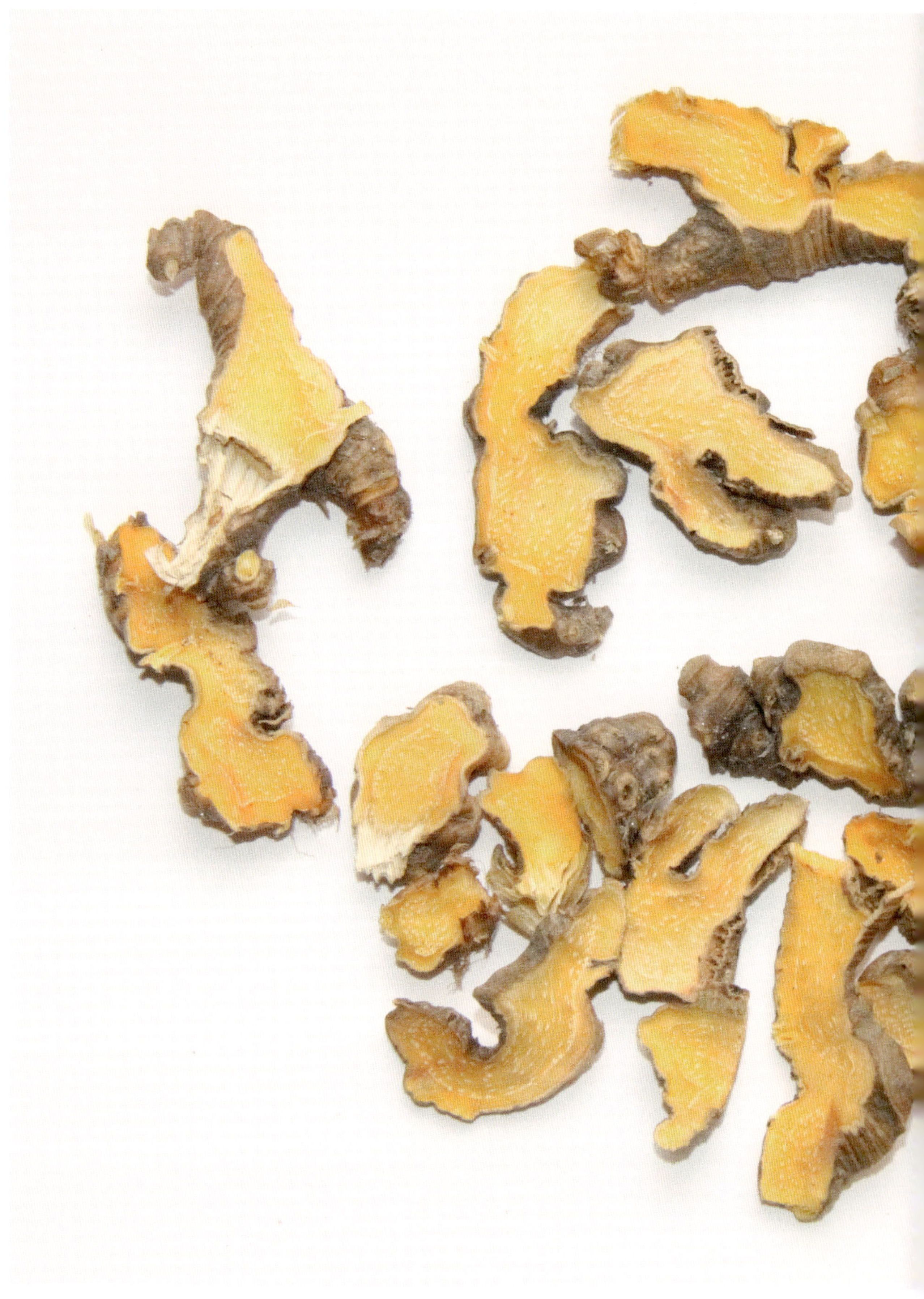

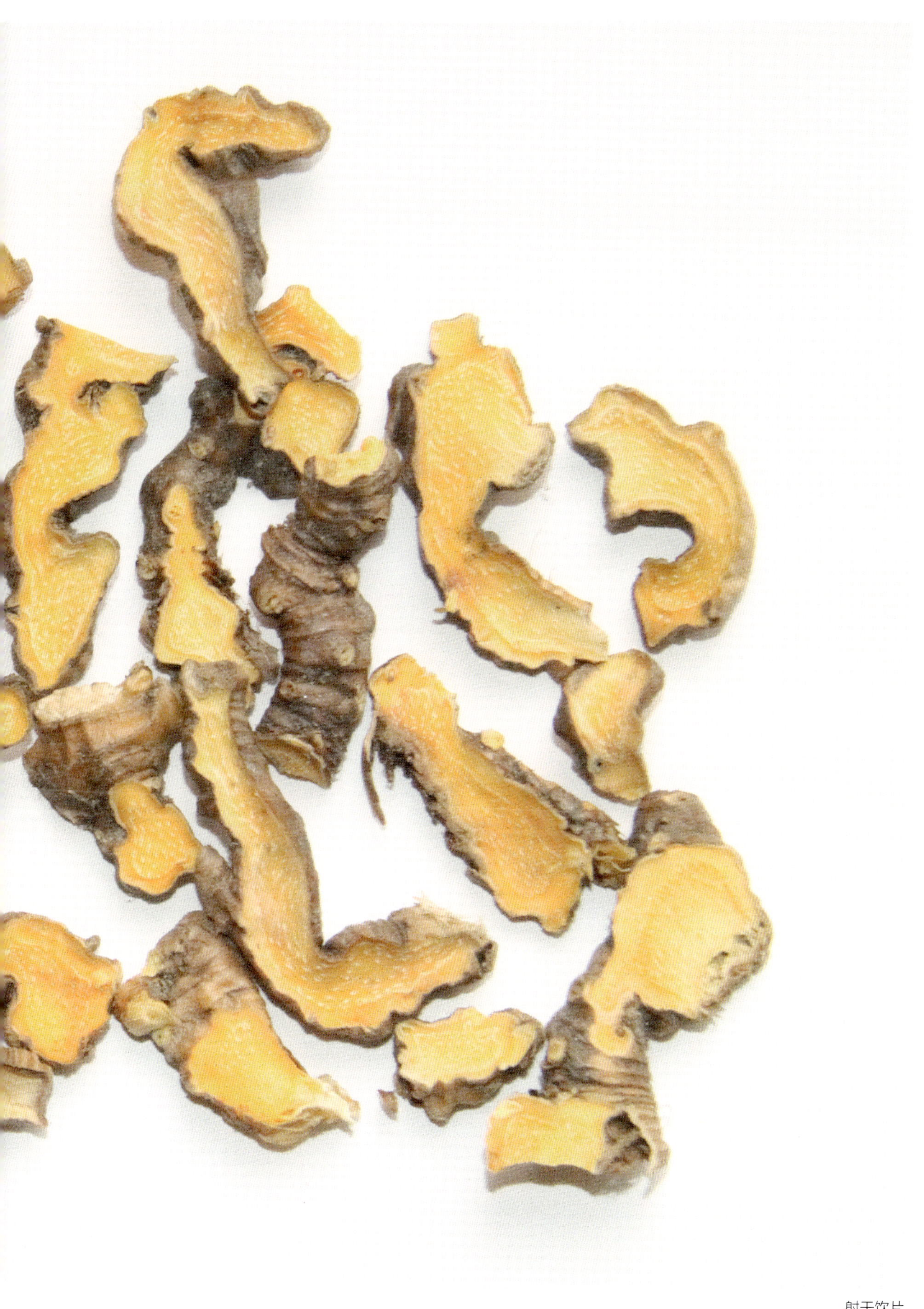

射干饮片

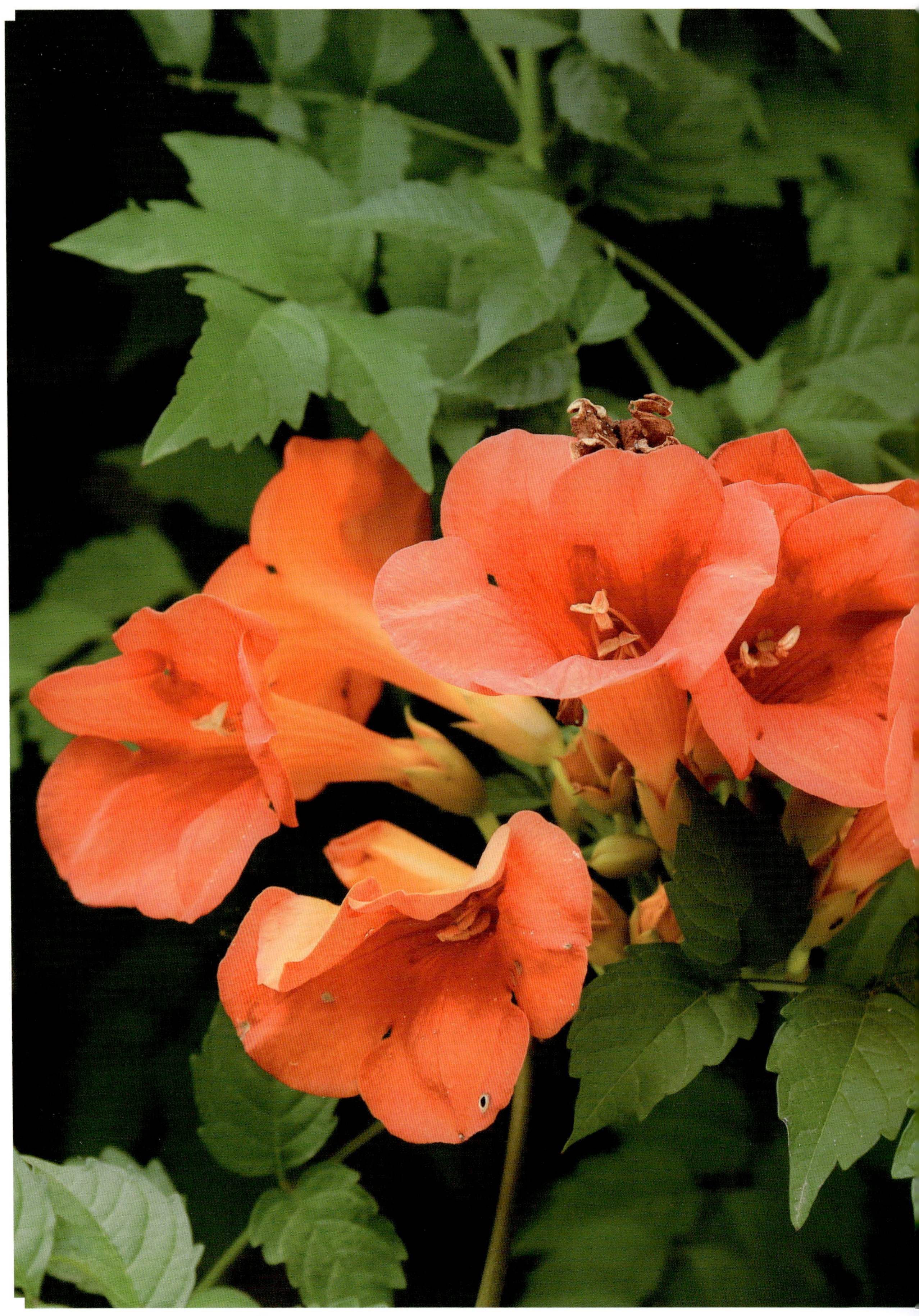

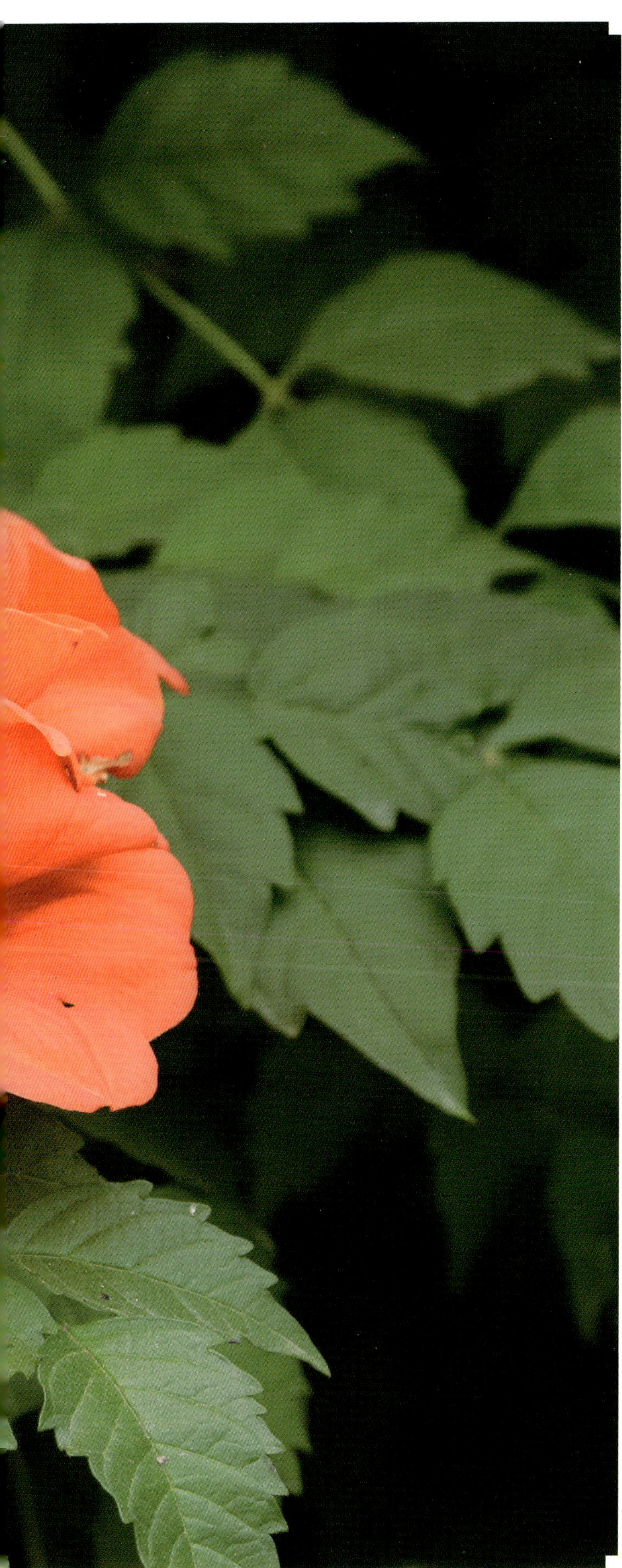

凌霄花

【水 药 名】豆堵滚。

【别　　名】陵霄花、堕胎花、藤萝花、吊墙花、杜灵霄花。

【来　　源】本品为紫葳科植物凌霄 *Campsis grandiflora*（Thunb.）K. Schum. 或美洲凌霄 *Campsis radicans*（L.）Seem. 的干燥花。

【性味归经】味辛，性微寒。归肝、心包经。

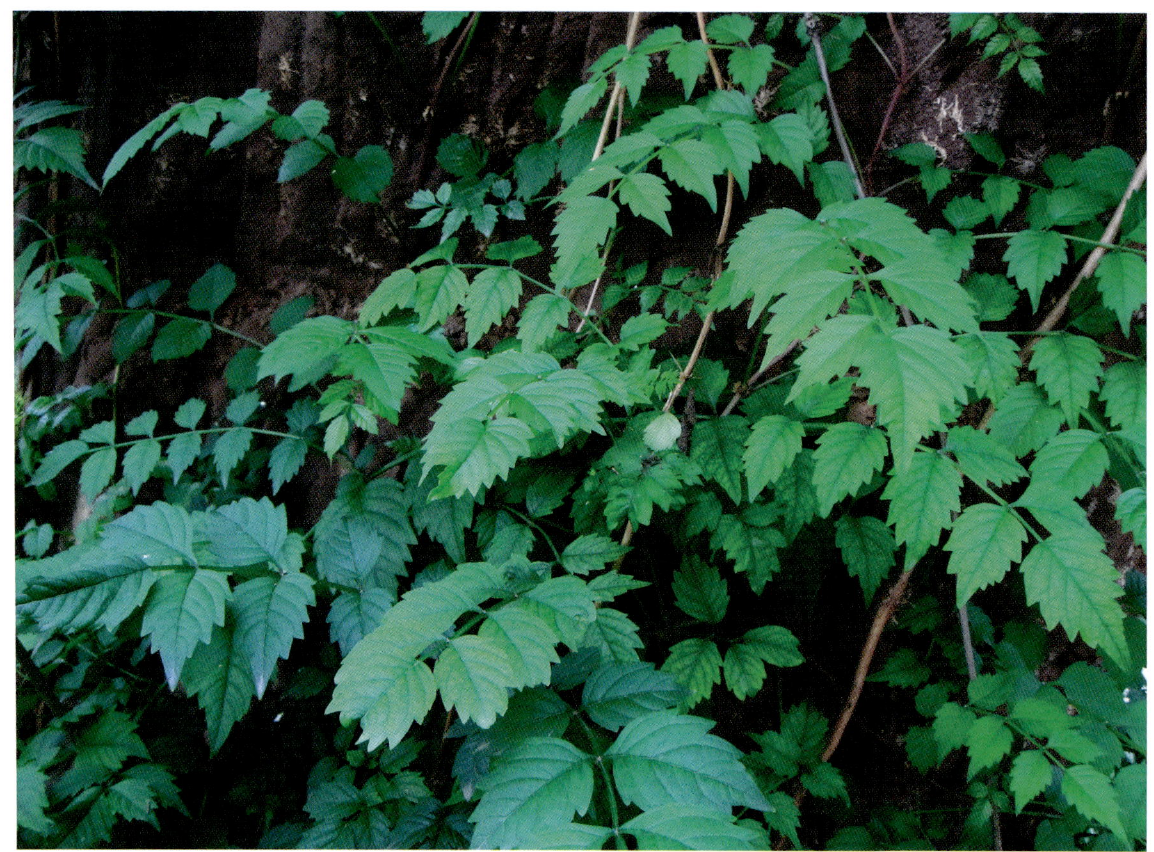

凌霄

识别特征

1. 凌霄　薄叶木质藤本，借气根攀附于其附生物上。茎黄褐色具棱状网裂。叶对生，奇数羽状复叶；叶轴长 4 ~ 3 cm；小叶柄长 5 ~ 10 mm，小叶 7 ~ 9 格，卵形至卵状披针形，长 4 ~ 6 cm，宽 1.5 ~ 3 cm，先端尾状渐尖，基部阔楔形，两侧不等大，边缘有粗锯齿，两面无毛，小叶柄着生处有淡黄褐色束毛。花序顶生，圆锥状，花大，直径 4 ~ 5 cm；花萼钟状，不等 5 裂，裂至筒之中部，裂片披针形；花冠漏斗状钟形，裂片 5，圆形，橘红色，开展；雄蕊 4，2 长 2 短；子房上位，2 室，基部有花盘。蒴果长如豆荚，具子房柄；2 瓣裂。种子多数，扁平，有透明的翅。花期 7—9 月，果期 8—10 月。

2. 美洲凌霄　本种形态上与凌霄相似，唯小叶 9 ~ 11 枚，椭圆形至卵状长圆形，先端尾尖。花萼 5 等裂，分裂较浅，约裂至 1/3，裂片三角形，向外微卷，无凸起的纵棱；花冠为细长的漏斗形，直径较凌霄小，橙红色至浓红色，内有明显的棕红色纵纹，筒部为花萼的 3 倍。花期 7—10 月，果期 11 月。

生境分布

生长于山谷、溪边、疏林下，或攀缘于树上、石壁上或为栽培。我国南北各地均有分布。主要分布于江苏、浙江等省区。

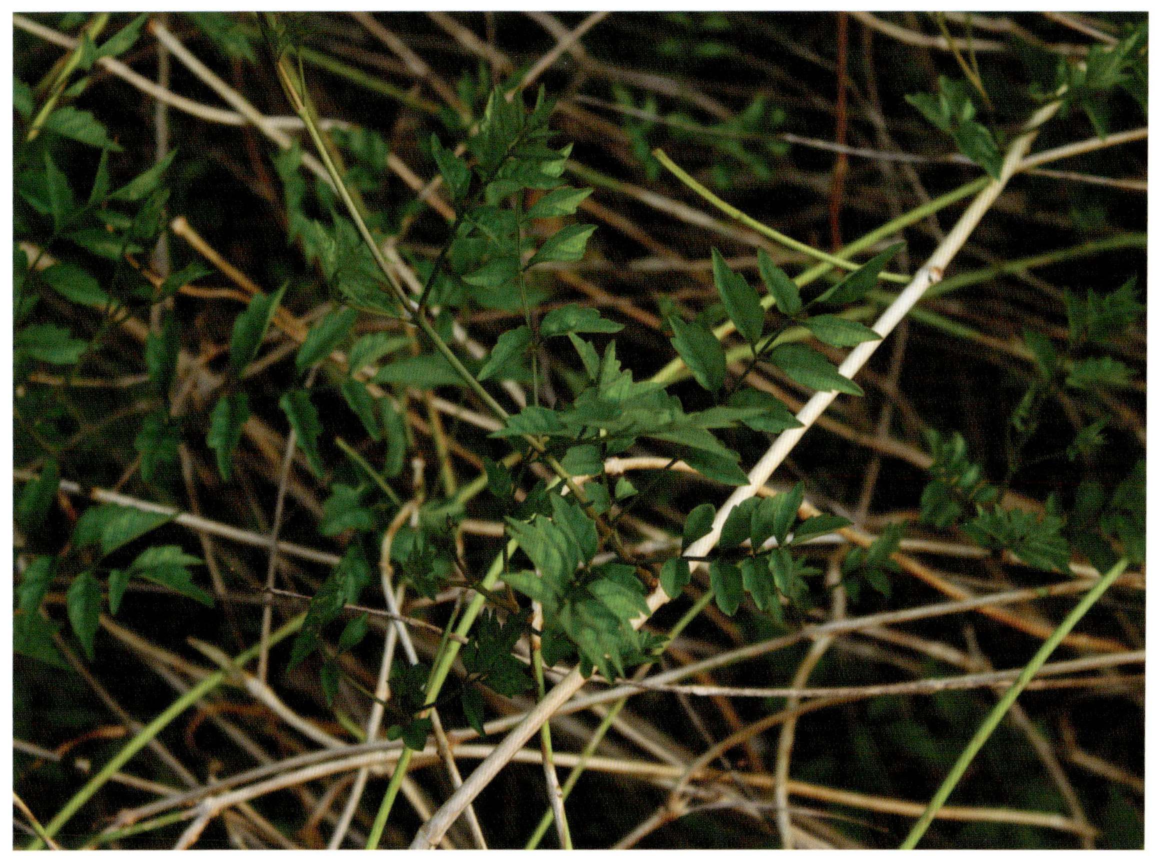

美洲凌霄

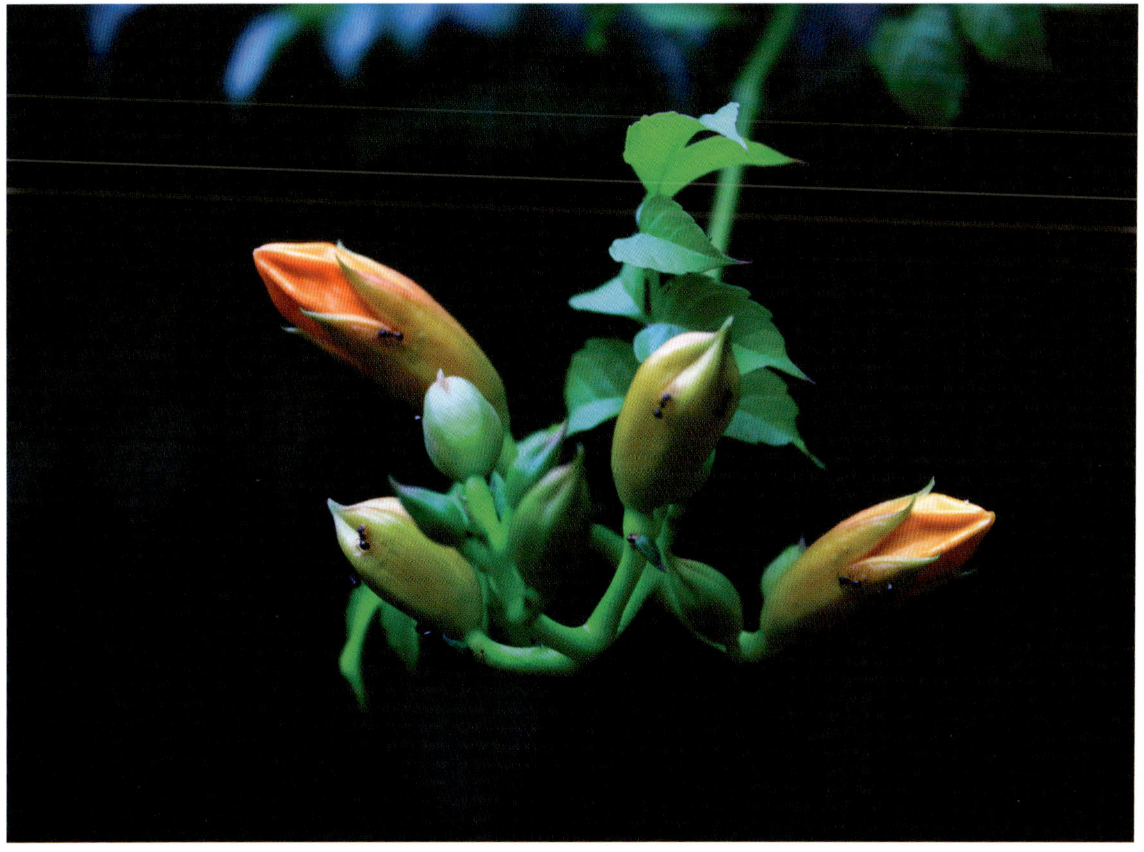

凌霄

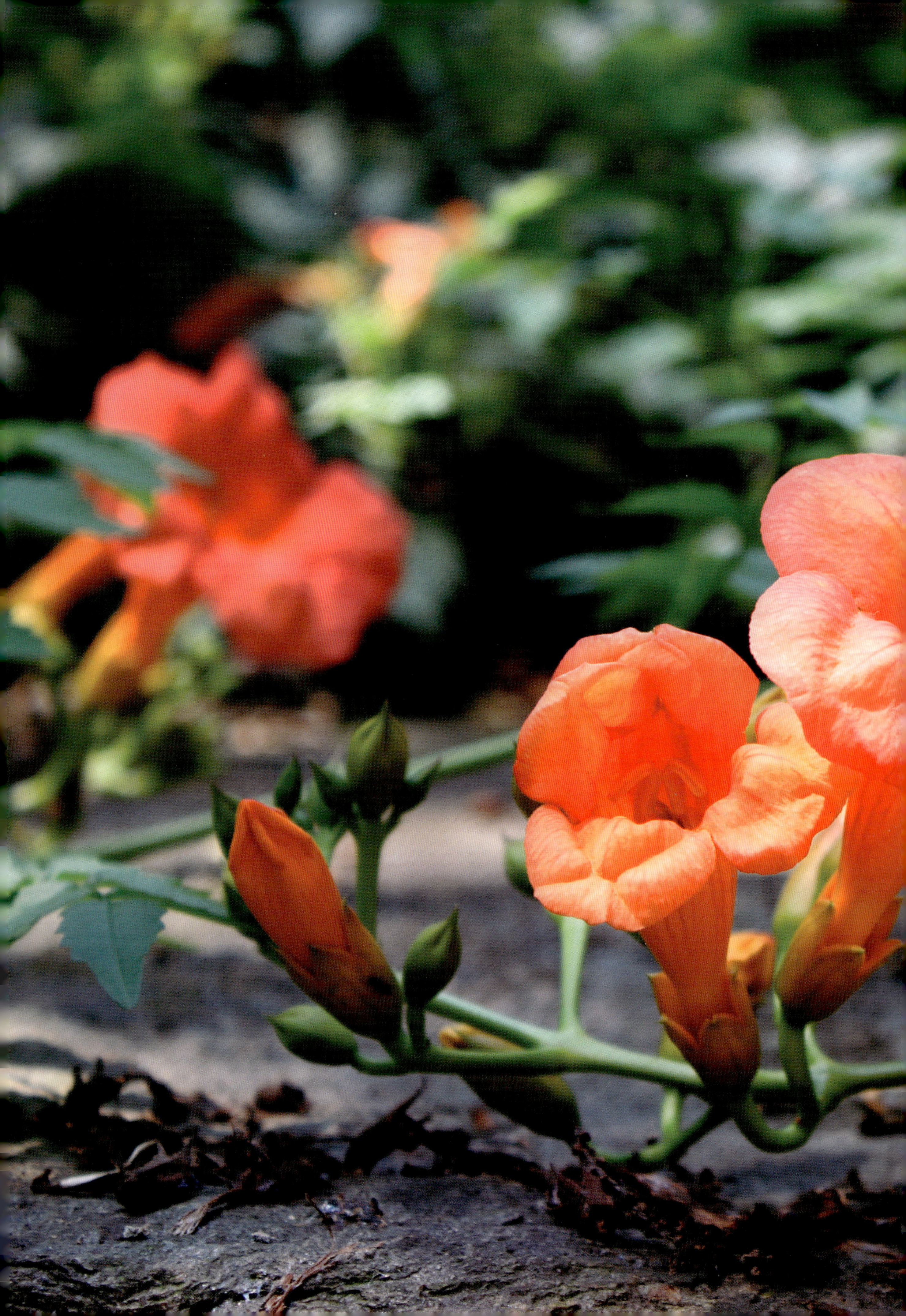

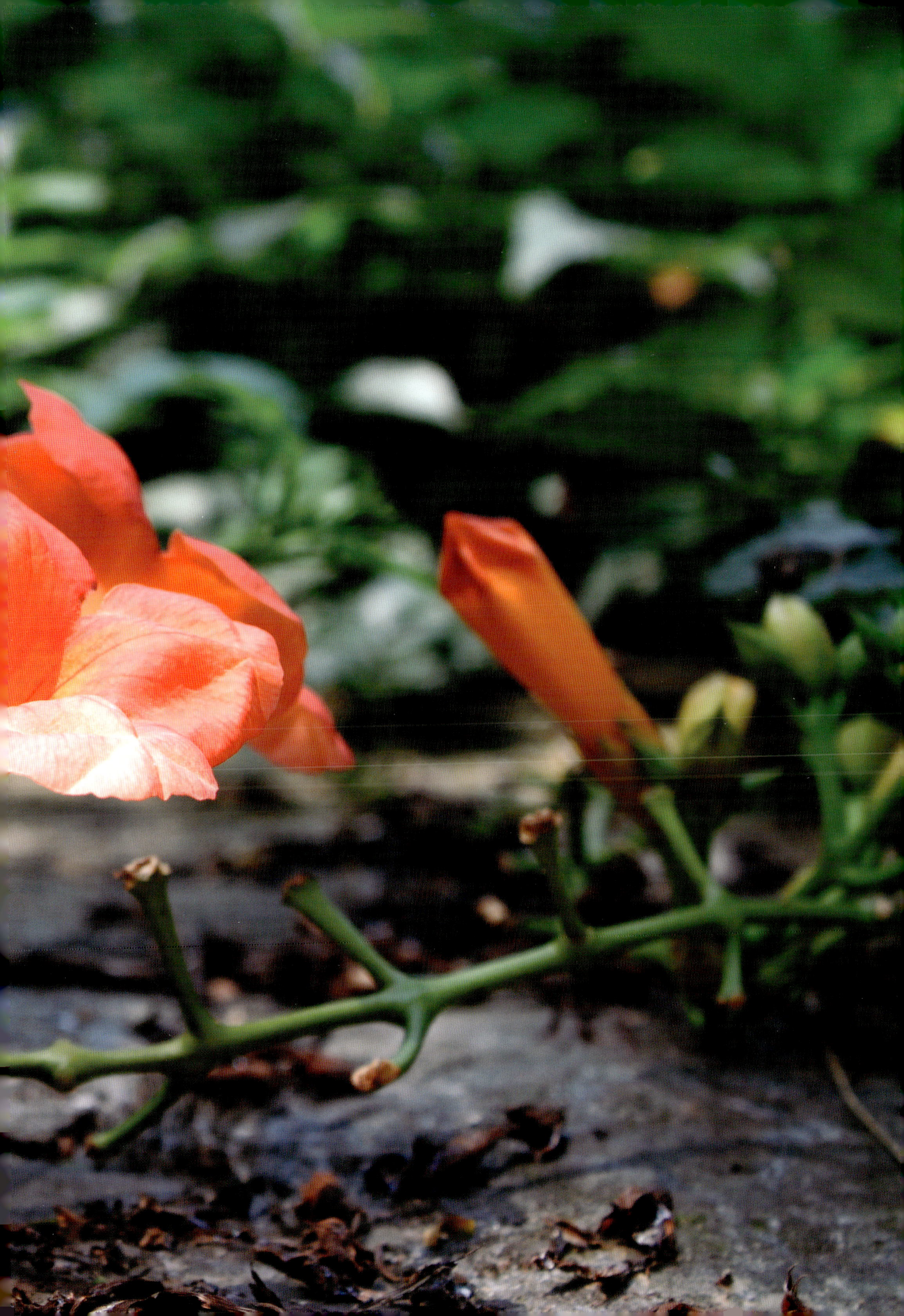

采收加工

夏、秋二季花盛开时采摘，晒干或低温干燥入药。

药材鉴别

1. 凌霄 多皱缩卷曲，黄褐色至棕褐色，完整花朵长 4 ~ 5 cm。萼筒钟状，长 2 ~ 2.5 cm，裂片 5，裂至中部，萼筒基部至萼齿尖有 5 条纵棱。花冠先端 5 裂，裂片半圆形，下部联合呈漏斗状，表面可见细脉纹，内表面较明显。雄蕊 4，着生在花冠上，2 长 2 短，花药个字形，花柱 1，柱头扁平。气清香，味微苦，酸。

2. 美洲凌霄 完整花朵长 6 ~ 7 cm，萼筒长 1.5 ~ 2 cm，硬革质，先端 5 齿裂，裂片短三角状，长约为萼筒的 1/3，萼筒外无明显的纵棱；花冠内表面具明显的深棕色脉纹。以朵大、完整、色棕黄、无花梗者为佳。

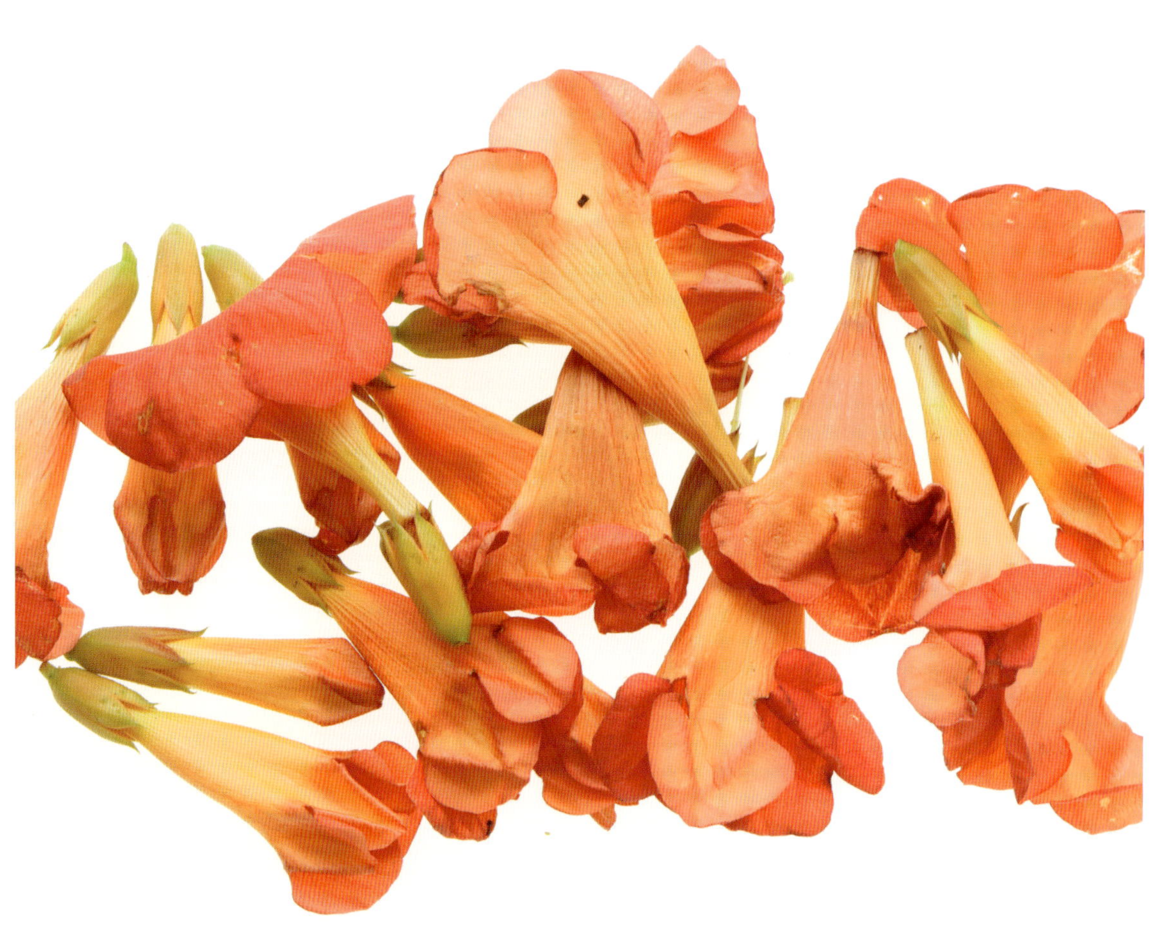

凌霄花药材

功效主治

清热凉血，化瘀散结，祛风止痒。主治血滞经闭，痛经，癥瘕，崩中漏下，血热风痒，酒渣鼻。

用法用量

内服：3 ~ 10 g，煎汤。外用：适量。

民族药方

1. 皮肤湿癣 凌霄花、雄黄、白矾各 9 g，黄连、羊蹄根、天南星各 10 g。共研细末，用水调匀外擦患处，每日 3 次。

2. 瘀血阻滞，月经闭止，发热腹胀 凌霄花、桃仁、牡丹皮各 9 g，赤芍 15 g，红花 6 g，当归 10 g。水煎汤，每日 1 剂。

3. 乳腺炎 凌霄花、瓜蒌、丝瓜络、丹参各 15 g，金银花、野菊花、蒲公英各 30 g，紫花地丁 20 g，赤芍、桃仁、红花、地龙、牡丹皮各 10 g，柴胡 12 g，甘草 6 g。水煎汤，每日 1 剂，早、晚分服。

4. 肝脾大 凌霄花、桃仁、蟅虫各 9 g，鳖甲、大黄、当归各 10 g，红花 6 g。水煎汤，每日 1 剂。

5. 血热风盛的周身痒症 凌霄花 9 g。水煎汤；或用散剂酒调服。或凌霄花、荆芥、防风、归尾各 9 g，生地黄 30 g，赤芍、白鲜皮各 10 g，甘草 6 g。水煎汤，每日 1 剂。

6. 湿疹 凌霄花 20 g，黄柏 15、苦参各 15 g，苍术、蛇床子各 12 g。煎水洗患处，每日 2 ~ 3 次。

7. 闭经腹痛 凌霄花、熟地黄、当归各 20 g，桃仁、红花、桂枝、党参、川芎、川楝子、延胡索、甘草各 10 g，黄芪 30 g。水煎汤，每日 1 剂，早、晚分服。

8. 皮肤瘙痒 凌霄花、徐长卿各 15 g，地肤子、白鲜皮各 12 g，生地黄、苦参各 20 g，荆芥、防风、紫草、刺蒺藜、牡丹皮各 10 g，甘草 6 g。水煎汤，每日 1 剂，早、晚分服。

9. 胃肠炎 凌霄花 20 g，马齿苋 30 g，白术、白芍、生姜、甘草各 10 g，苍术 6 g。水煎汤，每日 1 剂，早、晚分服。

使用注意

孕妇及气血虚弱者忌用。

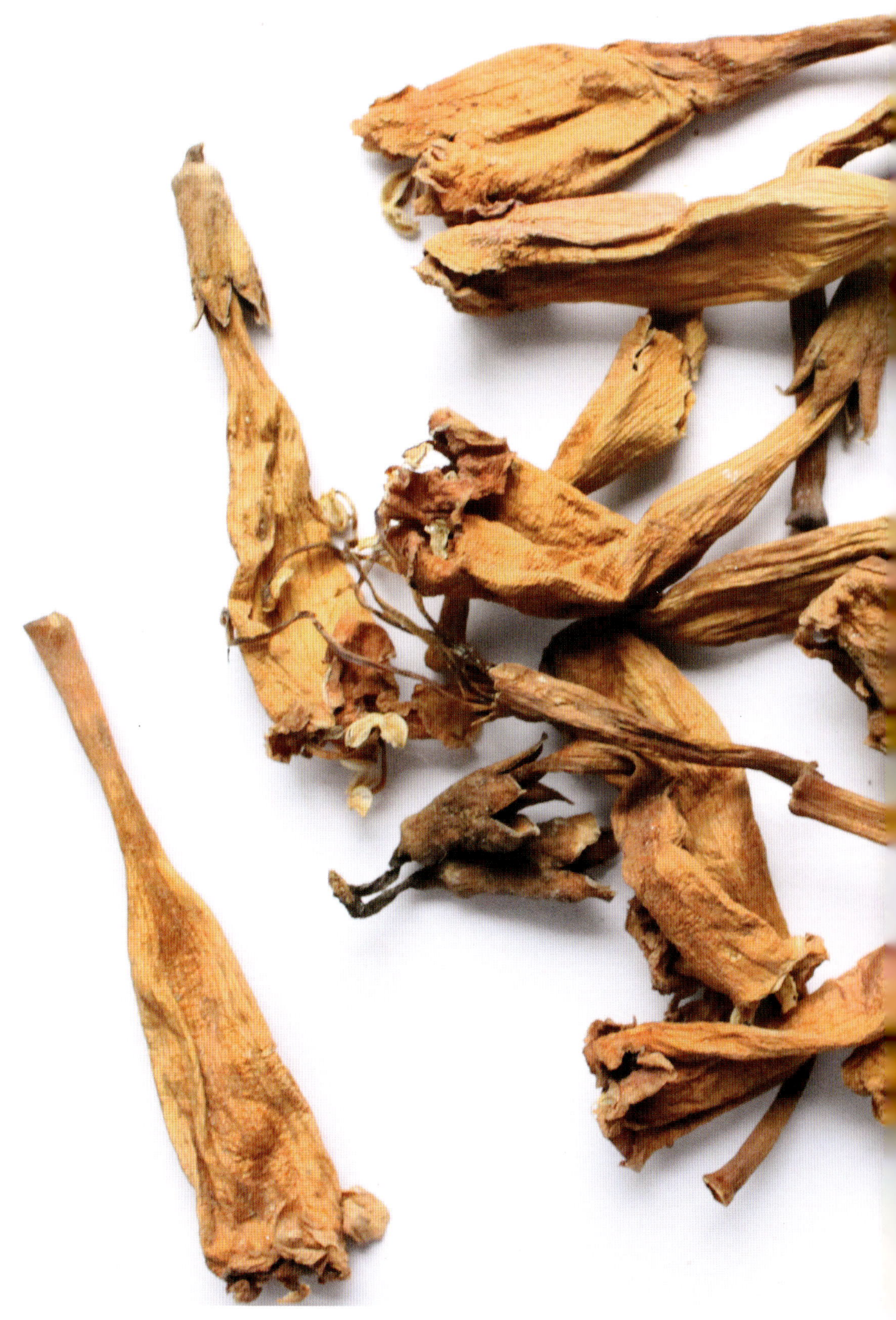

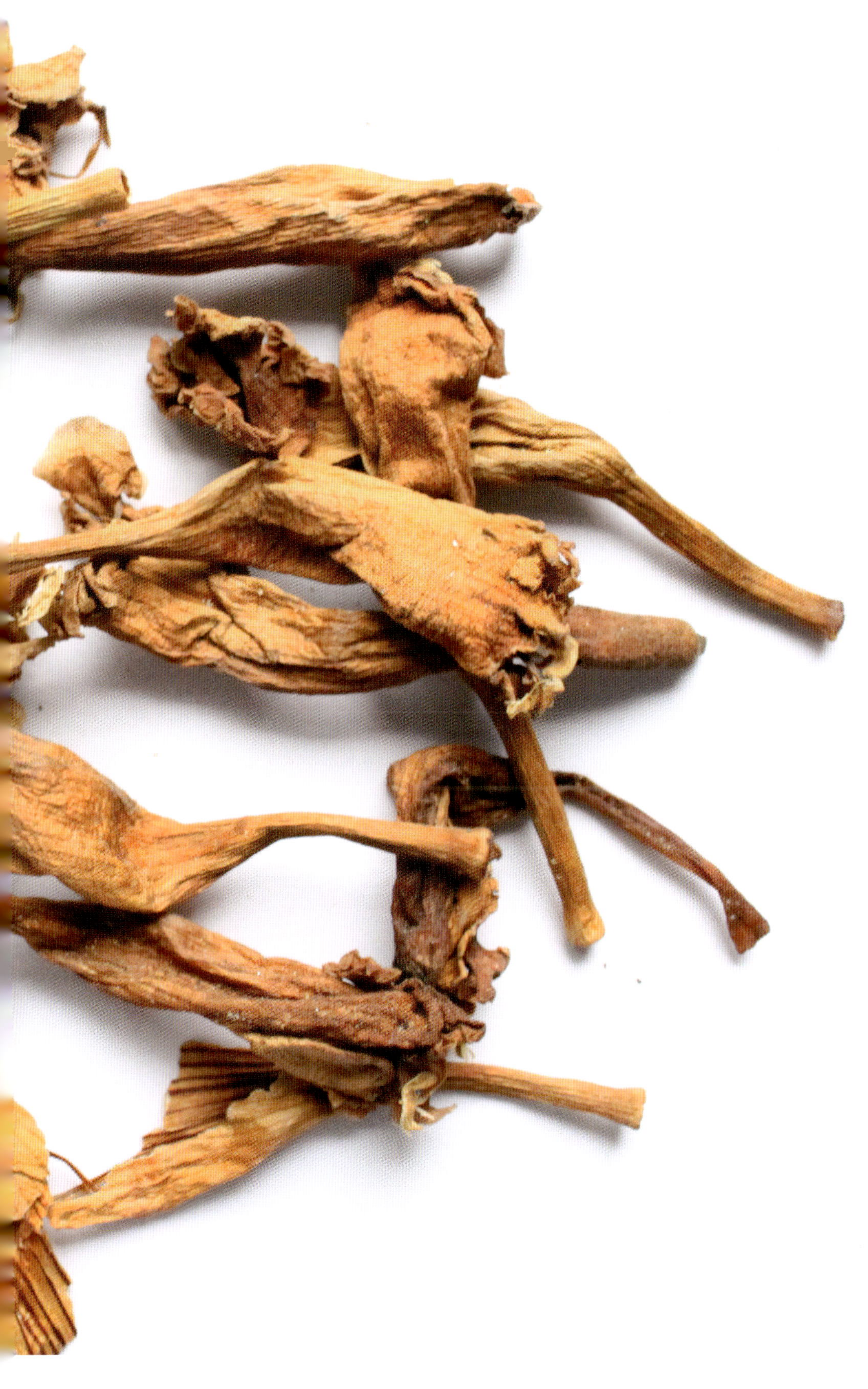

凌霄花饮片

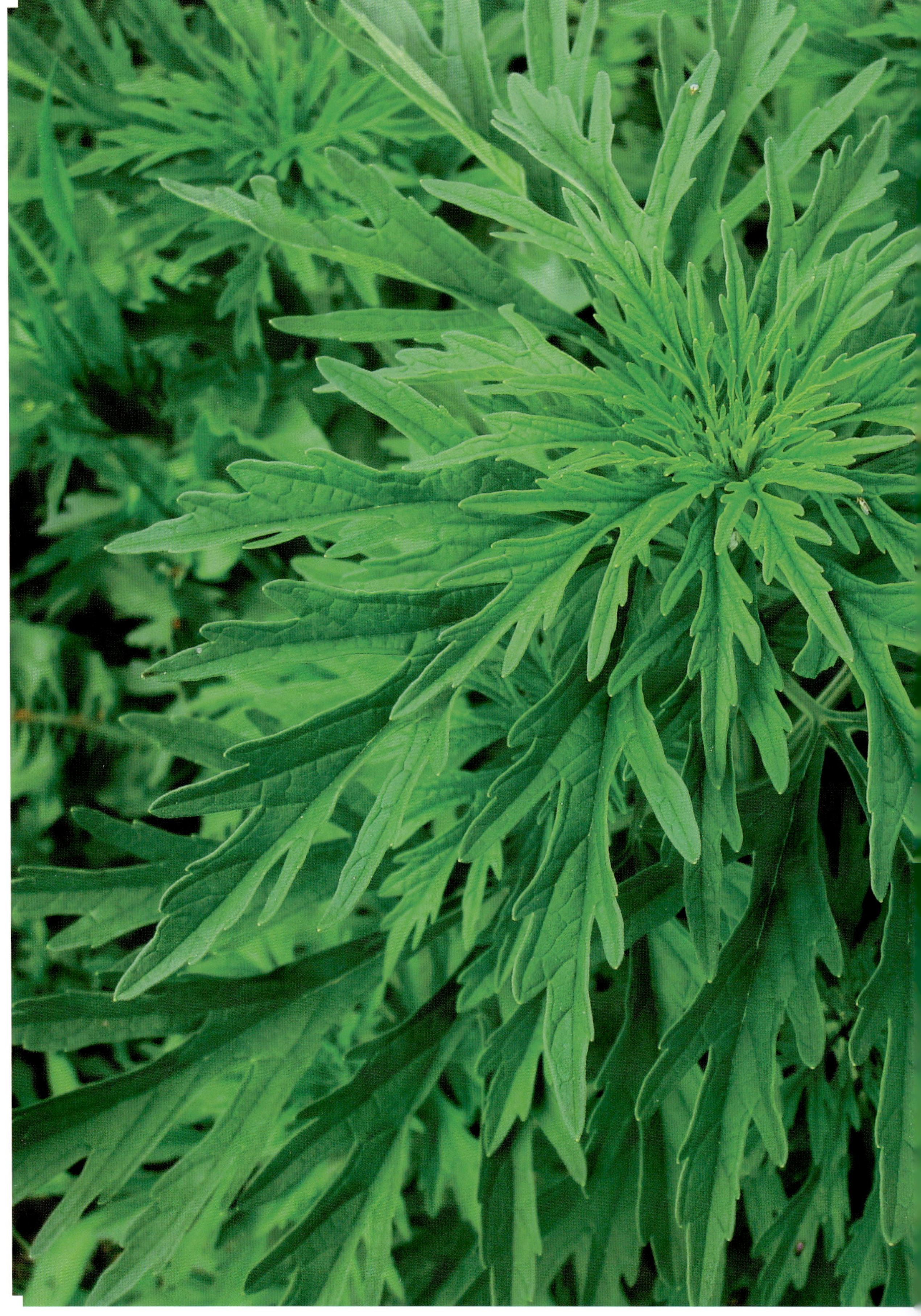

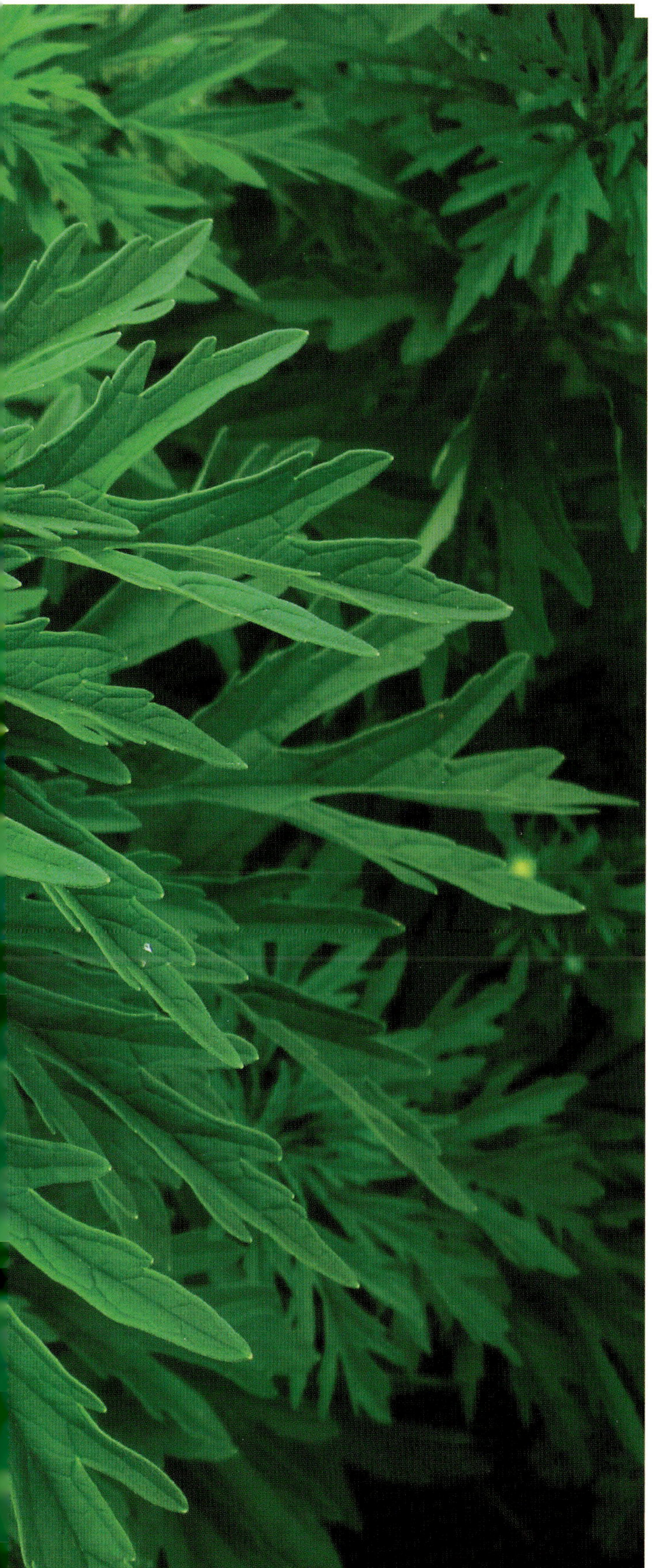

益母草

【水 药 名】骂卡波。

【别　　名】茺蔚、坤草、益母蒿、益母艾、红花艾、三角胡麻、四楞子棵。

【来　　源】本品为唇形科植物益母草 *Leonurus japonicus* Houtt. 的新鲜或干燥地上部分。

【性味归经】味苦、辛，性微寒。归肝、心包、膀胱经。

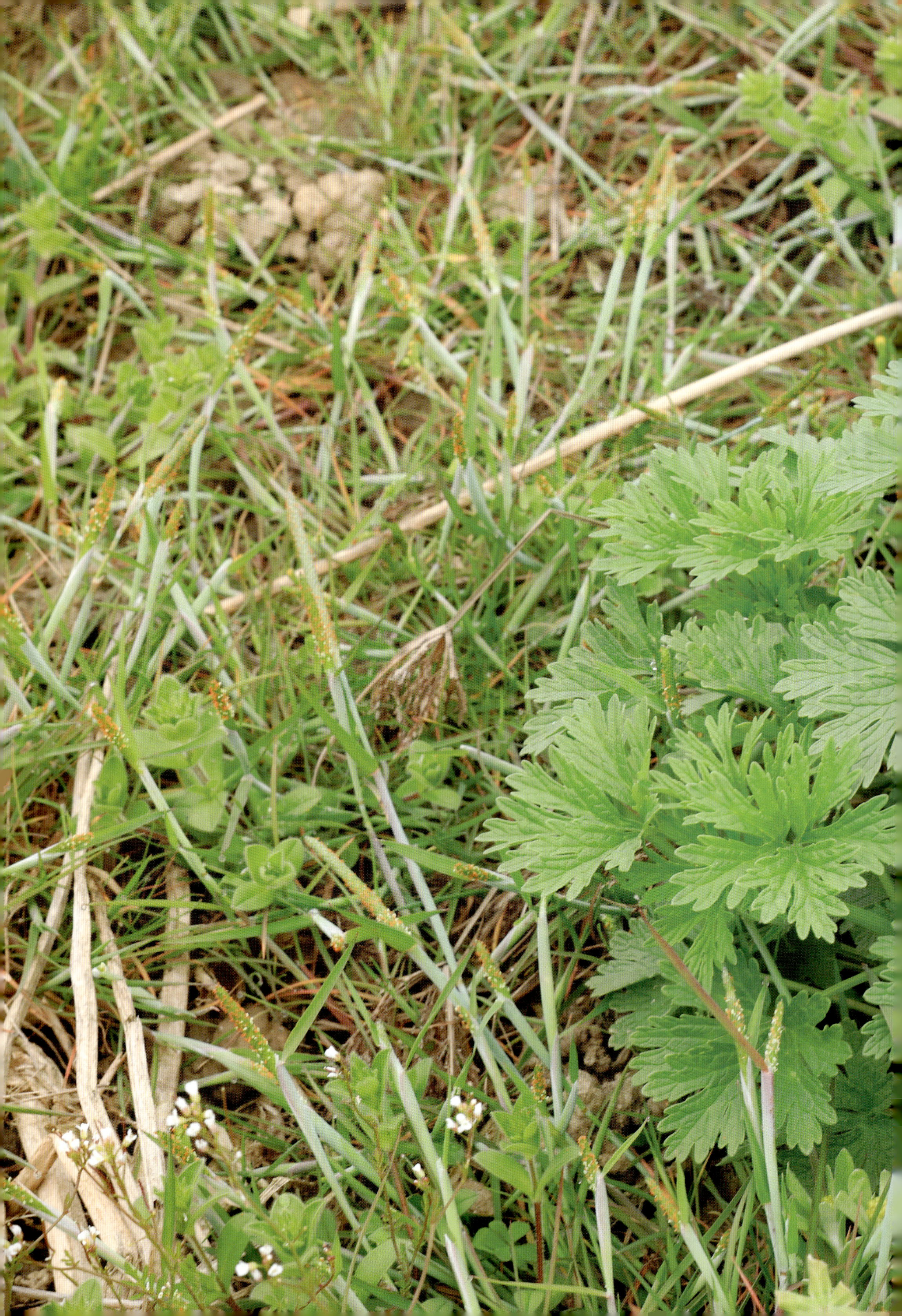

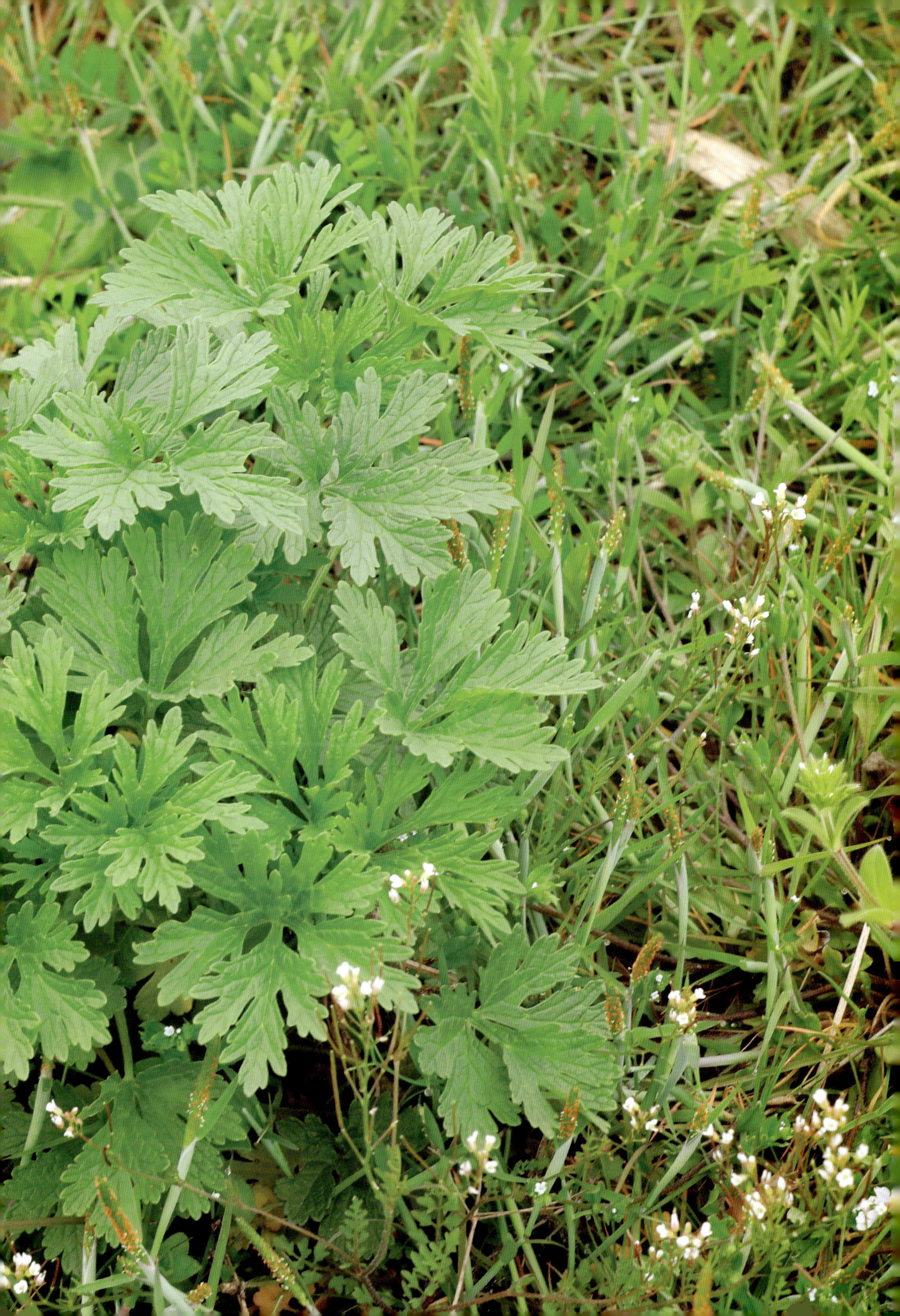

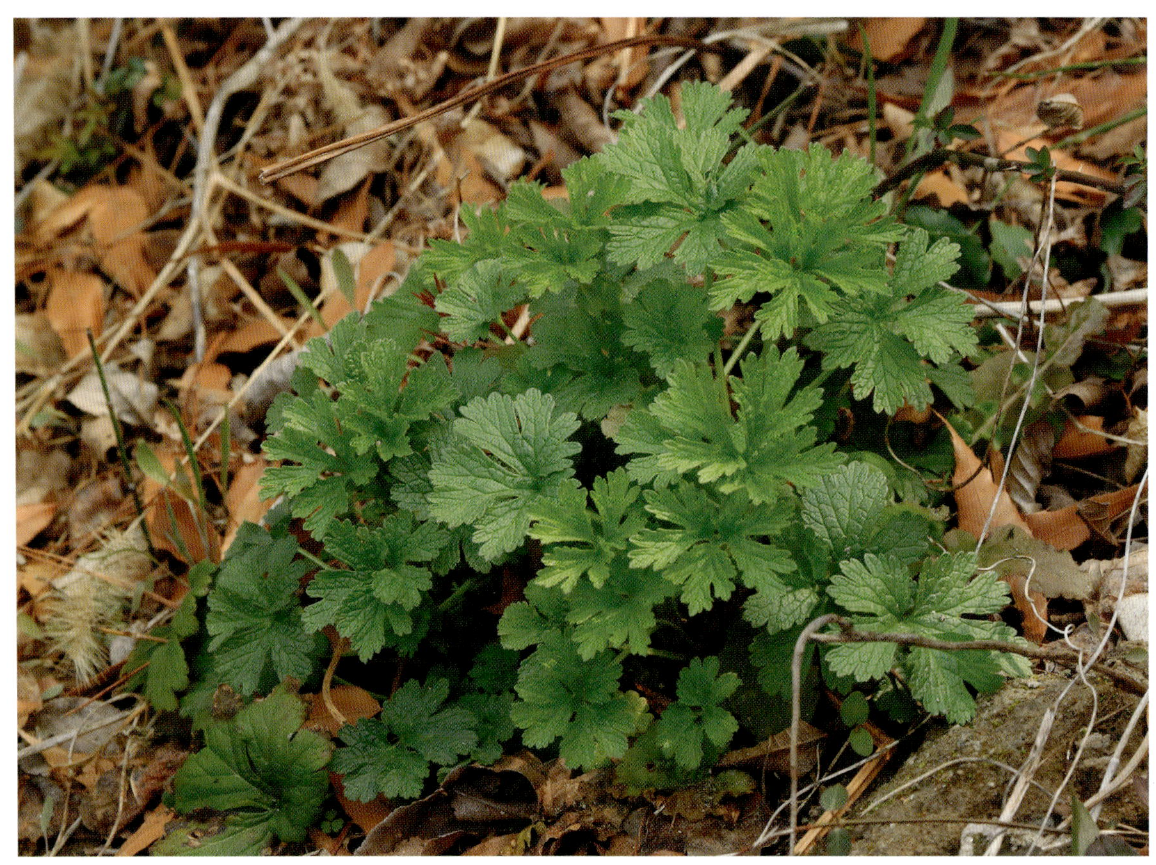

益母草

识别特征

一年或二年生草本植物。茎直立，方形，单一或分枝，高 100 cm。叶对生，叶形多种，一年生植物基生叶具长柄，叶片略呈圆形，直径 4 ~ 8 cm，叶缘 5 ~ 9 浅裂，裂片具 2 ~ 3 钝齿，基部心形；茎中部的叶有短柄，3 全裂；最上部的叶不分裂，线形，近无柄，上下两面均被短柔毛。花序上的叶呈条状披针形，全缘；轮伞花序，下部有刺状苞片；花萼筒状钟形，齿 5，前 2 齿长；花冠粉红色或淡紫色，花冠筒内有毛环，檐部二唇形，下唇 3 裂，中裂片倒心形；雄蕊 4，子房 4，柱头 2 裂。坚果三棱形。花期 6—8 月，果期 7—9 月。

生境分布

生长于山野荒地、田埂、草地、溪边等处。分布于全国各地。

采收加工

夏季生长茂盛而花未全开时，割取地上部分，鲜用或晒干备用。

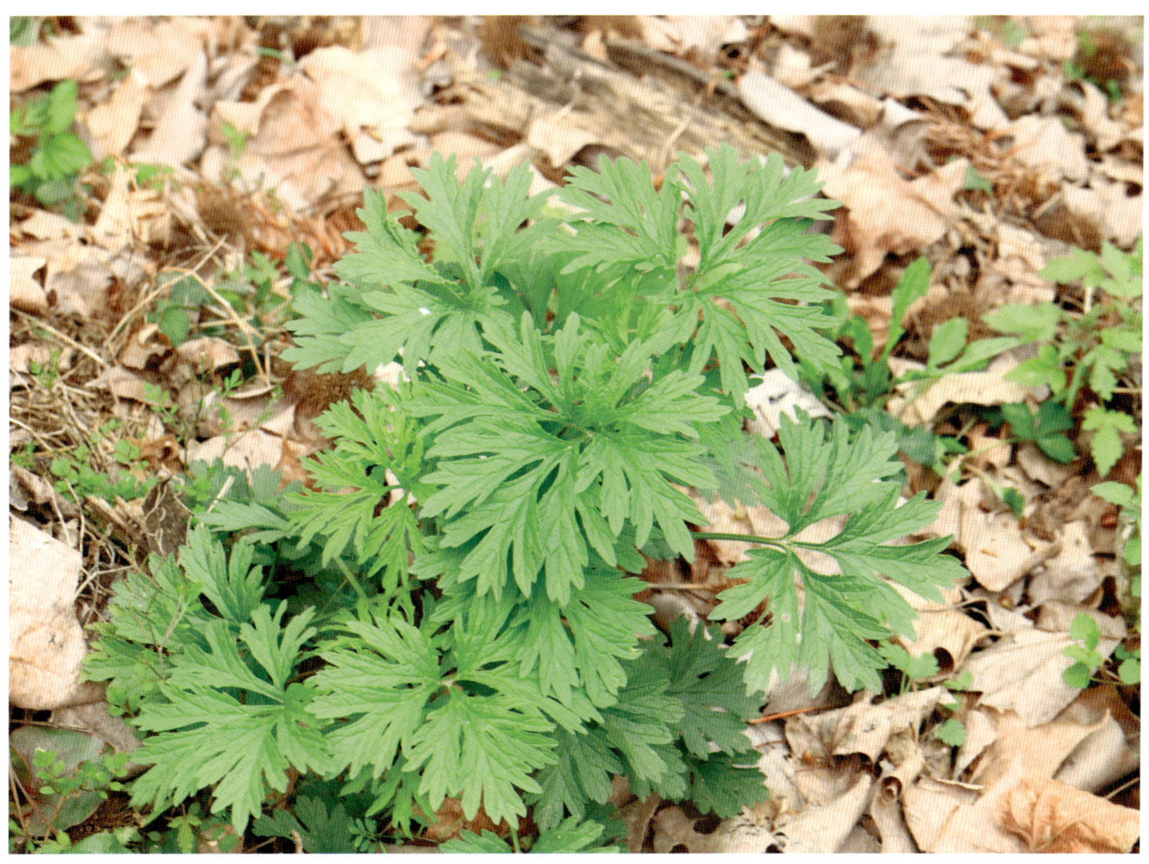

益母草

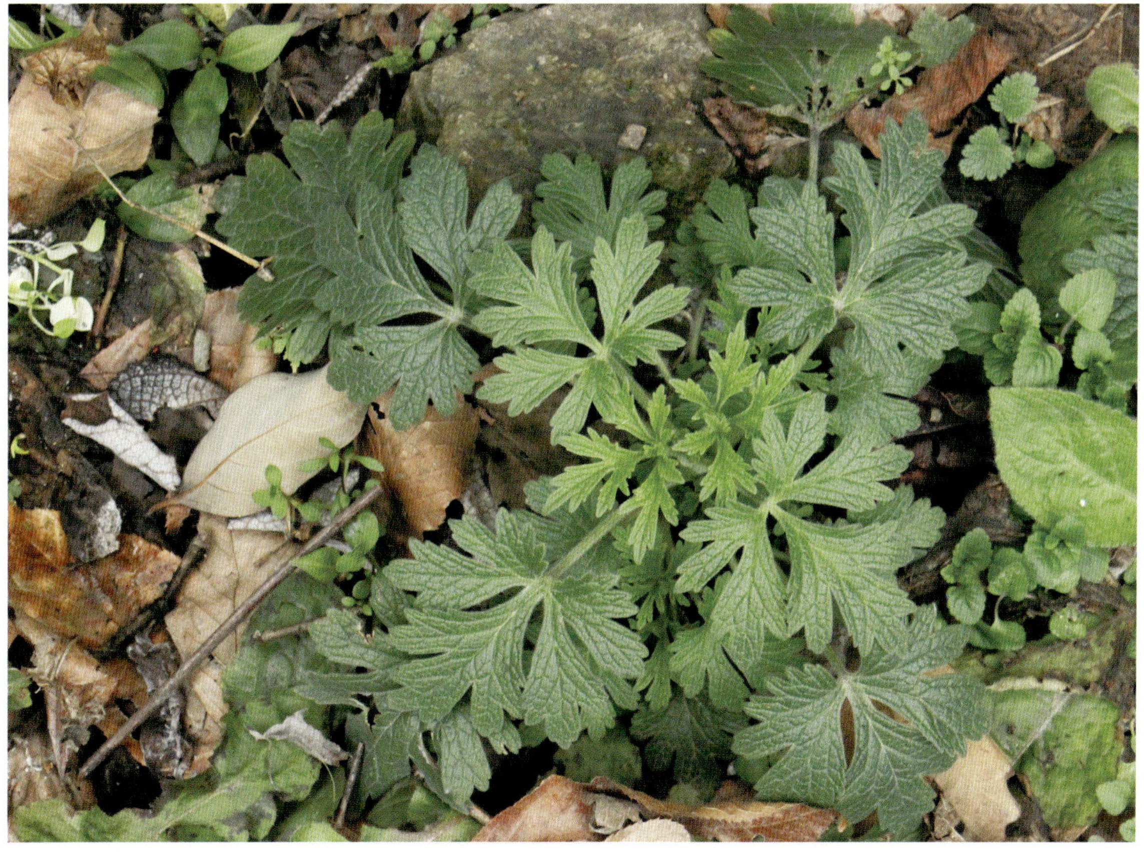

益母草

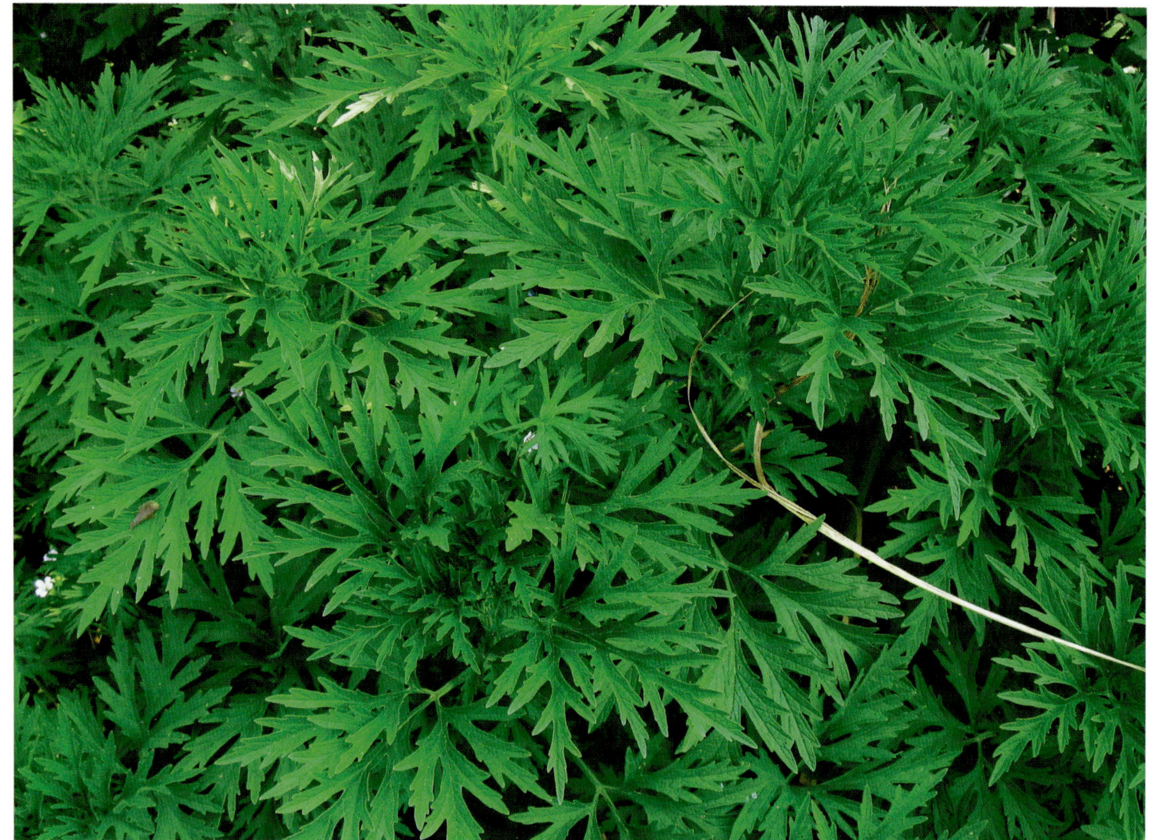

益母草

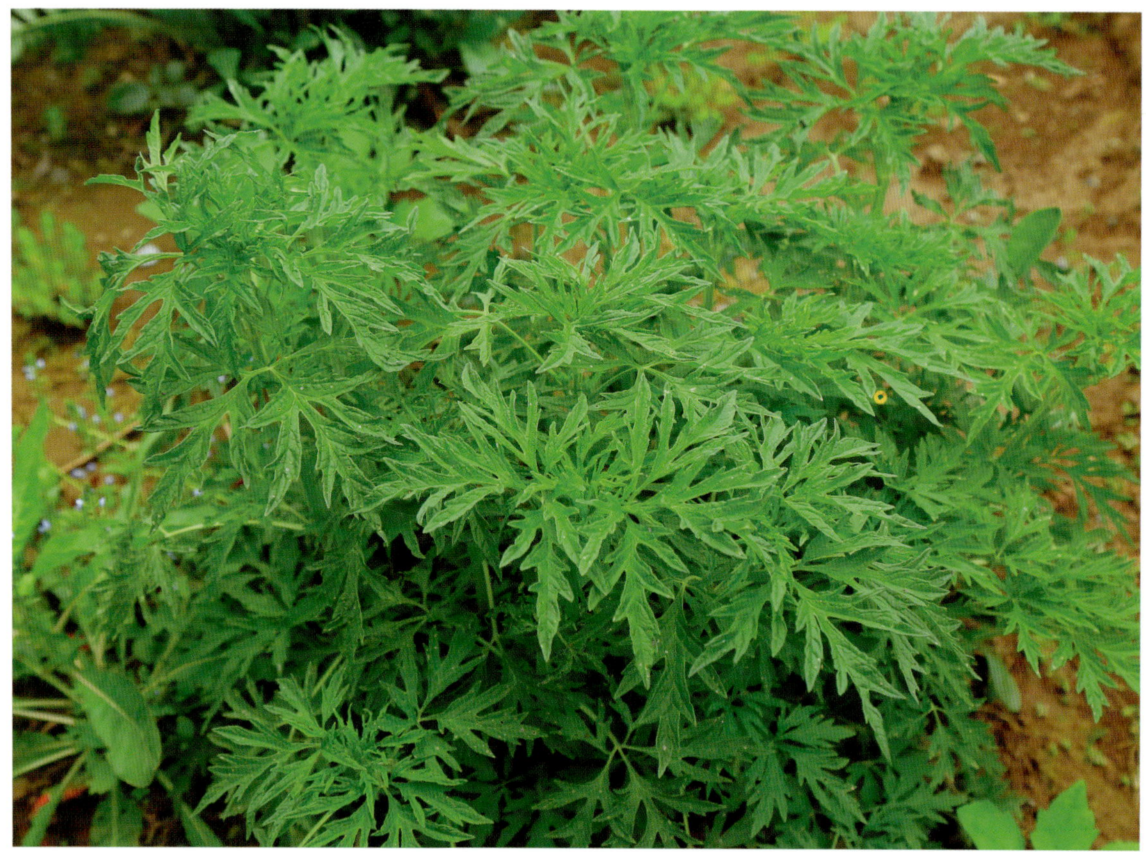

益母草

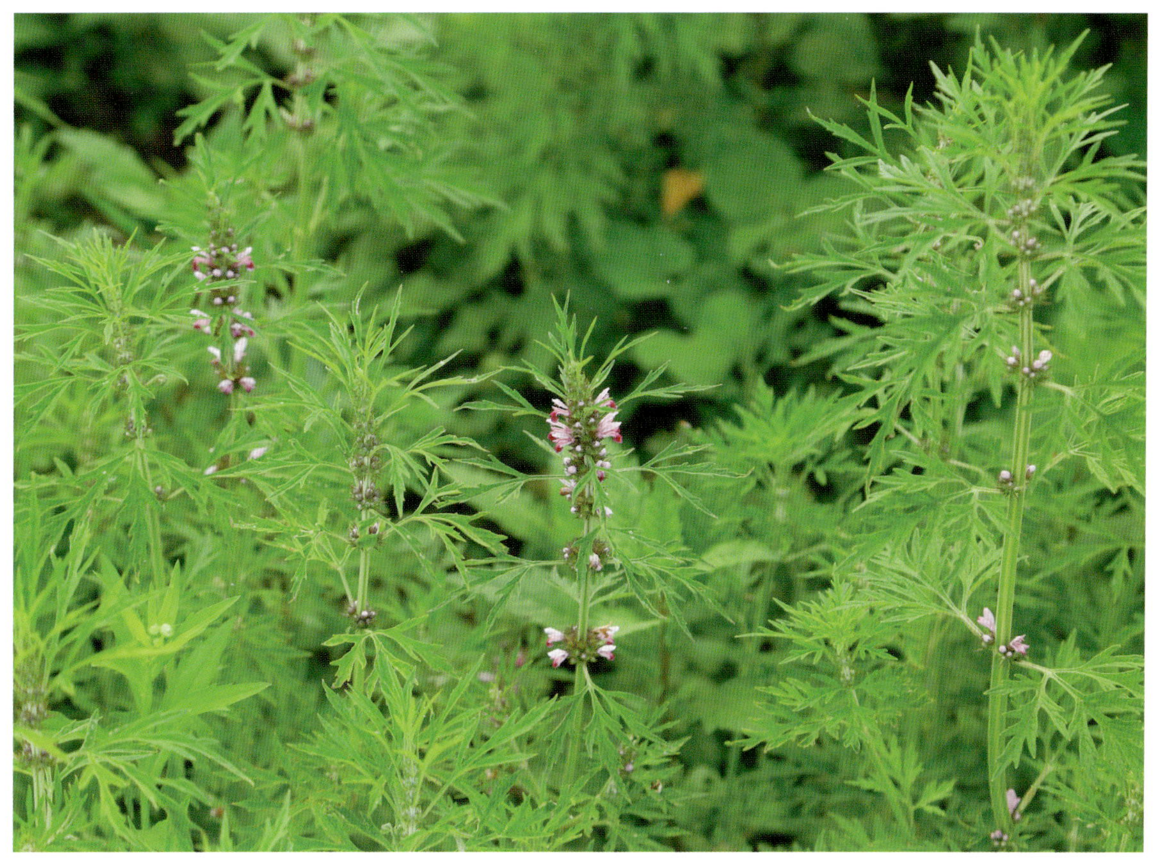

益母草

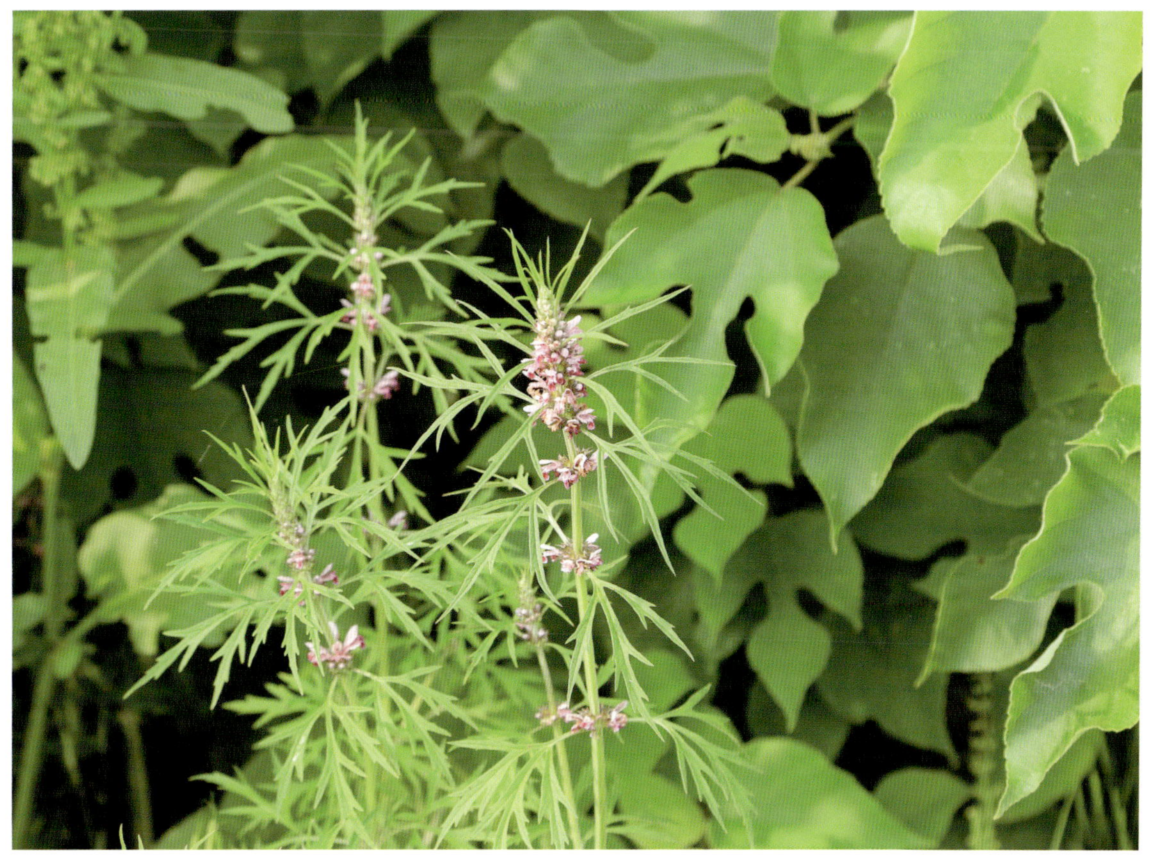

益母草

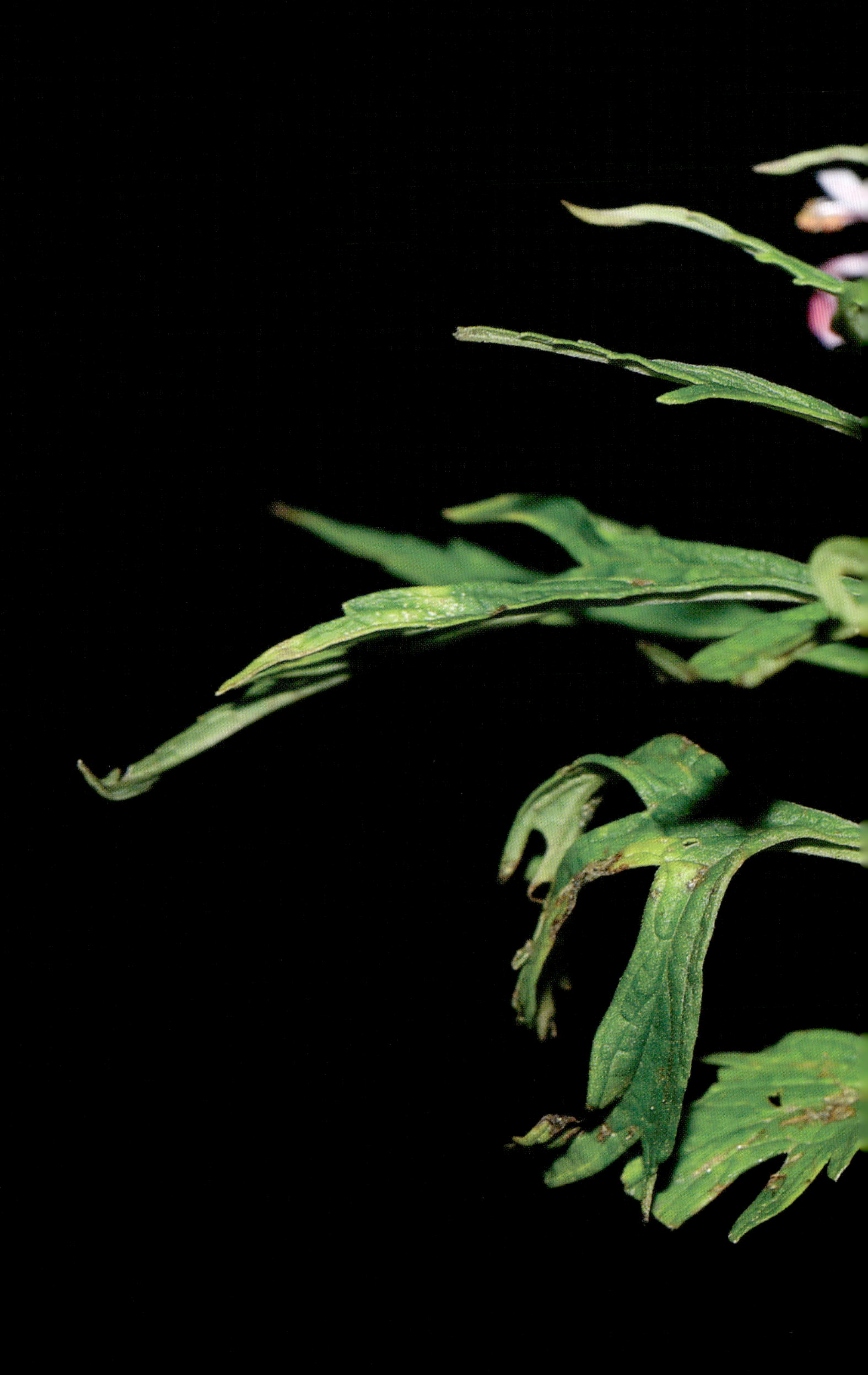

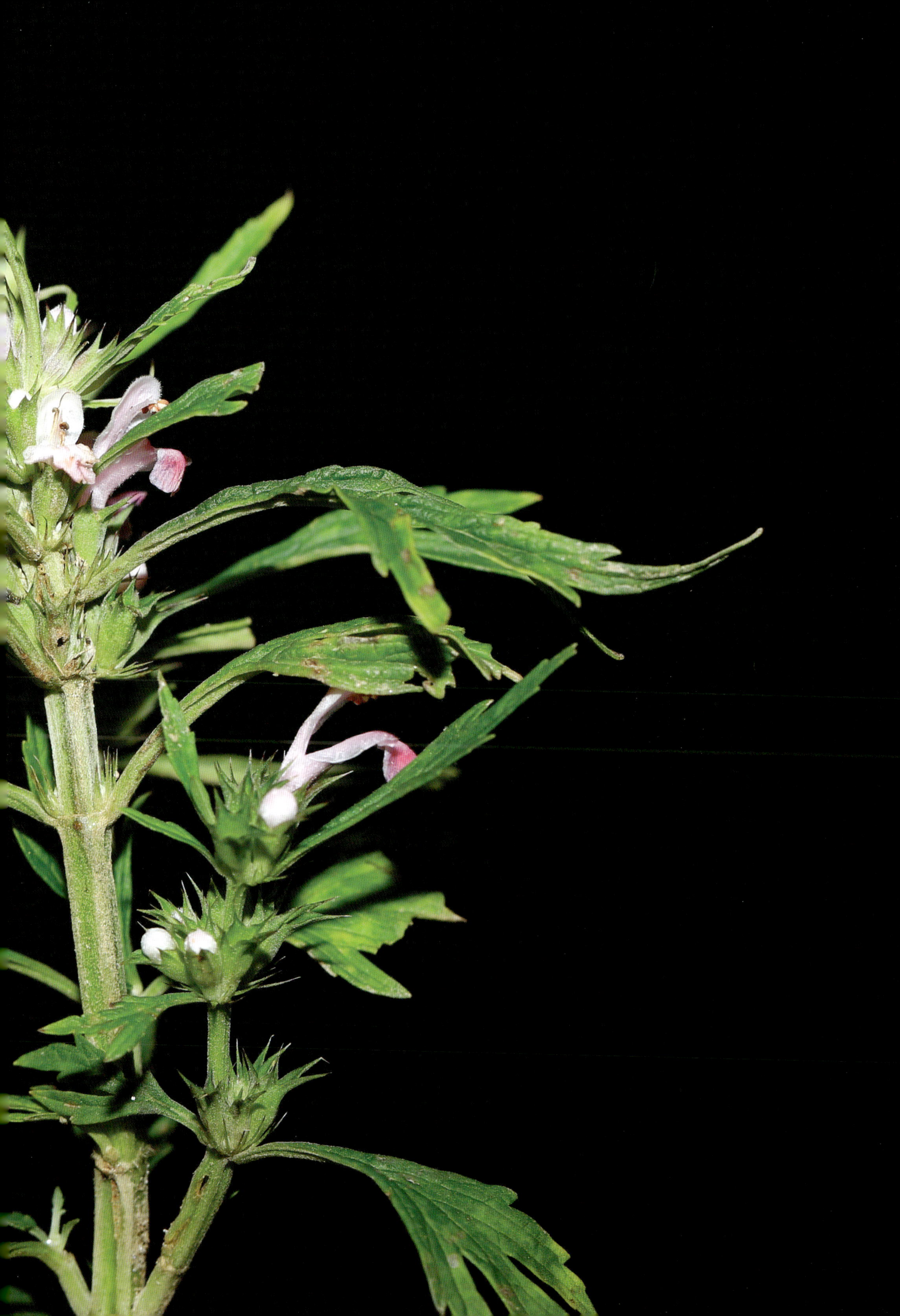

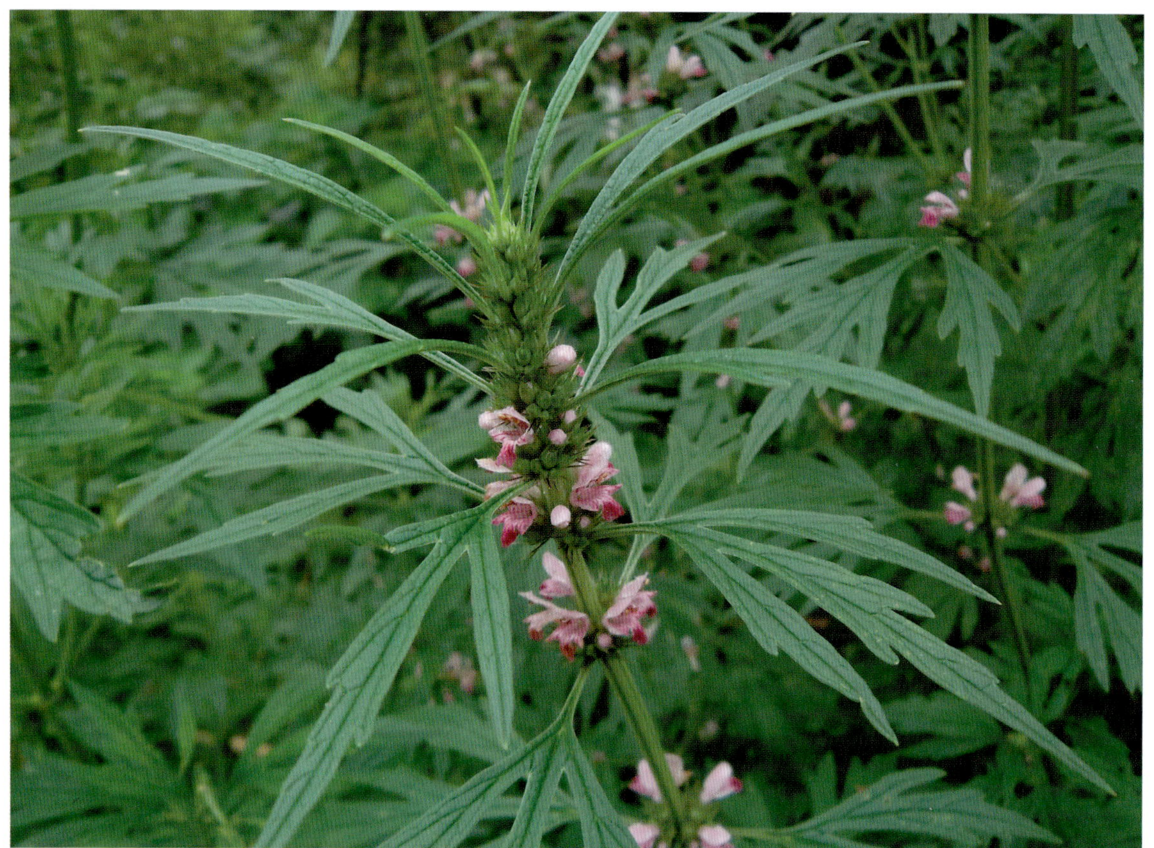

益母草

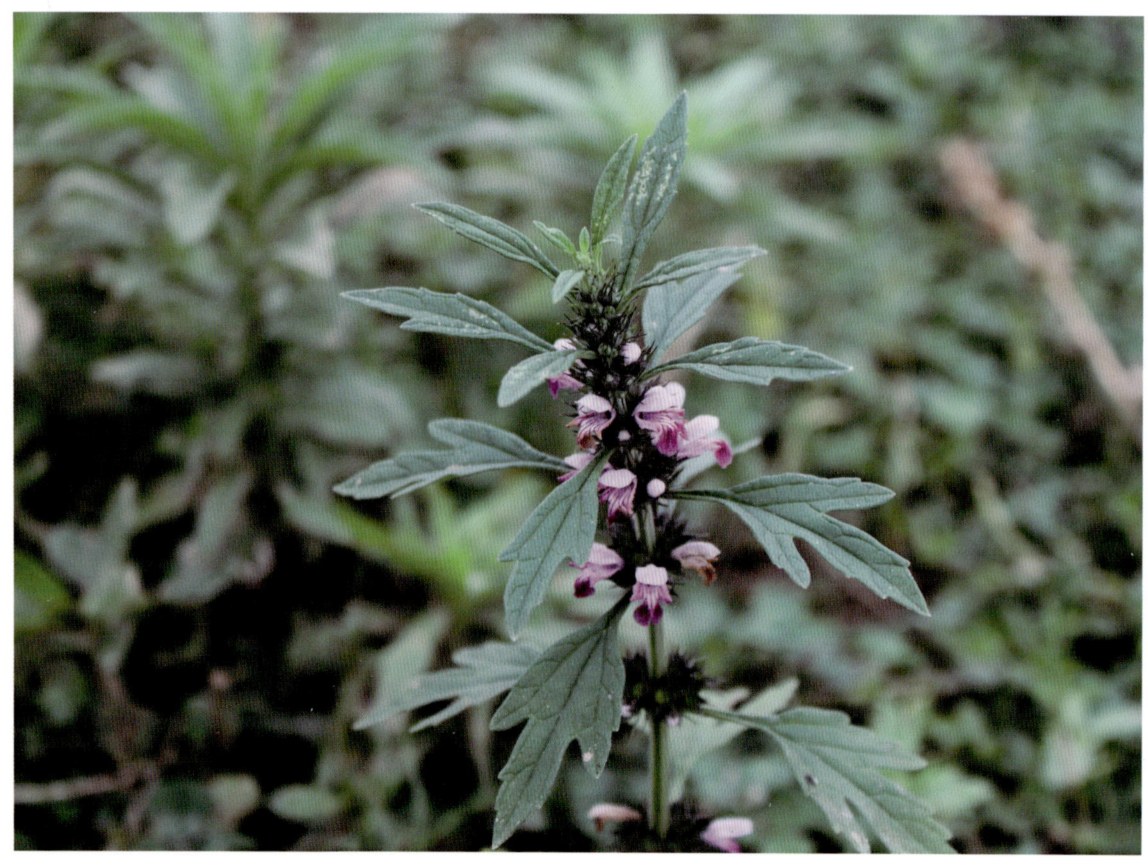

益母草

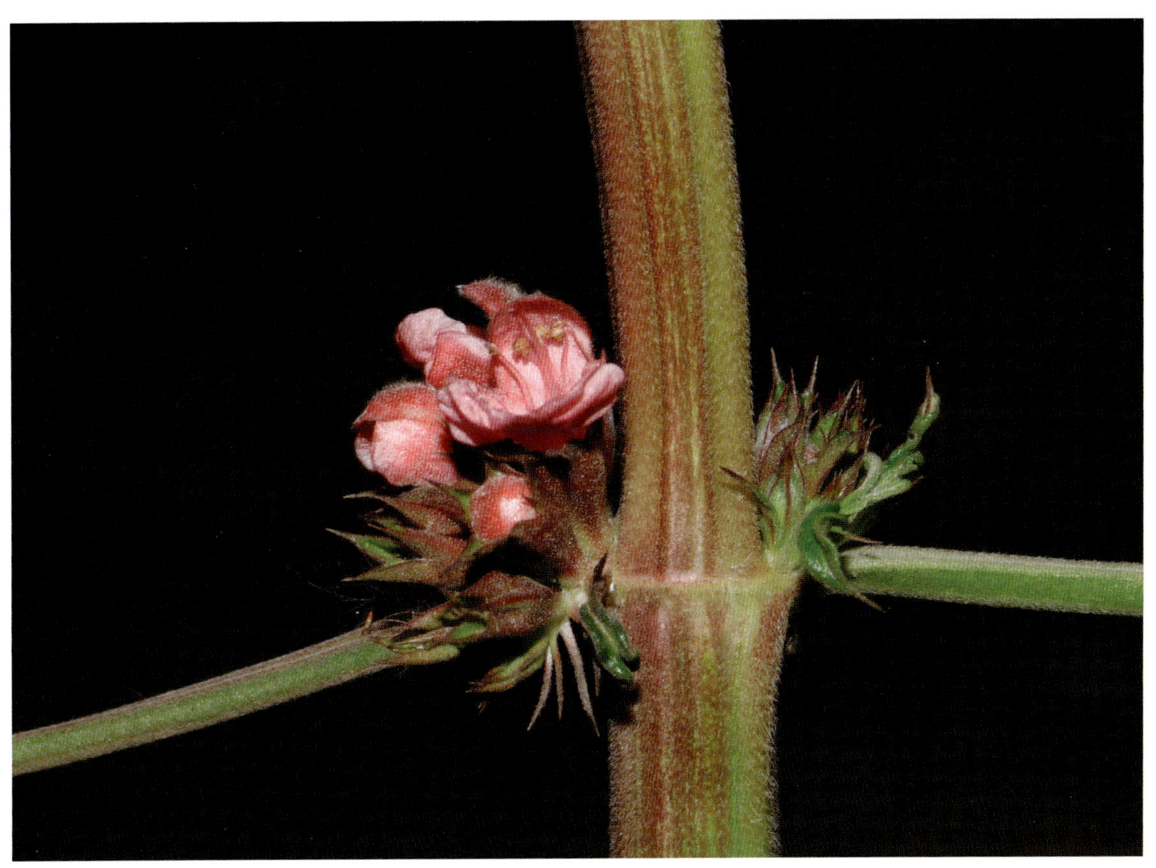

益母草

药材鉴别

本品茎呈方柱形，上部多分枝，四面凹下成纵沟，长 30 ~ 60 cm，直径约 0.5 cm；表面灰绿色或黄绿色；体轻，质韧，断面中部有髓。叶交互对生，有柄；叶片灰绿色，多皱缩，破碎，易脱落；完整者下部叶掌状 3 裂，上部叶羽状深裂或浅裂成 3 片，裂片全缘或具少数锯齿。轮伞花序腋生，小花淡紫色，花萼筒状，花冠二唇形。气微，味微苦。

功效主治

活血调经，利尿消肿。主治月经不调，痛经，经闭，恶露不尽，水肿尿少，急性肾炎性水肿。

用法用量

内服：10 ~ 15 g，煎汤；或煎膏服；或入丸、散服。外用：适量，煎水洗；或鲜草捣烂外敷。

民族药方

1. 月经不调 ①益母草、元宝草、马鞭草、小血藤各 15 g。水煎汤。②益母草、仙鹤草各 30 g。水煎浓汁服。③益母草、红糖各 10 g，胡椒 2 g。前两药煨水后，加红糖服。④益母草 15 g，对叶莲 10 g。水煎汤。

2．痛经 益母草 30 g。水煎汤。

3．白带过多 益母草 15 g，夜关门、香椿皮各 10 g。水煎汤。

4．产前产后诸病 益母草适量。水煎汤。

5．经期腹痛 益母草、艾叶各 5 g，牛膝、香附子、五花血藤各 3 g。水煎汤，每日 3 次。

6．促进子宫收缩（产后 3 日） 益母草约 500 g。煎水，加红糖服，每日 3 次。

7．月经过多 益母草、大乌泡根、白糖各 10 g。煨水服。

8．产后血瘀痛、恶露不止 益母草 20 g，棕榈子（炒黑）5 g。煨水服。

9．经来腹痛头晕 益母草 3 g，小血藤、金钱草、紫苏各 2 g，月季花、红花各 1 g。泡酒 250 mL，每次服 5 mL，每日 2 次。

10．经闭 益母草、算盘子根各 6 g，徐长卿、红牛膝、泽兰各 5 g。泡酒 500 mL，早、晚各服 10 mL。

11．骨折 鲜益母草、鲜酢浆草各等份。捣烂，加白酒适量，炒热包患处。

12．功能失调性子宫出血 益母草片。口服，每日相当于生药 15 g，可连用 15 ~ 30 日。

使用注意

阴虚血少、月经过多、瞳仁散大者均禁服。

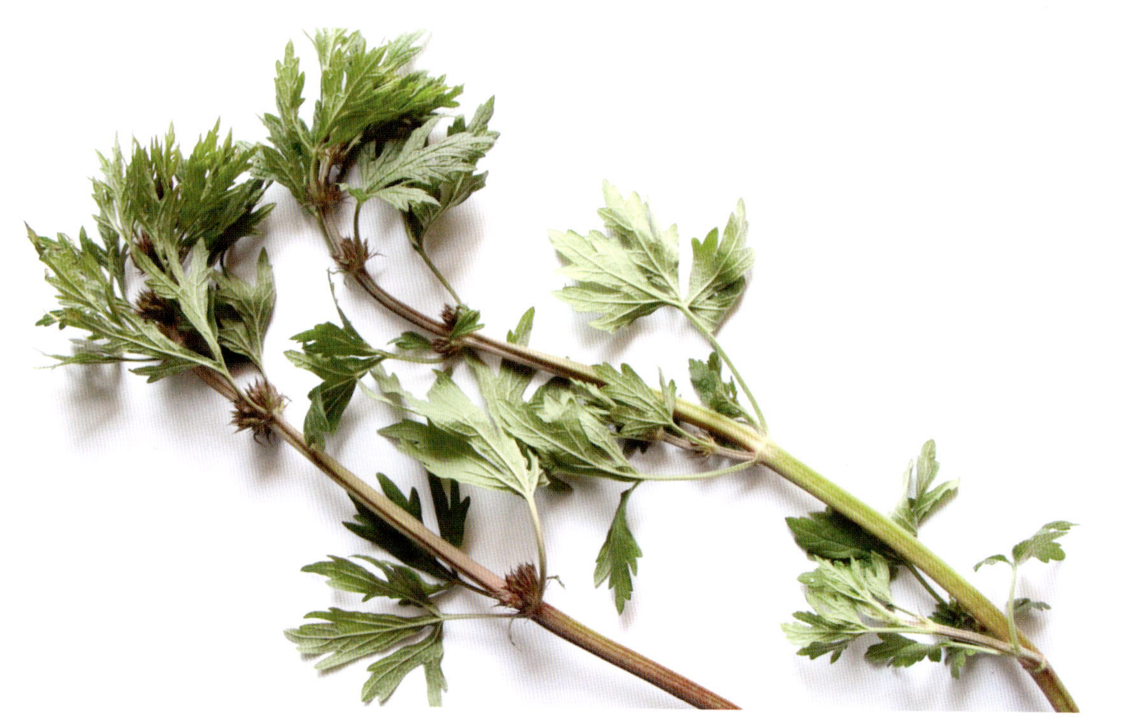

益母草药材

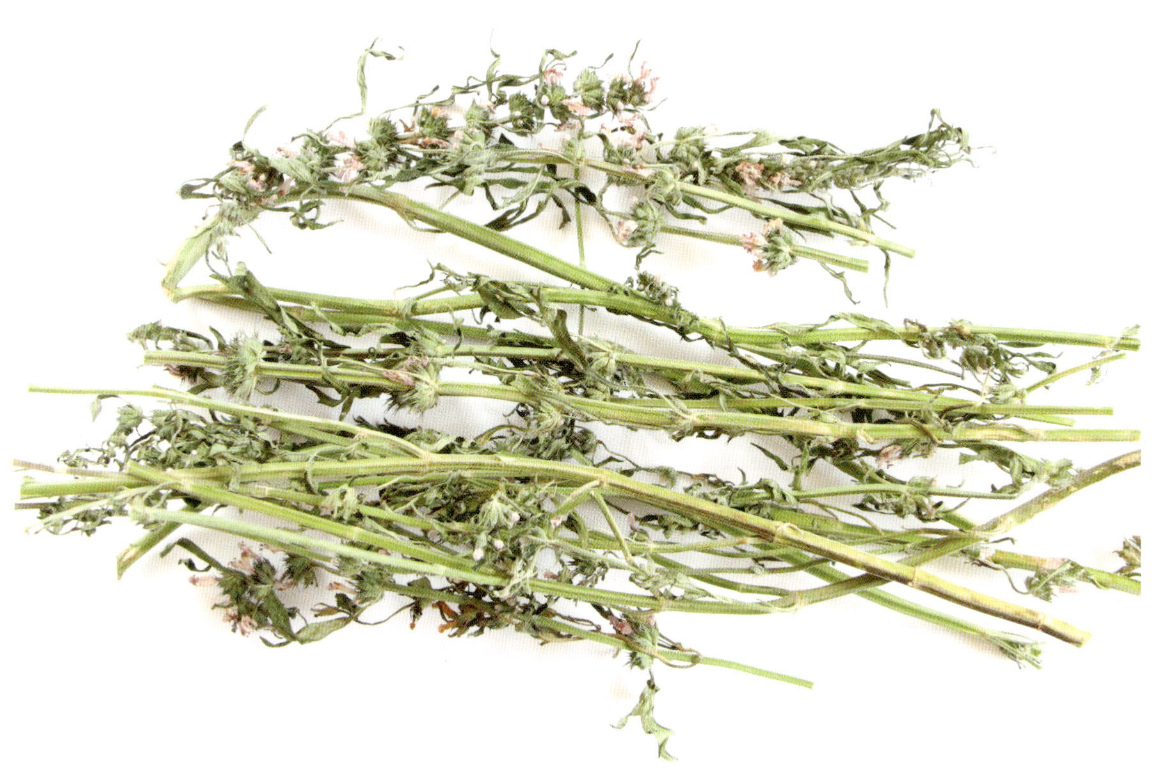

益母草药材

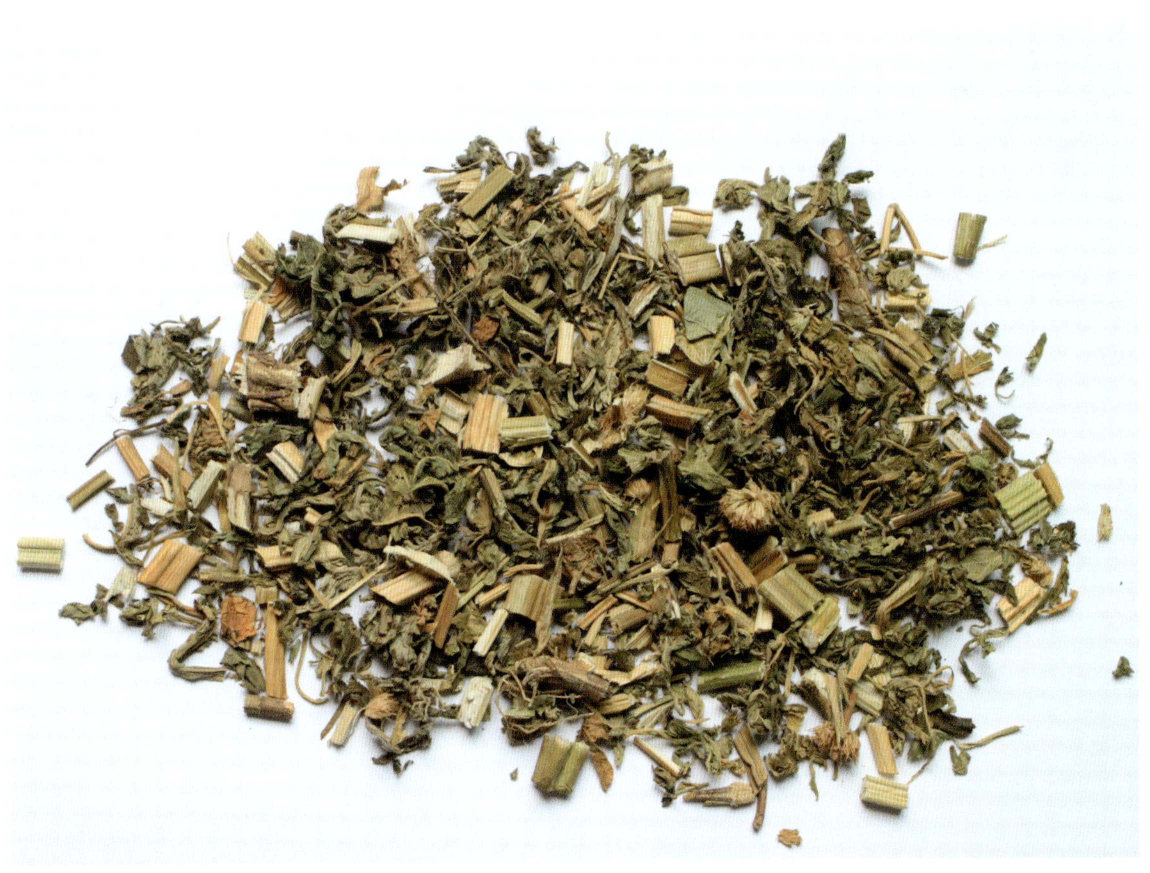

益母草饮片

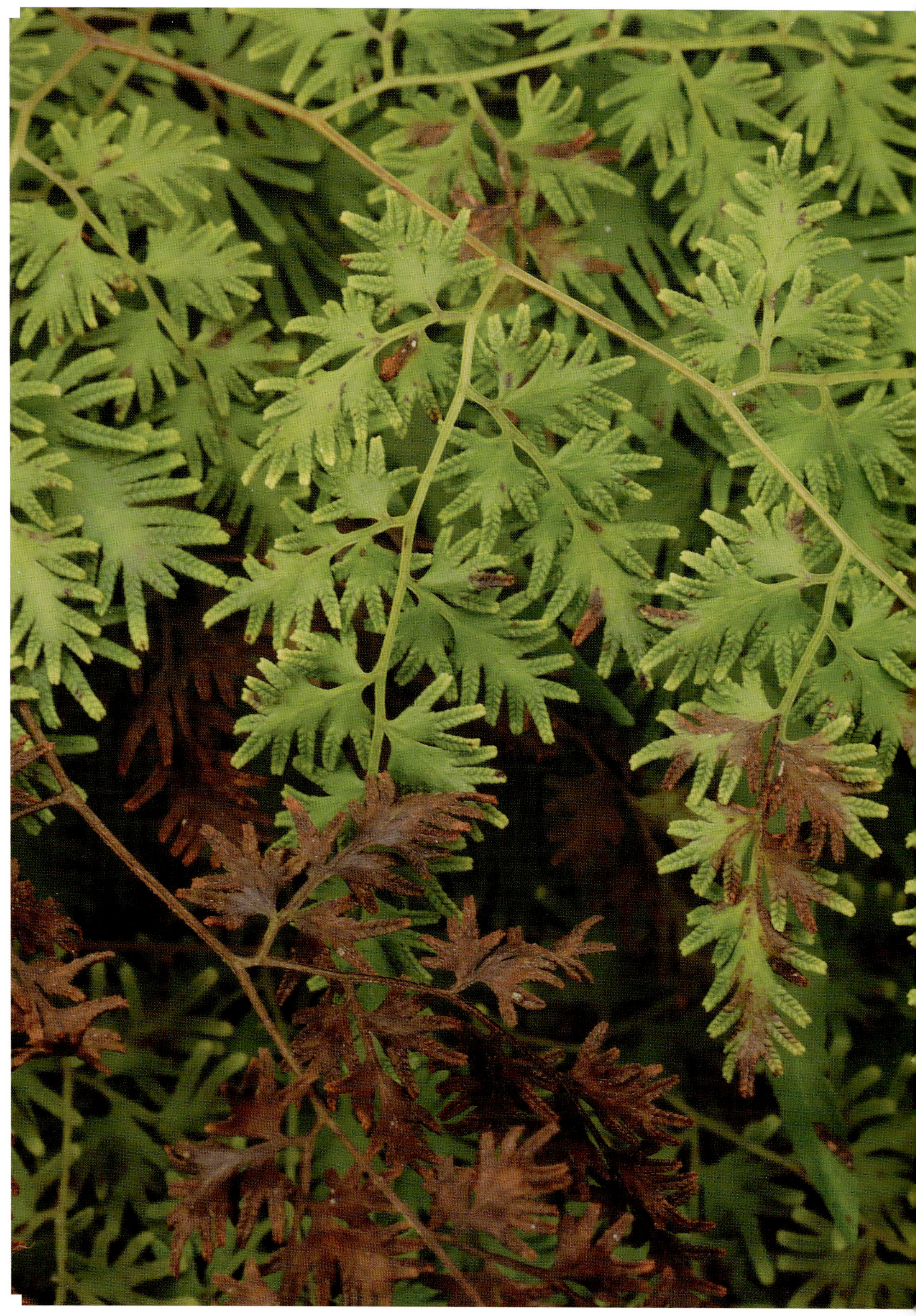

海金沙

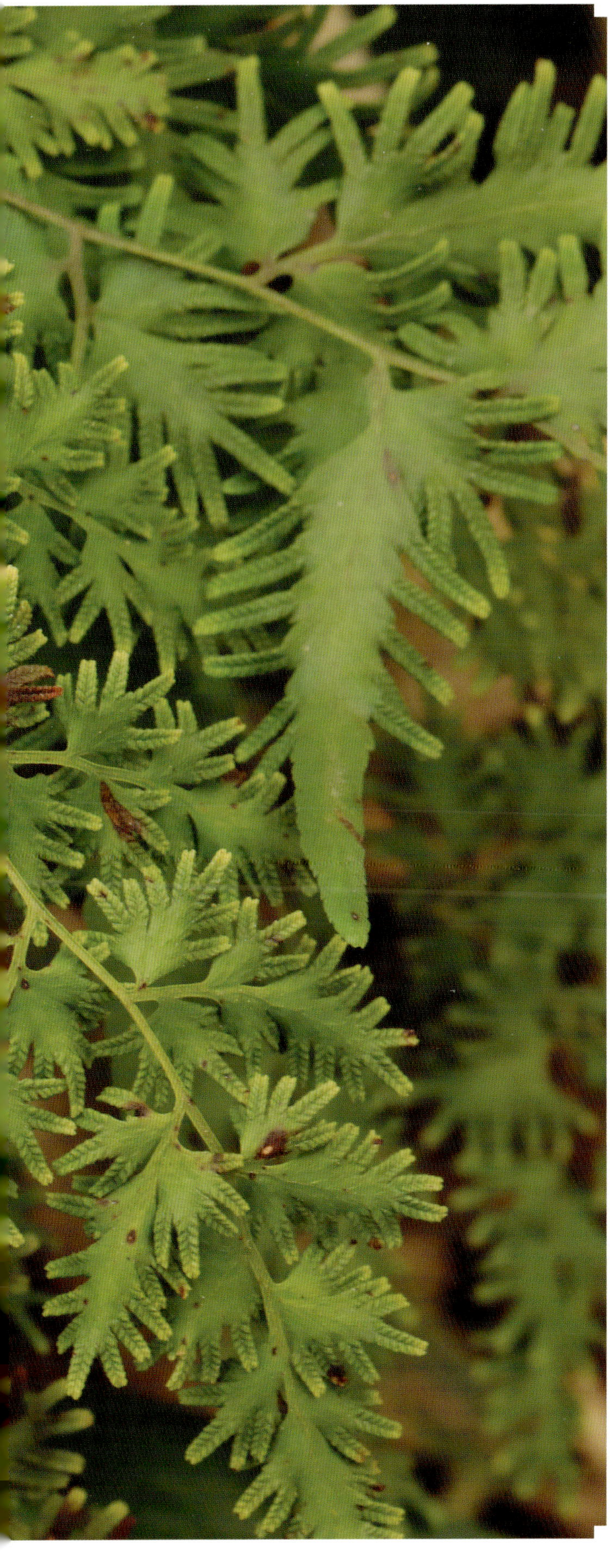

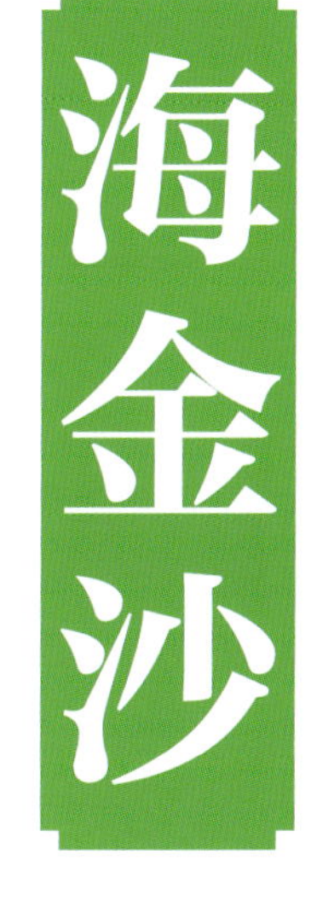

【水 药 名】猫奴嘎。

【别　　名】金沙藤、左转藤、蛤蟆藤、罗网藤、铁线藤、吐丝草、鼎擦藤、猛古藤。

【来　　源】本品为海金沙科多年生攀缘蕨类植物海金沙 *Lygodium japonicum*（Thunb.）Sw. 的干燥成熟孢子。

【性味归经】味甘，性寒。归膀胱、小肠经。

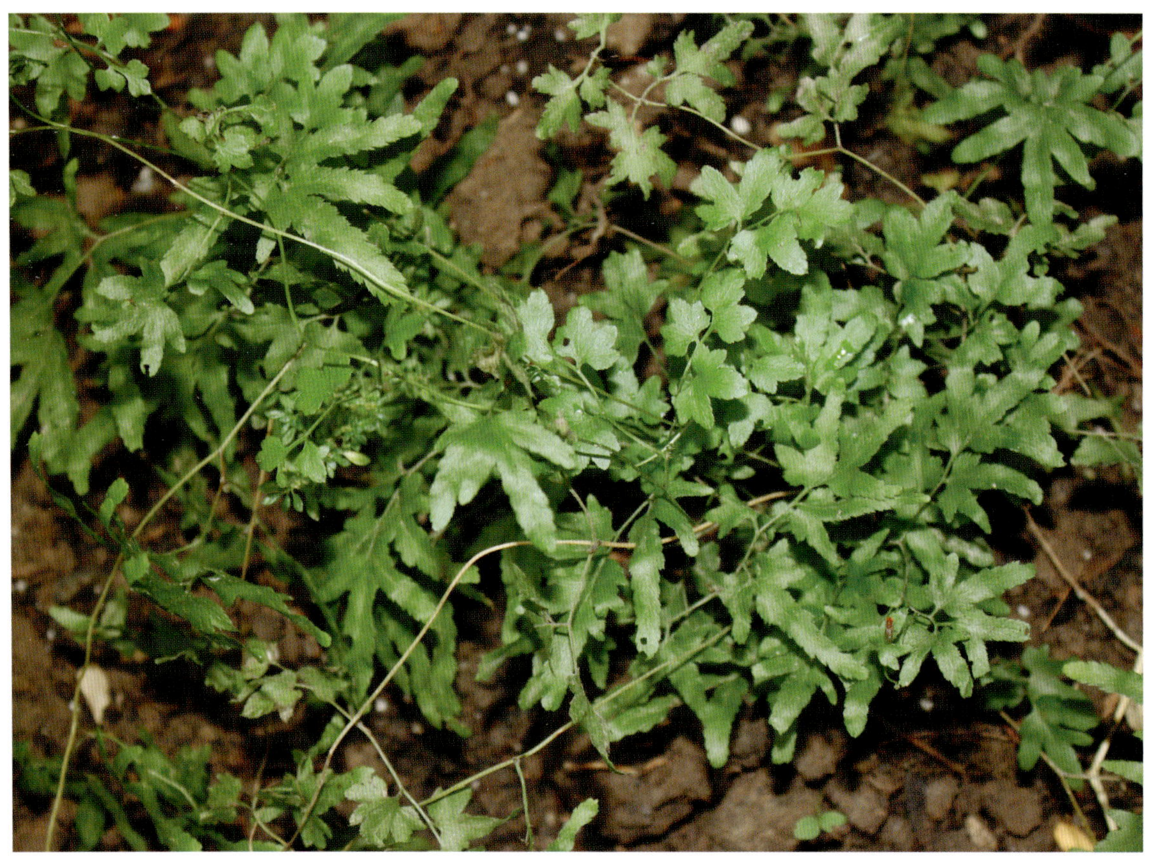

海金沙

识别特征

多年生攀缘草本。根茎细长，横走，黑褐色或栗褐色，密生有节的毛。茎无限生长；海金沙叶多数生于短枝两侧，短枝长 3 ~ 8 mm，顶端有被毛茸的休眠小芽。叶二型，纸质，营养叶尖三角形，二回羽状，小羽片宽 3 ~ 8 mm，边缘有浅钝齿；孢子叶卵状三角形，羽片边缘有流苏状孢子囊穗。孢子囊梨形，环带位于小头。孢子期 5—11 月。

生境分布

生长于阴湿山坡灌木丛中或路边林缘。分布于广东、浙江等省区。

采收加工

立秋前后孢子成熟时采收，过早过迟均易脱落。选晴天清晨露水未干时，割下茎叶，放在衬有纸或布的筐内，于避风处晒干。然后用手搓揉、抖动，使叶背之孢子脱落，再用细筛筛去茎叶即可。

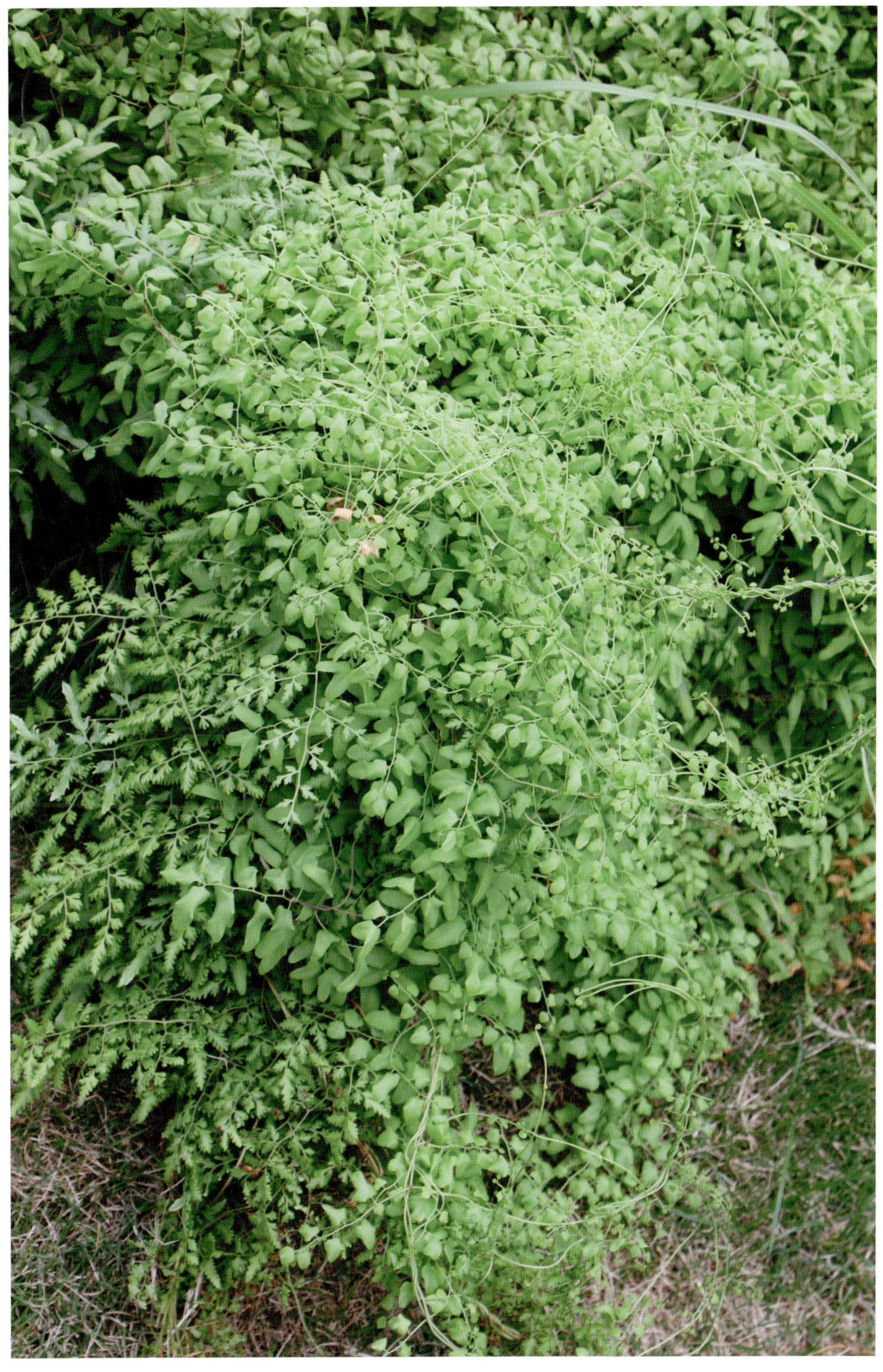

海金沙

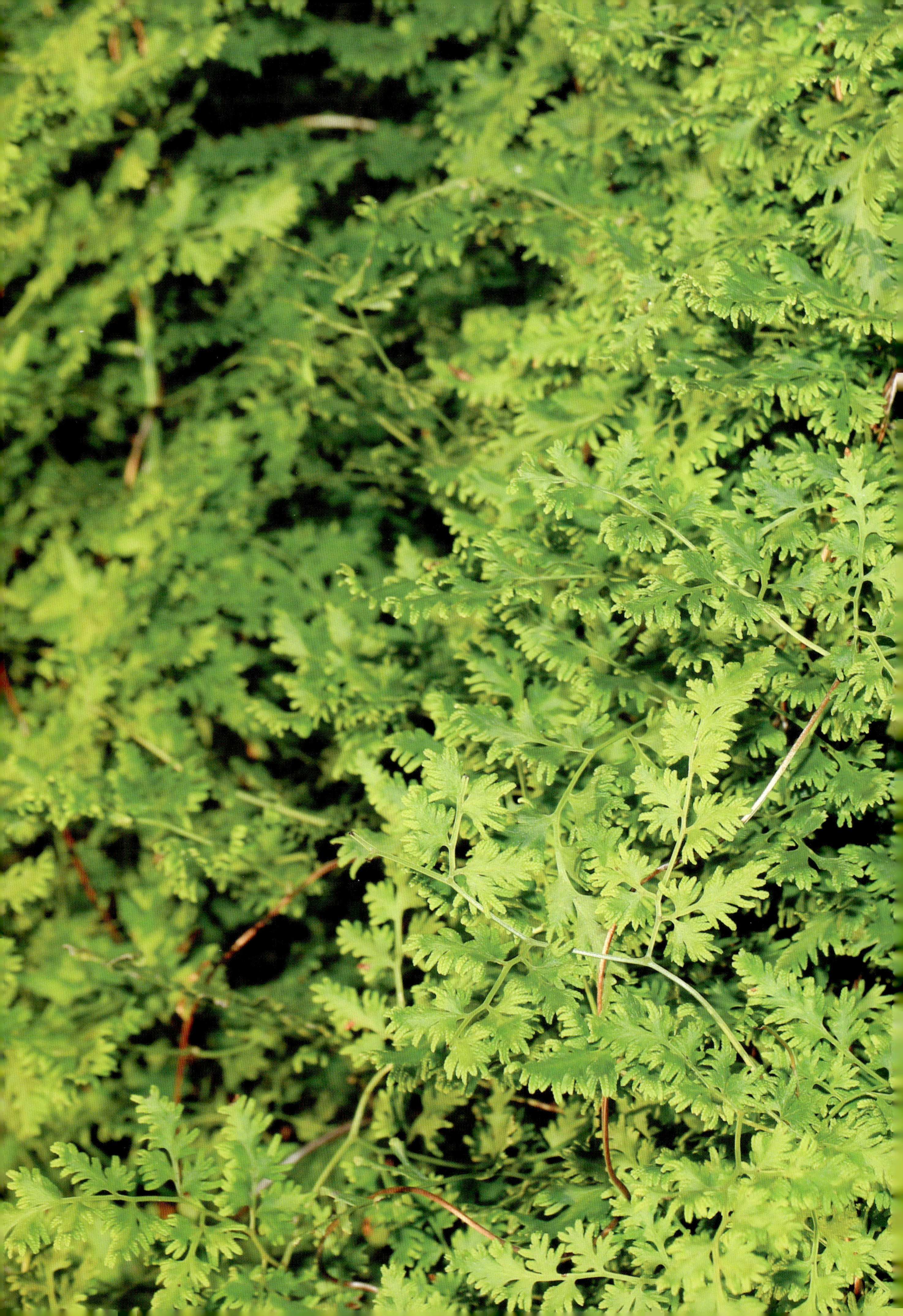

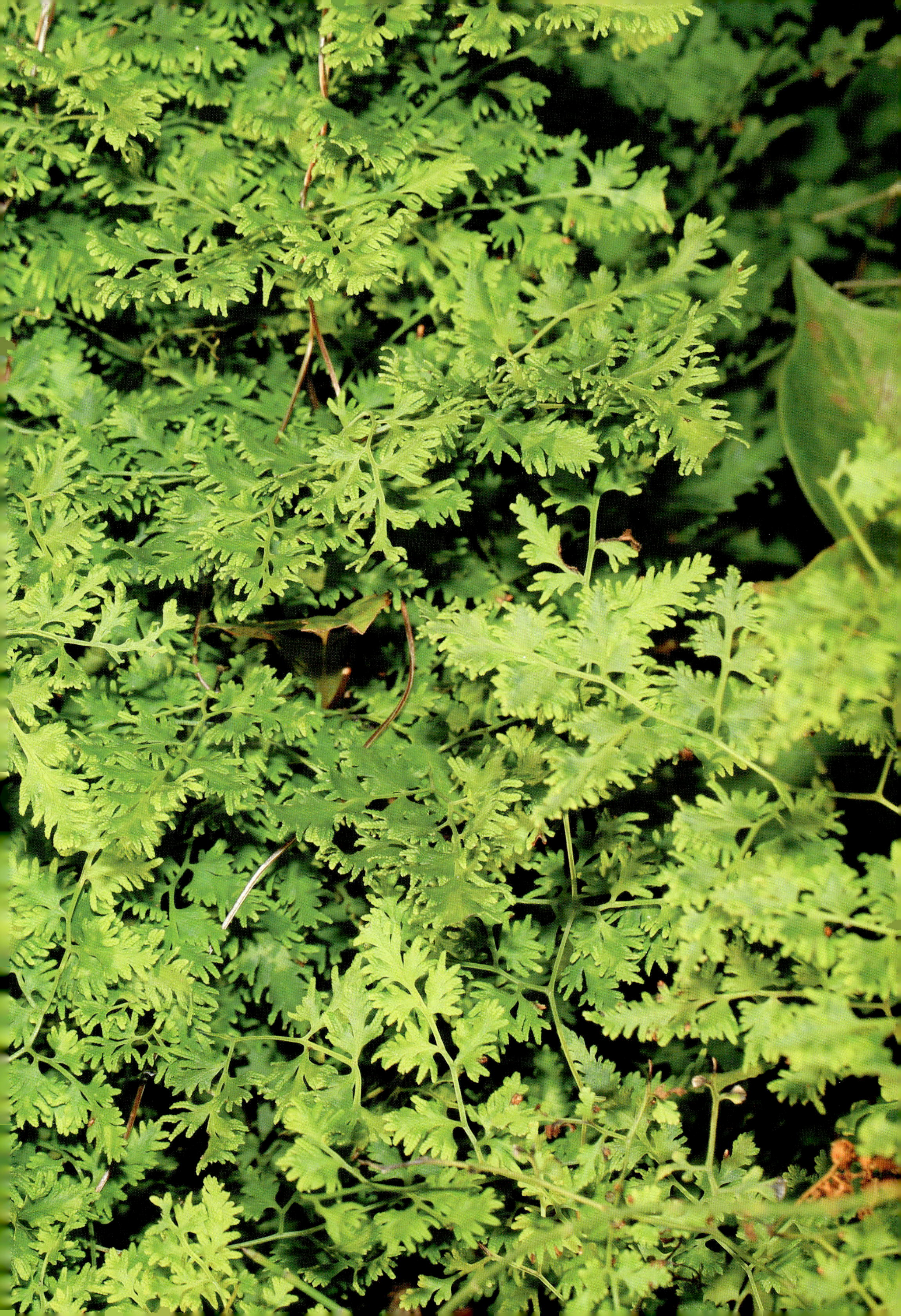

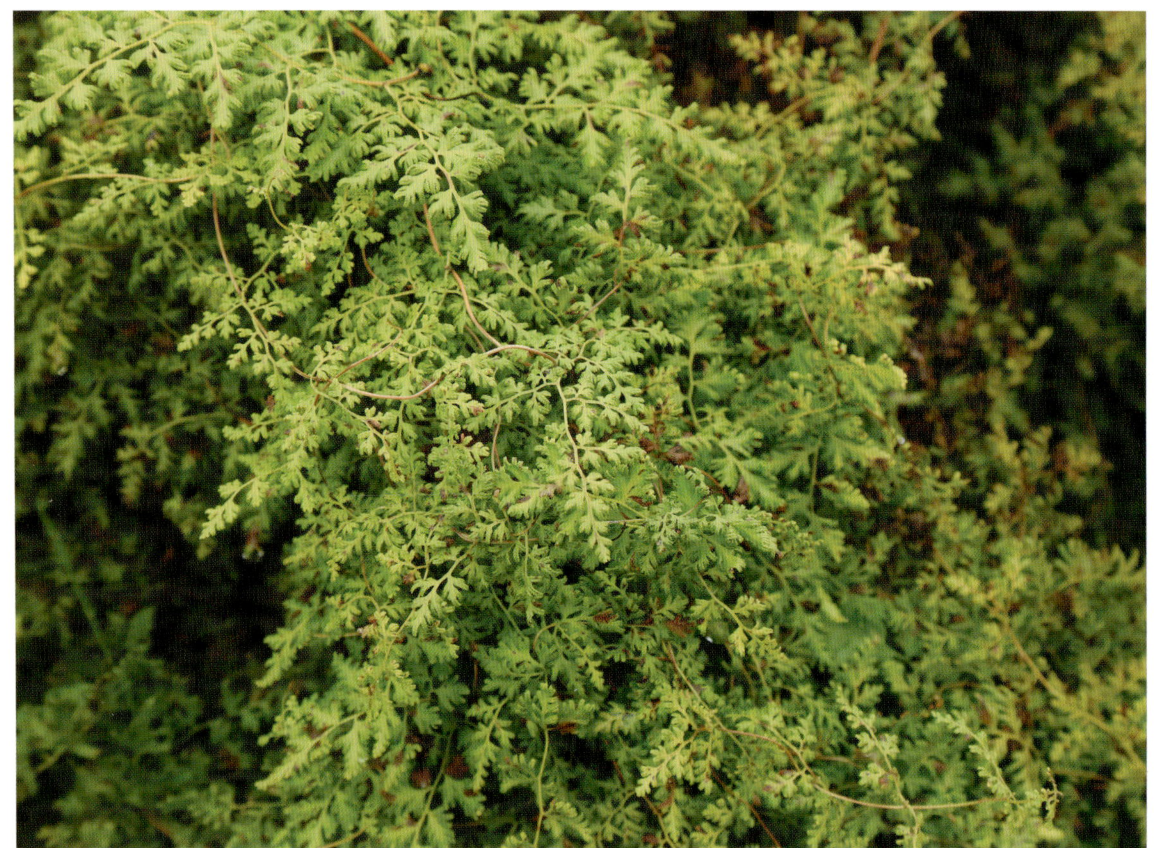

海金沙

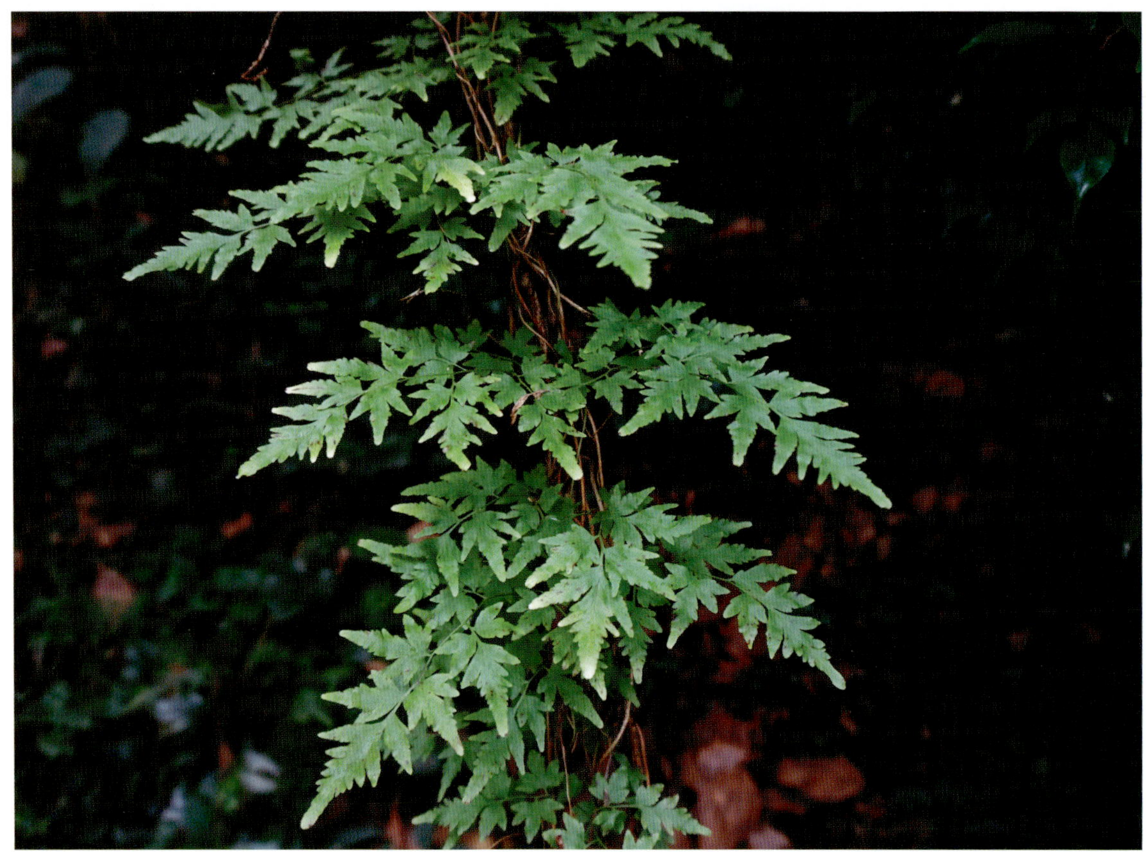

海金沙

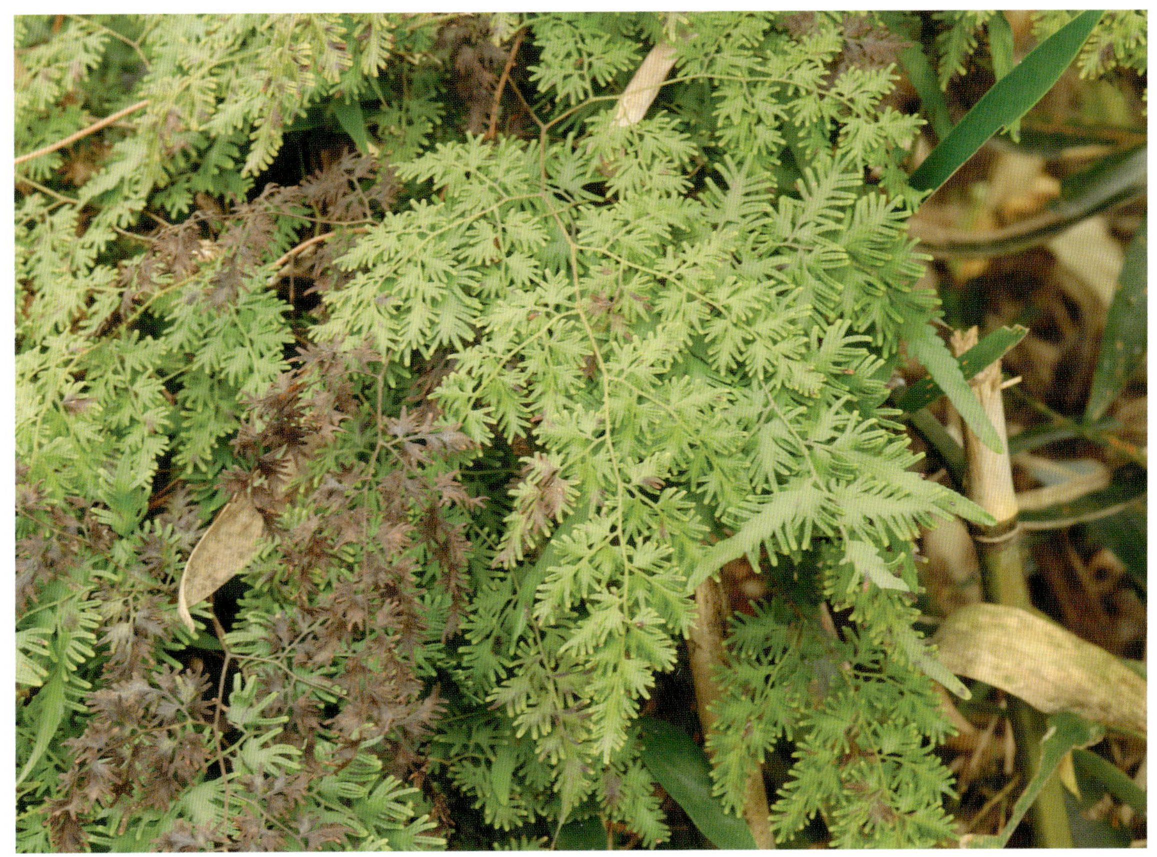

海金沙

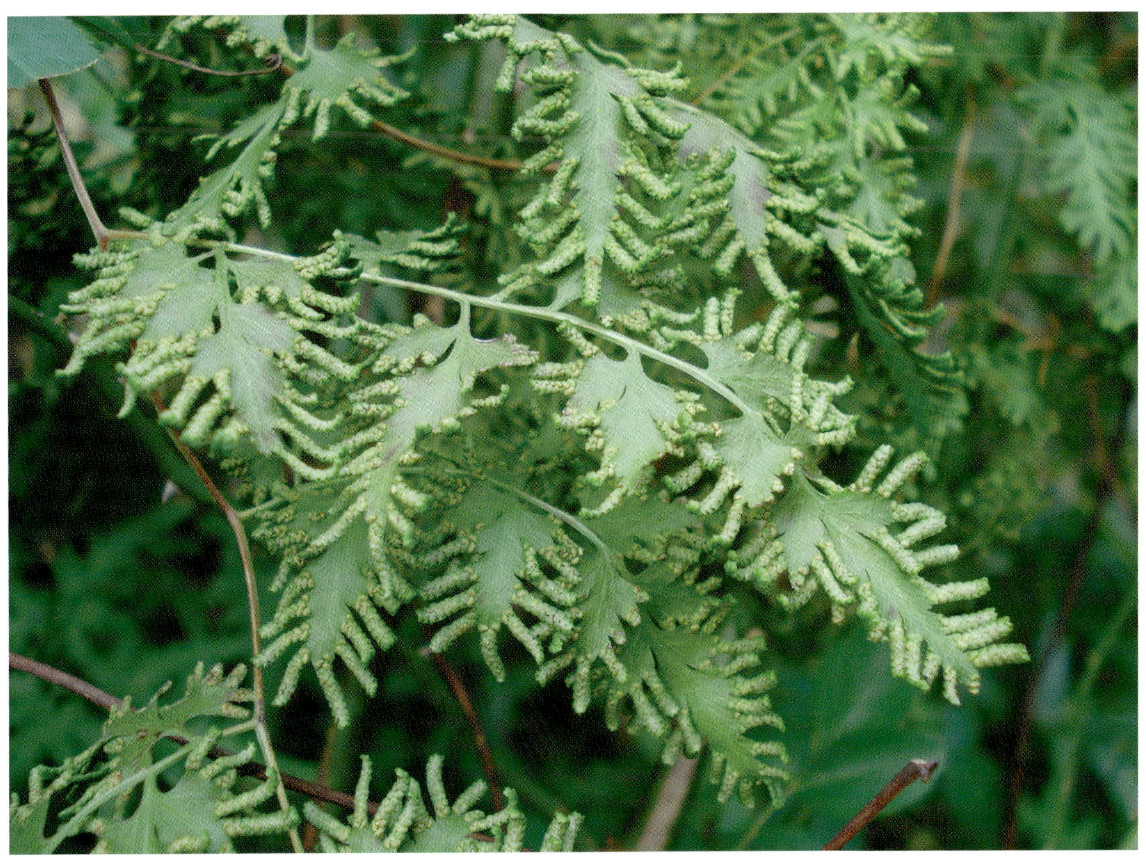

海金沙

药材鉴别

本品干燥成熟的孢子呈粉末状，棕黄色或淡棕色，质极轻，手捻之有光滑感。置手掌中即由指缝滑落；撒在水中则浮于水面，加热后逐渐下沉；易着火燃烧而发爆鸣及闪光，不留灰渣，以干燥、黄棕色、质轻光滑、能浮于水、无泥沙杂质、引燃时爆响者为佳。

功效主治

清热解毒，利水通淋。主治热淋，血淋，沙淋，白浊，女子带下，水湿肿满，湿热泻痢，湿热黄疸，吐血，衄血，尿血，外伤出血。

用法用量

内服：6 ~ 12 g，煎汤；宜布包。

民族药方

1. 胆石症 海金沙、金钱草各 30 g，柴胡、枳实、法半夏、陈皮各 10 g，鸡内金、郁金、姜黄、莪术各 15 g。水煎汤，晨起空腹服 300 mL，午饭后再服 300 mL。

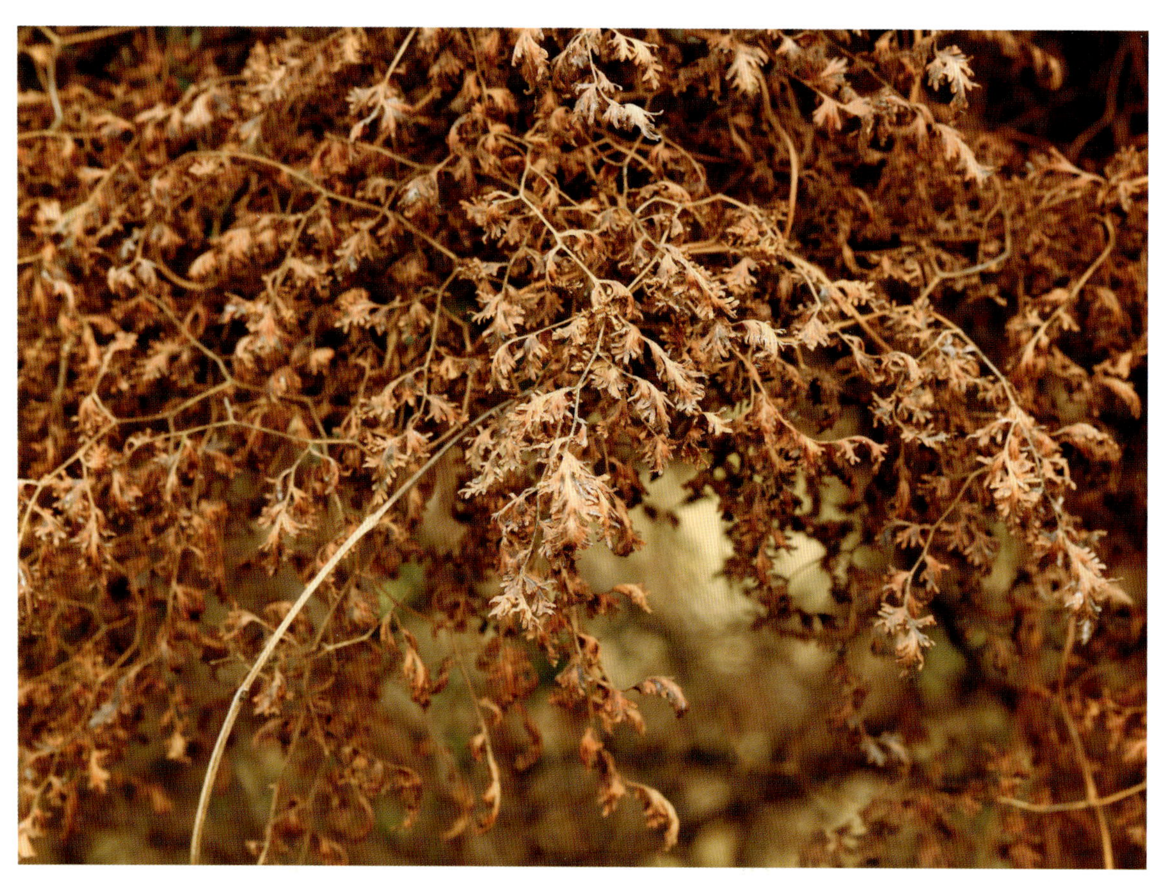

海金沙

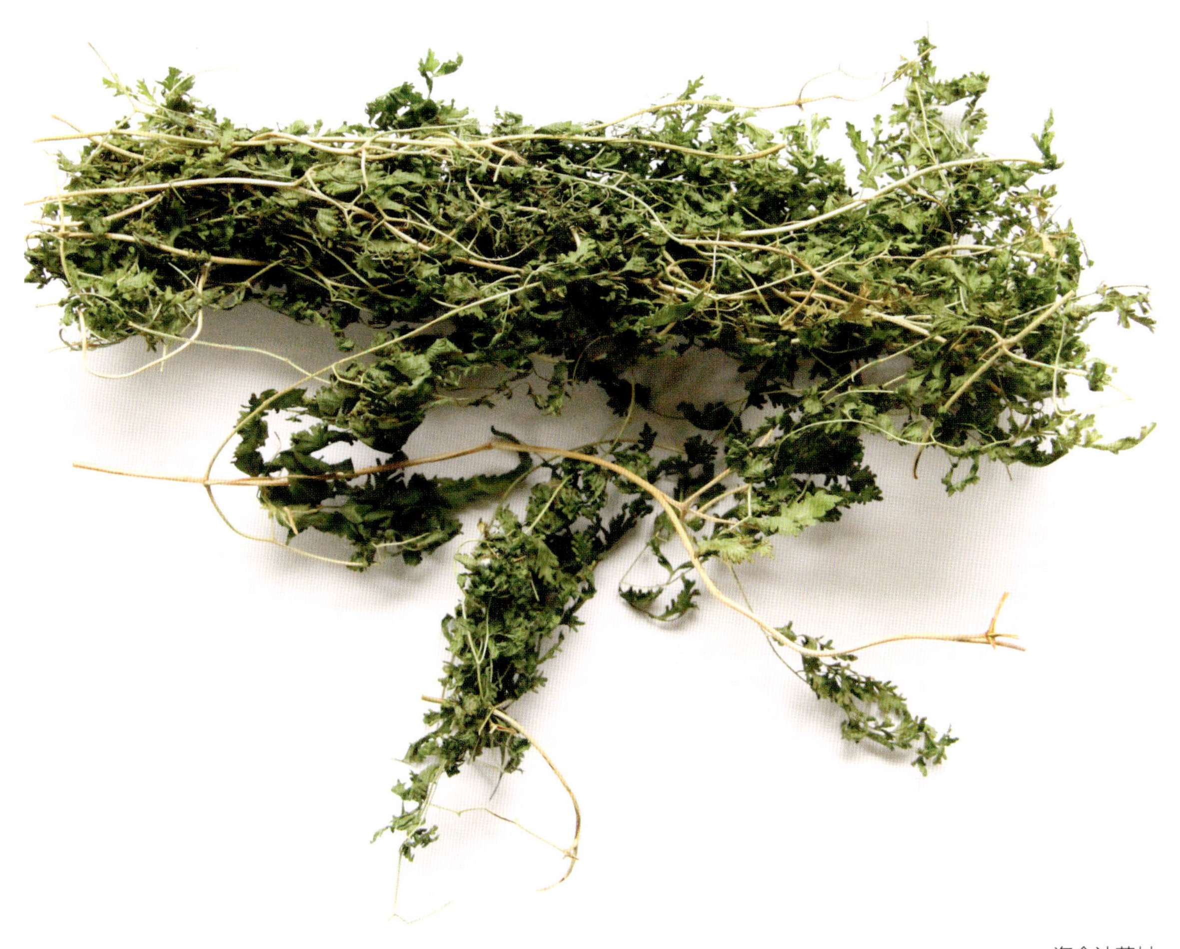

海金沙药材

2．石淋 海金沙 10 g，琥珀 40 g，芒硝 100 g，硼砂 20 g。共研细末，每次 5 ~ 10 g，每日 3 次。

3．肾盂肾炎 海金沙、穿心莲各 15 g，车前草、马兰根、蒲公英、金钱草、萹蓄各 6 g，生甘草 3 g。水煎汤。

4．泌尿系感染 海金沙、车前草、金银花各 15 g，广金钱草 24 g。水煎汤，每日 1 剂。

5．麻疹并发肺炎 海金沙、大青木叶、地锦草（或金银花）、野菊花各 15 g。水煎汤，每日 1 剂。

6．尿路结石 海金沙、天胡荽、石韦、半边莲各 50 g。水煎汤。

使用注意

气阴两虚、内无湿热者及孕妇慎用。

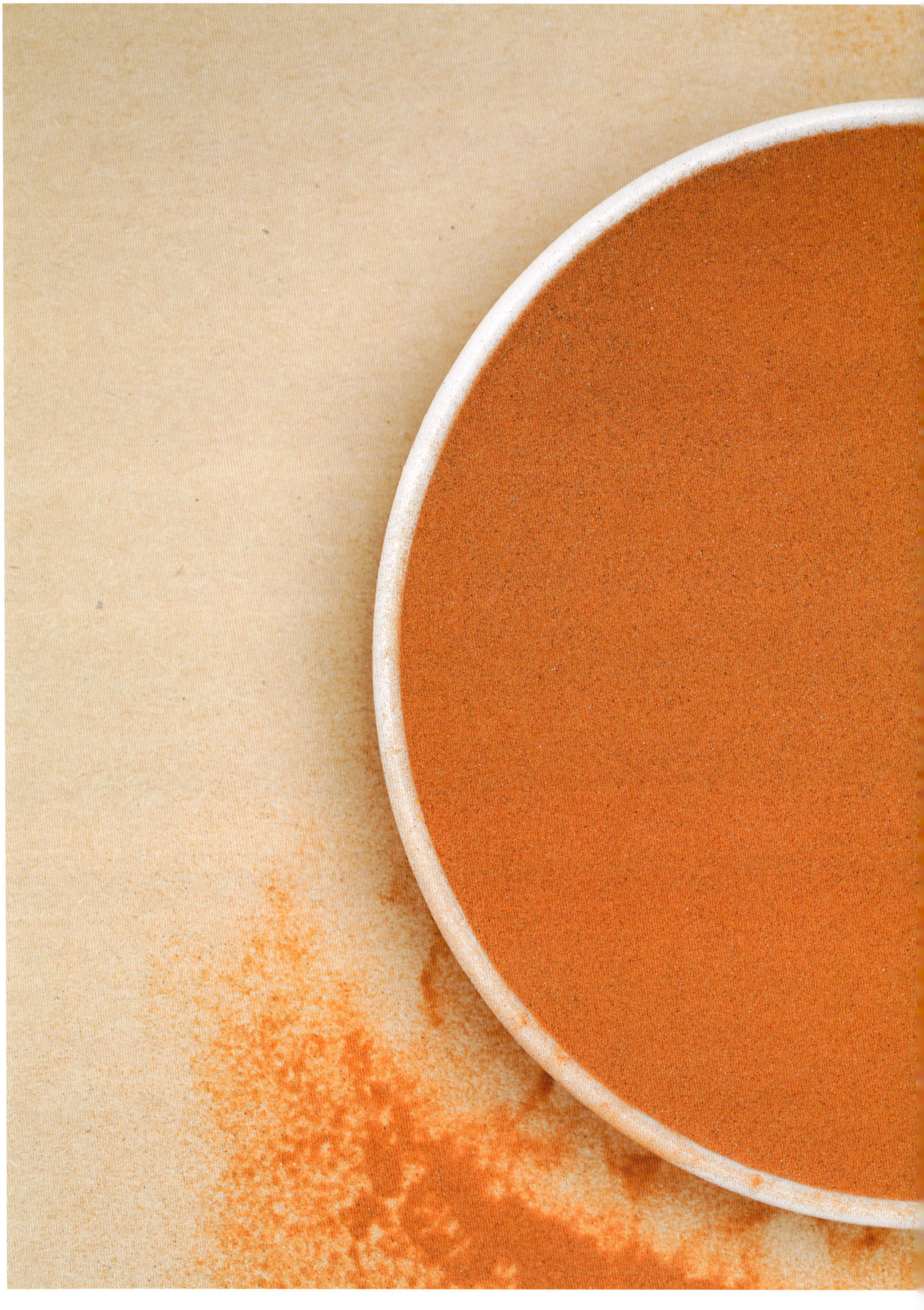

海金沙饮片

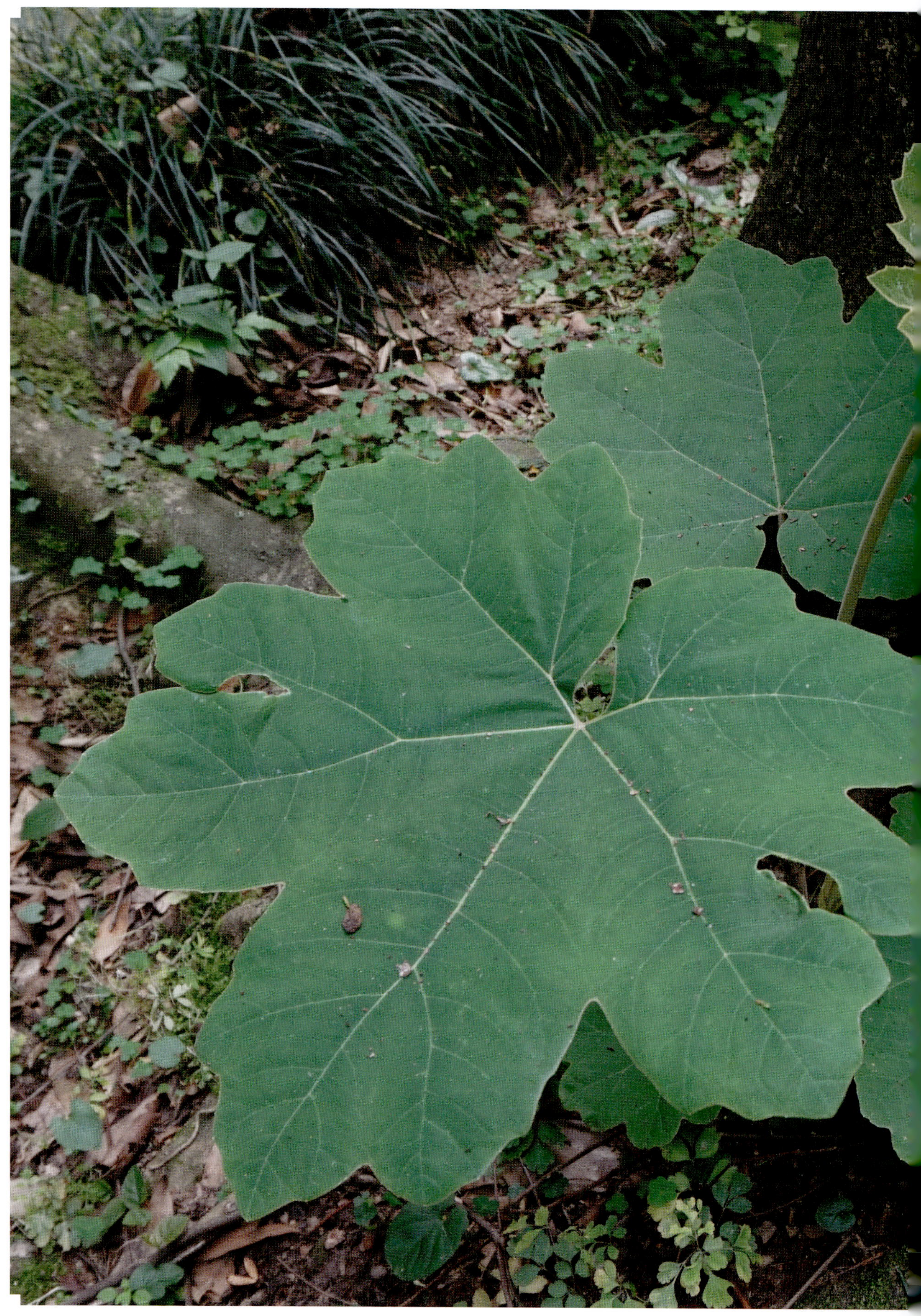

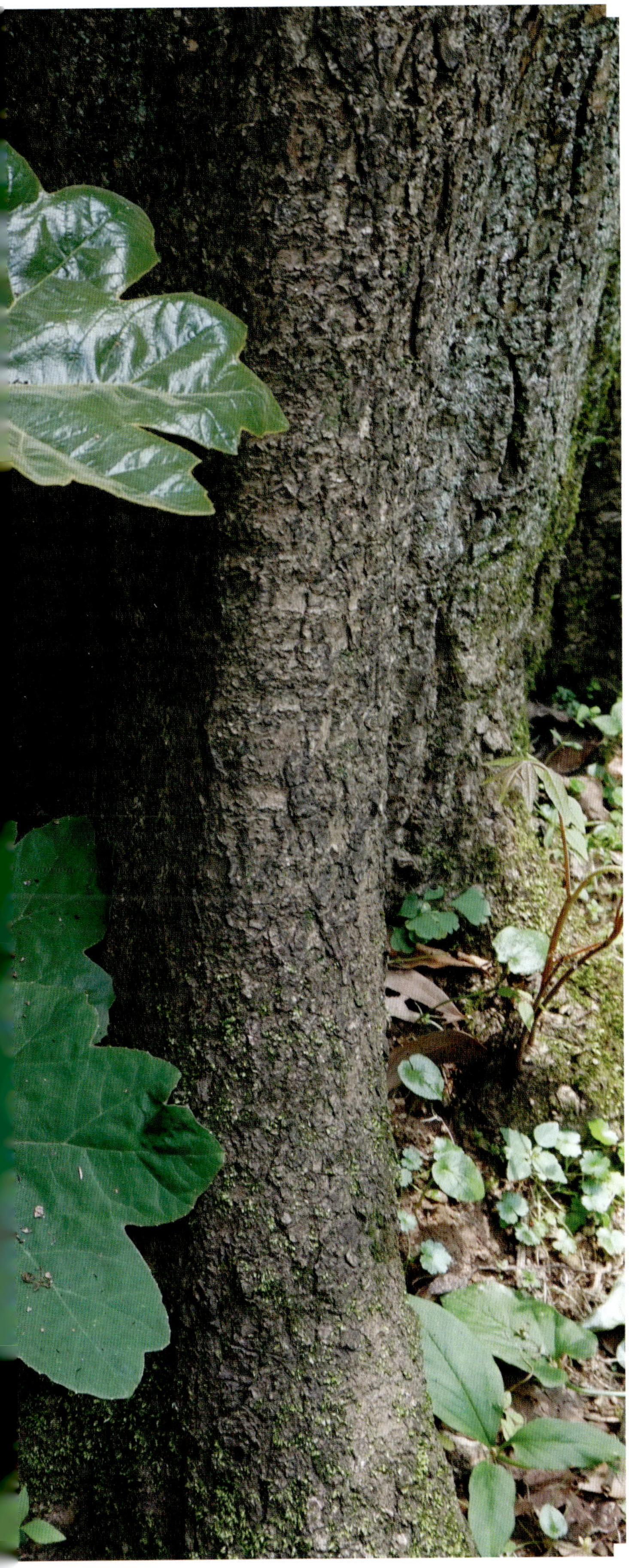

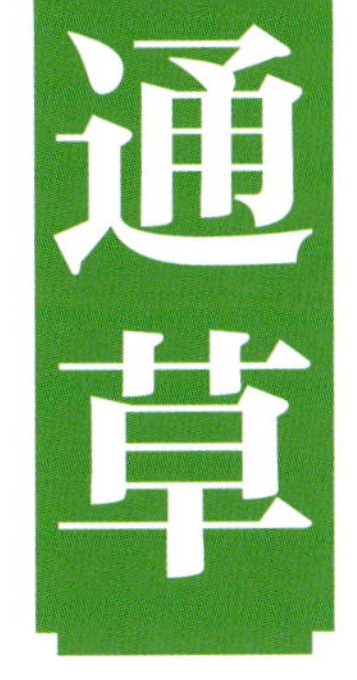

【水药名】梅补峰。

【别　名】通脱木、白通草、通花、大通草、通大海、大木通、通花五加、大叶五加皮。

【来　源】本品为五加科植物通脱木 *Tetrapanax papyrifer*（Hook.）K. Koch 的干燥茎髓。

【性味归经】味甘、淡，性微寒。归肺、胃经。

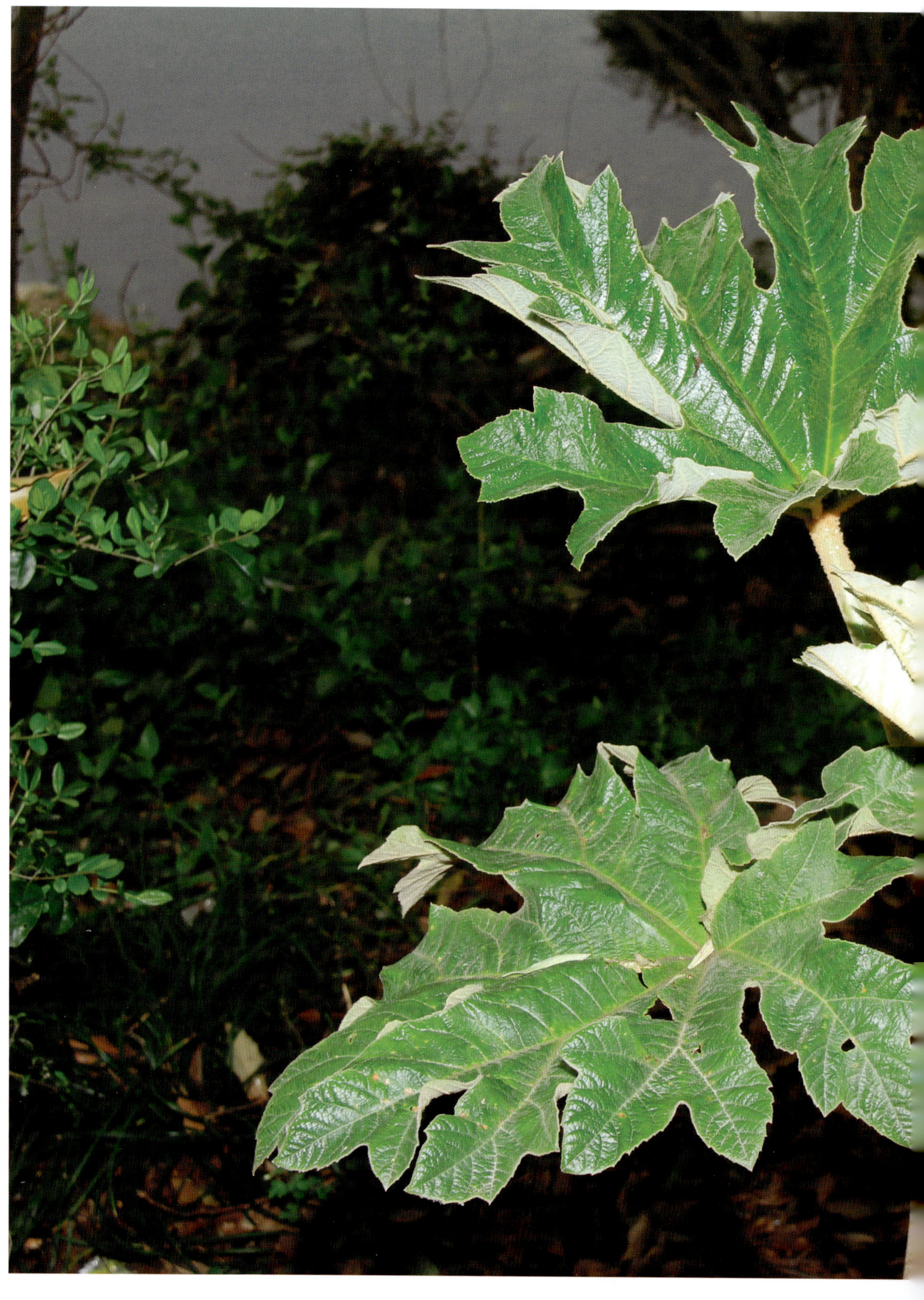

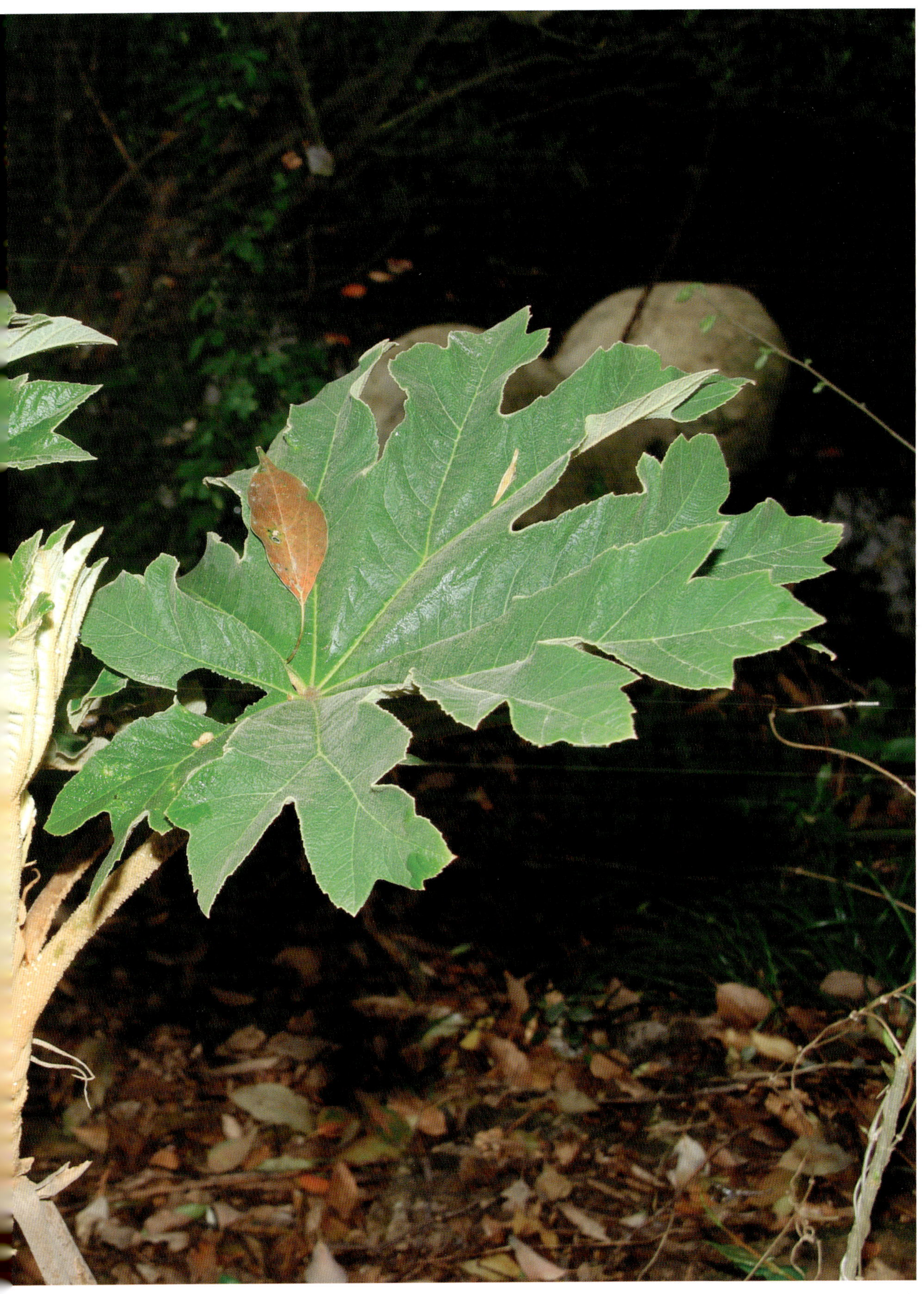

通脱木

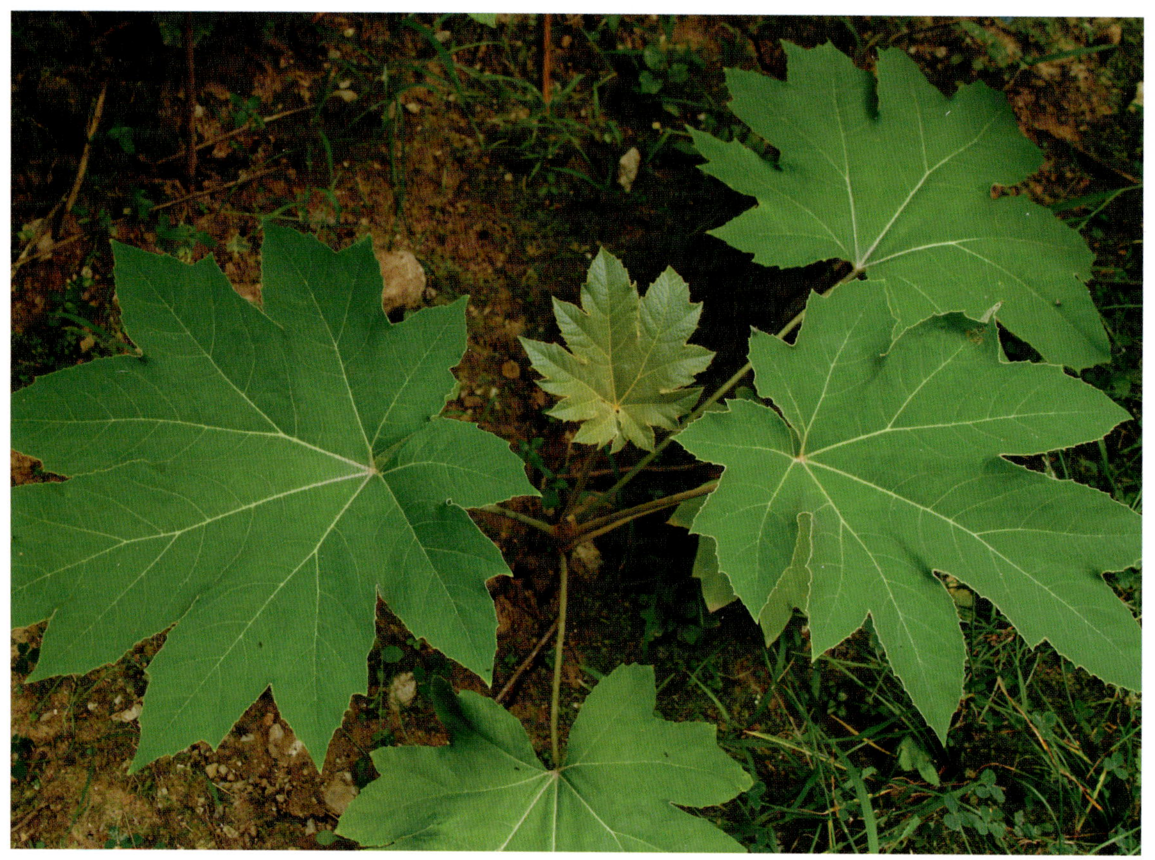

通脱木

识别特征

常绿灌木或小乔木，高 1 ~ 3.5 m。茎粗壮，不分枝，幼时表面密被黄色星状毛或稍具脱落的灰黄色柔毛。茎髓大，白色，纸质；树皮深棕色，略有皱裂；新枝淡棕色或淡黄棕色，有明显的叶痕和大型皮孔。叶大，互生，聚生于茎顶；叶柄粗壮，圆筒形，长 30 ~ 50 cm；托叶膜质，锥形，基部与叶柄合生，有星状厚绒毛；叶片纸质或薄革质，掌状 5 ~ 11 裂，裂片通常为叶片全长的 1/3 ~ 1/2，稀至 2/3，倒卵状长圆形，每一裂片常又有 2 ~ 3 个小裂片，全缘或有粗齿，上面深绿色，无毛，下面密被白色星状绒毛。伞形花序聚生成顶生或近顶生大型圆锥花序，长达 50 cm 以上；萼密被星状绒色，全缘或近全缘；花瓣 4，稀 4，三角状卵形，长 2 mm，外面密被星状厚绒毛；雄蕊 5，与花瓣同数；子房下位，2 室，花柱 2，离生，先端反曲。果球形，直径约 4 mm，熟时紫黑色。花期 10—12 月，果期翌年 1—2 月。

生境分布

生长于海拔 1 000 ~ 2 800 m 的向阳肥厚的土壤中，或栽培于庭院中。分布于西南及陕西、江苏、安徽、浙江、江西、福建、台湾、湖北、湖南、广东、广西等省区。

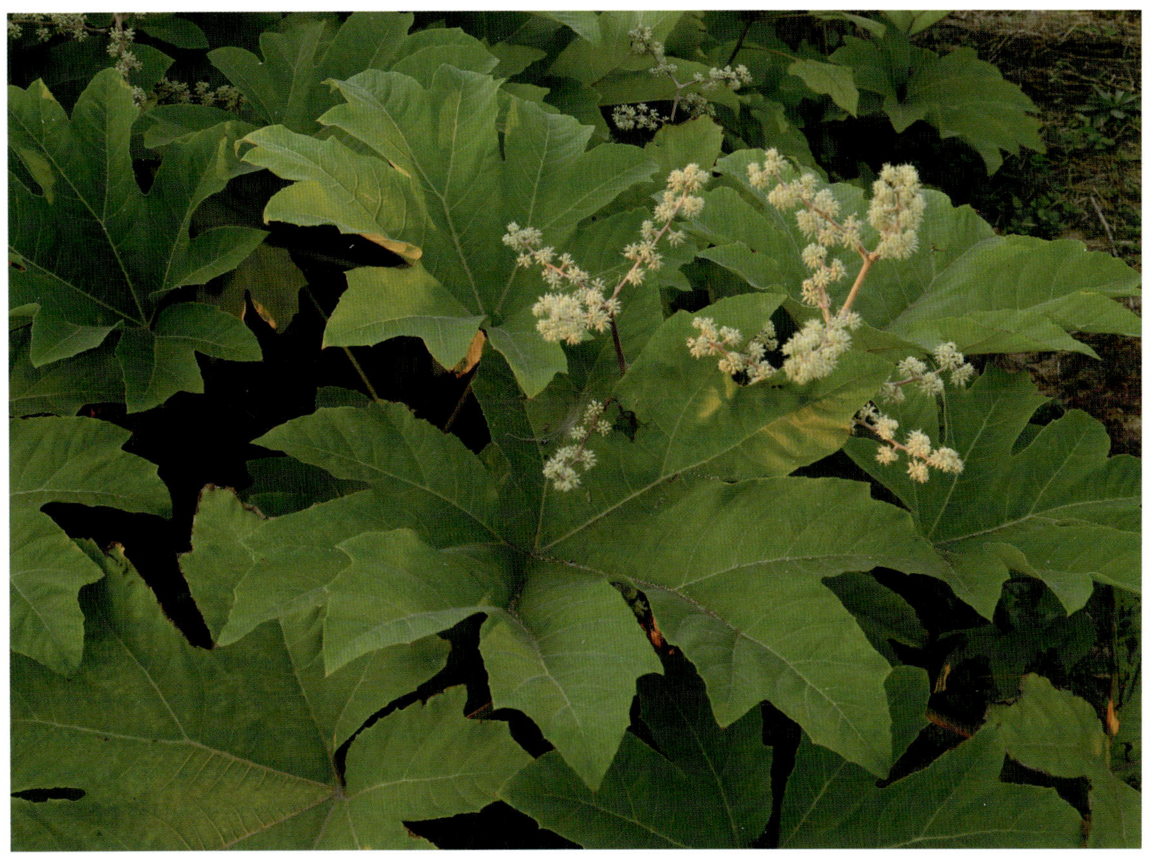

通脱木

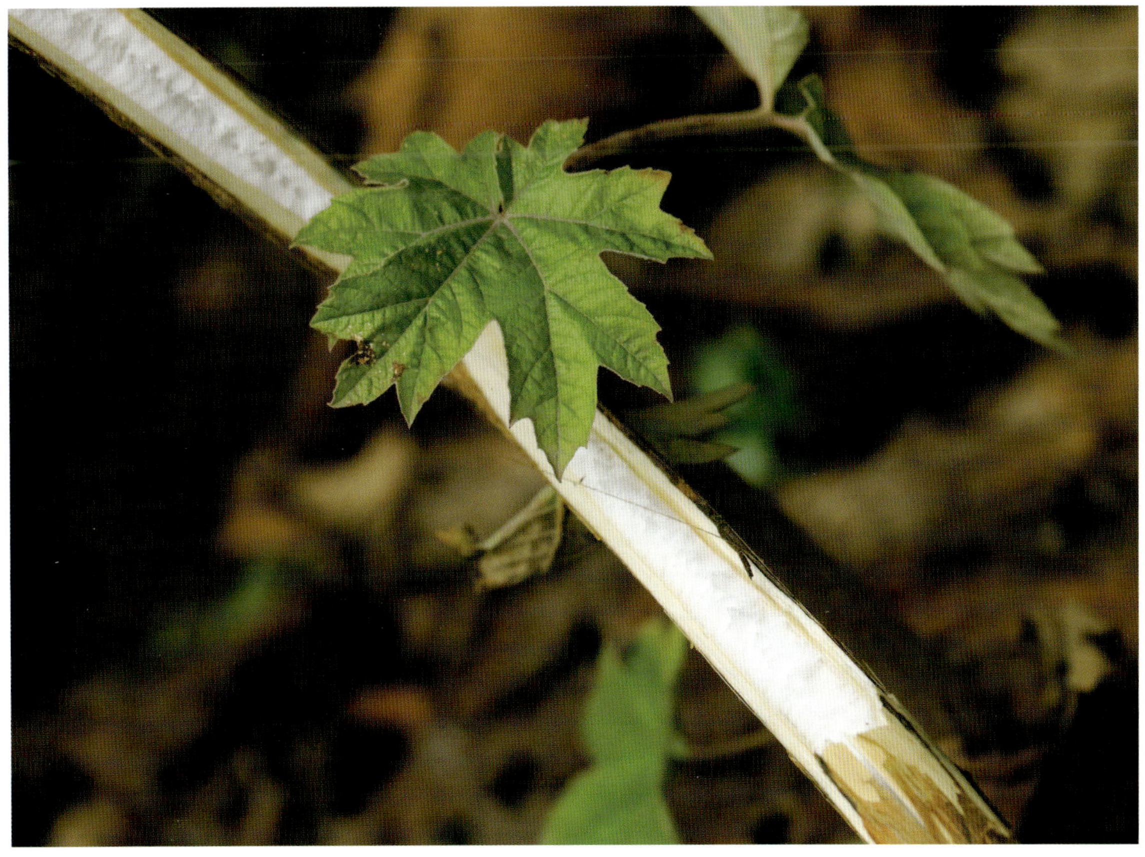

通脱木

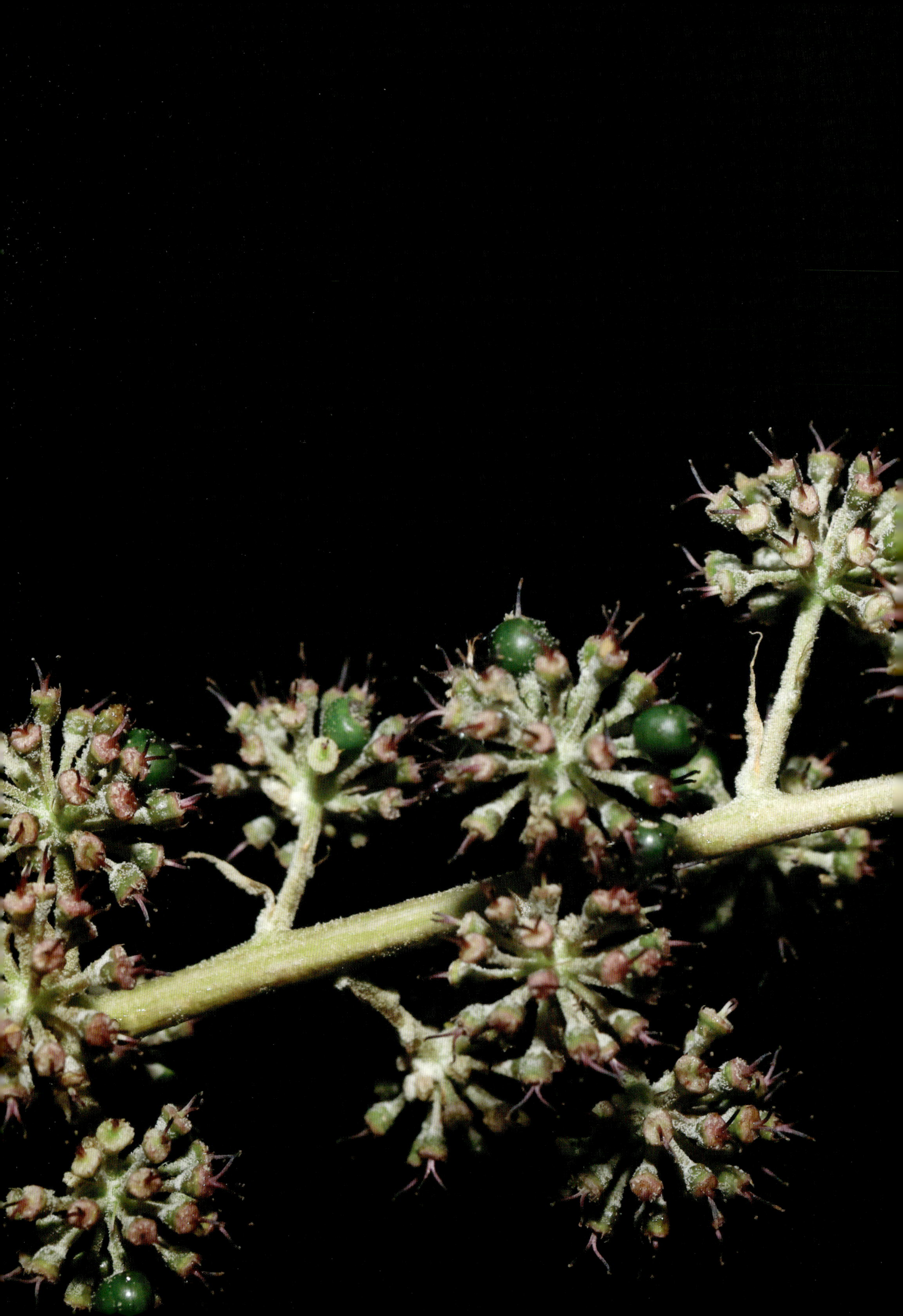

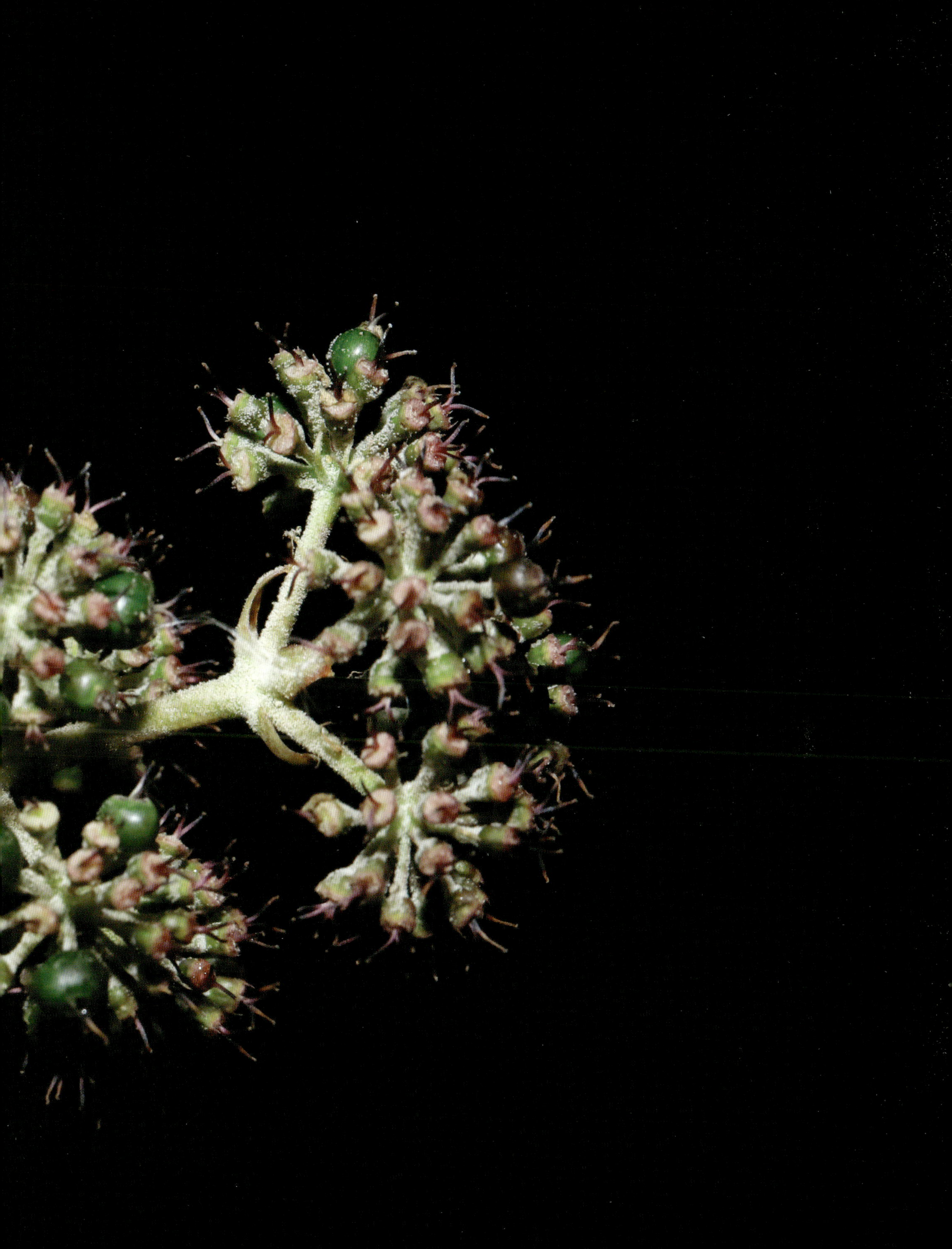

采收加工

秋季采收，选择生长 2 ~ 3 年的植株，割取地上部分，截成段，趁鲜时取出茎髓，整理直，晒干。

药材鉴别

本品呈圆柱形，长 20 ~ 40 cm，直径 1 ~ 2.5 cm。表面白色或淡黄色，有浅纵沟纹。体轻，质松软，稍有弹性，易折断，断面平坦，显银白色光泽，中部有直径 0.3 ~ 1.5 cm 的空心或半透明的薄膜，纵剖面呈梯状排列，实心者少见。无臭，无味。以色洁白、心空、有弹性者为佳。

功效主治

清热利水，通乳。主治淋症涩痛，小便不利，水肿，黄疸，湿温病，小便短赤，产后乳少，经闭，带下。

用法用量

内服：5 ~ 10 g，煎汤。

民族药方

1．小便淋沥涩痛　通草、车前草各 15 g，甘草梢 6 g。水煎汤。

2．淋证尿痛，小便赤涩　通草、甘草各 3 g，瞿麦、滑石、石韦各 6 g。水煎汤。

3．产妇缺乳　通草、王不留行各 15 g，柴胡、当归、棉花籽各 12 g，川芎 6 g，木通 18 g，穿山甲、桔梗、路路通、漏芦各 10 g。水煎汤，每日 1 剂。

4．乳腺炎，乳腺增生　通草、血藤、木通各 12 g，木香 11 g，香樟树根 20 g。水煎汤。

5．女性不孕　通草、当归、瓜蒌、枳壳、川楝子各 15 g，白芍 25 g，牛膝、王不留行各 20 g，青皮 10 g，皂角刺、甘草各 5 g。隔日服 1 剂，以经期服药为主，黄酒送服，每日 1 剂，早、晚各 1 次。

6．产后乳汁不通或不足　通草 6 g，新鲜猪蹄 2 个，葱白 3 根。煮汤炖服，每日 1 剂，连服 3 日。

7．产后血虚泄泻　通草、白术、藿香梗各 9 g，猪肝 1 具，茯苓 15 g。加水煮熟，滤去药渣，随时吃猪肝、喝药汤，每日 1 剂。

使用注意

气阴两虚，内无湿热及孕妇慎服。

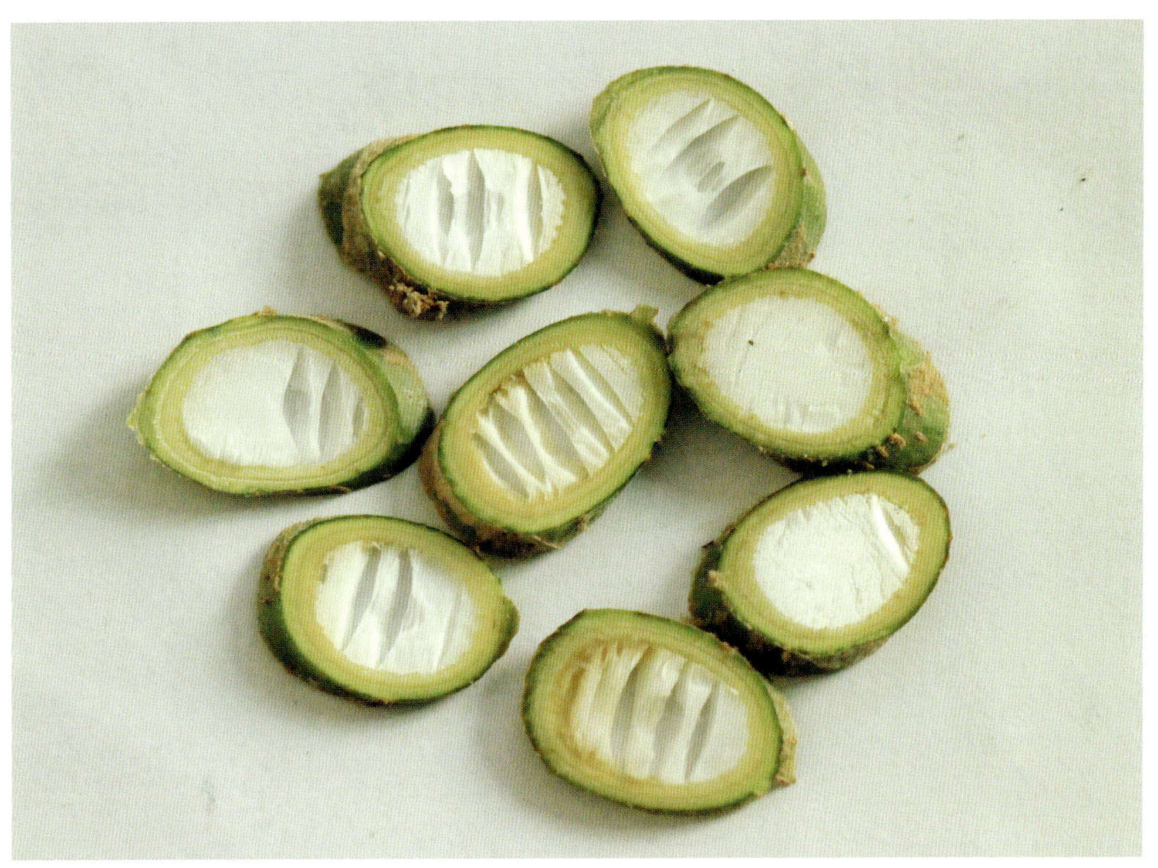

通草斜切片

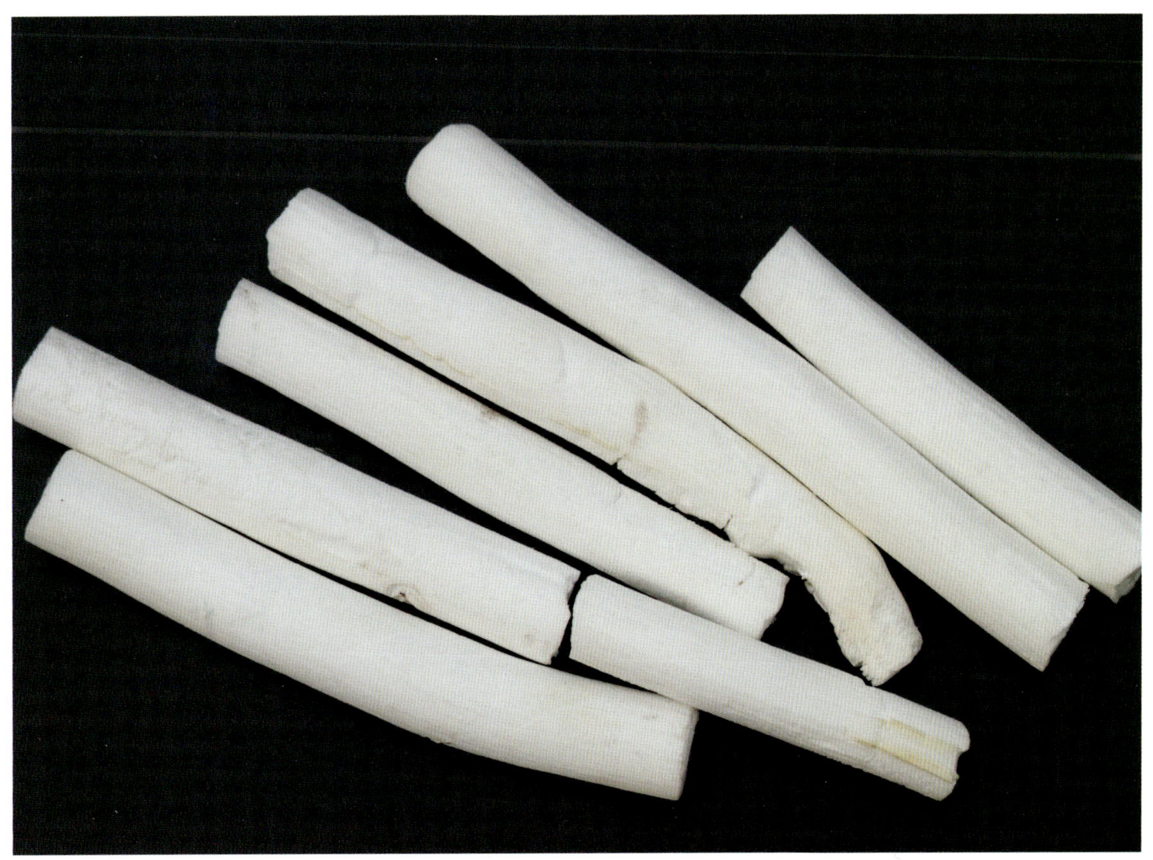

通草药材

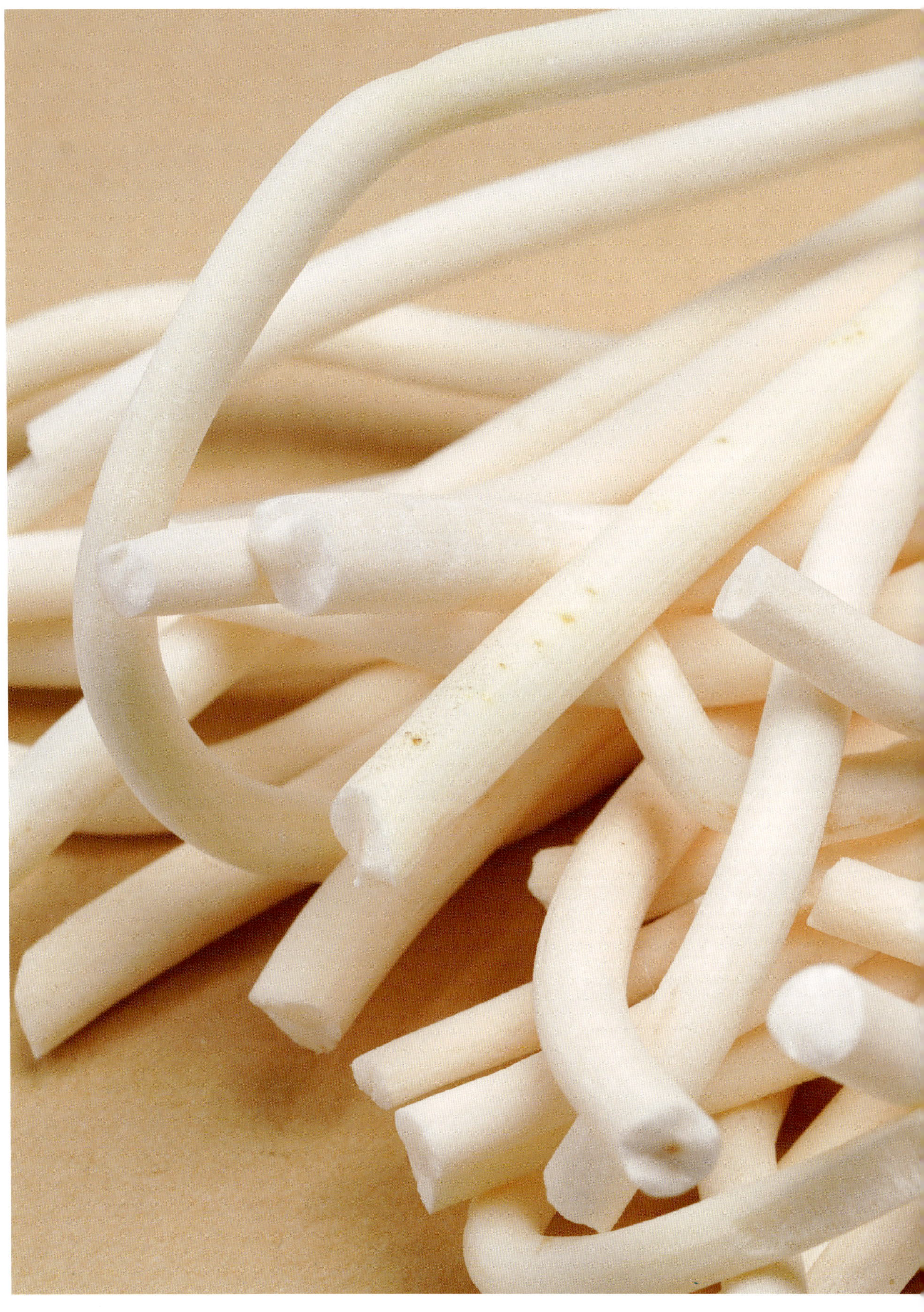

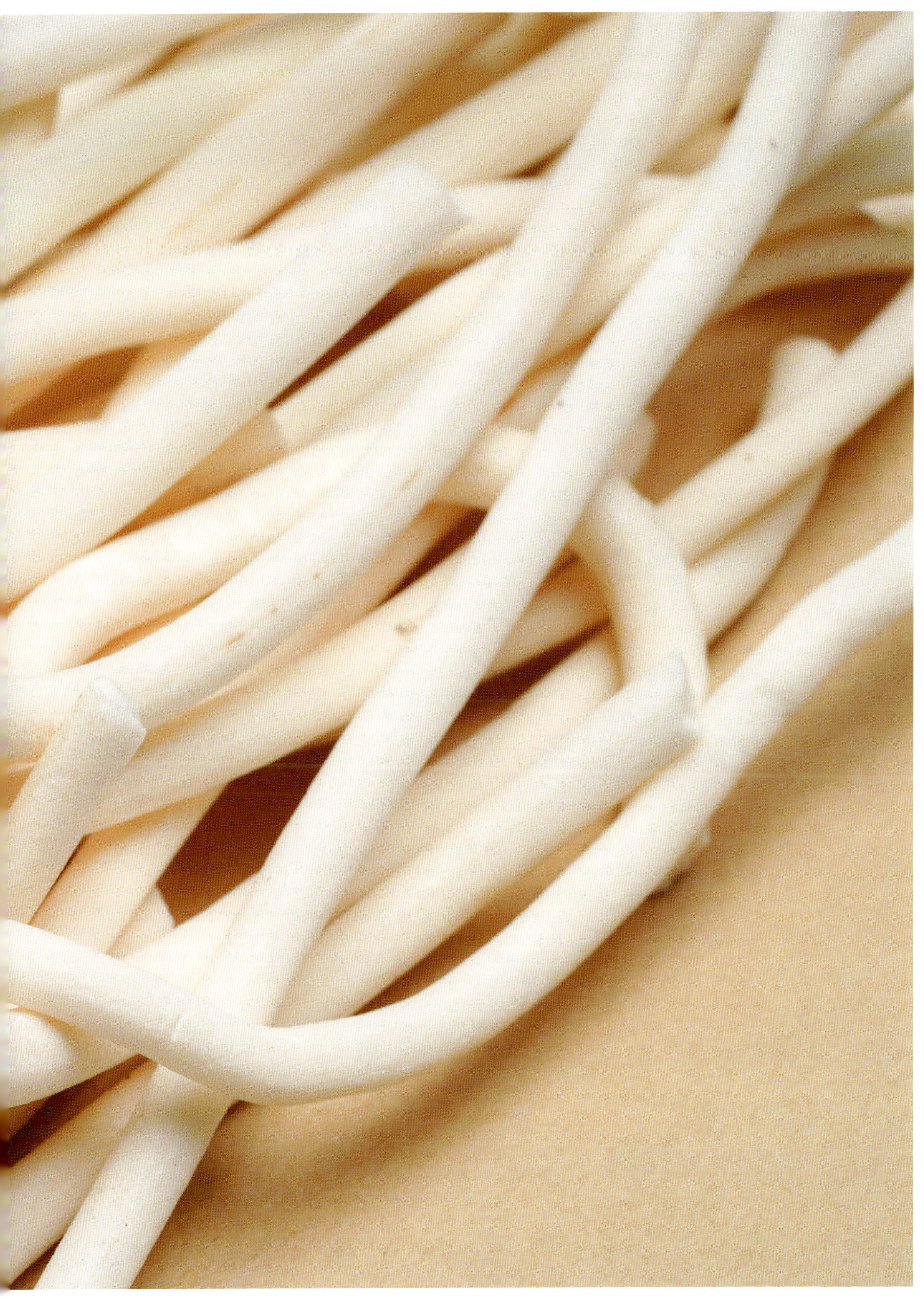

通草饮片

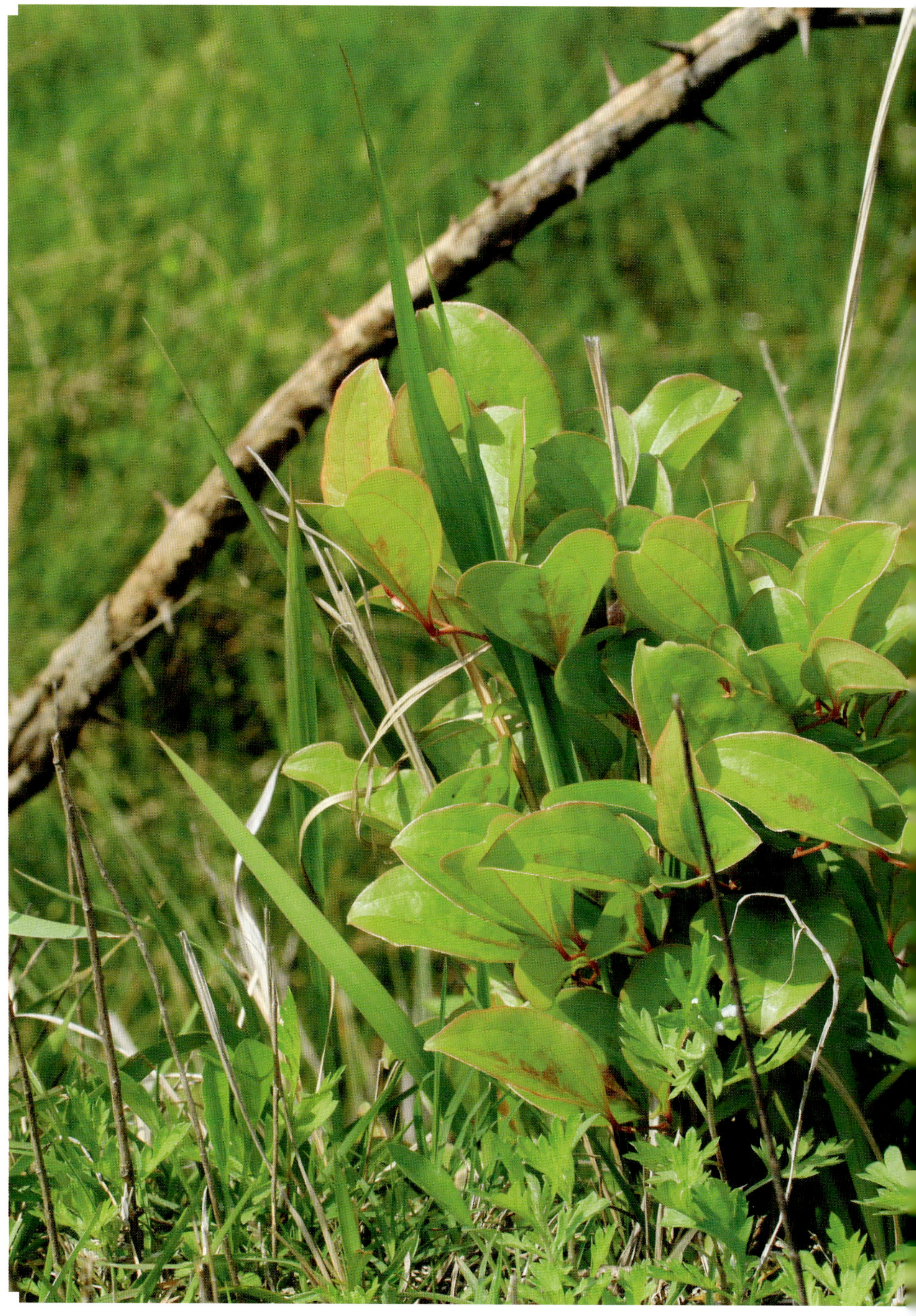

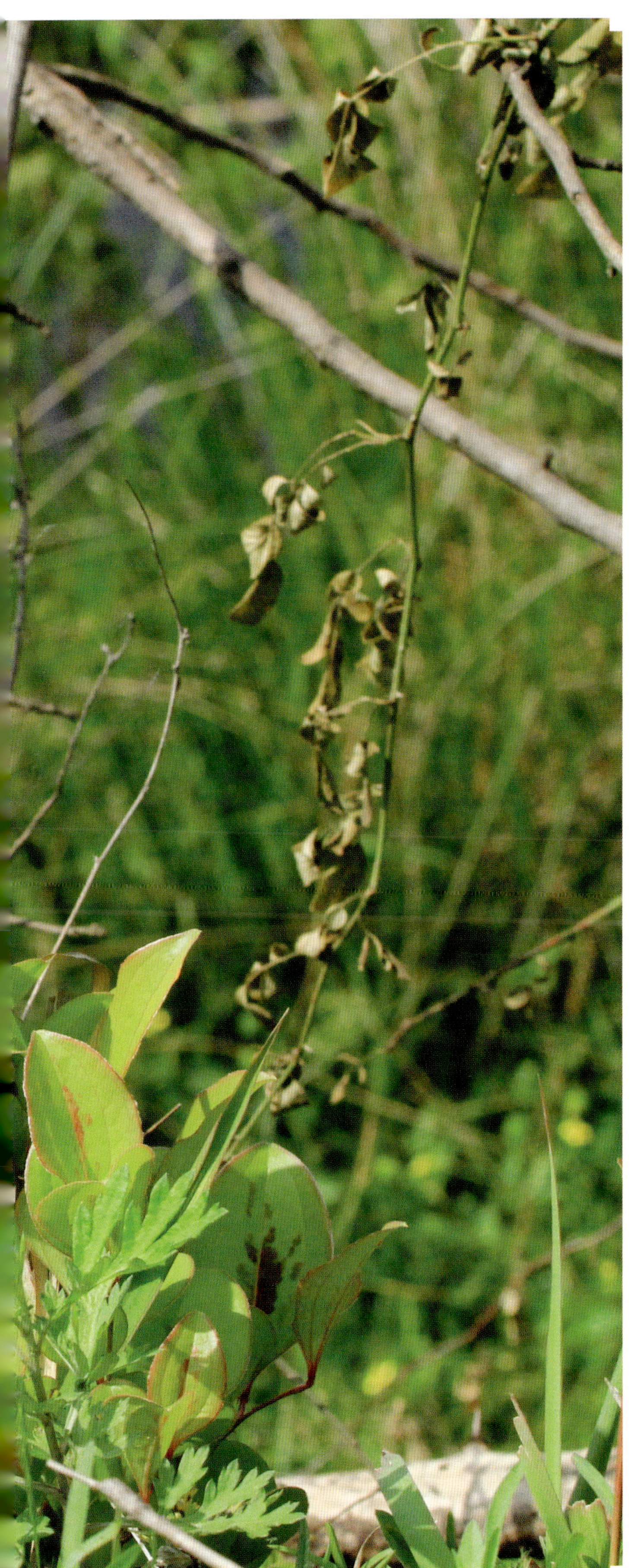

菝葜

【水药名】要星嘎。

【别　名】金刚藤、铁菱角、马加勒、筋骨柱子、红灯果。

【来　源】本品为百合科植物菝葜 *Smilax china* L. 的干燥根茎。

【性味归经】味甘，性温。归肝、肾、膀胱经。

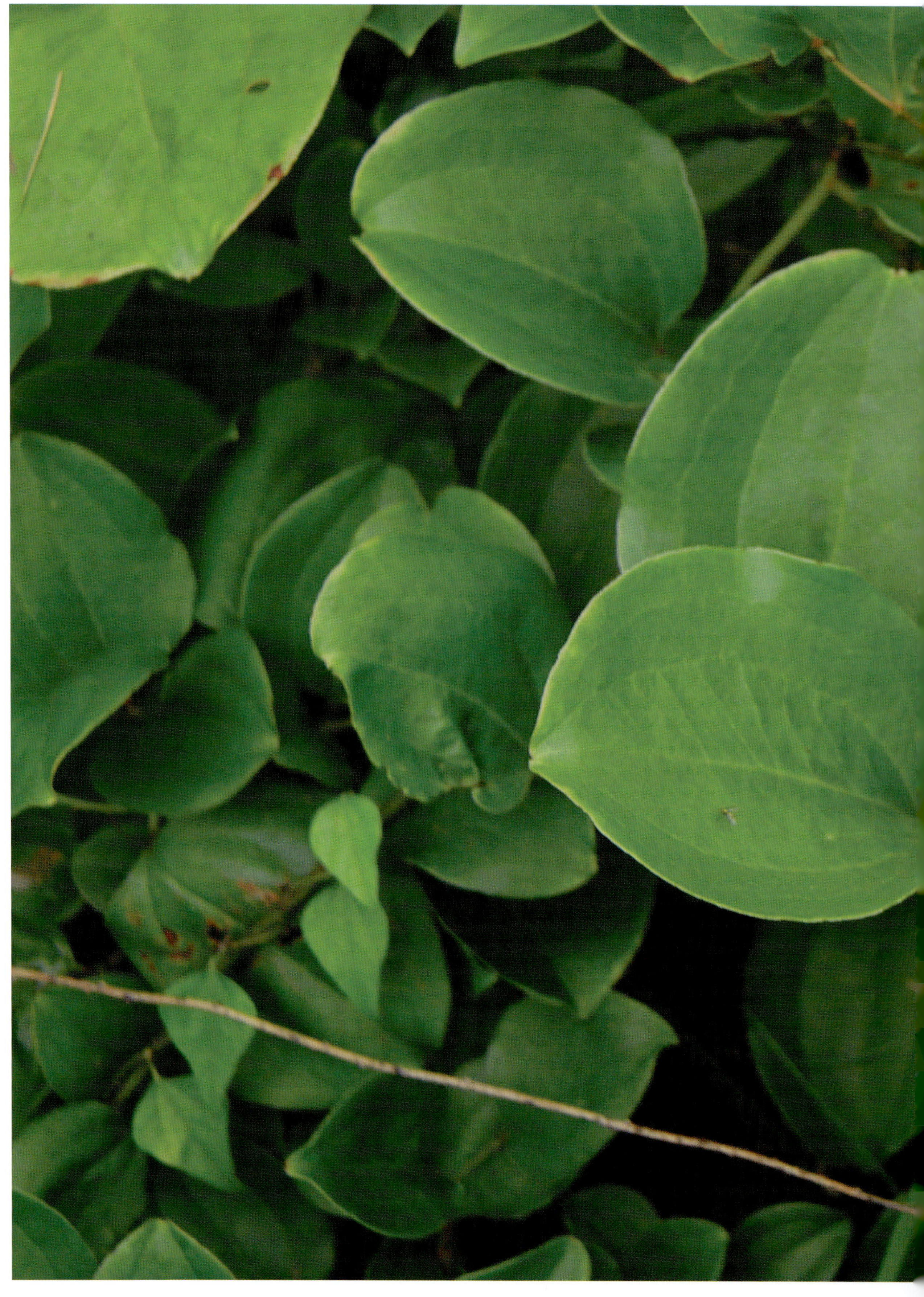

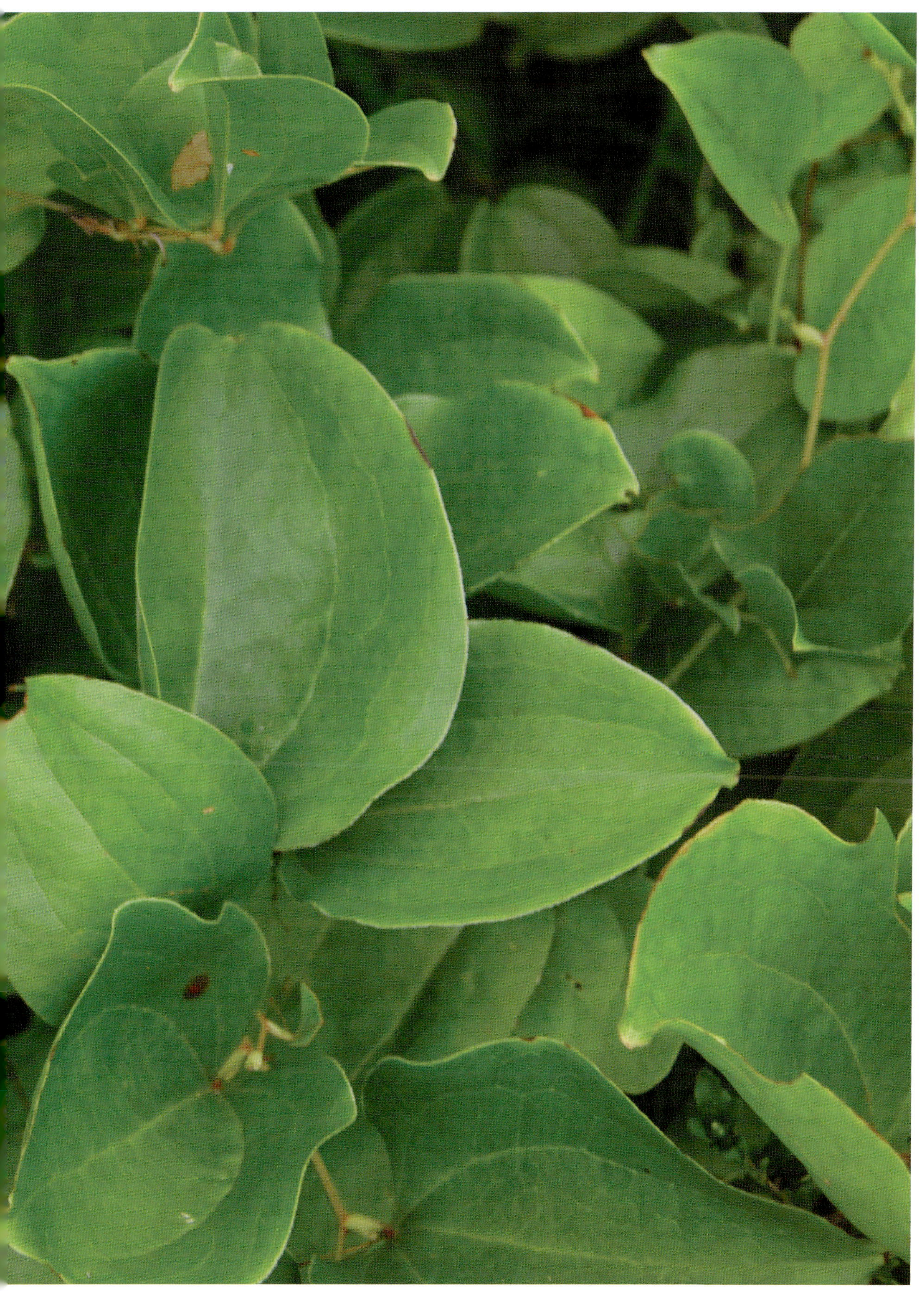

菝葜

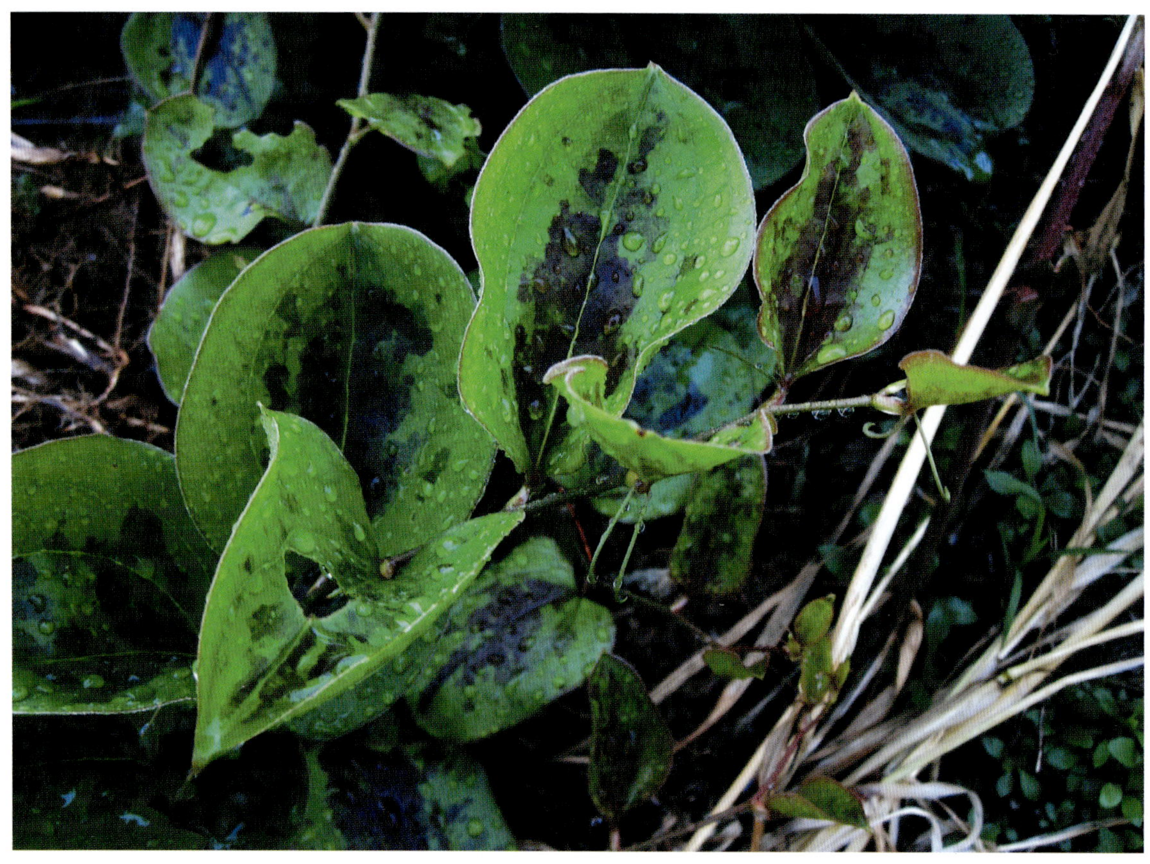

菝葜

识别特征

攀缘状灌木，高 1 ~ 3 m，疏生刺。根茎粗厚，坚硬，为不规则的块根，粗 2 ~ 3 cm。叶互生；叶柄长 5 ~ 15 mm，占全长的 1/3 ~ 1/2，具宽 0.5 ~ 1.0mm 的狭鞘，几乎都有卷须，少有例外，脱落点位于靠近卷须处；叶片薄革质或坚纸质，卵圆形或圆形、椭圆形，长 3 ~ 10 cm，宽 1.5 ~ 5.0 cm，基部宽楔形至心形，下面淡绿色，较少苍白色，有时具粉霜。花单性，雌雄异株；伞形花序生于叶尚幼嫩的小枝上，具十几朵或更多的花，常呈球形；总花梗长 1 ~ 2 cm，花序托稍膨大，近球形，较少稍延长，具小苞片；花绿黄色，外轮花被片 3，长圆形，长 3.5 ~ 4.5 mm，宽 1.5 ~ 2.0 mm，内轮花被片，稍狭。雄蕊长约为花被片的 2/3，花药比花丝稍宽，常弯曲；雌花与雄花大小相似，有 6 枚退化雄蕊。浆果直径 6 ~ 15 mm，熟时红色，有粉霜。花期 2—5 月，果期 9—11 月。

生境分布

生长于海拔 2 000 m 以下的林下灌木丛中、路旁、河谷或山坡上。主要分布于我国长江以南各地。

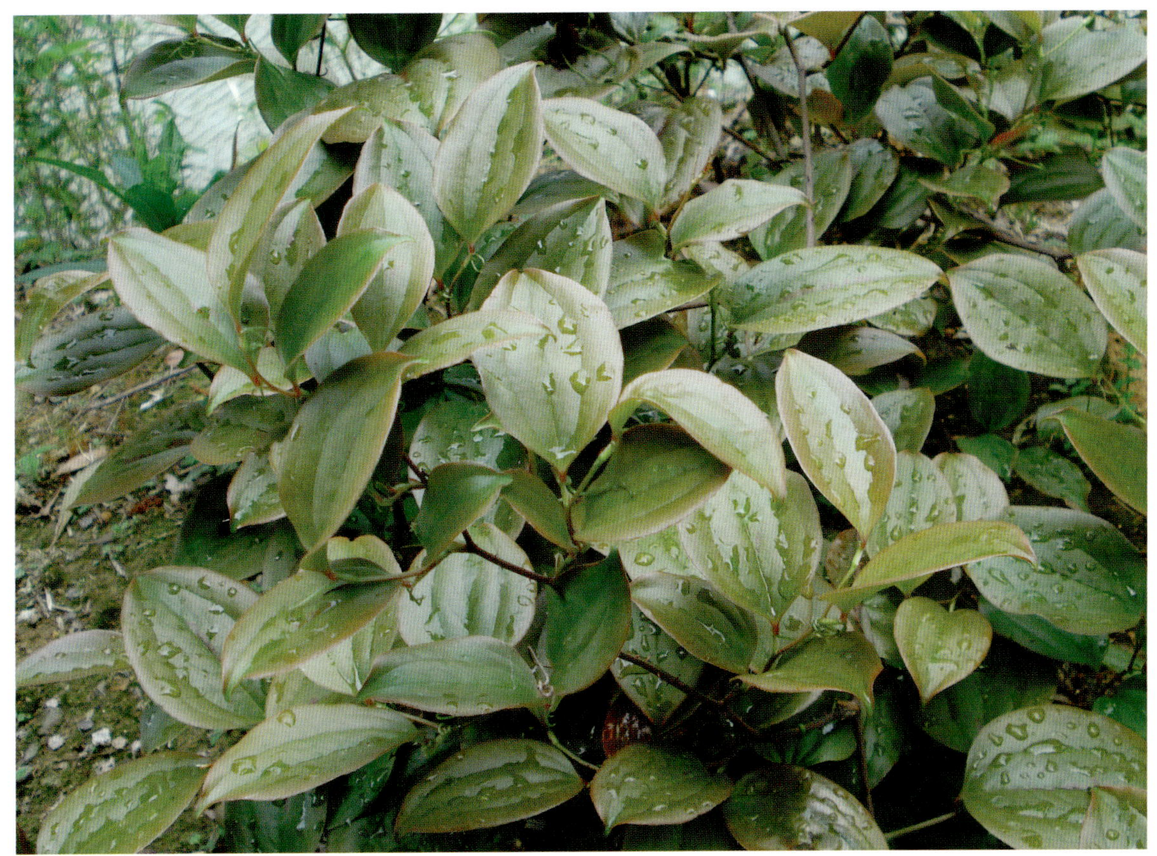

菝葜

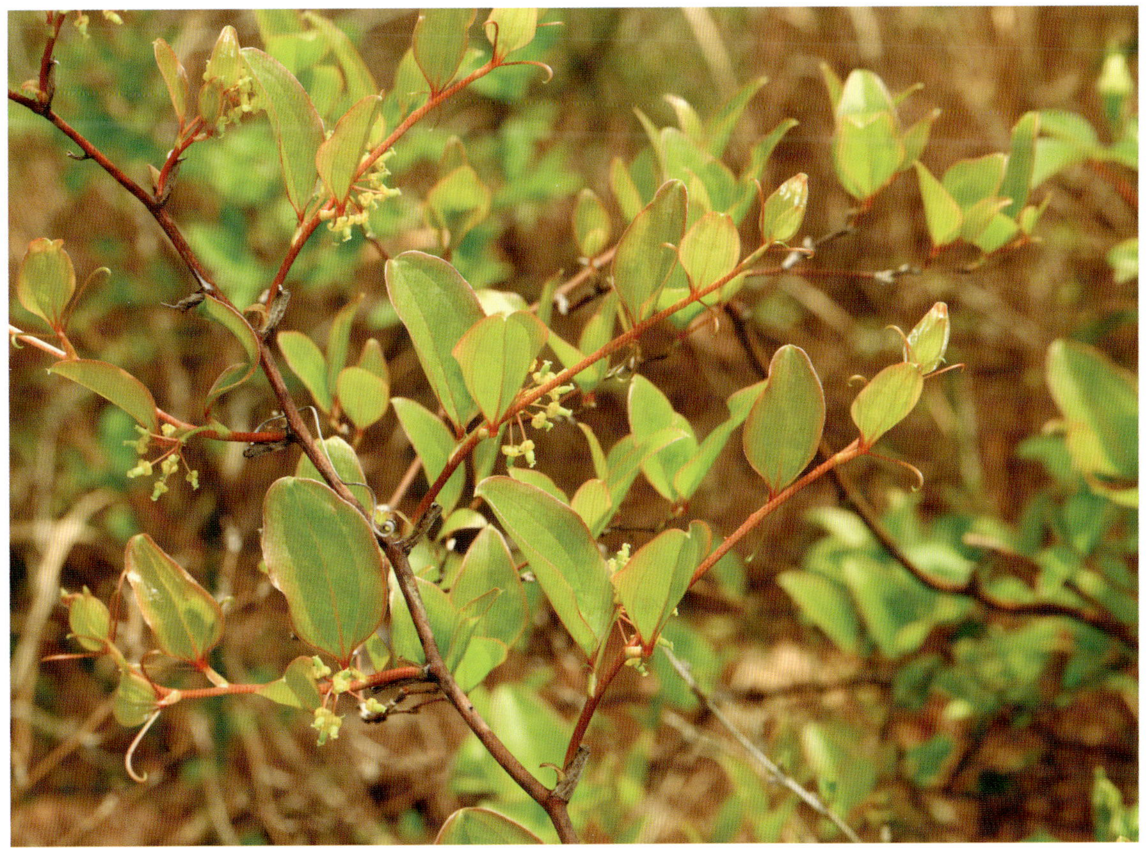

菝葜

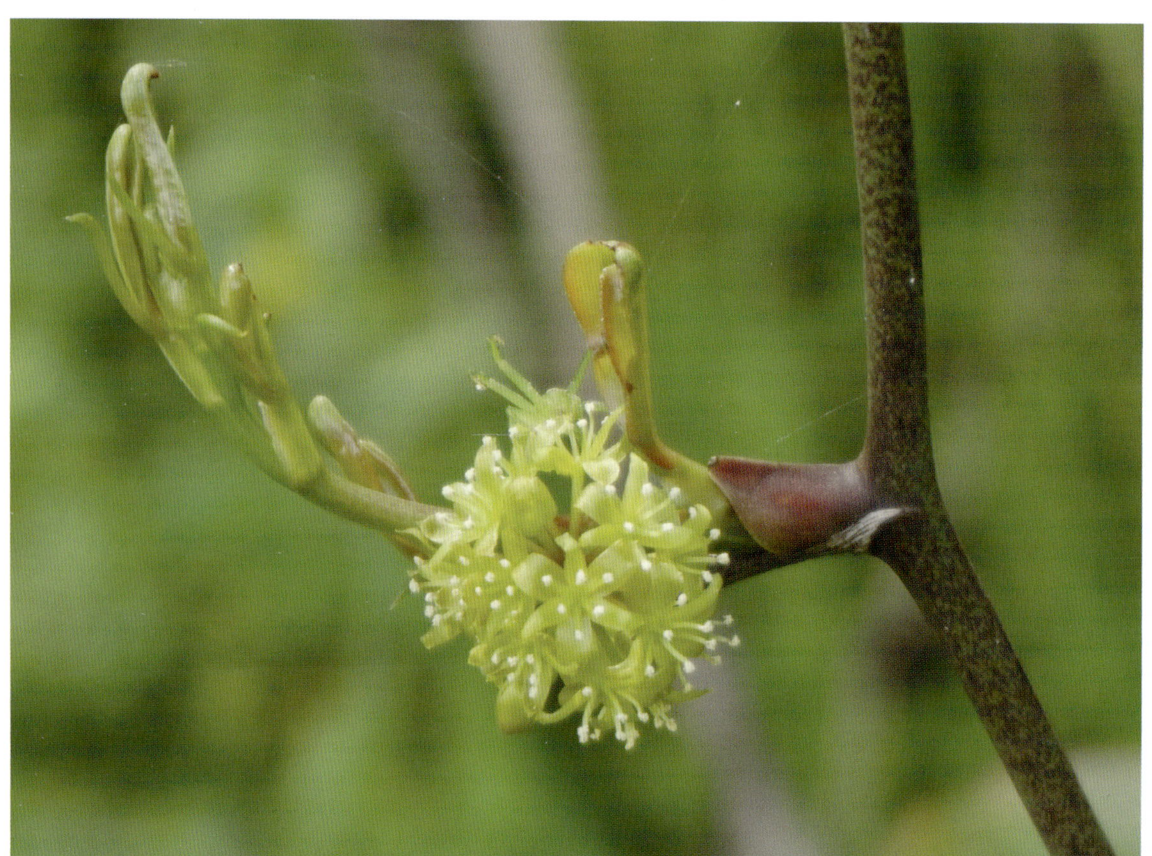

菝葜

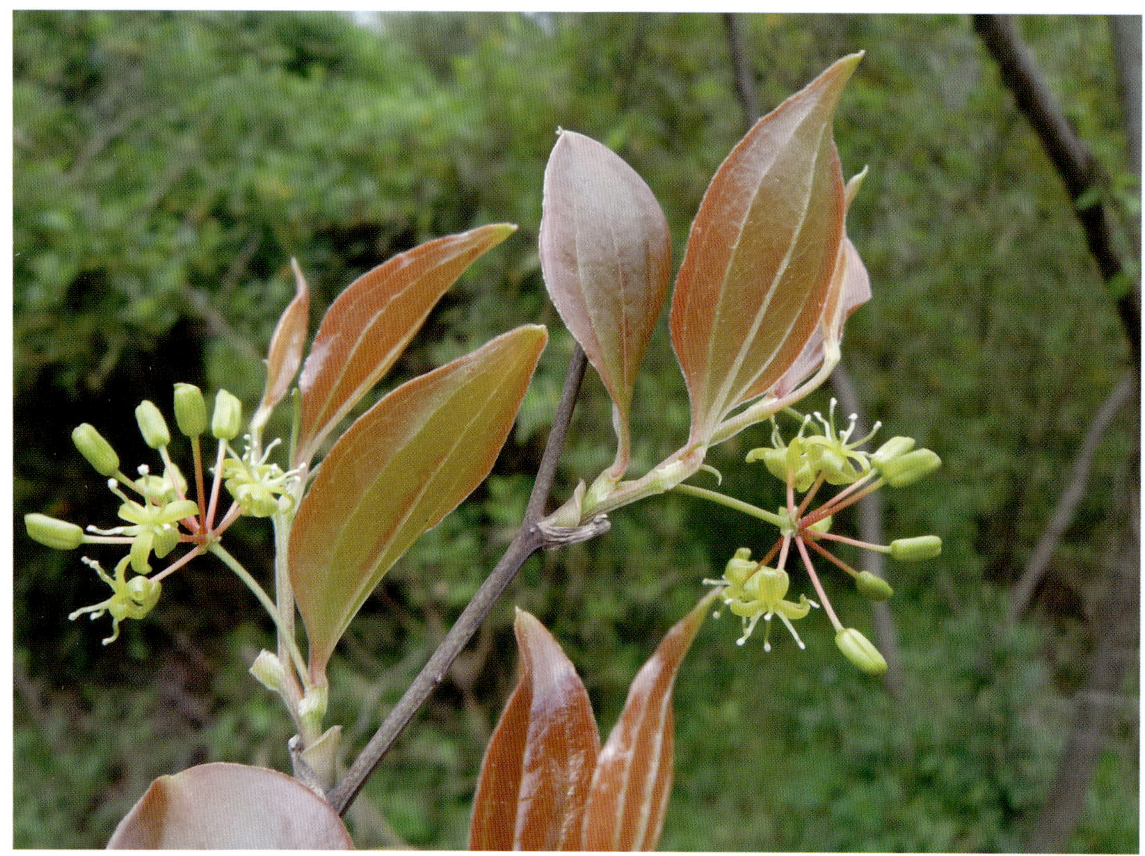

菝葜

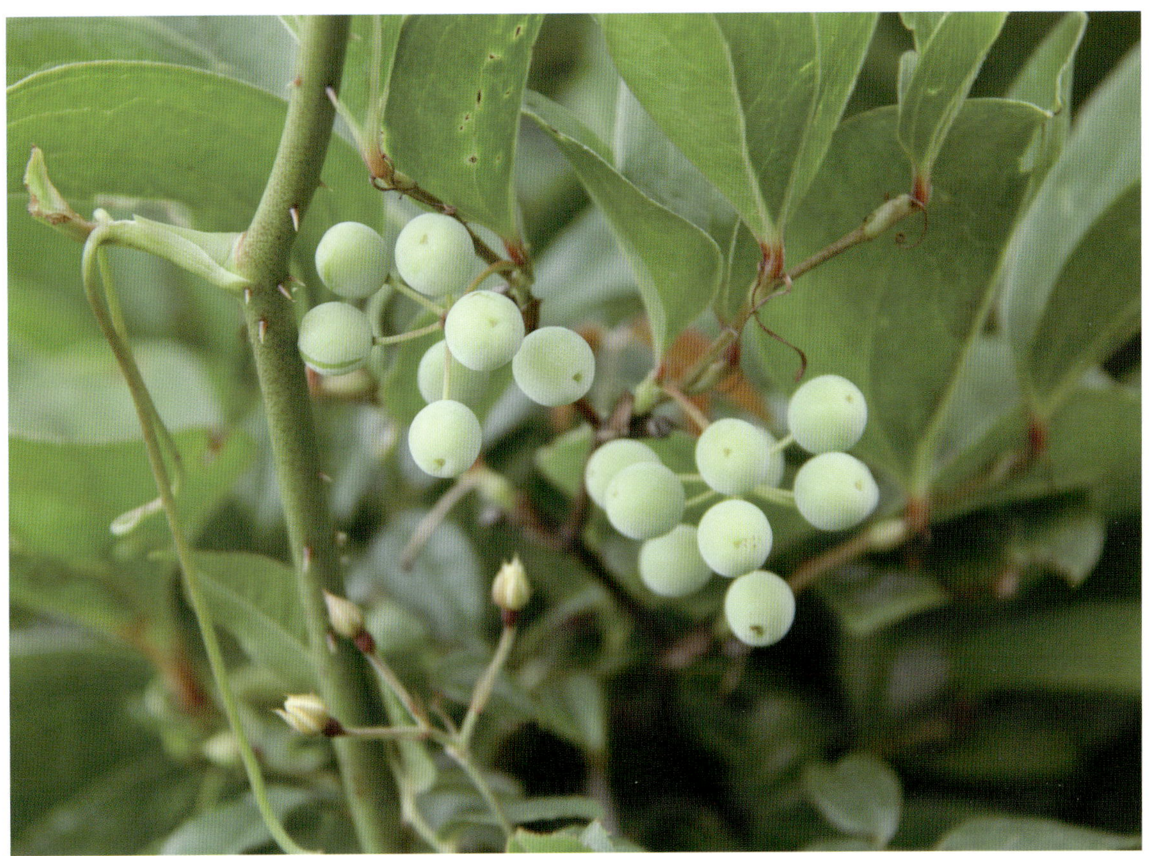

菝葜

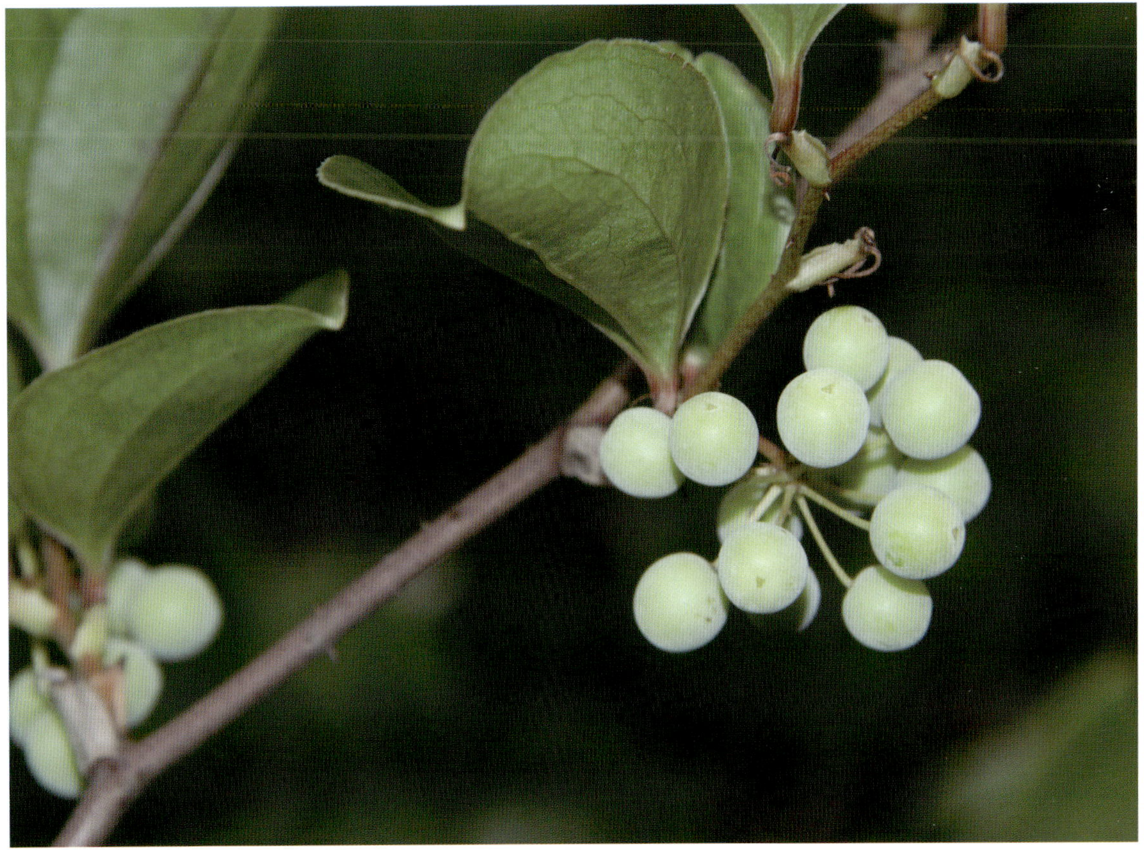

菝葜

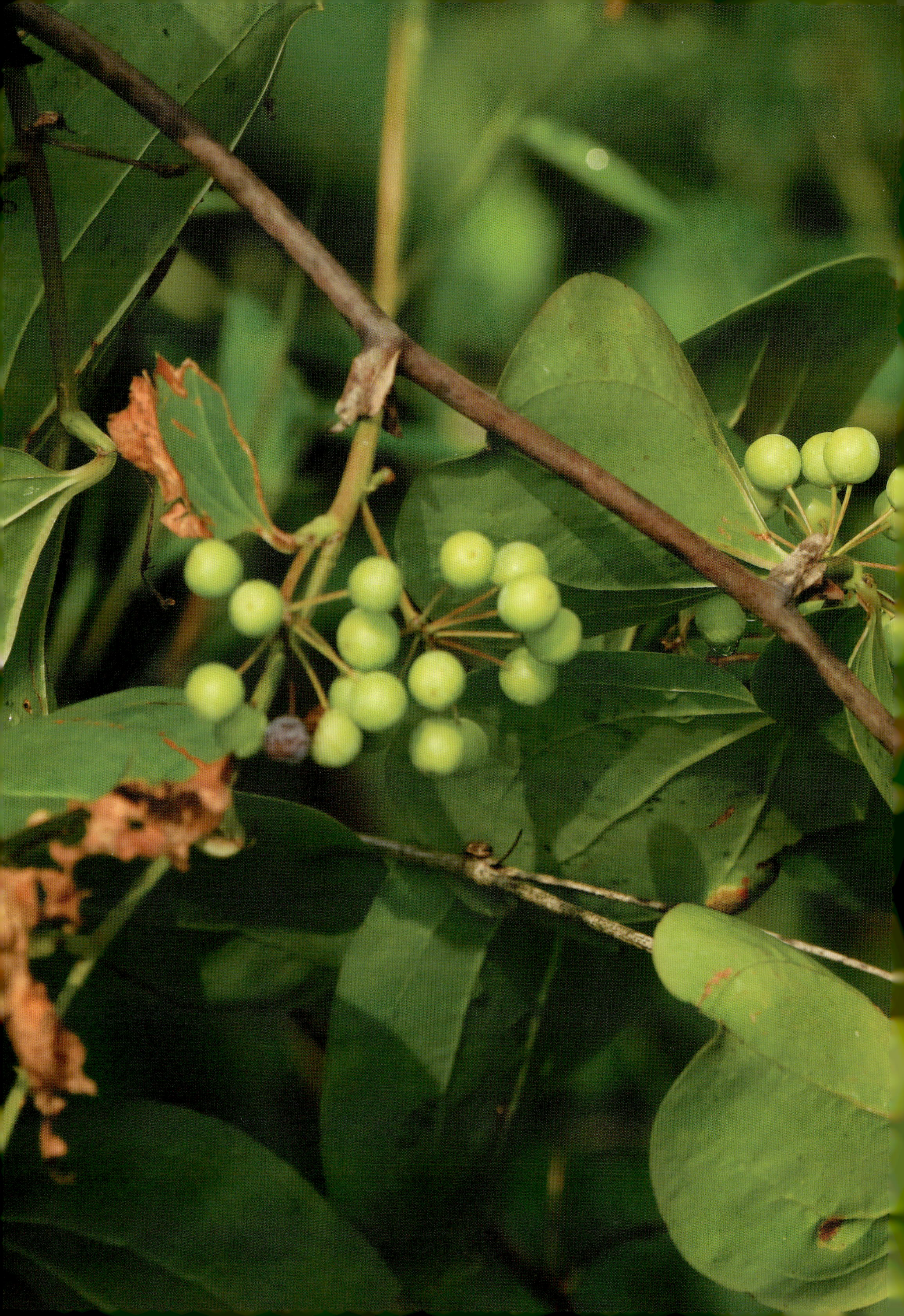

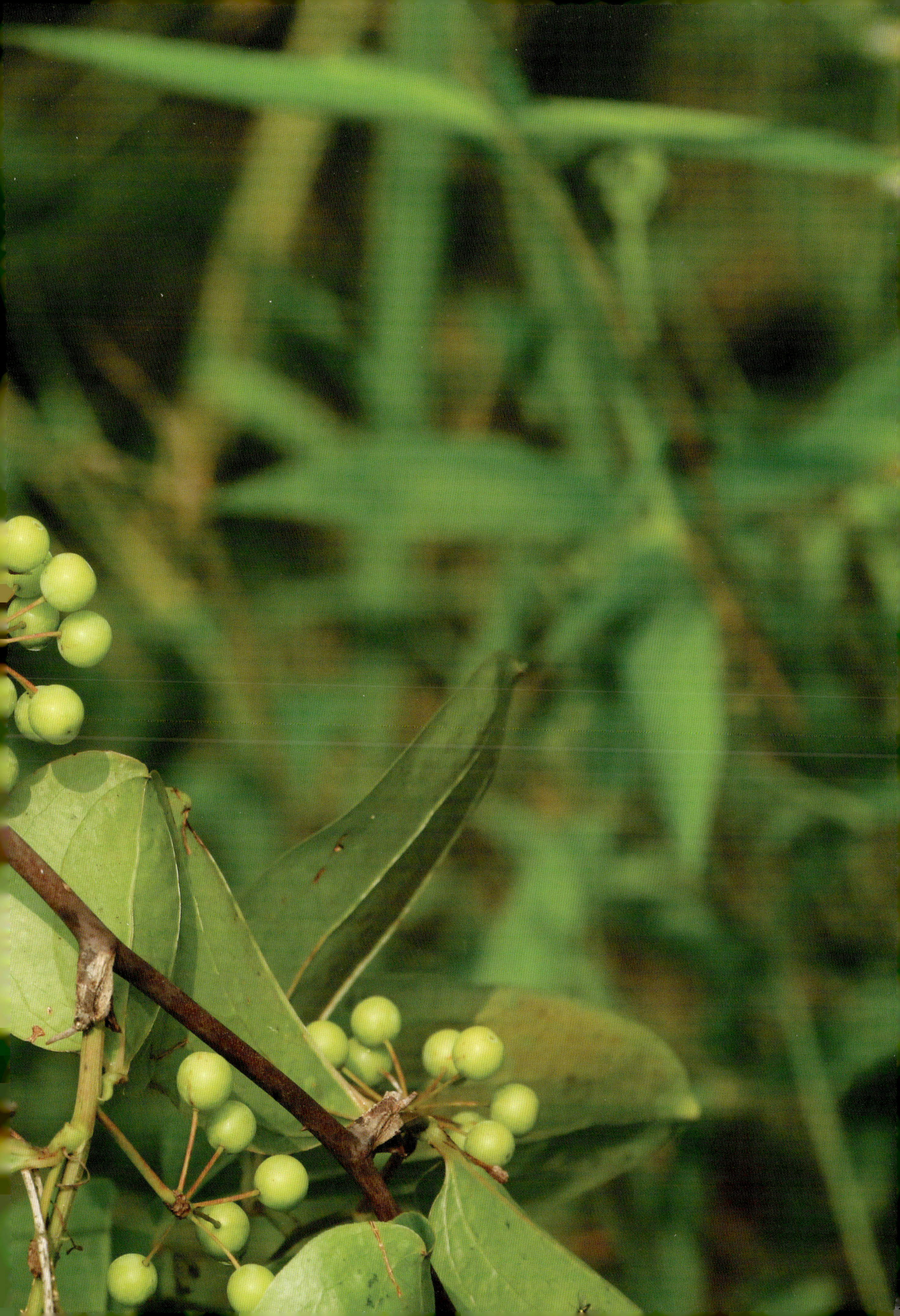

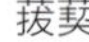
菝葜

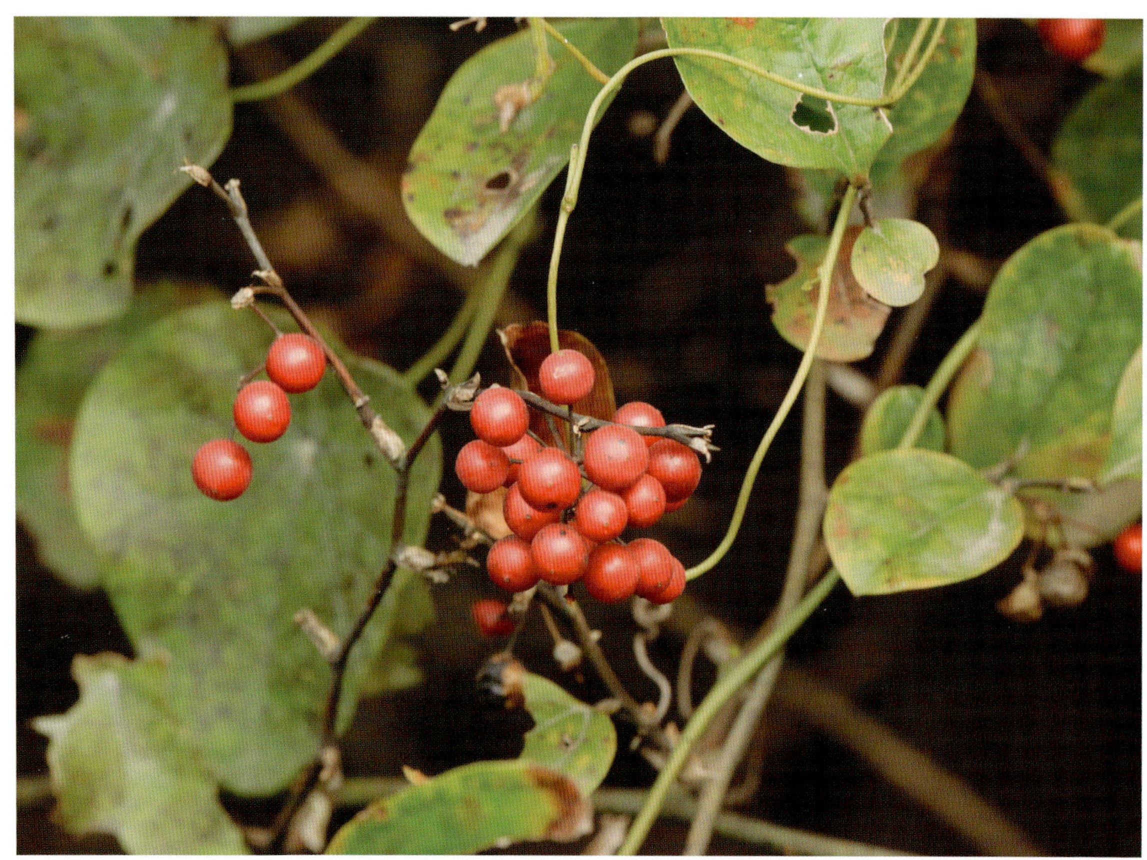
菝葜

采收加工

2 月或 8 月采挖根茎，除去泥土及须根，切片，晒干生用。

药材鉴别

本品根茎呈扁柱形，略弯曲，或不规则形，长 10 ~ 20 cm，直径 2 ~ 4 cm。表面黄棕色或紫棕色，结节膨大处有圆锥状突起的茎痕、芽痕及细根断痕，或留有坚硬折断的细根，呈刺状，节上有鳞叶；有时先端残留地上茎。质坚硬，断面棕黄色或红棕色，粗纤维性。气微味，味微苦。以根茎粗壮、断面色红者为佳。

功效主治

祛风湿，利小便，消肿毒。主治关节疼痛，肌肉麻木，泄泻，痢疾，水肿，淋病，疔疮，肿毒，瘰疬，痔疮。

用法用量

内服：9 ~ 15 g，大剂量 30 ~ 90 g，浸酒服或入丸、散服。外用：煎水熏洗。

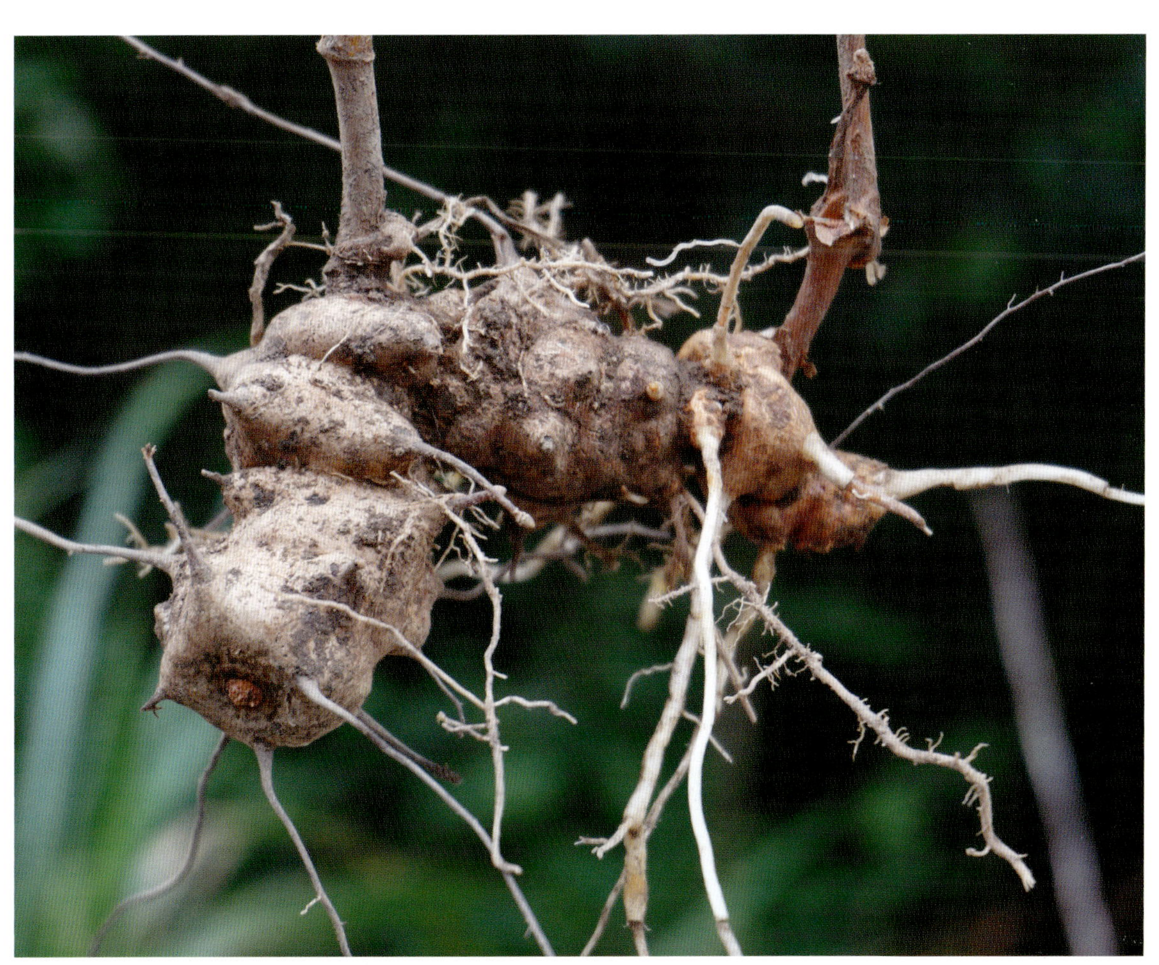

菝葜

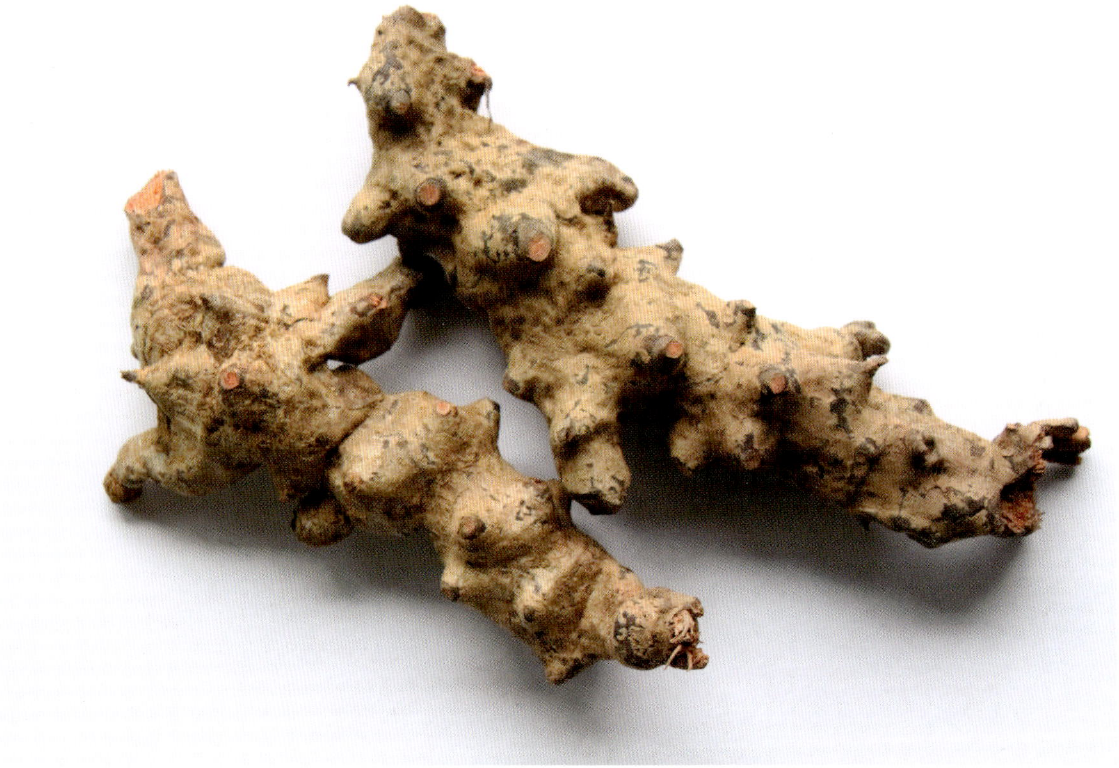

菝葜药材

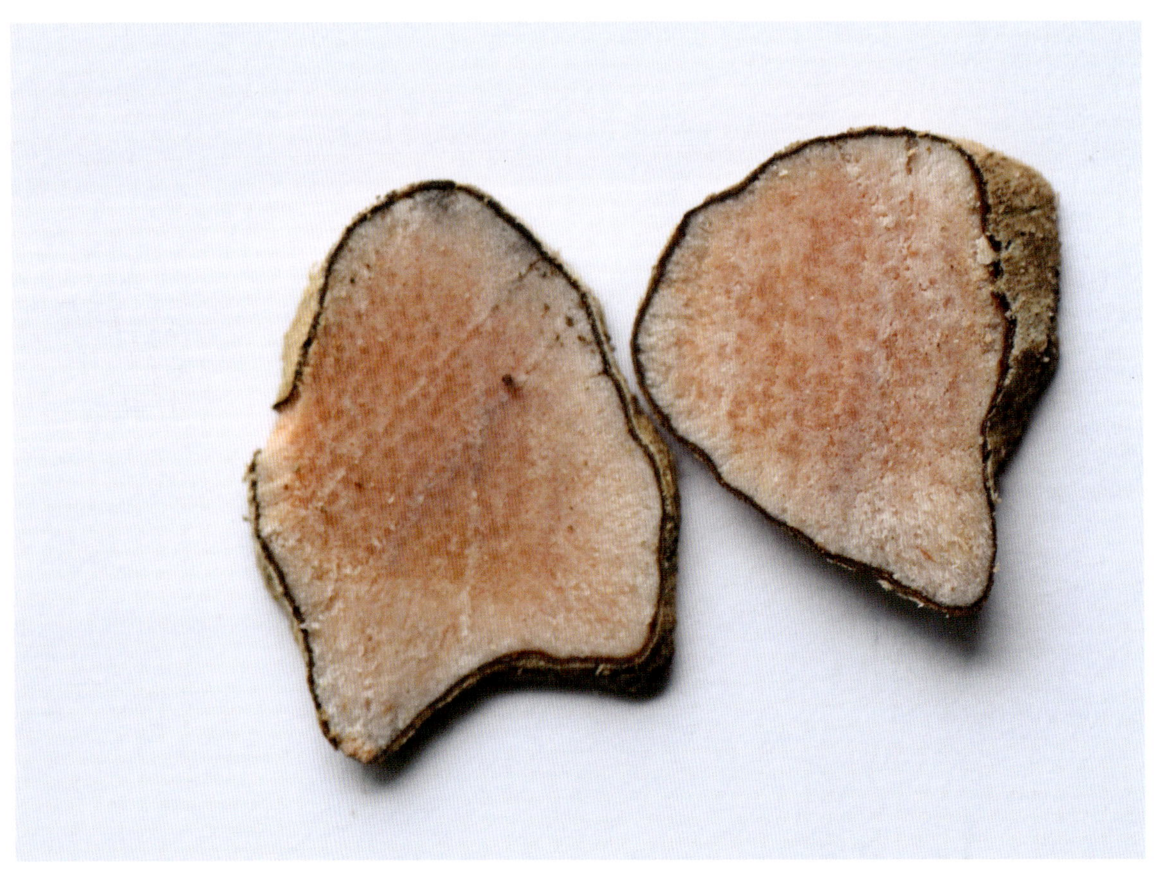

菝葜药材

民族药方

1．风湿性关节炎 鲜菝葜根1000 g。用乙醇提取法制成300 mL注射液，每安瓿2 mL，每次肌内注射2 mL，每日1次。

2．牛皮癣 菝葜根20 ~ 40 g。用温开水1 500 mL浸泡10小时，煮沸40 ~ 80 分钟，饭后服，每日2 ~ 3次。

3．风湿关节痛 ①菝葜、活血龙、山楂根各15 ~ 25 g。水煎汤。②菝葜、虎杖各50 g，寻骨风25 g，白酒750 mL。上药泡酒7日，每次服一酒盅（约25 mL），早、晚各服1次。

4．筋骨麻木 菝葜适量。浸酒服。

5．小便多、滑数不禁 菝葜适量。研为细末，以好酒调15 g服用。

6．胃肠炎 菝葜根状茎100 ~ 200 g。水煎汤。

7．乳糜尿 菝葜根状茎、楤木根各50 g。水煎汤，每日1剂。

8．癌症 菝葜根状茎50 ~ 750 g。洗净切片，晒干，水浸1小时，文火浓煎3小时去渣，加猪肥肉50 ~ 100 g，煮1小时，取药液500 mL，1日内分数次服完。

9．烧烫伤 新鲜菝葜叶（烤干，不要烤焦）适量。研成粉末，用时80 ~ 100 g加麻油调成糊状，每日涂患处1 ~ 2次。

使用注意

服药期间忌茶、醋。

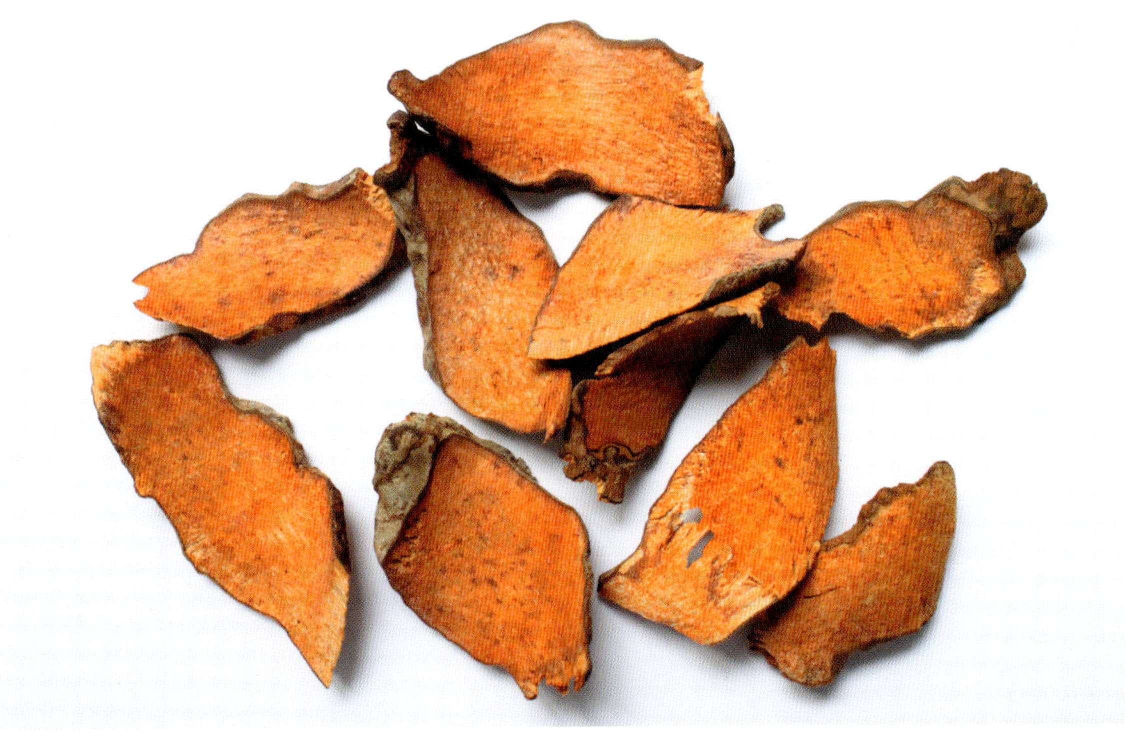

菝葜饮片

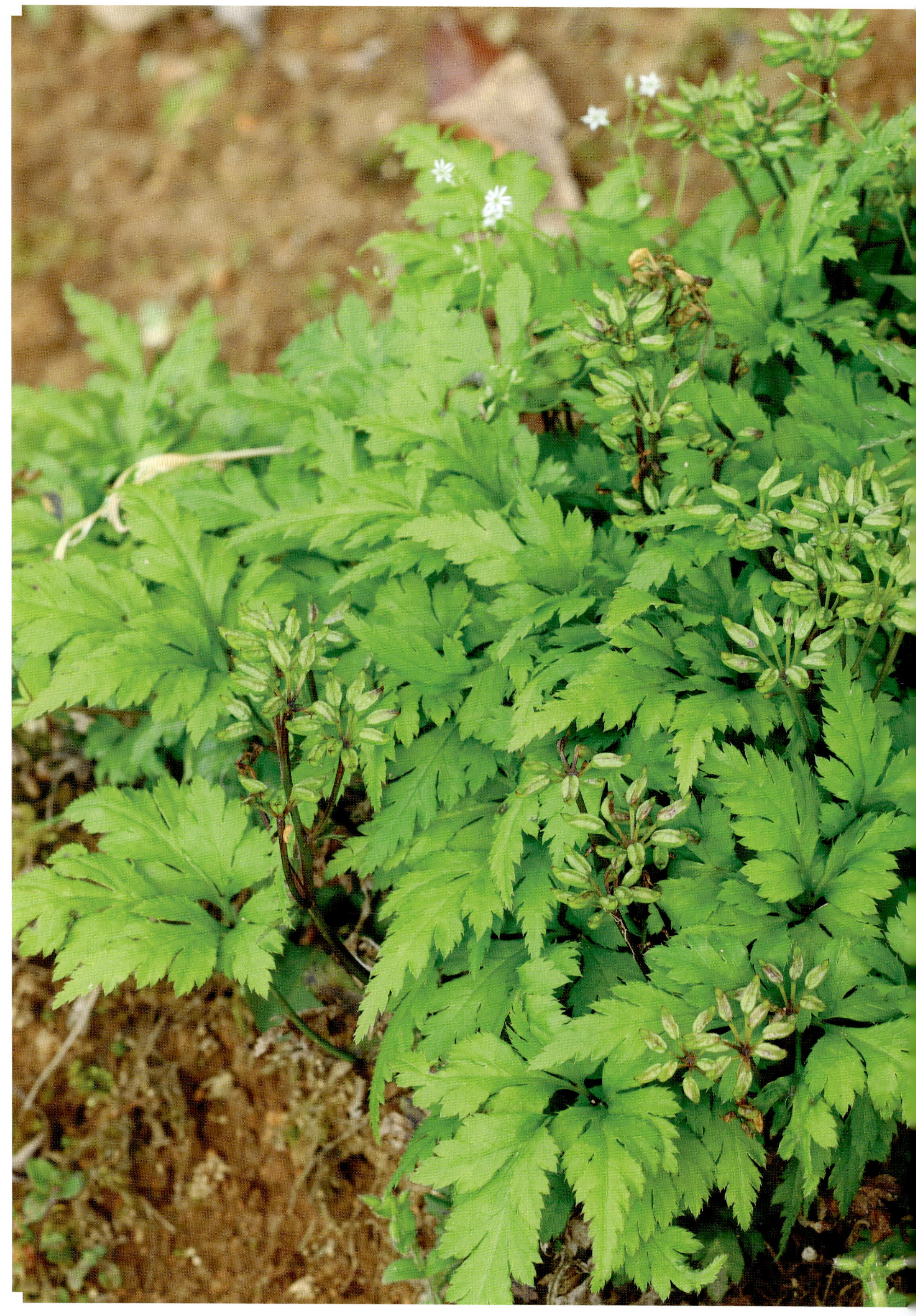

黄连

【水药名】榜角告。

【别　名】鸡爪连、鸡爪黄连、光连、峨嵋连、嘉定连、刺盖连。

【来　源】本品为毛茛科植物黄连 *Coptis chinensis* Franch. 或三角叶黄连 *Coptis deltoidea* C. Y. Cheng et Hsiao 或云连 *Coptis teeta* Wall. 的干燥根茎。三种分别习称「味连」「雅连」「云连」。

【性味归经】味苦，性寒。归心、脾、胃、肝、胆、大肠经。

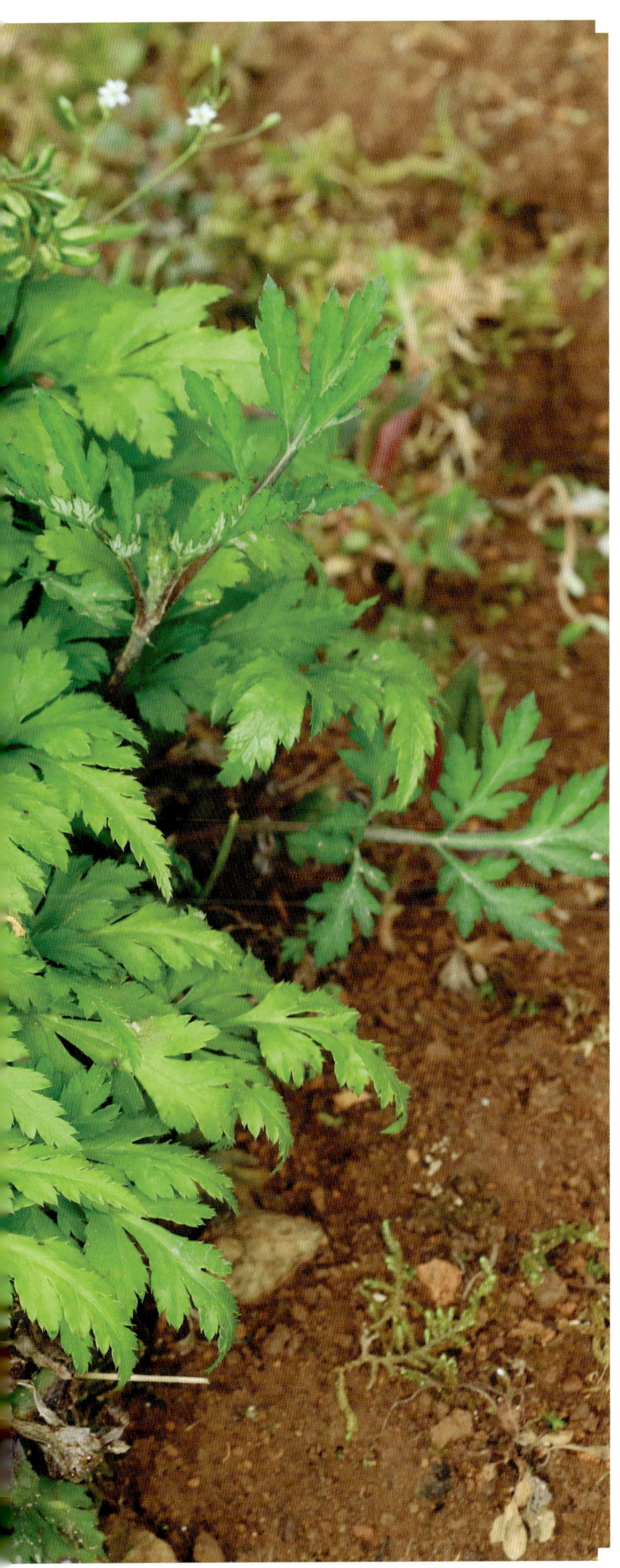

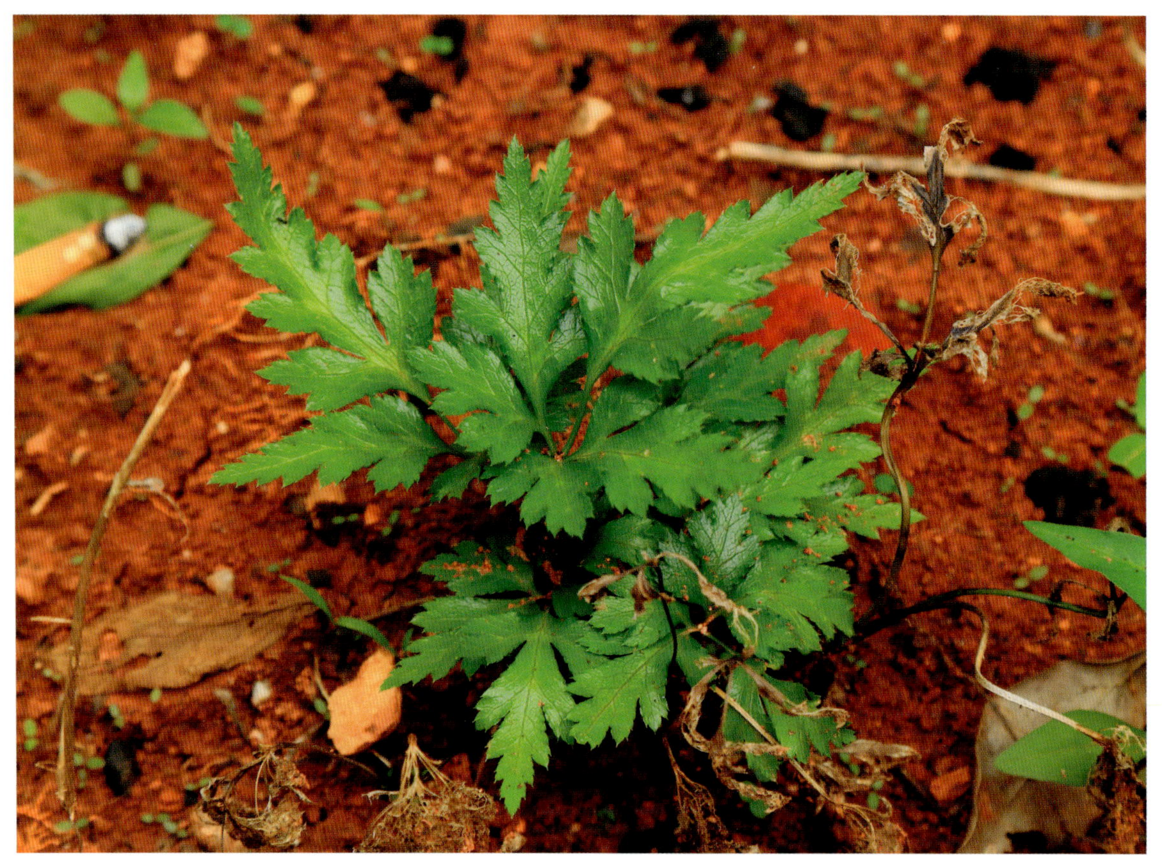

黄连

识别特征

1. 黄连 多年生草本，高 15 ~ 25 cm，根茎黄色，常分枝，密生须根。叶基生，叶柄长 6 ~ 16 cm，无毛；叶片稍带革质，卵状三角形，宽达 10 cm，3 全裂；中央裂片稍呈菱形，基部急遽下延成长 1 ~ 1.8 cm 的细柄，裂片再作羽状深裂，深裂片 4 ~ 5 对，近长圆形，先端急尖，彼此相距 2 ~ 6 mm，边缘具针刺状锯齿；两侧裂片斜卵形，比中央裂片短，不等 2 深裂或罕 2 全裂，裂片常再作羽状深裂；上面沿脉被短柔毛，下面无毛。花茎 1 ~ 2，与叶等长或更长；二歧或多歧聚伞花序，生花 3 ~ 8 朵；苞片披针形，3 ~ 5 羽状深裂；萼片 5，黄绿色，呈长椭圆状卵形至披针形，长 9 ~ 12.5 mm，宽 2 ~ 3 mm；花瓣线形或线状拉针形，长 5 ~ 6.5 mm，先端尖，中央有蜜槽；雄蕊多数，外轮雄蕊比花瓣略短或近等长，花药广椭圆形，黄色；心皮 8 ~ 12。蓇葖 6 ~ 12，具柄，长 6 ~ 7 mm。种子 7 ~ 8，长椭圆形，长约 2 mm，褐色。花期 2—4 月，果期 3—6 月。

2. 三角叶黄连 多年生草本。形态与黄连相似，主要特征为根茎不分枝或少分枝。叶片纸质，卵形，长达 16 cm，宽达 15 cm，3 全裂，裂片均具明显的柄；中央裂片三角状卵形，基部急缩成长达 2.5 cm 的细柄，羽状深裂 4 ~ 6 对，两侧裂片斜卵状三角形，不等的 2 深裂或半裂，小裂片彼此邻接。苞片线状披针形，近中部 3 裂或栉状羽状深裂。花萼狭卵形；花瓣近倒披针形，均较宽；雄蕊约 20，长仅为花瓣的 1/2 左右；心皮 9 ~ 12。种子不育。

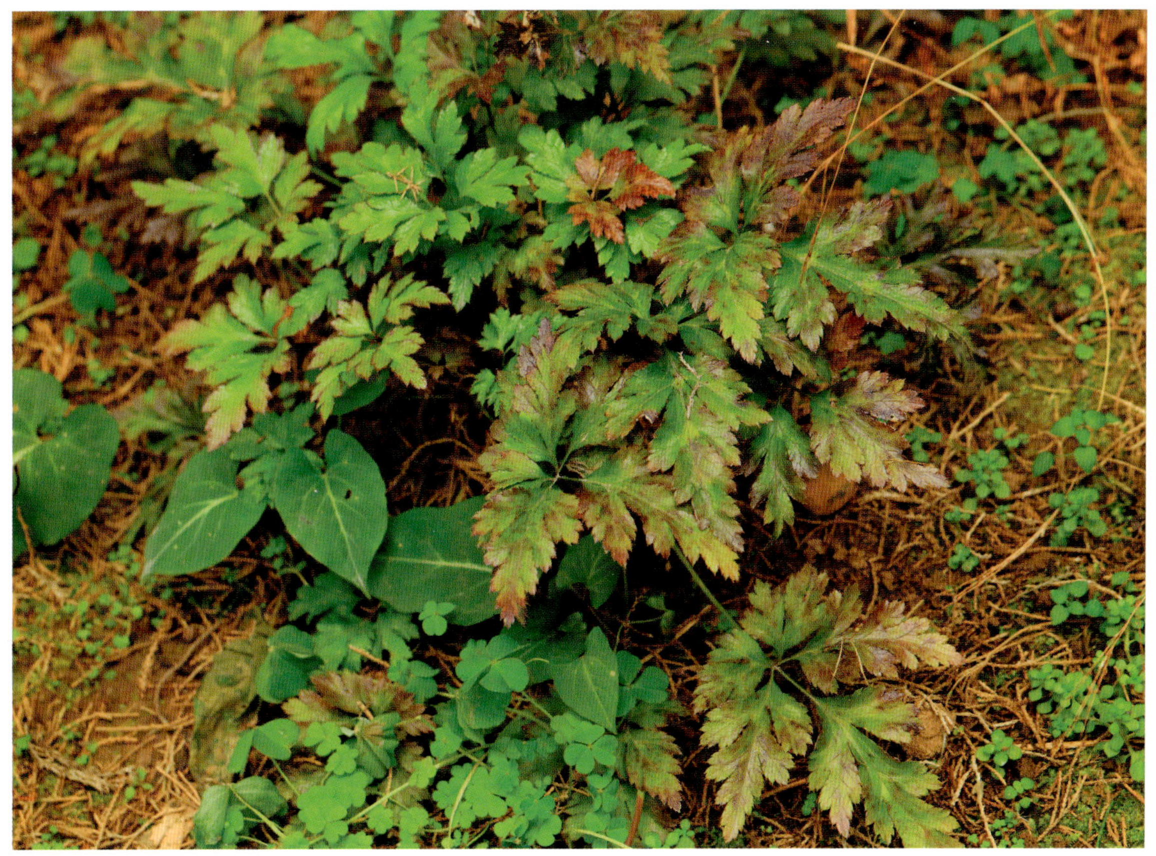

黄连

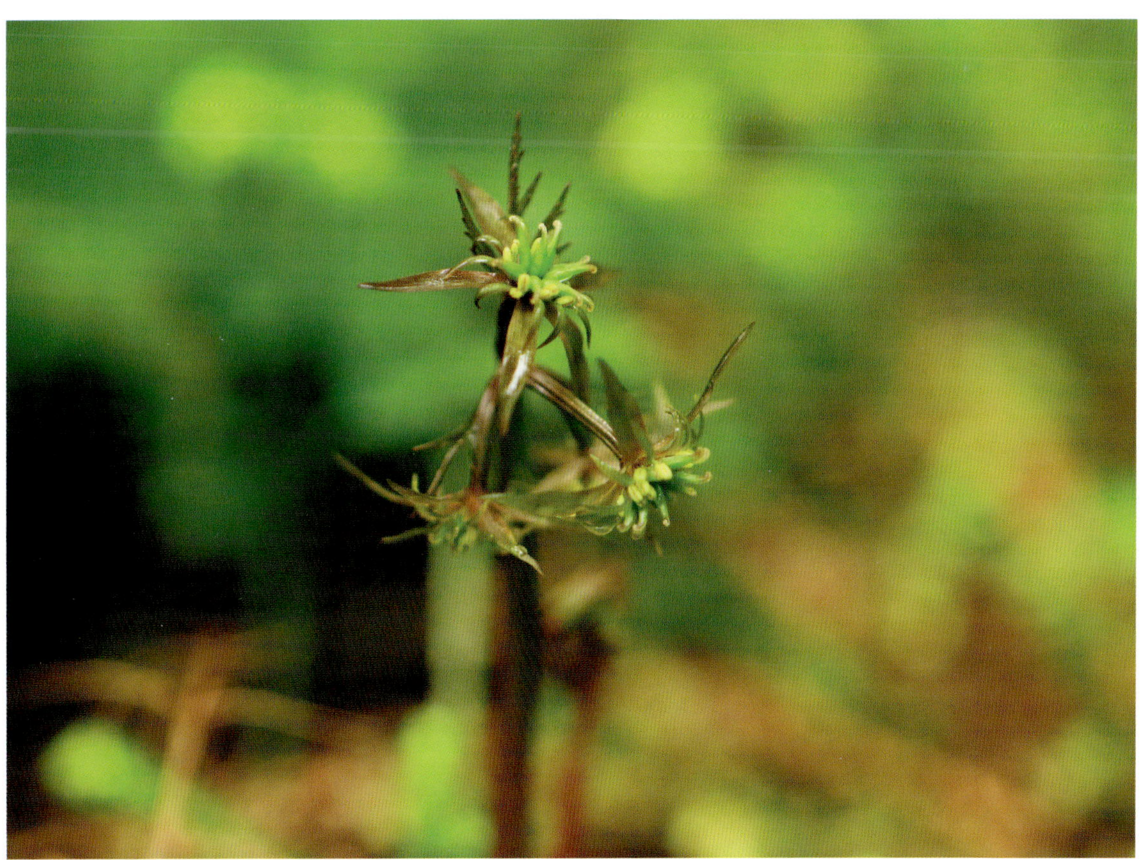

黄连

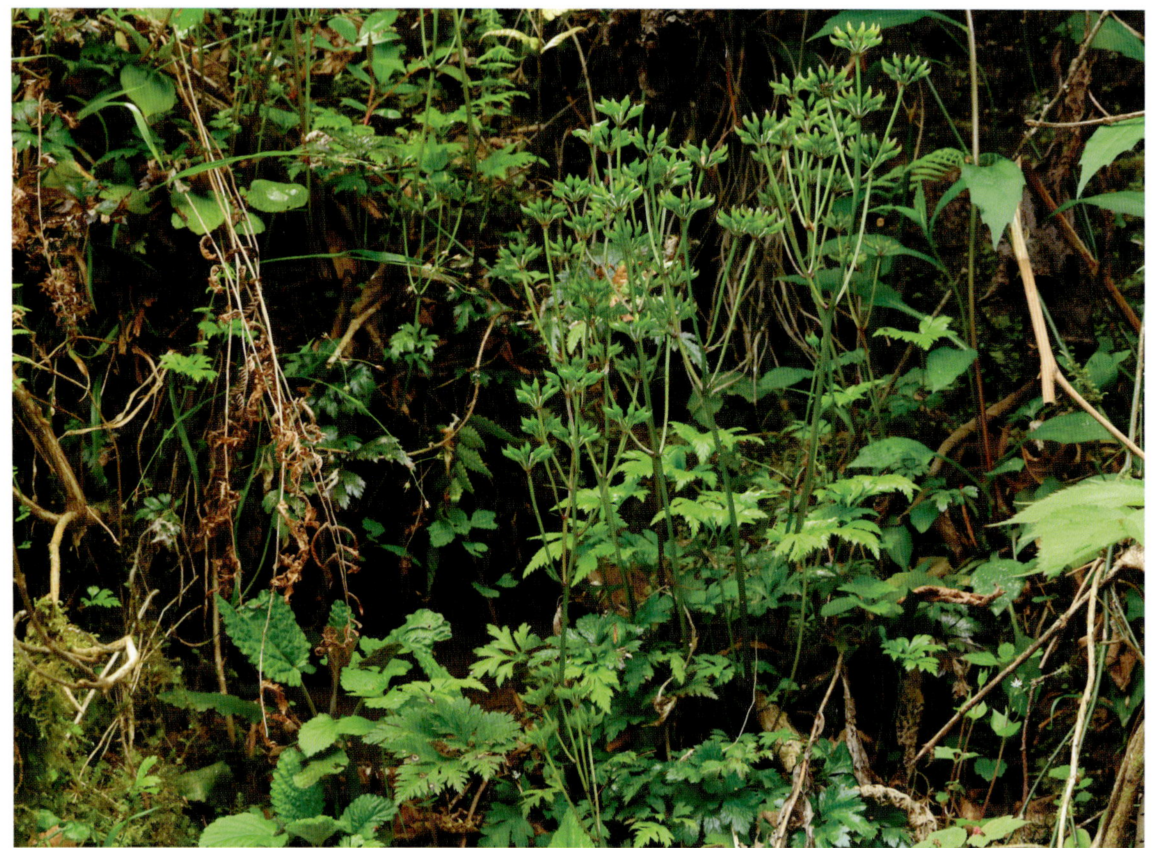

黄连

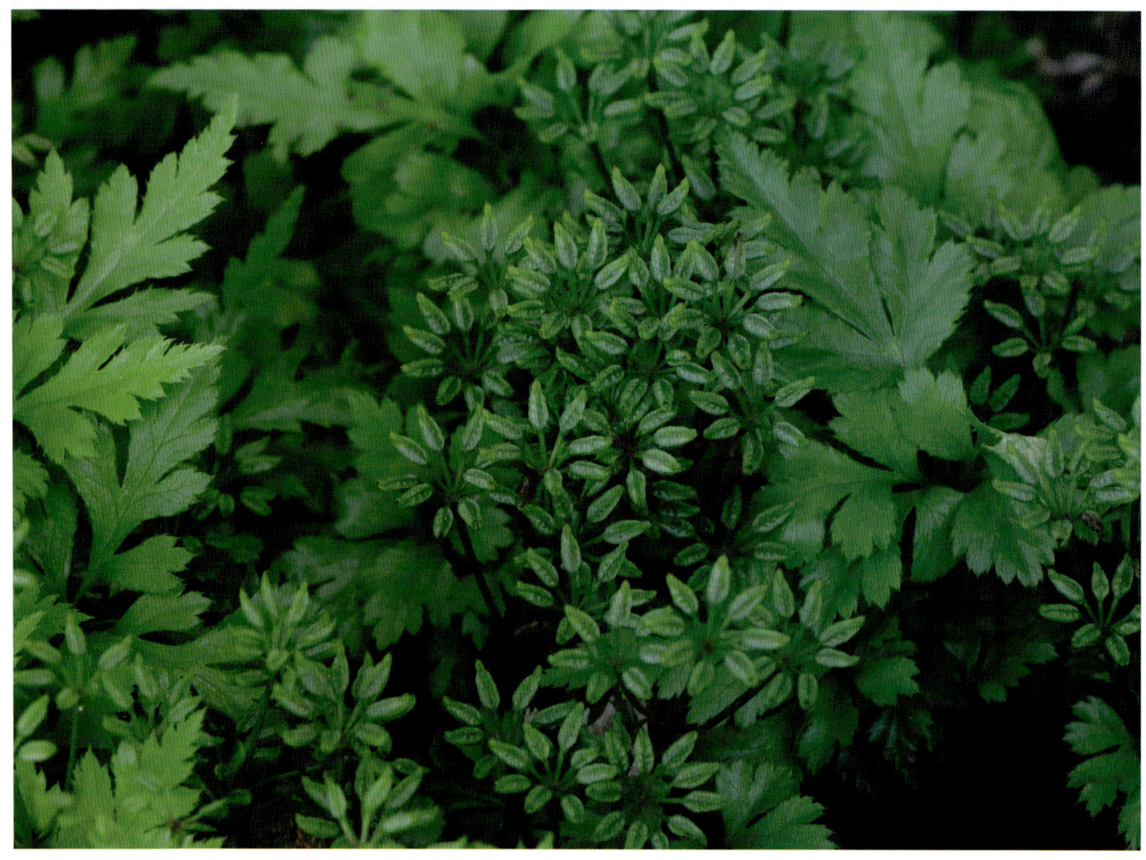

黄连

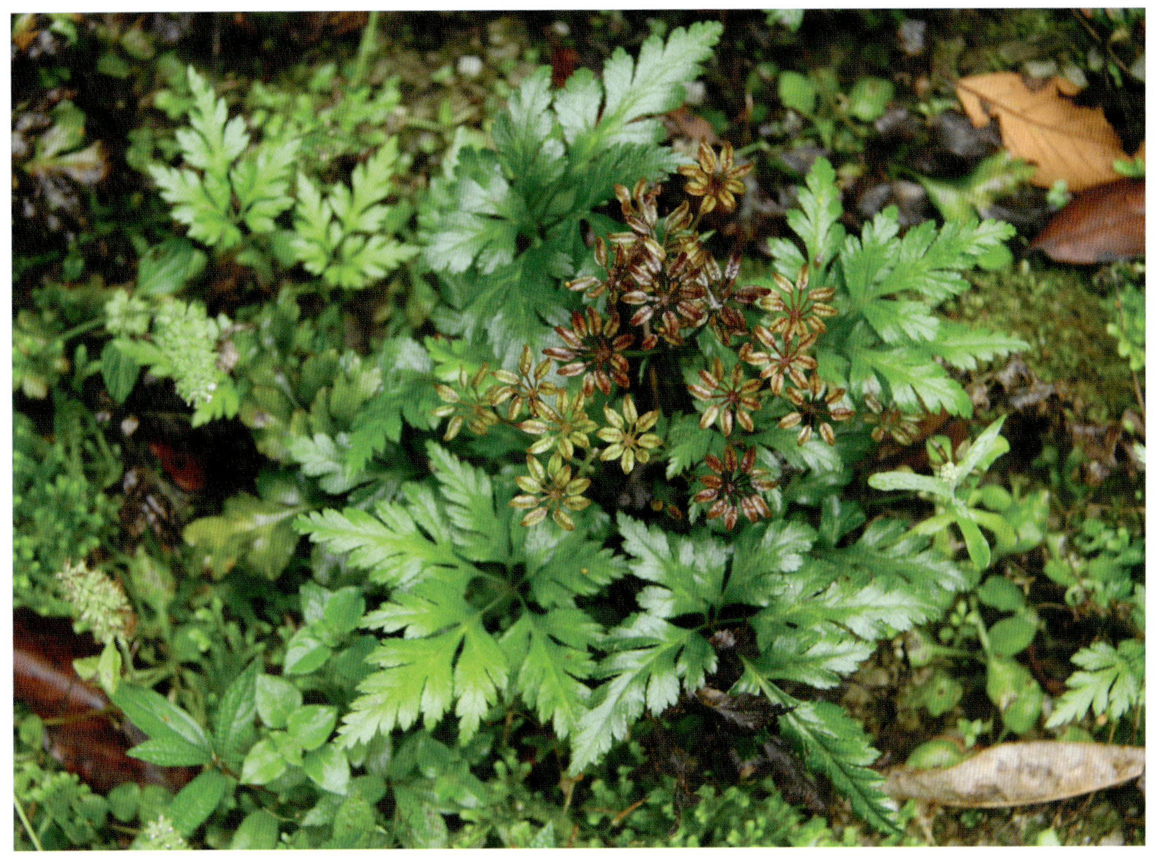

黄连

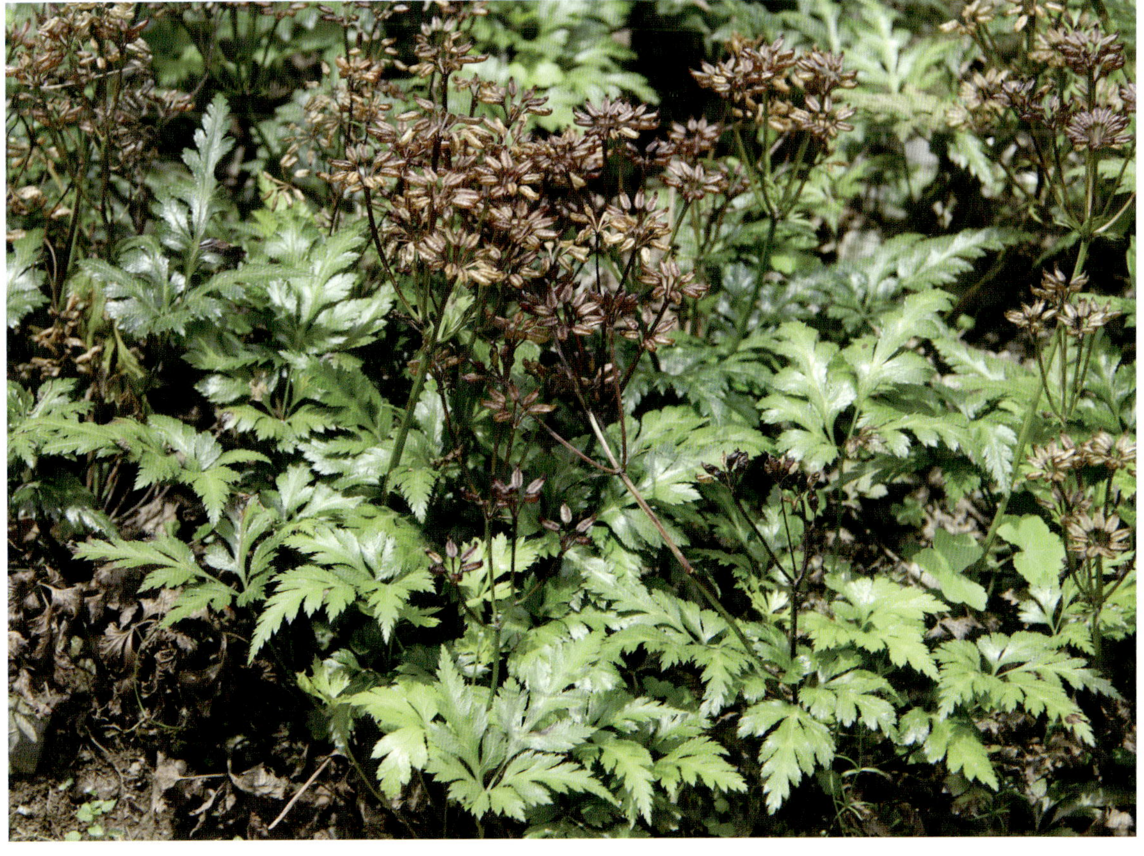

黄连

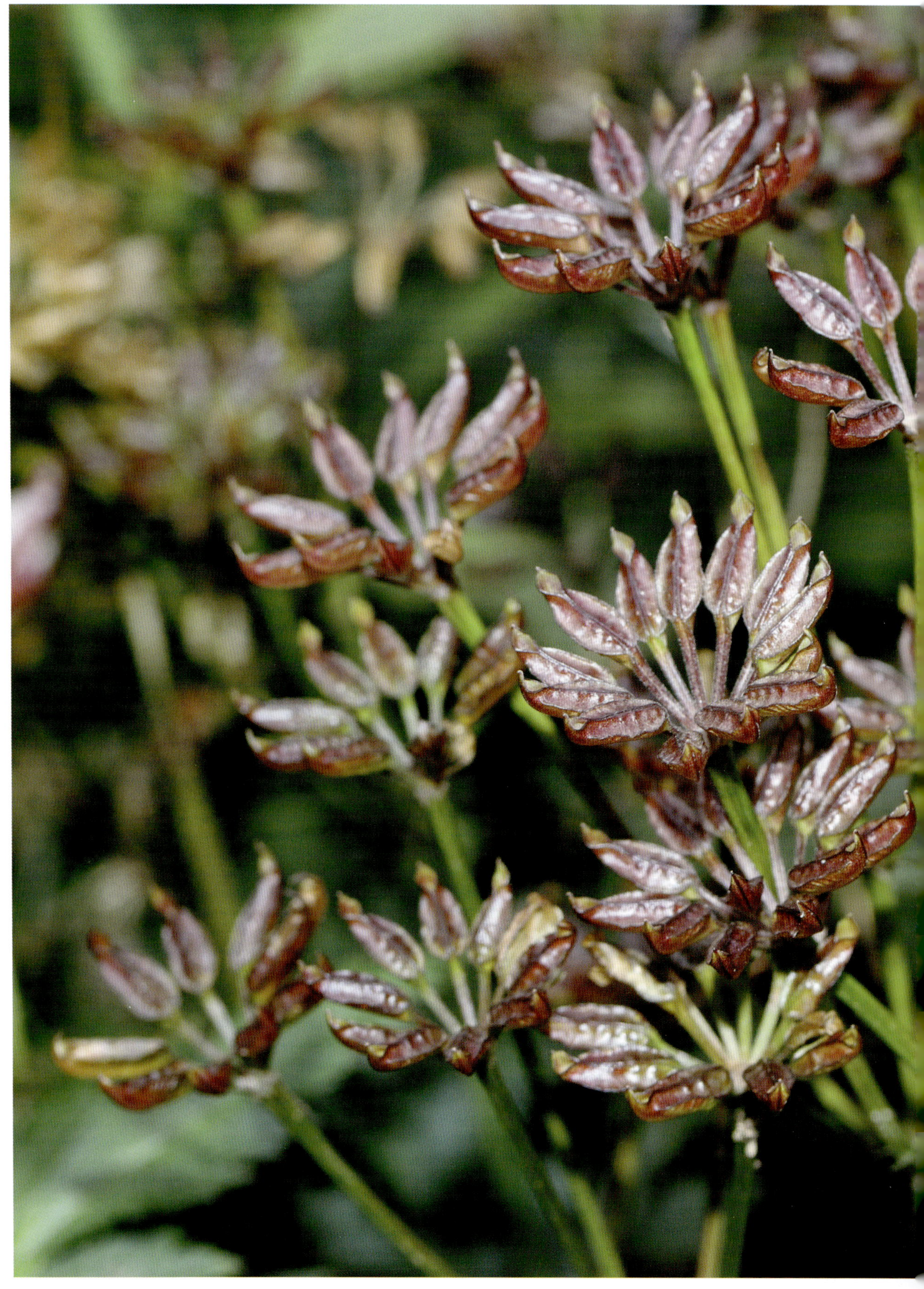

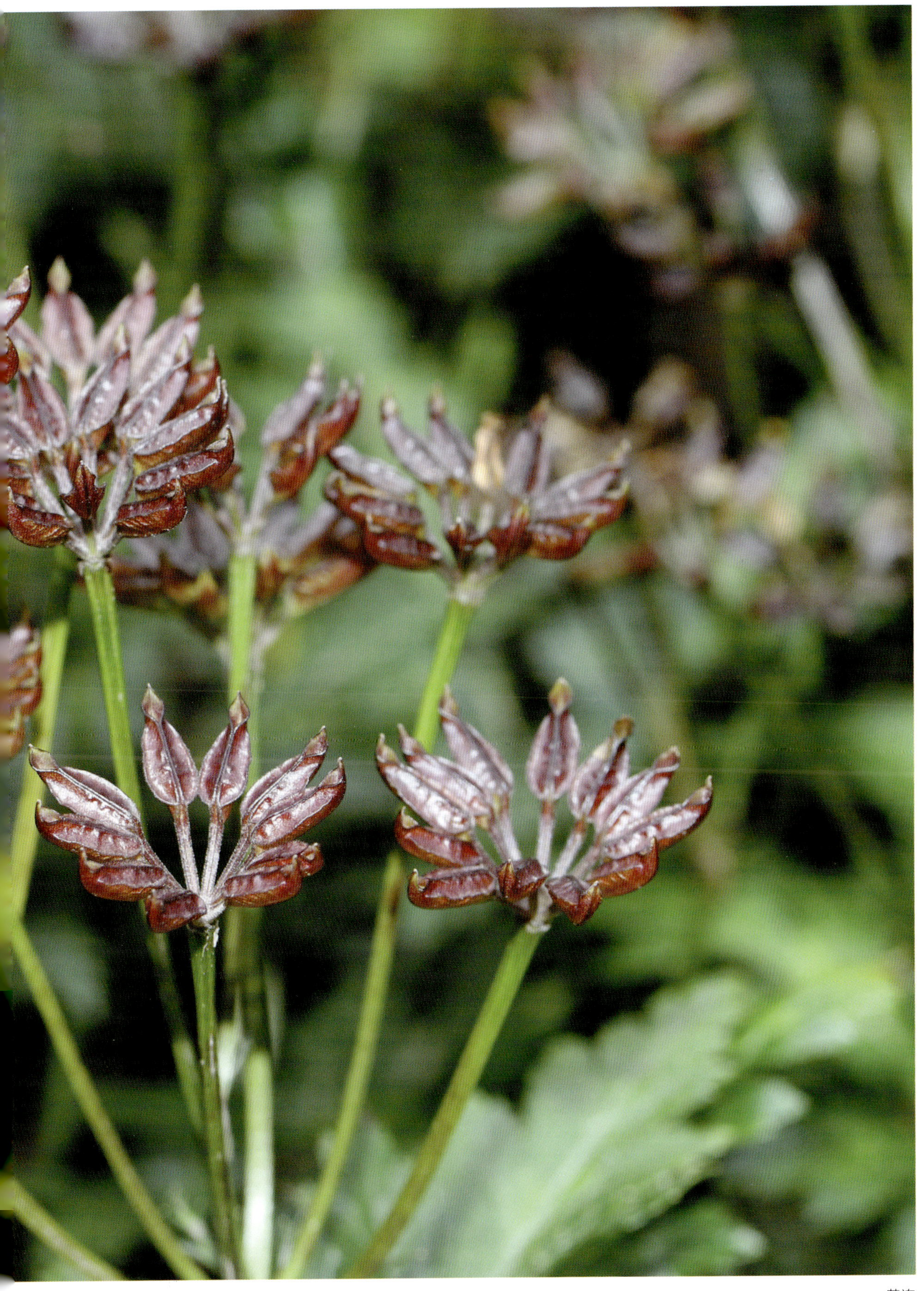

黄连

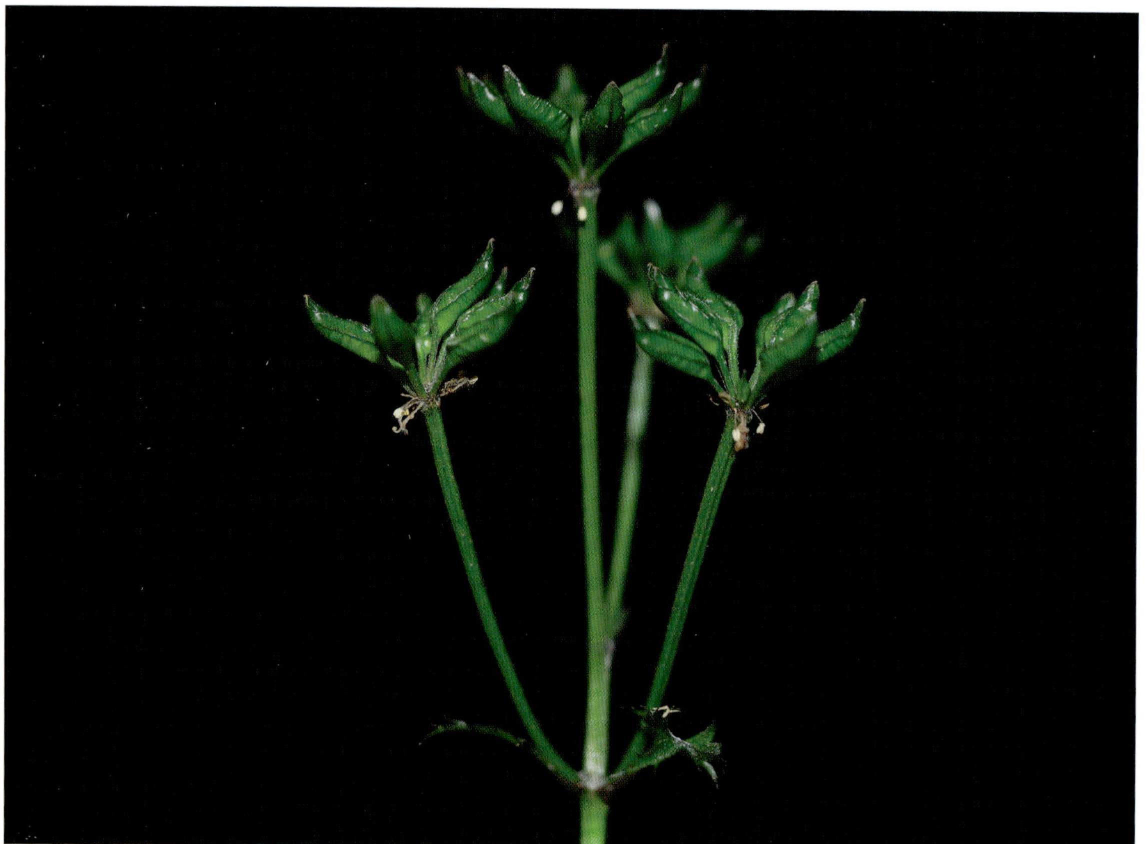

黄连

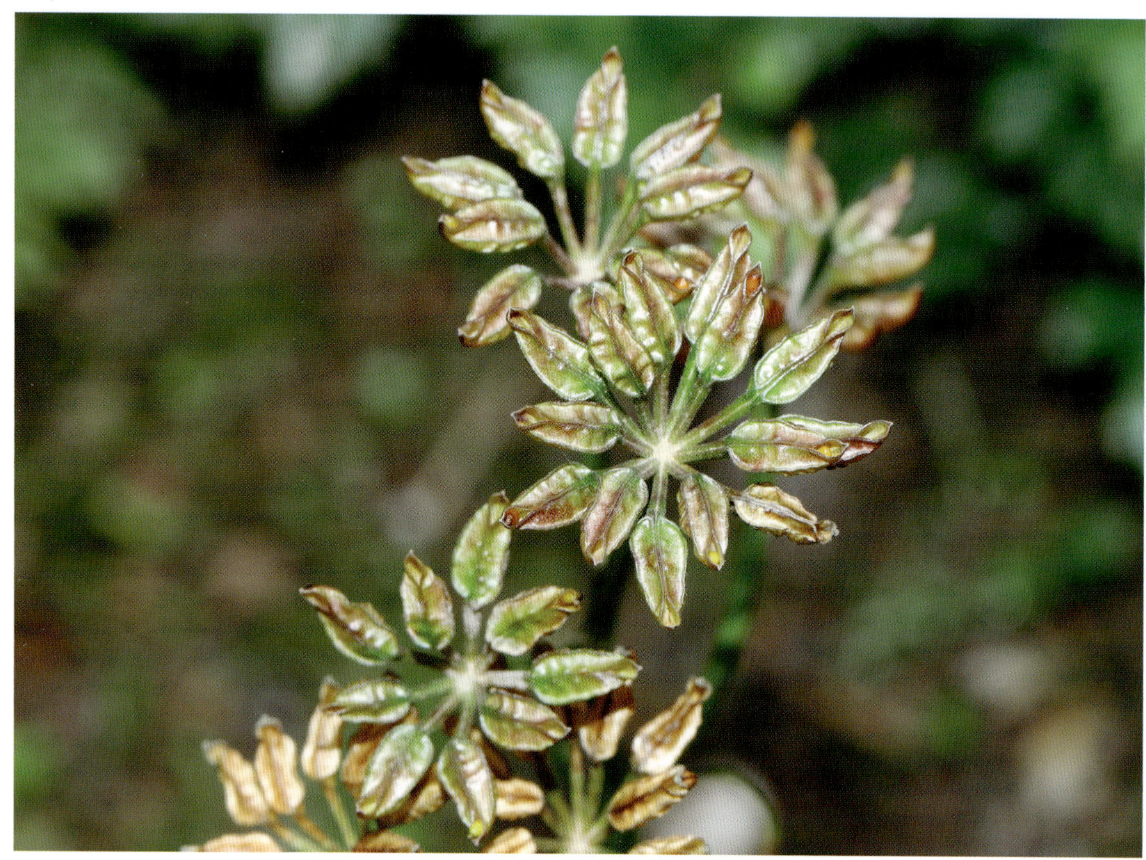

黄连

3. 云连　多年生草本。形态与黄连很近似，主要区别为：根茎较少分枝，节间密。中央裂片卵状菱形或长菱形，羽状深裂 3 ~ 6 对，小裂片彼此的距离稀疏。多歧聚伞花序，有花 3 ~ 5 朵；苞片椭圆形，3 深裂或羽状深裂；花萼卵形或椭圆形，长 6 ~ 8 mm，宽 2 ~ 3 mm；花瓣匙形或卵状匙形，长 4.5 ~ 6 mm，宽 0.5 ~ 1 mm，先端圆或钝，中部以下变狭呈细长的爪，中央有蜜槽；心皮 8 ~ 15。

生境分布

生长于海拔 1000 ~ 1900 m 的山谷、凉湿荫蔽密林中。黄连多系栽培。分布于我国中部、南部各地区，以四川、云南的产量较大。

采收加工

秋季采挖，除去苗叶、须根及泥沙，干燥，撞去残留须根。生用或炒用。

药材鉴别

1. 味连　本品为植物黄连的干燥根茎，多分枝，常 3 ~ 6 枝成束，稍弯曲，形如鸡爪，长 3 ~ 7 cm，单枝直径 3 ~ 8 mm。外表黄褐色，栓皮剥落处呈红棕色；分枝上有间断横纹，结节膨大，形如连珠，着生多数坚硬的细须根及须根痕，有的表面无横纹且平滑如茎秆，习称“过江枝”或“过桥杆”；上部多有褐色鳞片残留，顶端有未去净的残茎或叶柄。质坚实且硬，断面不整齐，皮部暗棕色，木部金黄色，射线有裂隙，中央髓部红黄色，偶有空心。无臭，味极苦，嚼之唾液可染为红黄色。以条肥壮、连珠形、质坚实、断面红黄色、无残茎及须根者为佳。

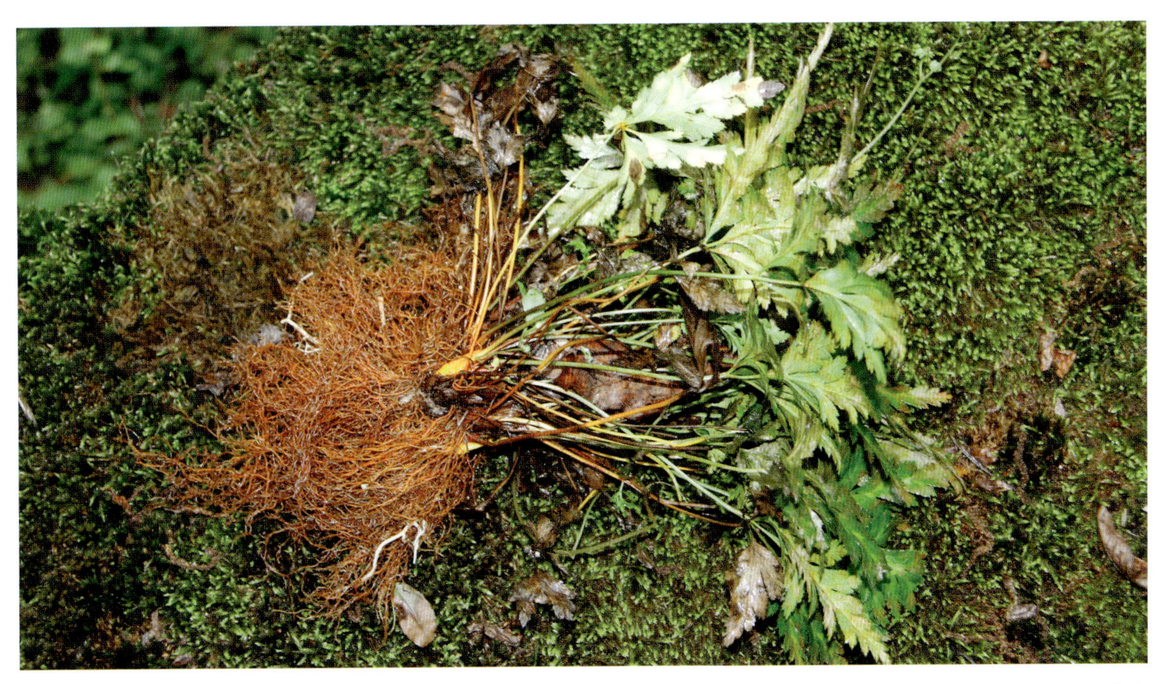

黄连

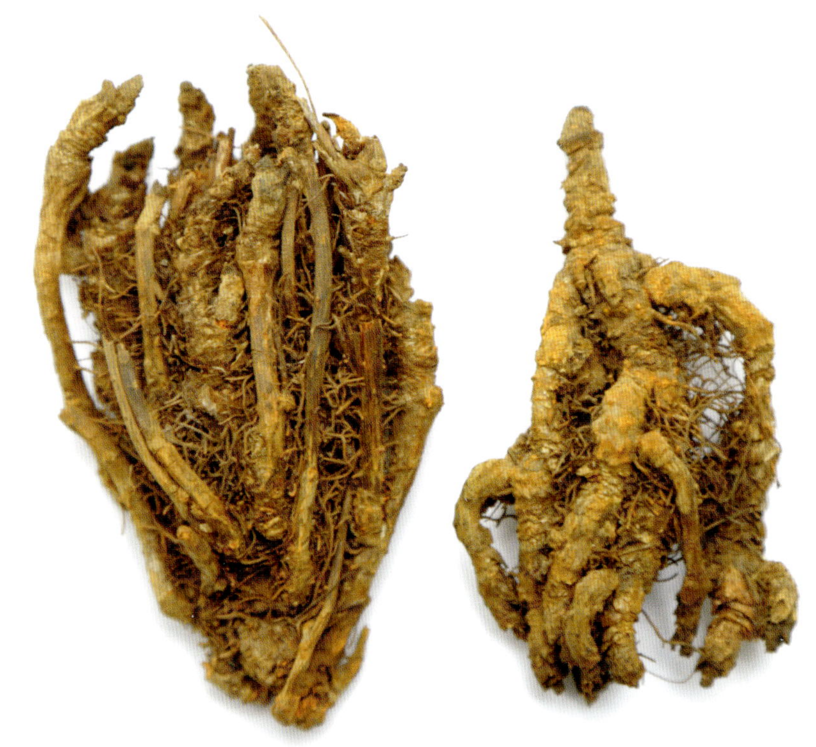

黄连药材

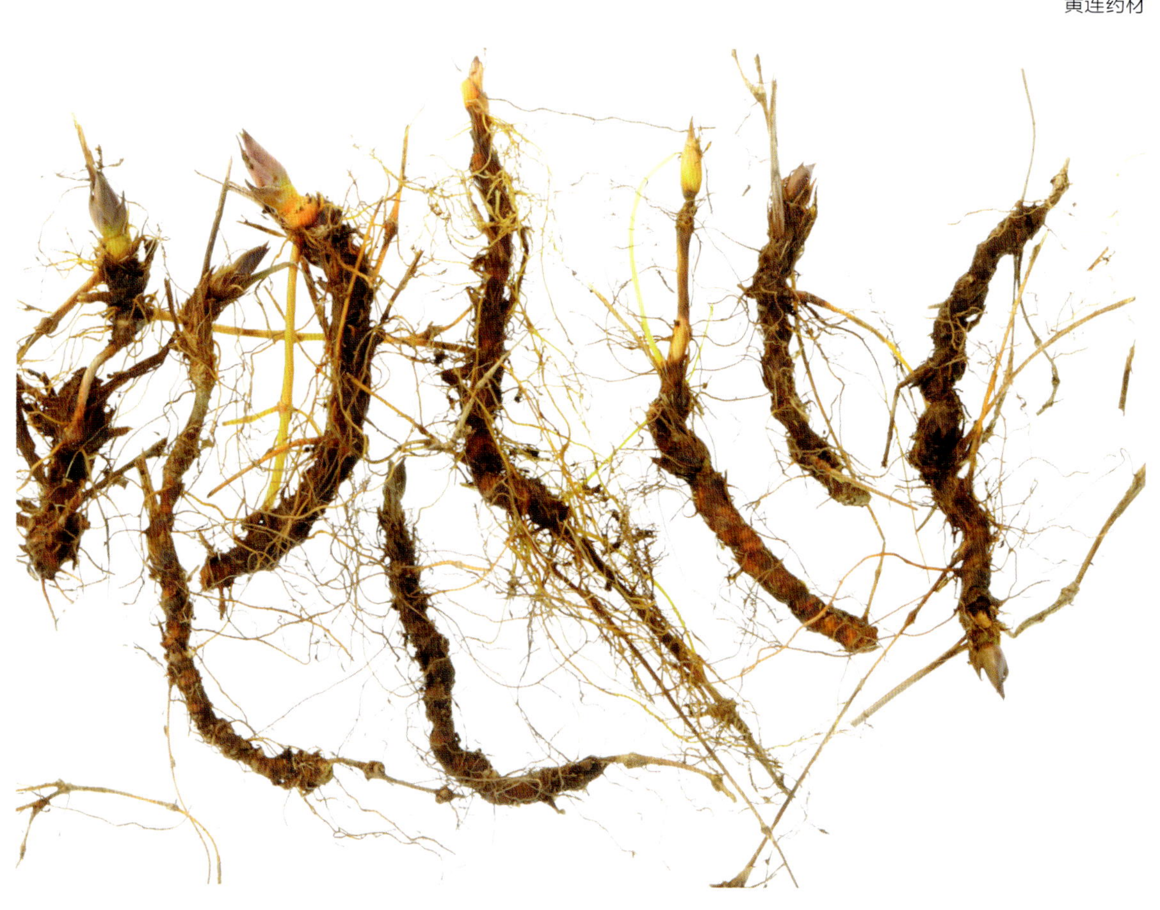

黄连药材

2. 雅连 本品为植物三角叶黄连的干燥根茎。多为单枝，少有分枝，略呈圆柱形，微弯曲呈蚕状，长 4 ~ 8 cm，直径 3 ~ 9 mm。外表褐色或黄棕色，间断横纹多，结节明显，有多数须根残痕、叶柄残基及鳞片，“过江枝”较味连为少。质坚实，断面不齐，皮部暗棕色，木部深黄色，射线明显，髓部时有空心。无臭，味极苦。以条肥壮、连珠形、质坚实、断面黄色、无残茎及须根者为佳。

3. 云连 本品为植物云南黄连的干燥根茎。较细小，多弯曲，拘挛，多为单枝，形如蝎尾。长 1.5 ~ 8 cm，直径 2 ~ 4 mm。外皮黄绿色或灰黄色。其余特征与以上品种大致相同。

功效主治

清热燥湿，泻火解毒。主治湿热痞满，呕吐吞酸，泻痢，黄疸，高热神昏，心火亢盛，心烦不寐，血热吐衄，目赤，牙痛，消渴，痈肿疔疮；外治湿疹，湿疮，耳道流脓。酒黄连善清上焦火热，主治目赤、口疮；姜黄连清胃和胃止呕，主治寒热互结、湿热中阻、痞满呕吐；萸黄连疏肝和胃止呕，主治肝胃不和、呕吐吞酸。

用法用量

内服：2 ~ 10 g，煎汤；或 1.0 ~ 1.5 g，入丸、散服。外用：适量。炒用制其寒性，姜汁炒清胃止呕，酒炒清上焦火，吴茱萸炒清肝胆火。

民族药方

1．痔疮 黄连 100 g。煎膏，加入等份芒硝、冰片 5 g，痔疮敷上即消。

2．黄疸 黄连 5 g，茵陈 15 g，栀子 10 g。水煎汤。

3．痈疮，湿疮，耳道流脓 黄连适量。研细末，茶油调涂患处。

4．颈痈，背痈 黄连、黄芩、炙甘草各 6 g，栀子、枳实、柴胡、赤芍、金银花各 9 g。煎水取药汁服。

5．心肾不交失眠 黄连、肉桂各 5 g，半夏、炙甘草各 20 g。水煎汤。

6．肺炎咳喘 黄连、甘草各 6 g，金银花、沙参、芦根、枇杷叶、薏苡仁各 30 g，天冬、百合各 12 g，橘皮 10 g，焦三仙各 9 g，三七粉 3 g。煎水取药汁，每日 1 剂，分 2 次服。

7．肺结核（浸润型） 黄连 19 g，蛤蚧 13 g，白及 40 g，百部 10 g，枯矾 8 g。共研细末，水泛为丸，阴干后备用，温开水送服，每次 10 g，每日 3 次，儿童量酌减。

使用注意

苦寒易伤脾胃，故脾胃虚寒者慎用。

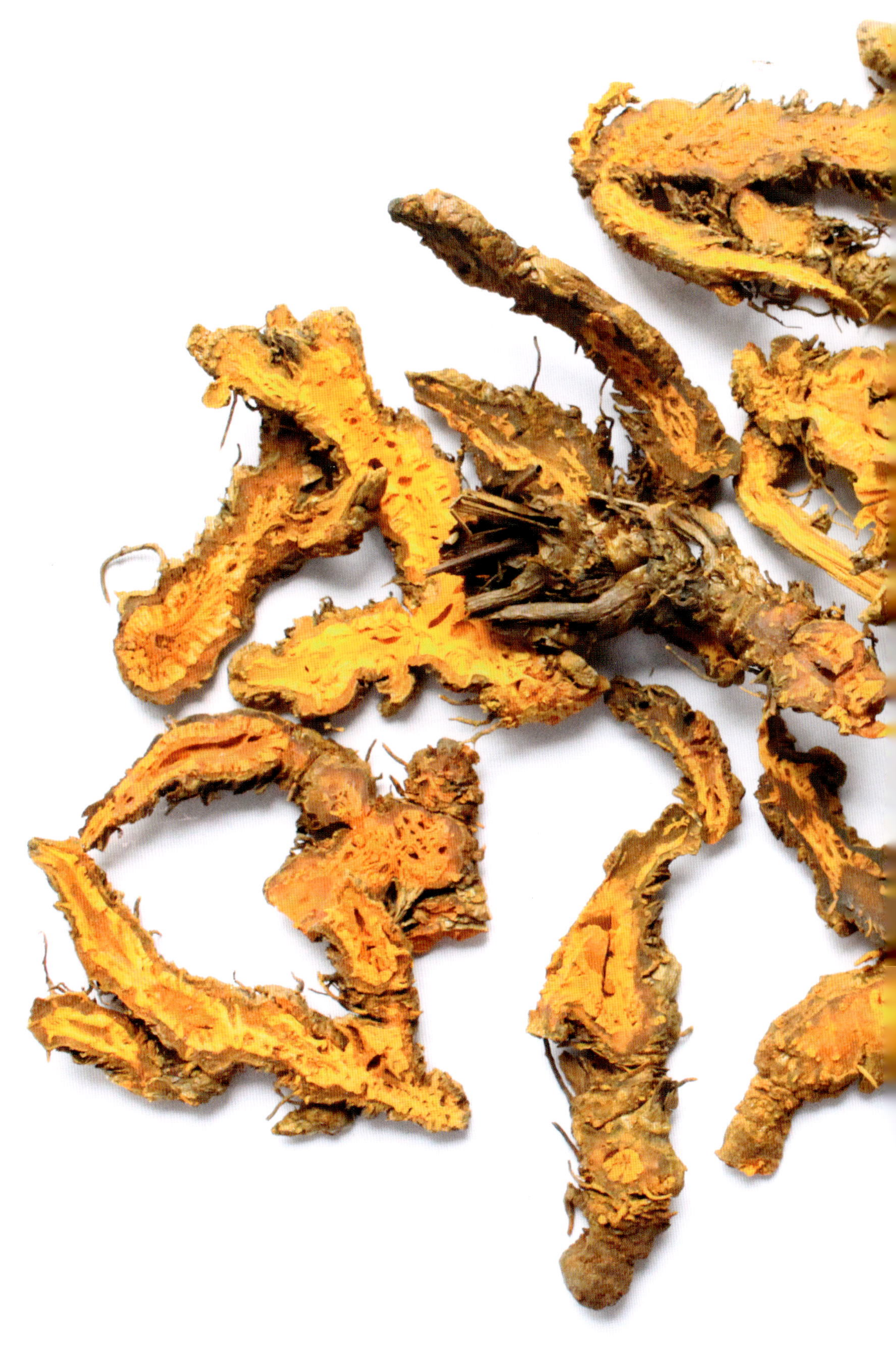

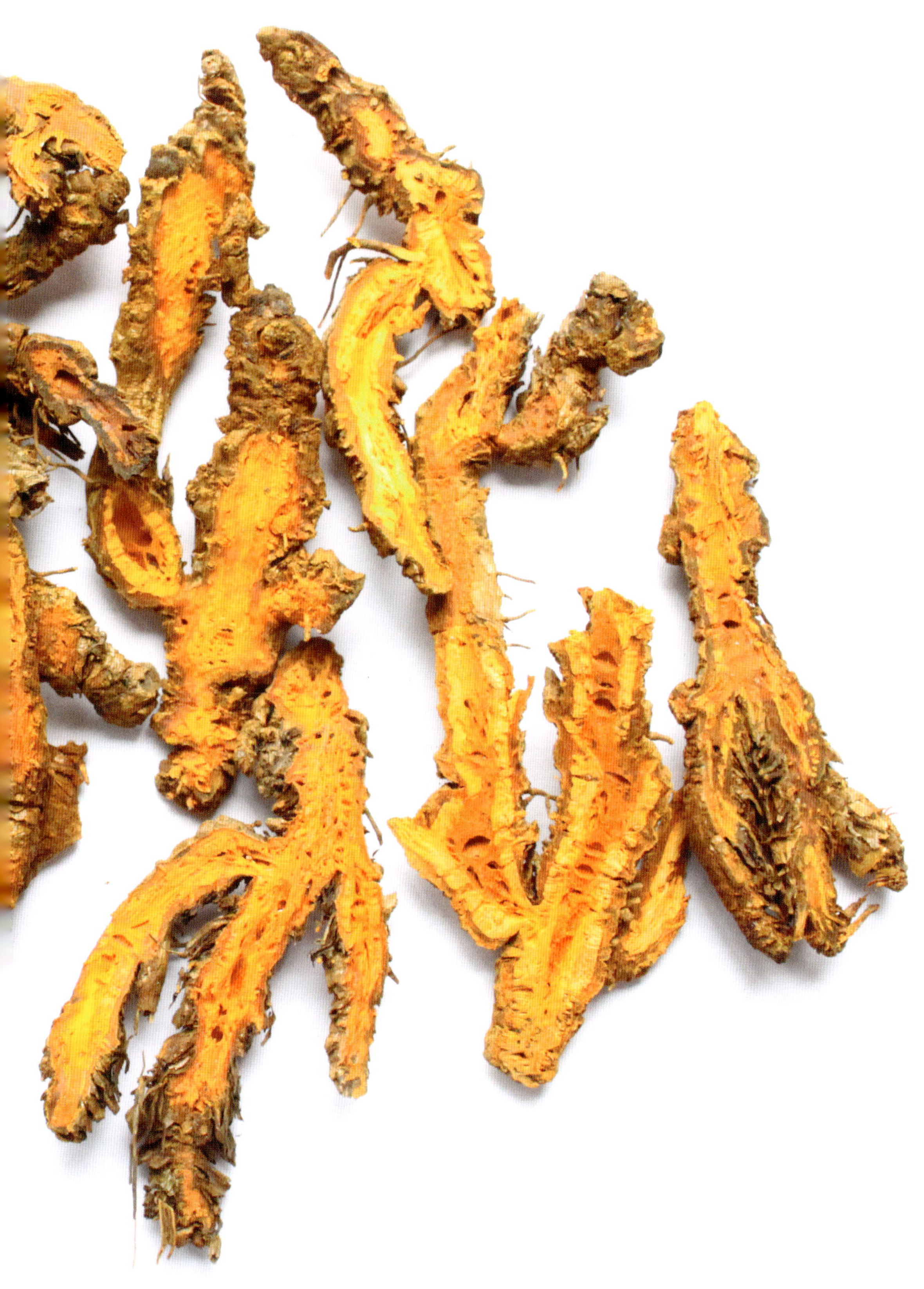

黄连饮片

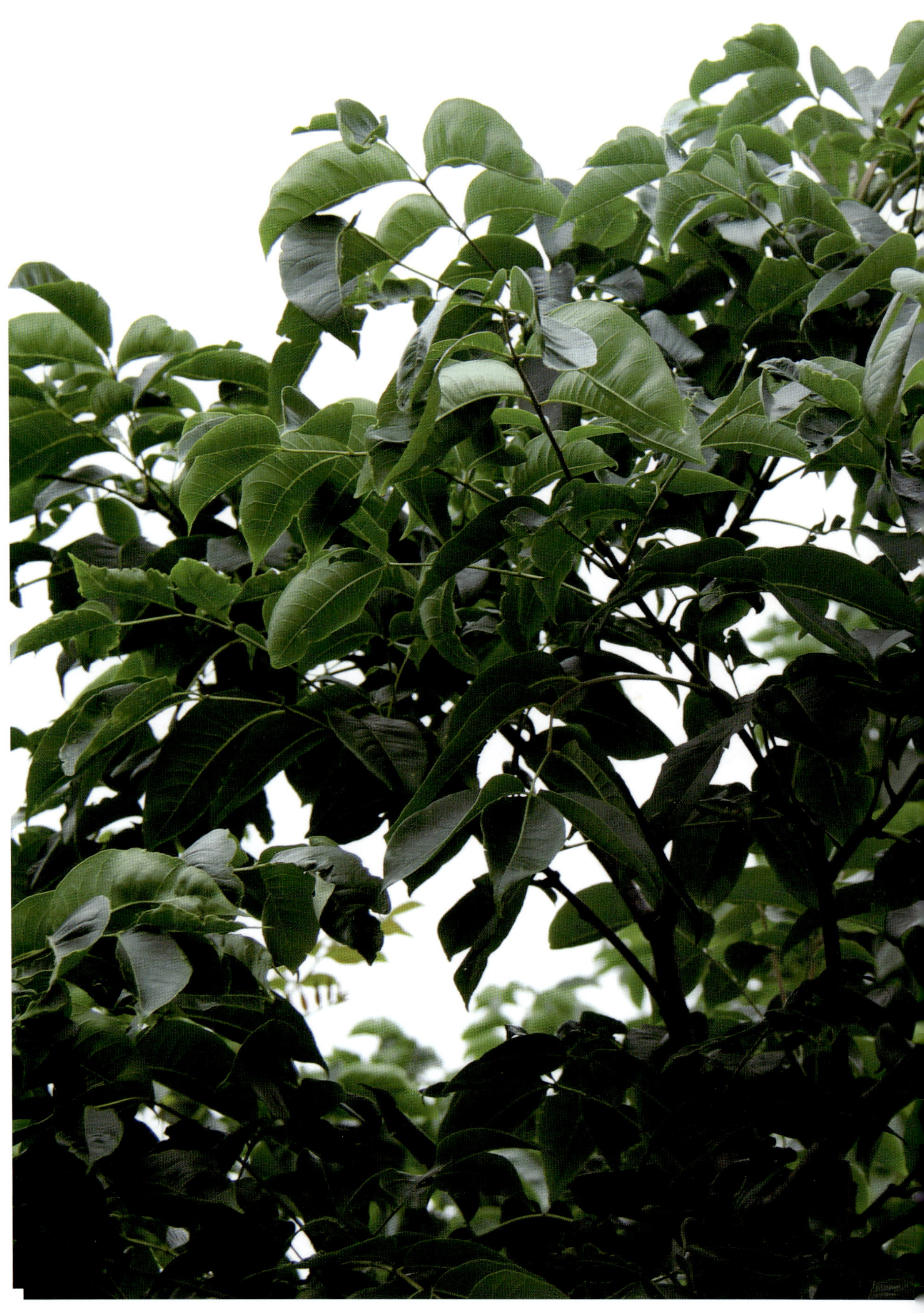

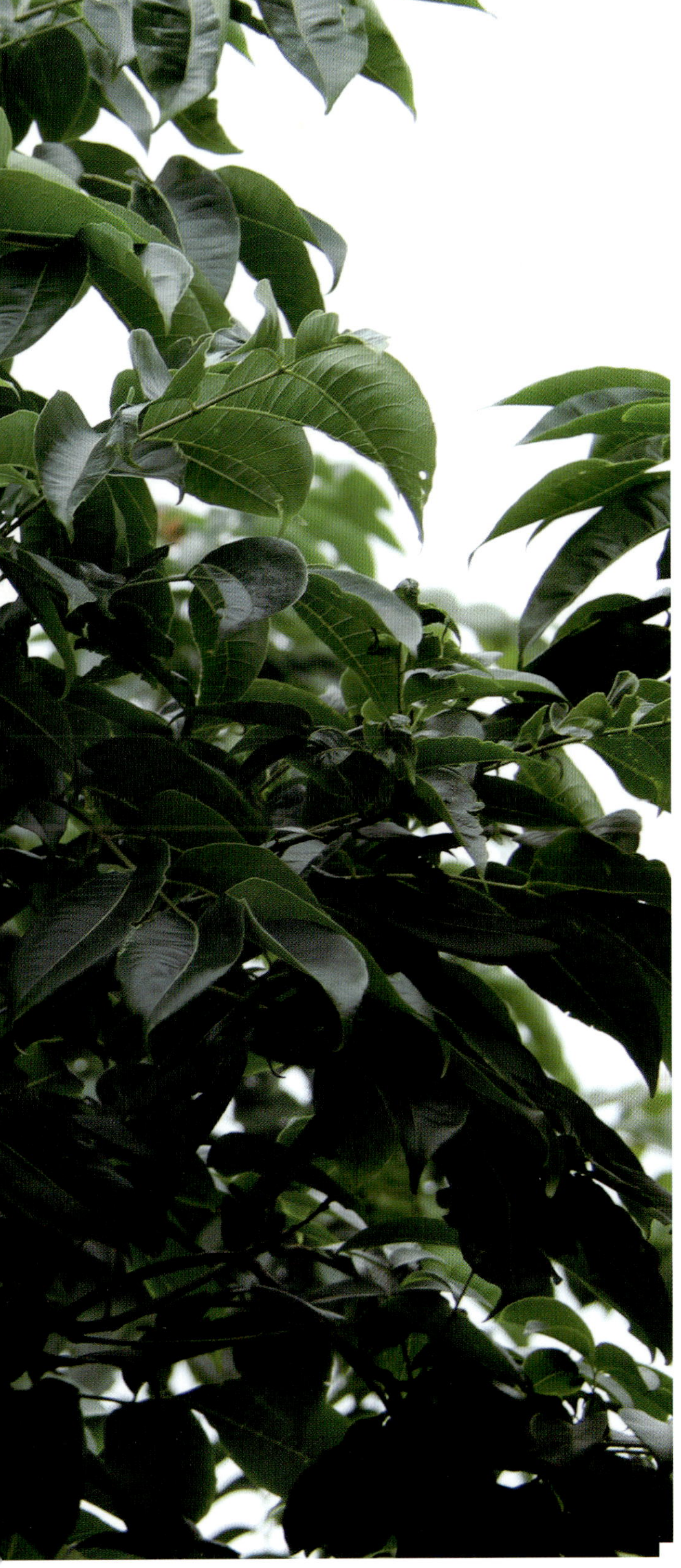

黄柏

【水药名】给梅响。

【别　名】黄檗、哲日瓦、黄皮树、哲日顺。

【来　源】本品为芸香科黄檗属植物黄皮树 *Phellodendron chinese* Schneid. var. *glabriusculum* Schneid. 的树皮。

【性味归经】味苦，性寒。归热经。

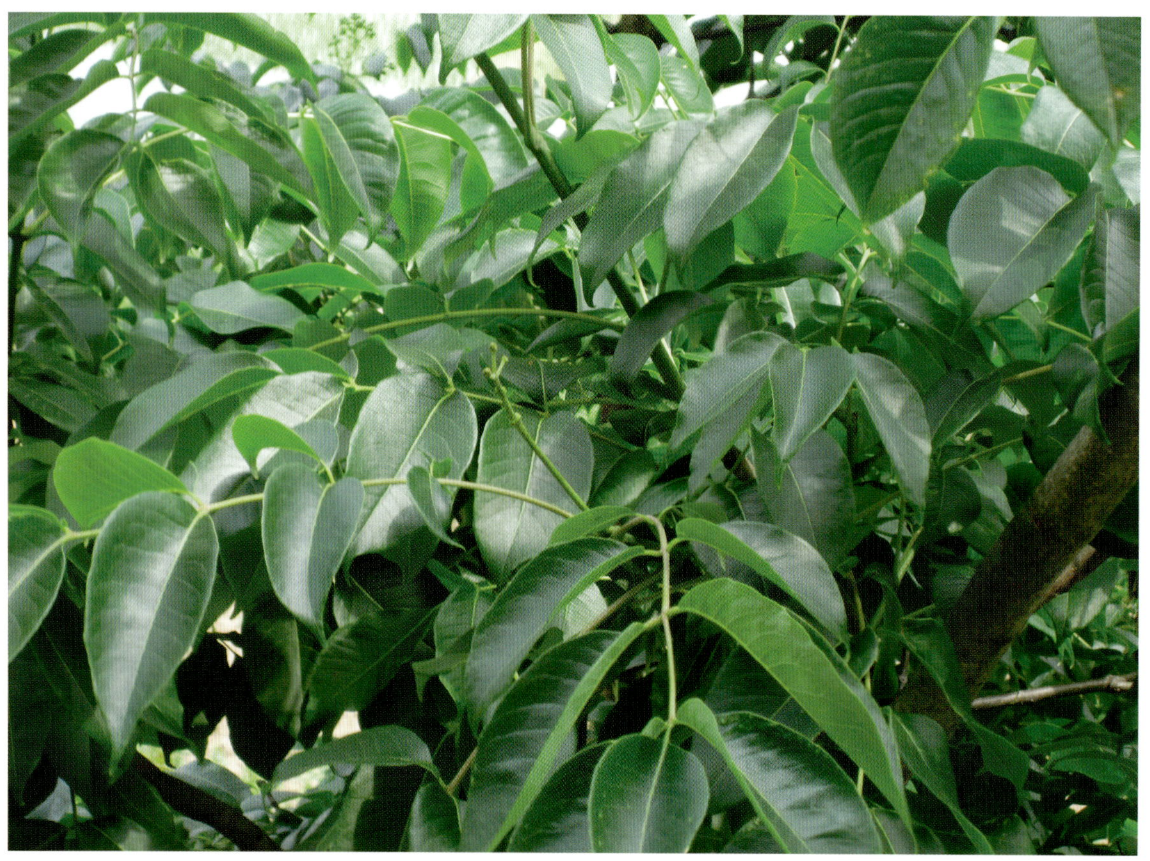

黄皮树

识别特征

落叶乔木，高 10 ~ 12 m。树皮外观棕褐色，可见唇形皮孔，外层木栓较薄。奇数羽状复叶对生；小叶 7 ~ 15，披针形至长圆状卵形，长 9 ~ 15 cm，宽 3 ~ 5 cm，先端长渐尖，基部宽楔形或圆形，不对称，近全缘，上面中脉上具有锈色短毛，下面密被锈色长柔毛，小叶厚纸质。雌雄异株，排成顶生圆锥花序，花序轴密被短毛，花紫色；雄花有雄蕊 5 ~ 6，长于花瓣，退化雌蕊钻形；雌花有退化雄蕊 5 ~ 6，子房上位，有短柄，5 室，花柱短，柱头 5 浅裂。果轴及果皮粗大，常密被短毛；浆果状核果呈球形，直径 1.0 ~ 1.5 cm，密集成团，熟后黑色，内有种子 5 ~ 6 粒。花期 5—6 月，果期 10—11 月。

生境分布

生长于杂木林中。分布于陕西、浙江、江西、湖北、四川、贵州、云南、广西等省区。

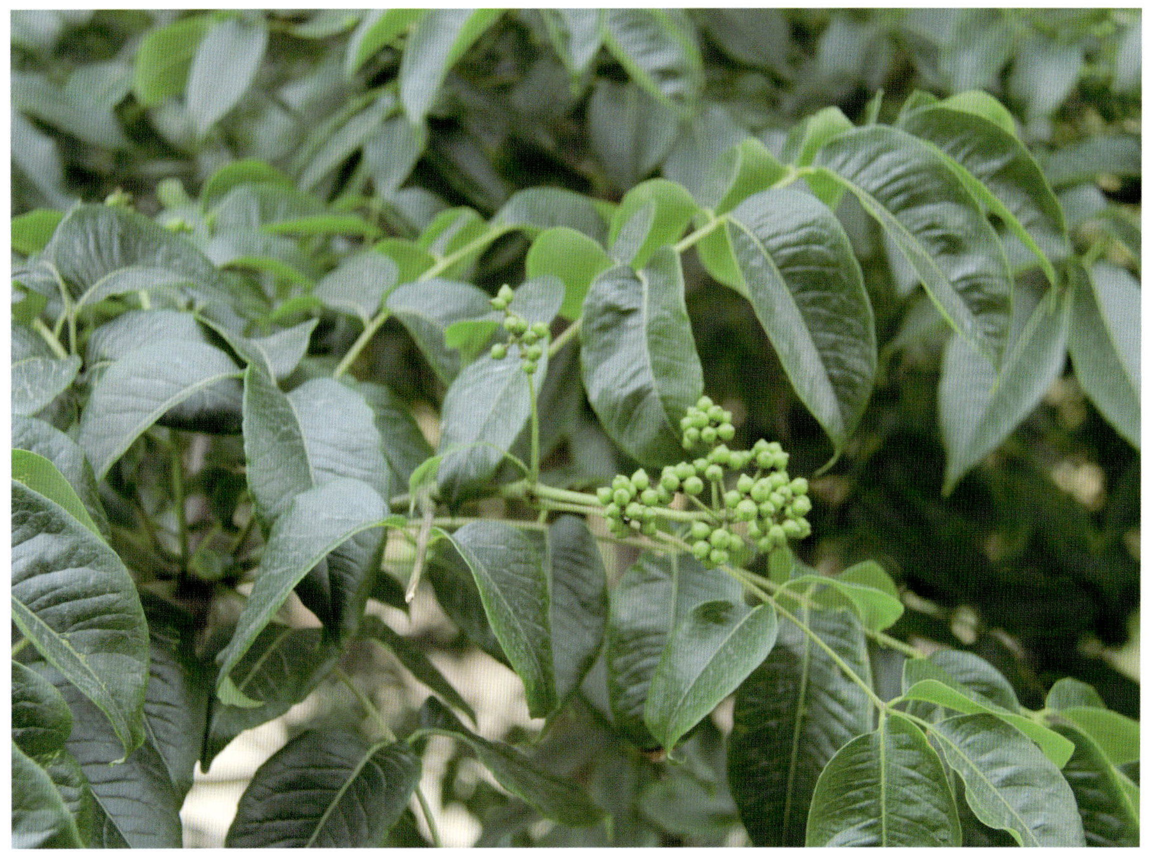

黄皮树

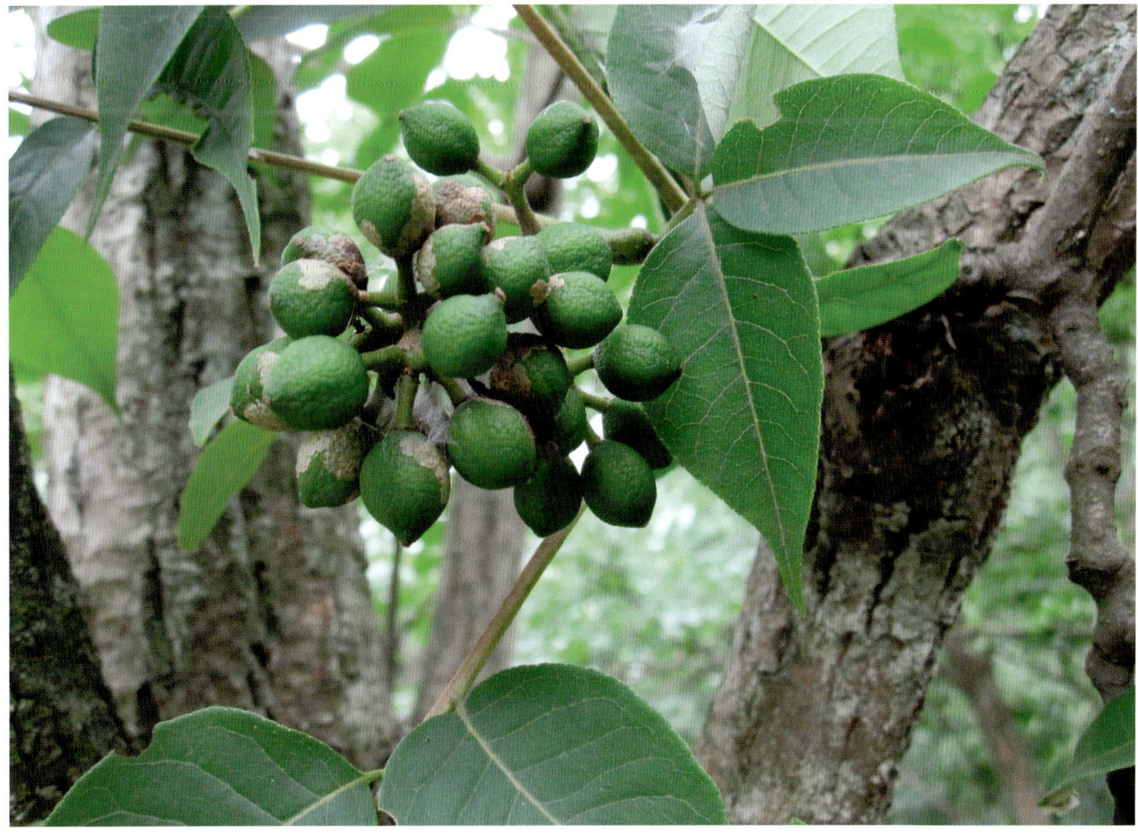

黄皮树

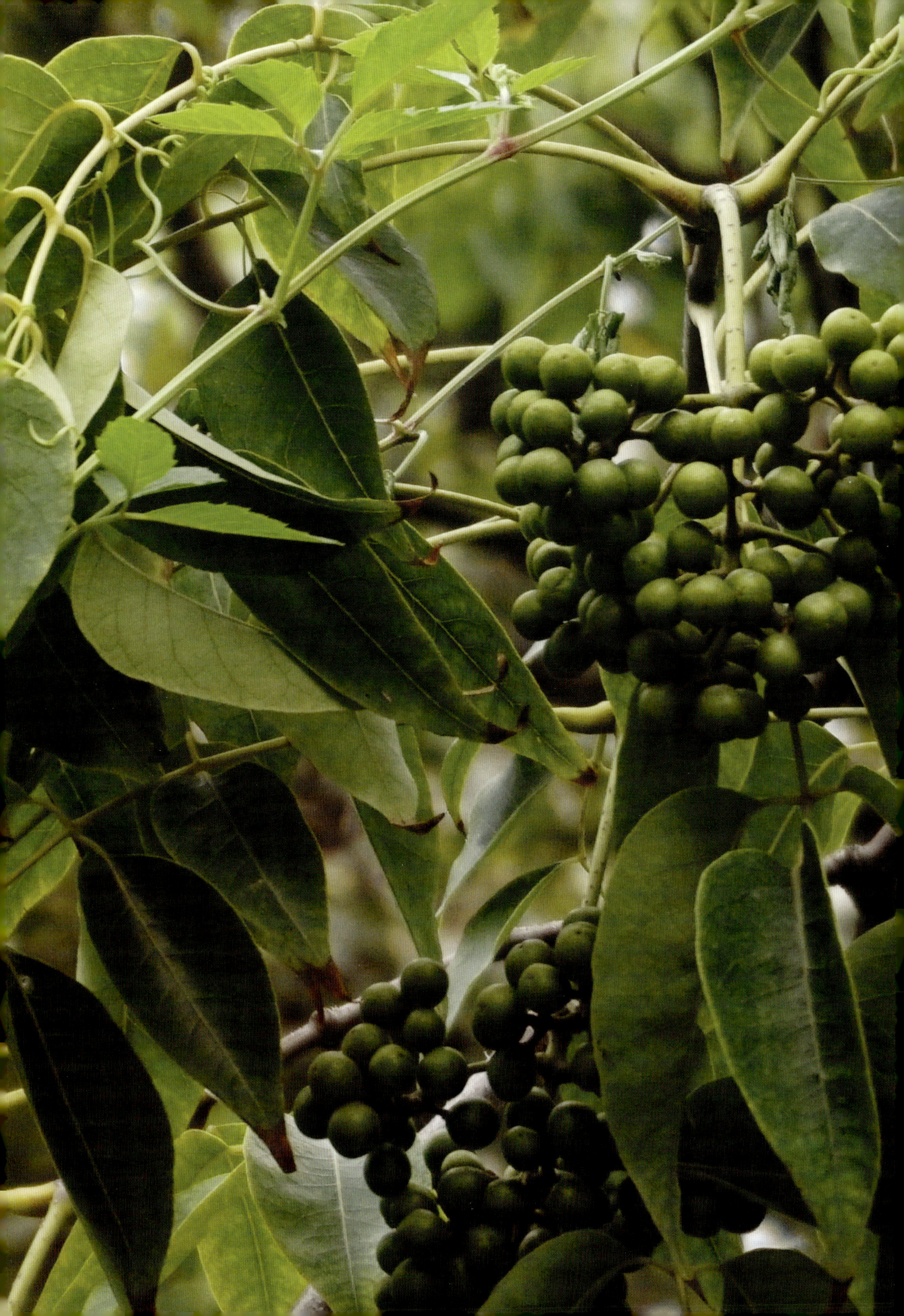

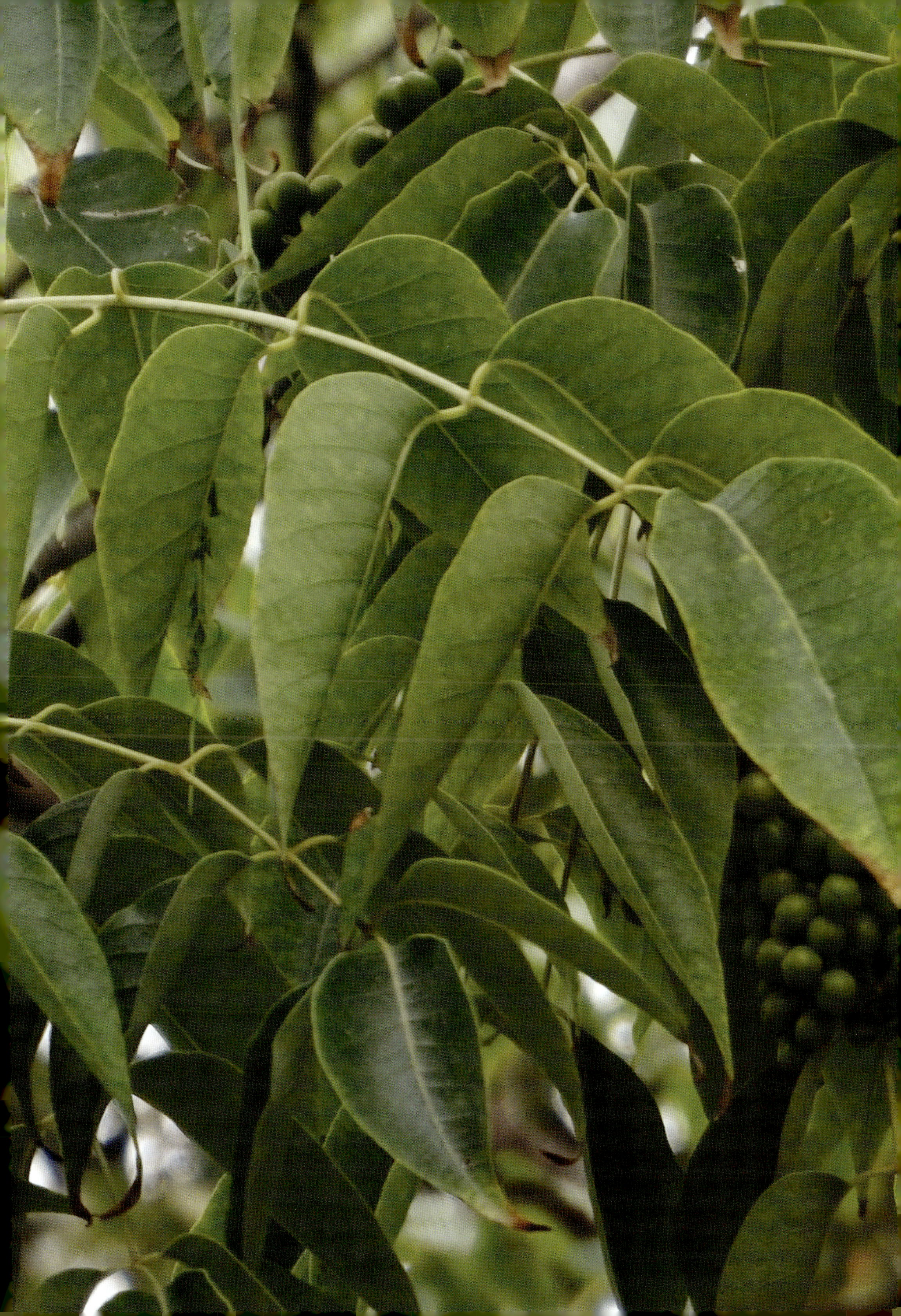

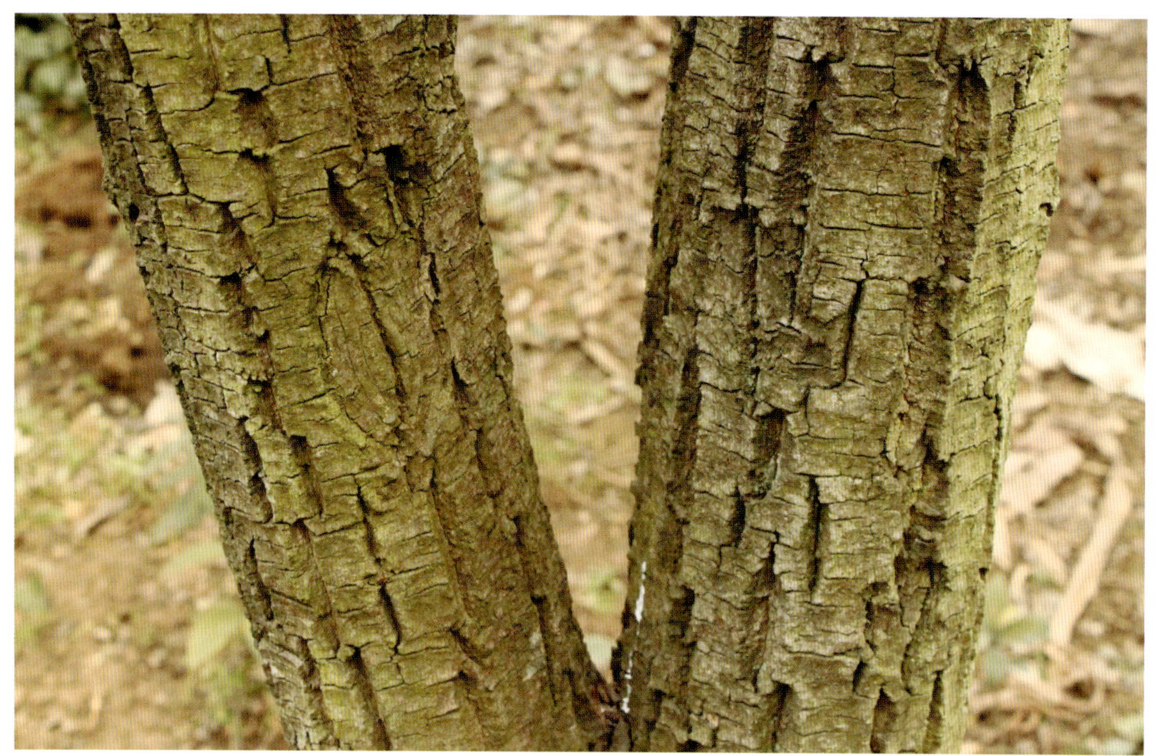

黄皮树

采收加工

定植 15 ~ 20 年采收，5 月上旬至 6 月上旬，用半环剥或环剥、砍树剥皮等方法剥皮。目前多用环剥，可在夏初的阴天日平均温度为 22 ℃ ~ 26 ℃时环剥，此时形成层活动旺盛，再生树皮容易。选健壮无病虫害的植株，用刀在树段的上下两端分别围绕树干环割一圈，再纵割一刀，切割深度以不损伤形成层为度，然后将树皮剥下，喷 10 μg/mL 吲哚乙酸，再把略长于树段的小竹竿缚在树段上，以免塑料薄膜接触形成层，外面再包塑料薄膜 2 层，可促使再生新树皮。第 2、第 3 年连续剥皮，但产量略低于第 1 年。注意剥皮后一定要加强培育管理，使树势很快复壮，否则会出现衰退现象。剥下的皮，趁鲜刮掉粗皮，晒至半干，再叠成堆，用石板压平，再晒至全干。

药材鉴别

本品树皮呈浅槽状或板片状，略弯曲，长宽不一，厚 1 ~ 6 mm。外表面黄褐色或黄棕色，平坦，具纵沟纹，残存栓皮厚约 0.2 mm，灰褐色，无弹性，有唇形横生皮孔，内表皮暗黄色或淡棕色，具细密的纵棱纹。体轻、质硬，断面皮层略呈粒状，韧皮部纤维状，呈裂片状分层，鲜黄色。气微，味极苦，嚼之有黏性。以皮厚、断面色黄者为佳。

功效主治

清热燥湿，泻火解毒。主治湿热痢疾、泄泻、黄疸、梦遗、淋虫、带下、骨蒸劳热、口舌生疮、目赤肿痛、痈疖疮毒、皮肤湿疹。

用法用量

内服：3 ~ 9 g，煎汤；或入丸、散。外用：适量，研末调敷；或煎水浸洗。

民族药方

1．肉毒入脉　黄柏、马先蒿、白芥各 15 g，红牛膝根 25 g。制成散剂，温开水送服，每次 1.5 ~ 3.0 g，每日 1 ~ 2 次。

2．呕血，上冲包如溃破，鼻衄　黄柏、小白蒿各 25 g，熊胆 5 g。制成汤剂，水煎汤，每次 3 ~ 5 g，每日 1 ~ 3 次。

3．热盛，出血，遗精　黄柏 100 g，熊胆、香墨各 75 g，西红花 25 g，荜茇、甘草、麝香各 40 g。制成散剂，温开水送服，每次 1.5 ~ 3.0 g，每日 1 ~ 2 次。

4．烧伤　黄柏、榆树皮内皮各适量。分别研粉，按 1 ∶ 2 混合，以 80% 乙醇浸泡 48 小时以上，滤取浸液备用。将浸液喷或涂于创面，2 ~ 4 小时涂 1 次。

5．睑部隐翅虫皮炎　黄柏 3 ~ 5 g，玄明粉 3 g。水煎，冷后湿敷局部，每日 4 ~ 6 次，每日 1 剂。

6．闭合性软组织损伤　黄柏、生半夏、五倍子、面粉各等份。先将面粉、五倍子共炒至熟，冷却后与余药共研细末，瓶储备用。使用时加食醋调成糊状，武火熬熟成膏，涂于损伤的皮肤上，范围略大于损伤面积，上盖白麻纸 4 ~ 5 层，再用胶布或绷带固定，1 ~ 2 日换药 1 次。

使用注意

脾虚泄泻、胃弱食少者禁服。

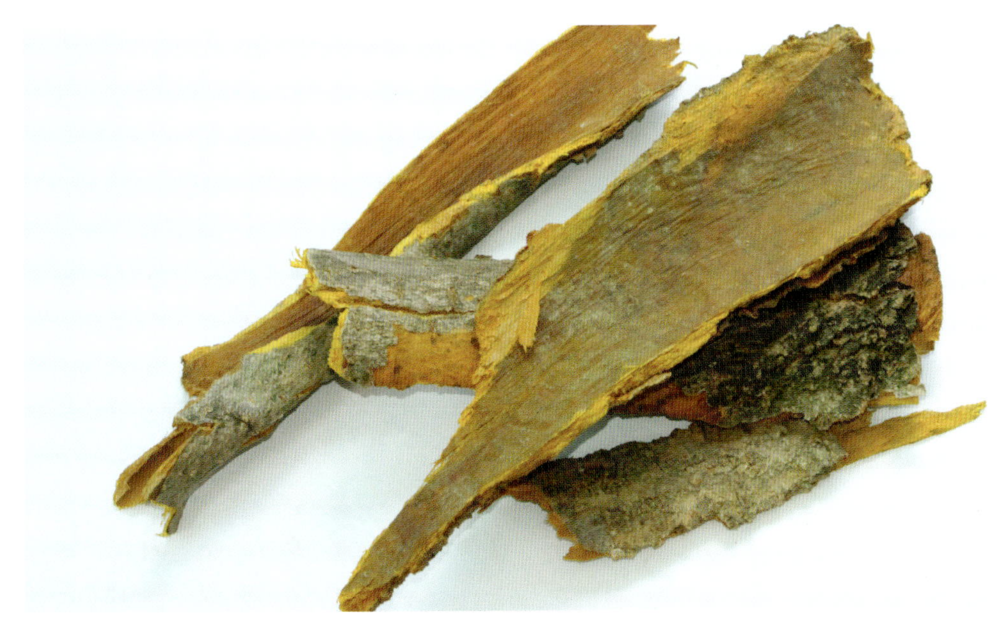

黄柏药材

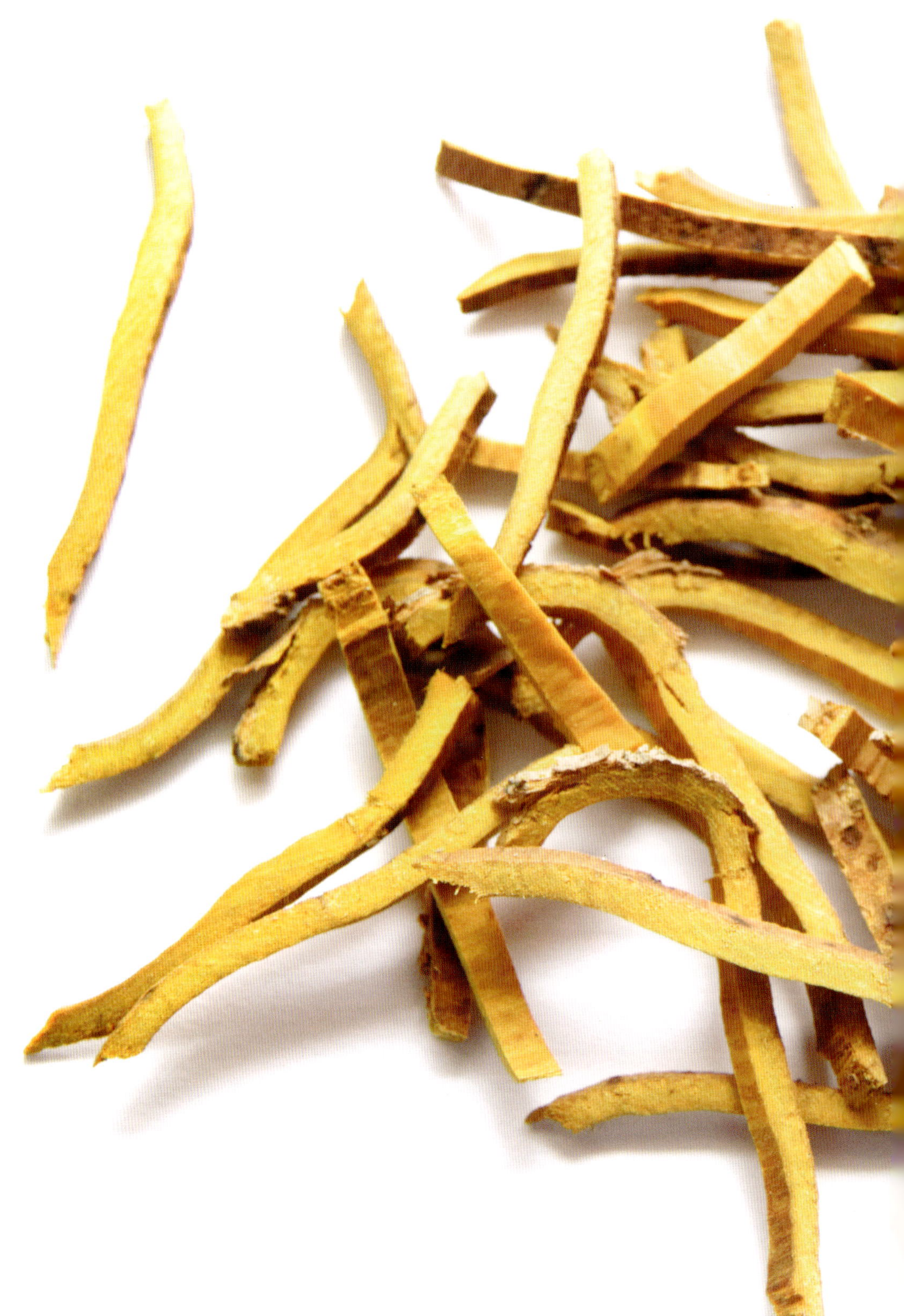

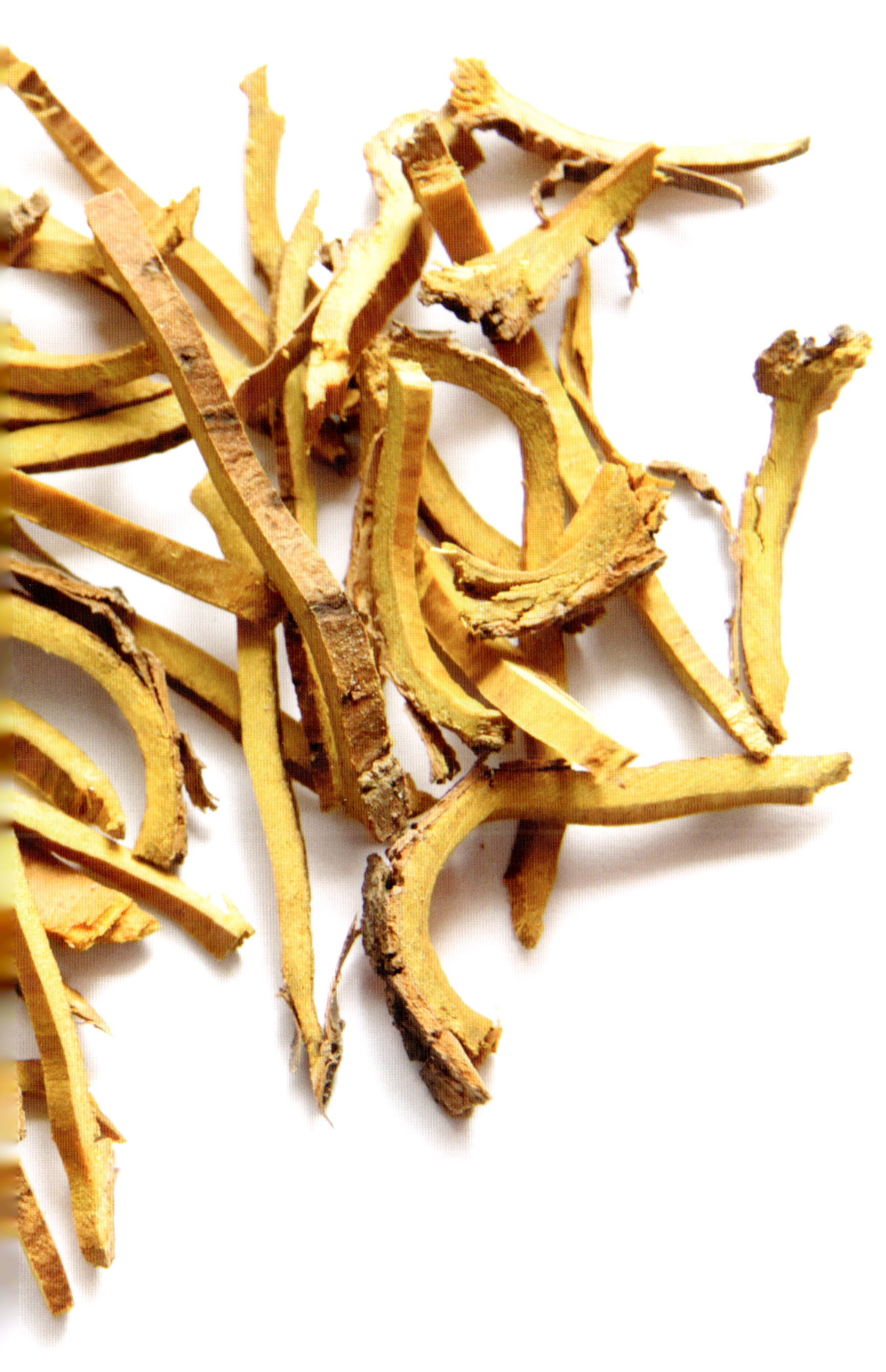

黄柏饮片

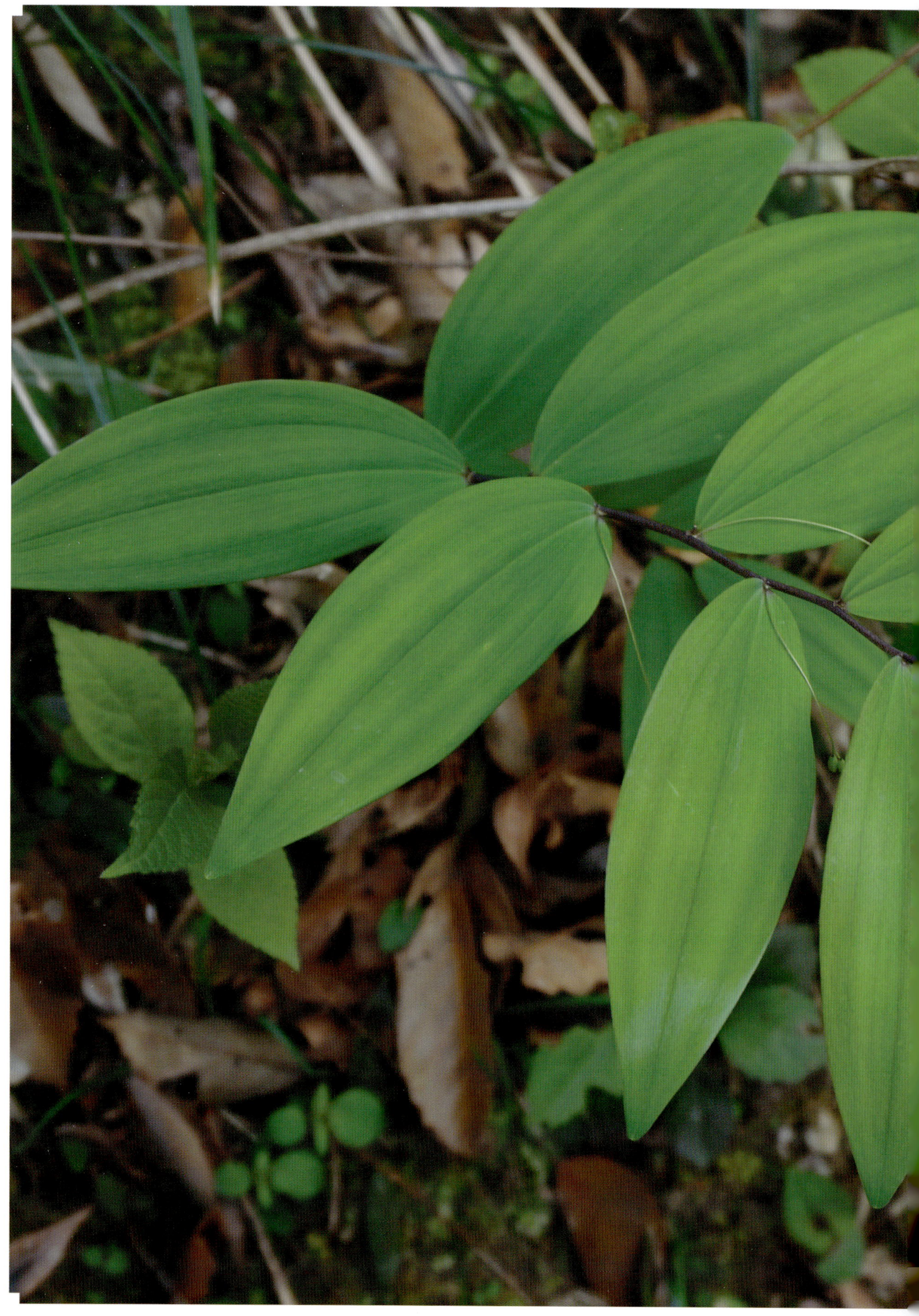

黄精

【水药名】骂信蒙。
【别　名】停赤怕玛、嘎古梨、嘎巴提、如咱尼、热木夏、吾玛梅巴。
【来　源】本品为百合科植物黄精 *Polygonatum sibiricum* Delar. ex Redoute 的根茎。
【性味归经】味甘、涩、苦，性平。归脾、肺、肾经。

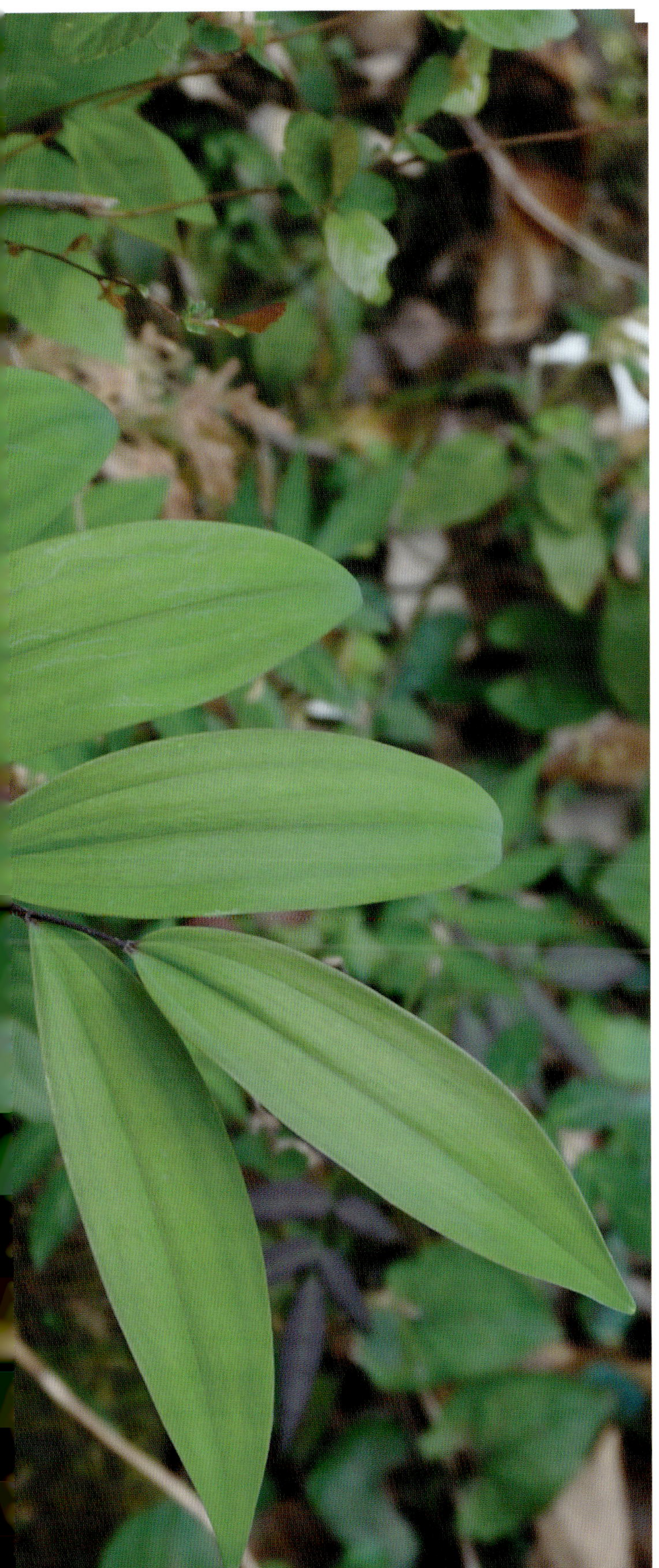

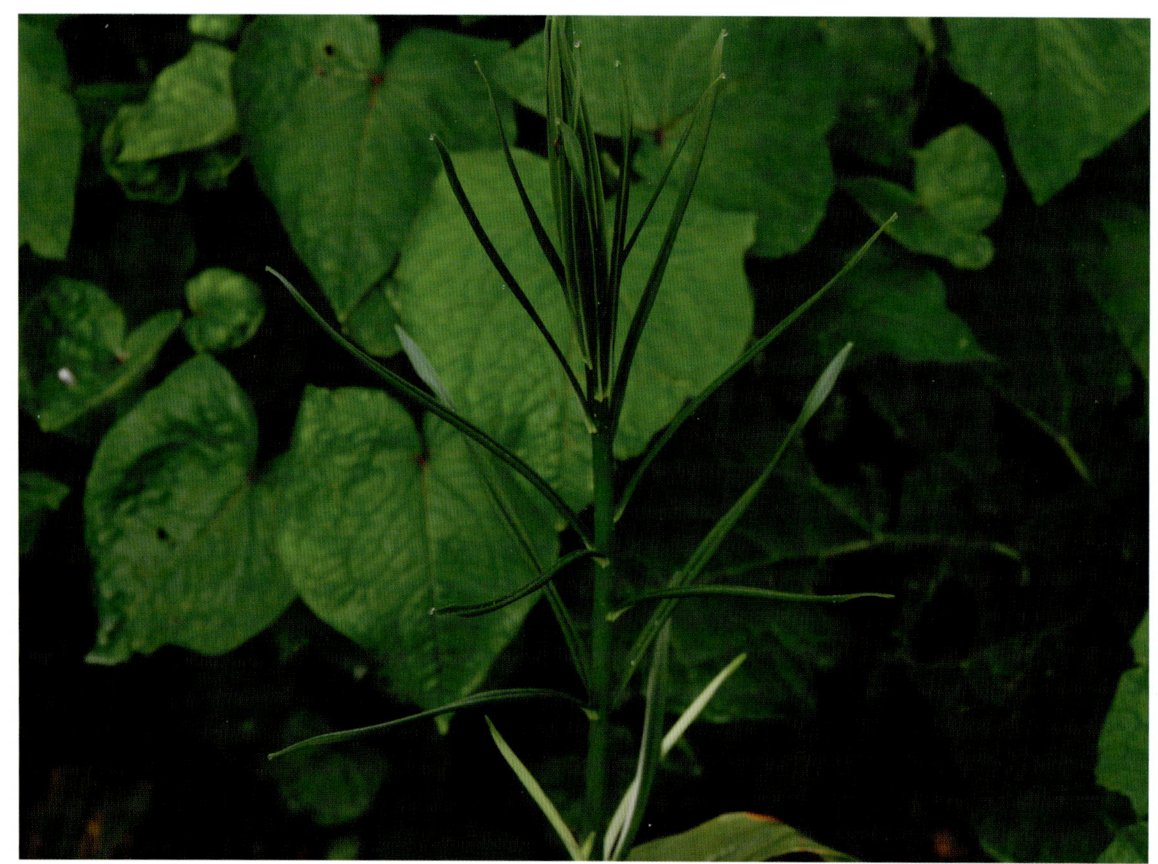

黄精

识别特征

多年生草本，高 50 ~ 120 cm，全株无毛。根茎黄白色，味稍甜，肥厚而横走，直径达 3 cm，由数个或多个形如鸡头的部分连接而成为大头小尾状。生茎的一端较肥大，且向一侧分叉，茎枯后留下圆形茎痕，如鸡眼，节明显，节部生少根。茎单一，稍弯曲，圆柱形。叶通常 5 枚轮生，无柄，叶片条状披针形，长 7 ~ 11 cm，宽 5 ~ 12 mm，先端卷曲，下面有灰粉，主脉平行，中央脉粗壮在下面隆起。5—6 月开白绿色花，花腋生，下垂，总花梗长 1 ~ 2 cm，其顶端通常二分叉，各生花 1 朵，苞片小且比花梗短或几等长。花被筒状，6 裂，雄蕊 6，花丝短，着生花被上部，浆果球形，熟时紫黑色。花期 5—6 月，果期 6—7 月。

生境分布

生长于海拔 2300 ~ 4200 m 的田野、山坡、林区、灌丛中及河谷、溪边上。分布于西藏、青海、四川、云南、甘肃等省区。

采收加工

8—10 月挖取根茎，除去地上部分及须根，洗去泥土。切片，晒干。

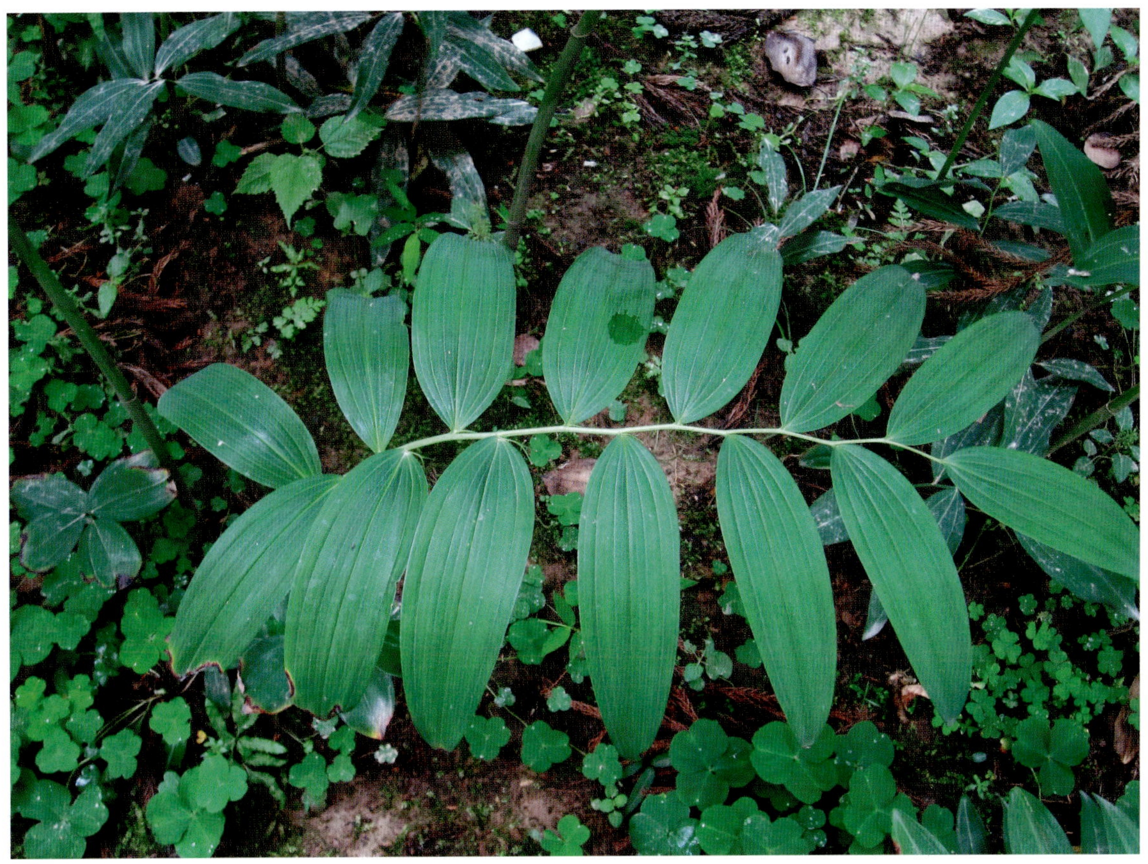

黄精

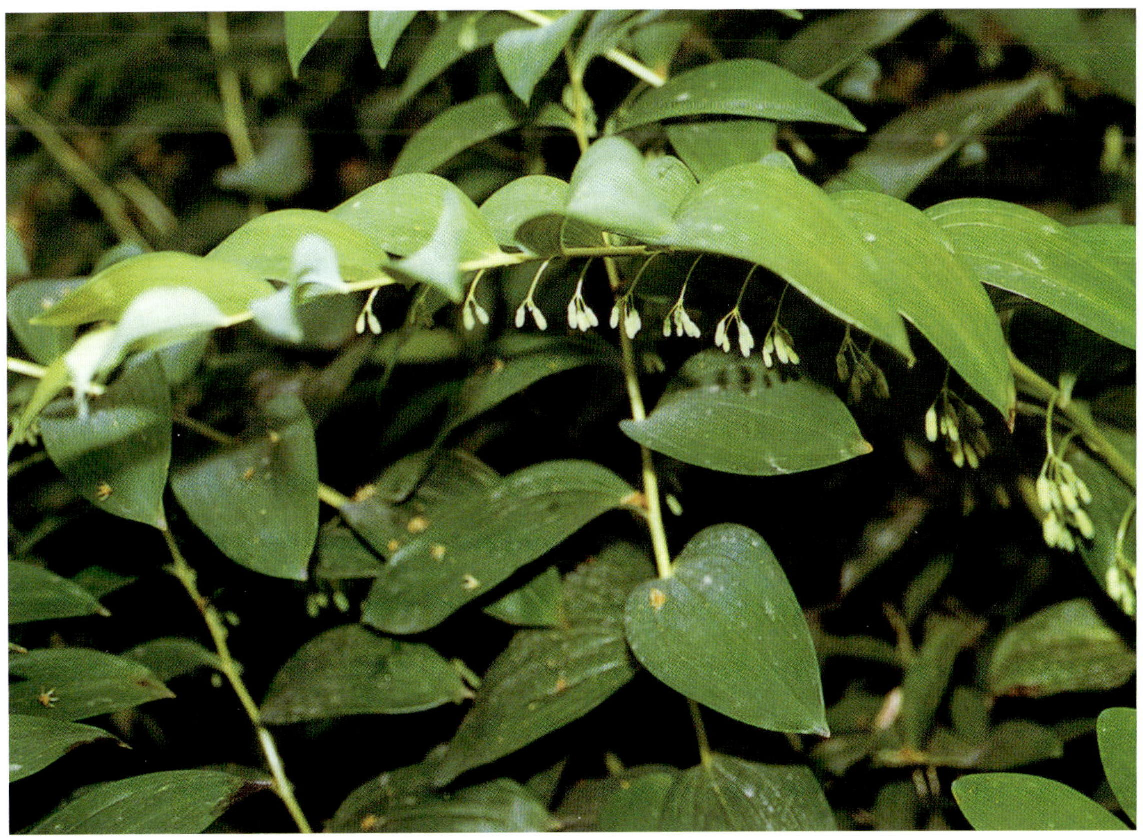

黄精

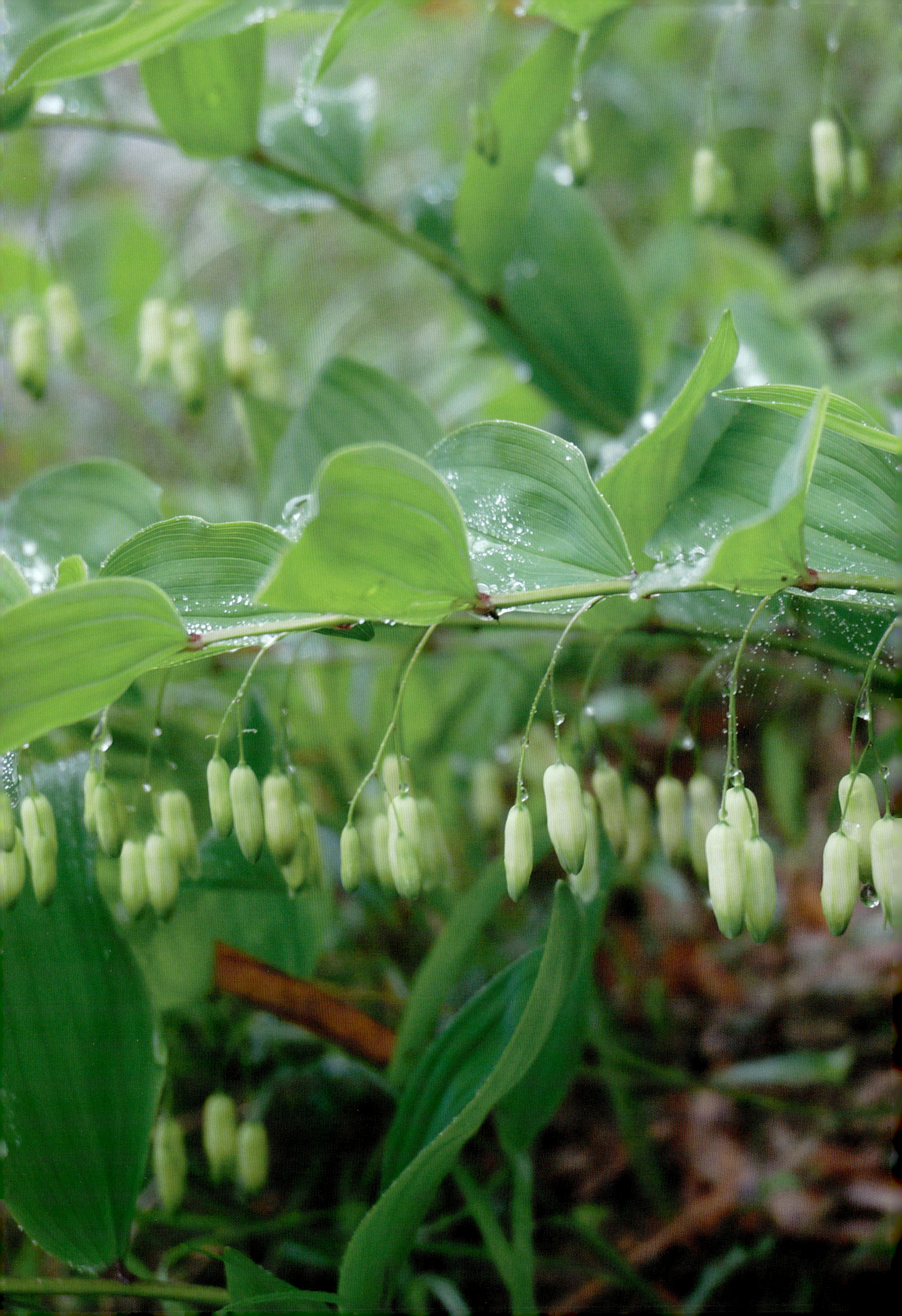

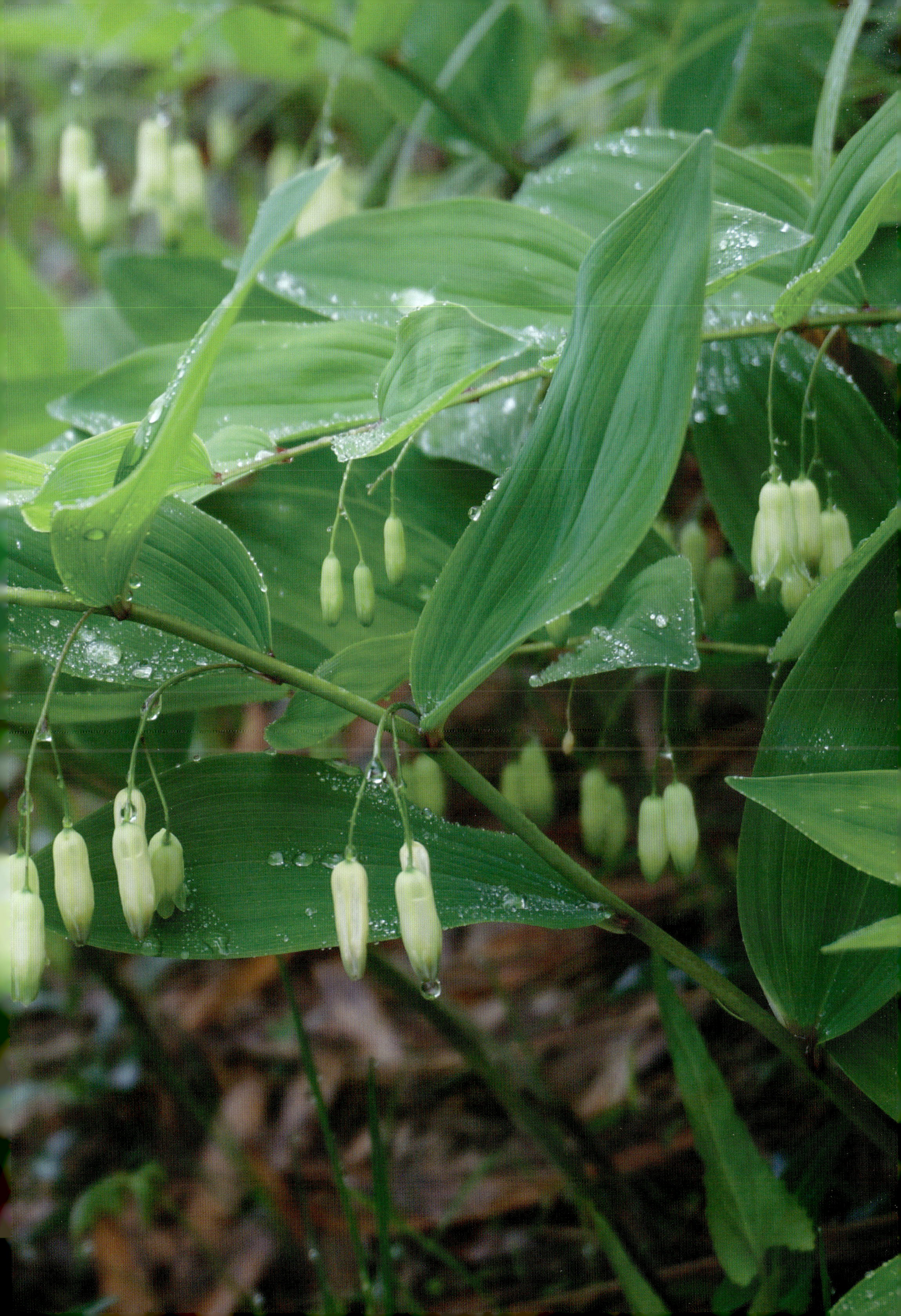

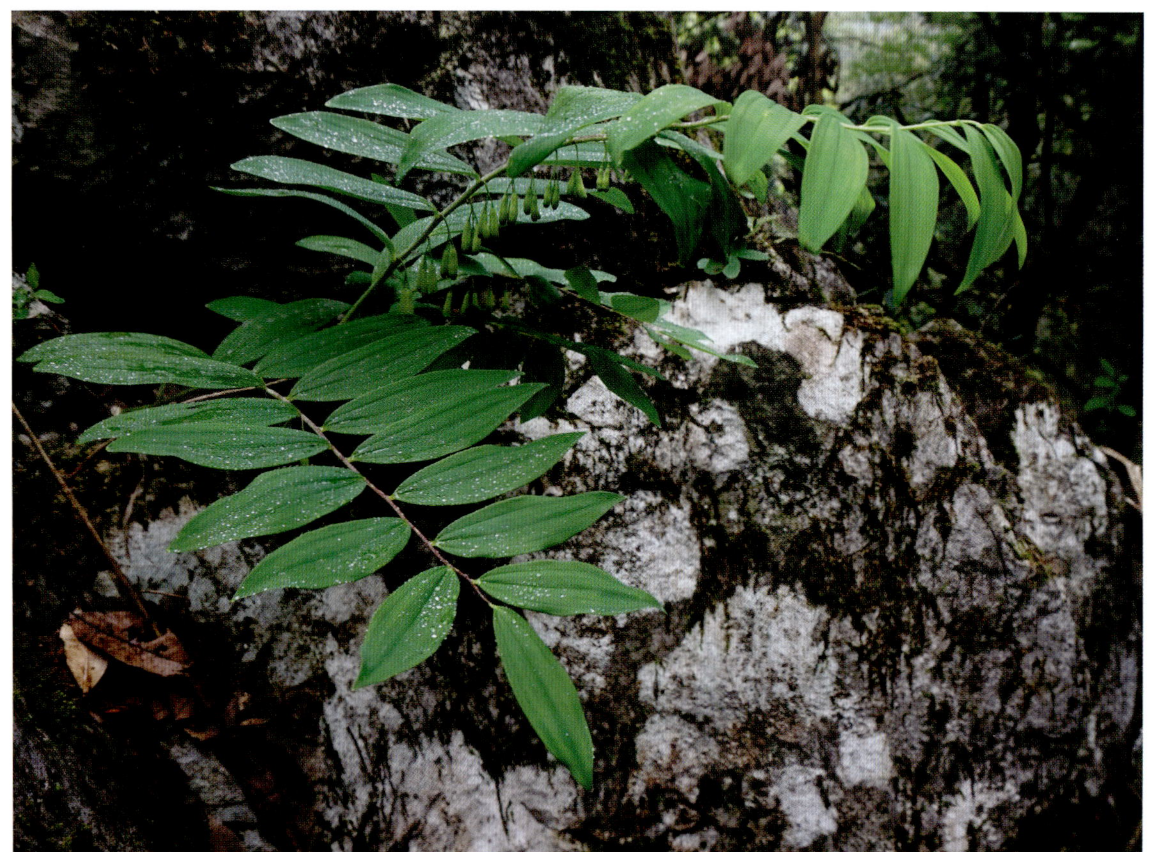
黄精

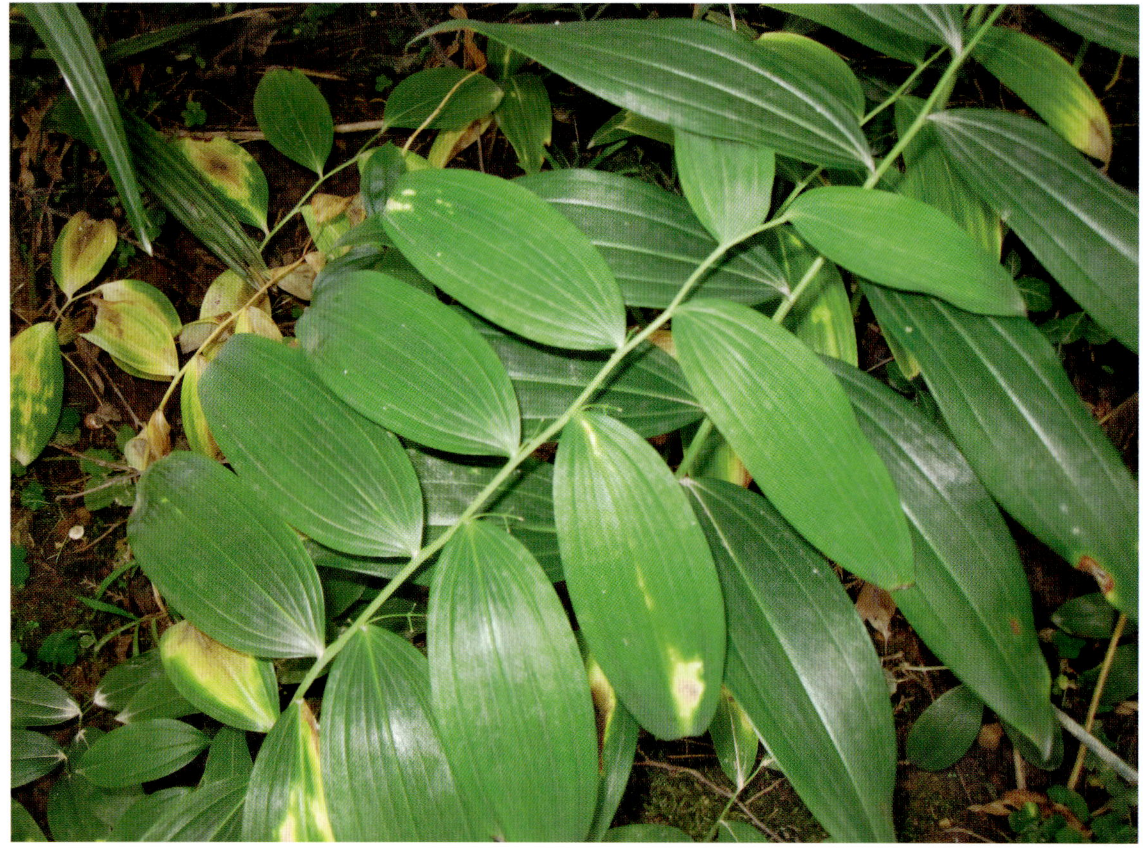
黄精

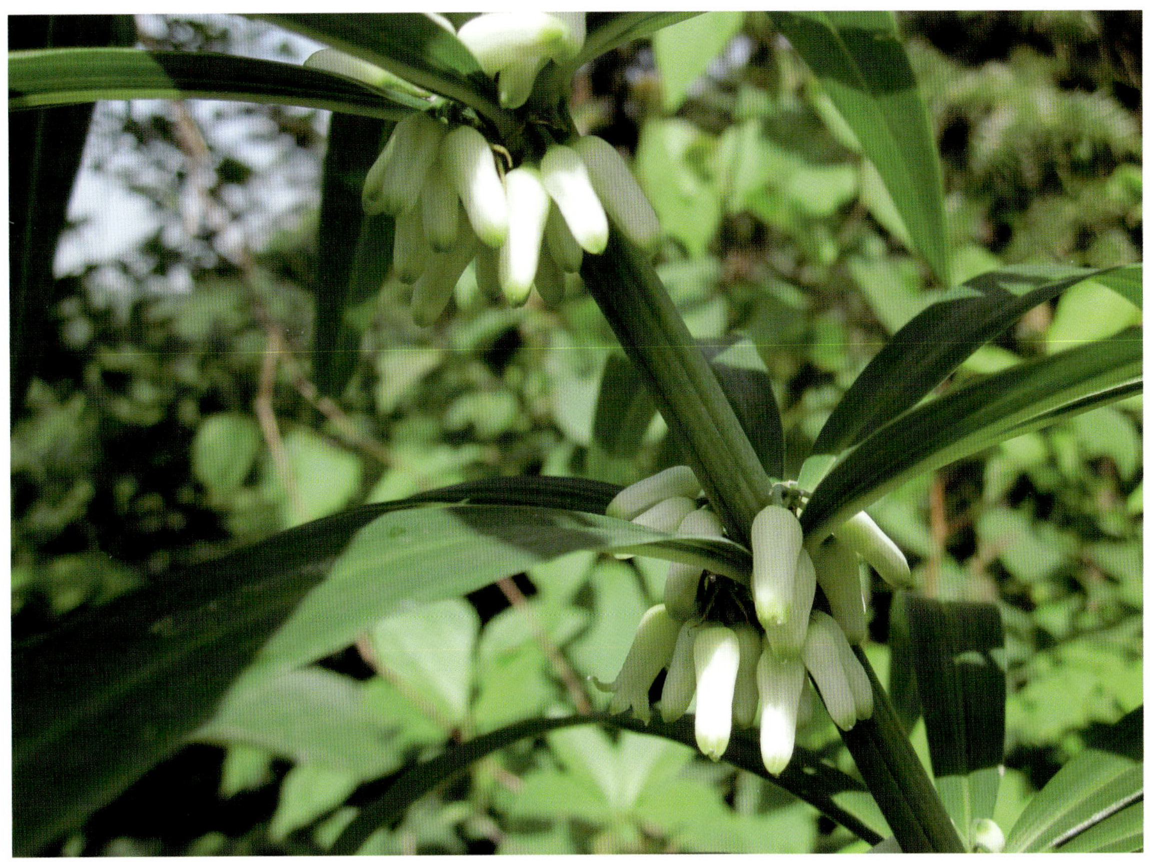

黄精

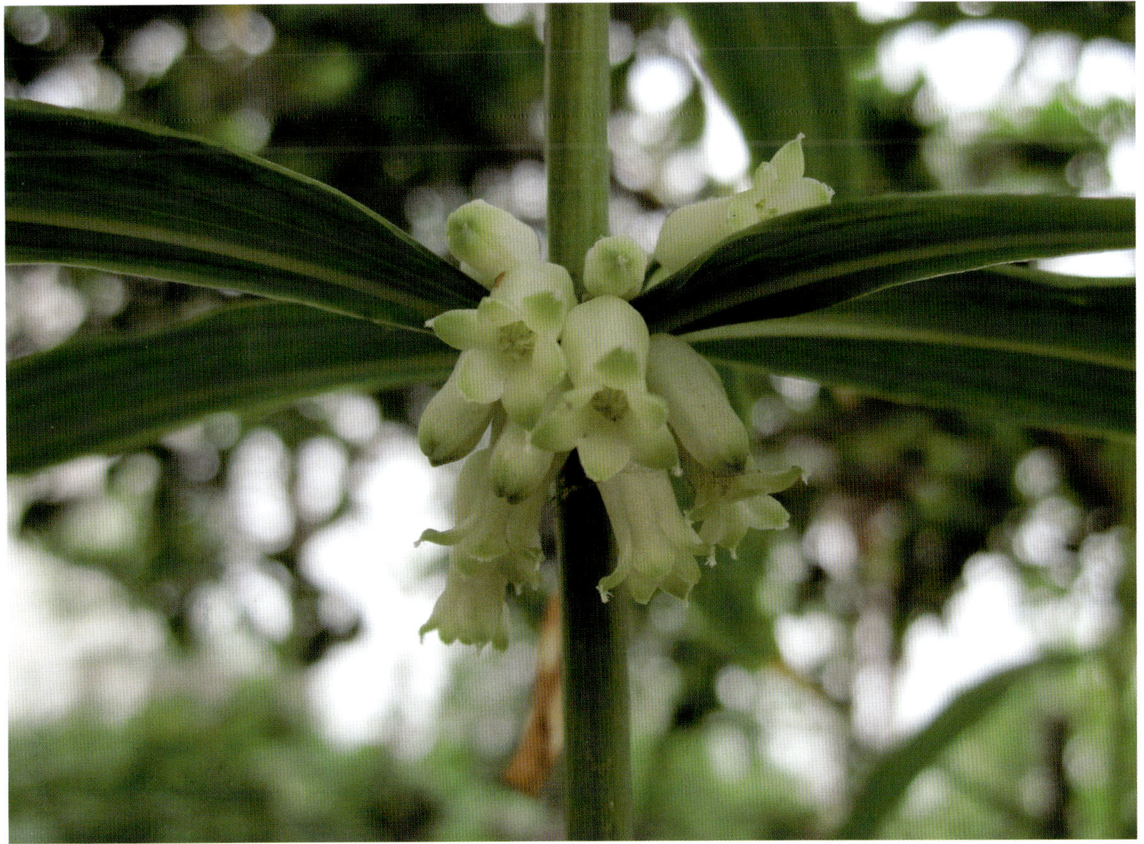

黄精

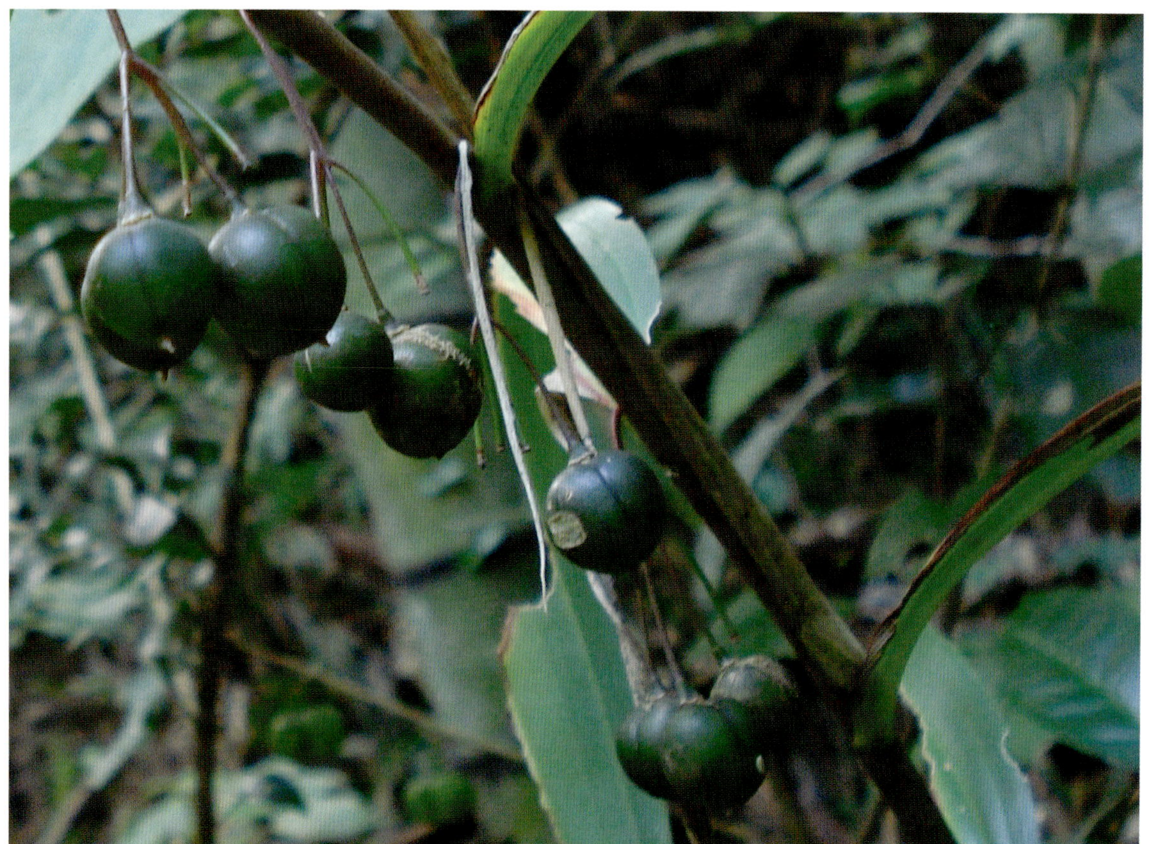

黄精

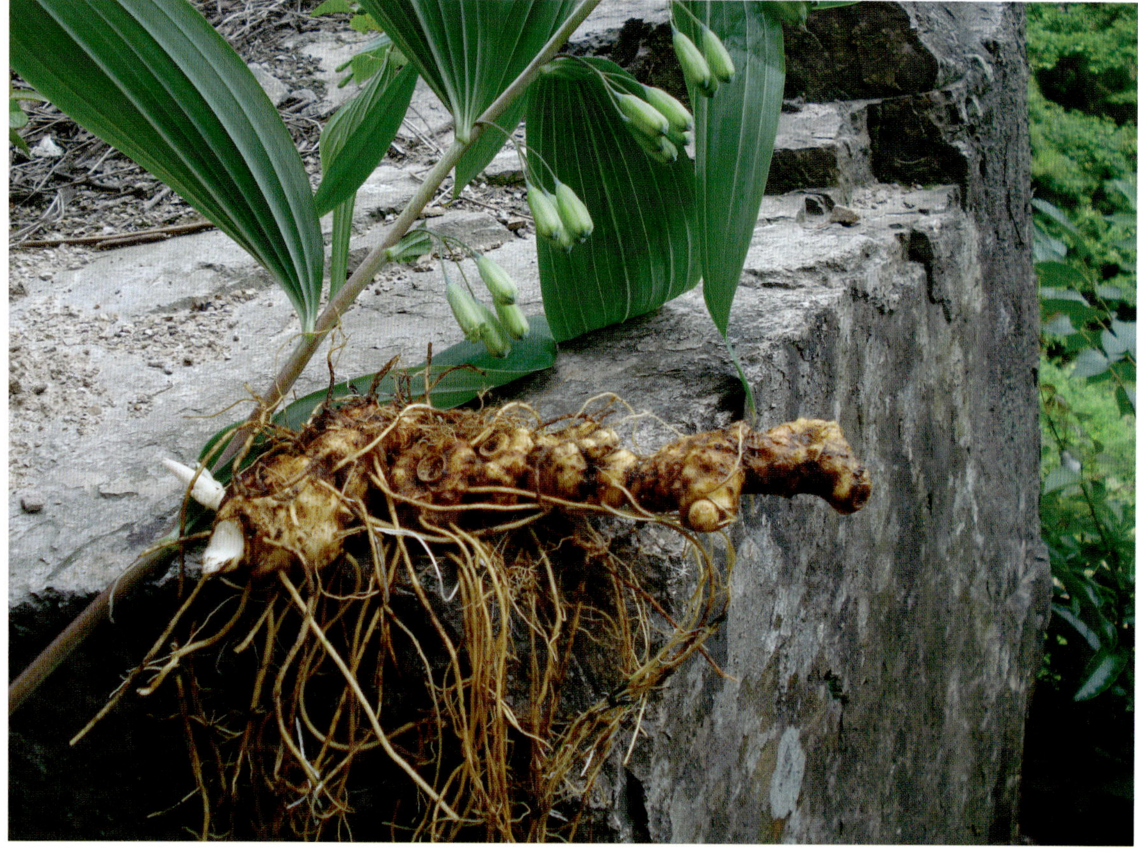

黄精

药材鉴别

根茎呈肥厚肉质的结节块状，结节长可达 10 cm 以上，宽 3 ~ 6 cm，厚 2 ~ 3 cm，常有数个块状结节相连。表面灰黄色或黄褐色，粗糙，结节上侧有突出的圆盘状茎痕，直径 0.8 ~ 1.5 cm。

功效主治

滋补强身，延年益寿，益肾补精，润肺。主治寒热引起的水肿，精髓内亏，衰弱无力，虚劳咳嗽。

用法用量

内服：6 ~ 9 g，煎汤；或入丸、散服。

民族药方

1. 脾胃虚弱，体倦无力　黄精、党参、淮山药各 30 g，鸡 1 只。同炖服。

2. 肺劳咳血，赤白带　黄精 10 g，冰糖 50 g。同炖服。

3. 肺结核，病后体虚　黄精 15 ~ 20 g。水煎服。

4. 小儿下肢痿软　黄精 15 g，蜂蜜 30 g。同炖服。

5. 胃热口渴　黄精 10 g，熟地黄 15 g，山药 10 g，天花粉 20 g，麦冬 30 g。水煎服。

使用注意

中寒泄泻，痰湿痞满气滞者忌服。

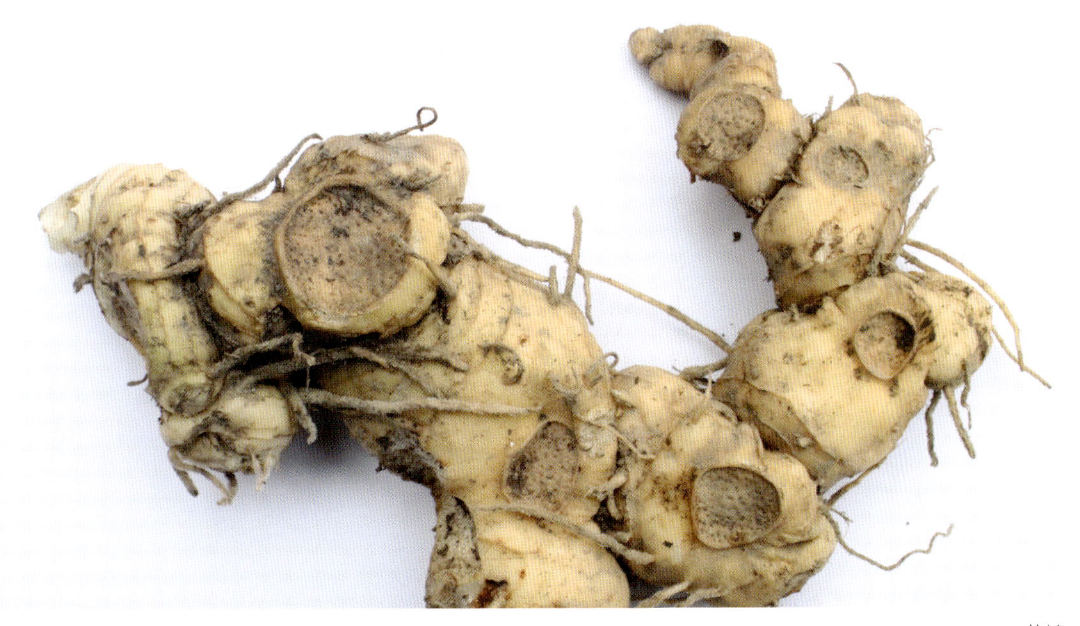

黄精

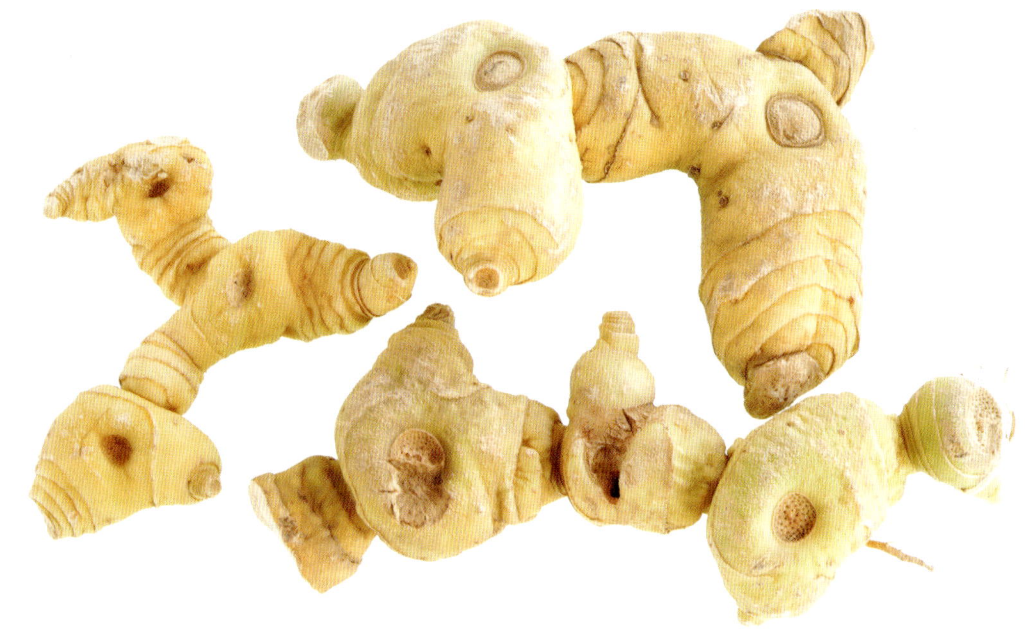

黄精

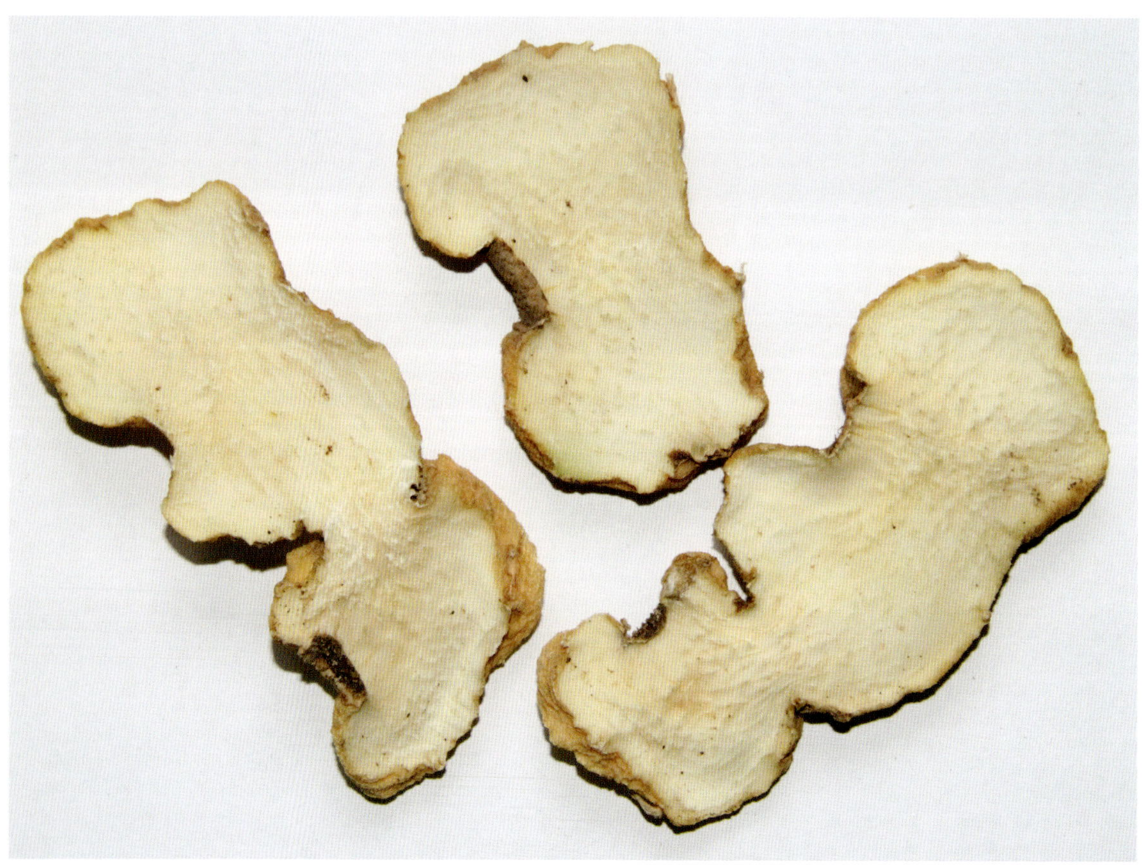

黄精（生晒）饮片

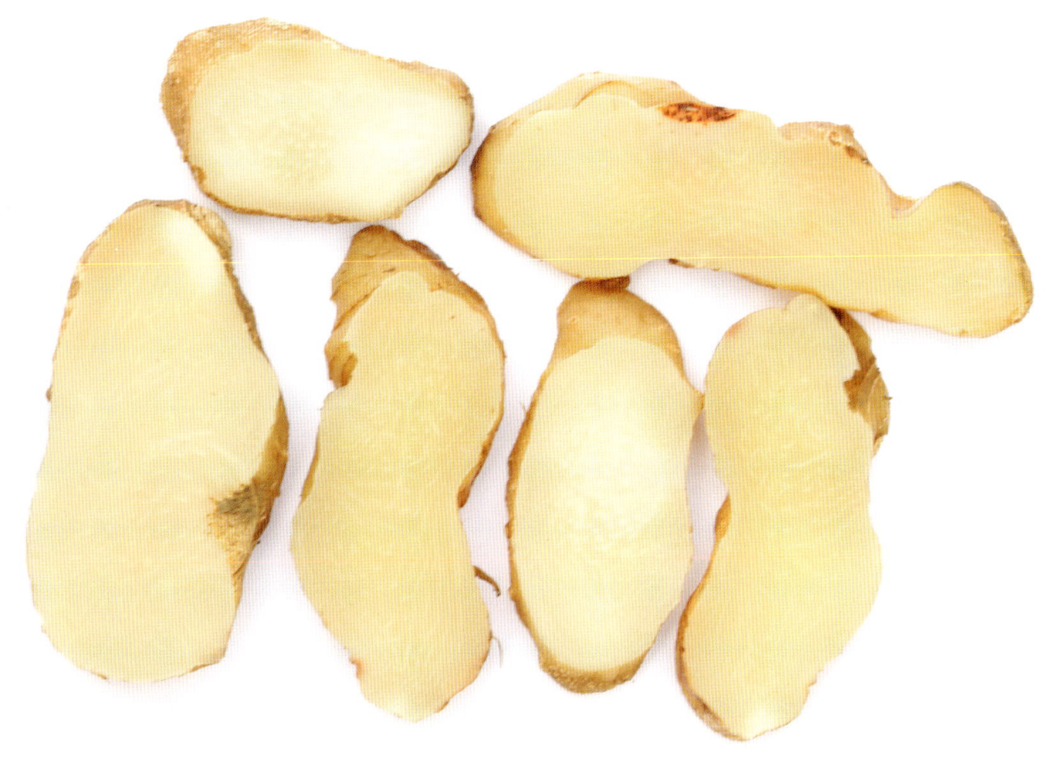

黄精（蒸制）药材

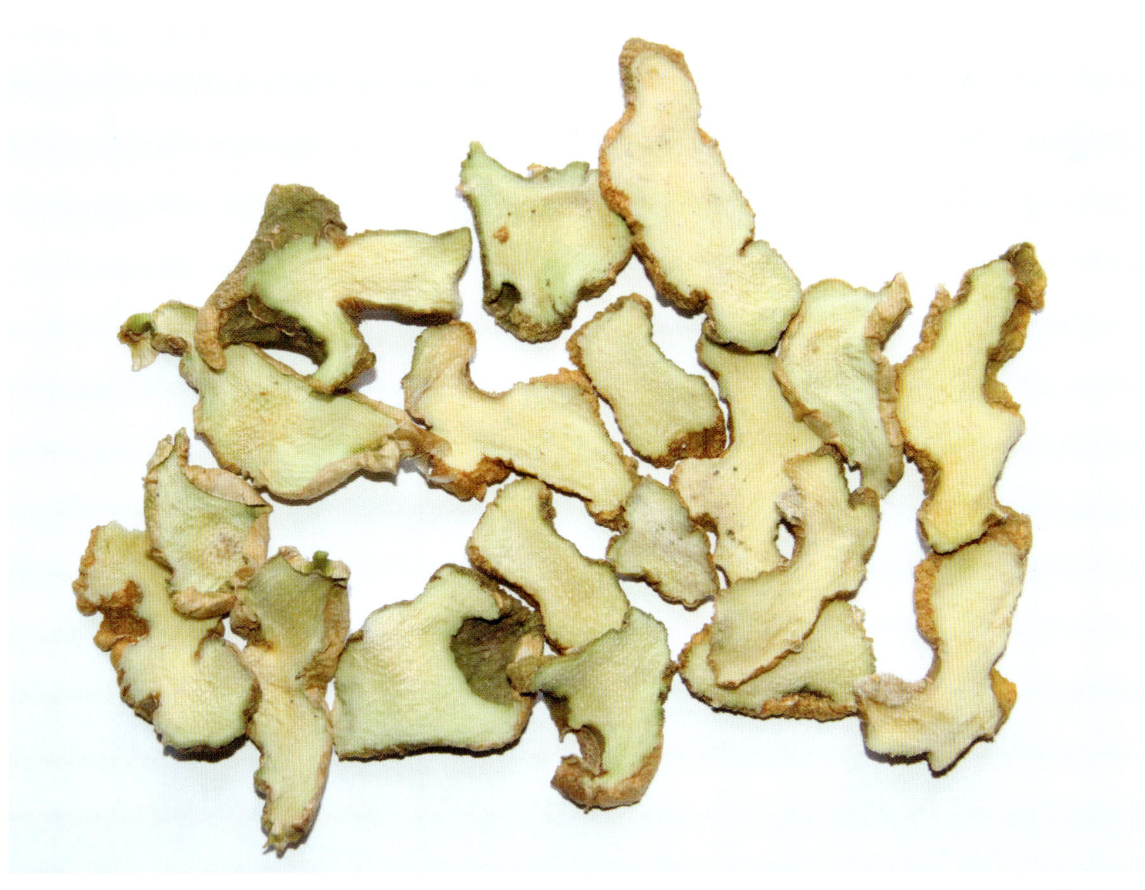

黄精饮片

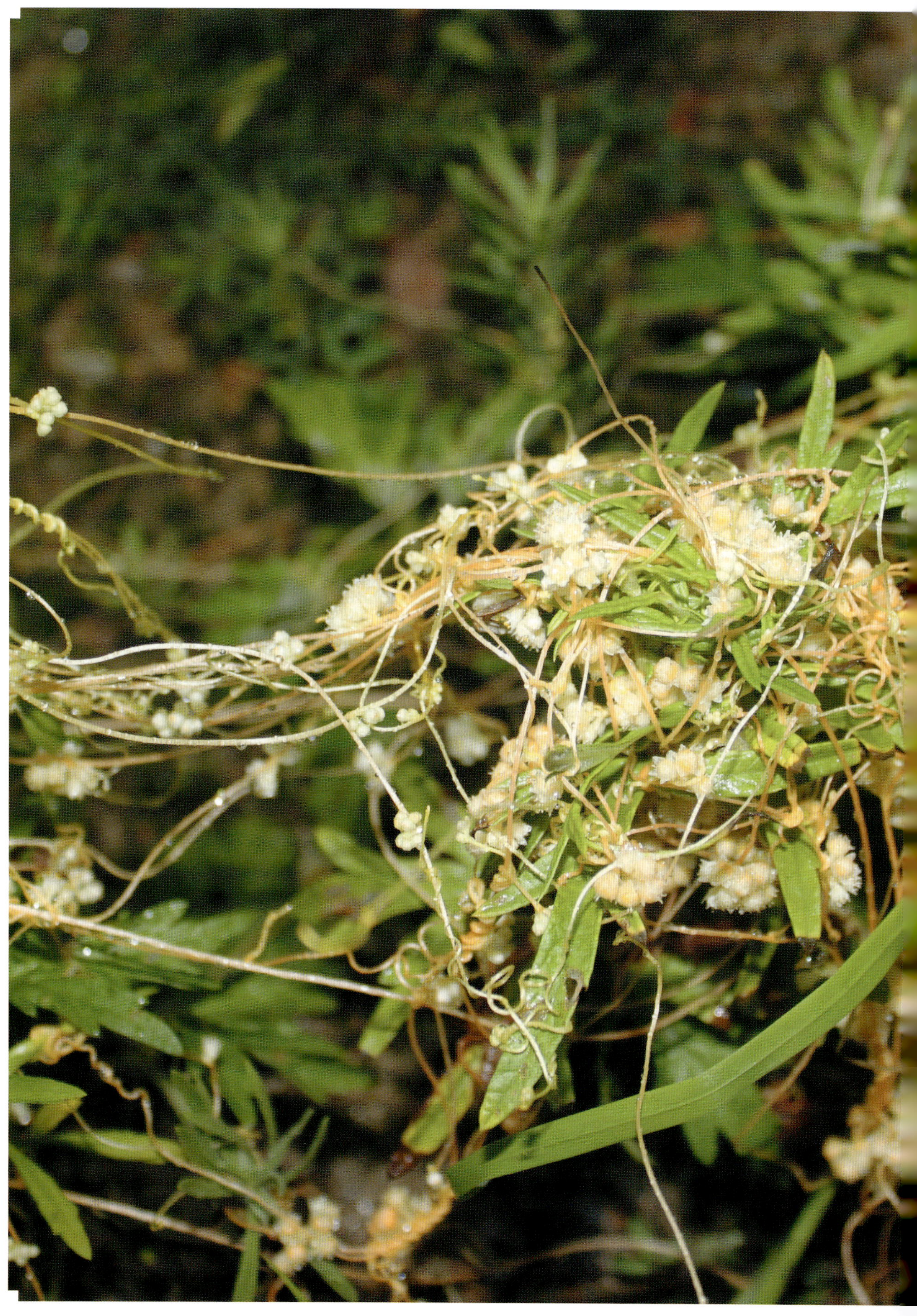

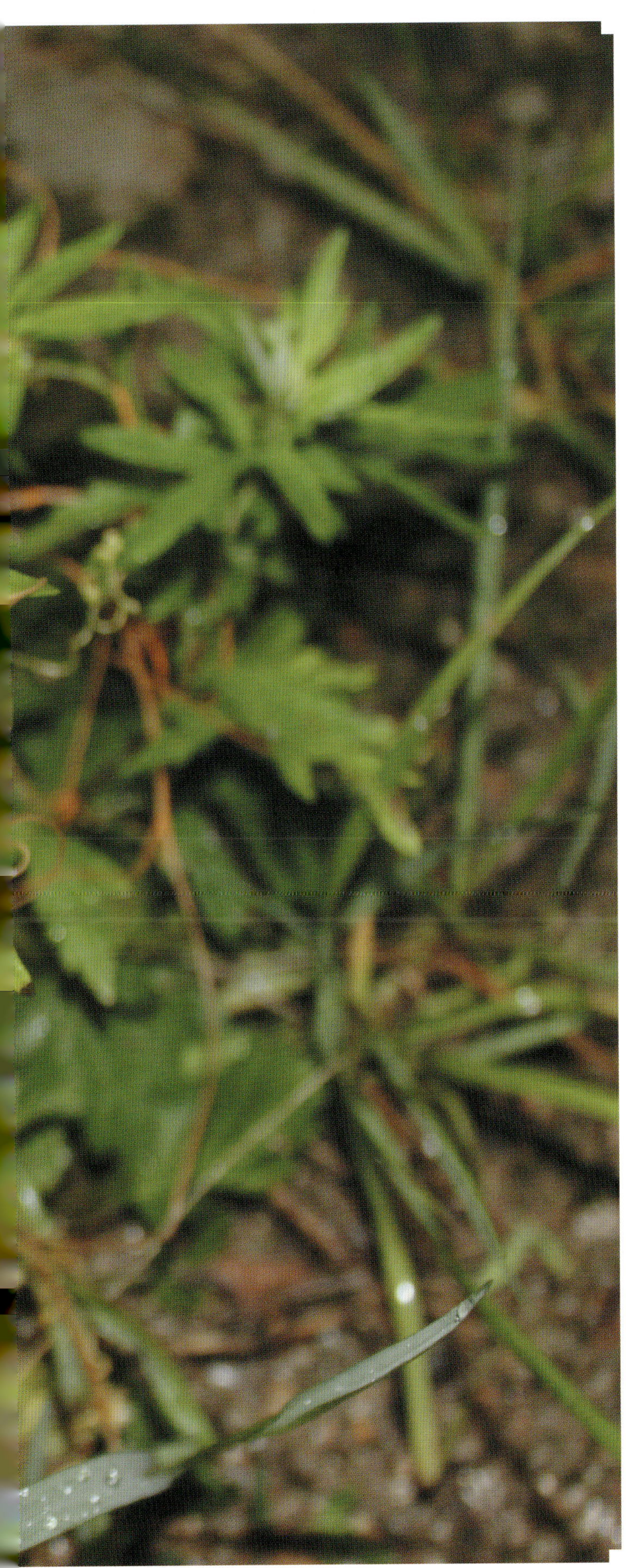

菟丝子

【水药名】要假。

【别　名】竹其下巴、菟丝饼、炒菟丝子、苦苦萨赞、盐菟丝子。

【来　源】本品为旋花科植物菟丝子 *Cuscuta chinensis* Lam. 的干燥成熟种子。

【性味归经】味辛、甘，性平。归肝、肾经。

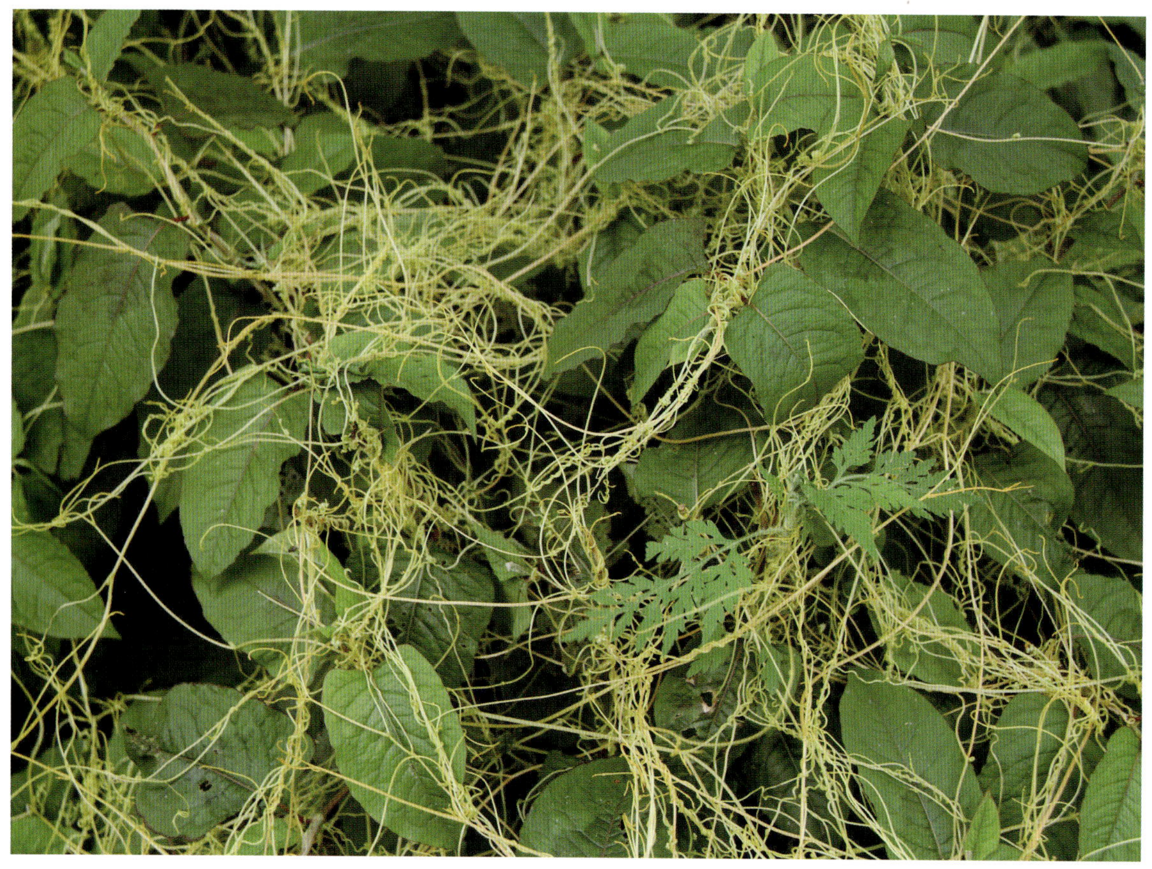
菟丝子

识别特征

一年生寄生草本，全株无毛。茎细，缠绕，黄色，无叶。花簇生于叶腋，苞片及小苞片鳞片状；花萼杯状，花冠白色，钟形，长为花萼的2倍；雄蕊花丝扁短，基部生有鳞片，矩圆形，边缘流苏状。蒴果扁球形，被花冠全部包住，盖裂。花期7—9月，果期8—10月。

生境分布

生长于田边、荒地及灌木丛中，常寄生于豆科等植物上。分布于河南、山东、山西以及东北辽阳、盖平等地。

采收加工

秋季种子成熟时割取其地上部分，晒干，打下种子，除去杂质。

药材鉴别

本品呈类球形，直径1.0 ~ 1.5 mm。表面灰棕色或黄棕色。具细密突起的小点，一端有微凹的线形种脐。质坚实，不易以指甲压碎。气微，味淡。

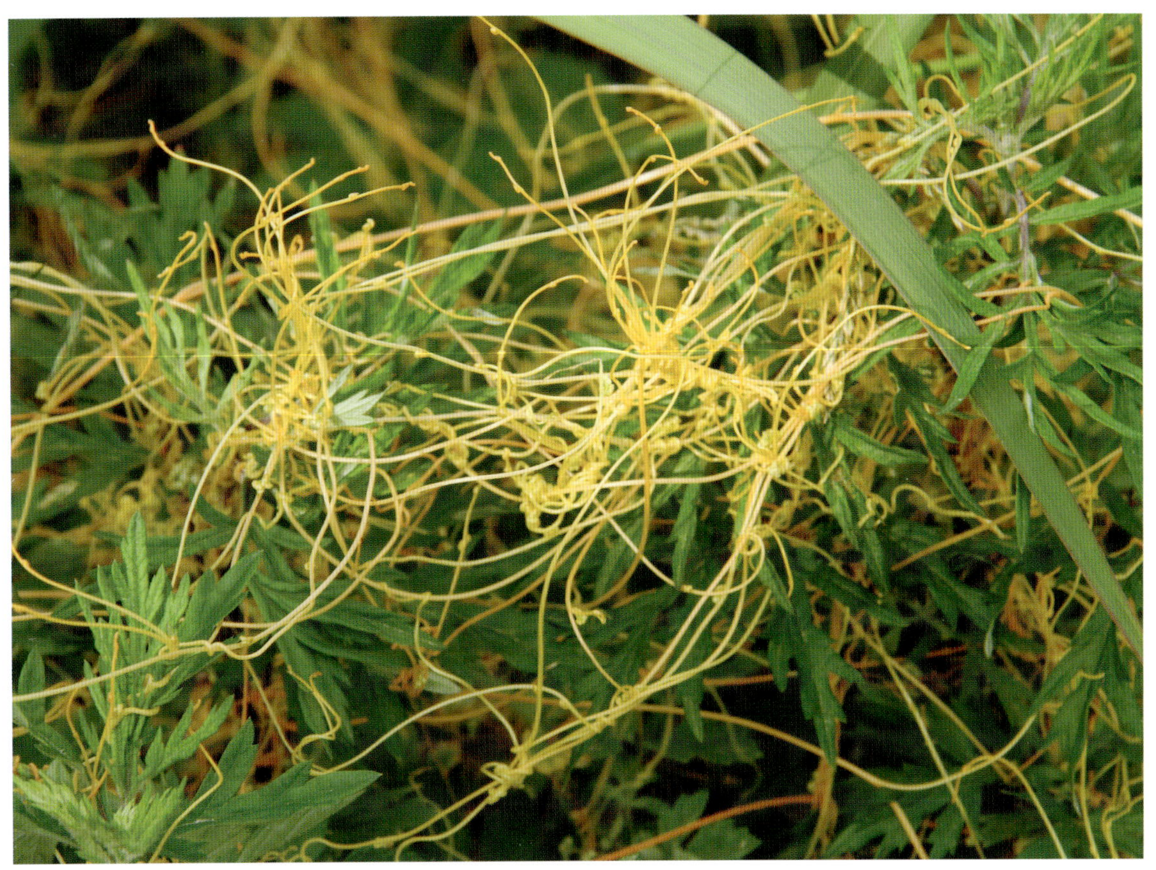

菟丝子

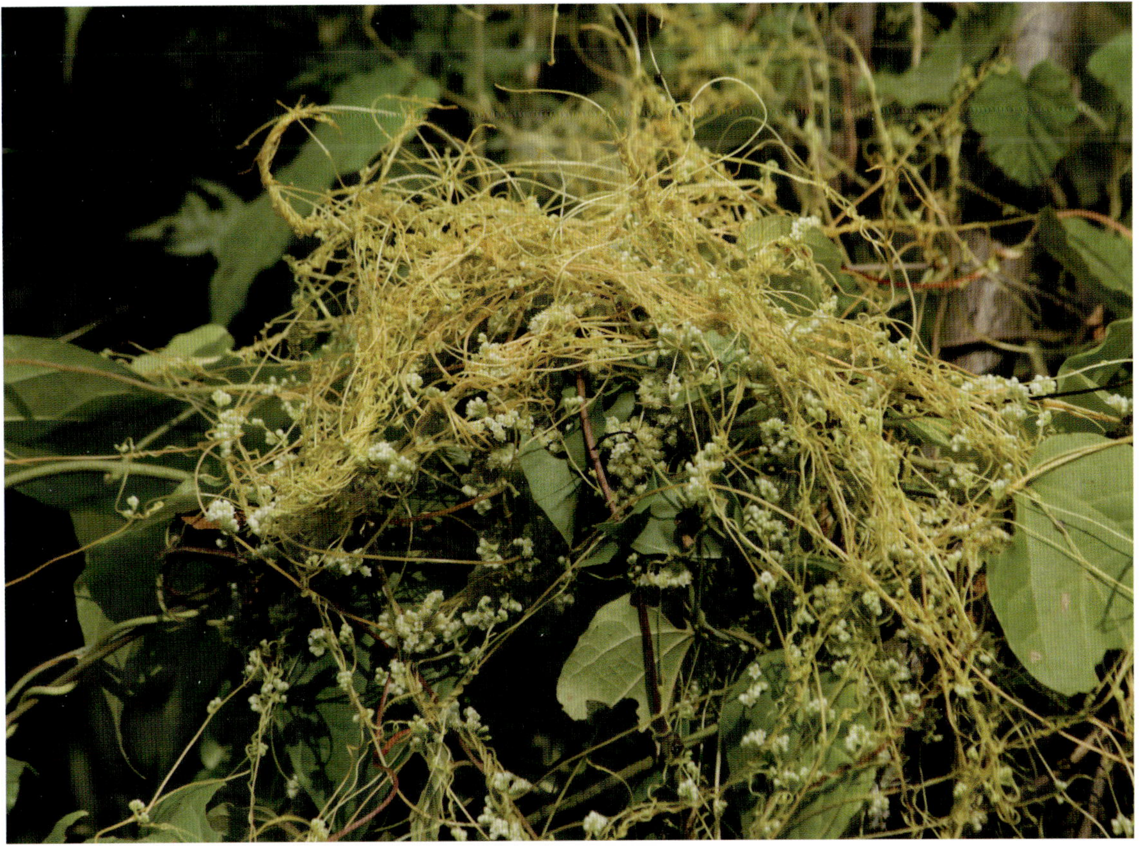

菟丝子

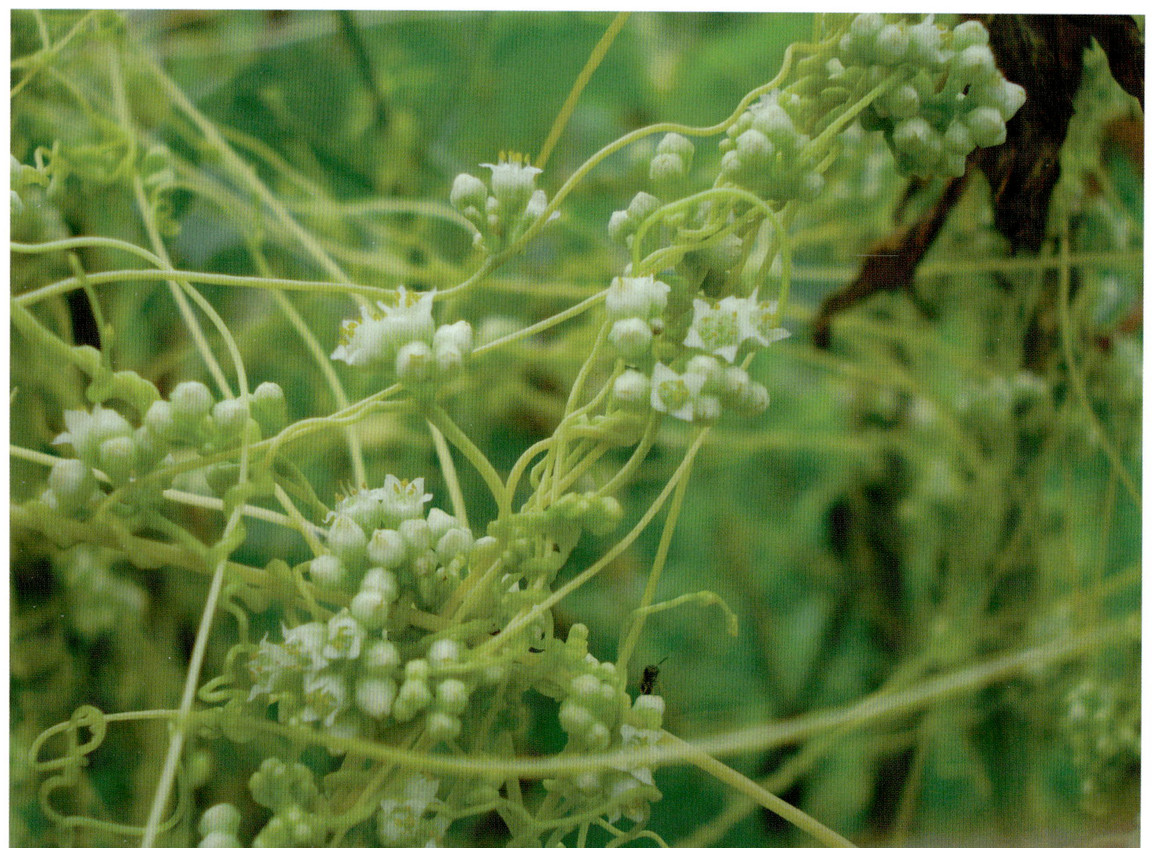

菟丝子

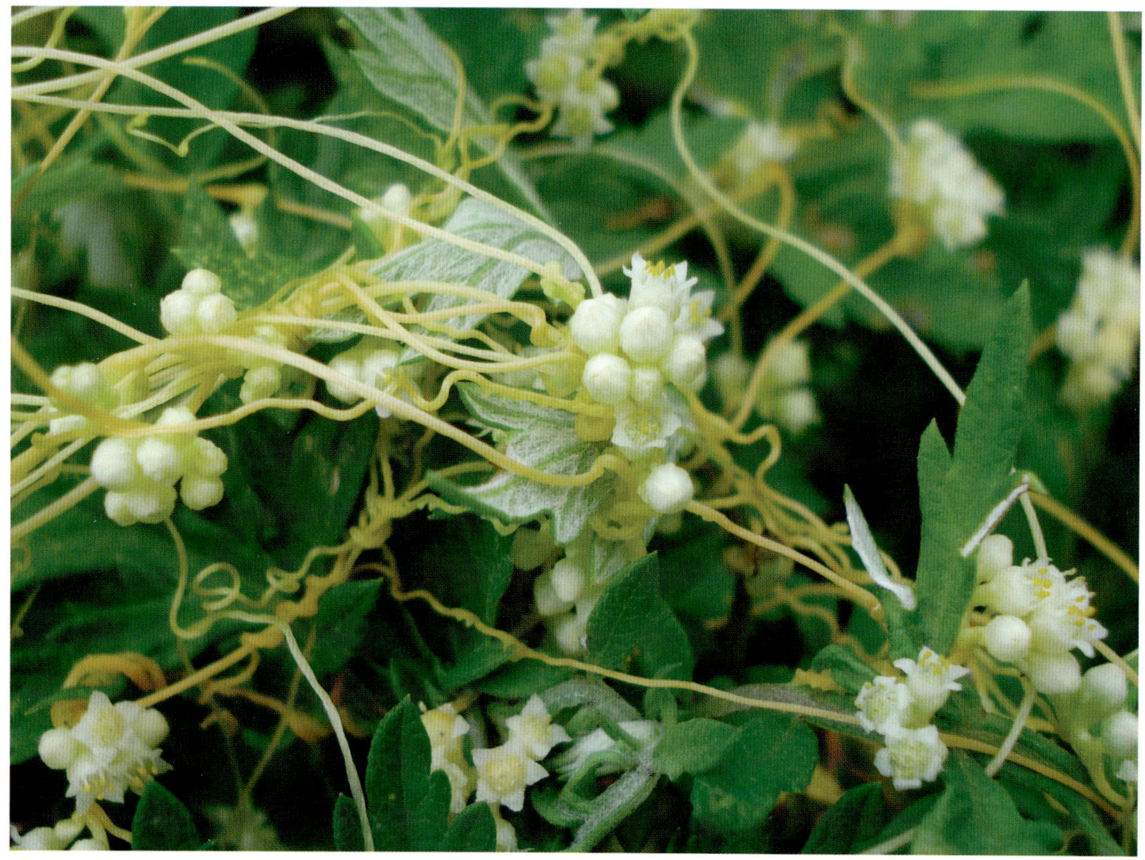

菟丝子

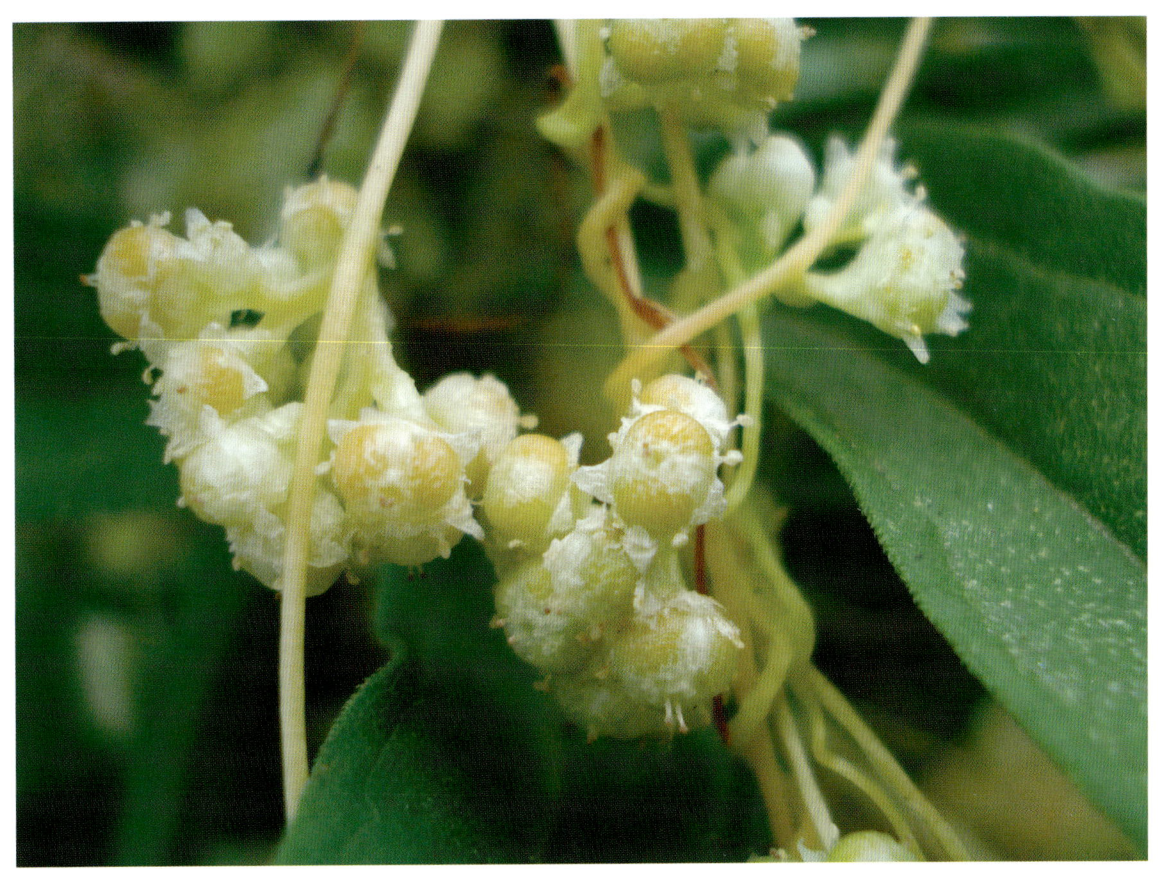

菟丝子

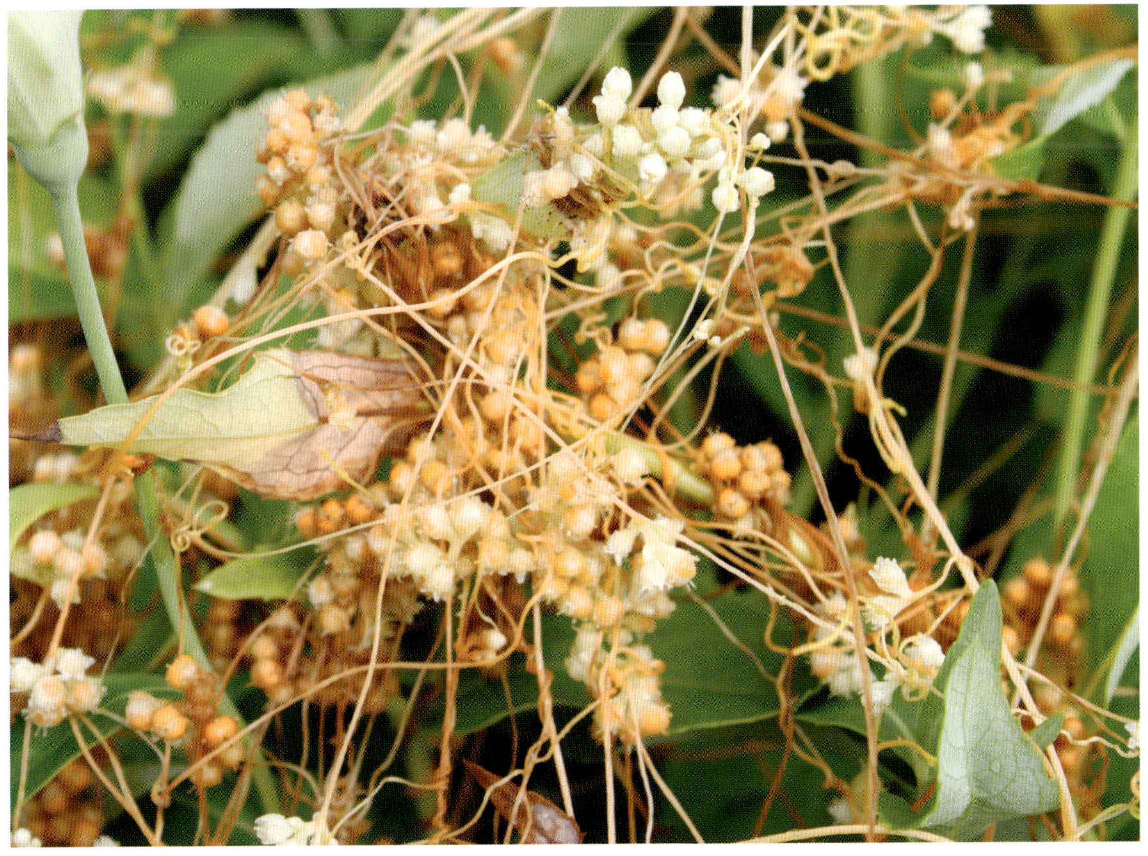

菟丝子

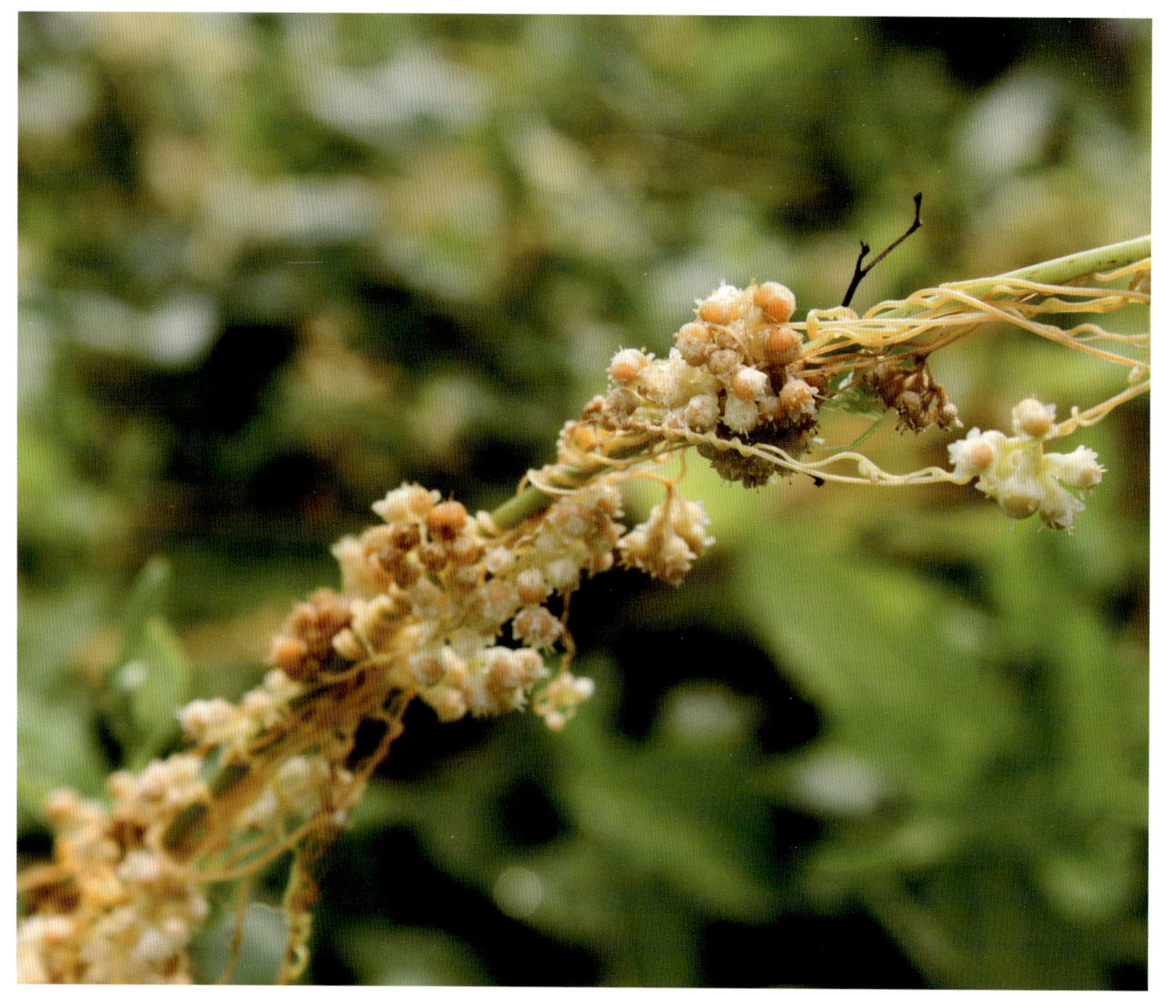

菟丝子

功效主治

滋补肝肾，固精缩尿，安胎，明目，止泻。主治阳痿遗精，尿有余沥，遗尿尿频，腰膝酸软，目昏耳鸣，肾虚胎漏，胎动不安，脾肾虚泄；外治白癜风。

用法用量

内服：10 ~ 15 g，煎汤；或入丸、散。

民族药方

1．肾虚阳痿、遗精及小便频数 菟丝子、枸杞子、覆盆子、五味子、车前子各 9 g。水煎汤。

2．乳汁不通 菟丝子 15 g。水煎汤。

3．脾虚泄泻 菟丝子 15 g，白术 10 g。水煎汤。

4．腰膝酸软，遗精早泄，小便频数，带下过多 菟丝子适量，黑豆 60 粒，大枣 5

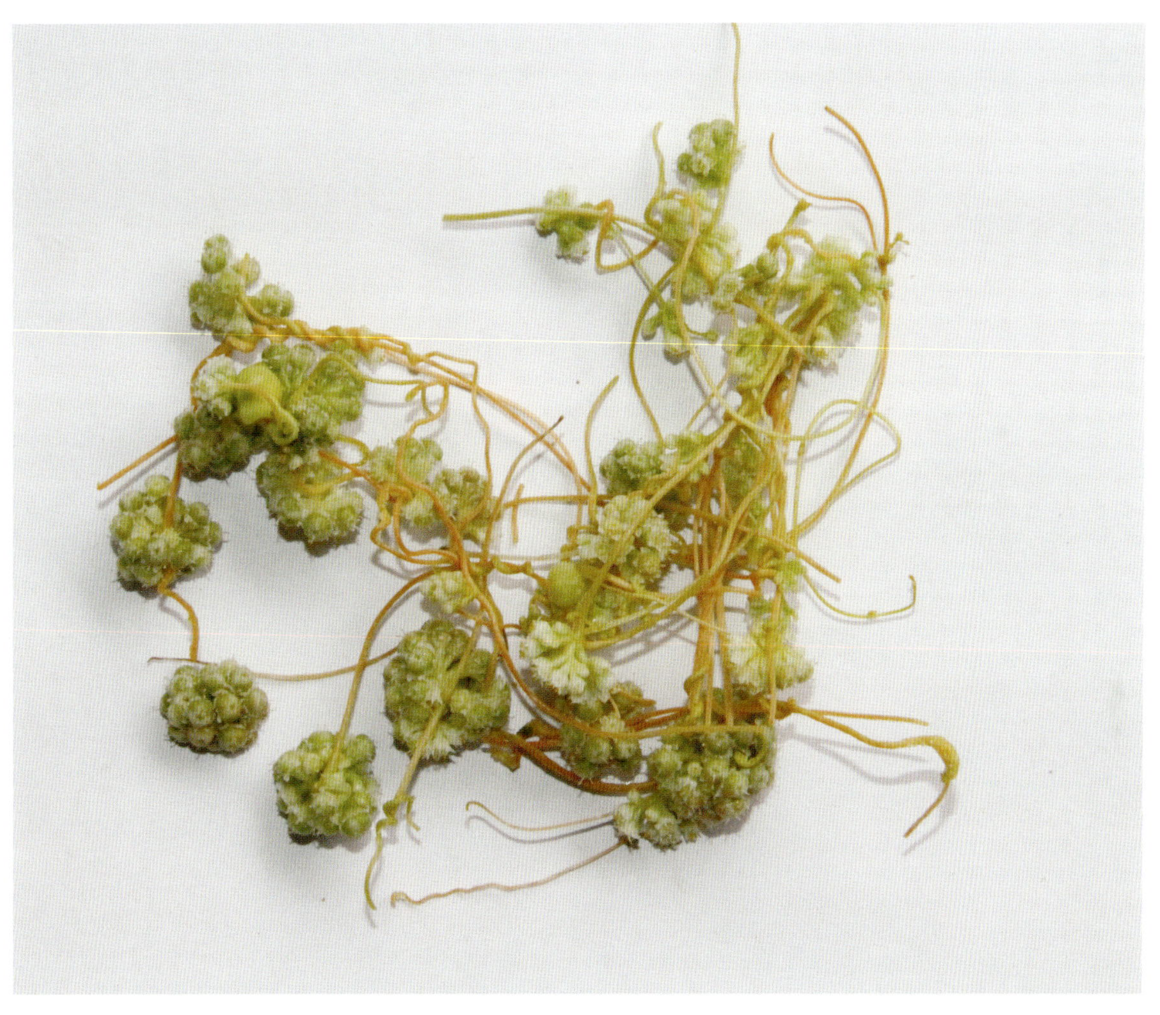

菟丝子药材

枚。水煎服。

5．脾虚泄泻 菟丝子 15 g，白术 10 g。水煎汤。

6．胃癌 菟丝子、枸杞子、女贞子各 15 g，生黄芪、太子参、鸡血藤各 30 g，白术、茯苓各 10 g。水煎取药汁，每日 1 剂，分 2 次服。

7．围生期痔疾（气血虚弱型） 菟丝子、党参、地榆、茯苓各 12 g，黄芪 15 g，白术、当归、白芍、熟地黄、阿胶（烊冲）、瓜蒌子（打碎）、补骨脂、杜仲各 10 g。水煎取药汁，口服，每日 1 剂。

8．小儿遗尿 菟丝子 7.5 g，五倍子 5 g，五味子 2.5 g，米醋适量。将前 3 味共研细末，用醋调成糊状，敷于脐部，然后用消毒纱布包扎，再用胶布固定，次日早晨取下。

使用注意

阴虚火旺、大便燥结、小便短赤者不宜服用。

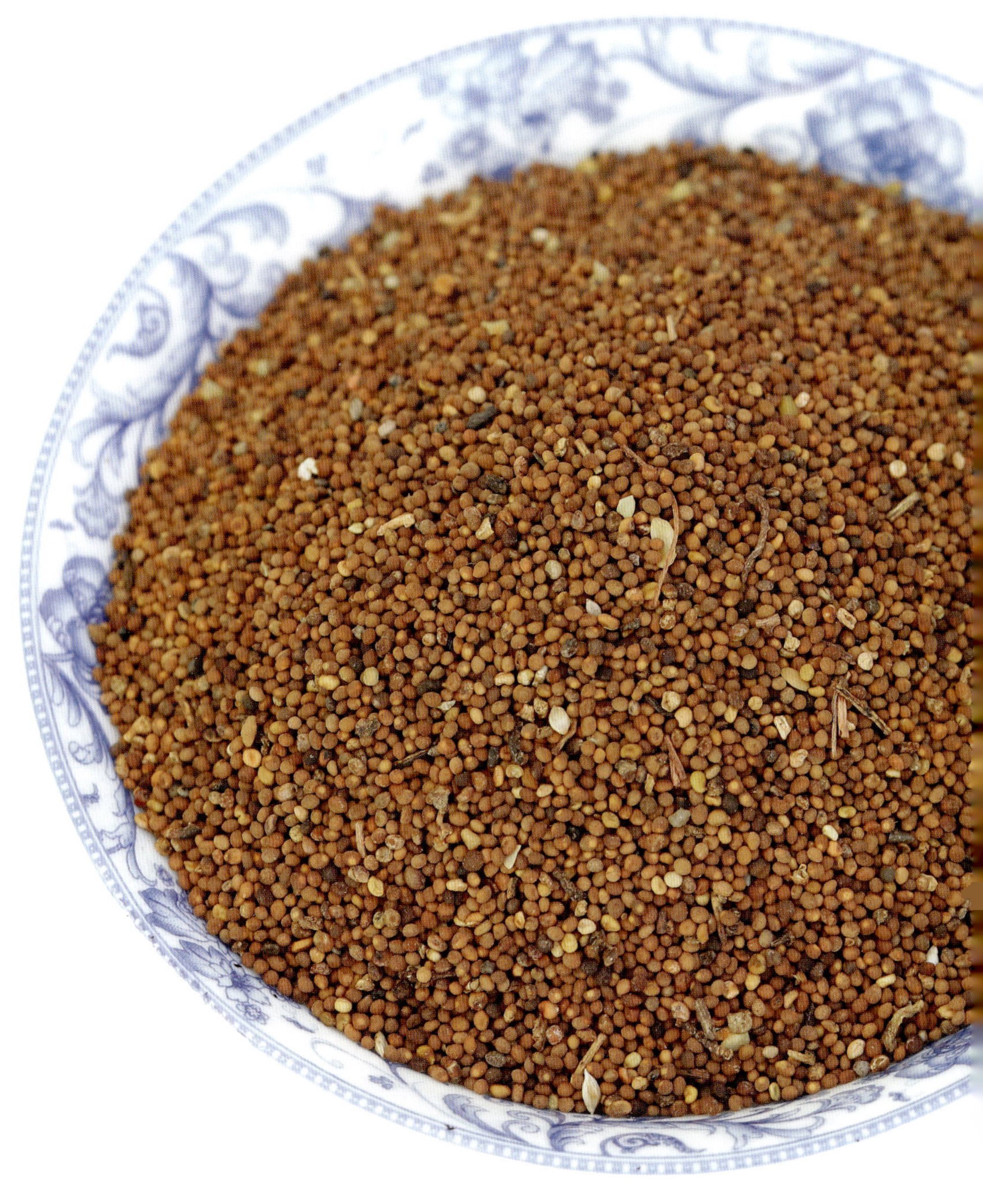

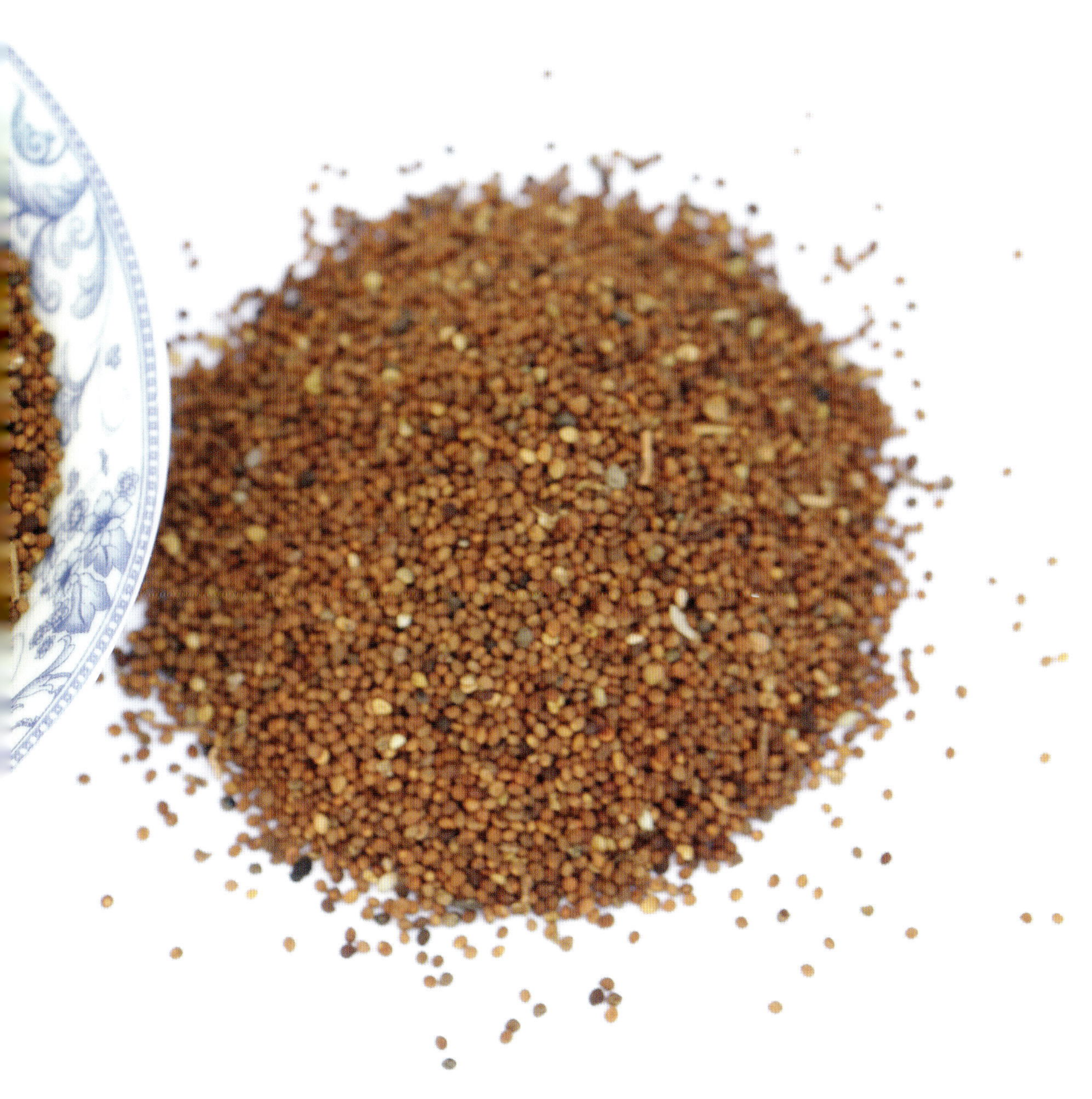

菟丝子饮片

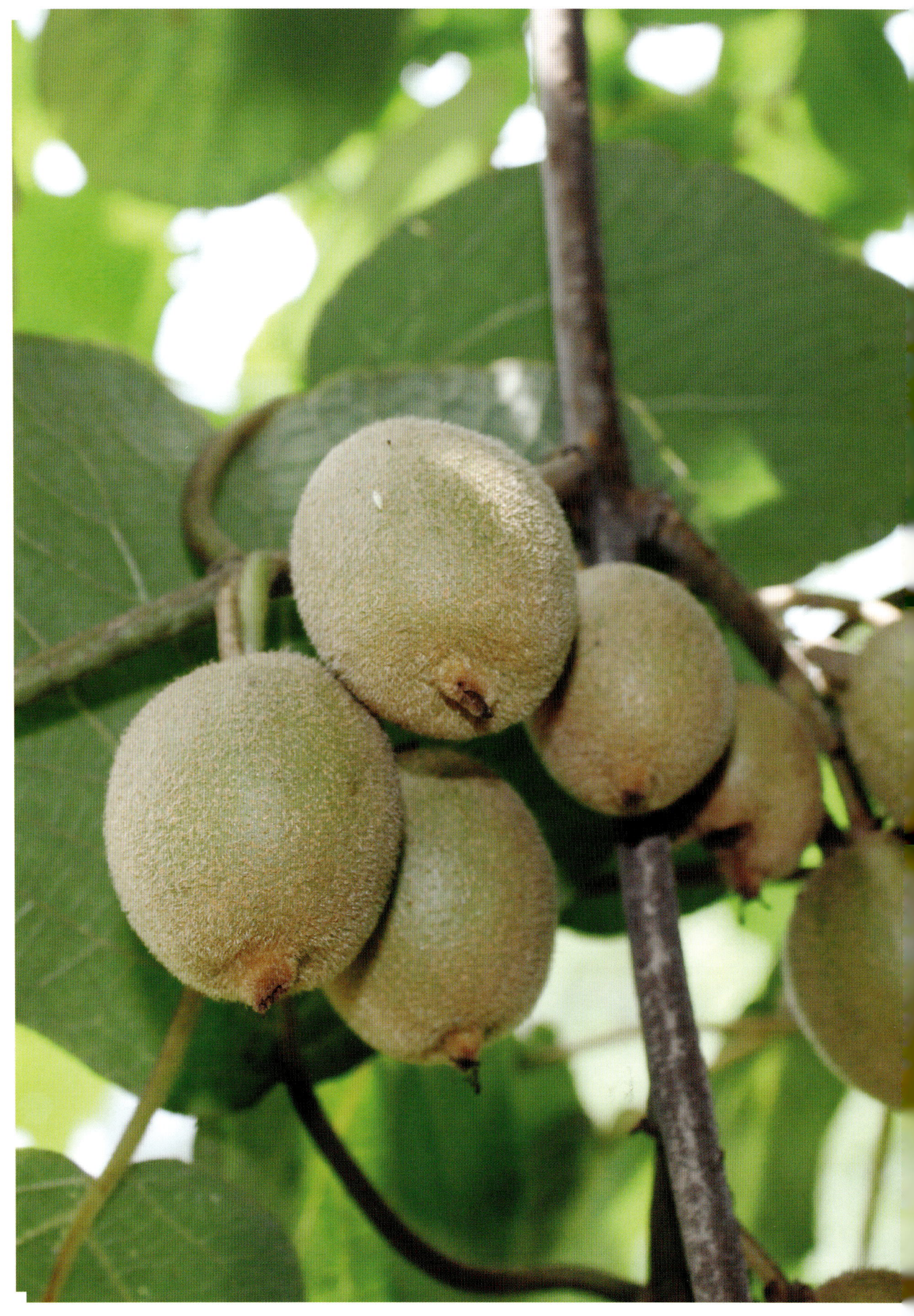

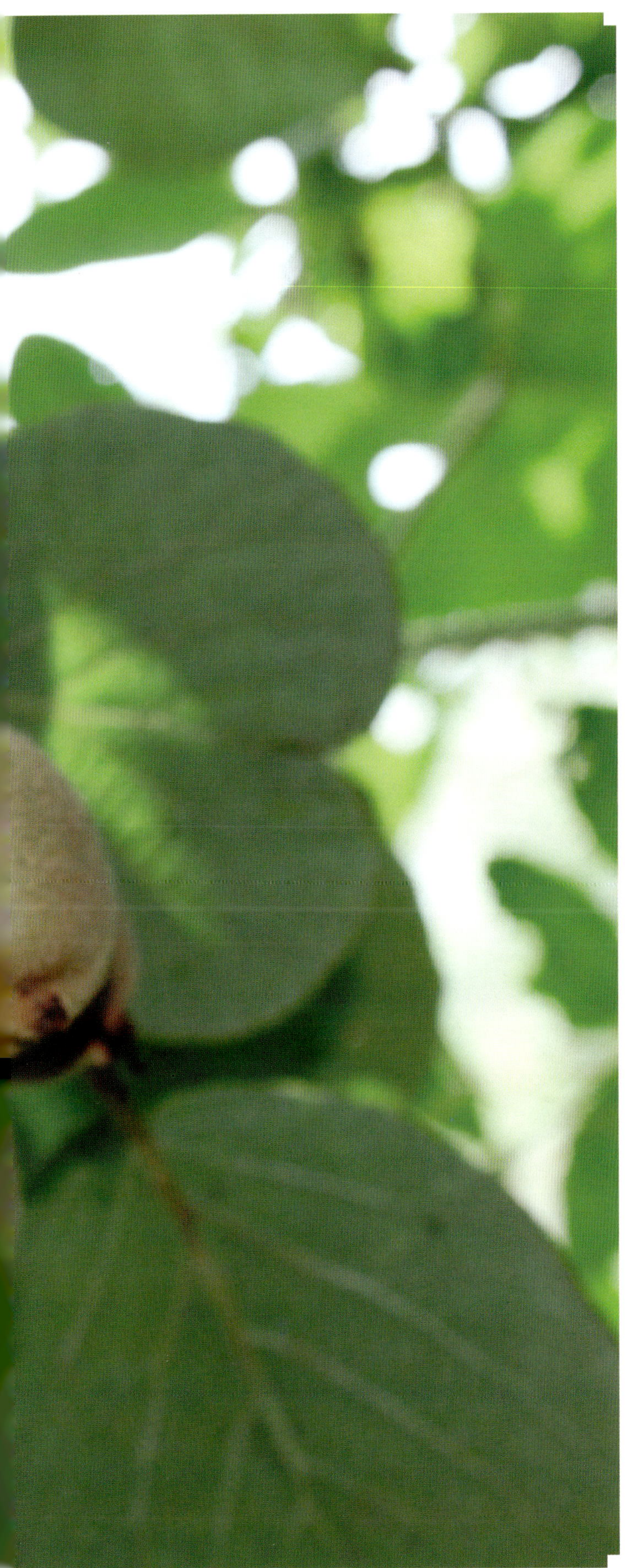

猕猴桃

【水药名】要暖。

【别　名】藤梨、甜梨、猕猴梨、山洋桃、洋桃果、野洋桃。

【来　源】本品为猕猴桃科植物猕猴桃 *Actinidia chinensis* Planch. 的果实和根。

【性味归经】味酸、涩，性寒。归脾、胃、胆、肾经。

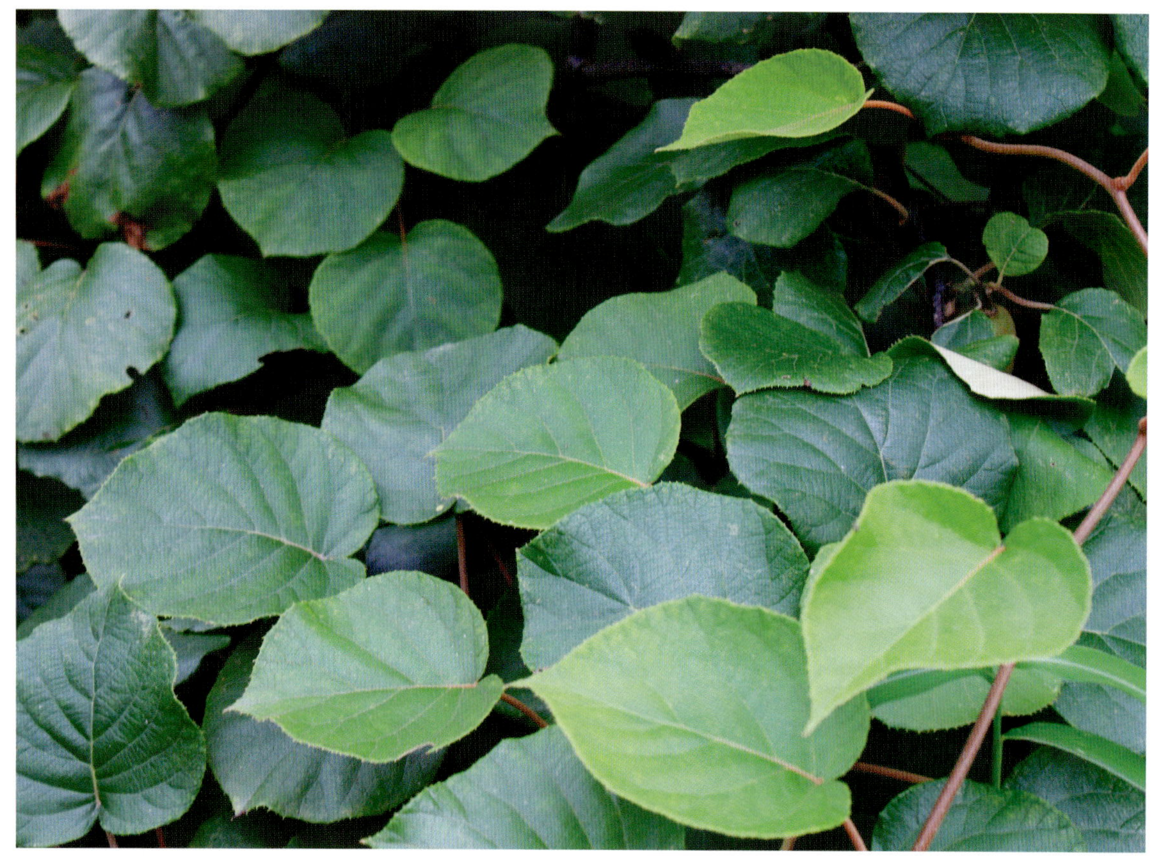

猕猴桃

识别特征

幼枝赤色，同叶柄密生灰棕色柔毛，老枝无毛；髓大，白色，片状。单叶互生；叶柄长达 6 cm；叶片纸质，圆形、卵圆形或倒卵形，长 5 ~ 17 cm，先端突尖、微凹或平截，基部阔楔形至心形，边缘有刺毛状齿，上面暗绿色，仅叶脉有毛，下面灰白色，密生灰棕色星状茸毛。花单生或数朵聚生于叶腋；单性花，雌雄异株或单性花与两性花共存；萼片 5，稀为 4，基部稍联合，花梗被淡棕色茸毛；花瓣 5，稀 4，或多至 6 ~ 7 片，刚开放时呈乳白色，后变黄色；雄蕊多数；子房上位，多室，花柱丝状，多数。浆果卵圆形或长圆形，长 3 ~ 5 cm，密生棕色长毛，有香气。种子细小，黑色。花期 5—6 月，果期 8—10 月。

生境分布

生长于山地林间或灌木丛中。分布于黄河流域中、下游及长江流域以南各地区。

采收加工

9 月中、下旬至 10 月上旬采摘成熟果实和根，鲜用或晒干用。

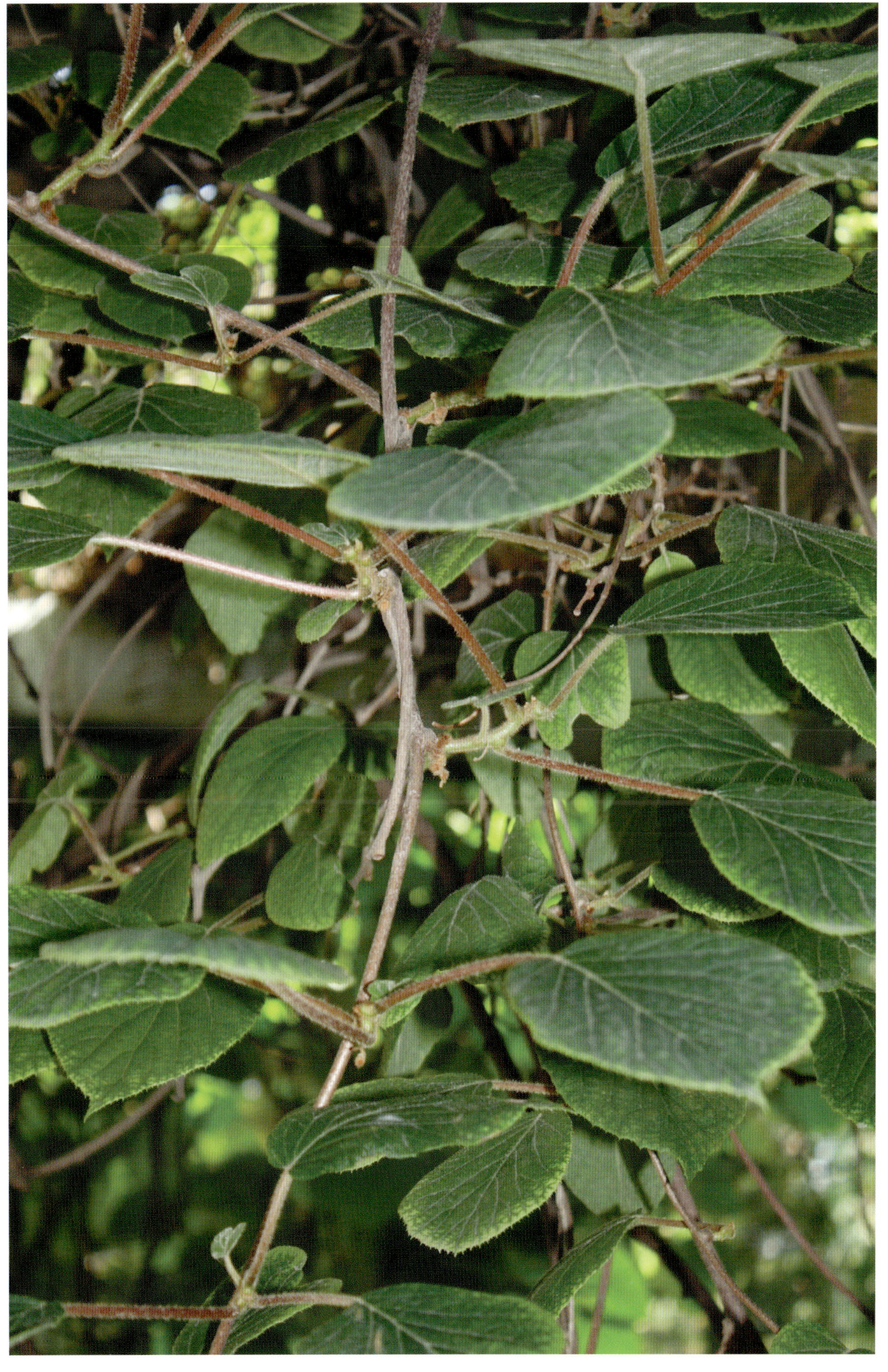

猕猴桃

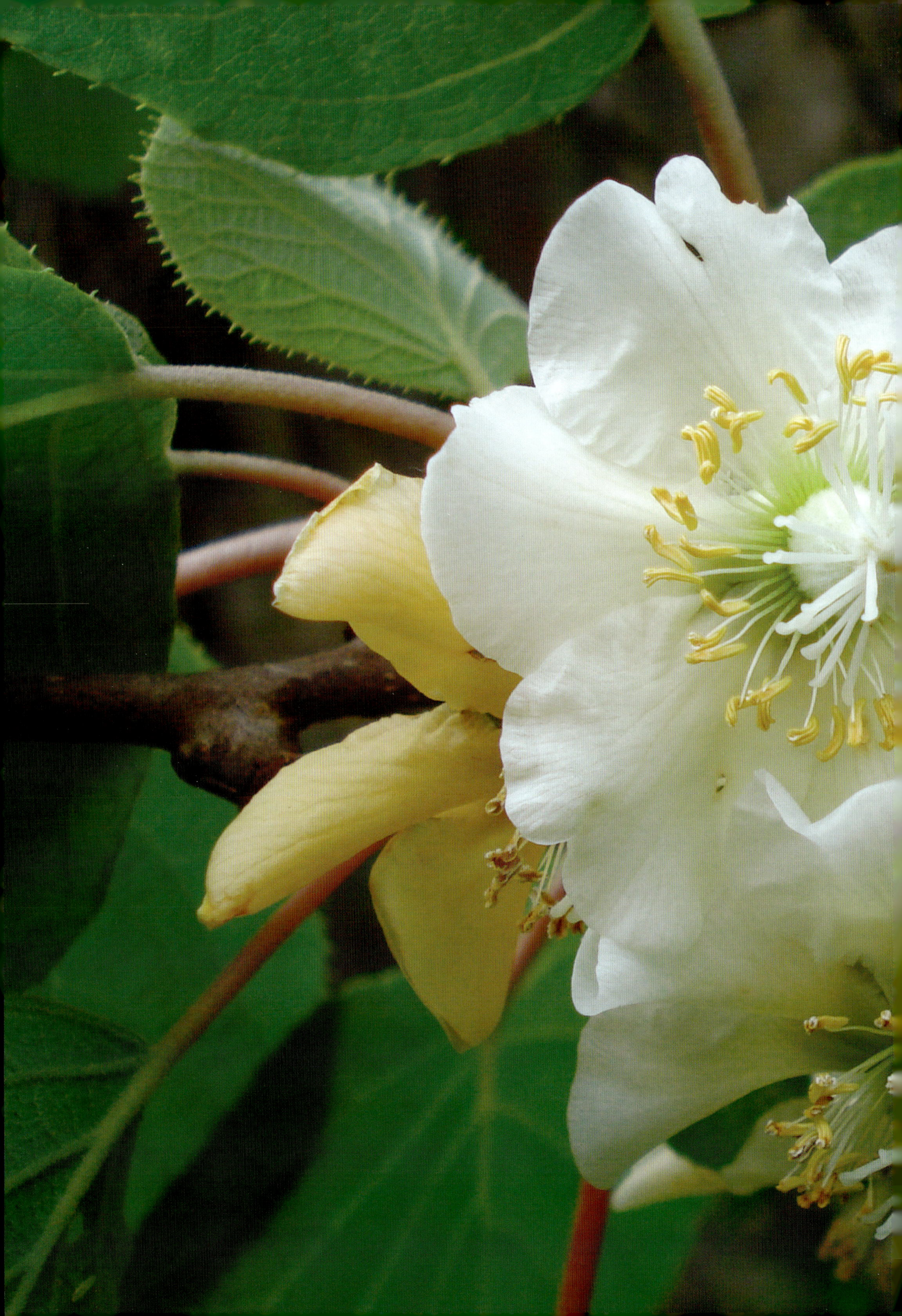

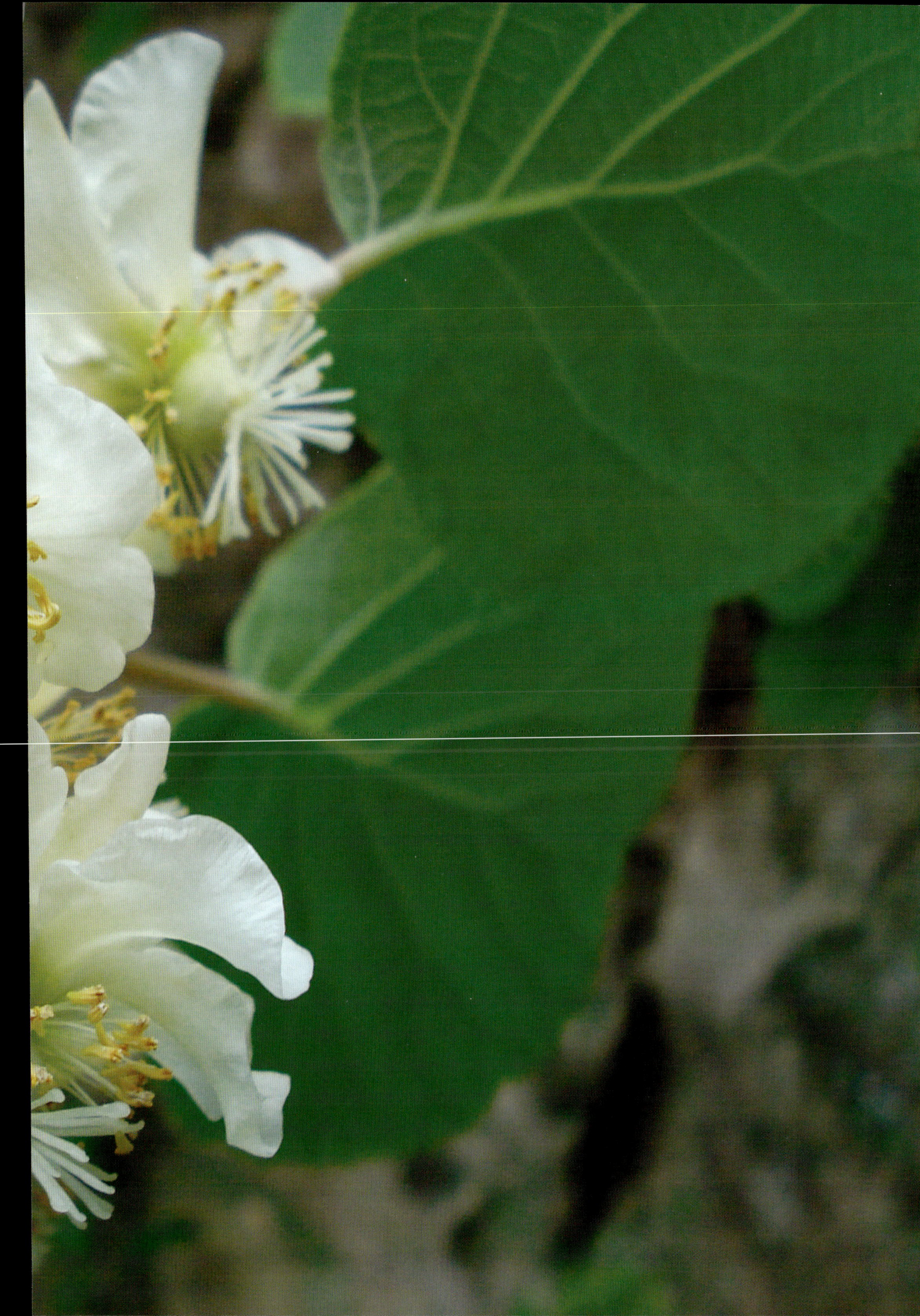

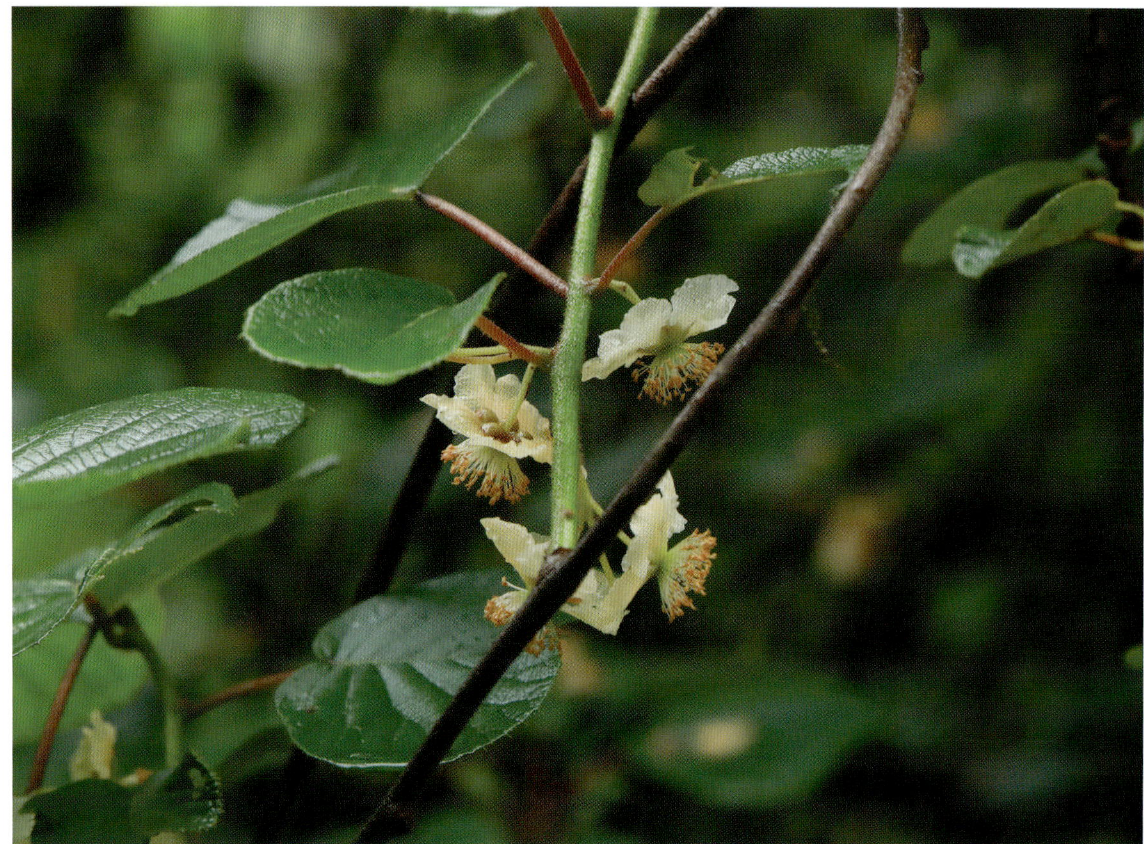

猕猴桃

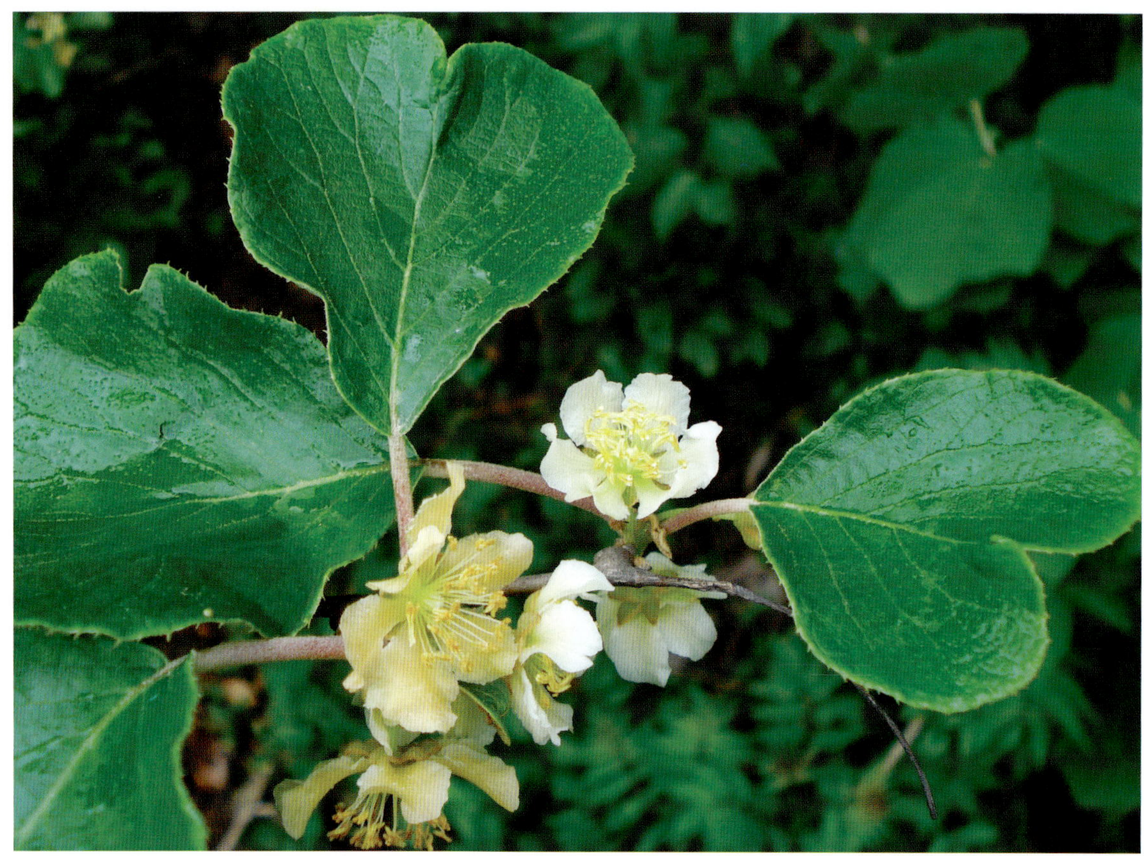

猕猴桃

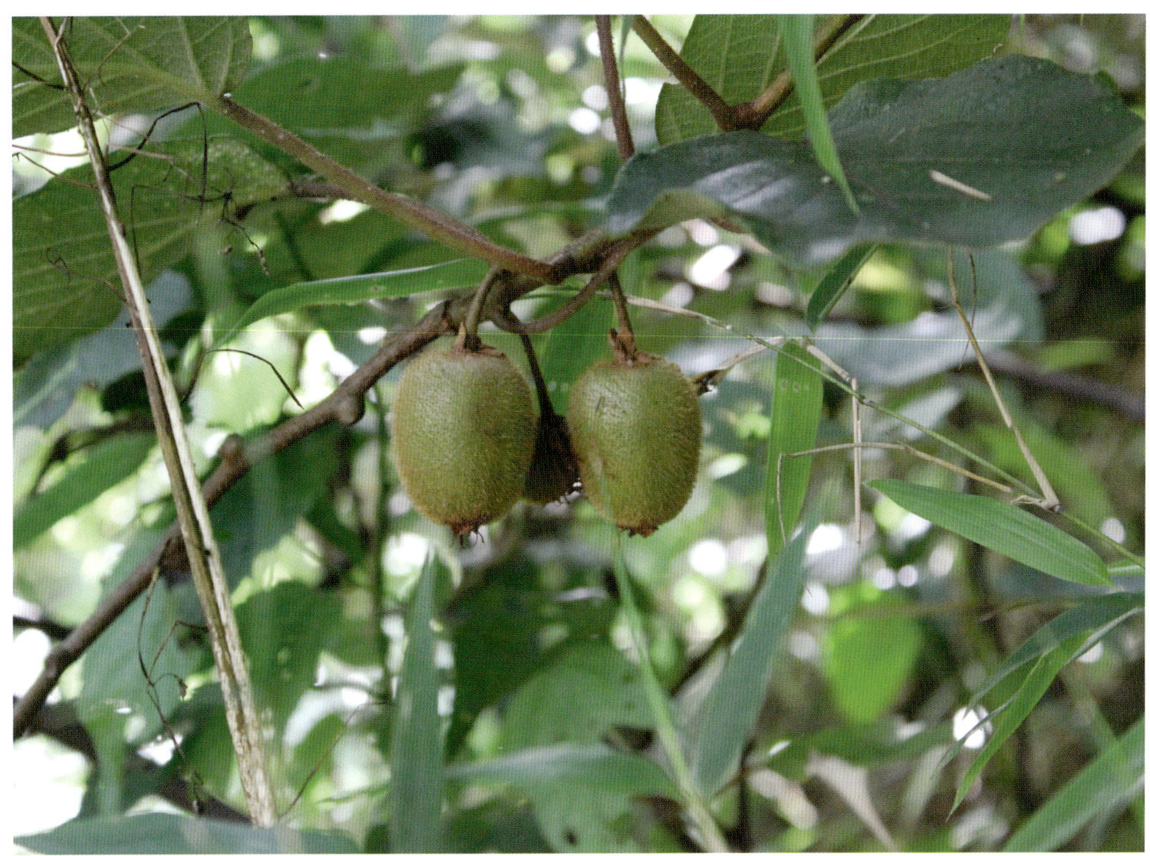

猕猴桃

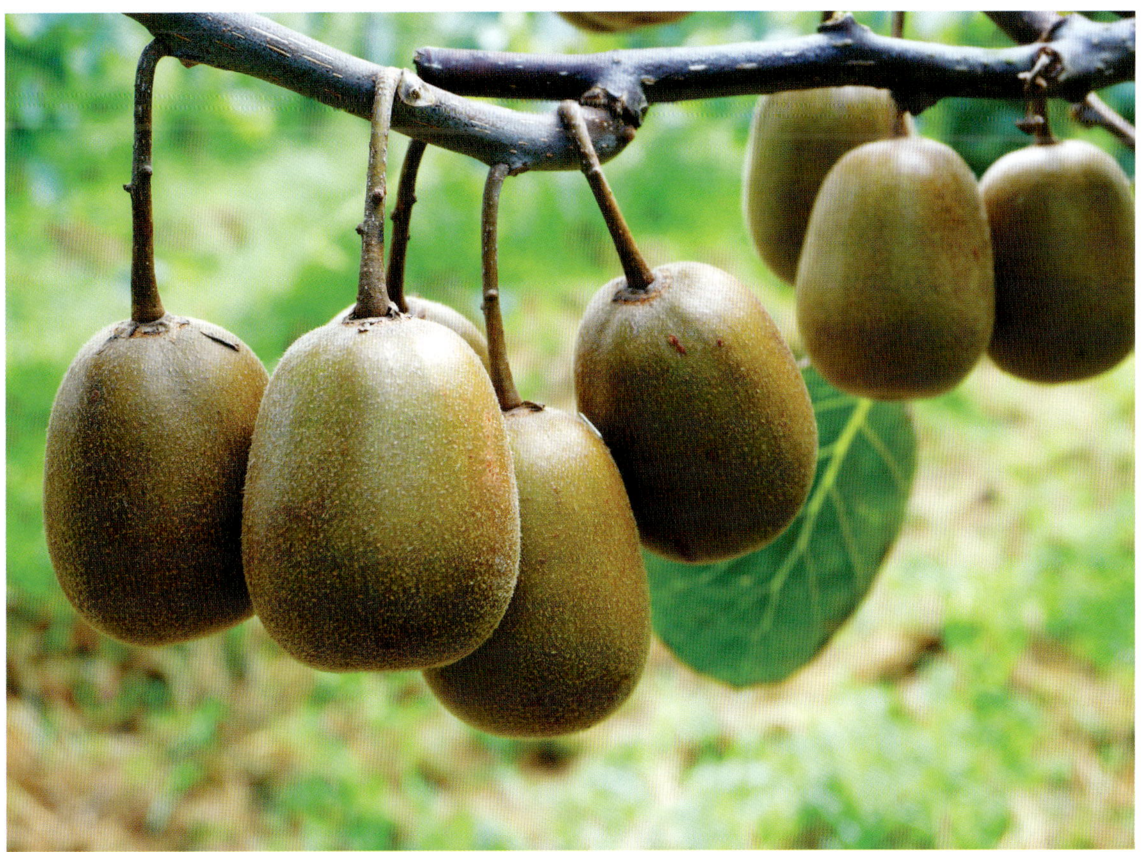

猕猴桃

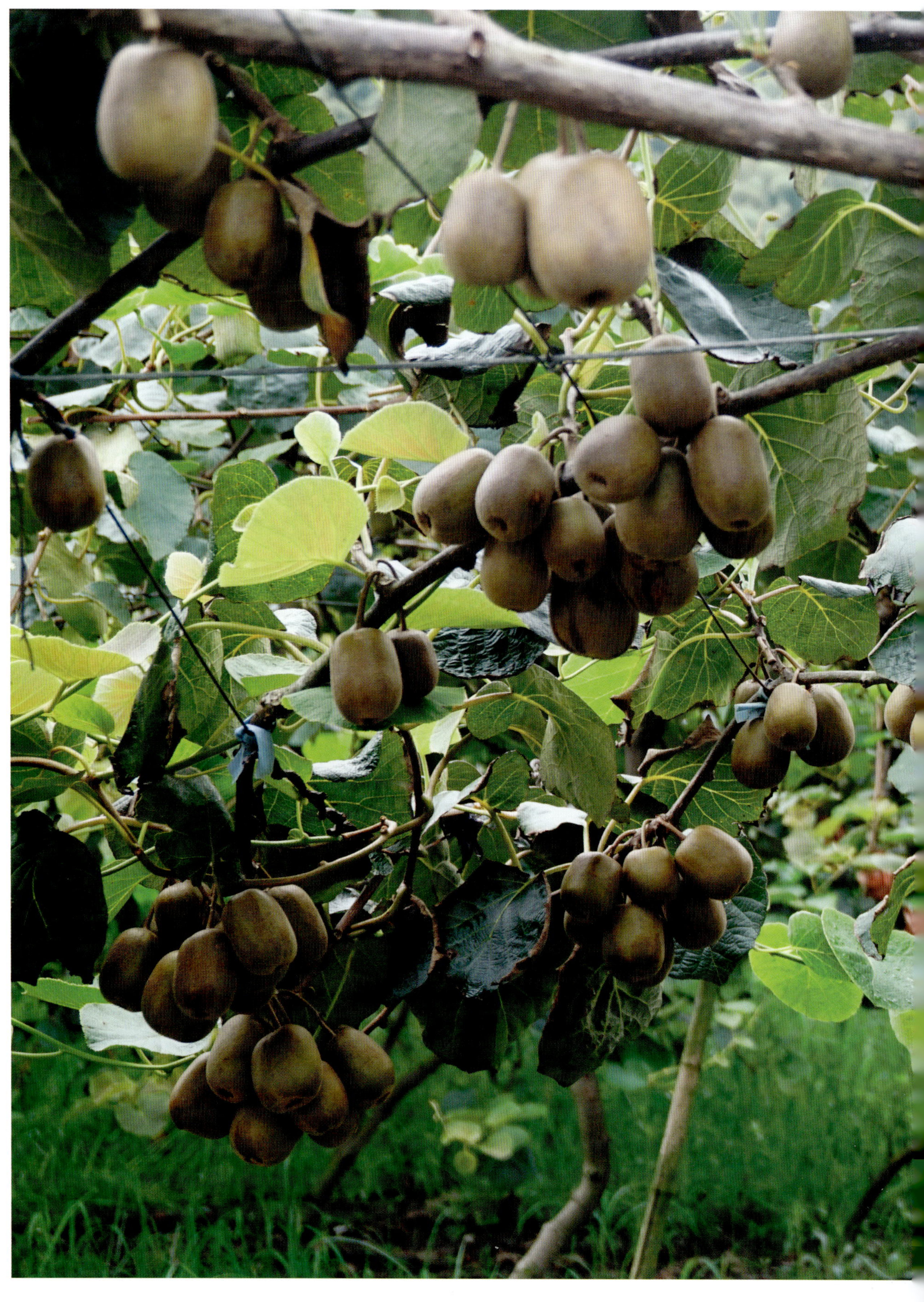

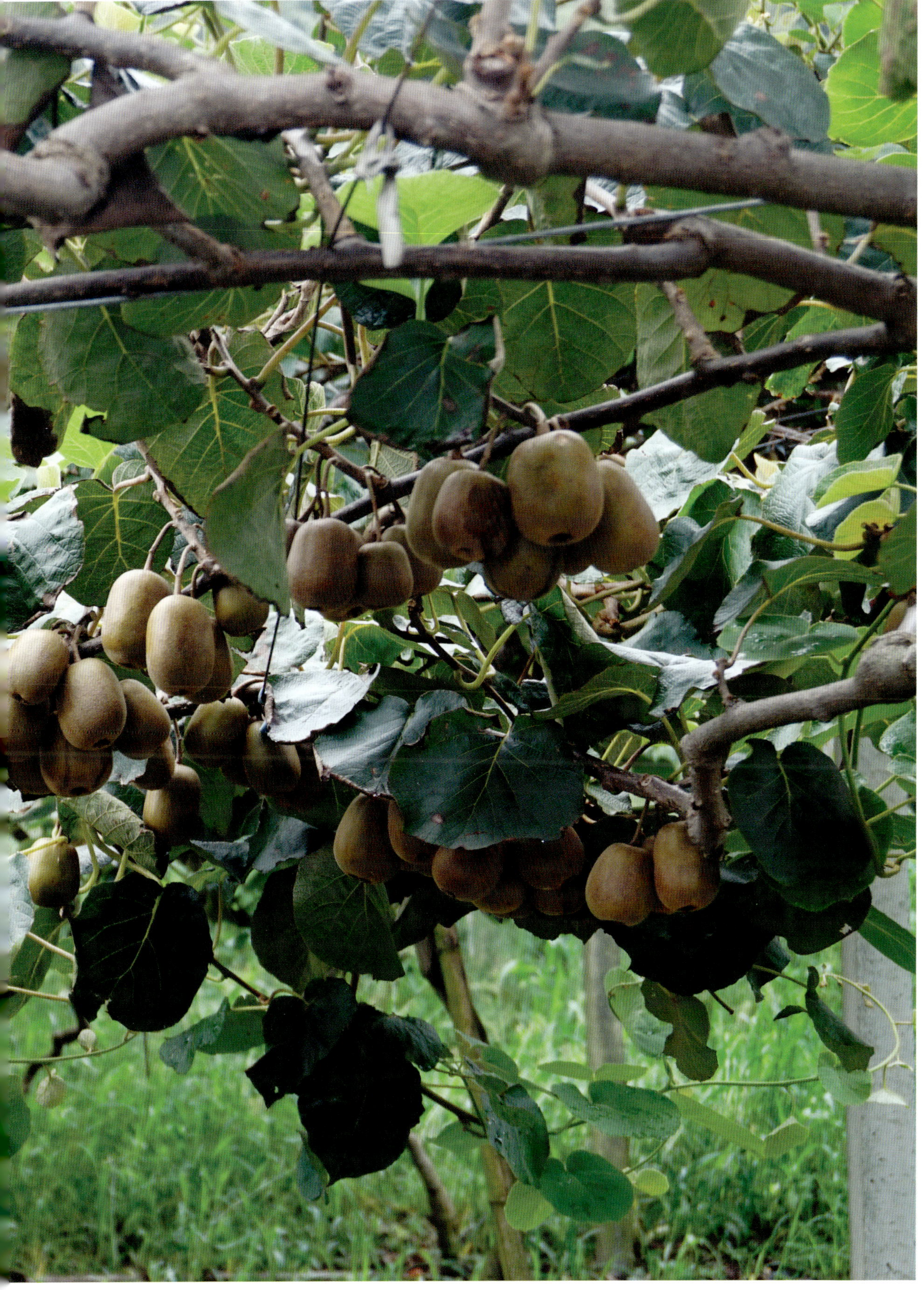

猕猴桃

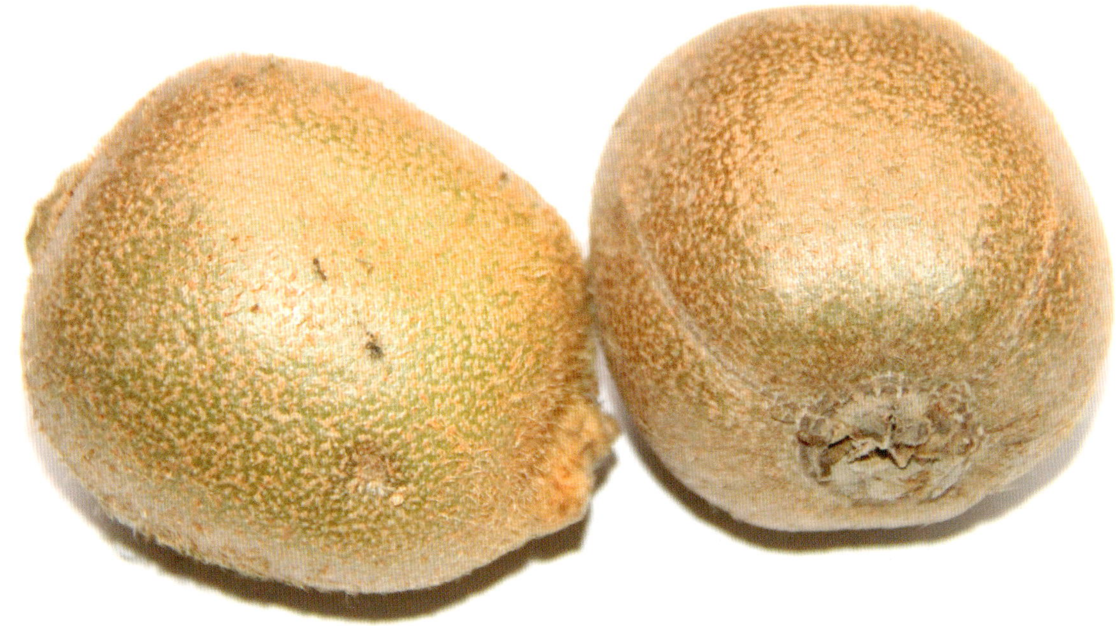

猕猴桃

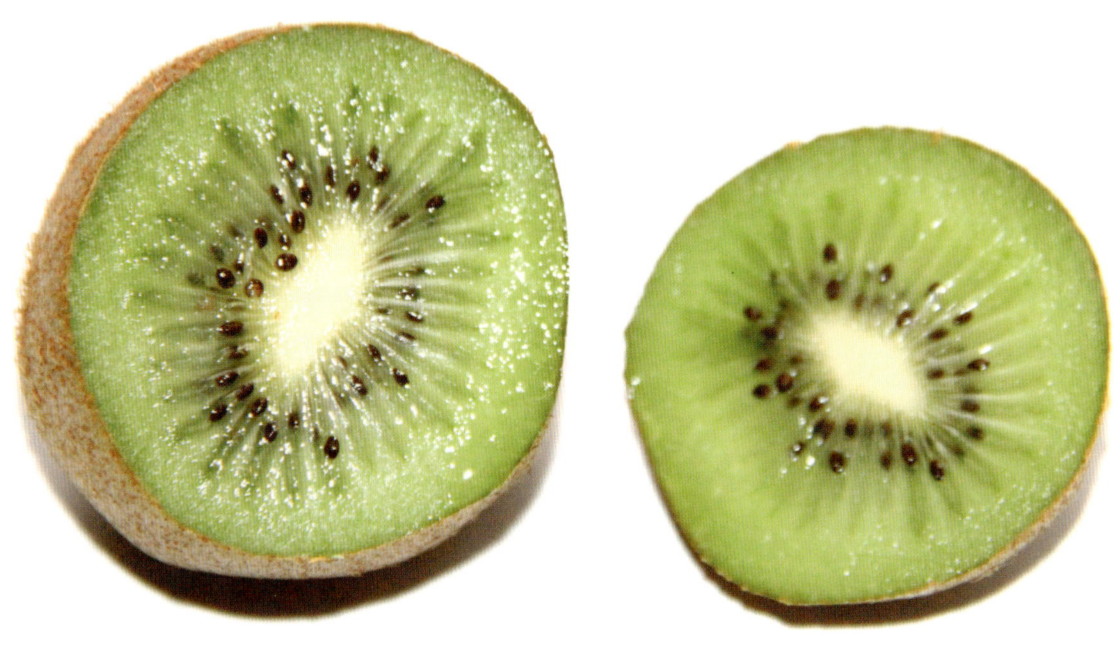

猕猴桃药材

药材鉴别

本品浆果呈近球形、圆柱形、倒卵形或椭圆形，长 4 ~ 6 cm；表面黄褐色或绿褐色，被茸毛、长硬毛或刺毛状长硬毛，有的秃净，具小且多的淡褐色斑点，先端喙不明显，微尖，基部果柄长 1.2 ~ 4 cm，宿存萼反折；果肉外部绿色，内部黄色。种子细小，长 2.5 mm。气微，味酸、甘、微涩。

功效主治

解热，止渴，健胃，通淋。主治烦热，消渴，肺热干咳，消化不良，湿热黄疸，石淋，痔疮。

用法用量

内服：30 ~ 60 g，煎汤；或生食；或榨汁饮。

民族药方

1．消化不良，食欲不振　猕猴桃干果 60 g。水煎汤。

2．尿路结石　猕猴桃果实 15 g。水煎汤。

3．风湿性关节炎　猕猴桃根 30 g，铁筷子、木防己各 15 g。水煎汤。

4．胃痛　猕猴桃根 30 g。水煎汤。

5．水肿　猕猴桃根 30 g，臭牡丹根 20 g。水煎汤。

6．慢性气管炎合并肺气肿　新鲜猕猴桃全果适量。煎水制成浸膏片，每片 0.3 g，相当于原生药 2.2 g。每次 4 片，每日 2 ~ 3 次，每日药量相当于原生药 18 ~ 26 g。

使用注意

脾胃虚寒者慎服。

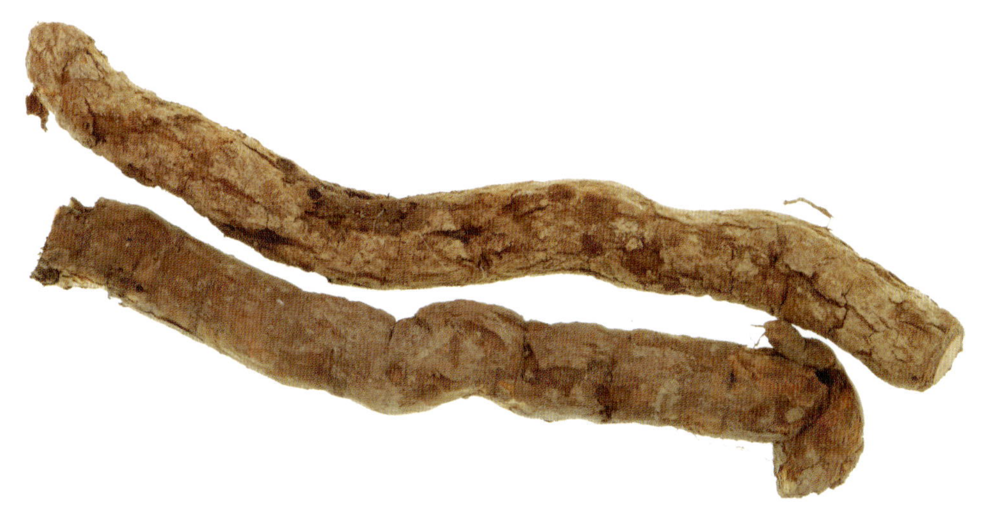

猕猴桃根药材

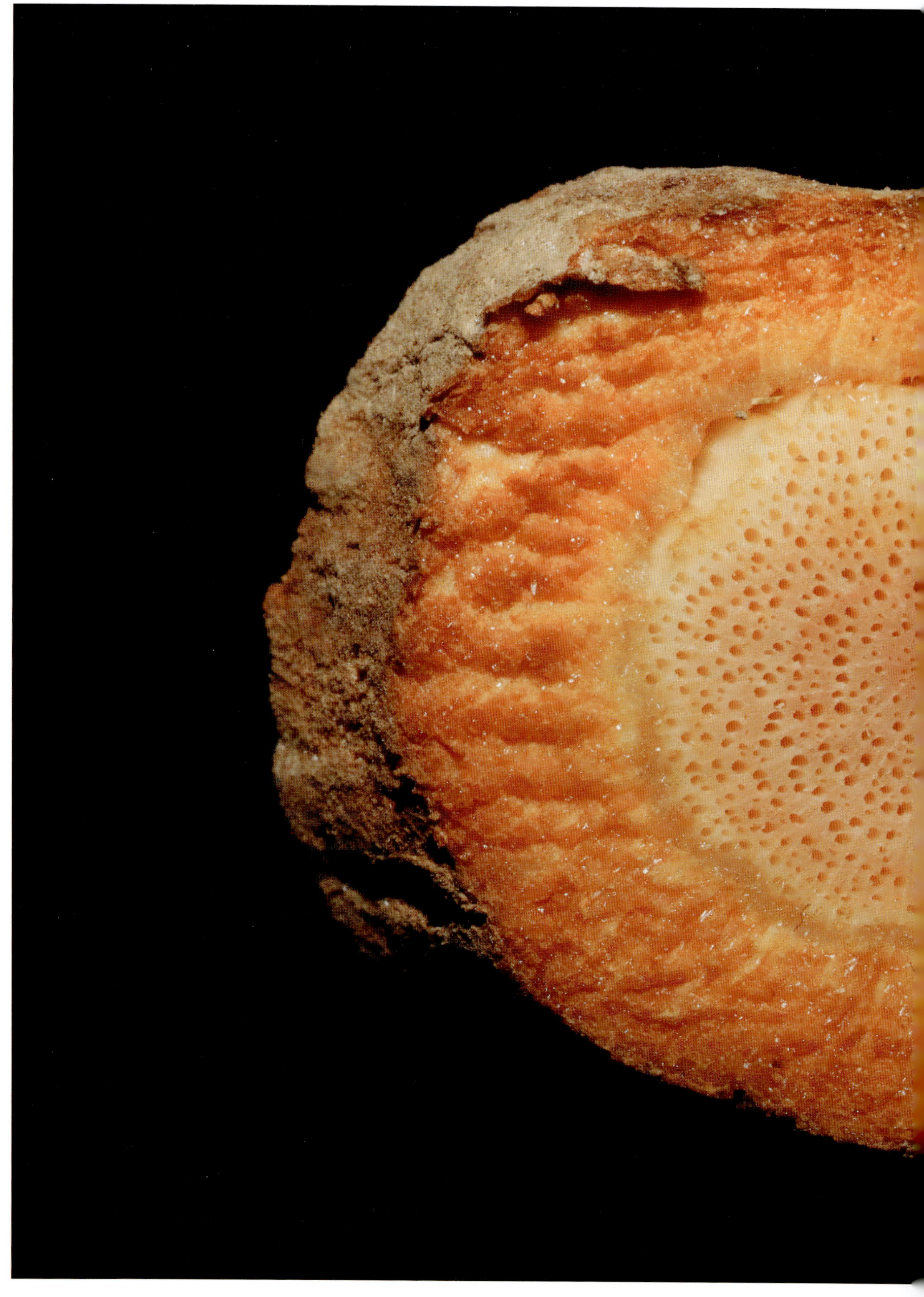

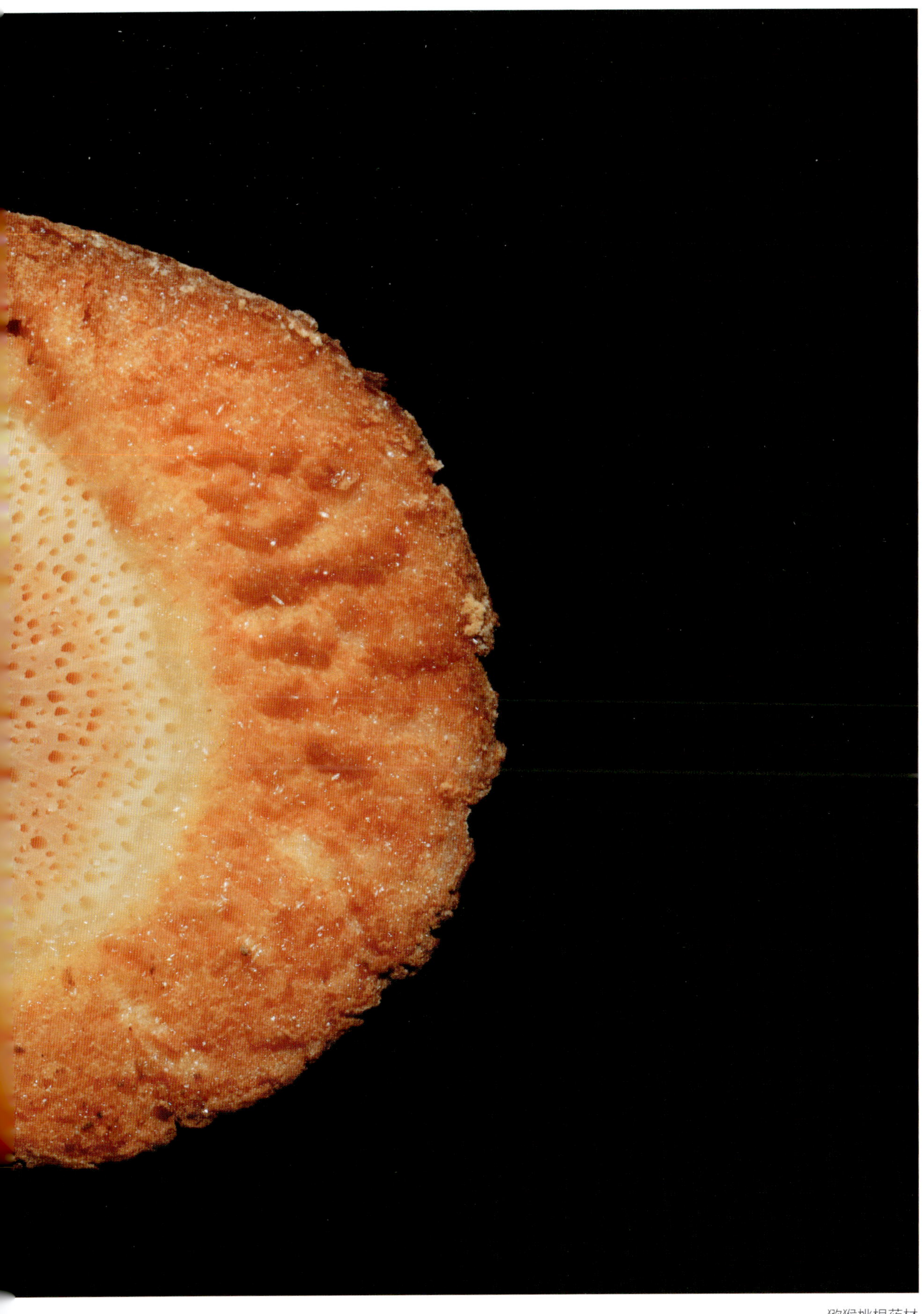

猕猴桃根药材

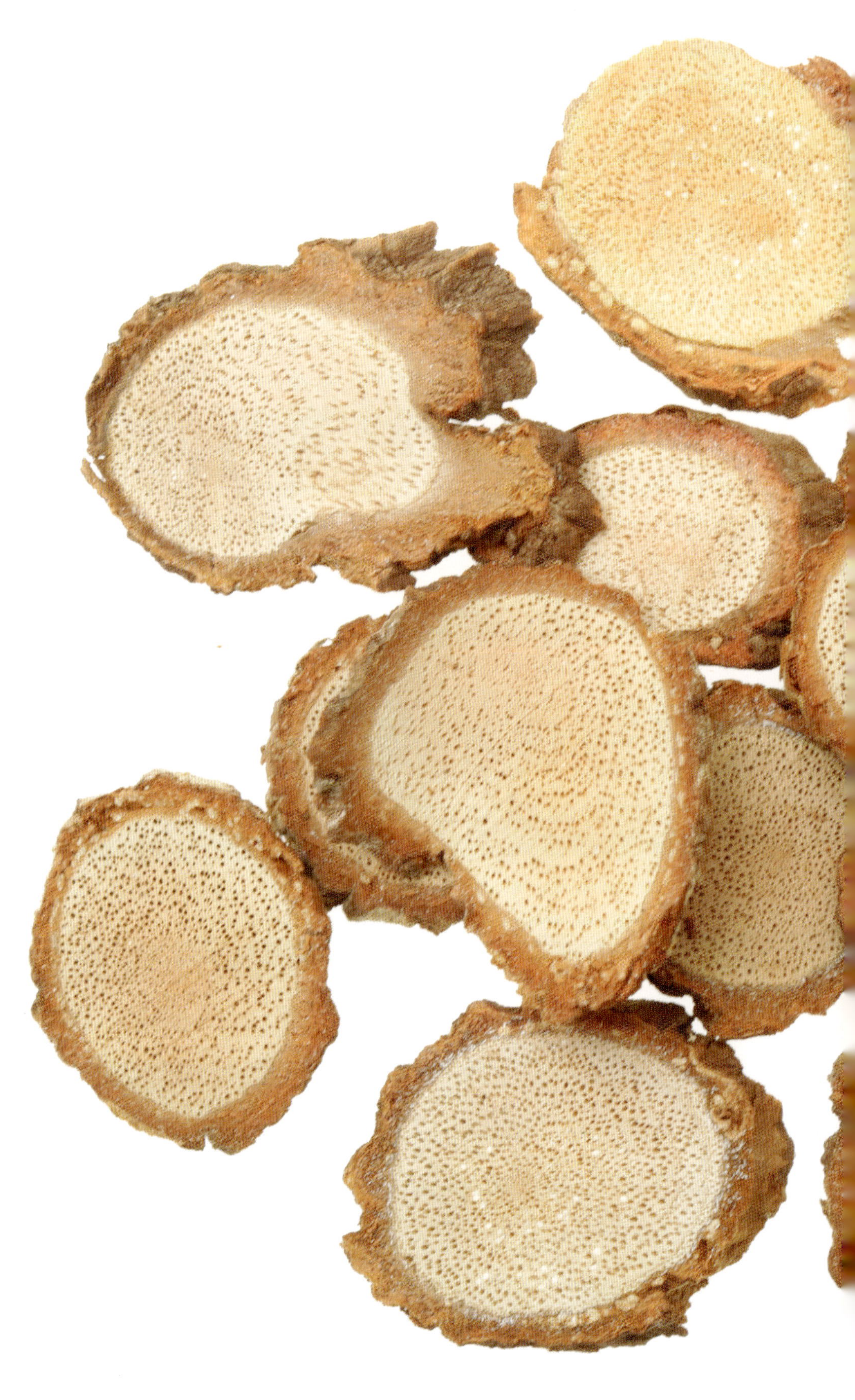

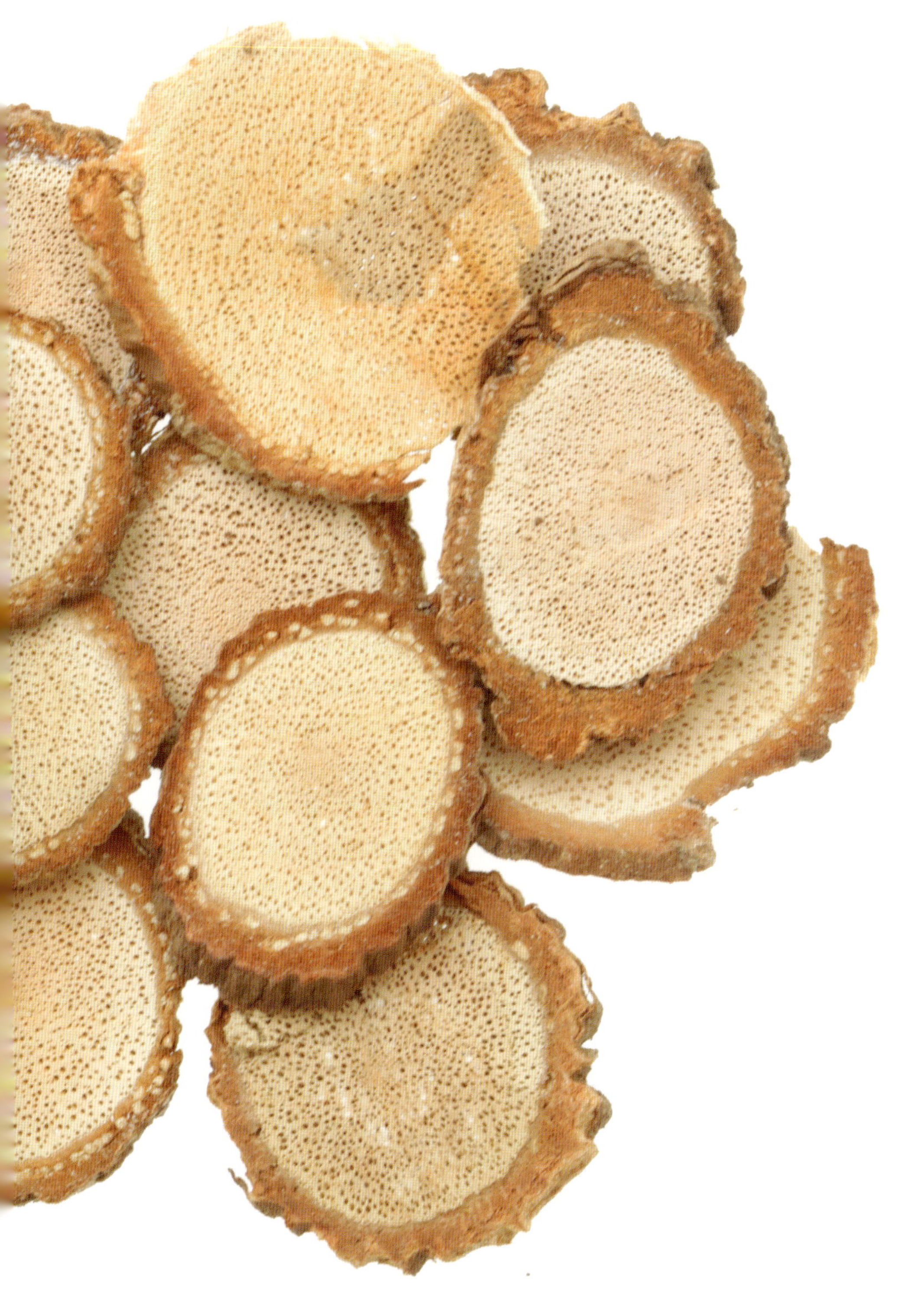

猕猴桃根饮片

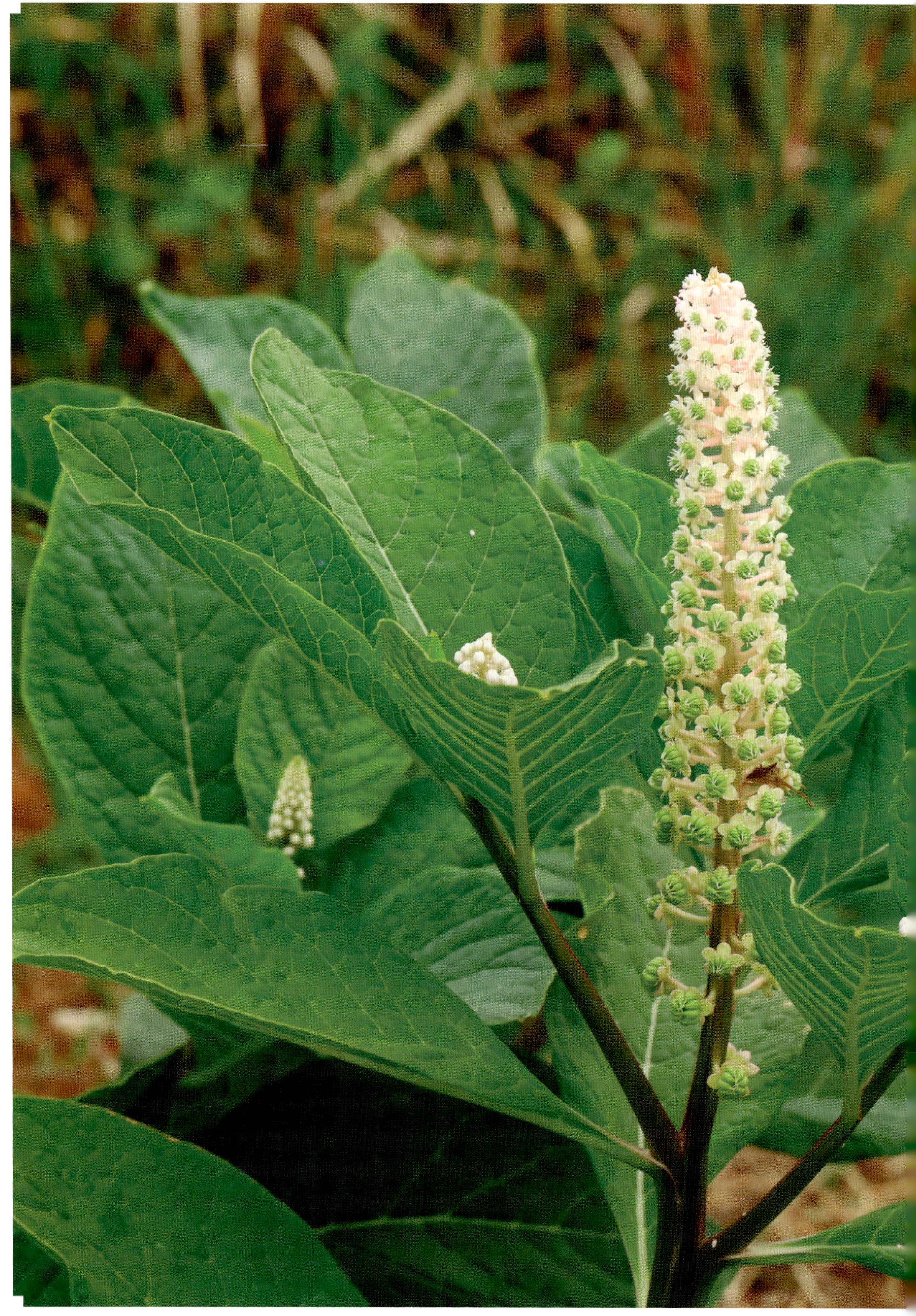

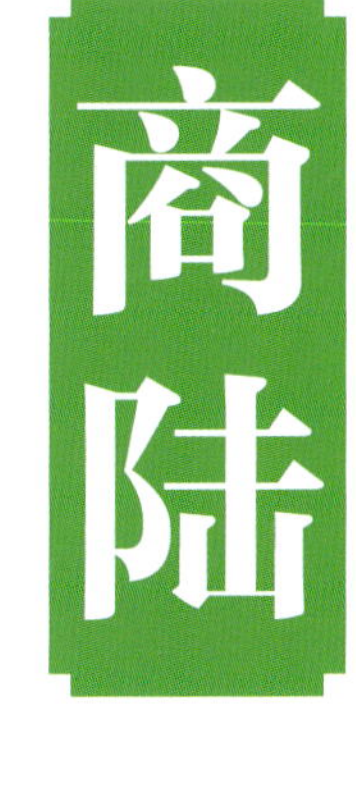

商陆

【水药名】梅骂浪。

【别　名】见肿消、山萝卜、水萝卜、湿萝卜、抓消肿、牛萝卜、牛大黄、野萝卜。

【来　源】本品为商陆科植物商陆 *Phytolacca acinosa* Roxb. 或垂序商陆 *Phytolacca americana* L. 的干燥根。

【性味归经】味苦，性寒；有毒。归肺、脾、肾、大肠经。

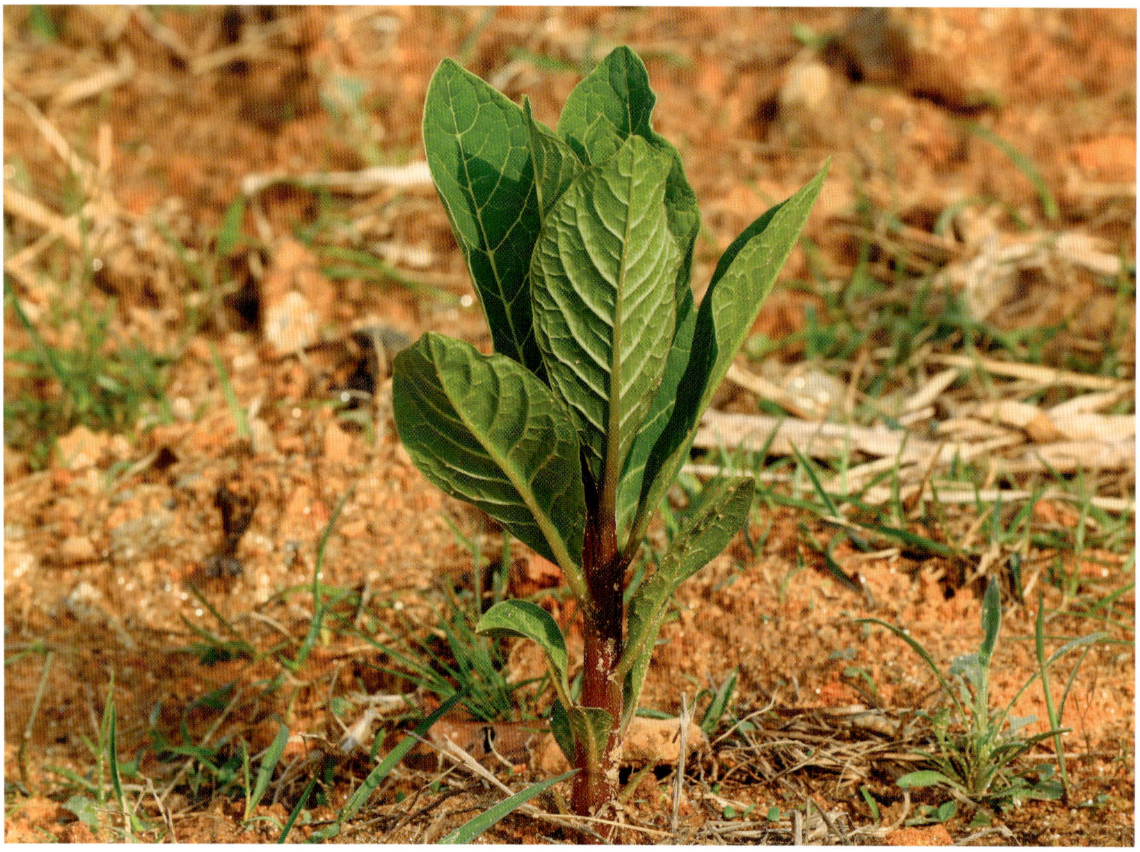

商陆

识别特征

1. 商陆 多年生草本，高 70 ~ 100 cm，全株无毛，根粗壮，肉质，圆锥形，外皮淡黄色。茎直立，多分枝，绿色或紫红色，具纵沟。叶互生，椭圆形或卵状椭圆形，长 12 ~ 25 cm，宽 5 ~ 10 cm，先端急尖，基部楔形而下延，全缘，侧脉羽状，主脉粗壮；叶柄长 1.5 ~ 3 cm，上面具槽，下面半圆形。总状花序顶生或侧生，长 10 ~ 15 cm；花两性，直径约 8 mm，具小梗，小梗基部有苞片 1 及小苞片 2；萼通常 5 片，偶为 4 片，卵形或长方状椭圆形，初白色，后变淡红色，无花瓣，雄蕊 8，花药淡粉红色；心皮 8 ~ 10，离生。浆果扁球形，直径约 7 mm，通常由 8 个分果组成，熟时紫黑色。种子椭圆形，扁平，黑色。花期 6—8 月，果期 8—10 月。

2. 垂序商陆 形态与商陆相似，区别在于本种茎紫红色，棱角较为明显，叶片通常较商陆略窄，总状果序下垂，雄蕊及心皮通常 10 枚。花期 7—8 月，果期 8—10 月。

生境分布

生长于路旁疏林下或栽培于庭院。分布于全国大部分地区。

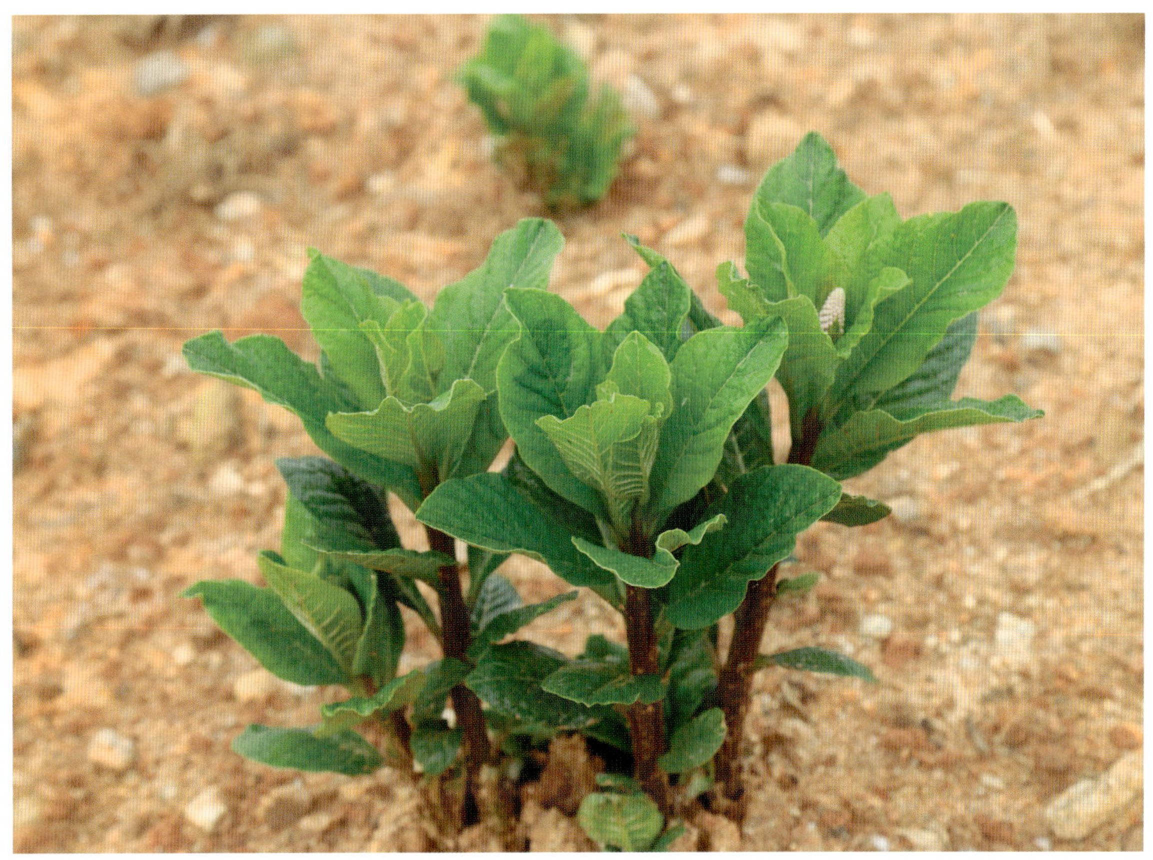

商陆

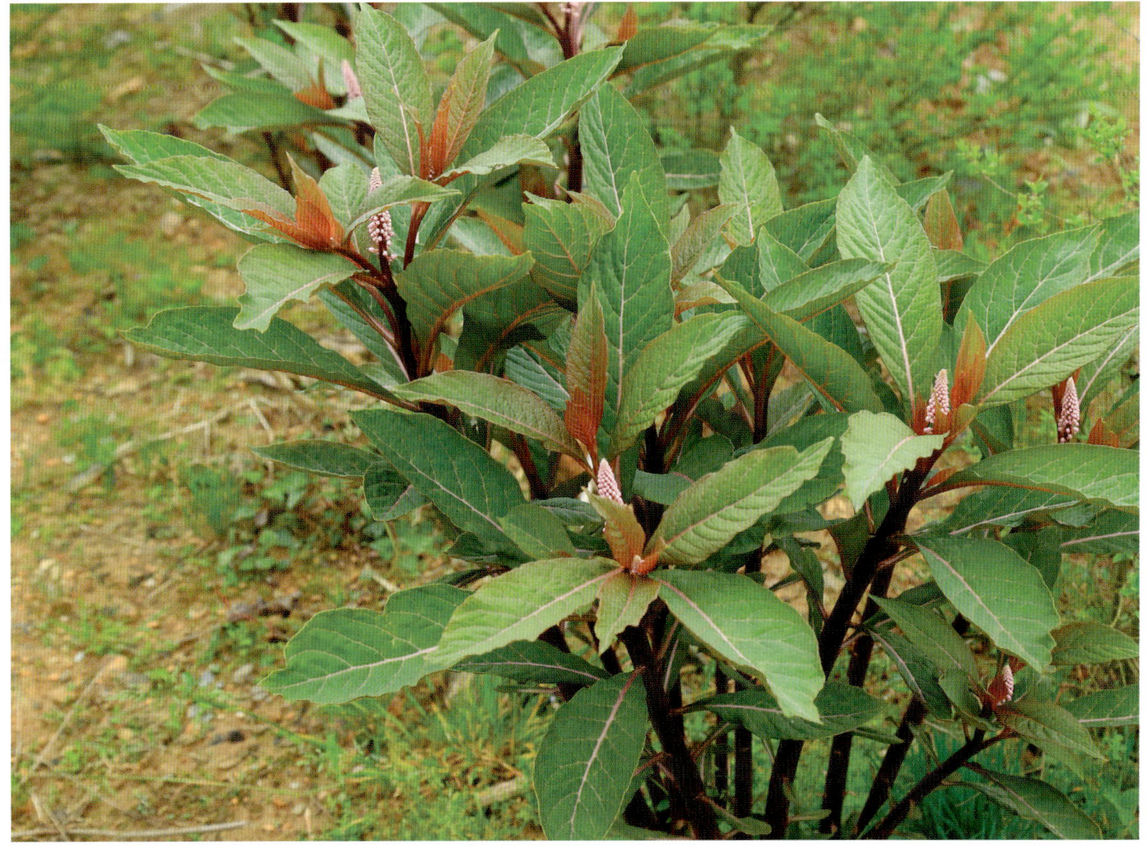

商陆

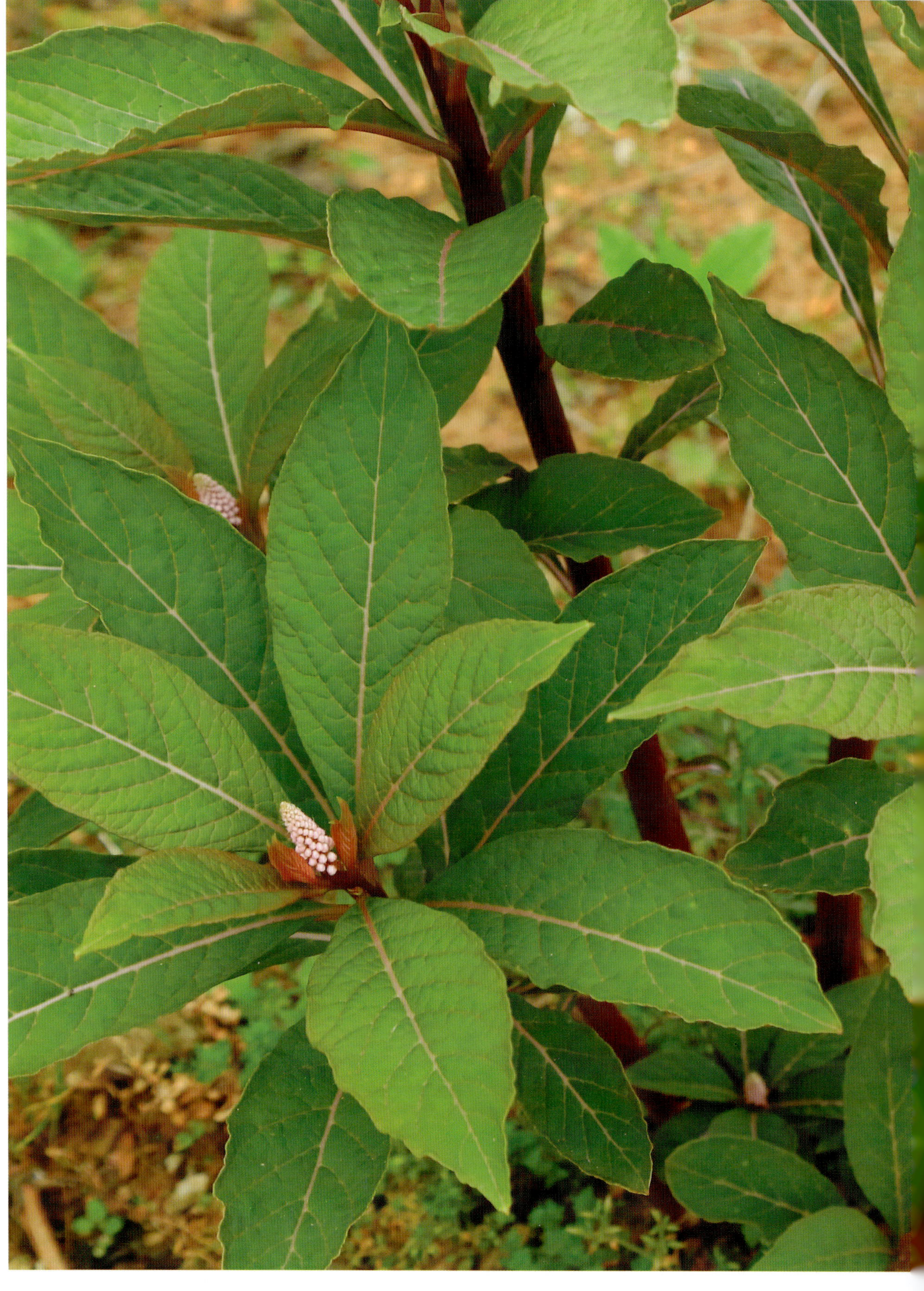

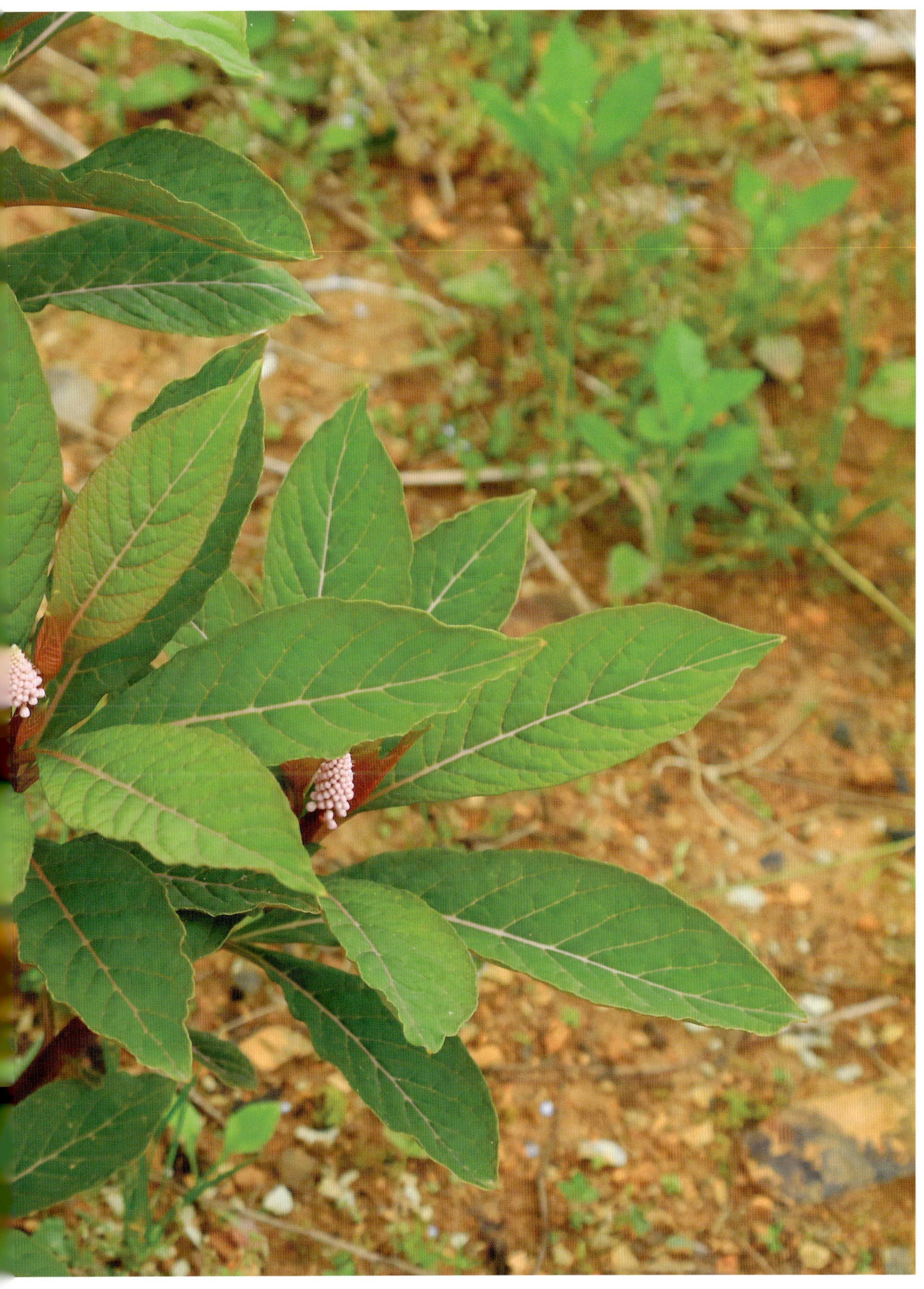

商陆

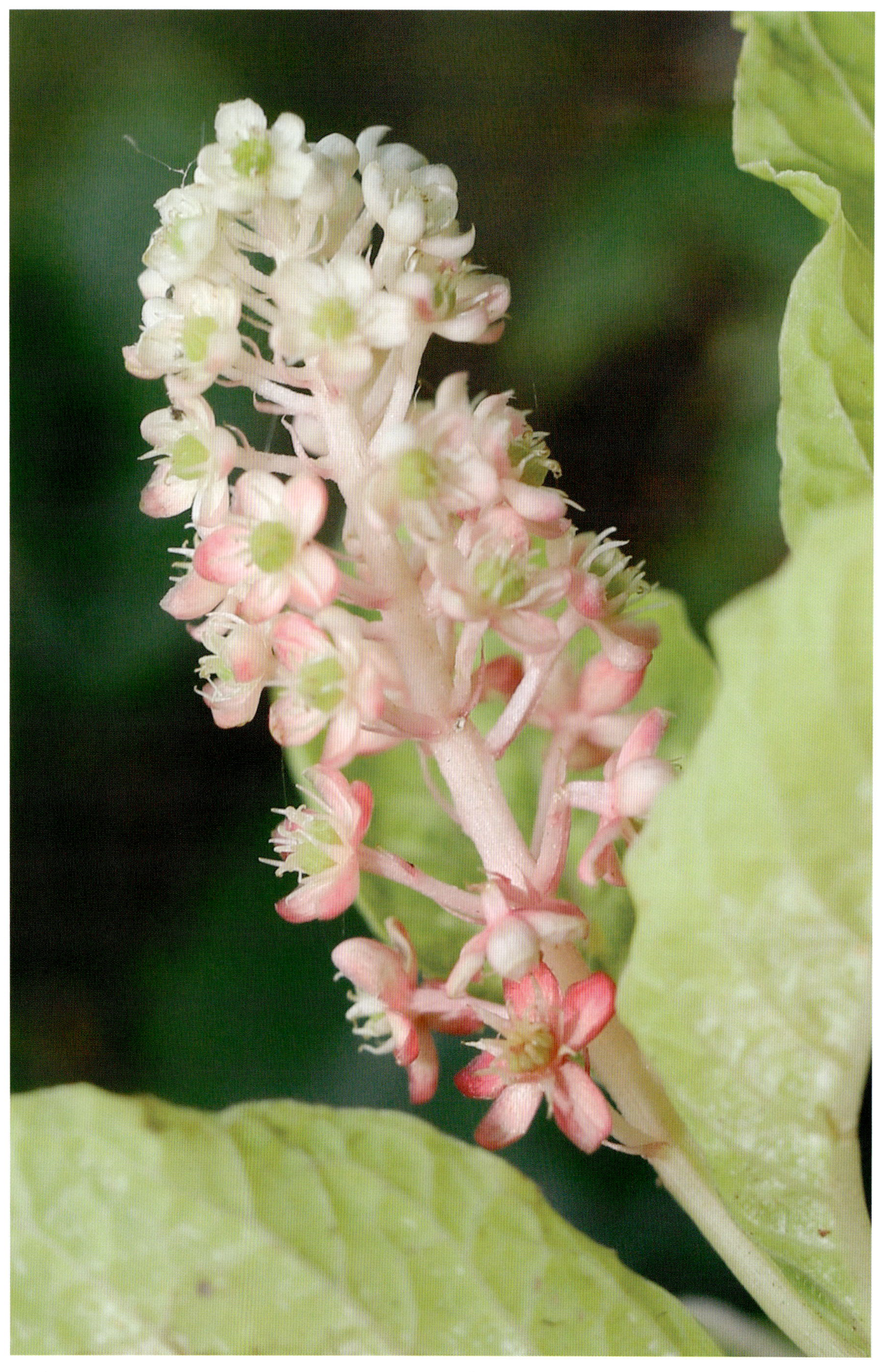

商陆

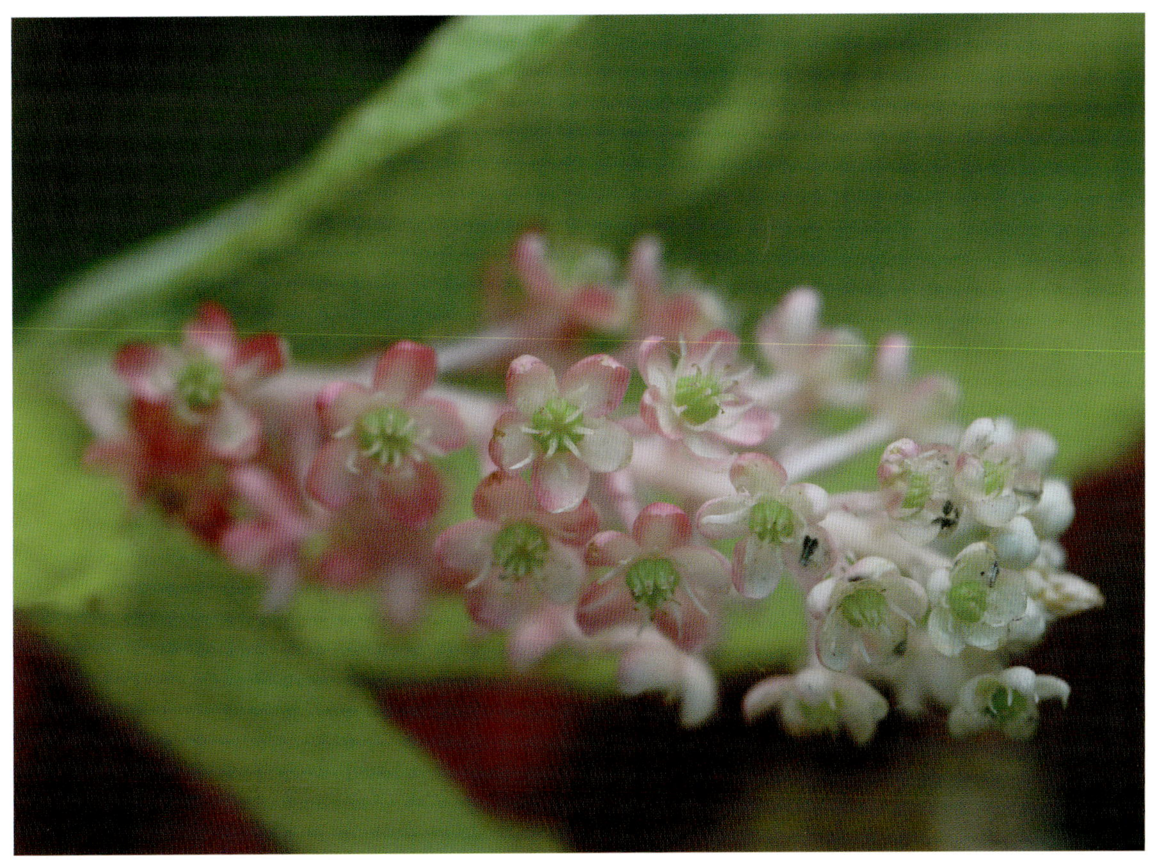

商陆

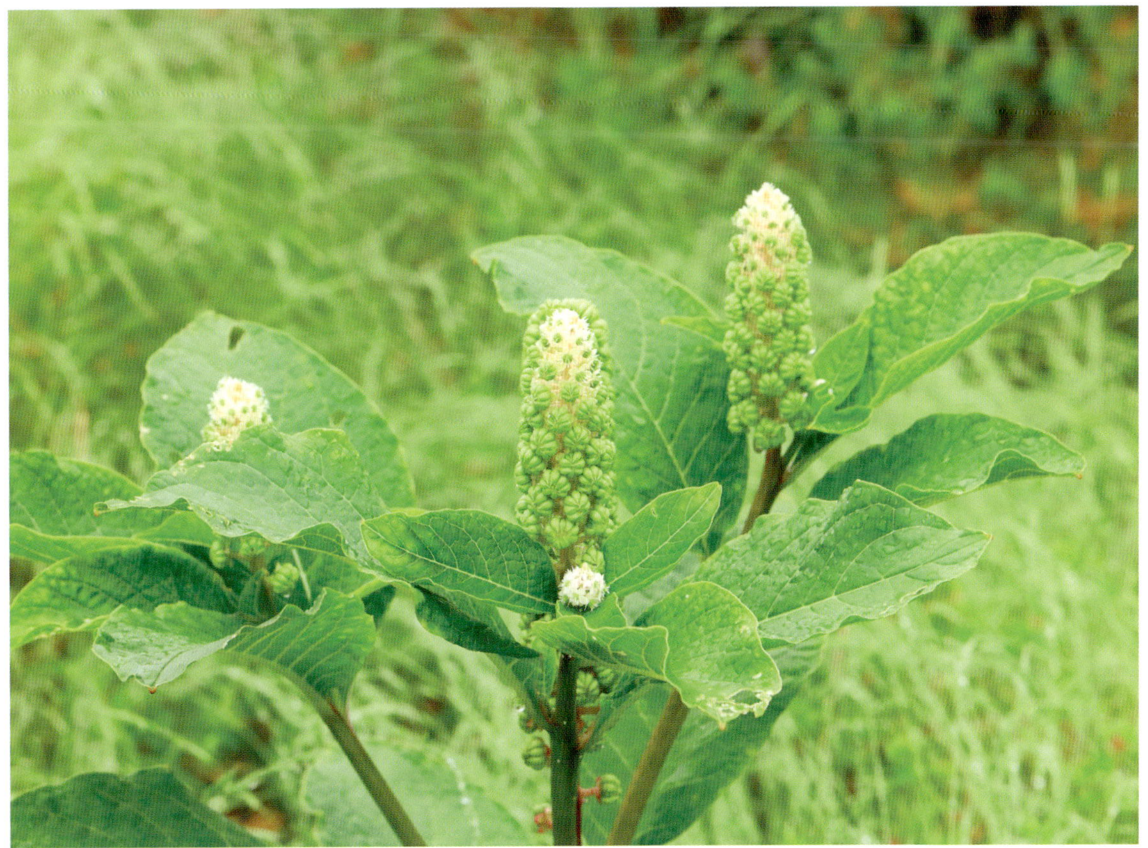

商陆

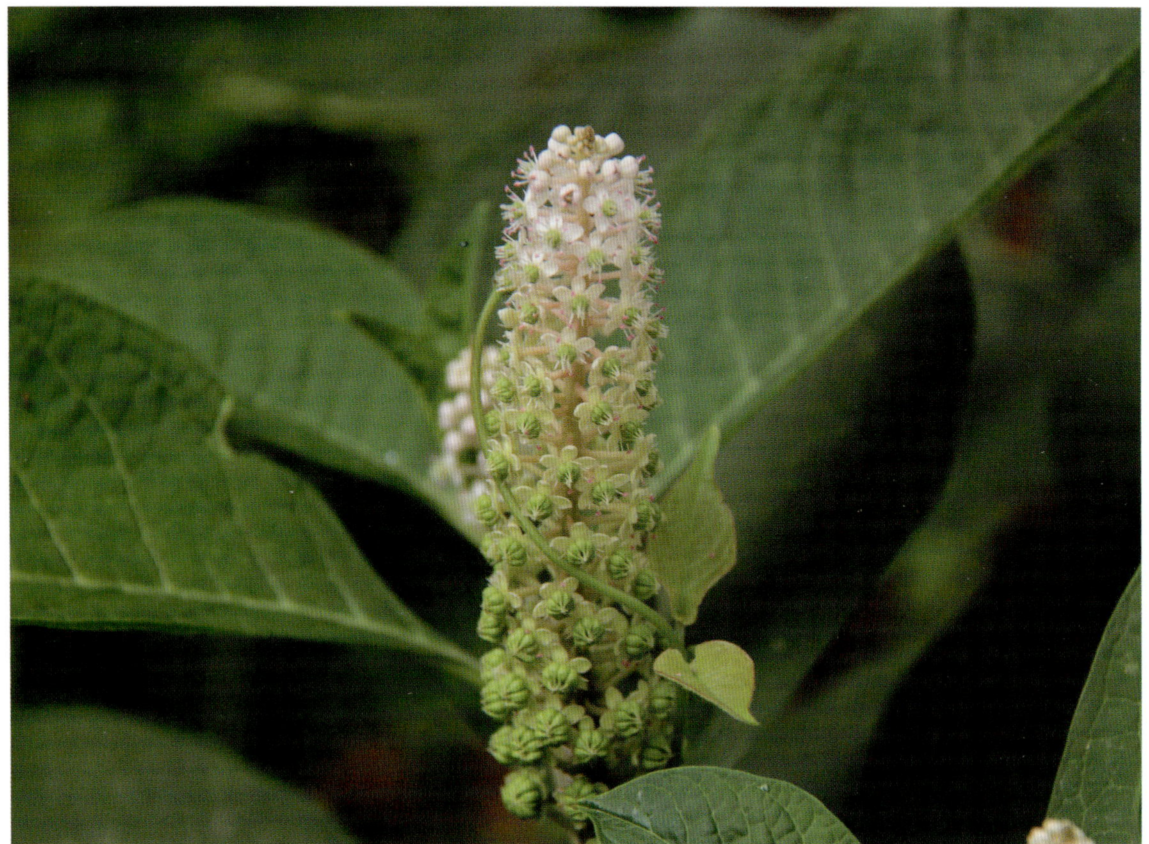

商陆

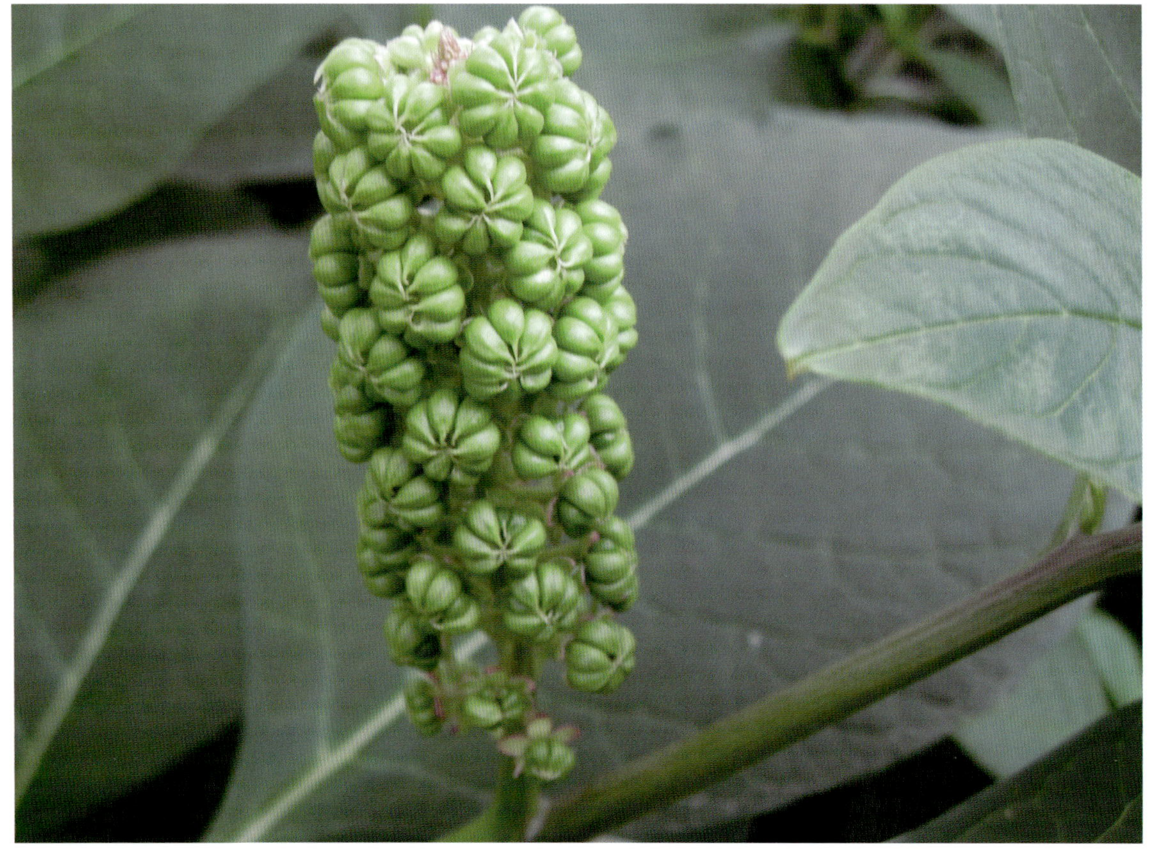

商陆

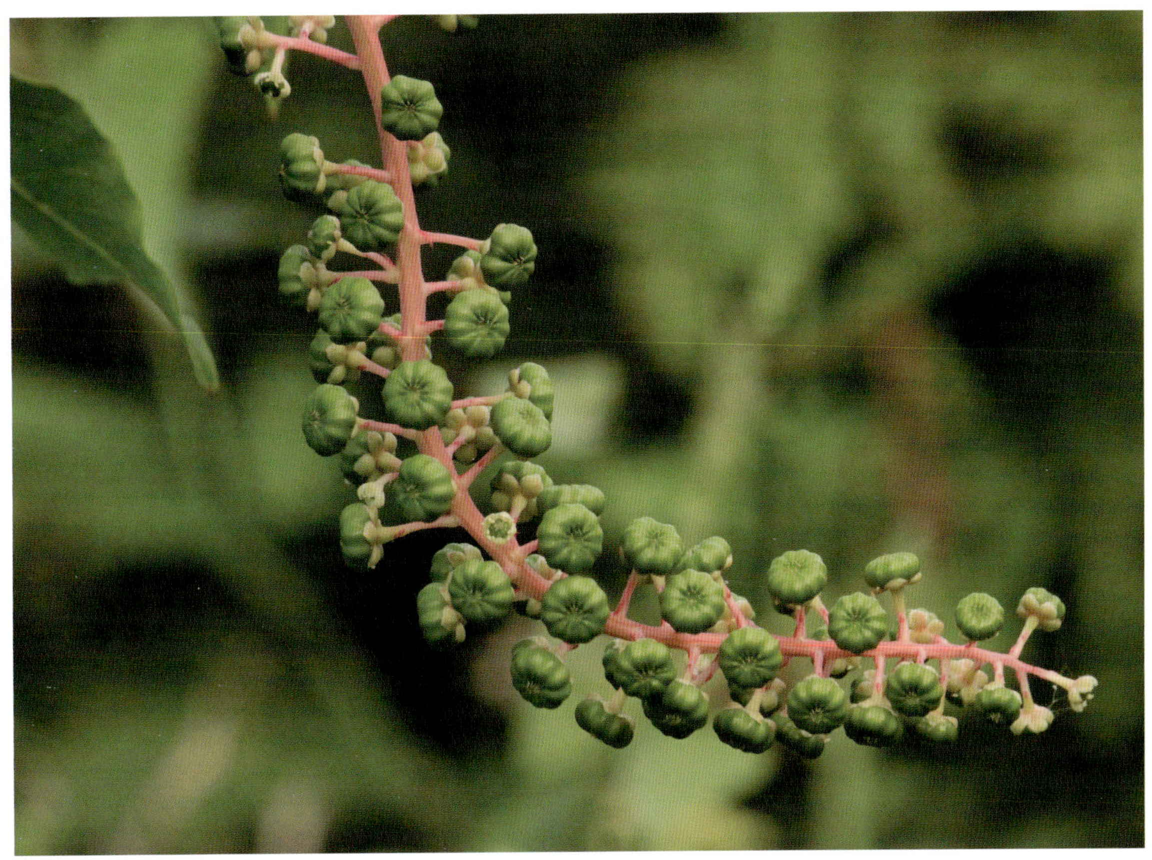

商陆

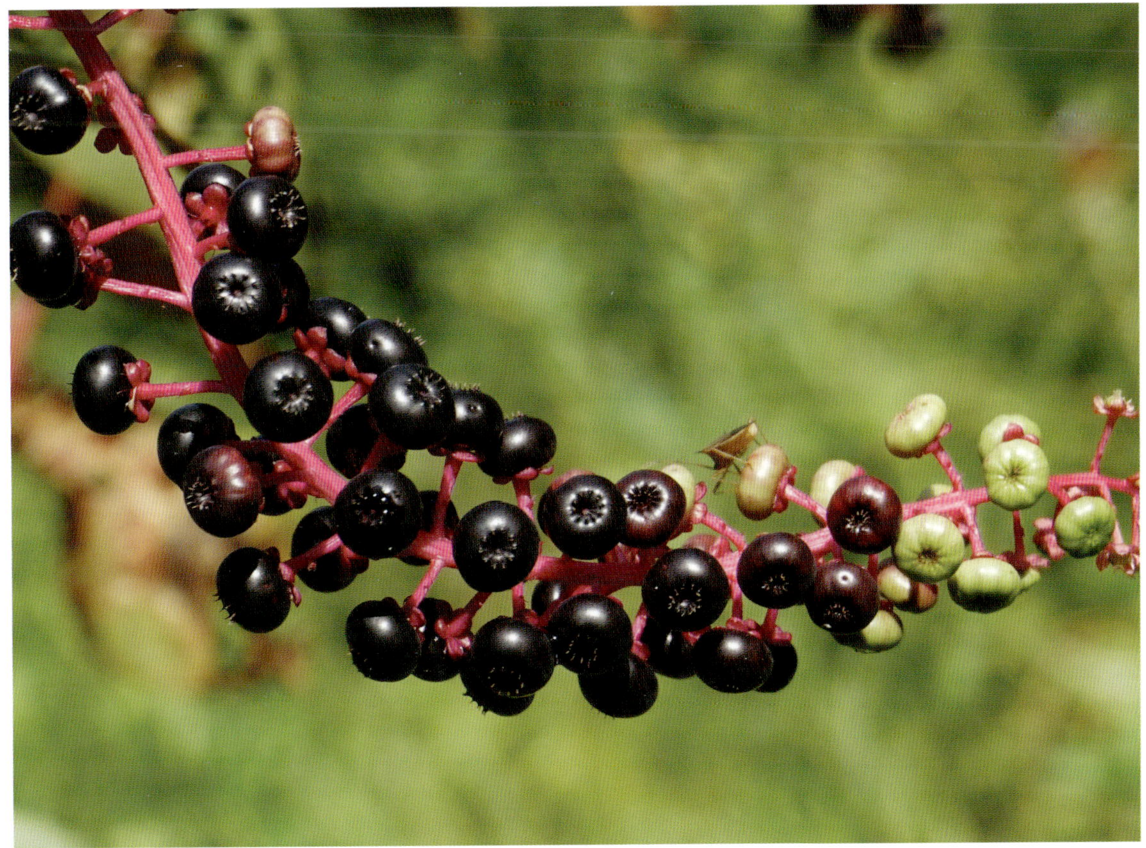

商陆

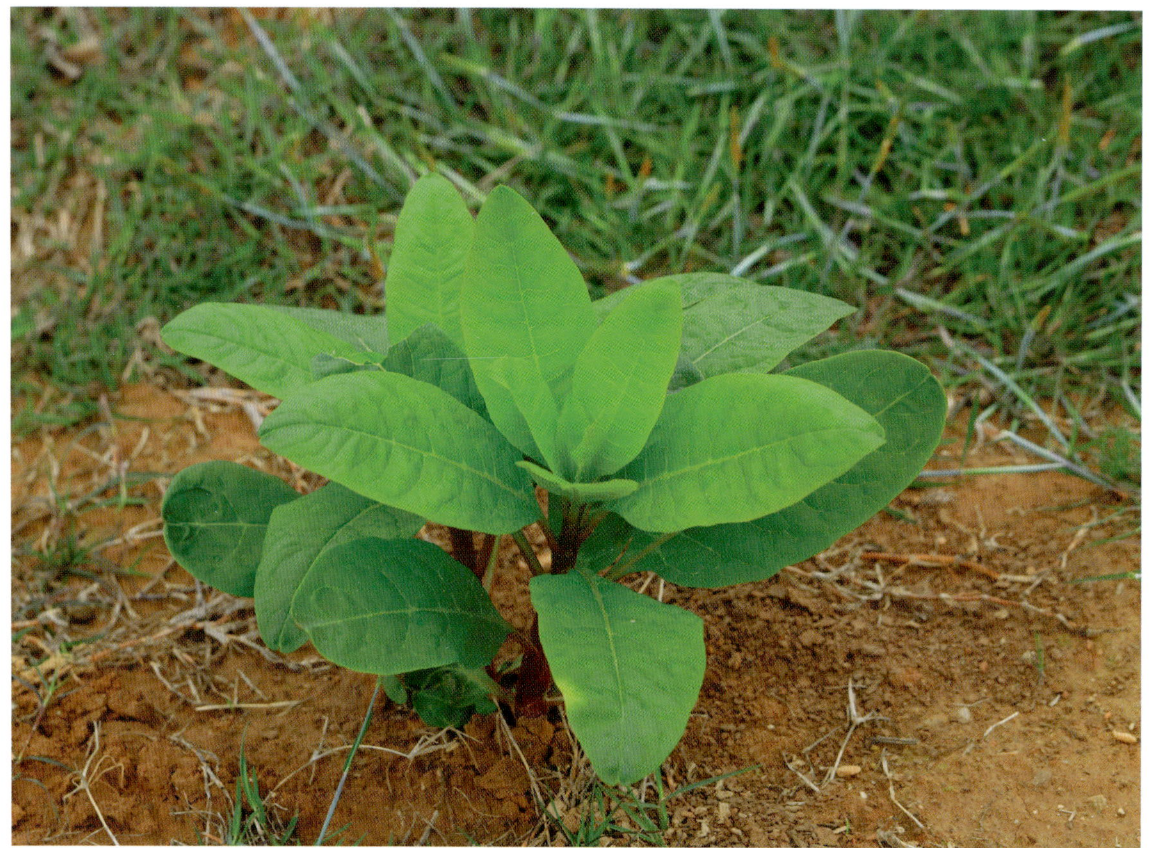

垂序商陆

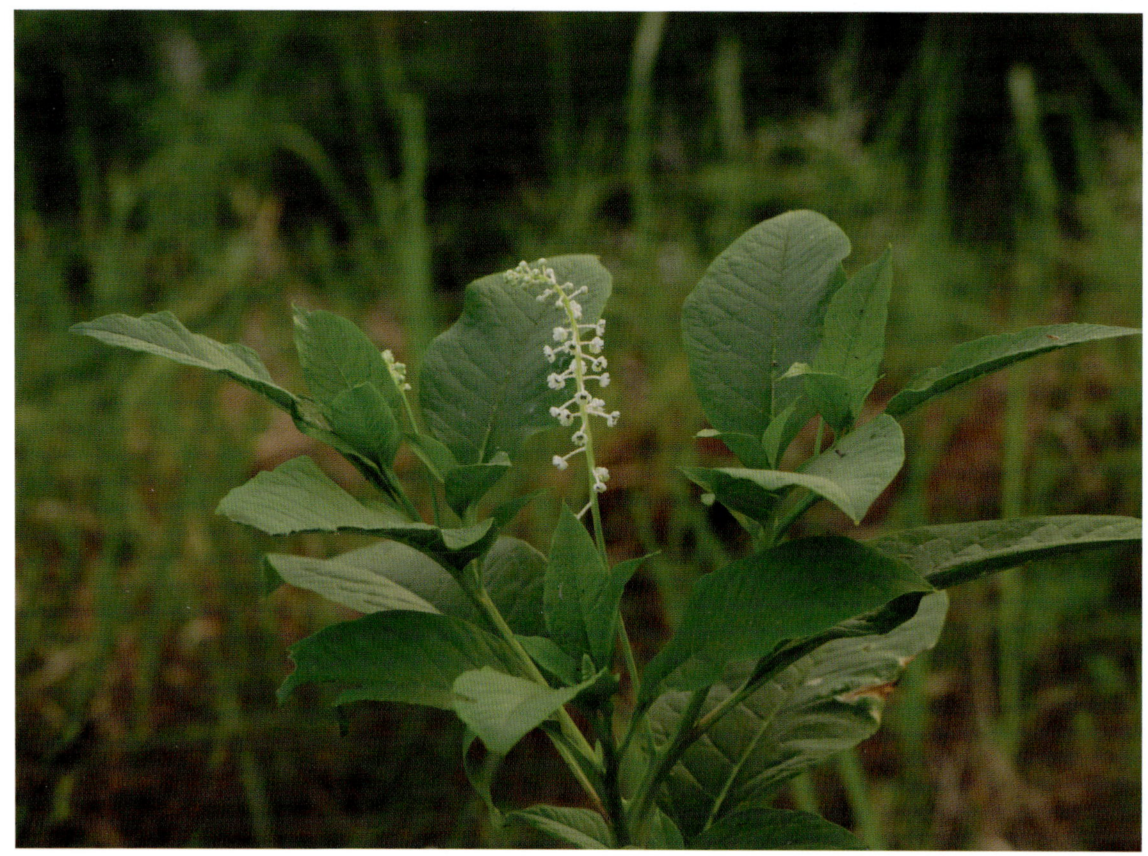

垂序商陆

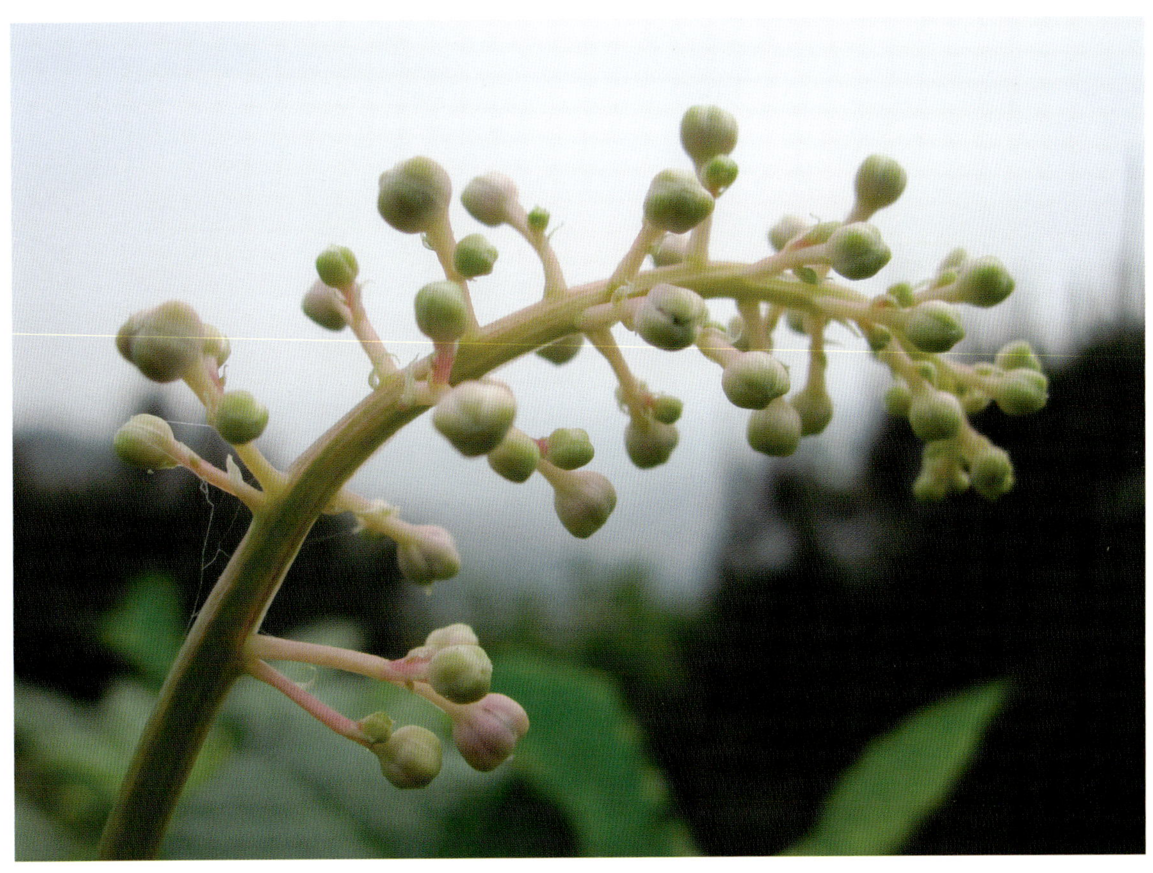

垂序商陆

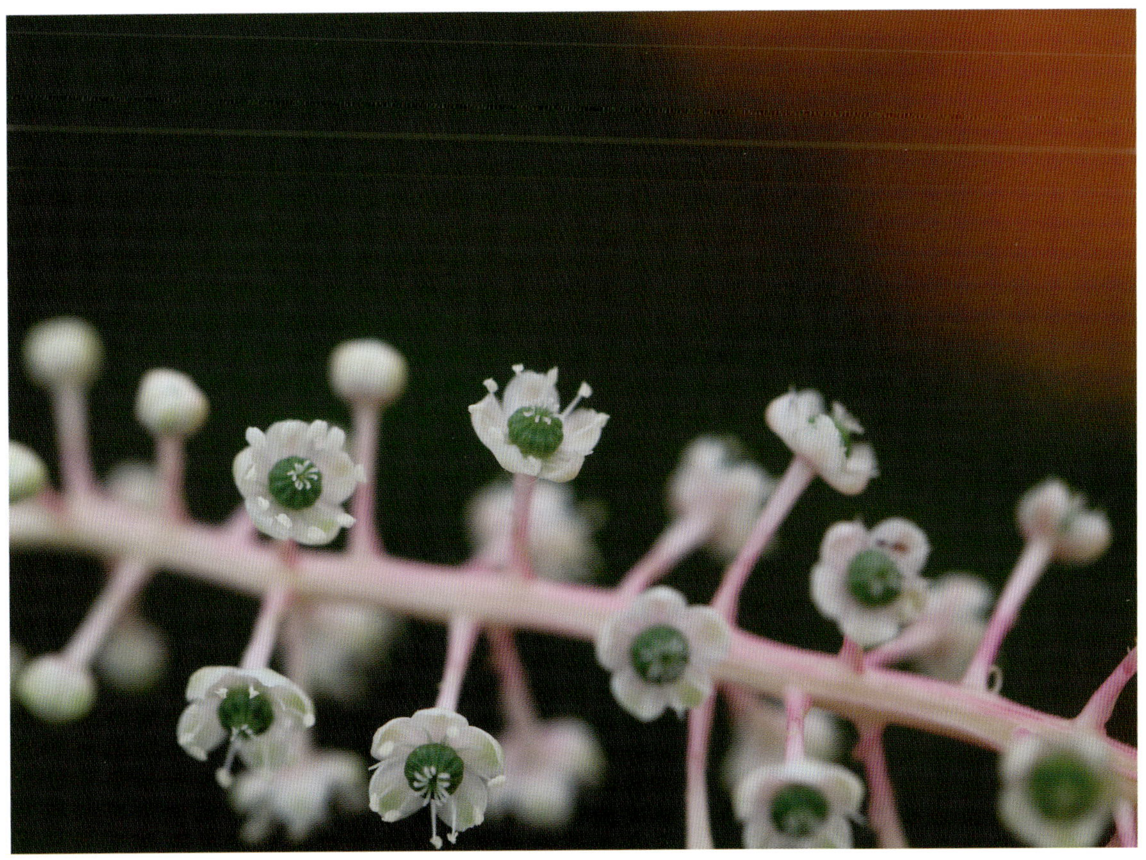

垂序商陆

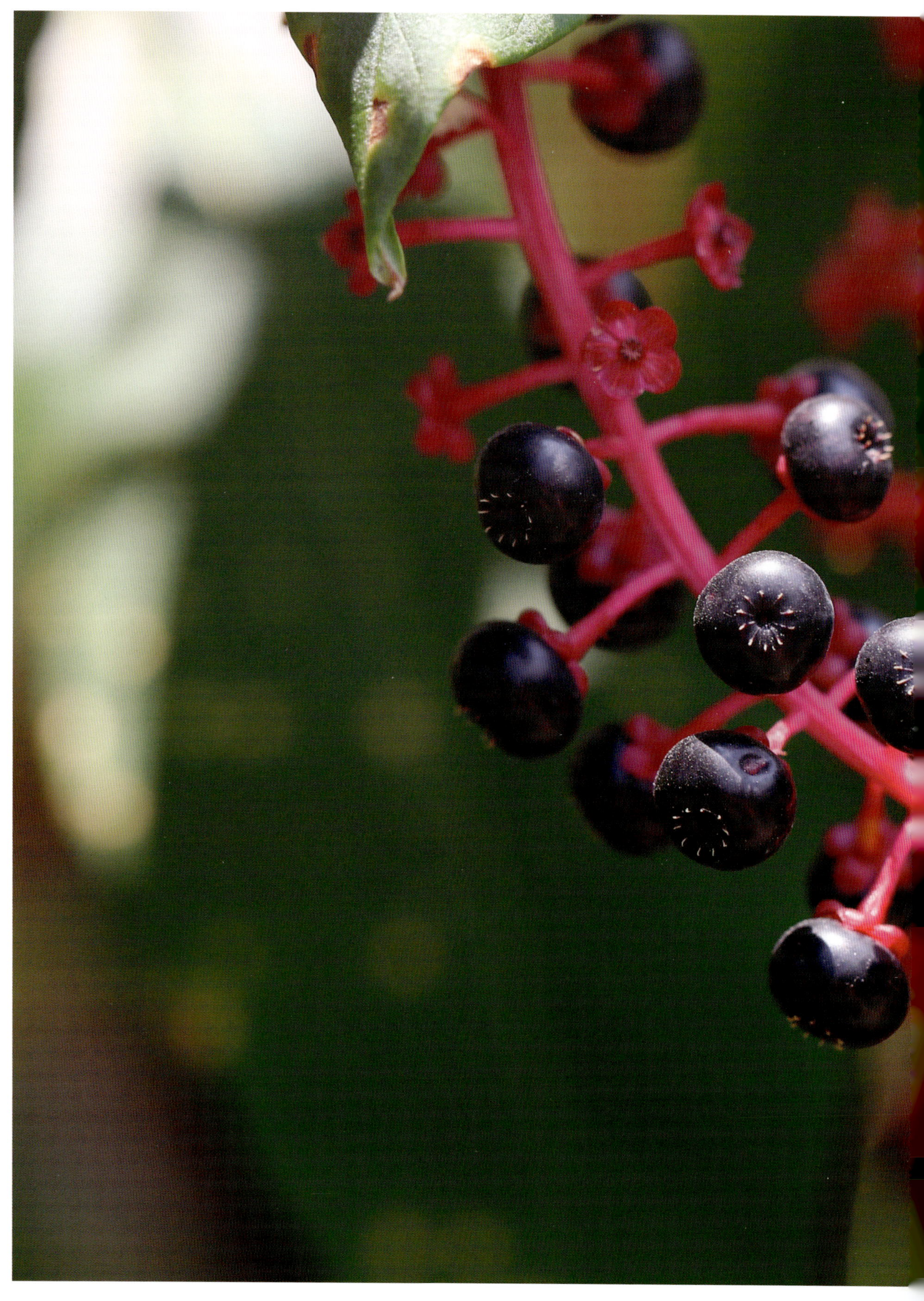

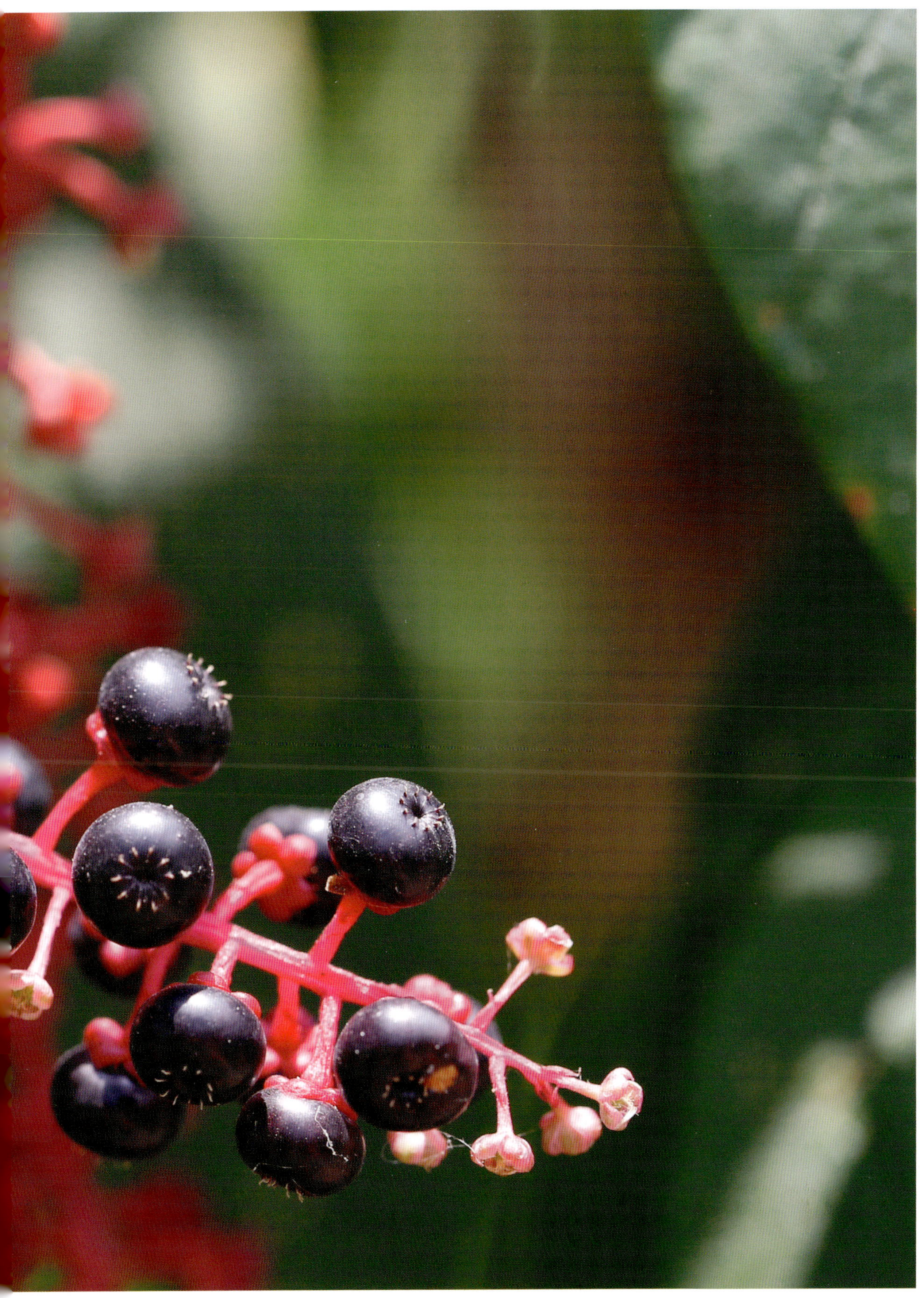

垂序商陆

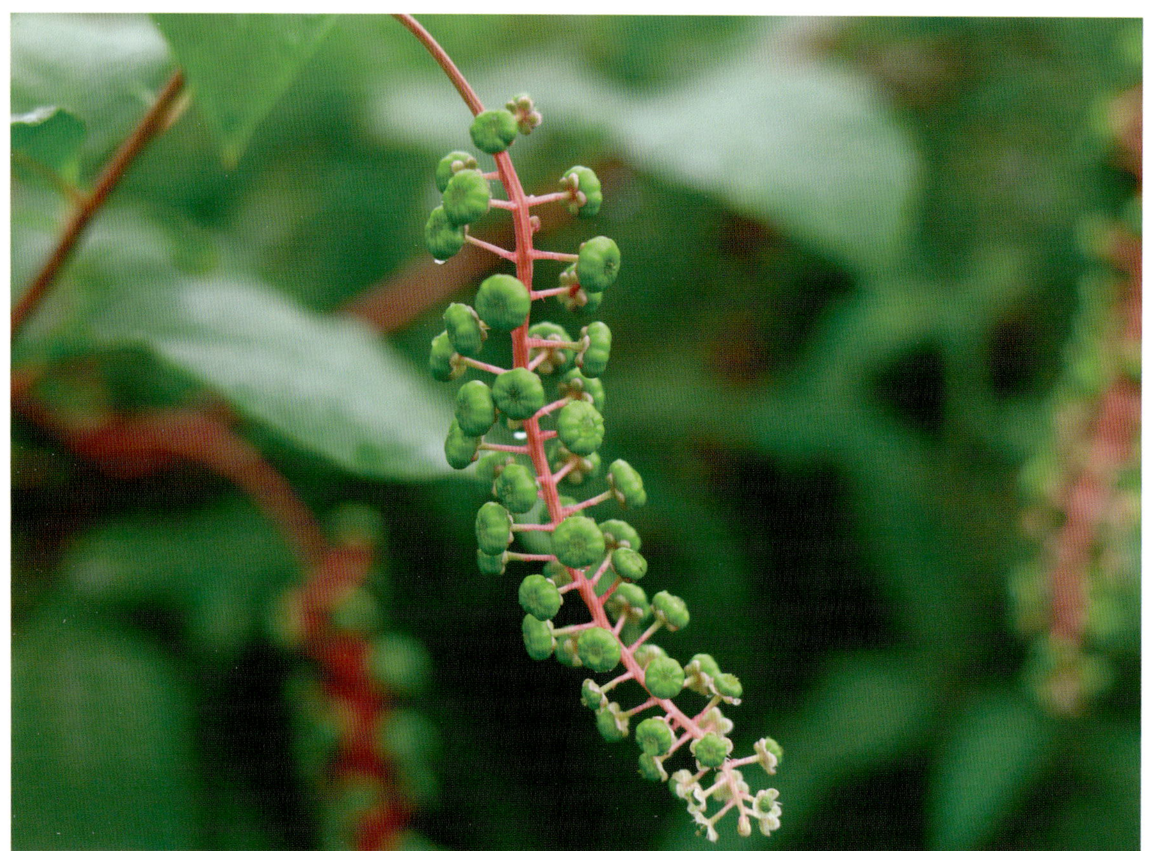

垂序商陆

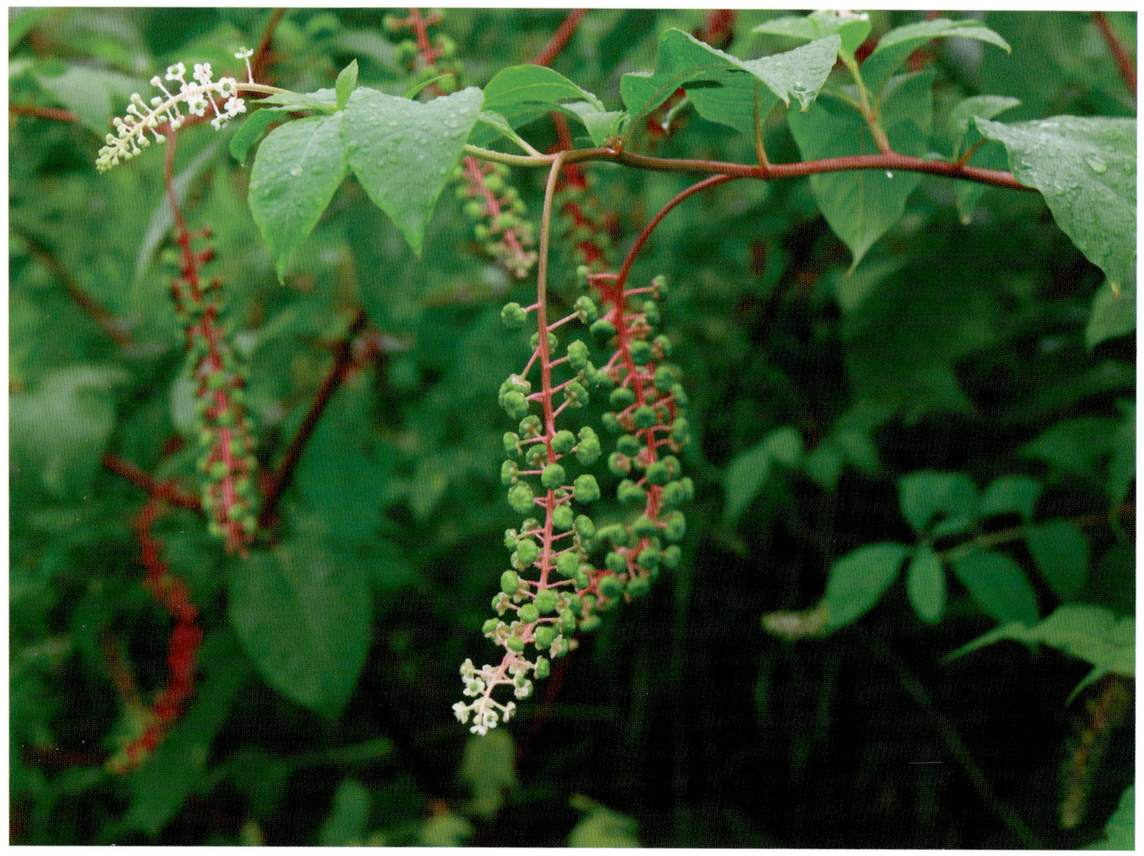

垂序商陆

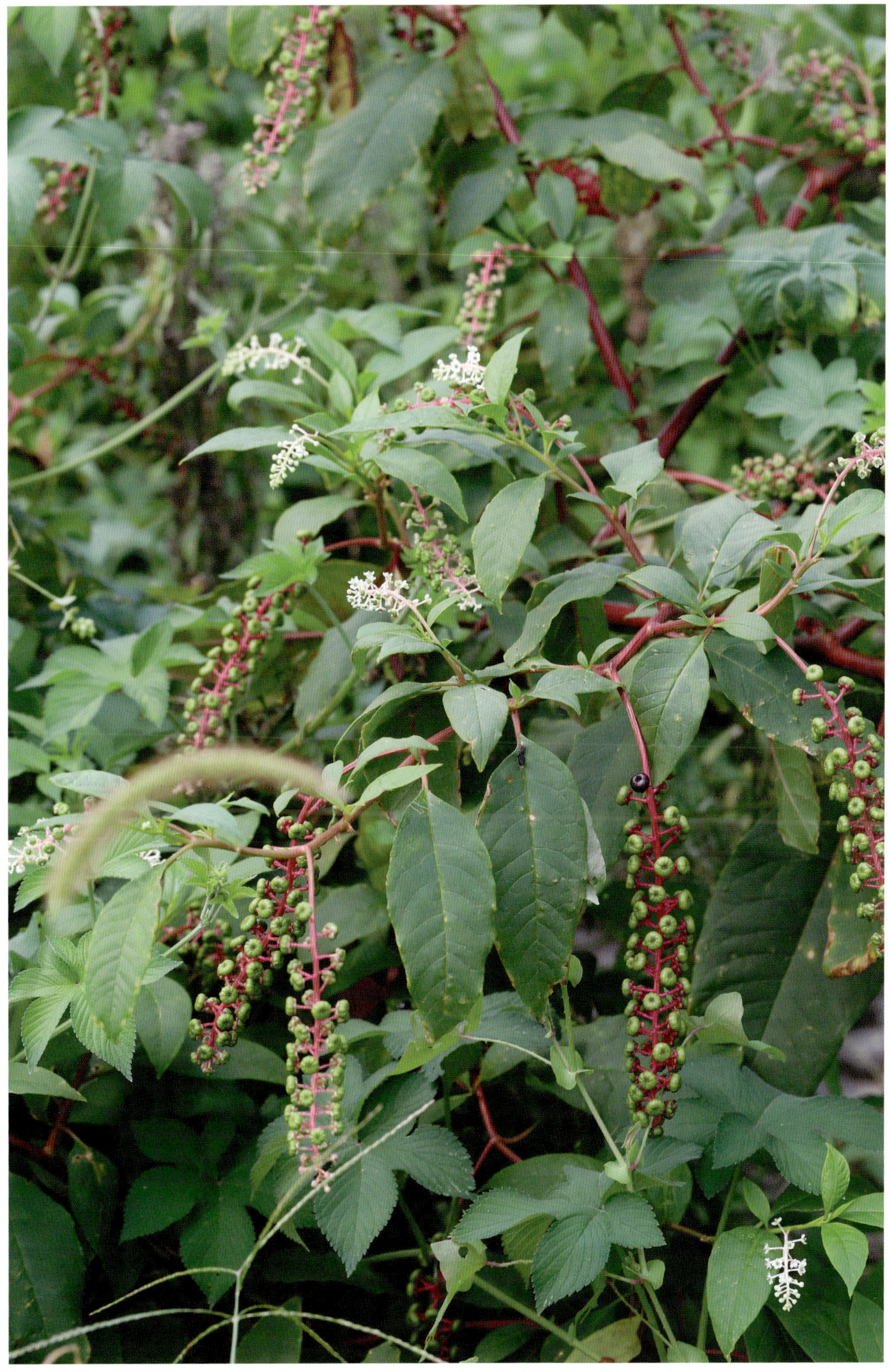

垂序商陆

采收加工

秋季至次春采挖，除去须根及泥沙，切成块或片，晒干或阴干。

药材鉴别

1. 商陆 根圆锥形，有多数分枝。表面灰棕色或灰黄色，有明显的横向皮孔及纵沟纹。商品多为横切或纵切的块片。横切片为不规则圆形，边缘皱缩，直径 2 ~ 8 cm，厚 2 ~ 6 mm，切面浅黄色或黄白色，有多个凹凸不平的同心形环纹。纵切片为不规则长方形，弯曲或卷曲，长 10 ~ 14 cm，宽 1 ~ 5 cm，表面凹凸不平，木部呈多数隆起的纵条纹。质坚硬，不易折断。气微，味甘淡，久嚼麻舌。

2. 垂序商陆 药材外形与商陆类同。以块片大、色白者为佳。

功效主治

逐水消肿，通利二便，解毒散结。主治水肿胀满，二便不通，癥瘕，痃癖，瘰疬，疮毒。

用法用量

内服：5 ~ 10 g，煎汤。外用：适量，鲜品捣烂或干品研末涂敷。

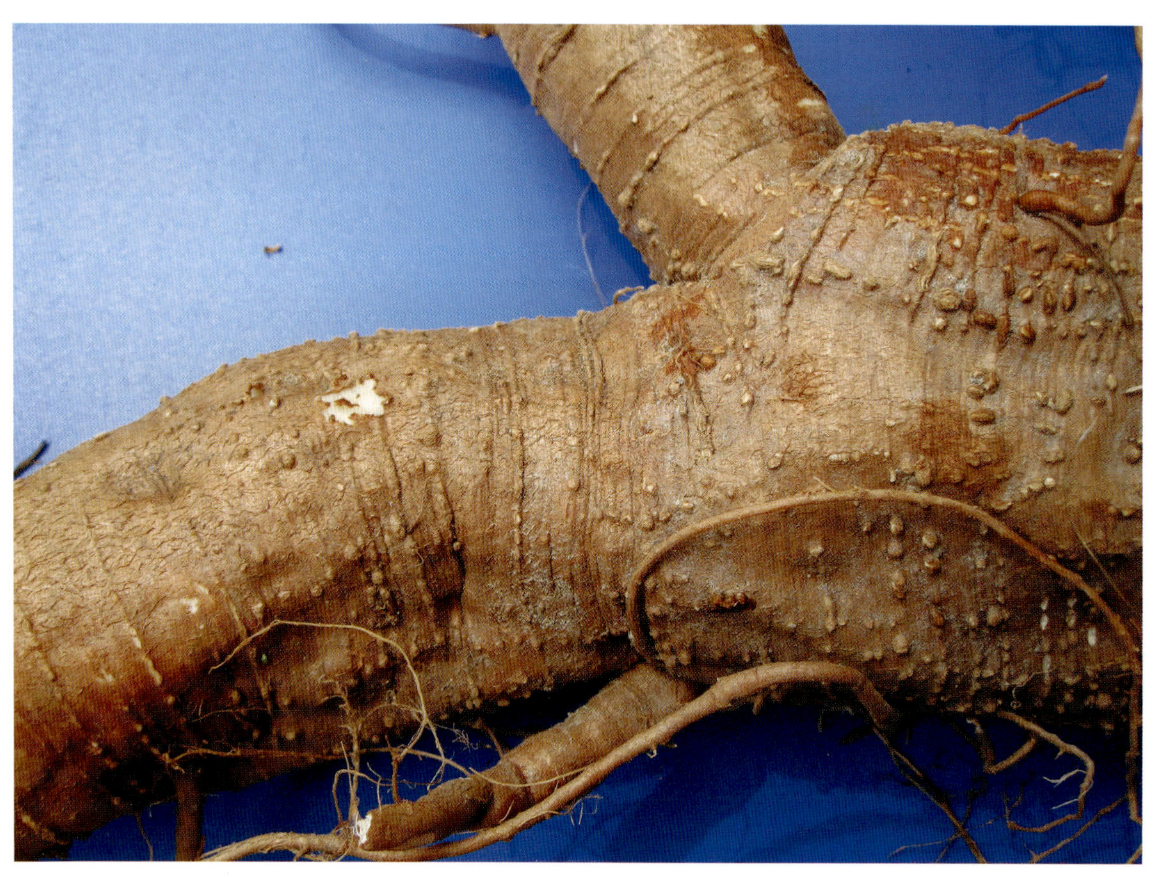

商陆药材

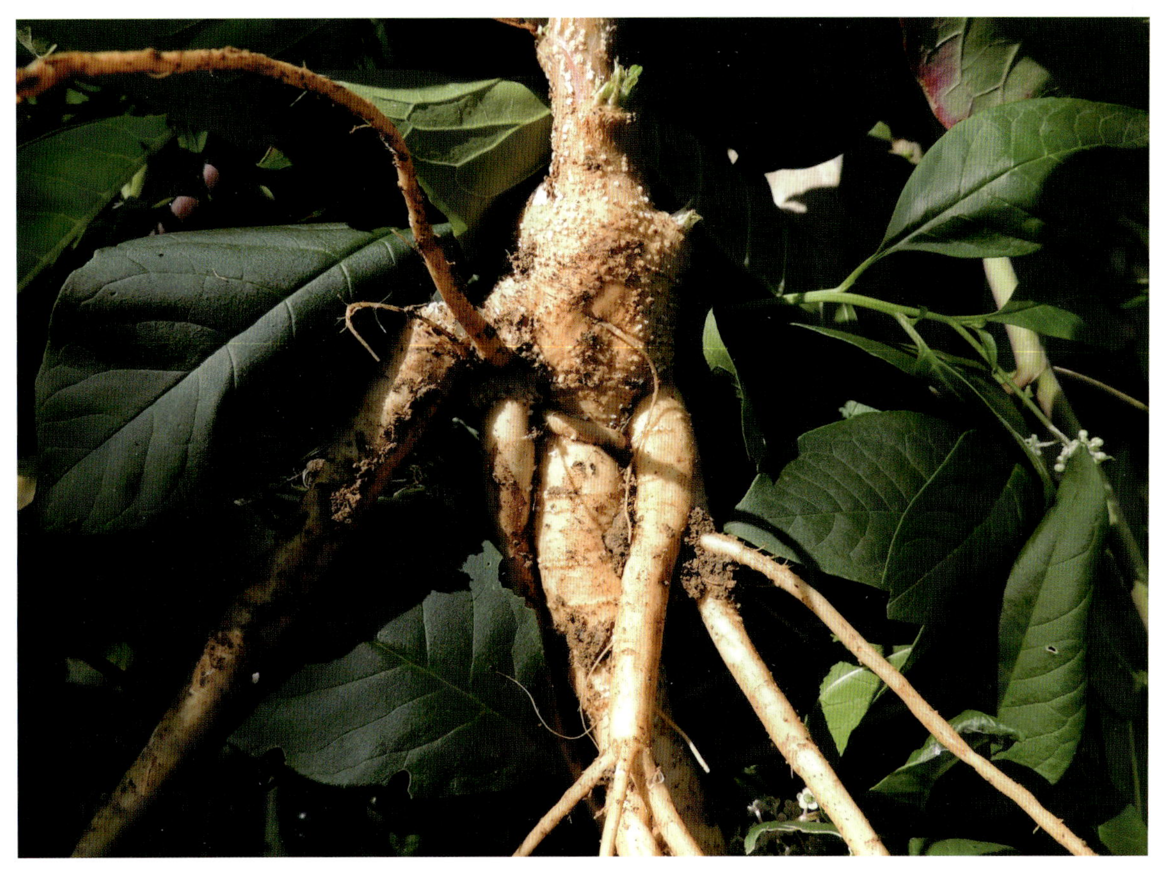

垂序商陆药材

民族药方

1. 足癣 商陆、苦参各 100 g，川椒 20 g，赤芍 50 g。煎汤，每日 1 ~ 2 次浸泡患足，每次 15 ~ 30 分钟，保留药液加热重复使用。

2. 肿毒 商陆根适量，盐少许。捣敷，次日再换。

3. 腹中如有石、痛如刀刺者 商陆根适量。捣烂蒸之，布裹熨痛处，冷更换。

4. 跌打 商陆适量。研细末，调热酒擦患处，可外贴膏药。

5. 淋巴结结核 商陆 9 g，红糖适量。水煎汤。

6. 痈疮肿毒 商陆 2.5 g，蒲公英 100 g。煎水洗患处。

7. 腹水 商陆 6 g，赤小豆、冬瓜皮各 50 g，泽泻 12 g，茯苓皮 24 g。水煎汤。

8. 宫颈糜烂，白带多，功能失调性子宫出血 鲜商陆 200 g（干者减半）。同母鸡或猪瘦肉煮极烂，放盐少许，分 2 ~ 3 次吃。

9. 血小板减少性紫癜 商陆适量。煎水 30 分钟，浓缩成 100% 的煎剂。首次服 30 mL，以后每次服 10 mL，每日 3 次。成人以 12 ~ 24 g、小儿以 9 ~ 12 g 为每日用量。

使用注意

孕妇忌用。

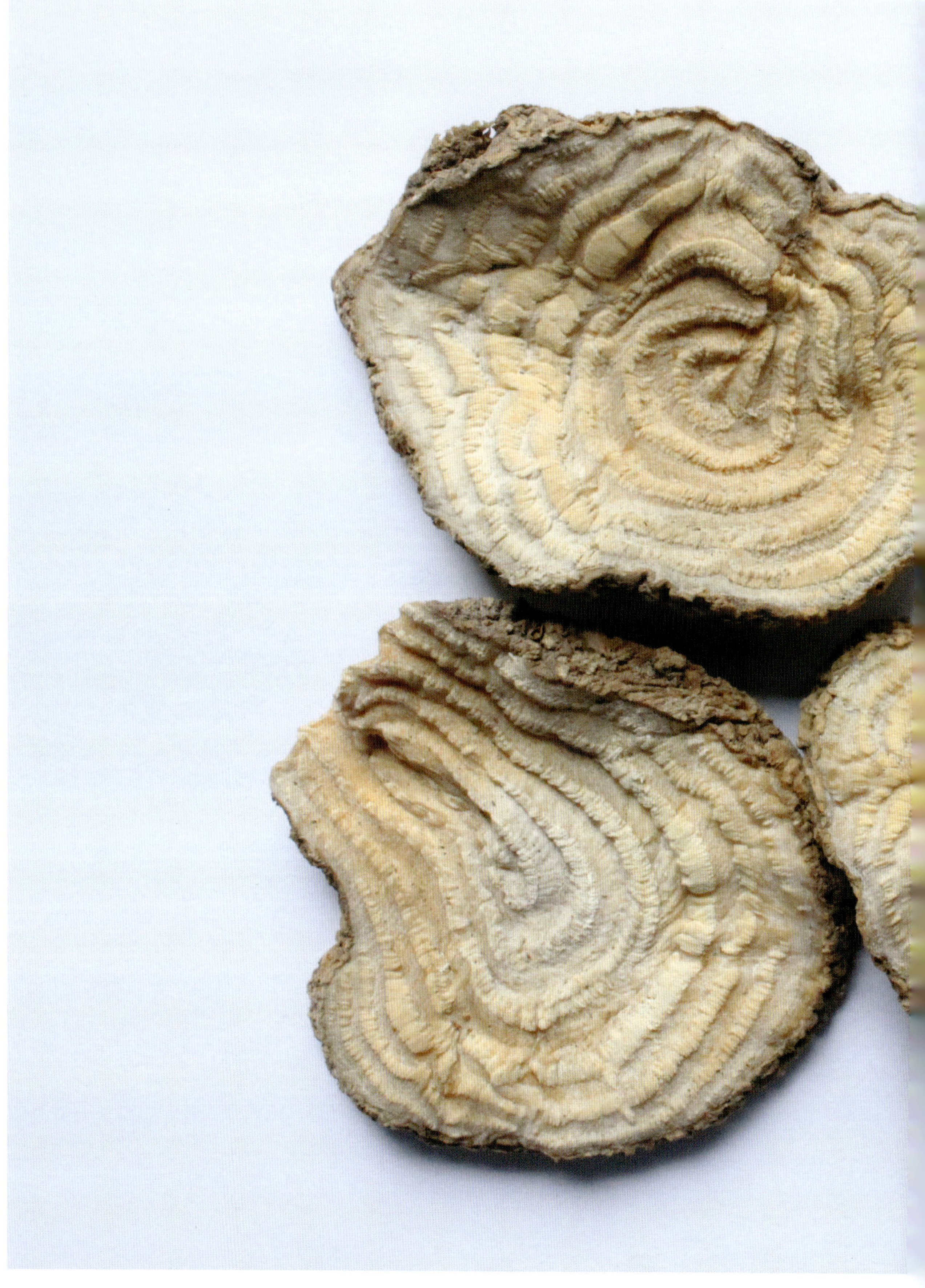

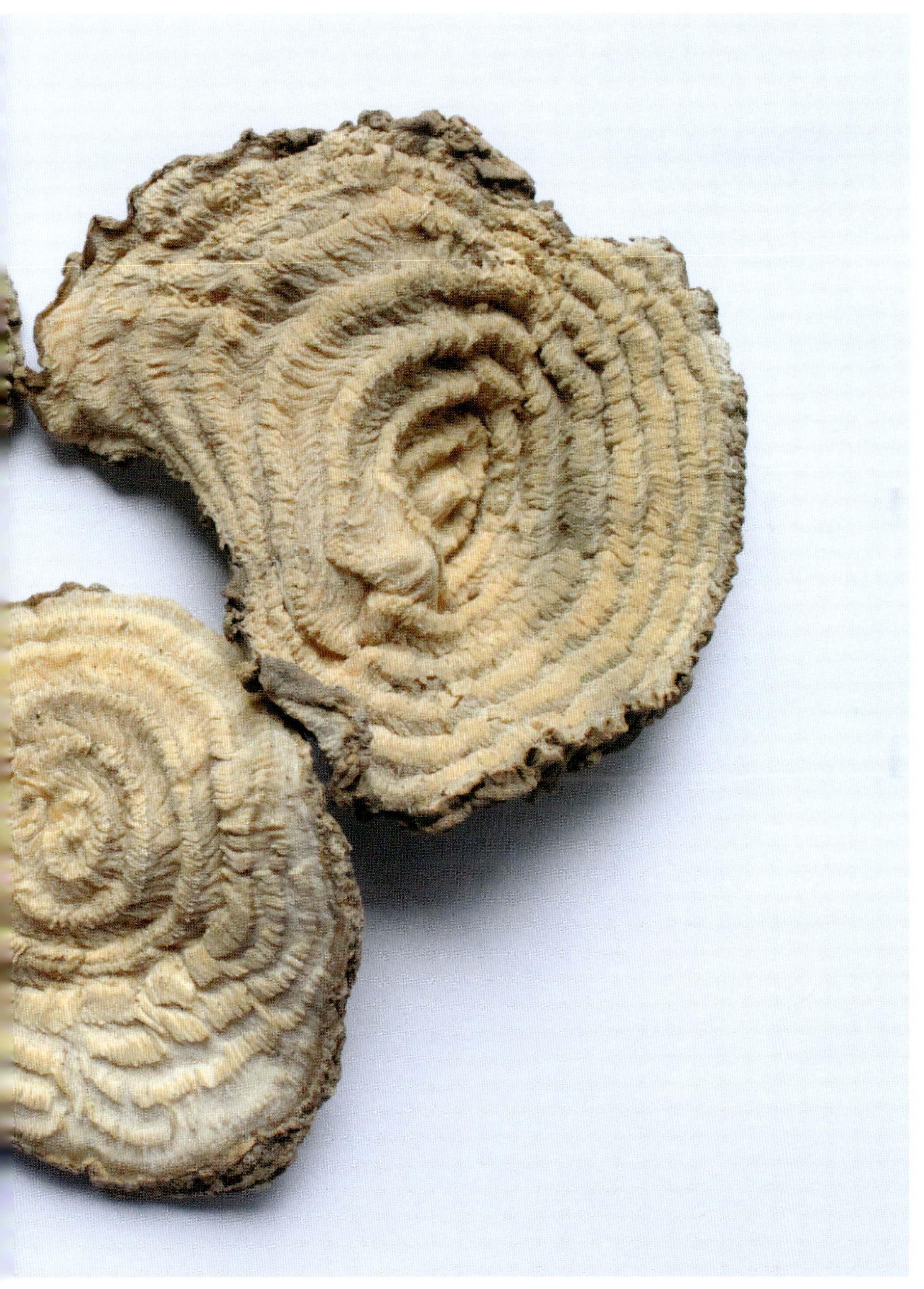

商陆饮片

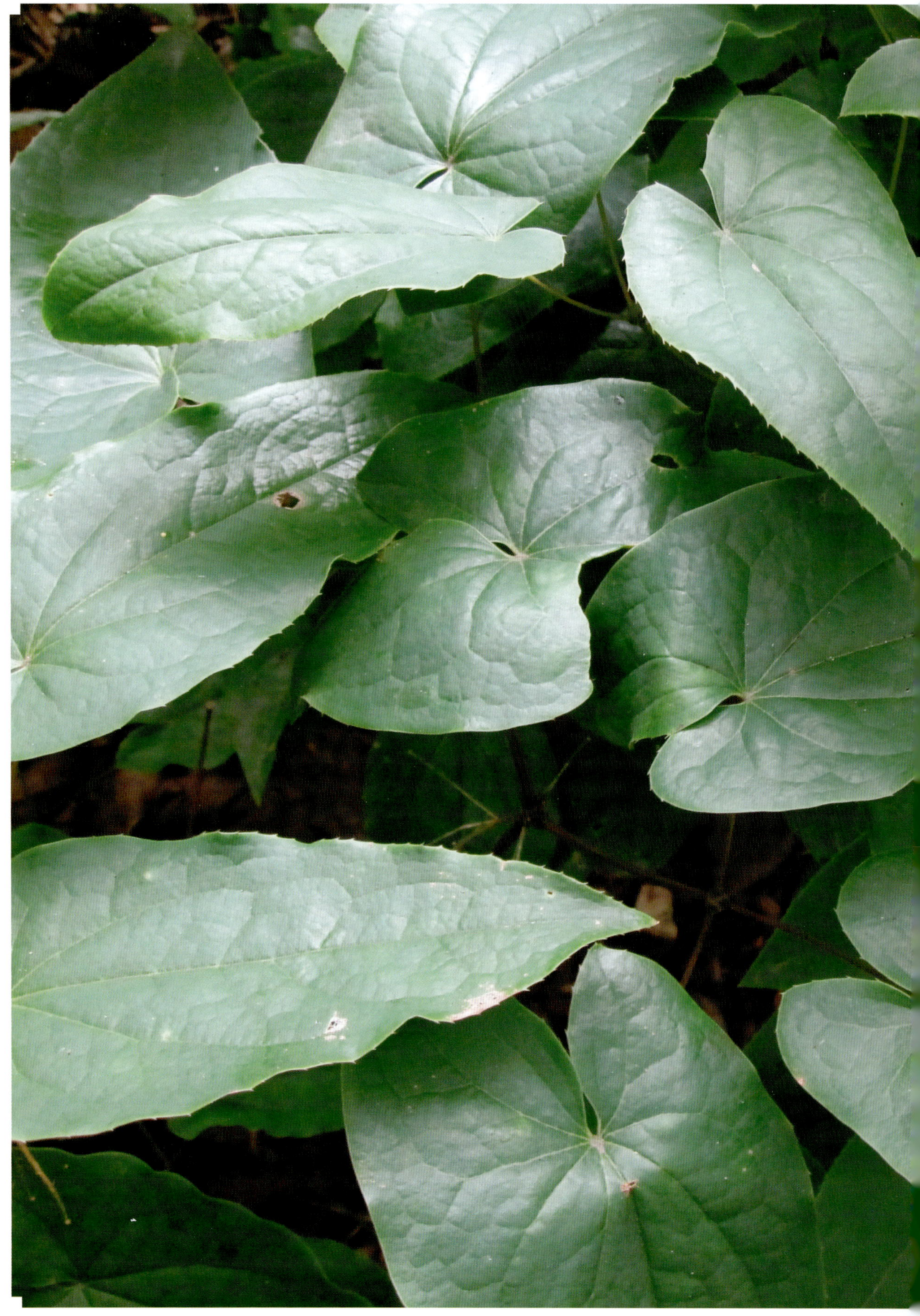

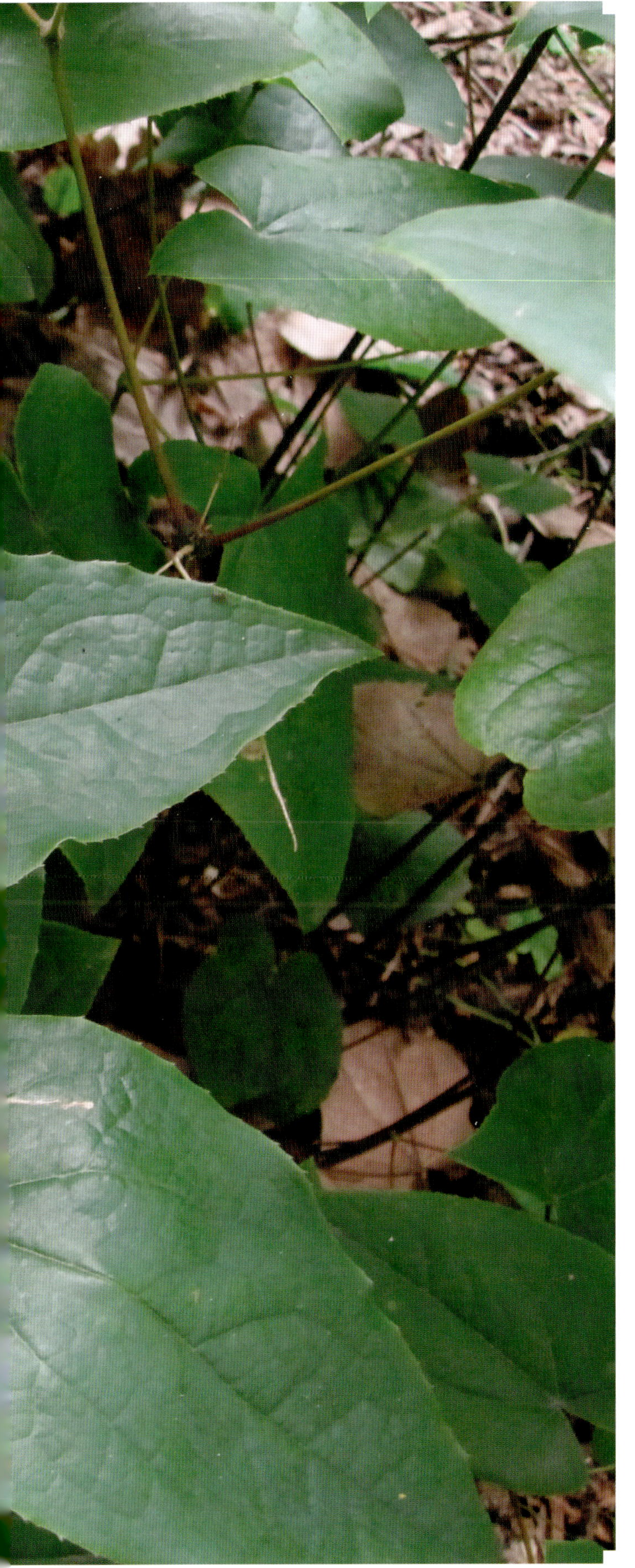

淫羊藿

【水药名】要娃久。

【别　名】羊角风、羊藿、仙灵脾、牛角花、黄连祖、羊藿叶、牛角花、铜丝草、铁打杵。

【来　源】本品为小檗科植物淫羊藿 *Epimedium brevicornum* Maxim.、箭叶淫羊藿 *Epimedium sagittatum*（Sieb. et Zucc.）Maxim.、柔毛淫羊藿 *Epimedium pubescens* Maxim. 或朝鲜淫羊藿 *Epimedium koreanum* Nakai 的干燥叶。

【性味归经】味辛、甘，性温。归肝、肾经。

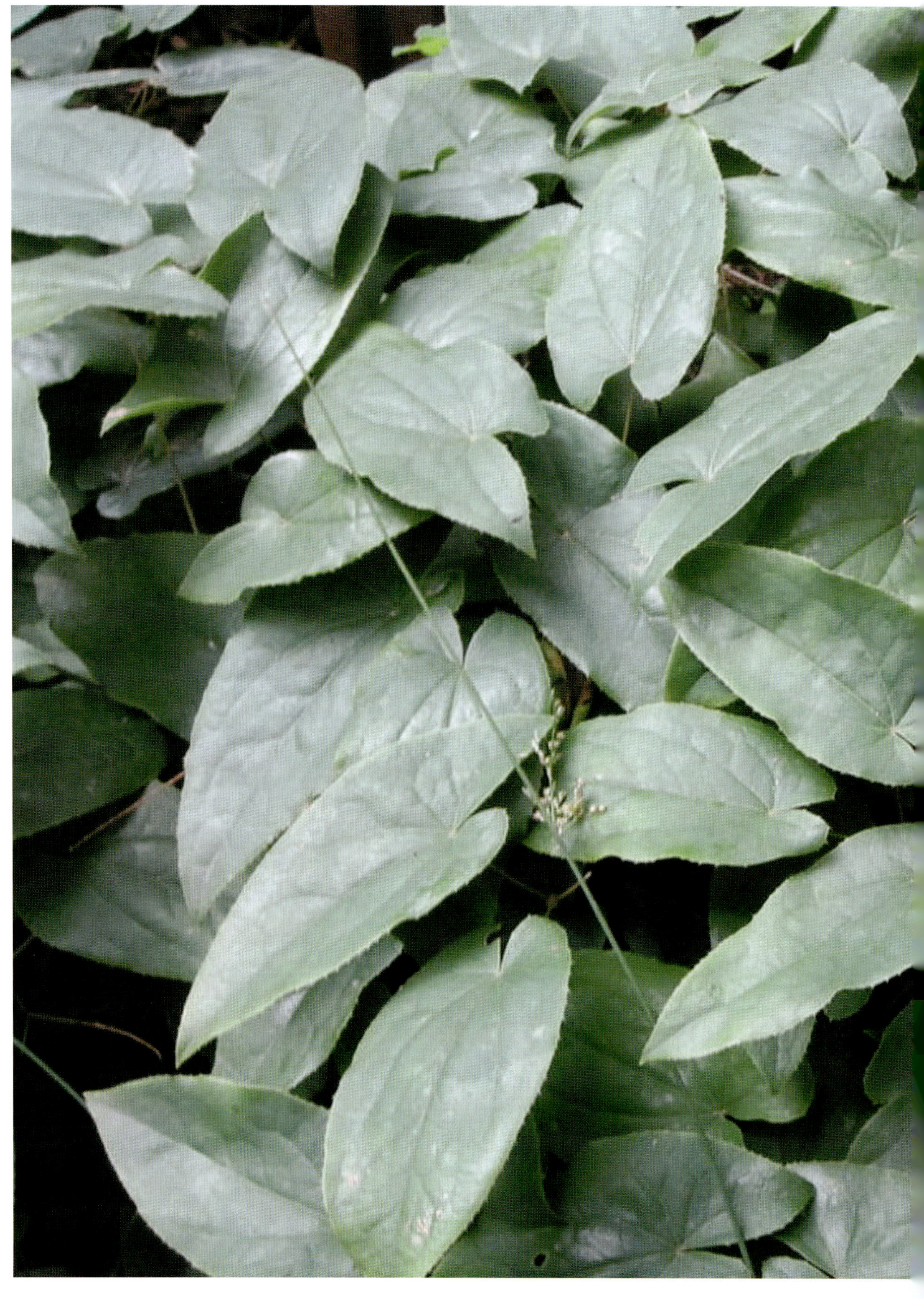

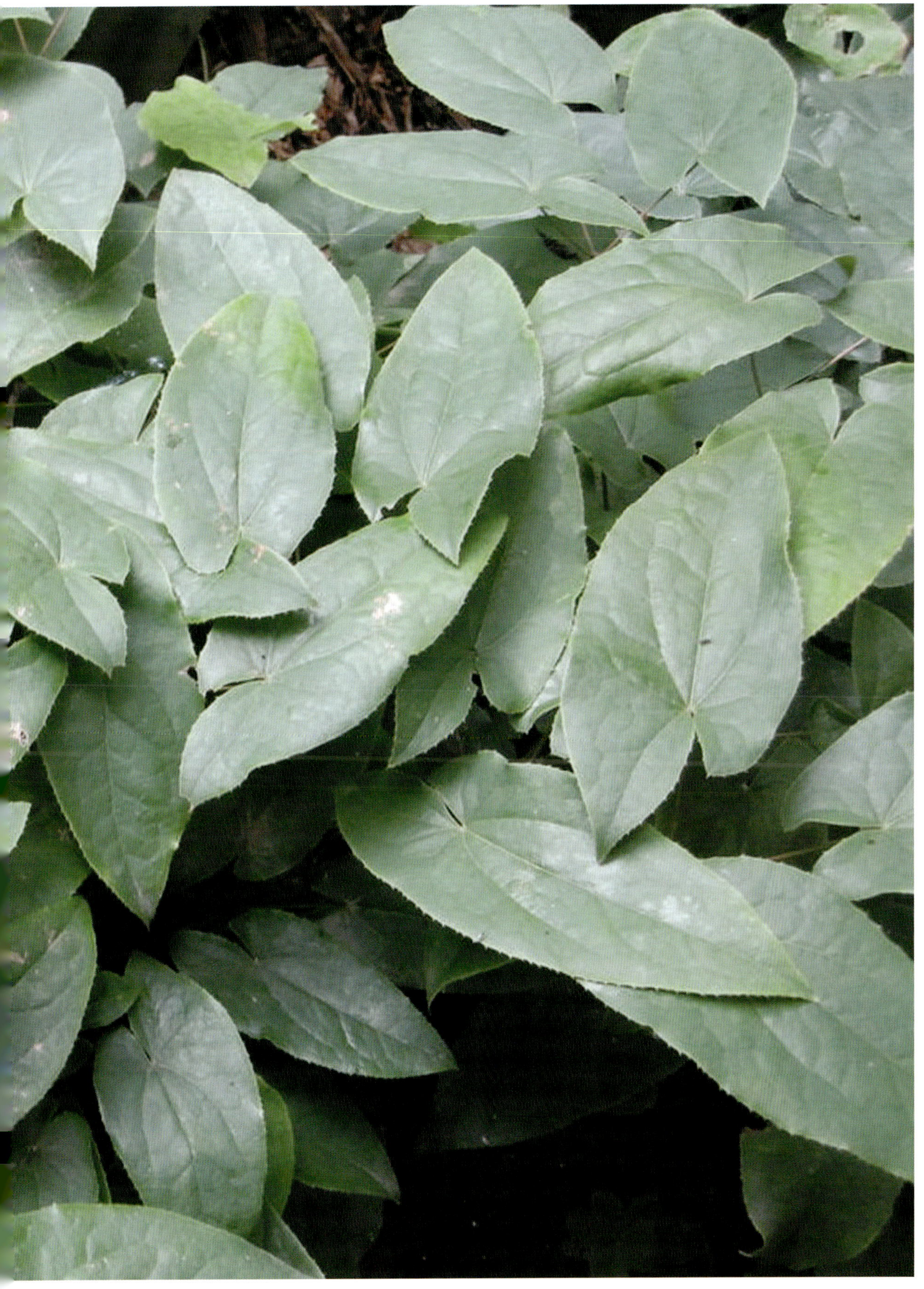

淫羊藿

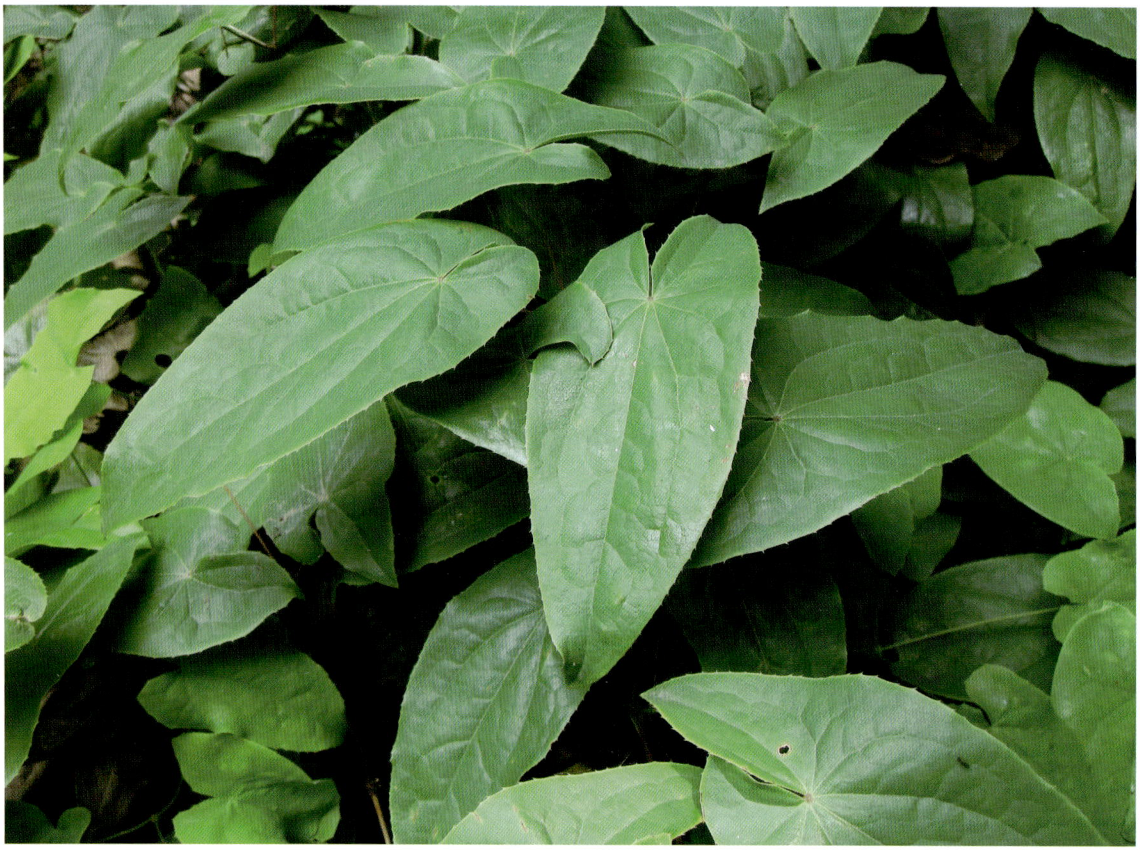

淫羊藿

识别特征

1. 淫羊藿 多年生草本，高 30 ~ 40 cm，根茎长，横走，质硬，须根多数。叶为二回三出复叶，小叶 9 枚，有长柄，小叶片薄革质，卵形至长卵圆形，长 4.5 ~ 9 cm，宽 3.5 ~ 7.5 cm，先端尖，边缘有细锯齿，锯齿先端呈刺状毛，基部深心形，侧生小叶基部斜形，上面幼时有疏毛，开花后毛渐脱落，下面有长柔毛。花 4 ~ 6 朵成总状花序，花序轴无毛或偶有毛，花梗长约 1 cm；基部有苞片，卵状披针形，膜质；花大，直径约 2 cm，黄白色或乳白色；花萼 8 片，卵状披针形，2 轮，外面 4 片小，不同形，内面 4 片较大，同形；花瓣 4，近圆形，具长距；雄蕊 4；雌蕊 1，花柱长。果纺锤形，成熟时 2 裂。花期 4—5 月，果期 5—6 月。

2. 箭叶淫羊藿 多年生草本，高 30 ~ 50 cm，根茎匍行呈结节状。根出叶 1 ~ 3 枚，三出复叶，小叶卵圆形至卵状披针形，长 4 ~ 9 cm，宽 2.5 ~ 5 cm，先端尖或渐尖，边缘有细刺毛，基部心形，侧生小叶基部不对称，外侧裂片形斜而较大，三角形，内侧裂片较小且近于圆形；茎生叶常对生于顶端，形与根出叶相似，基部呈歪箭状心形，外侧裂片特大且先端渐尖。花多数，聚成总状或下部分枝而成圆锥花序，花小，直径仅 6 ~ 8 mm，花瓣有短距或近于无距。花期 2—3 月，果期 4—5 月。

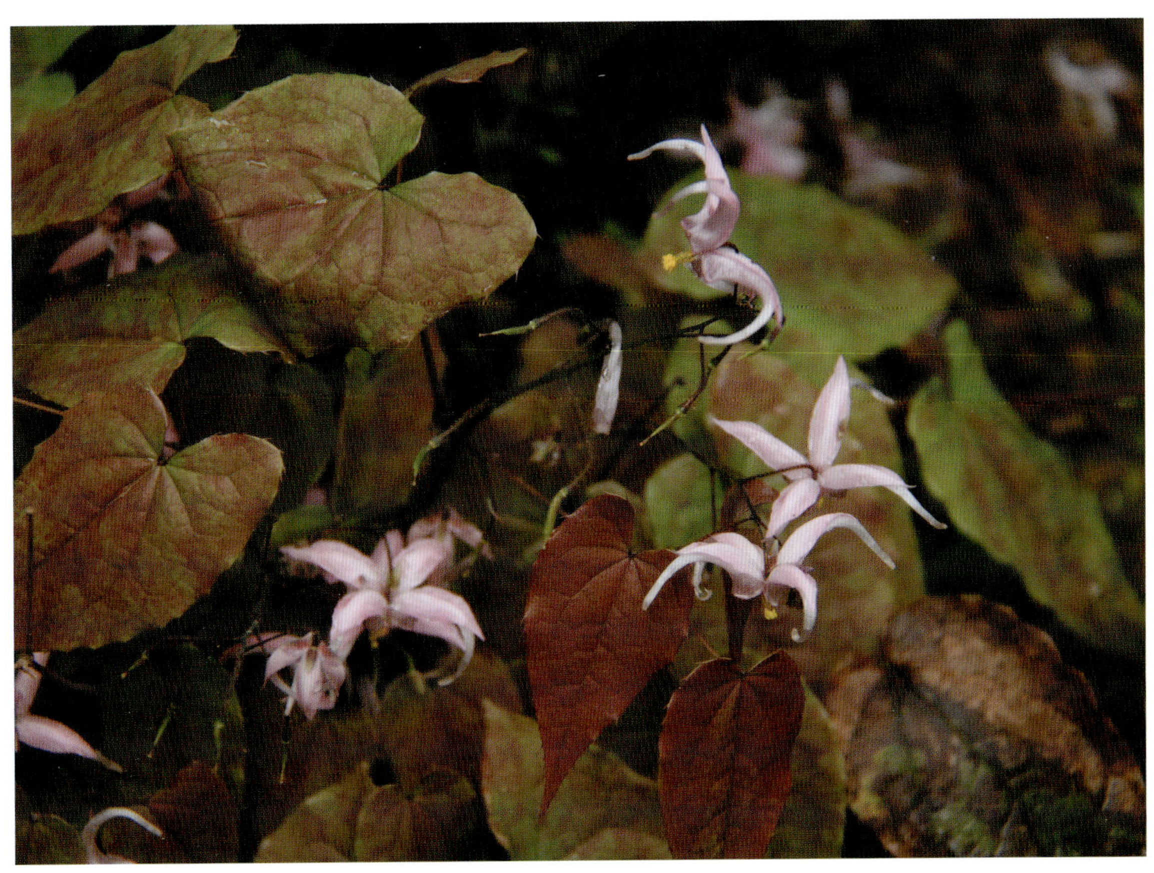

淫羊藿

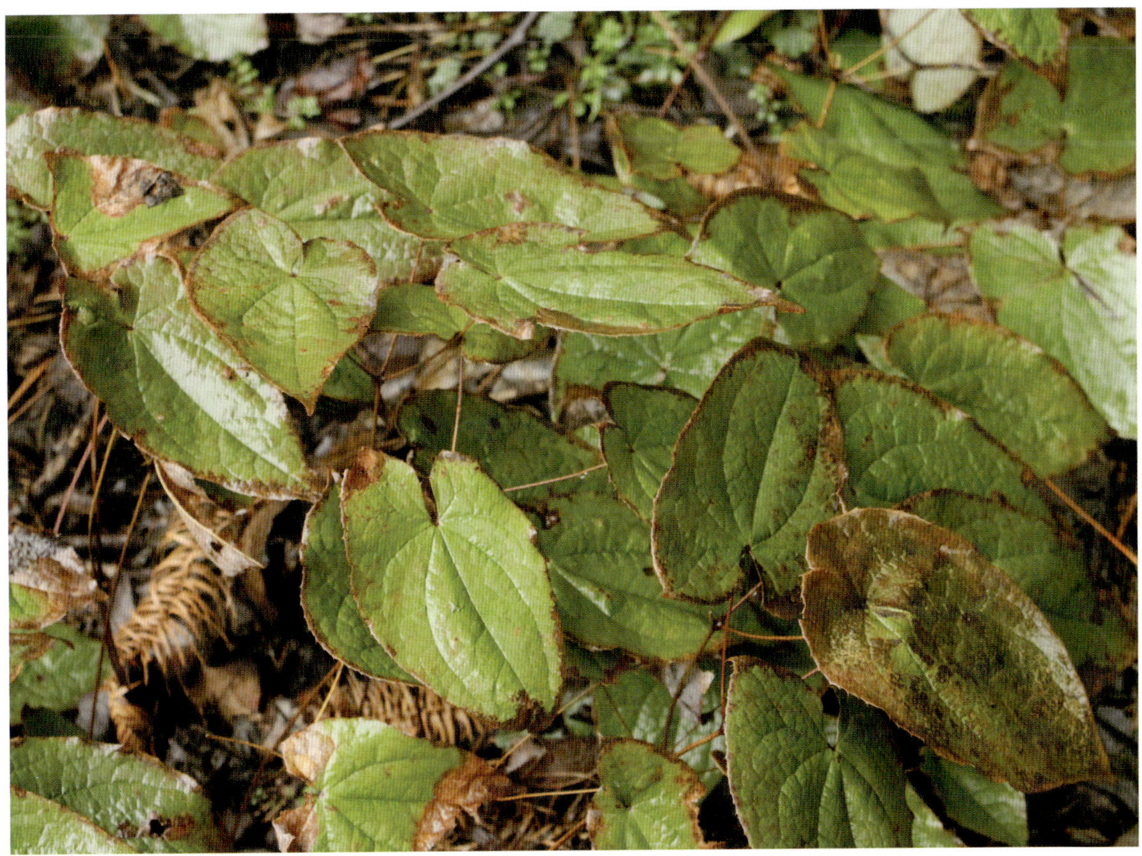

淫羊藿

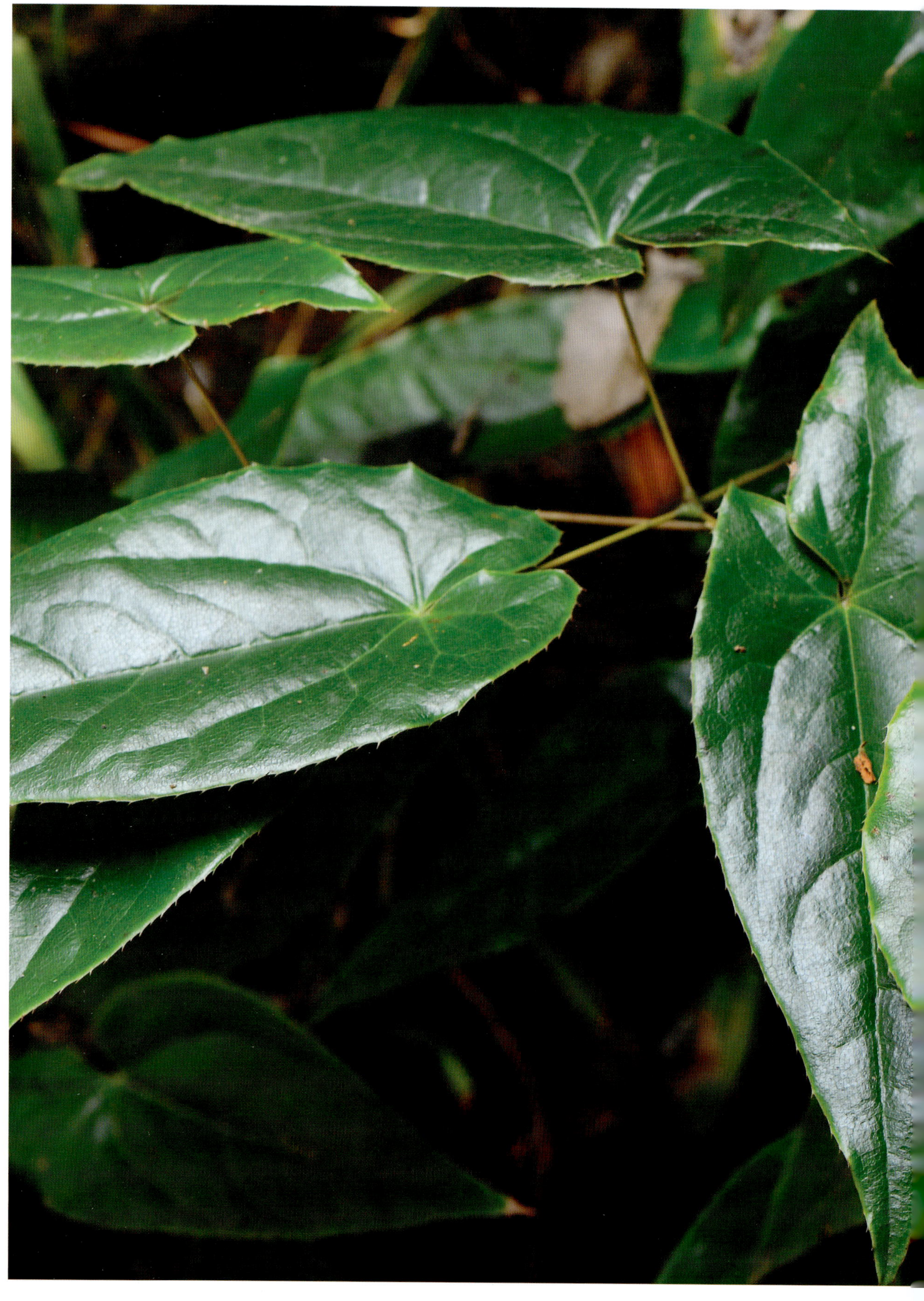

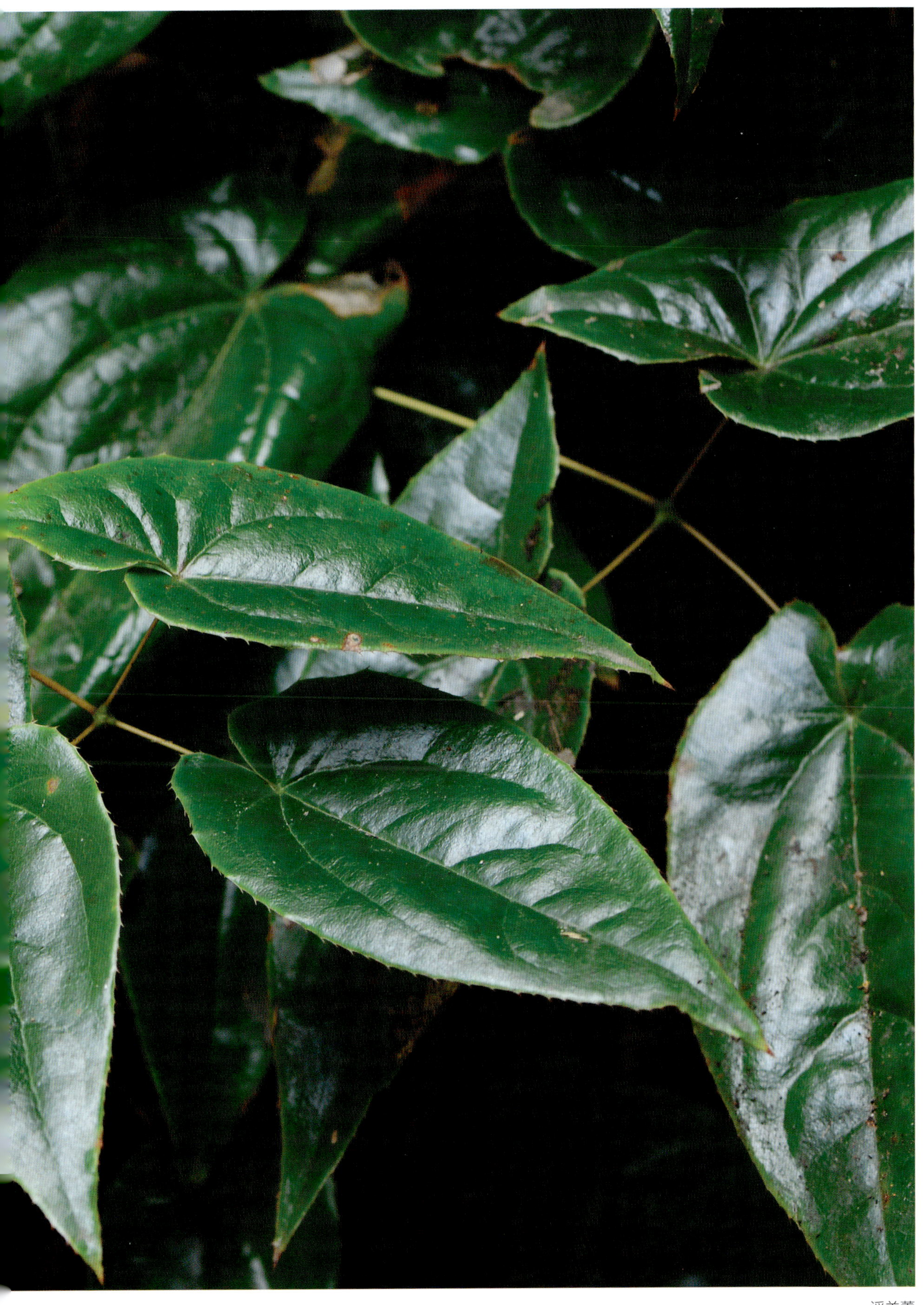

淫羊藿

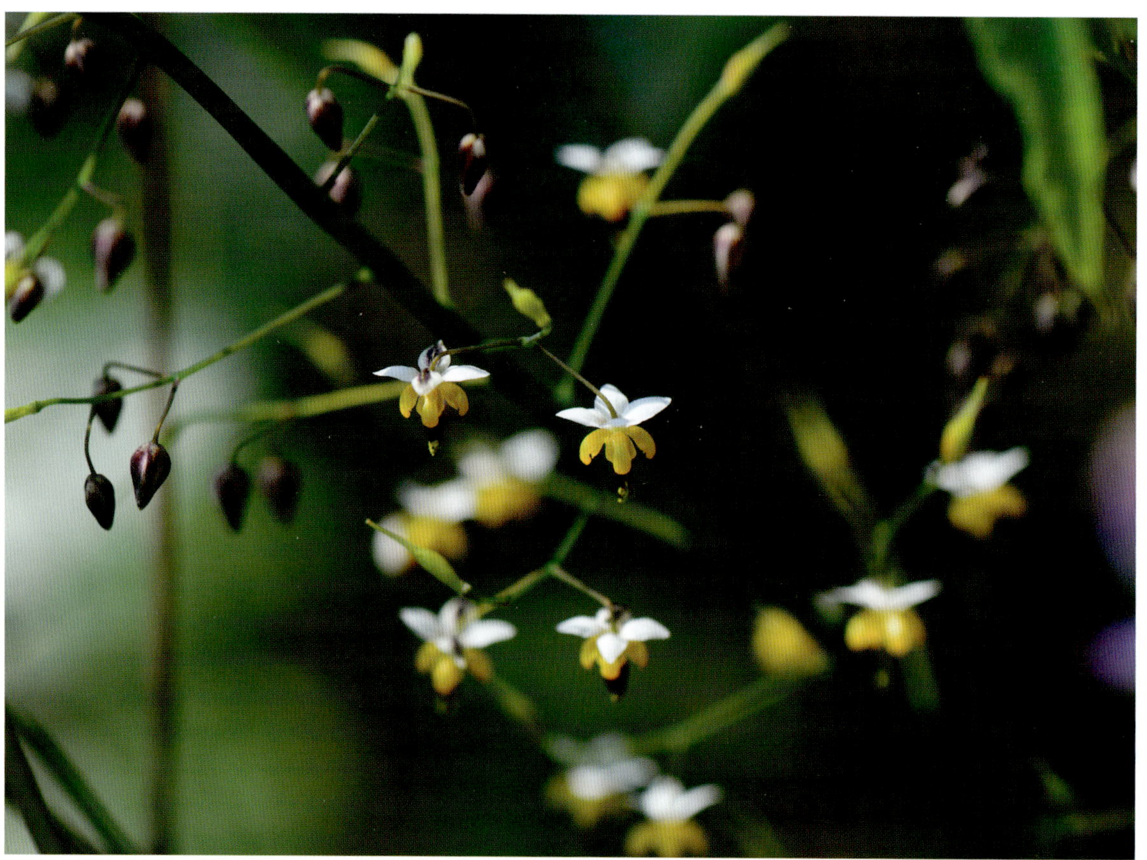

箭叶淫羊藿

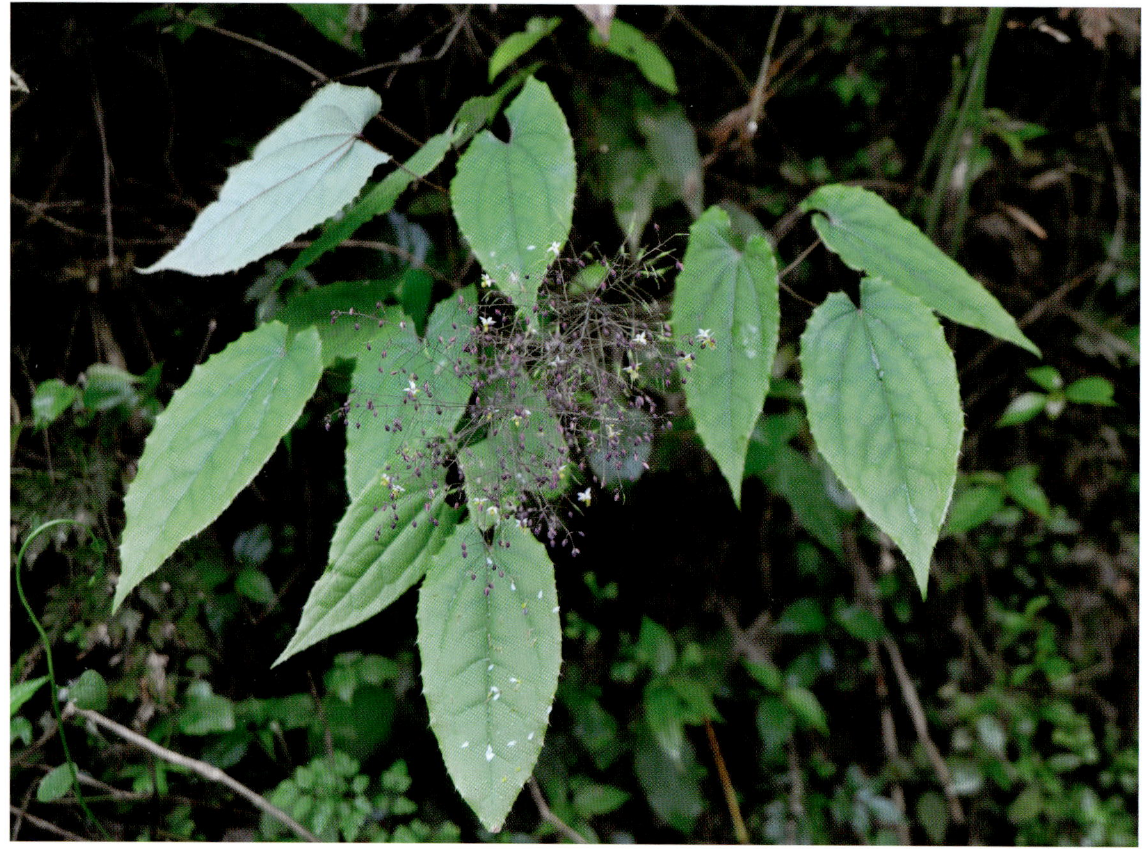

柔毛淫羊藿

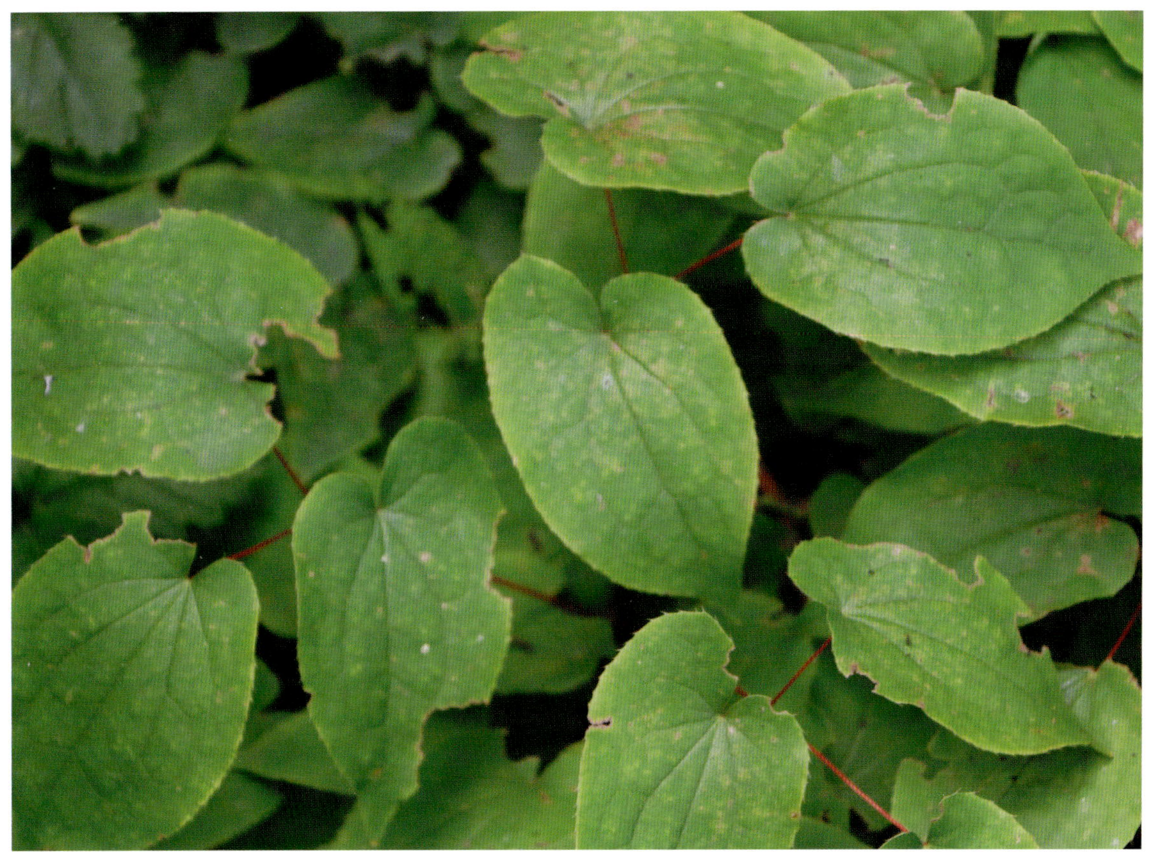

朝鲜淫羊藿

生境分布

生长于山坡阴湿处或山谷林下或沟岸。分布于陕西、辽宁、山西、湖北、四川等省。

采收加工

夏、秋节茎叶茂盛时采收，晒干或阴干。生用或以羊脂油炙用。

药材鉴别

1. 淫羊藿　三出复叶，小叶片卵圆形，长 3 ~ 8 cm，宽 2 ~ 6 cm；先端微尖，顶生小叶基部心形，两侧小叶较小，偏心形，外侧较大，呈耳状，边缘具黄色刺毛状细锯齿；上表面黄绿色，下表面灰绿色，主脉 7 ~ 9 条，基部有稀疏细长毛，细脉两面突起，网脉明显；小叶柄长 1 ~ 5 cm。叶片近革质。气微，味微苦。

2. 箭叶淫羊藿　三出复叶，小叶片长卵形至卵状披针形，长 4 ~ 12 cm，宽 2.5 ~ 5 cm；先端渐尖，两侧小叶基部明显偏斜，外侧呈箭形。下表面疏被粗短伏毛或近无毛。叶片革质。

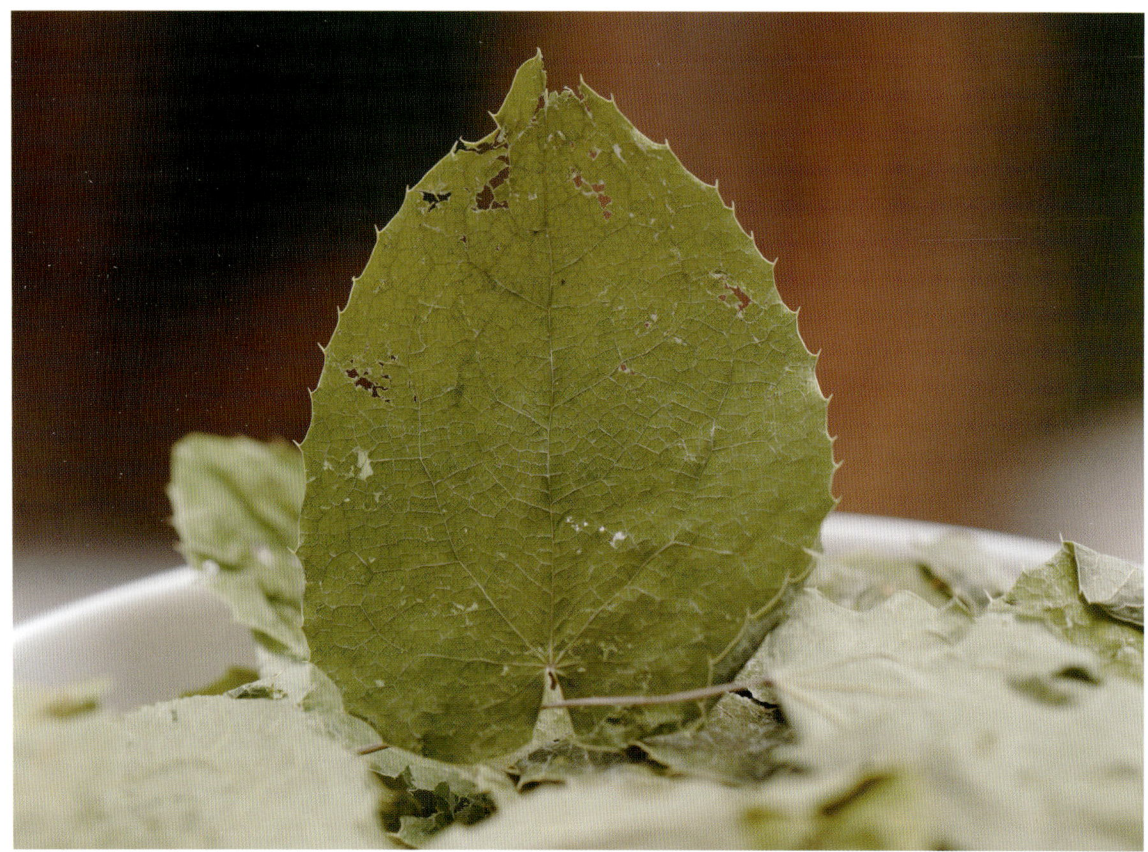

淫羊藿药材

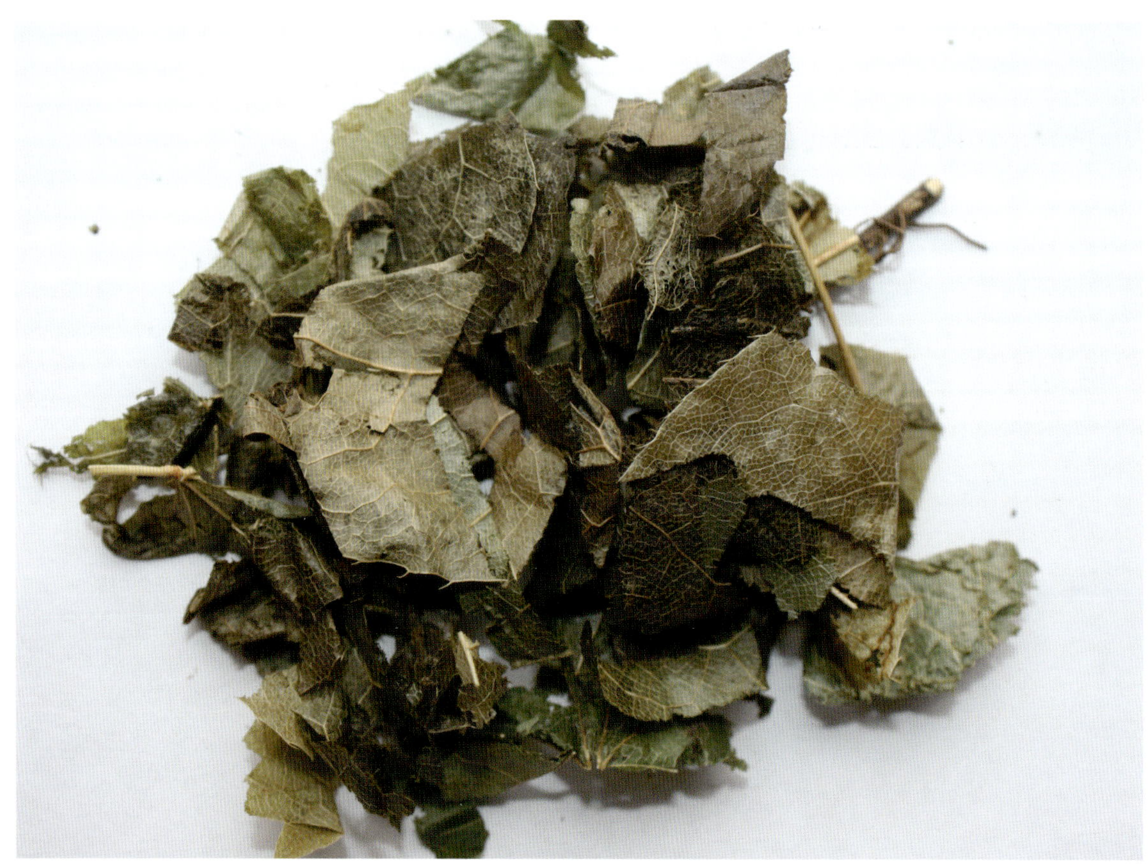

淫羊藿饮片

功效主治

补肾阳，强筋骨，祛风湿。主治肾阳虚衰，阳痿遗精，筋骨痿软，风湿痹痛，麻木拘挛。

用法用量

内服：6 ~ 10 g，煎汤；或浸酒服；或熬膏服；或入丸、散服。外用：煎水洗。

民族药方

1. 肢体麻木 淫羊藿（切成片）120 g，白酒500 mL。浸泡45日即可，每次20 mL，每日2次。

2. 肾阳虚久泻 淫羊藿45 g，补骨脂30 g。上药分别烘干，研成细粉，混合均匀，装瓶备用。每次取4 g药粉，用温开水送服，每日2次，10日为1个疗程，连用3个疗程。

3. 阳痿 淫羊藿250 g，白酒1 000 mL。浸泡7日后服用，每晚睡前服50 mL，15日为1个疗程。

4. 早泄 淫羊藿15 g，桂枝10 g，煅龙骨、煅牡蛎各30 g，益智（盐水炒）12 g。水煎汤，每日1剂。

5. 男性不育 淫羊藿（羊脂油炙）、熟地黄各200 g，枸杞子150 g，巴戟天120 g，蛇床子100 g。共研细末，用蜜调为丸，淡盐水调服，每次6 g，每日3次。

6. 糖尿病腹泻 淫羊藿、麦冬各15 g，黄芪、炒薏苡仁各30 g，党参20 g，白术、莲子、肉豆蔻、丹参、鸡血藤各10 g，升麻、柴胡各5 g。煎水2次，混合药液，分3次服，每日1剂，2周为1个疗程。

7. 慢性前列腺炎 淫羊藿、川牛膝各8 g，金银花15 g，山药30 g。煎水取药液600 mL，分3次服，每日1剂。

8. 小便频数，夜卧遗尿 淫羊藿20 g，乌药10 g，益智（盐水炒）、桑螵蛸各12 g，炮穿山甲（末冲服）5 g，王不留行15 g。水煎汤，每日1剂。

使用注意

阴虚火旺者不宜服。

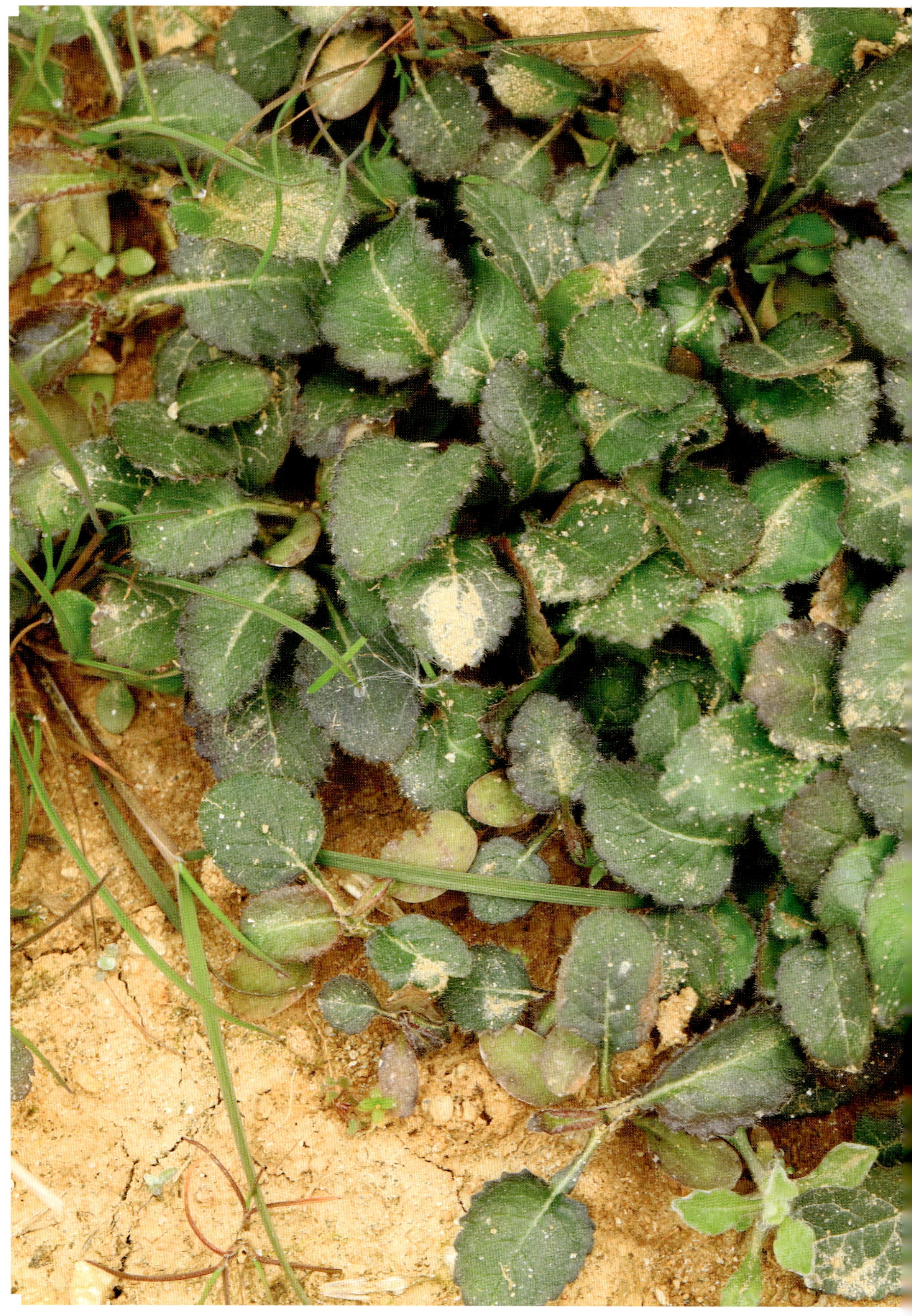

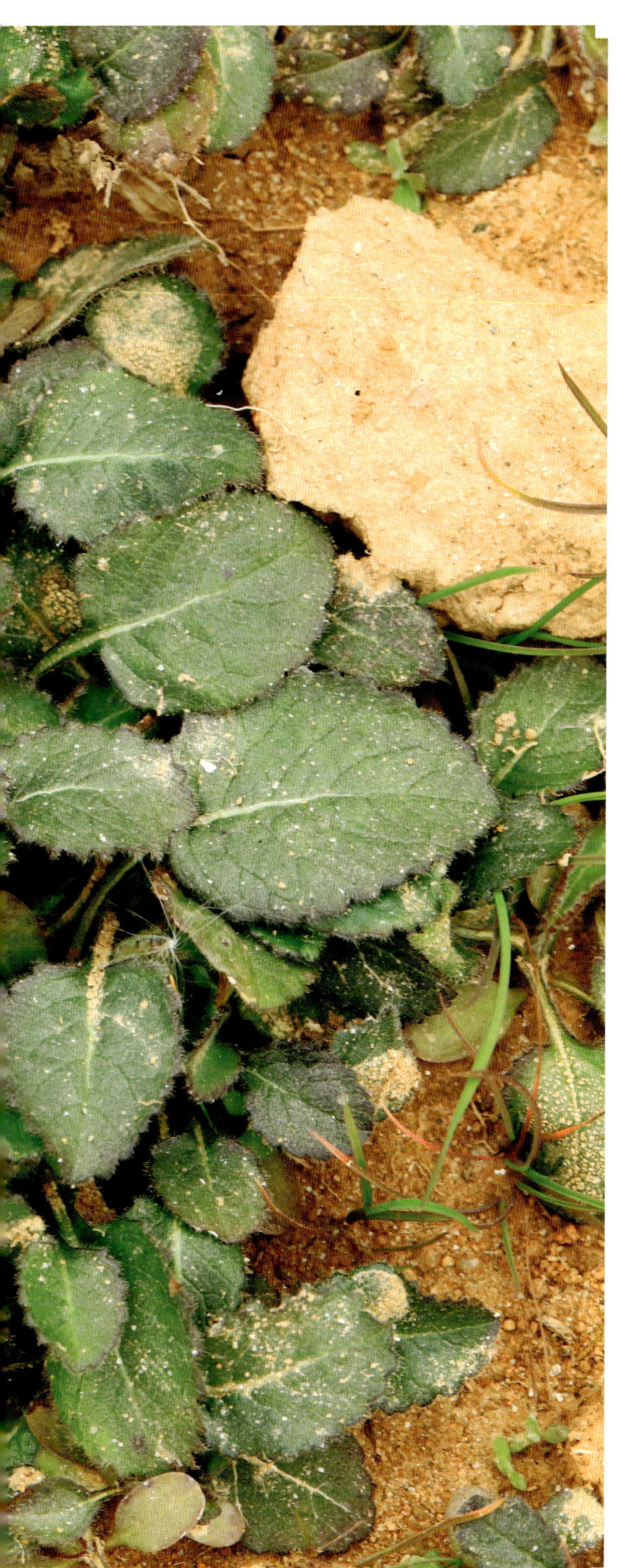

续断

【水药名】骂在。

【俗　名】川续断、接骨、龙豆、川断、属折、和尚头、川萝卜根。

【来　源】本品为川续断科植物川续断 *Dipsacus asper* Wall. ex Henry 的根。

【性味归经】味辛、苦，性热。归肝、肾经。

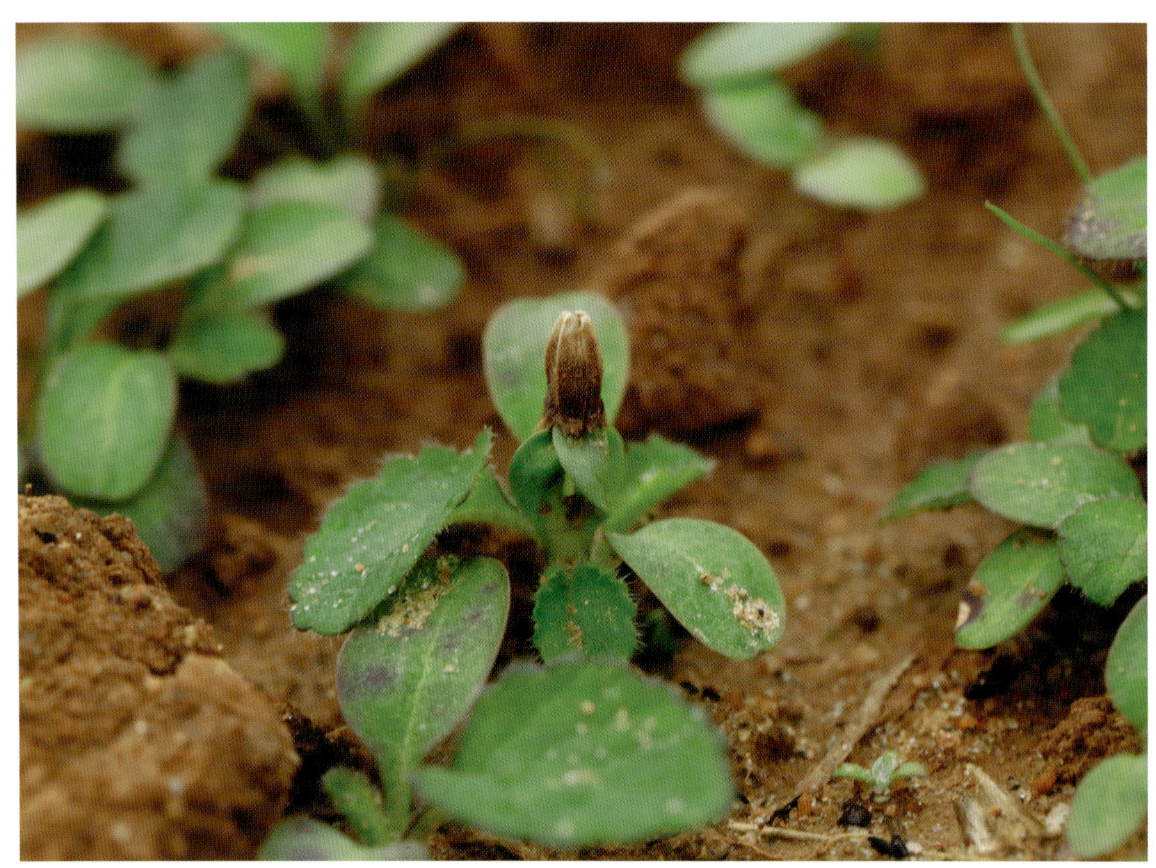

川续断

识别特征

多年生草本植物，高 1 m，主根 1 条至数条，圆锥柱状，黄褐色。茎具棱，棱上有疏弱刺毛。基部叶丛生，具长柄，叶片羽状深裂，顶裂卵形，较大，中央裂片椭圆形或宽披针形，长可达 12 cm，顶端渐尖，有疏粗齿，两侧裂片 1 ~ 2 对，较小，两面被短毛和刺毛；柄短或无柄。头状花序球形，总花梗长；总苞片窄条形，被短毛；苞片倒卵形，被短毛；花萼浅盘状；花冠白色，基部有较短细筒，向上较宽，顶端 4 裂，外被短毛；雄蕊 4，伸出花冠外。瘦果倒卵柱状，包藏于小总苞内，仅顶端外露。花期 8—9 月，果期 9—10 月。

生境分布

生长于沟边草丛和林边。分布于江西、湖北、湖南、广西、四川、云南、贵州、西藏等省区。

采收加工

秋季采收，将全根挖起，除去泥土，用微火烘至半干，堆置“发汗”至内心呈绿色时，再烘干。忌日晒，以免影响质量。

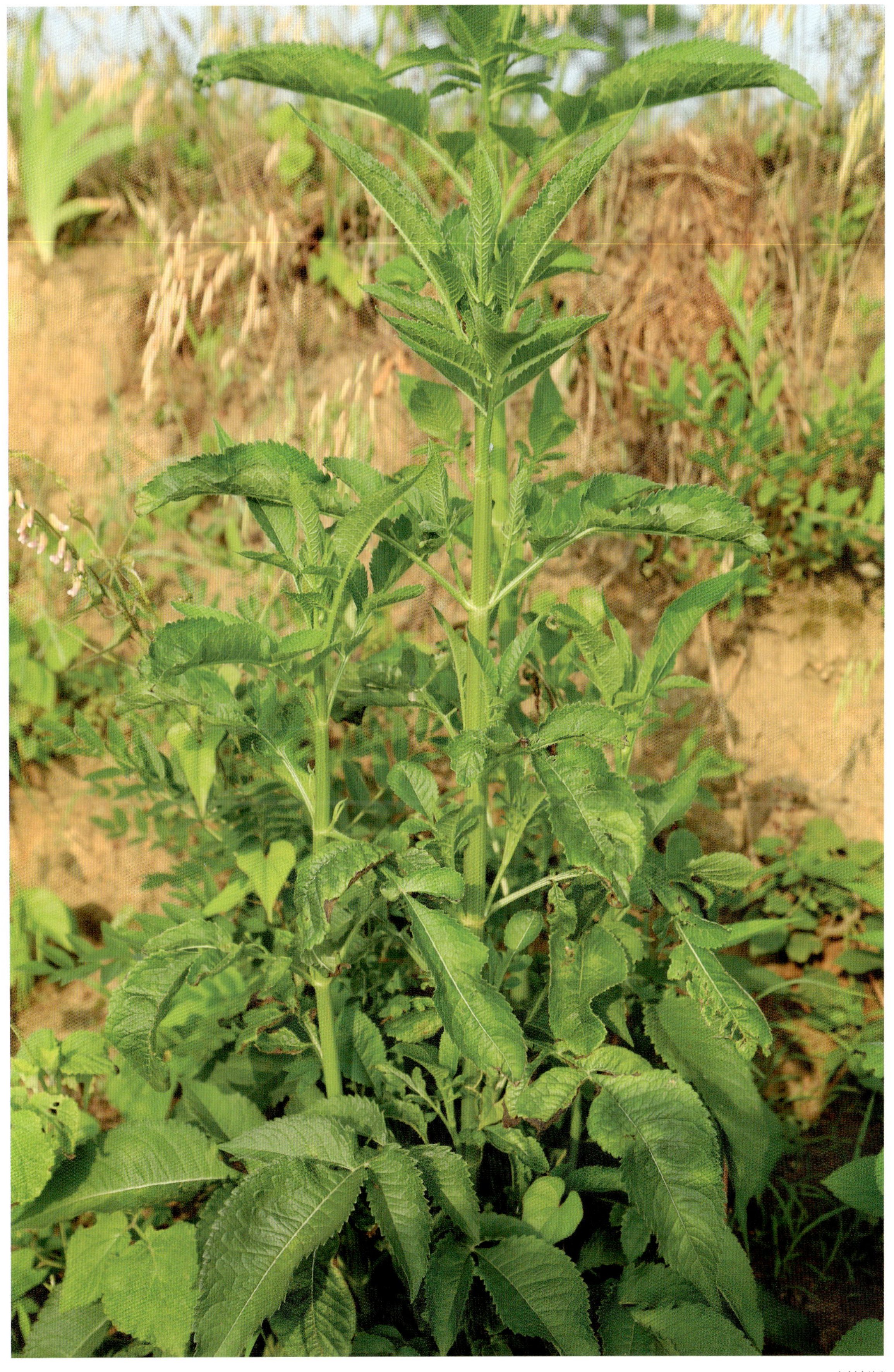

川续断

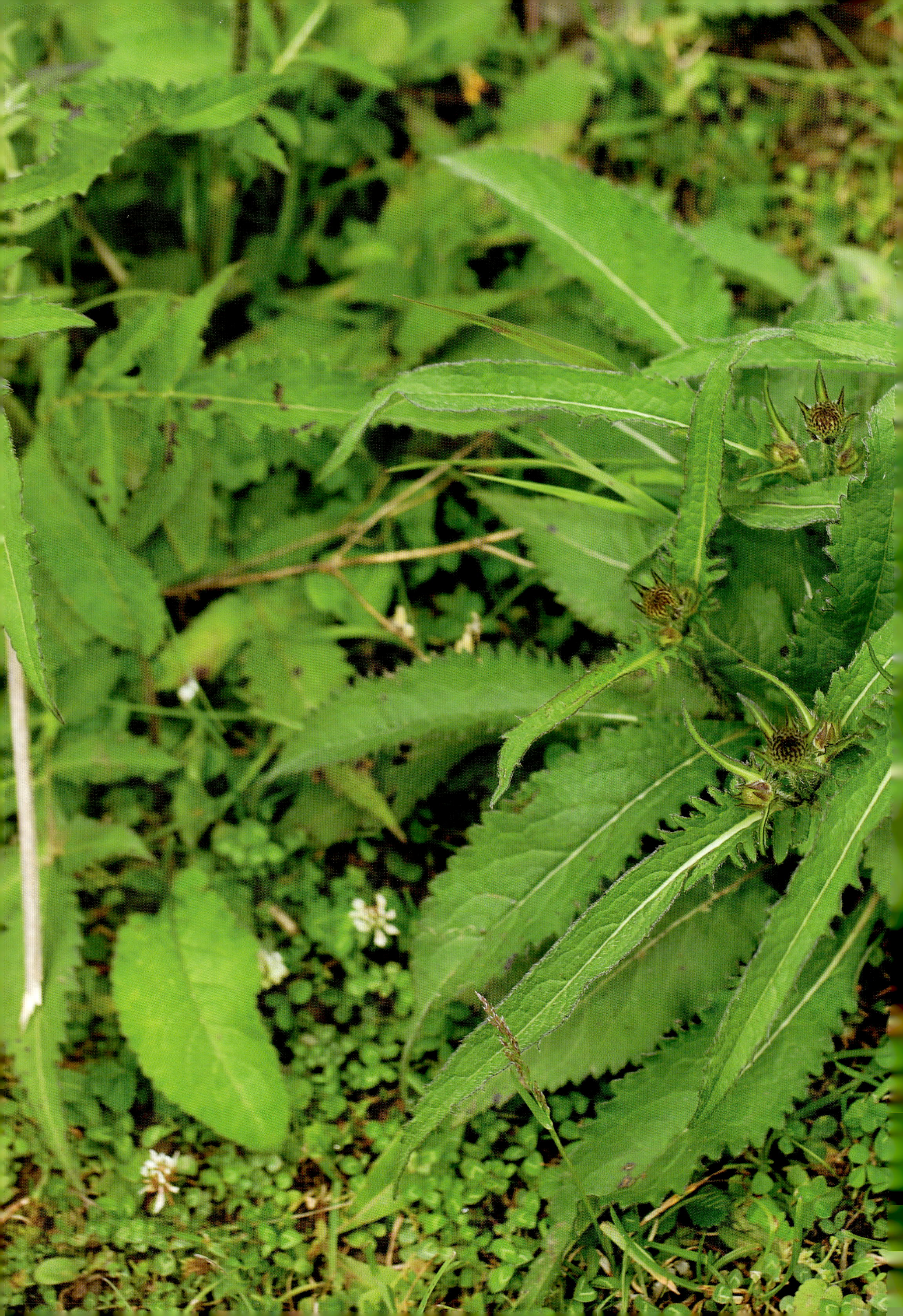

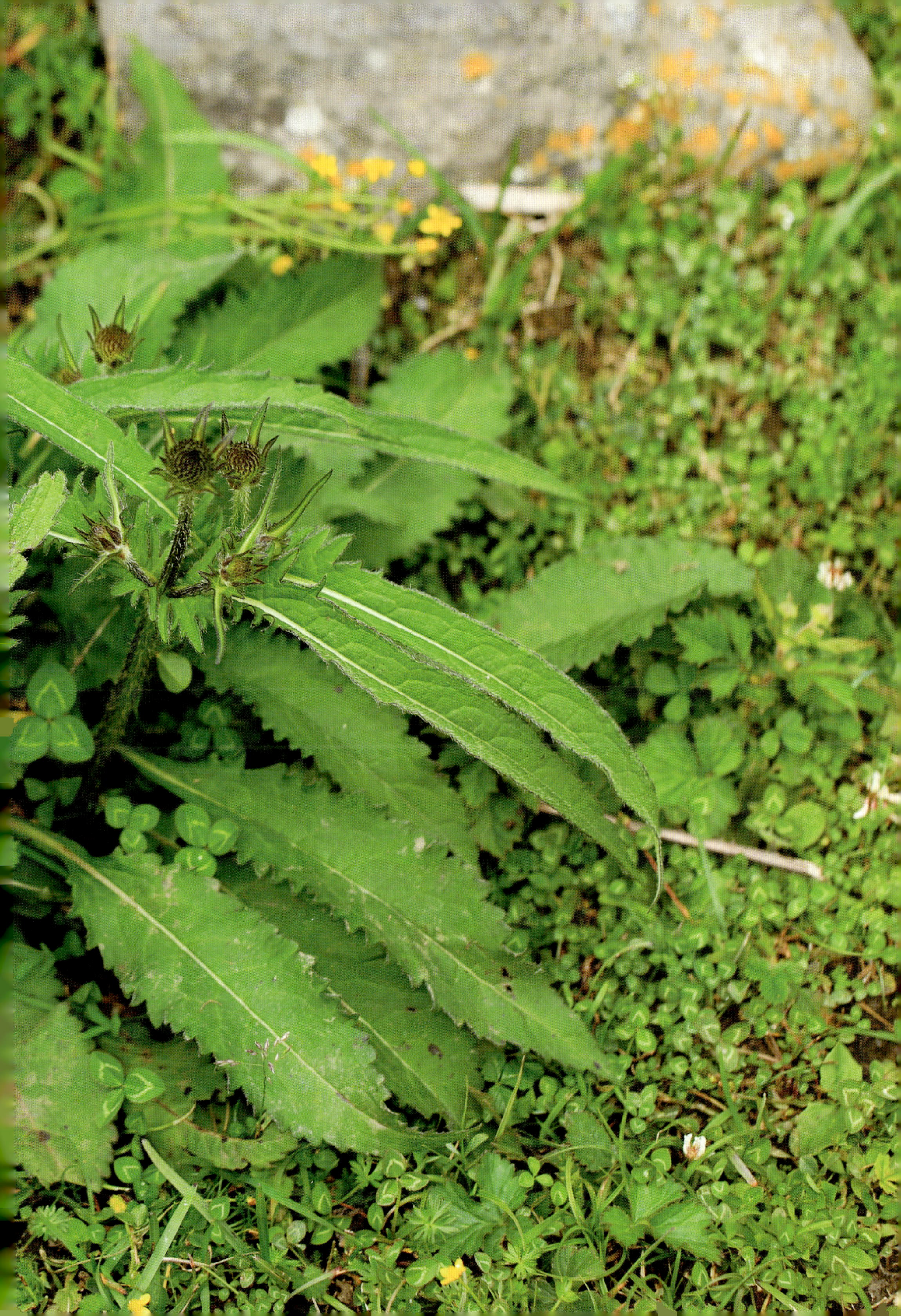

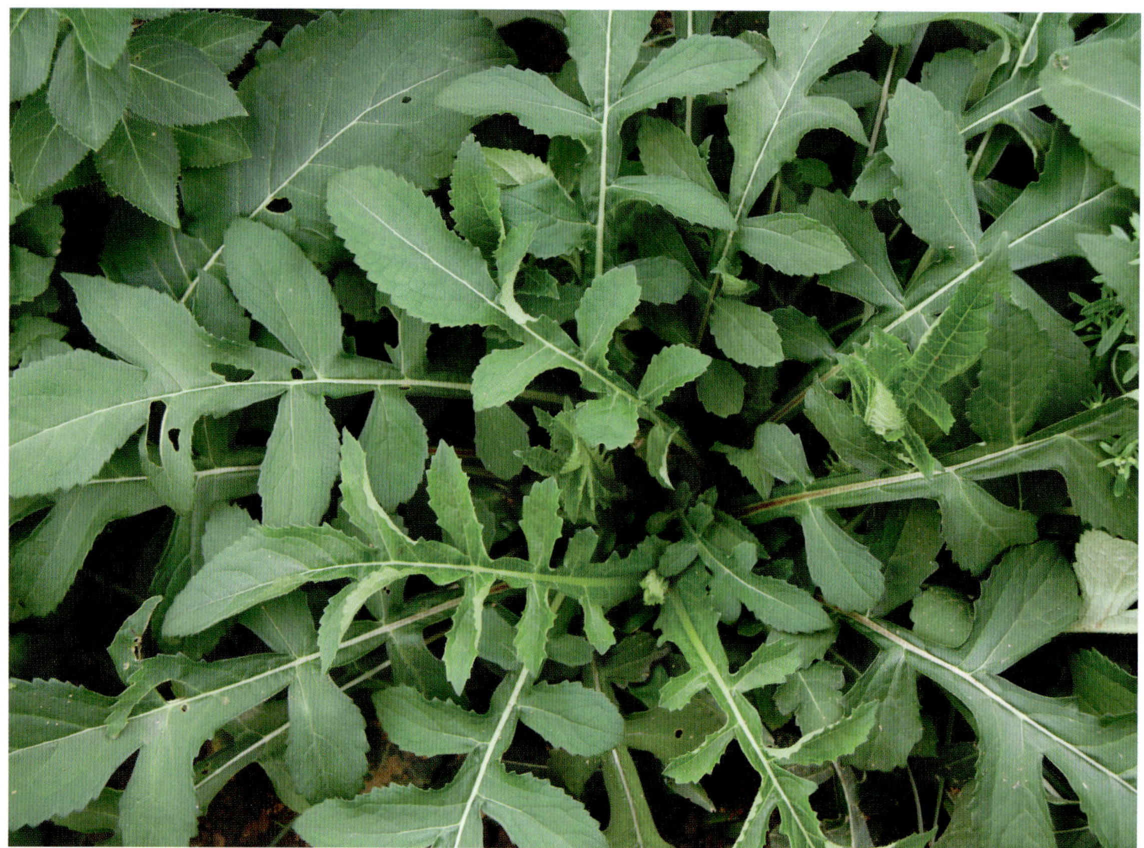

川续断

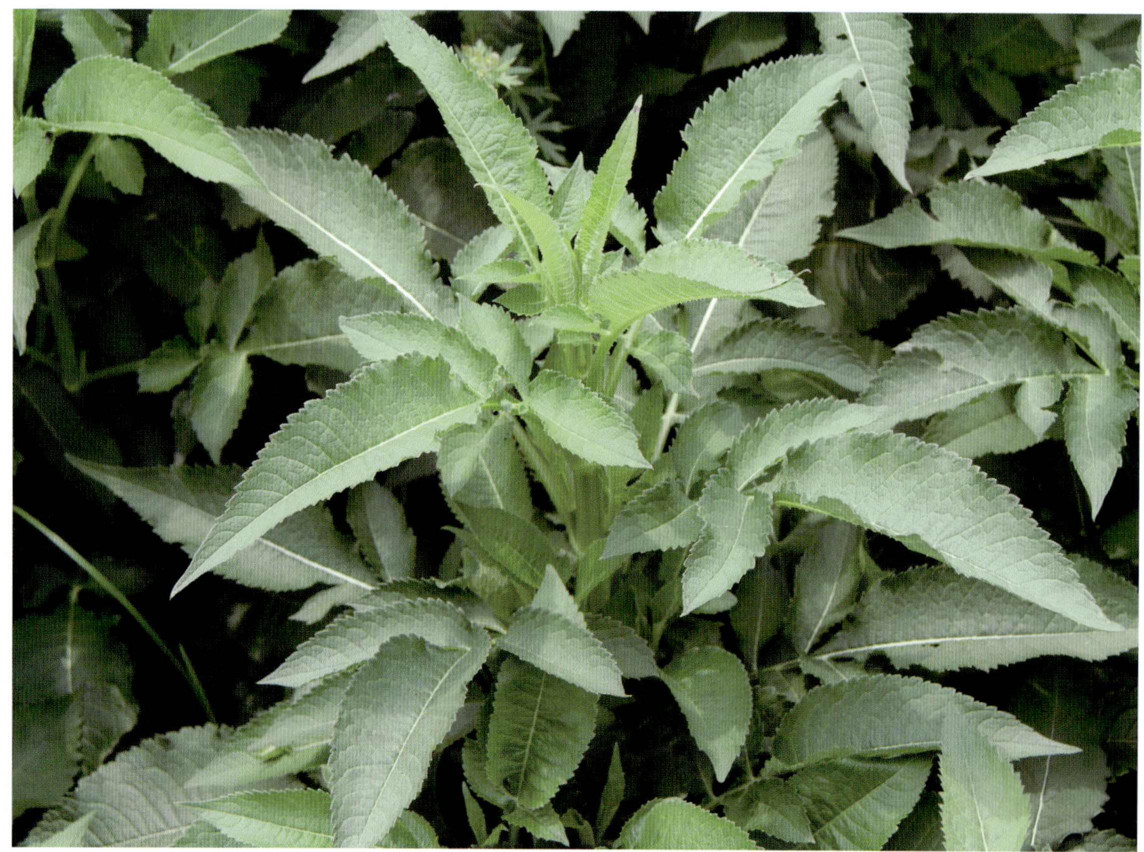

川续断

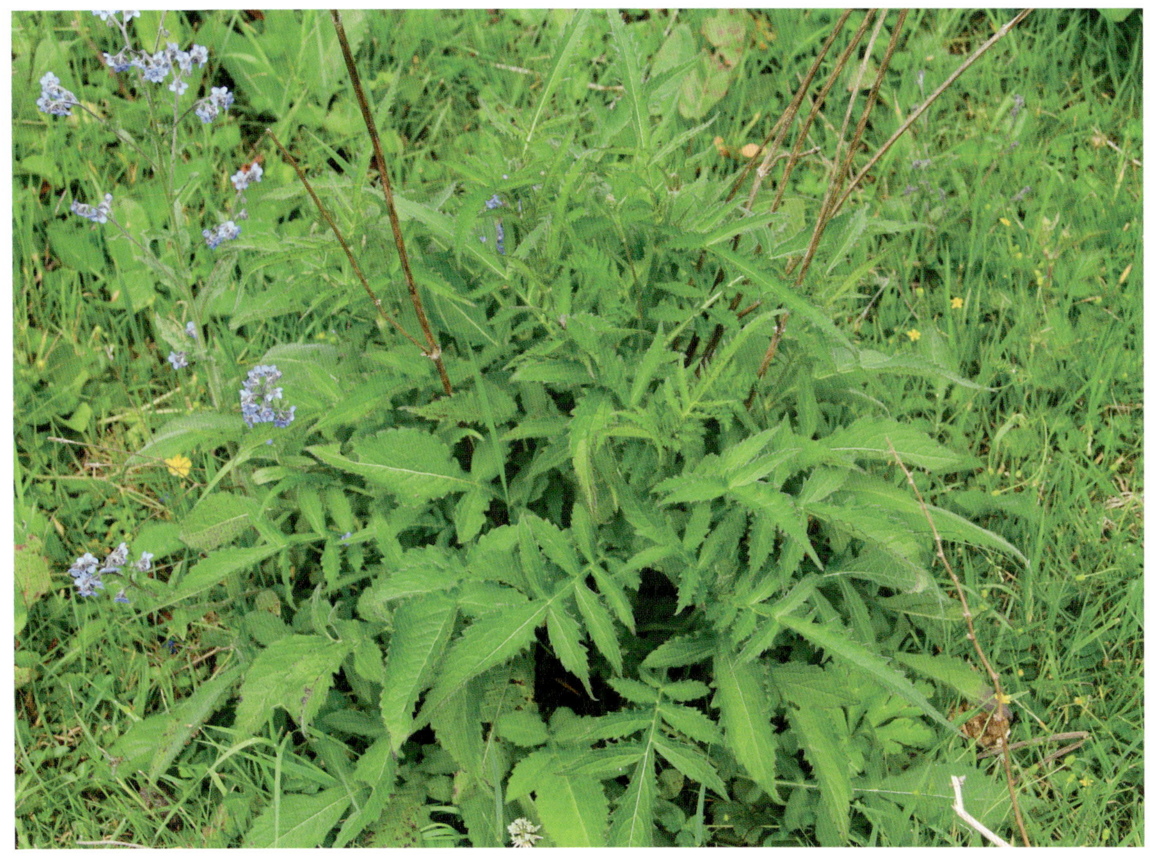

川续断

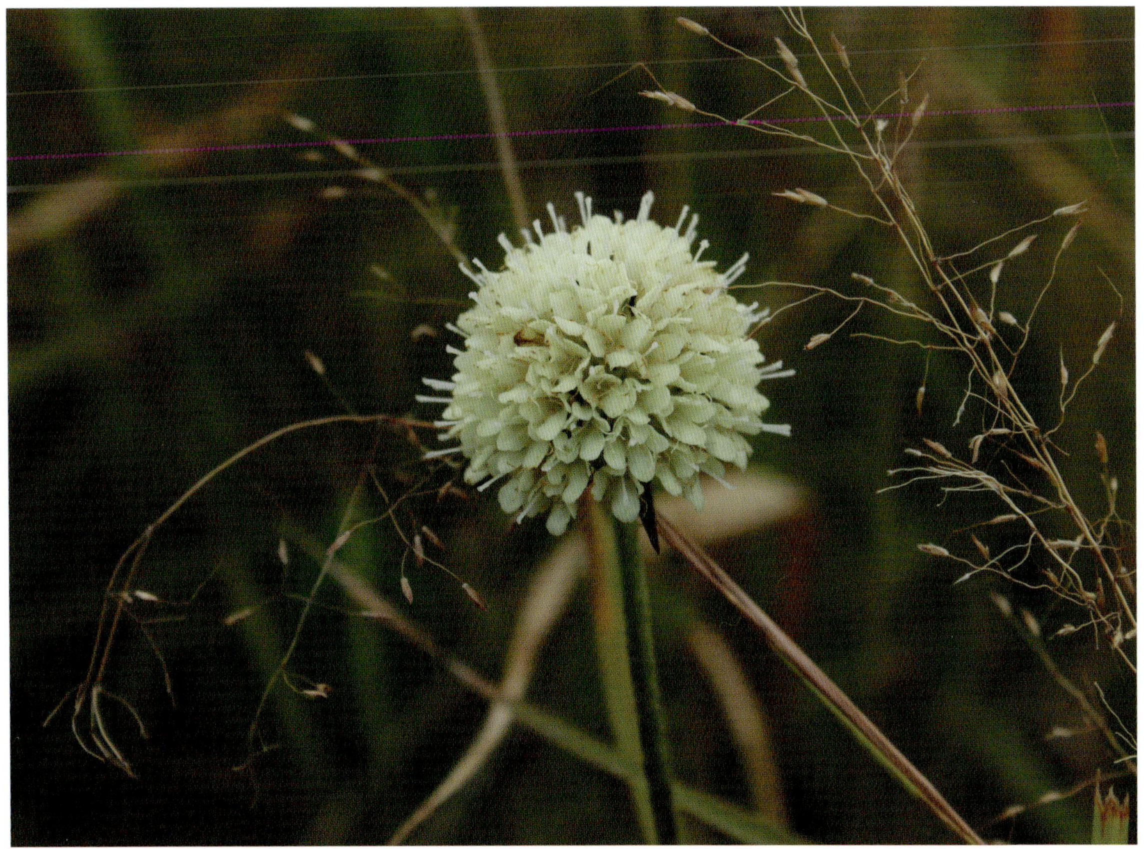

川续断花序

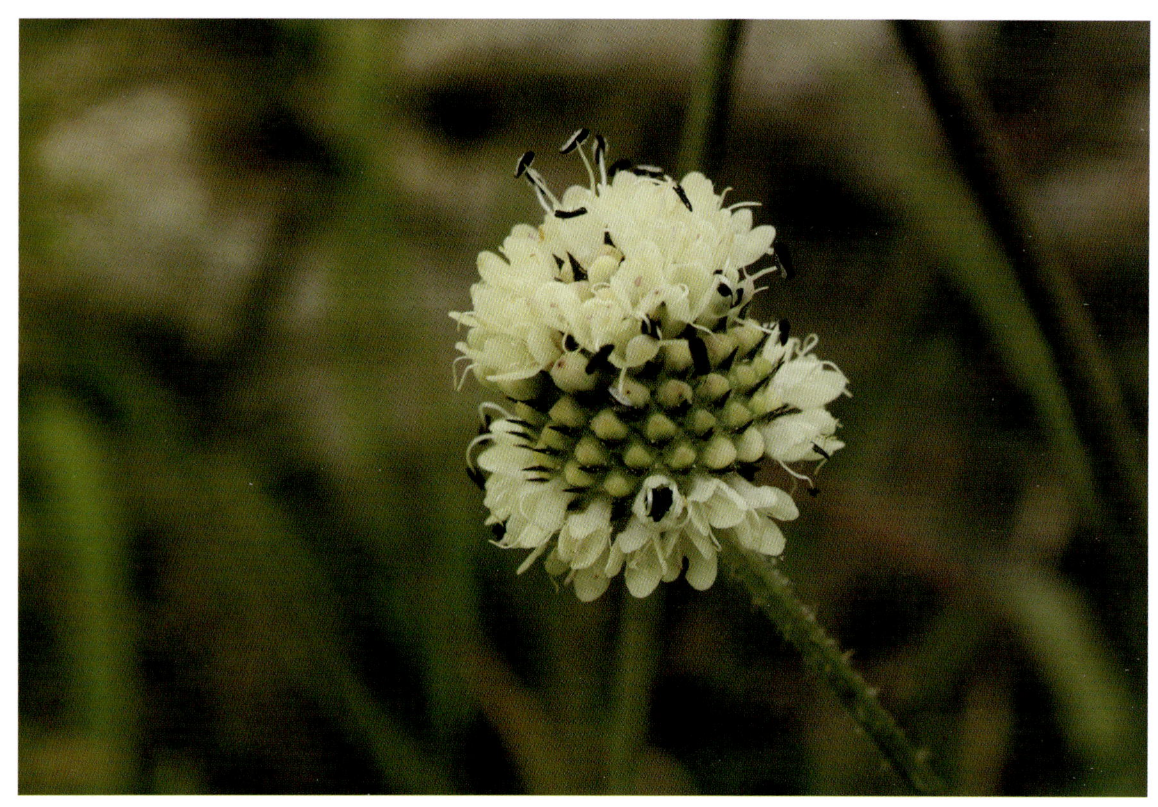

川续断花序

药材鉴别

本品根长圆柱形，略扁，微弯曲，长 5 ~ 15 cm，直径 0.5 ~ 2.0 cm，表面棕褐色或灰褐色，有多数明显且扭曲的纵皱纹及沟纹，并可见横长皮孔及少数须根痕。质稍软，久置干燥后变硬。易折断，断面不平坦，皮部绿褐色或浅褐色，木部黄褐色，可见放射状花纹。气微香，味苦，微甜而后涩。以条粗、质软、皮部绿褐色者为佳。

功效主治

补肝肾，强筋骨，调血脉，止崩漏。主治腰背酸痛，肢节痿痹，跌仆损伤，损筋折骨，胎动漏红，血崩，遗精，带下，痈疽疮肿。

用法用量

内服：6 ~ 15 g，煎汤；或入丸、散。外用：鲜品适量，捣烂外敷。

民族药方

1. 胎动不安 续断、艾叶各 12 g，黄芩 15 g，天花粉 6 g，杜仲 9 g，川芎 3 g。煨水服。

2. 月经不调 续断、对叶莲各 18 g，茴香根 15 g，红牛膝 12 g，蜘蛛香 9 g，月季花 12 朵，芙蓉花 1 朵。煨水服。

3．胃痛　续断 9 ~ 15 g。水煎汤，忌酸、辣食物。

4．先兆性流产　续断、菟丝子、阿胶、党参、白术、山药、白芍、黄芩、桑寄生各适量。水煎汤，每日 1 剂，10 日为 1 个疗程。

5．习惯性流产　续断、菟丝子、狗脊、桑寄生、山药、炒白芍等各适量。水煎汤，每日 1 剂，疗程 1 ~ 3 个月。

6．腰椎骨质增生　续断、黄芪、牛膝、丹参、自然铜、茯苓、白术、杜仲各适量。水煎汤，每日 1 剂，15 日为 1 个疗程，需连用 1 ~ 4 个疗程。

使用注意

孕妇慎用。

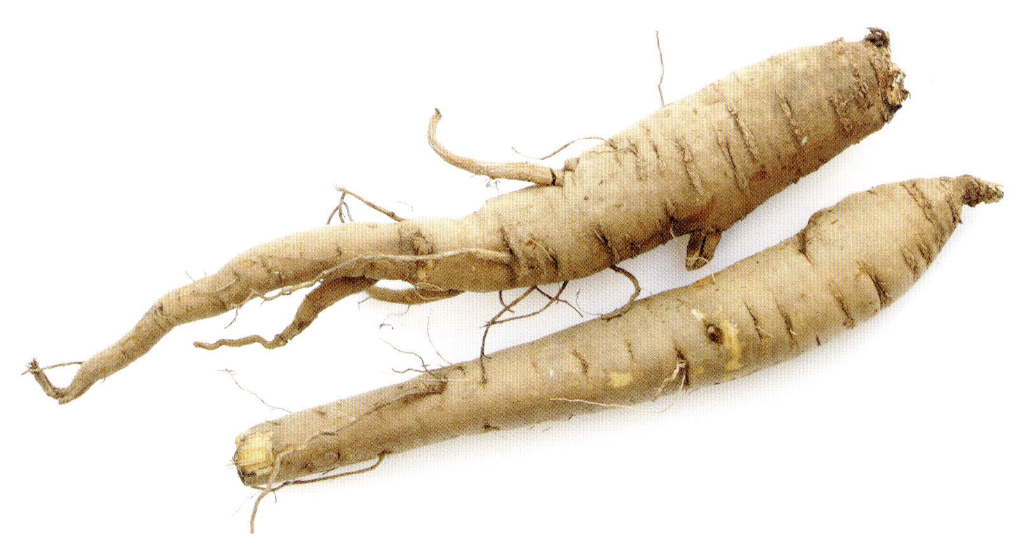

续断药材

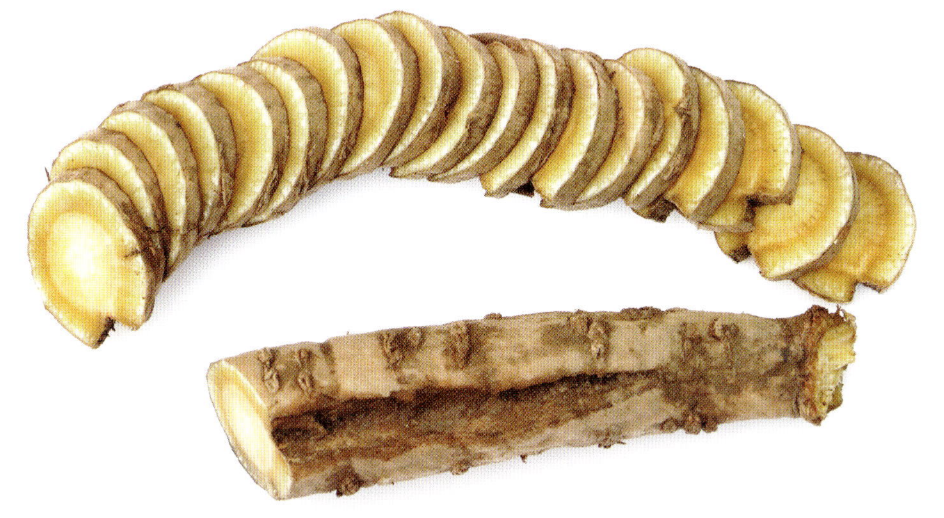

续断药材

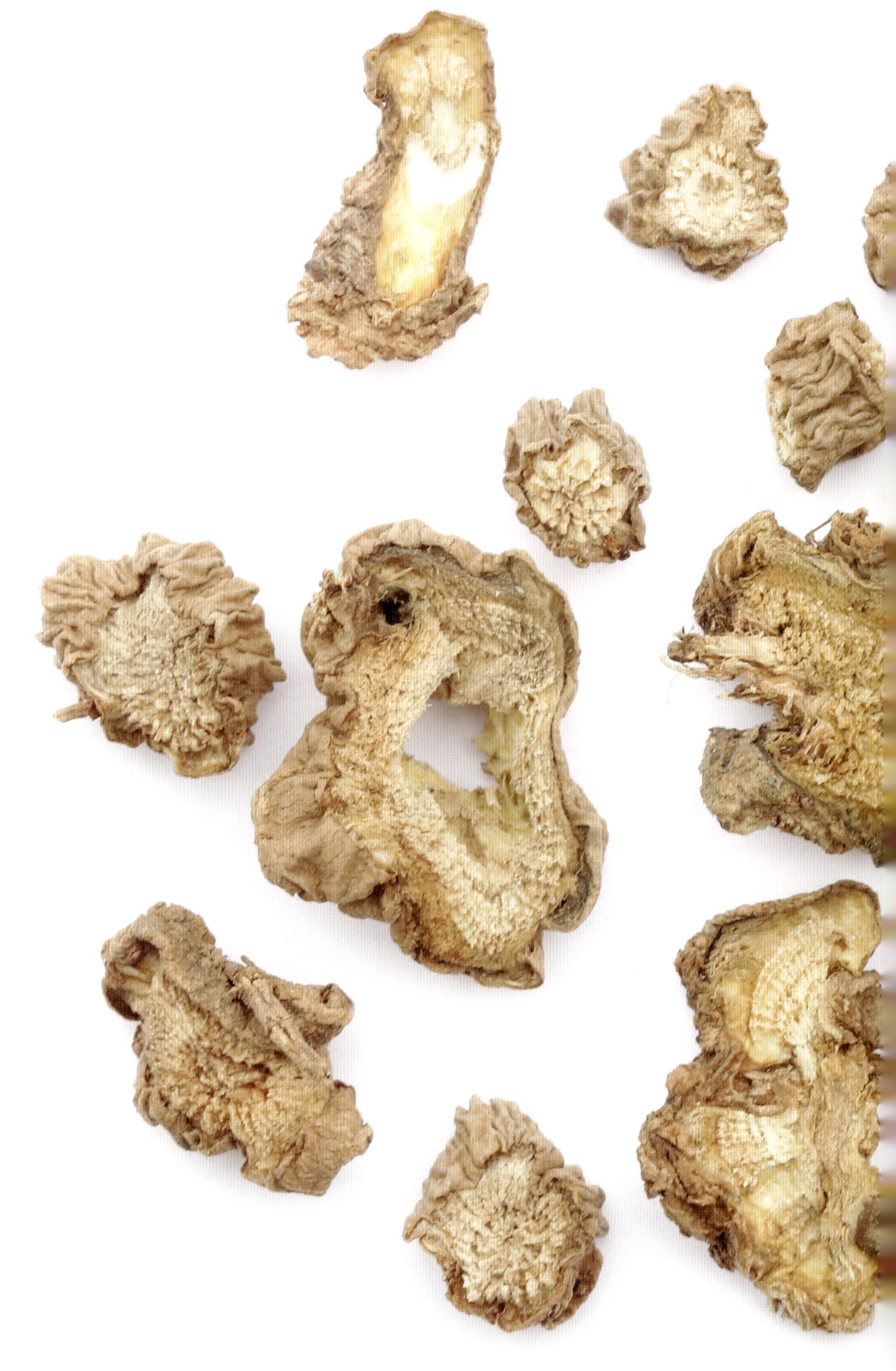

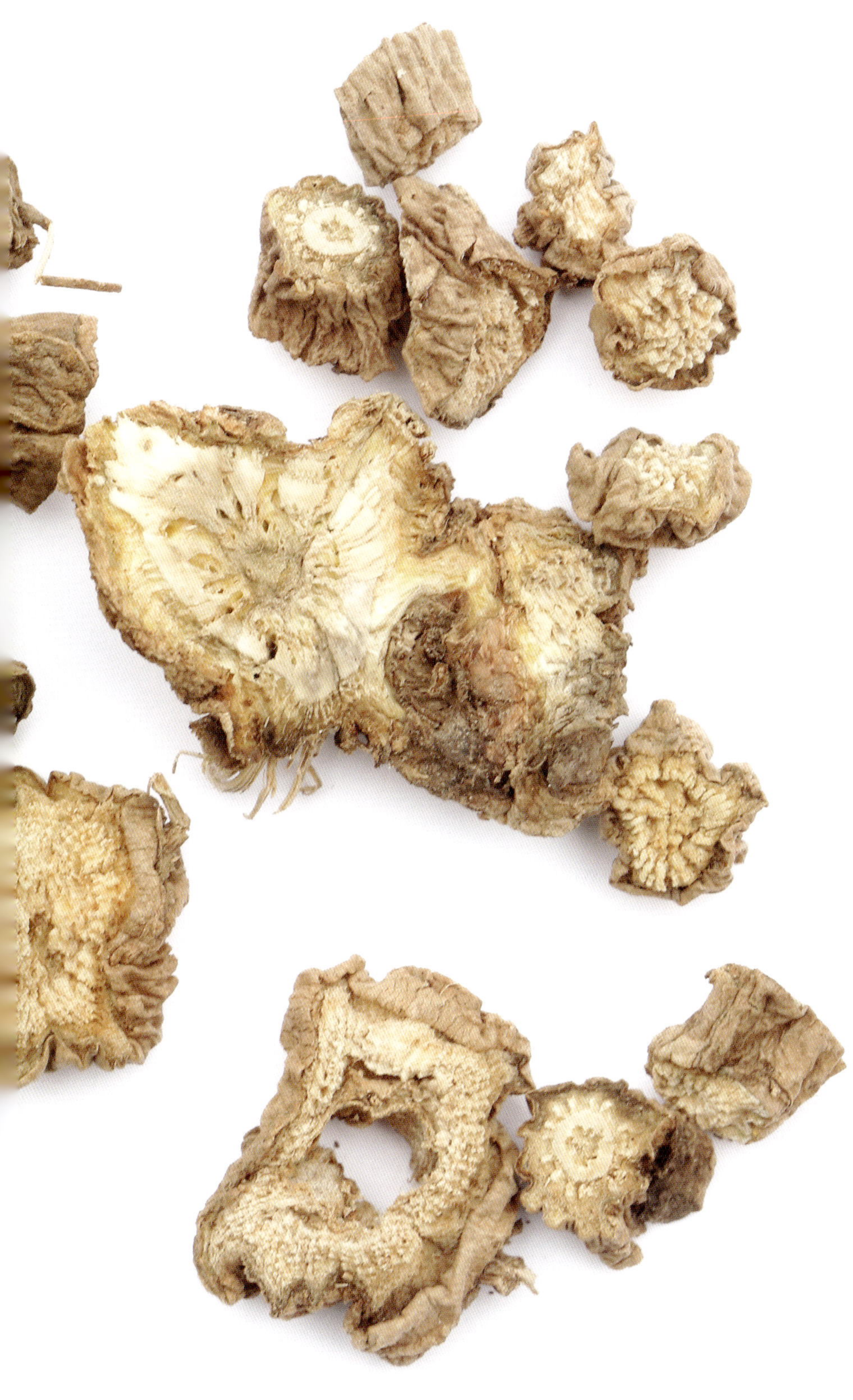

续断饮片

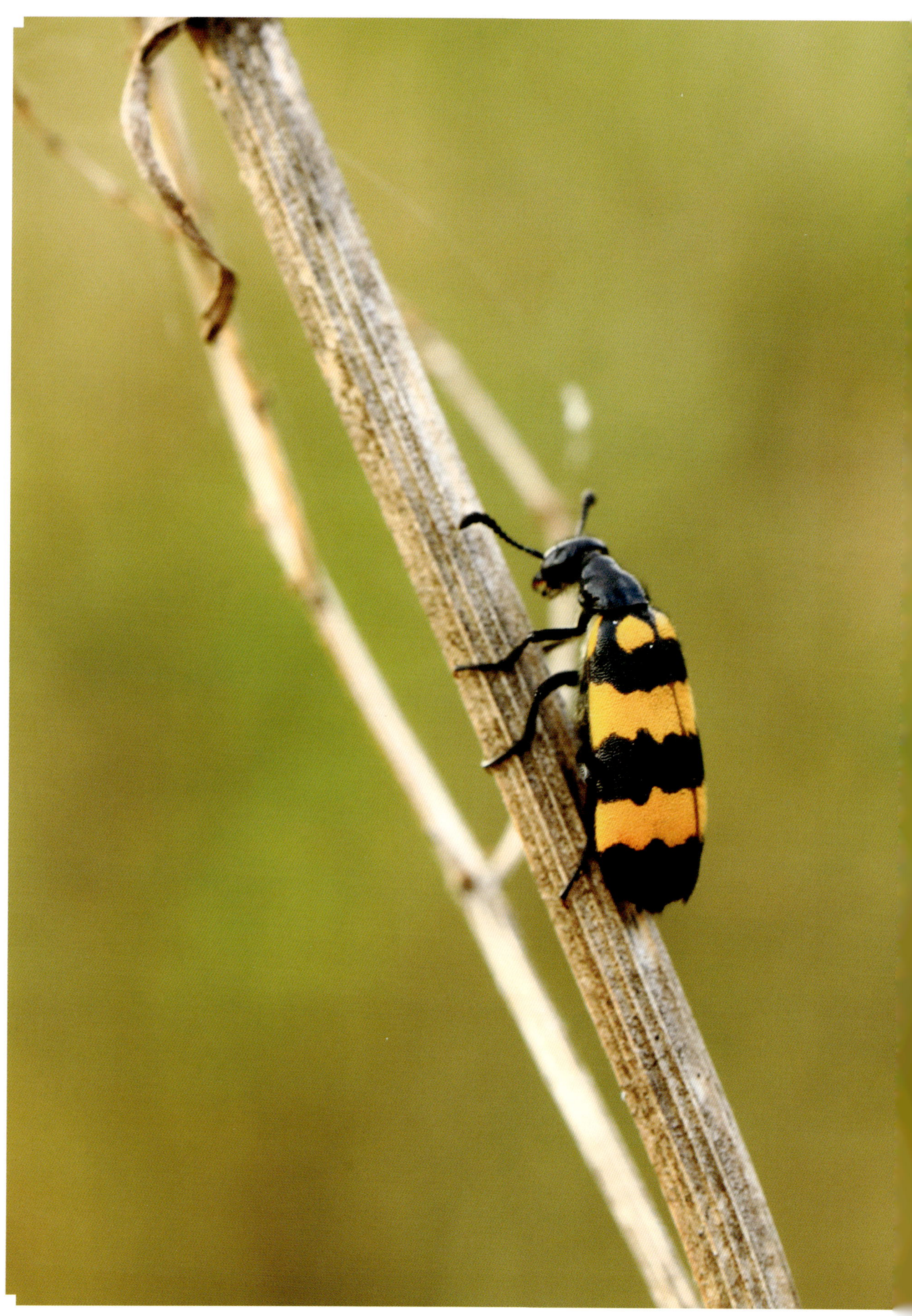

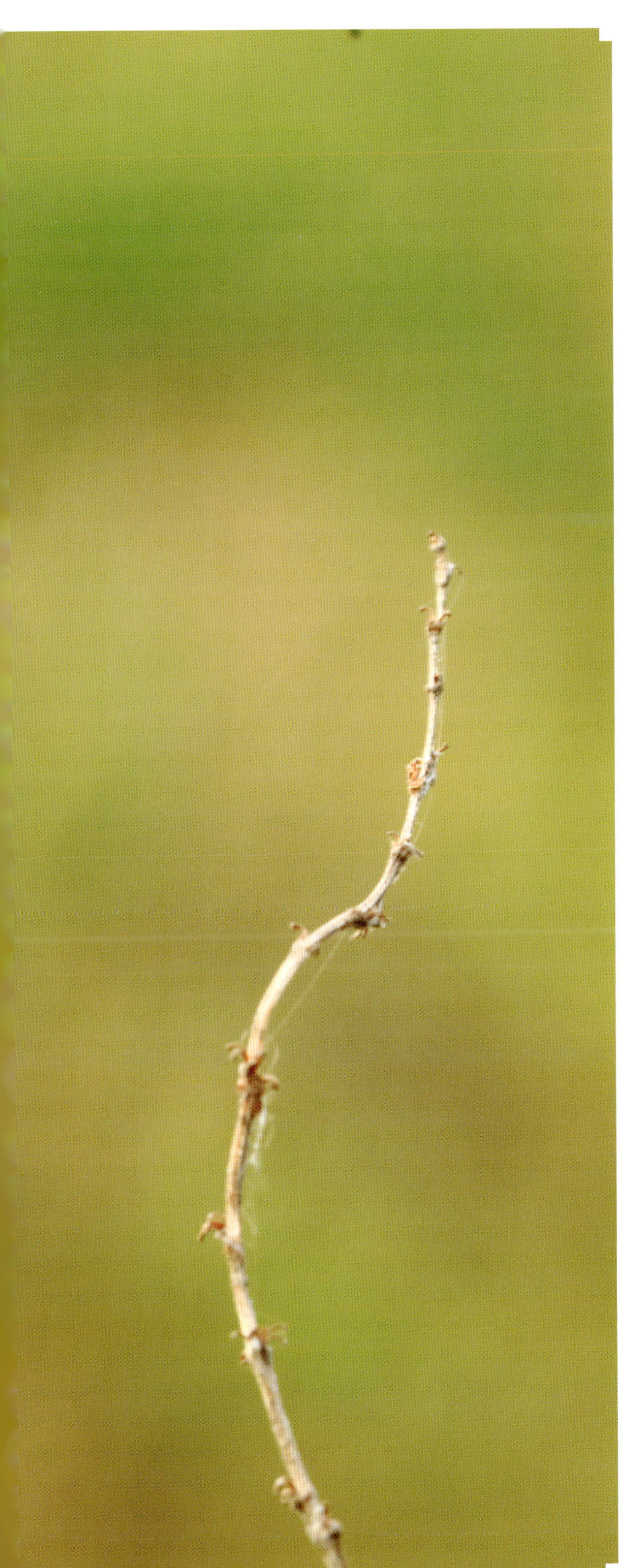

斑蝥

【水 药 名】古寒。

【别　　名】斑毛、白米乌、生斑蝥、炒斑蝥、米斑蝥、大斑蝥、黄斑芫青。

【来　　源】本品为芫青科昆虫南方大斑蝥 *Mylabris phalerata* Pallas 或黄黑小斑蝥 *Mylabris cichorii* Linnaeus 的干燥体。

【性味归经】味辛，性寒；有大毒。归肝、胃、肾经。

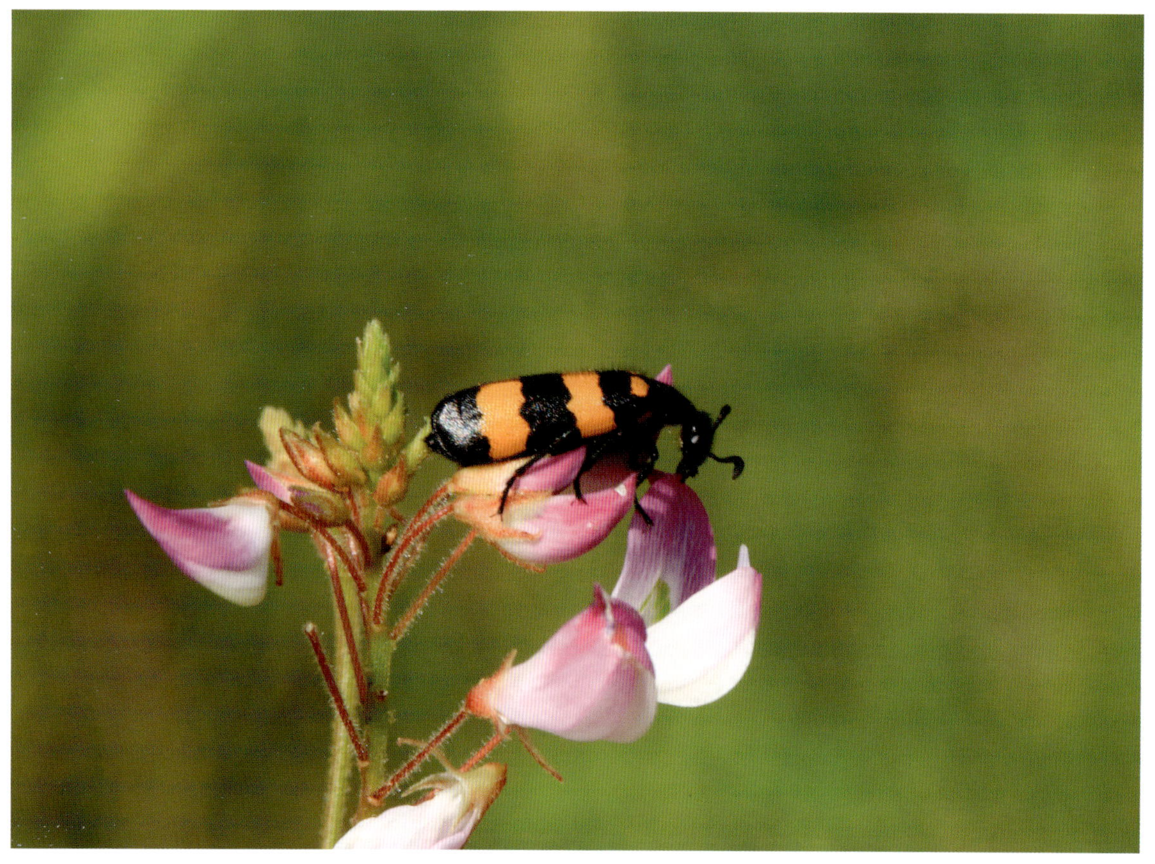

黄黑小斑蝥

识别特征

1. 南方大斑蝥 体长 15 ~ 30 mm，底色黑色，被黑绒毛。头部圆三角形，具粗密刻点，额中央有 1 条光滑纵纹。复眼大，略呈肾脏形。触角 1 对，线状，11 节，末端数节膨大呈棒状，末节基部狭于前节。前胸长稍大于阔，前端狭于后端；前胸背板密被刻点，中央具 1 条光滑纵纹，后缘前面中央有一凹陷，后缘稍向上翻，波曲形。小楯片长形，末端圆钝。鞘翅端部阔于基部，底色黑色，每翅基部各有 2 个大黄斑，个别个体中斑点缩小；翅中央前后各有一黄色波纹状横带；翅面黑色部分刻点密集，密生绒毛，黄色部分刻点及绒毛较疏。鞘翅下为 1 对透明的膜质翅，带褐色。足 3 对，有黑色长绒毛，前足和中足跗节均为 5 节；后足的跗节则为 4 节，跗节先端有 2 爪；足关节处能分泌黄色毒液，接触皮肤能起水疱。腹面也具黑色长绒毛。具复变态，幼虫共 6 龄，以假蛹越冬。成虫 4—5 月开始为害，7—9 月为害最烈，多群集取食大豆之花、叶，花生、茄子叶片及棉花的芽、叶、花等。

2. 黄黑小斑蝥 外形与上种极相近，体小型，长 10 ~ 15 mm。触角末节基部与前节等阔。

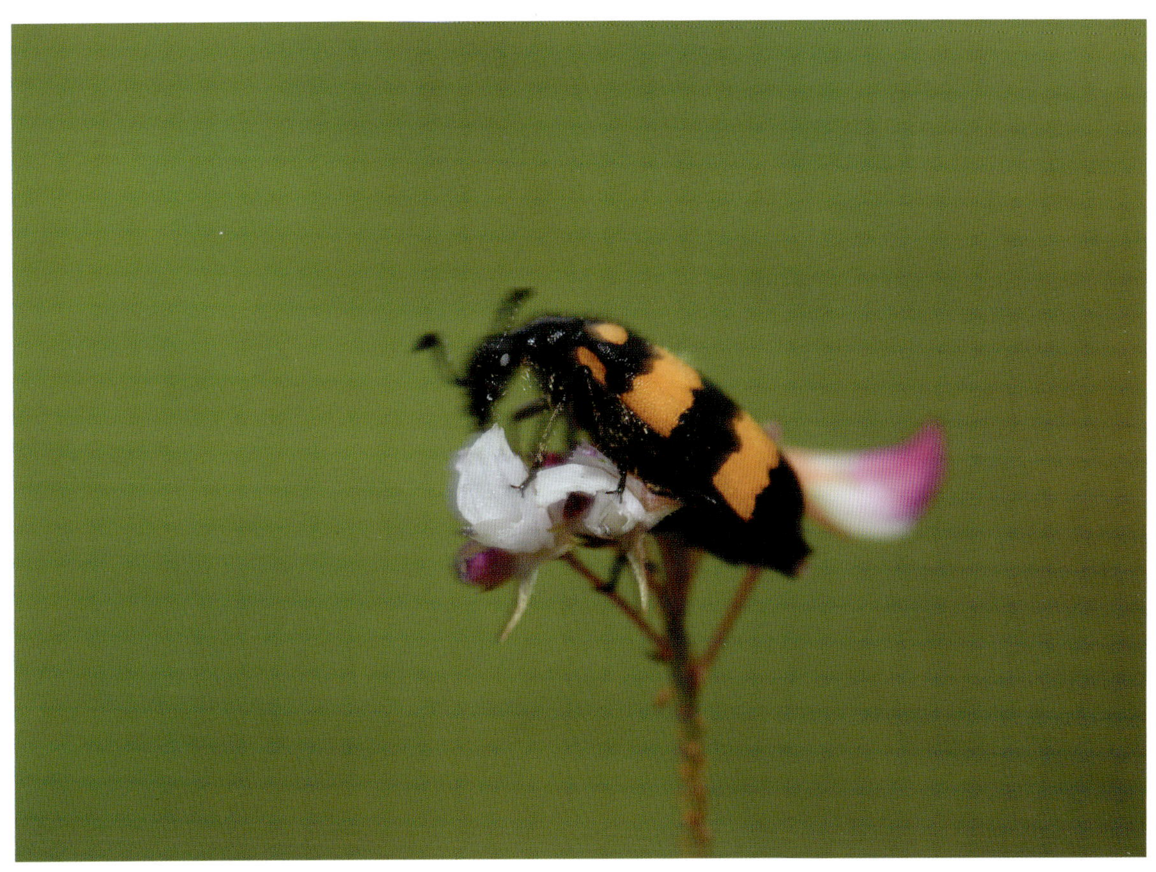

黄黑小斑蝥

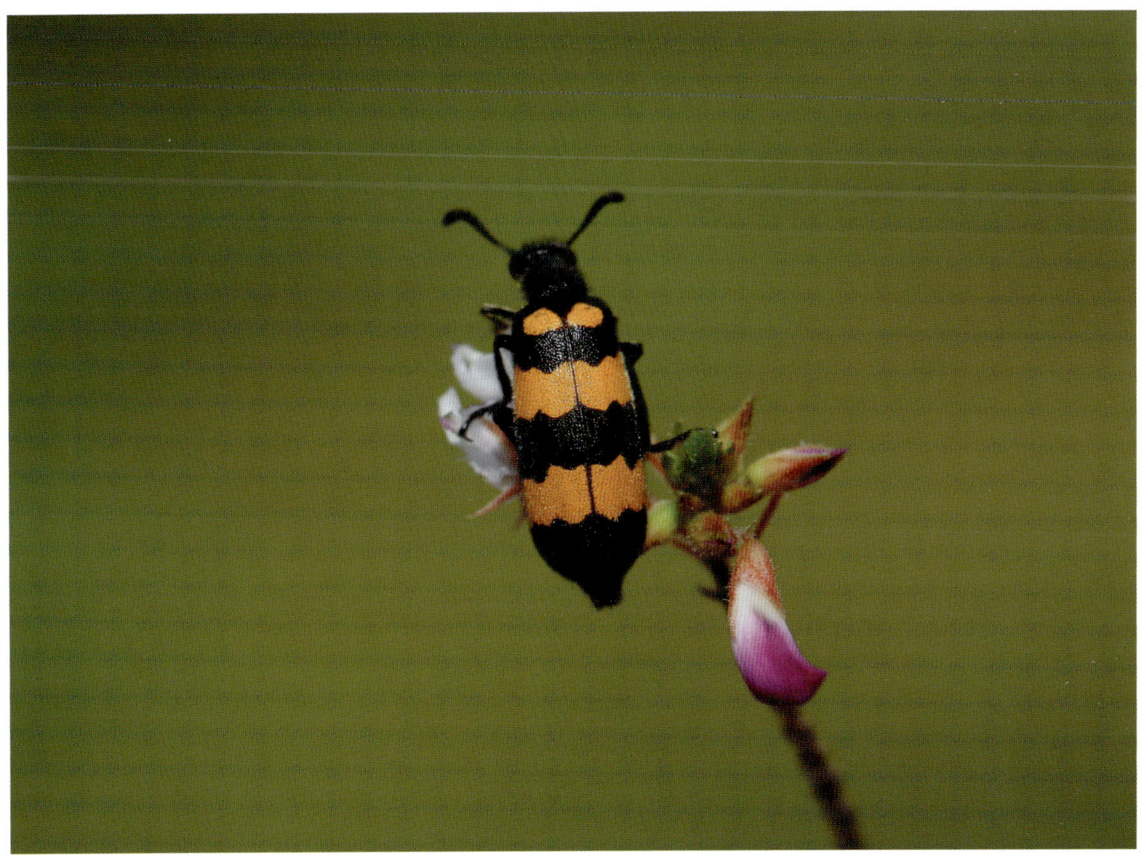

黄黑小斑蝥

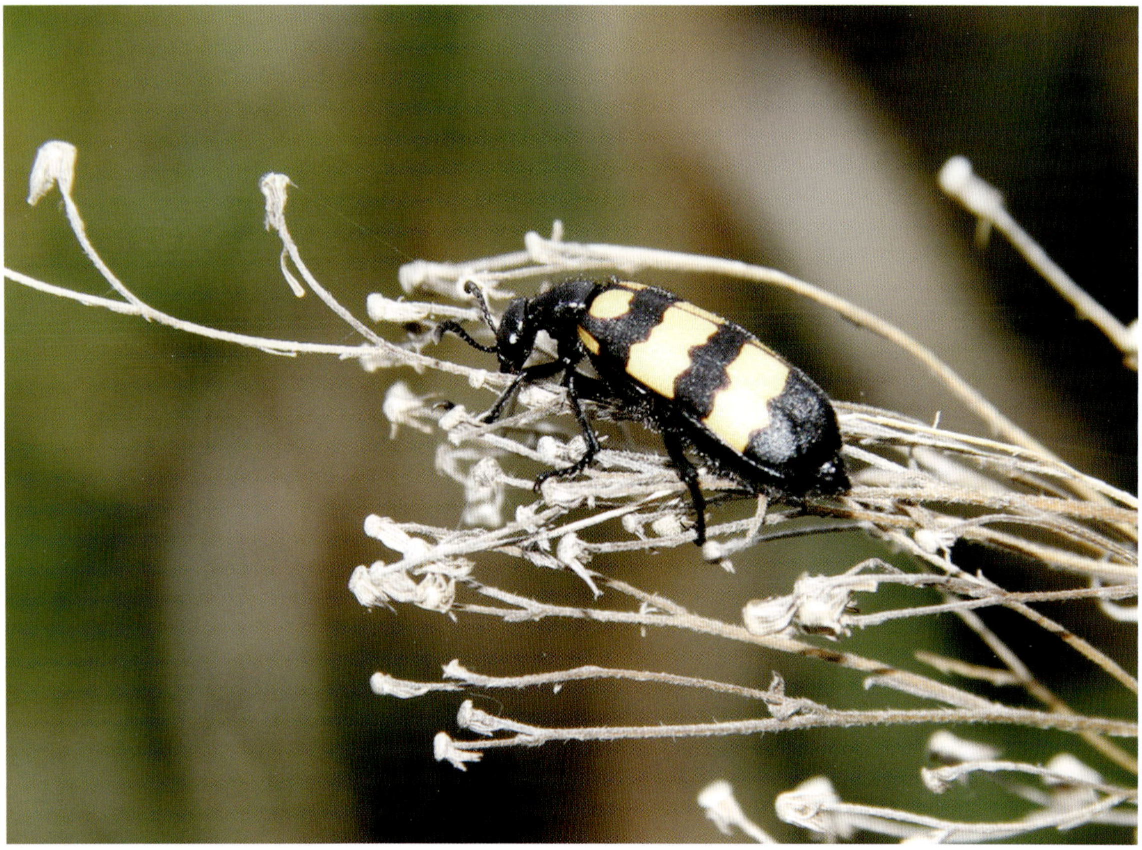

黄黑小斑蝥

生境分布

主要分布于河南、广西、安徽、四川、江苏、湖南等省区。

采收加工

夏、秋二季捕捉，闷死或烫死，晒干。

药材鉴别

1. 南方大斑蝥　呈长圆形，长 1.5 ~ 2.5 cm，宽 0.5 ~ 1 cm。头及口器向下垂，有较大的复眼及触角各 1 对，触角多已脱落。背部具革质翅 1 对，黑色，有 3 条黄色或棕黄色的横纹；鞘翅下面有棕褐色薄蜡状透明的内翅 2 片。胸腹部黑色，胸部有足 3 对。有特殊的臭气。

2. 黄黑小斑蝥　体形较小，长 1 ~ 1.5 cm。

功效主治

破血散结，攻毒蚀疮，引赤发疱。主治癥瘕肿块，积年顽癣，瘰疬，赘疣，痈疽不溃，恶疮死肌。

用法用量

内服：0.03 ~ 0.06 g，多入丸、散服。外用：适量，研末敷贴；或酒、醋浸泡；或泡用。

民族药方

1．**疥癣**　斑蝥 1 个，甘遂 5 g。共研成细粉，用醋调搽患处。

2．**白癜风**　斑蝥 50 g。用 1 000 mL 95%乙醇溶液浸泡 2 周，将药液搽于白斑处，每日 2 ~ 3 次，白斑起疱后即停药，放出液体，有溃破者外搽烧伤类软膏，愈合后视色素沉着情况，行第 2、第 3 个疗程。

3．**斑秃**　斑蝥 40 个，羊踯躅 40 朵，骨碎补 40 片。浸于 500 mL 95%乙醇溶液内，5 日后取澄清液搽擦患处，每日 1 次。擦药前，先用土大黄、一枝黄花煎液洗患处。

4．**神经性皮炎**　斑蝥 15 g。浸于 100 mL 70% 乙醇溶液中，1 周后取浸液搽患处。患处出现水疱后用针刺破，敷料包扎。

5．**银屑病**　斑蝥（烘干）15 g，皂角刺 250 g，砒霜 9 g。将皂角刺捣碎，加适量醋，煎浓后去渣，再加入其他 2 味药，稍煎一下，外搽患处，每日 3 ~ 4 次。本品有毒，忌内服。

使用注意

本品有大毒，内服宜慎，严格掌握剂量，体弱及孕妇忌服；外敷刺激皮肤，发红、起疱，甚至腐烂，不可敷之过久或大面积使用。内服过量，引起恶心、呕吐、腹泻、尿血及肾功能损害。

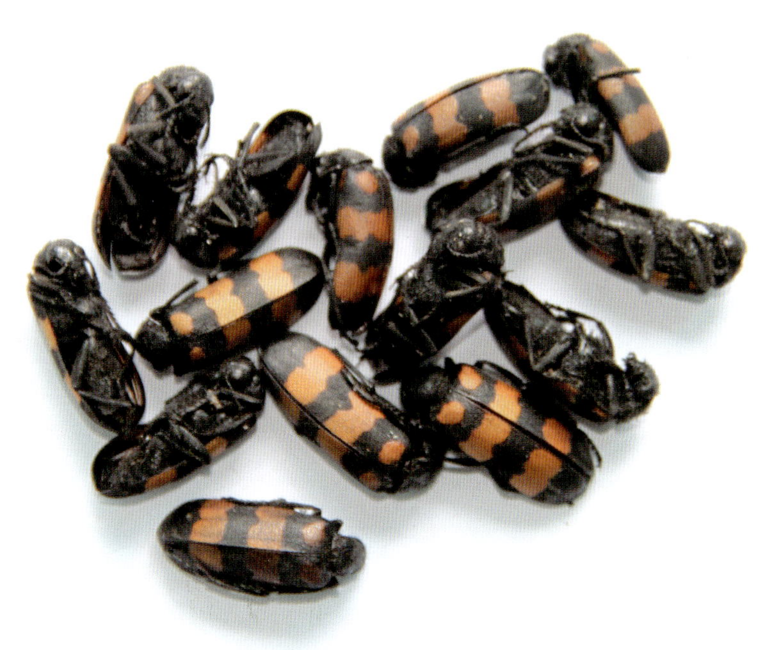

斑蝥药材

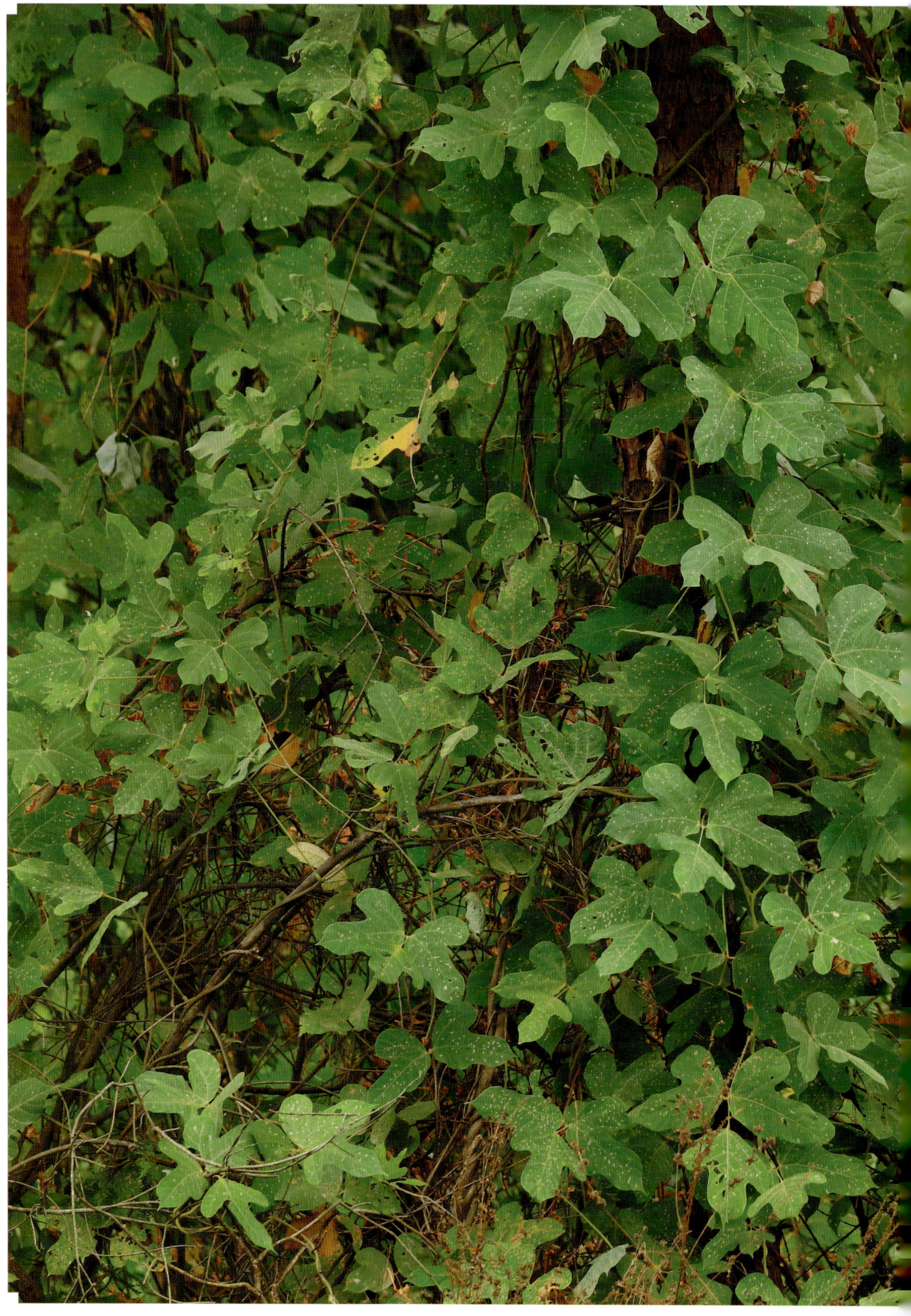

葛根

【水药名】要海。

【别　名】甘葛、干葛、粉葛、葛子根、黄葛根、葛麻茹。

【来　源】本品为豆科植物野葛 *Pueraria lobata*（Willd.）Ohwi 的干燥根，习称「野葛」。

【性味归经】味甘、辛，性凉。归脾、胃、肺经。

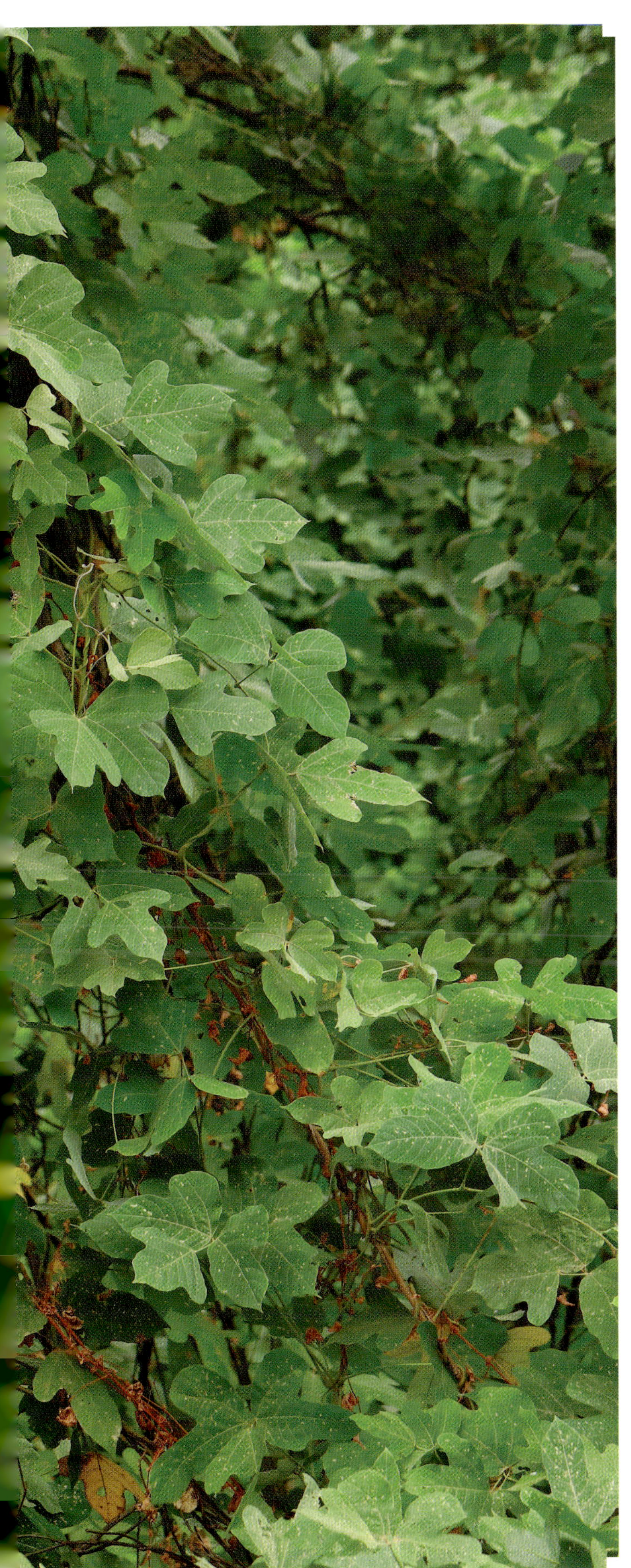

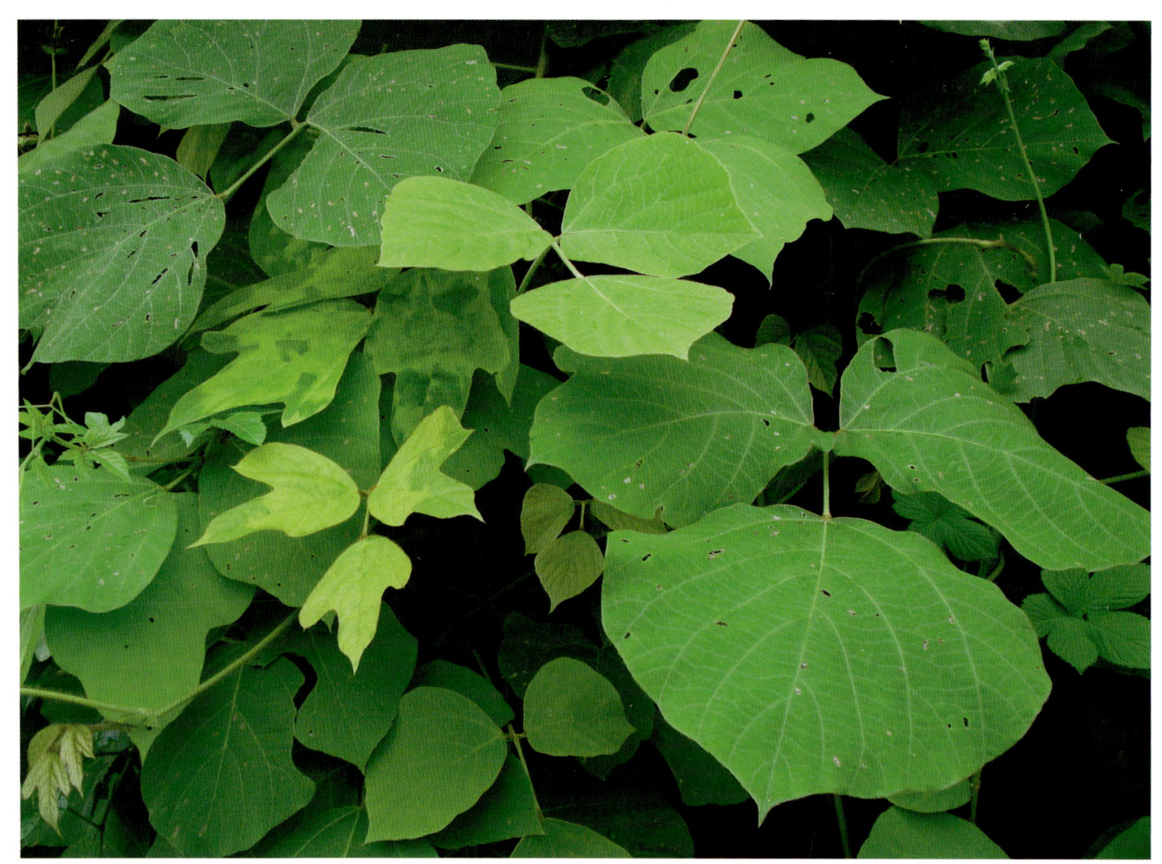

野葛

识别特征

多年生藤本，长达 10 m，全株被黄褐色粗毛，块根肥厚。叶互生，具长柄，三出复叶，顶端小叶的柄较长，叶片菱状圆形，有时有 3 波状浅裂，长 8 ~ 19 cm，宽 6.5 ~ 18 cm，先端急尖，基部圆形，两面均被白色伏生短柔毛，下面较密；侧生小叶较小，偏椭圆形或偏菱状椭圆形，有时有 2 ~ 3 波状浅裂。总状花序腋生，总花梗密被黄白色绒毛，花密生；苞片狭线形，早落，小苞片线状披针形；蝶形花蓝紫色或紫色，长 15 ~ 19 cm；花萼 5 齿裂，萼齿披针形；旗瓣近圆形或卵圆形，先端微凹，基部有两短耳，翼瓣狭椭圆形，较旗瓣短，通常仅一边的基部有耳，龙骨瓣较翼瓣稍长；雄蕊 10，子房线形，花柱弯曲。荚果线形，扁平，长 6 ~ 9 cm，宽 7 ~ 10 mm，密被黄褐色的长硬毛。种子卵圆形且扁，赤褐色，有光泽。花期 4—8 月，果期 8—10 月。

生境分布

生长于山坡草丛中或路旁及较阴湿的地方。分布于辽宁、河北、河南、山东、安徽、江苏、浙江、福建、台湾、广东、广西、江西、湖南、湖北、四川、贵州、云南、山西、陕西、甘肃等省区。

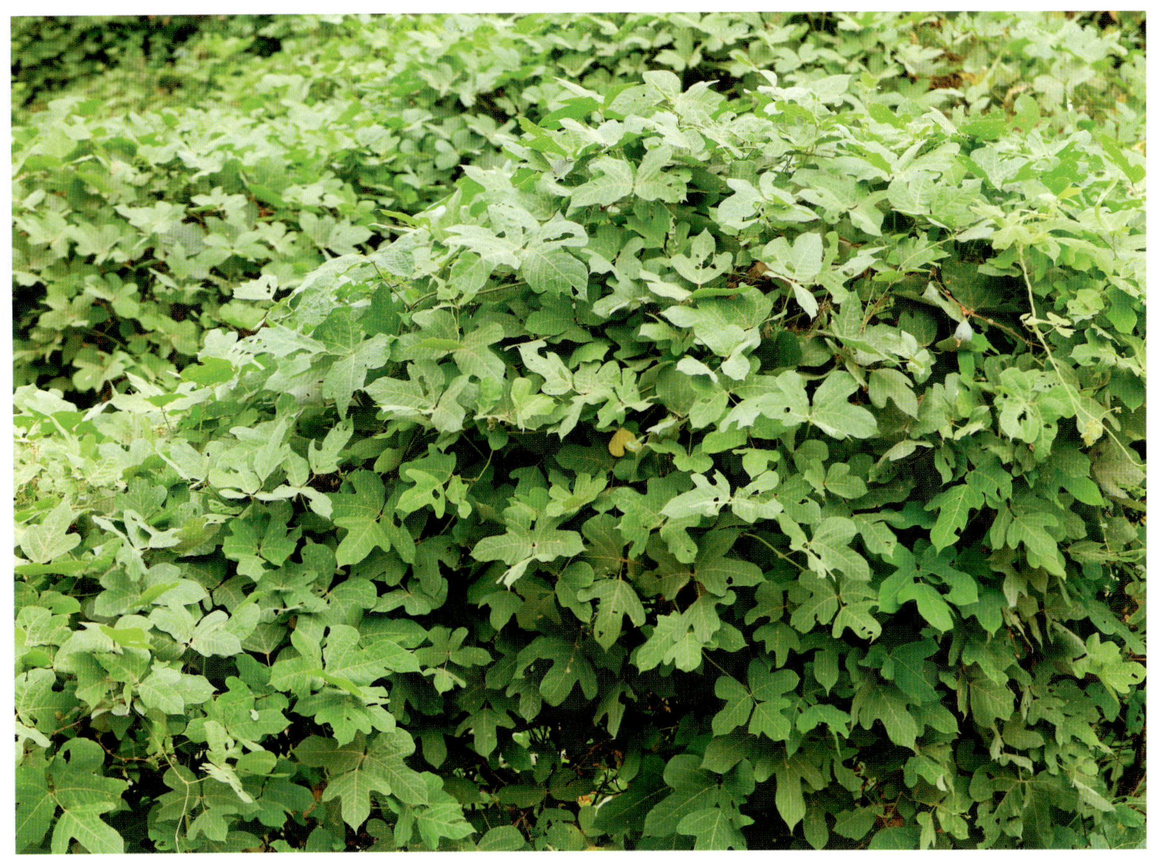

野葛

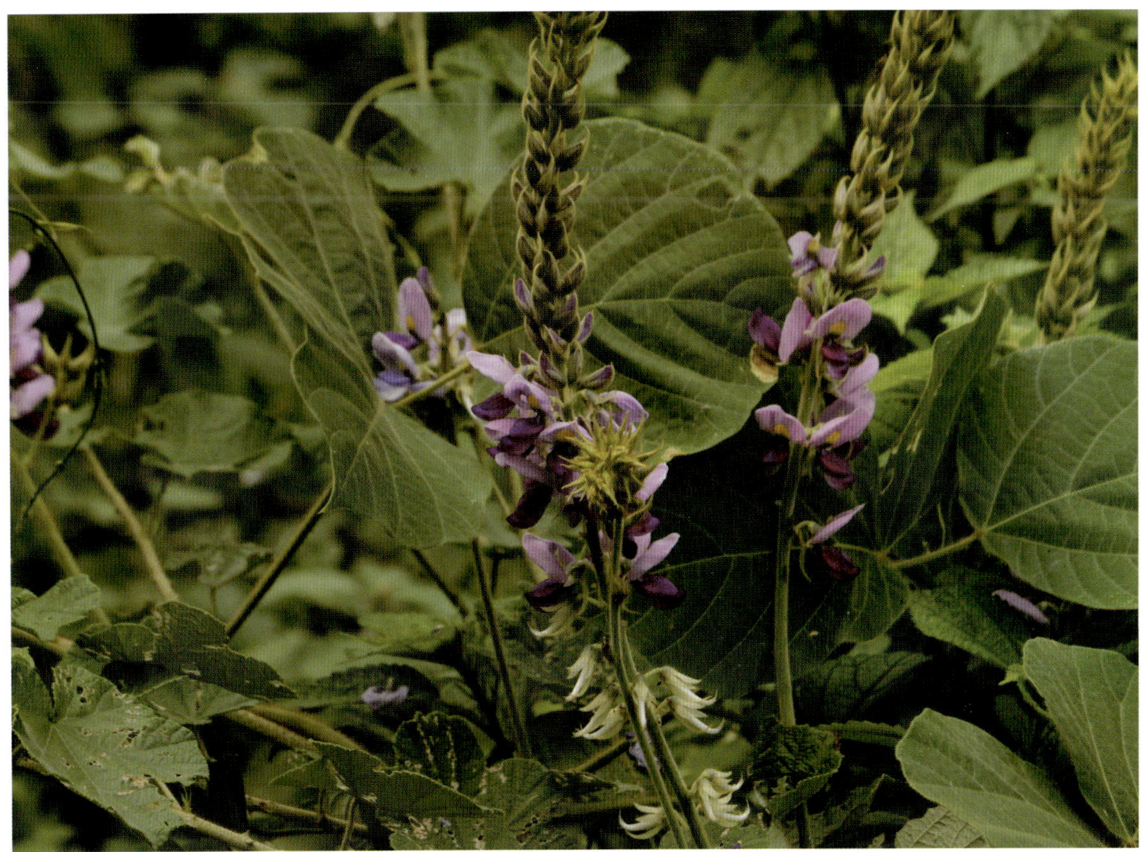

野葛

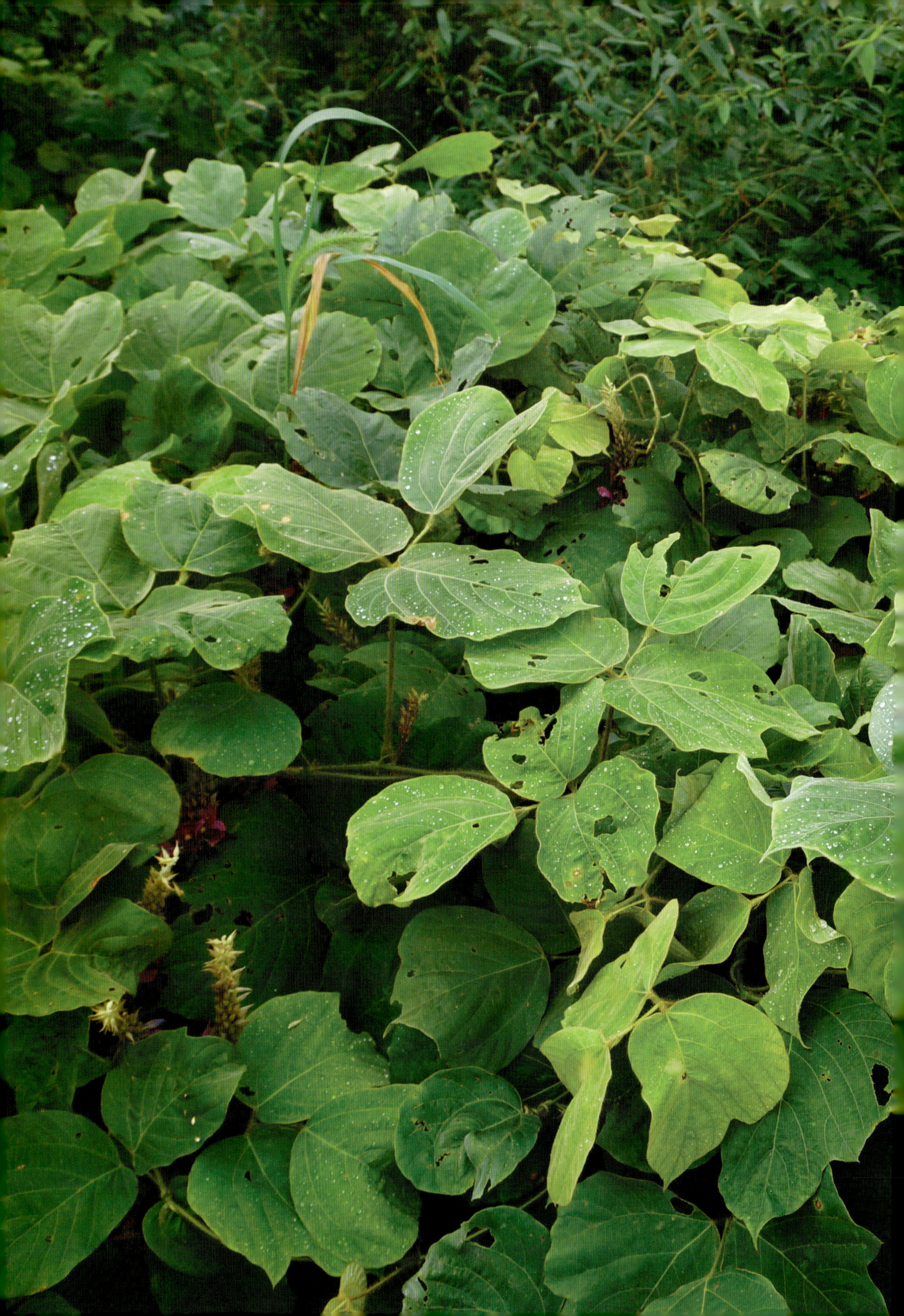

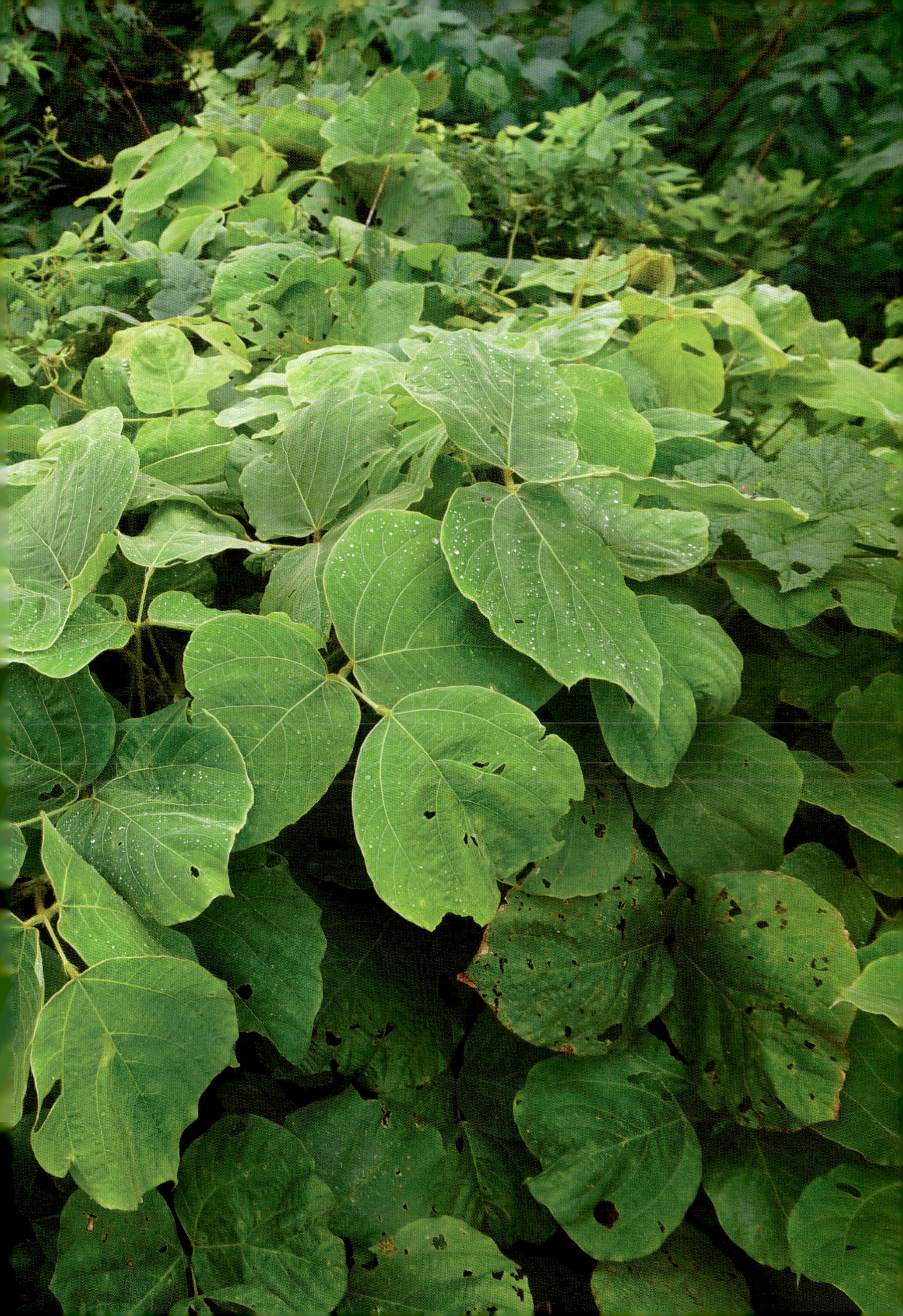

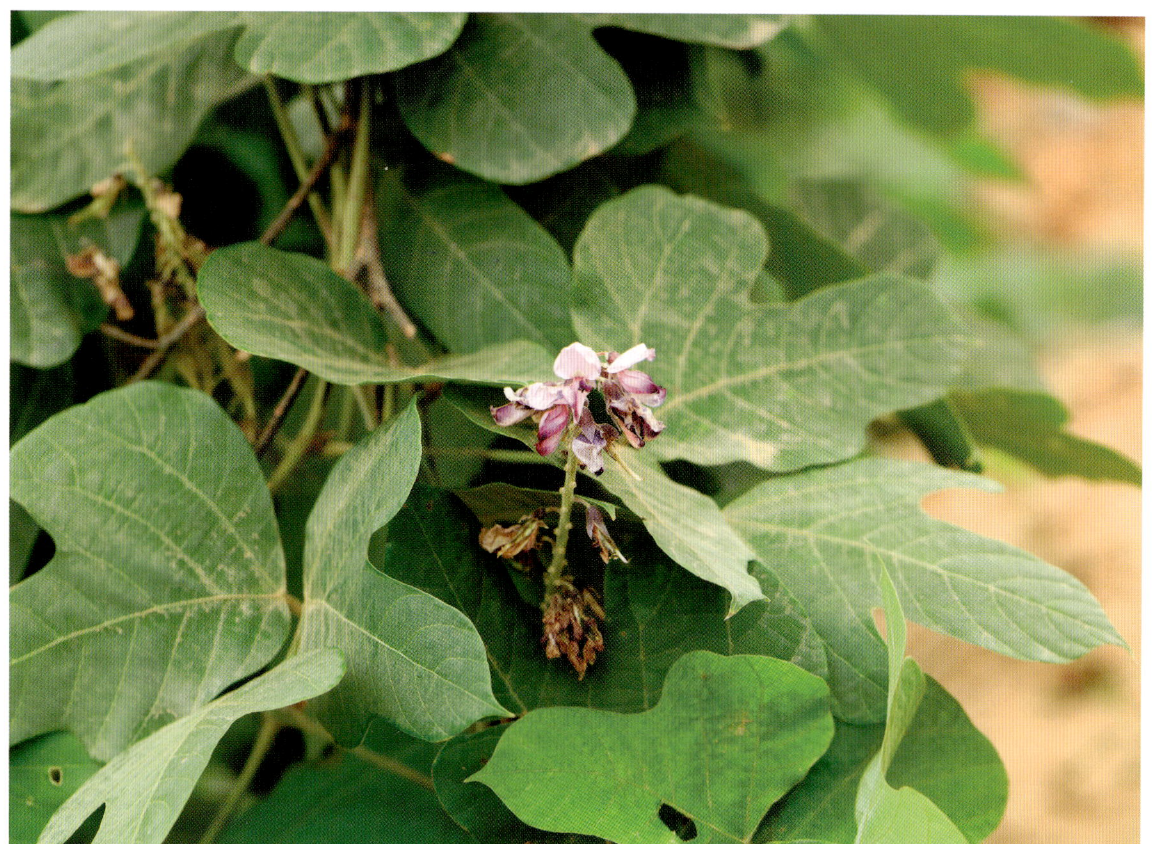

野葛

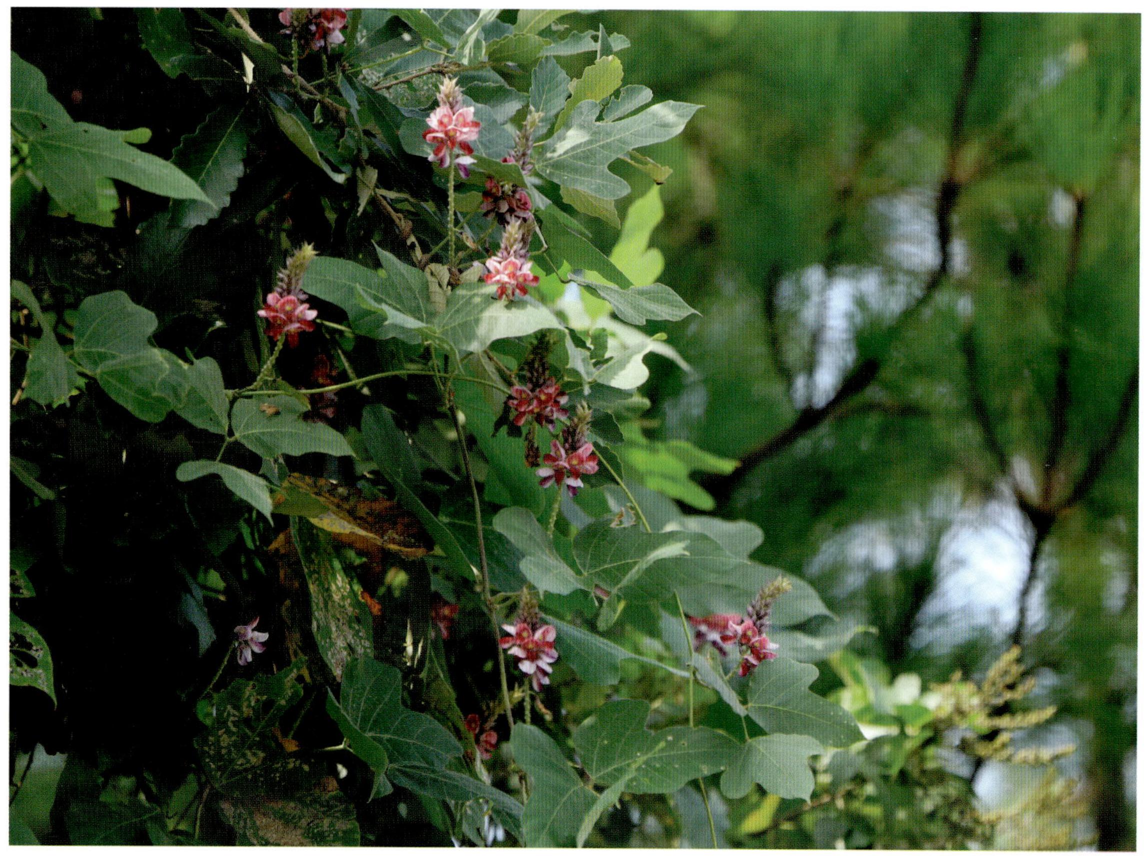

野葛

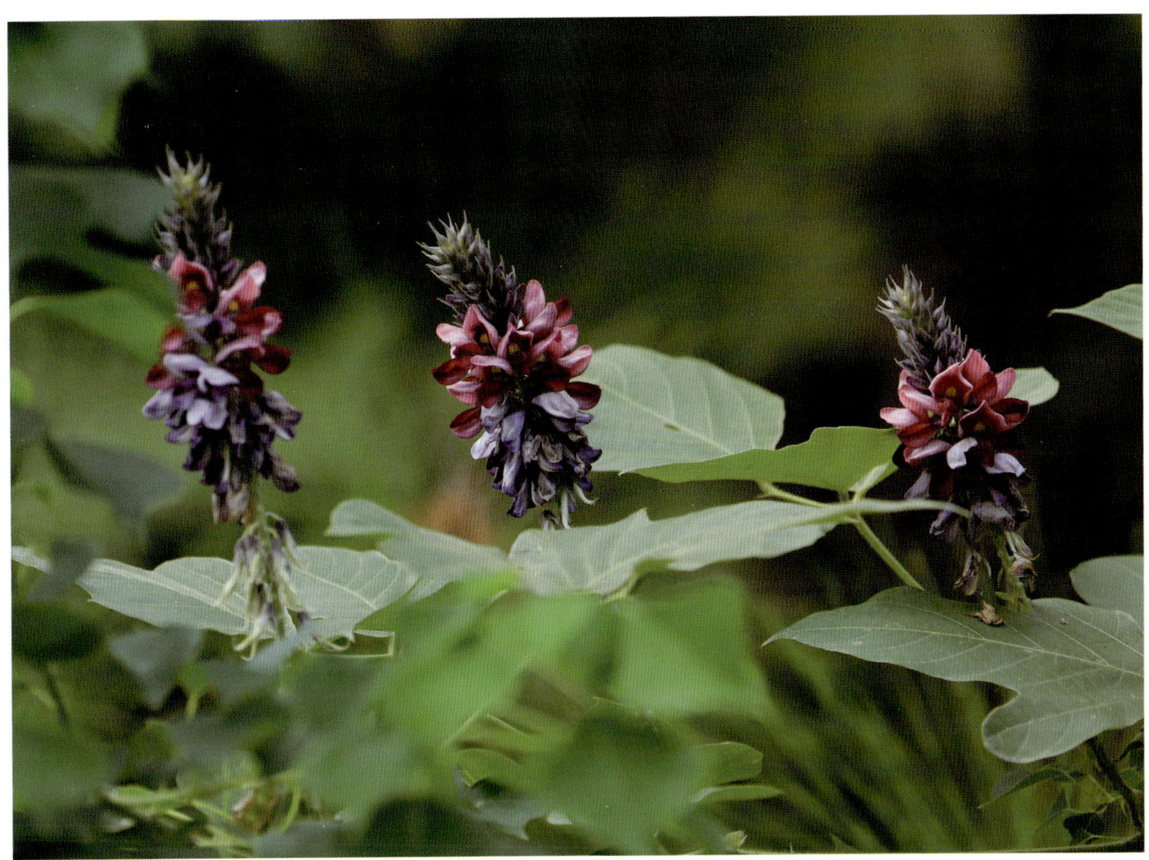

野葛

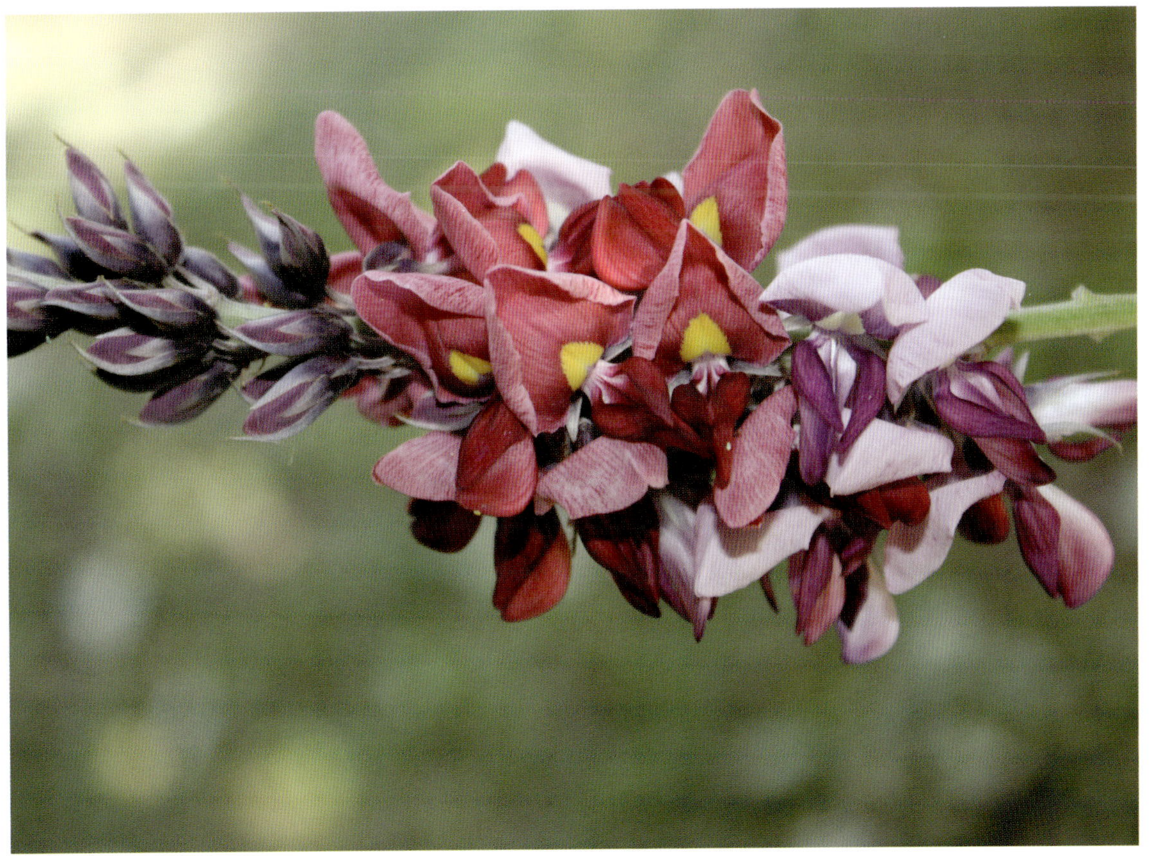

野葛

采收加工

秋、冬二季采挖，趁鲜切成厚片或小块；干燥。

药材鉴别

本品干燥块根呈长圆柱形，药材多纵切或斜切成板状厚片，长短不等，长 20 cm 左右，直径 5 ~ 10 cm，厚 0.7 ~ 1.3 cm。白色或淡棕色，表面有时可见残存的棕色外皮，切面粗糙，纤维性强。质硬且重，富粉性，并含大量纤维，横断面可见由纤维所形成的同心性环层，纵切片可见纤维性与粉质相间，形成纵纹。无臭，味甘。以块肥大、质坚实、色白、粉性足、纤维性少者为佳；质松、色黄、无粉性、纤维性多者质次。

功效主治

解肌退热，生津止渴，透疹，升阳止泻，通经活络，解酒毒。主治外感发热头痛、项背强痛，口渴，消渴，麻疹不透，热痢，泄泻，眩晕头痛，中风偏瘫，胸痹心痛。

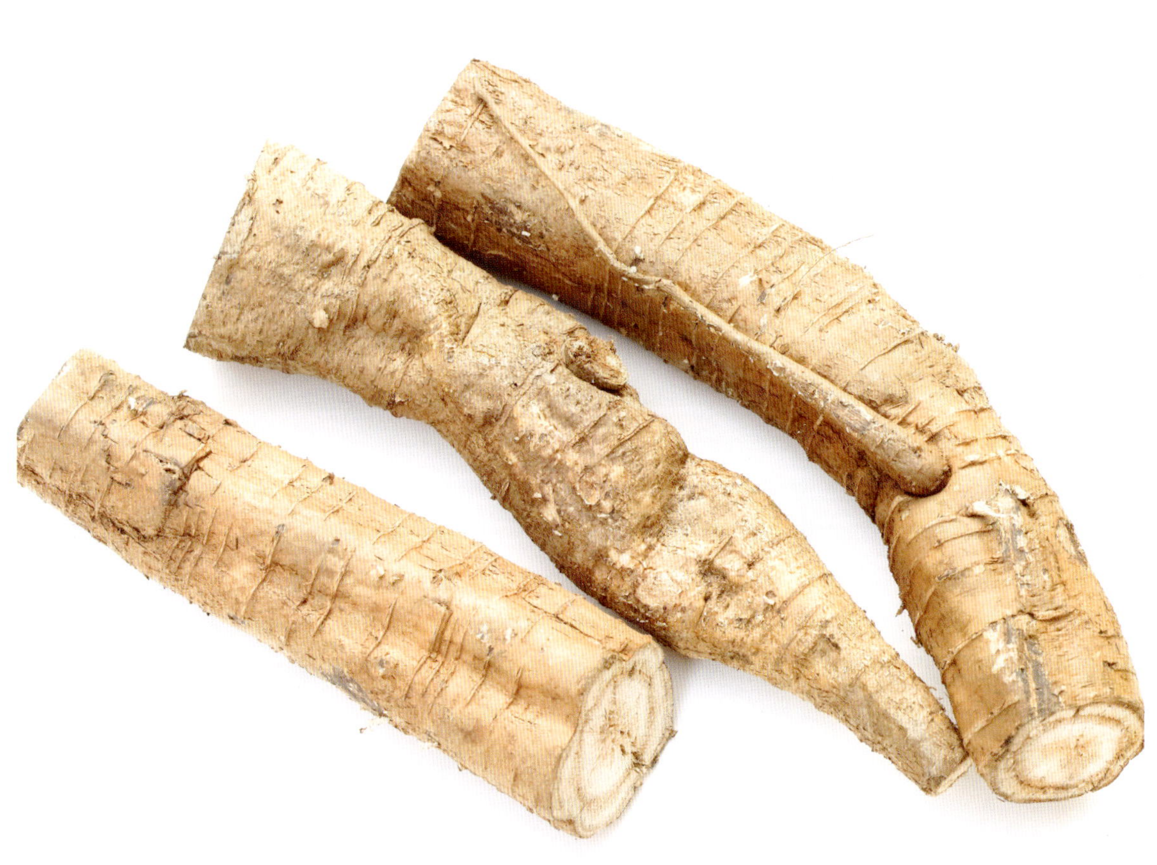

葛根药材

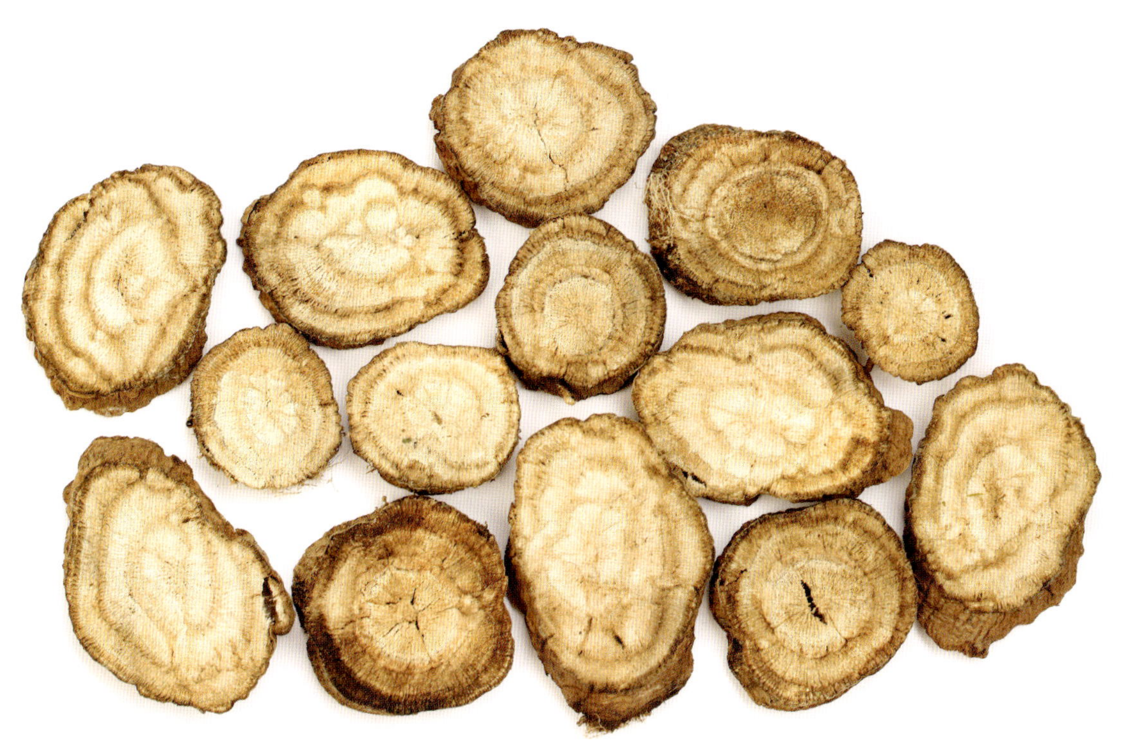

葛根饮片

用法用量

内服：10 ~ 15 g，煎汤；或捣汁服。外用：捣敷。

民族药方

1．细菌性痢疾 葛根、黄芩、黄连各等份。水煎汤，每次 3 g，每日 3 次。

2．感冒发热 葛根、柴胡、黄芩各 10 g，生石膏 15 g，知母 6 g。水煎汤。

3．颈背疼痛 葛根、木瓜、羌活、白芍各 10 g，桂枝 6 g。水煎汤。

4．脾虚泄泻 葛根、莲子各 10 g，黄连 6 g，白术、山药各 15 g。水煎汤。

5．突发性耳聋 葛根 100 g。研细末，装入胶囊，每次 2 g，每日 3 次。

6．冠心病 葛根 30 g，丹参 60 g，三七 10 g。共研细末制成片剂，每片含生药 0.6 g，每次 4 片，每日 3 次。

使用注意

表虚多汗、胃寒者慎用。

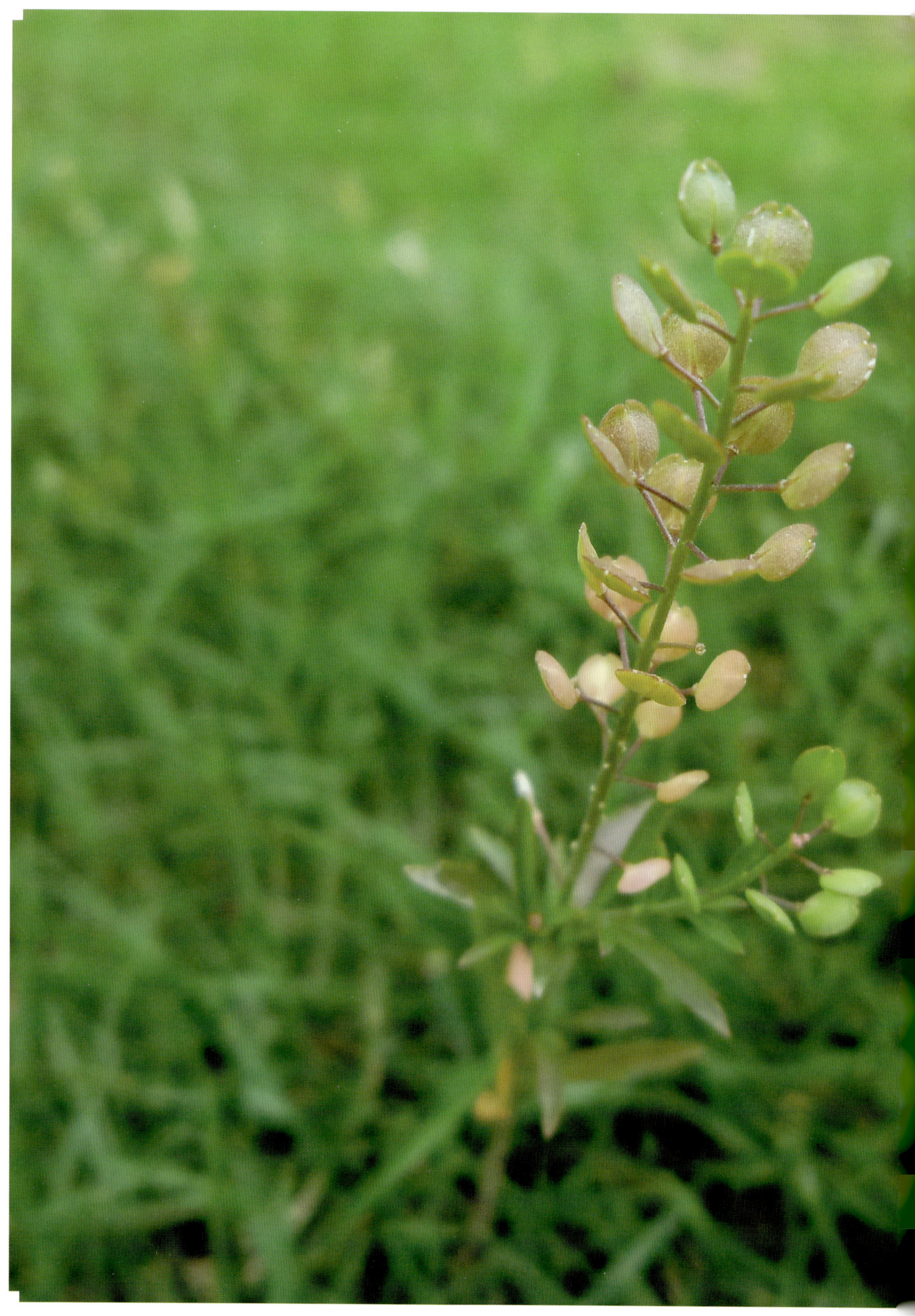

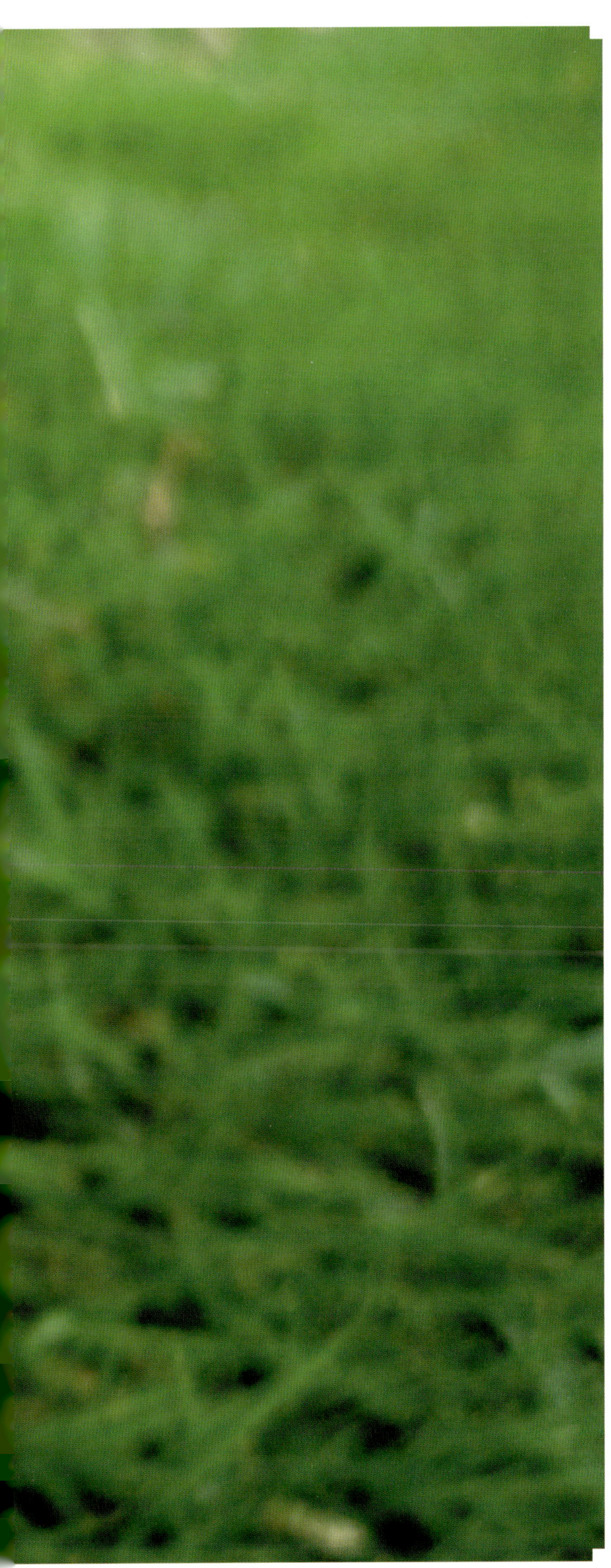

葶苈子

【水药名】骂项懒。

【别　名】葶苈、贡图格、甜葶苈、苦葶苈、炒葶苈、贡图格巴。

【来　源】本品为十字花科植物独行菜 *Lepidium apetalum* Willd. 等的干燥成熟种子。

【性味归经】味苦、辛，性大寒。归肺、膀胱经。

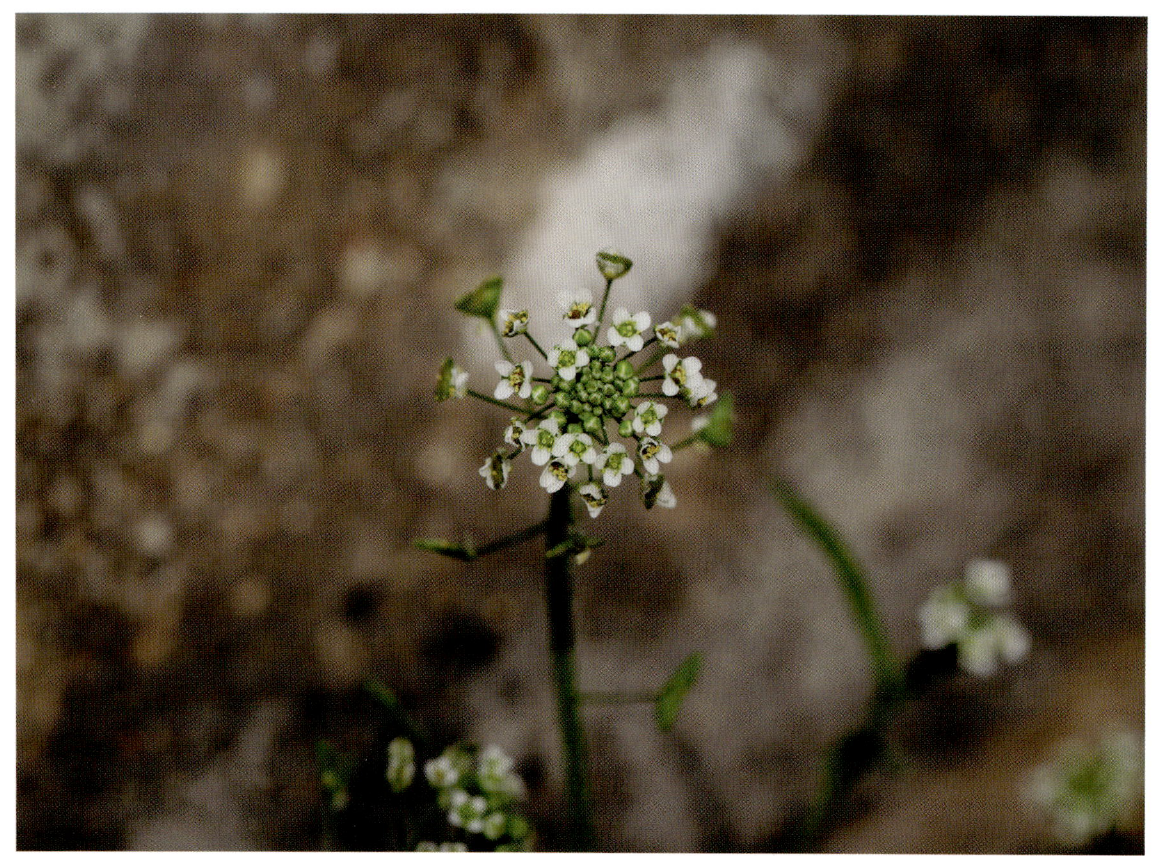

独行菜

识别特征

一年生或二年生草本，高 30 ~ 70 cm，全体灰白色且被叉状或分歧柔毛。茎上部多分枝，较柔细。叶互生；二至三回羽状分裂，最终的裂片狭线形，先端渐尖；在茎下部的叶有柄，渐向上则渐短或近于无柄。总状花序顶生，果序时特别伸长；花小；萼 4，十字形排列，线形，先端渐尖，易早脱；花瓣 4，黄色，匙形，较花萼稍长，先端微凹，基部渐狭且呈线状；雄蕊 6，4 强，均伸出于花瓣外，花丝扁平；子房圆柱形，2 室，柱头呈扁压头状。长角果，线形，长 2 ~ 3 cm，宽约 1 mm。种子小，卵状扁平，褐色。花期 4—6 月，果期 5—7 月。

生境分布

生长于路旁、沟边或山坡、田野。习称“北葶苈子”，分布于河北、辽宁、内蒙古、吉林等省区。

采收加工

夏季果实成熟时采割植株，晒干，搓出种子，除去杂质。

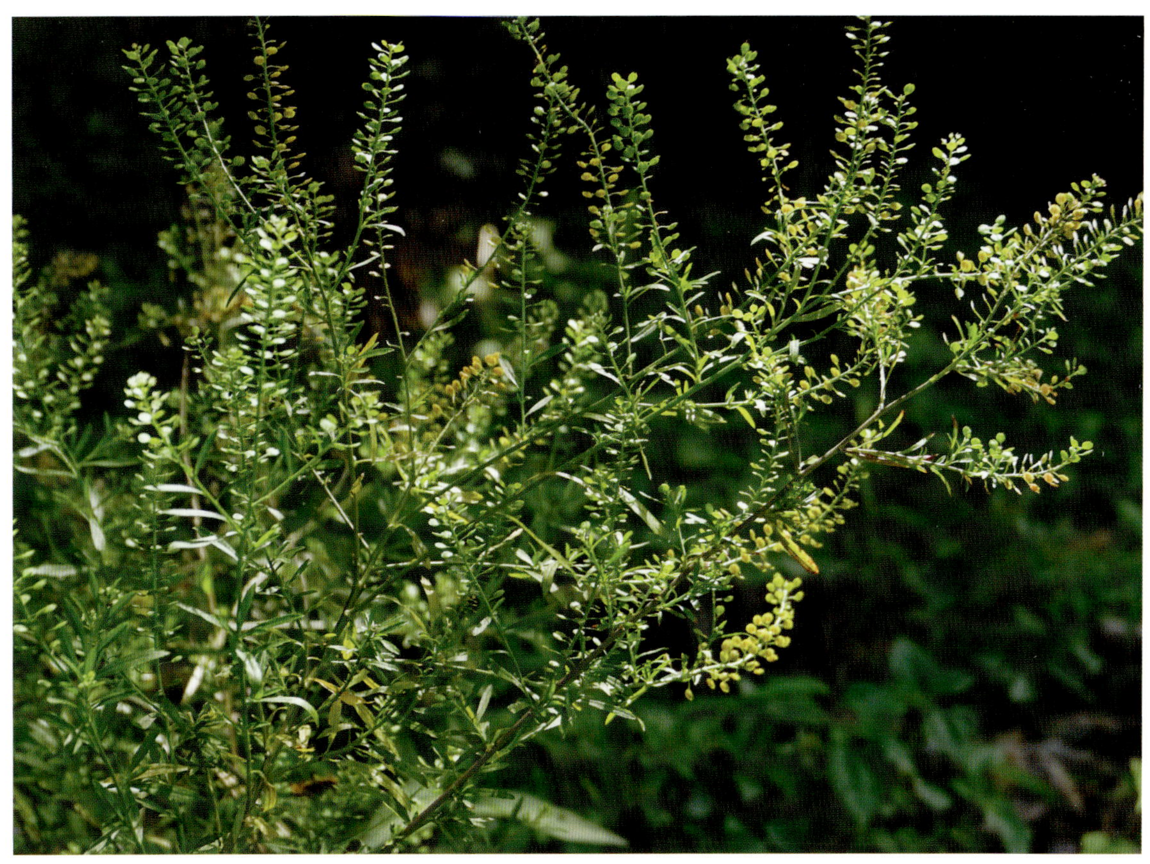

独行菜

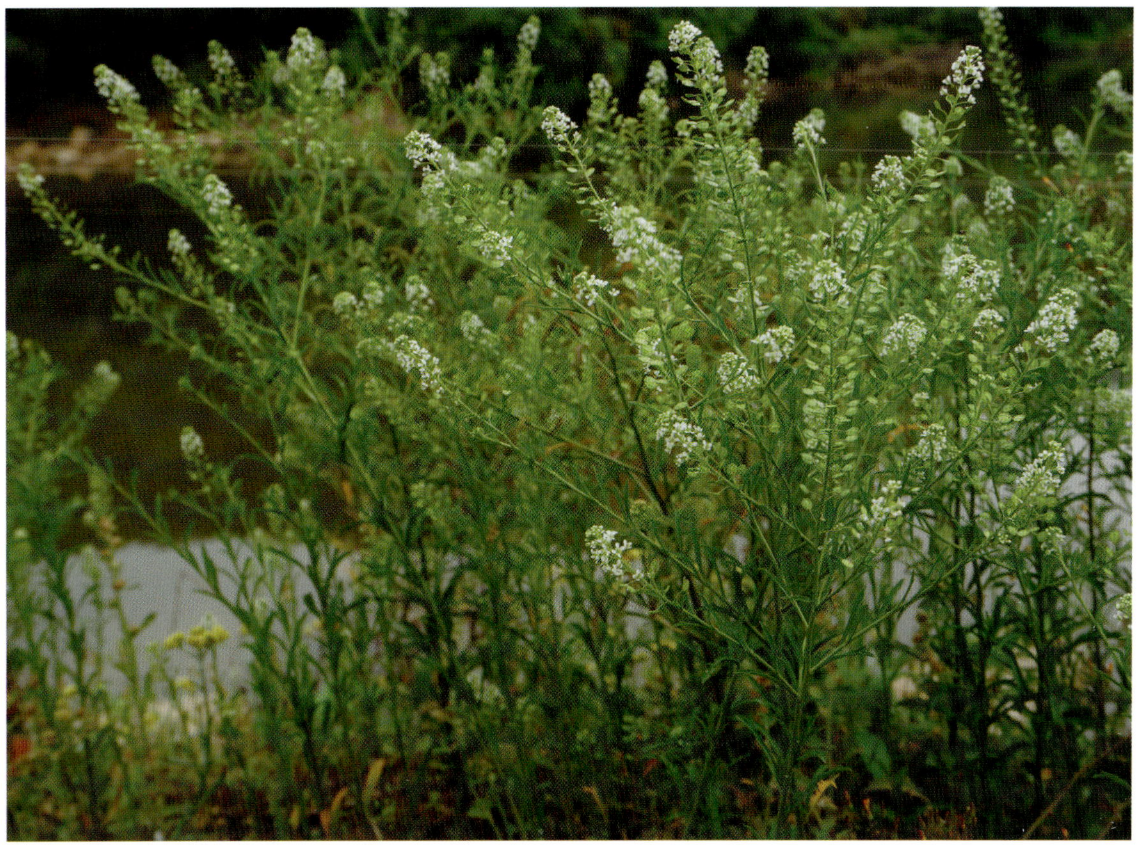

独行菜

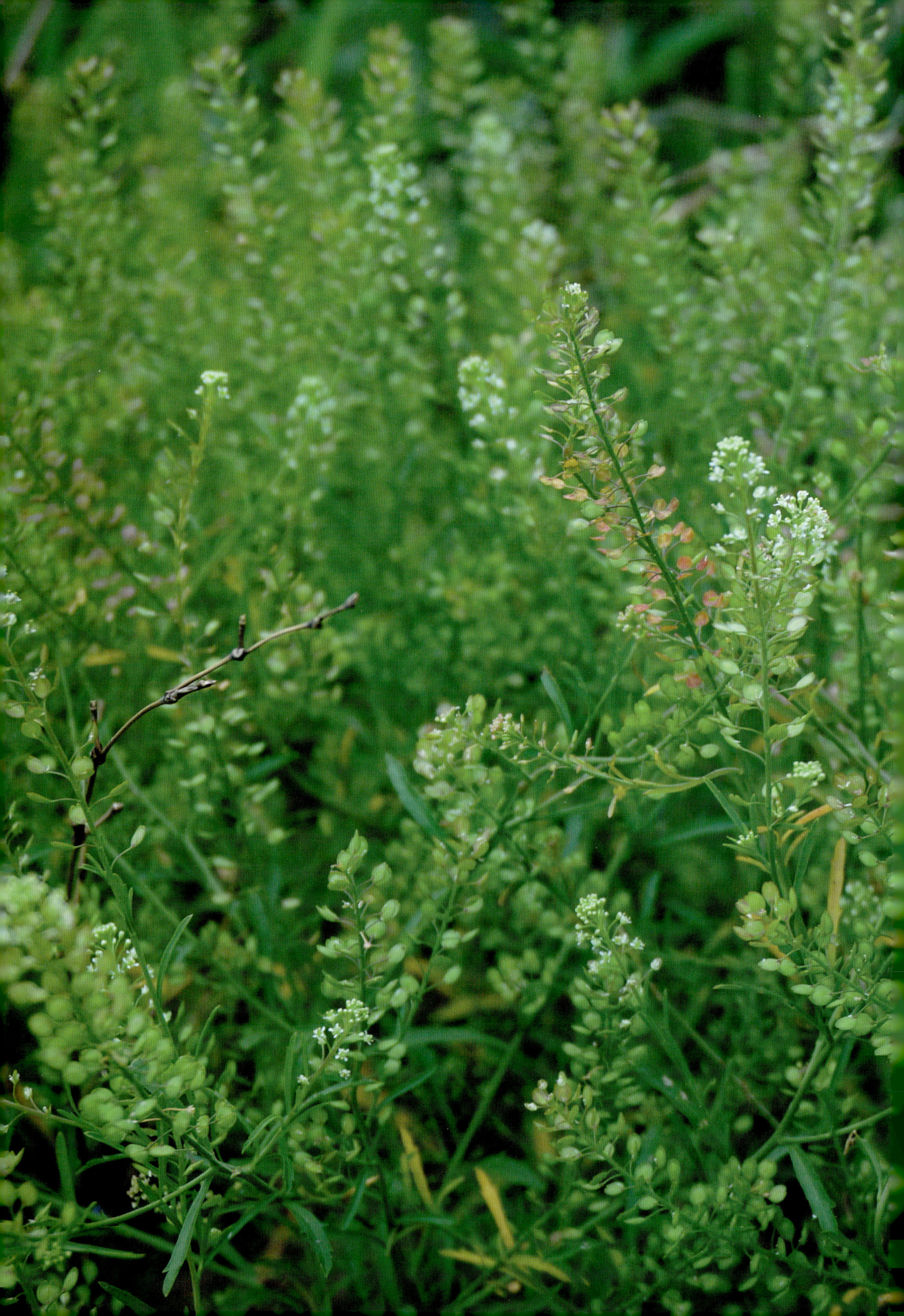

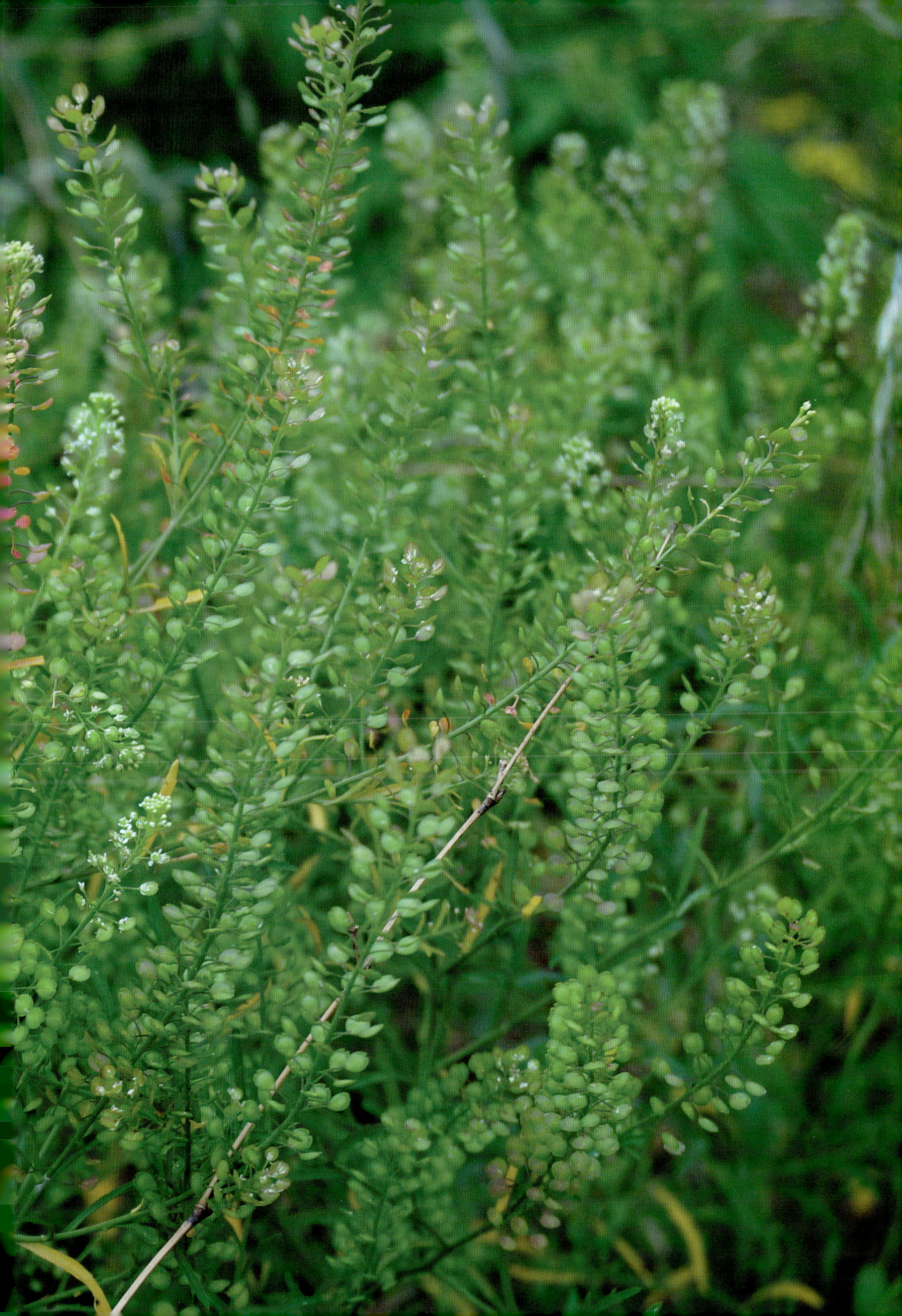

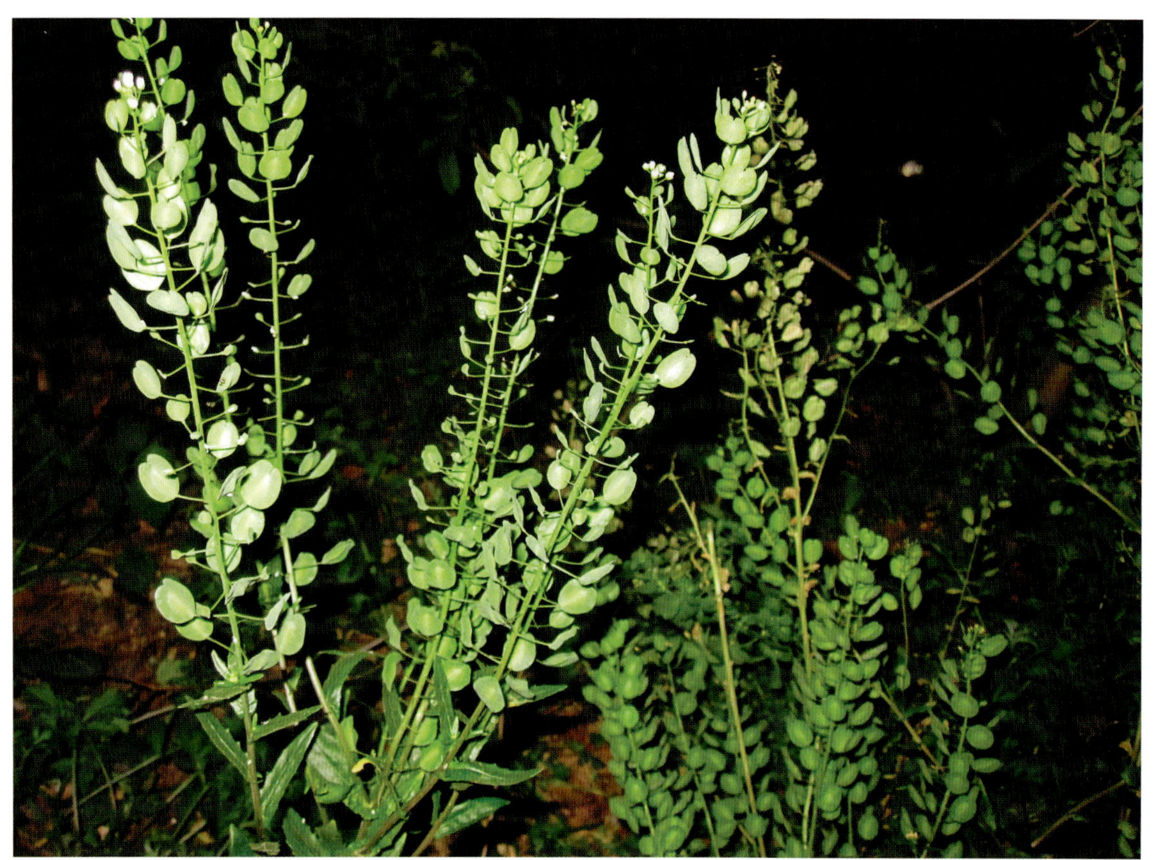

独行菜

药材鉴别

本品呈扁卵形。表面棕色或棕红色，微有光泽，具纵沟 2 条，其中一条明显。一端钝圆，另一端尖且微凹，类白色，种脐位于凹入端，无臭，味微辛辣，黏性较强。南葶苈子：呈长圆形略扁，一端钝圆，另一端微凹或较平截。味微辛苦，略带黏性。

功效主治

泻肺平喘，利水消肿。葶苈子味辛、苦，其性大寒，辛寒以散无形之热，苦寒则泻有形水湿。归肺和膀胱二经，故能上泄肺中水饮、痰火以祛痰平喘；下泄膀胱水湿、通调水道以行水消肿。

用法用量

内服：5 ~ 10 g，煎汤；3 ~ 6 g，研末服用。炒葶苈子，可缓其寒性，不易伤脾胃。

民族药方

1. 腹水 葶苈子 50 g，苦杏仁 20 枚。熬黄，捣细，分 10 次服。

2. 寒痰咳喘 葶苈子、芥子、紫苏子各 10 g，川贝母 15 g。水煎汤。

3. 支原体肺炎 葶苈子、沙参各 10 g，百部、紫菀、麦冬、桔梗、天冬、百合、款冬花各 20 g，甘草 5 g。水煎汤，每日 1 剂。

4. 小便不通 葶苈子、马蔺花、小茴香（俱炒）各等份。共研为细末，黄酒送服，每次 6 g，每日 3 次。

5. 小儿百日咳 葶苈子、炙麻黄各 5 g，川贝母 15 g，桑白皮 6 g，蜂蜜适量。用以上前 4 味晒干或烘干，一同放入碾槽内，碾成细末备用。用蜂蜜水调匀后缓缓饮用，1 ~ 3 岁每次取 2 g 药末，4 ~ 7 岁每次取 3 g 药末，8 ~ 10 岁及以上每次取 4 g 药末，每日 3 次。

使用注意

本品性泻痢易伤正，故凡肺虚喘促、脾虚肿满、膀胱气虚、小便不利者均当忌用。或配伍补脾益气药同用。

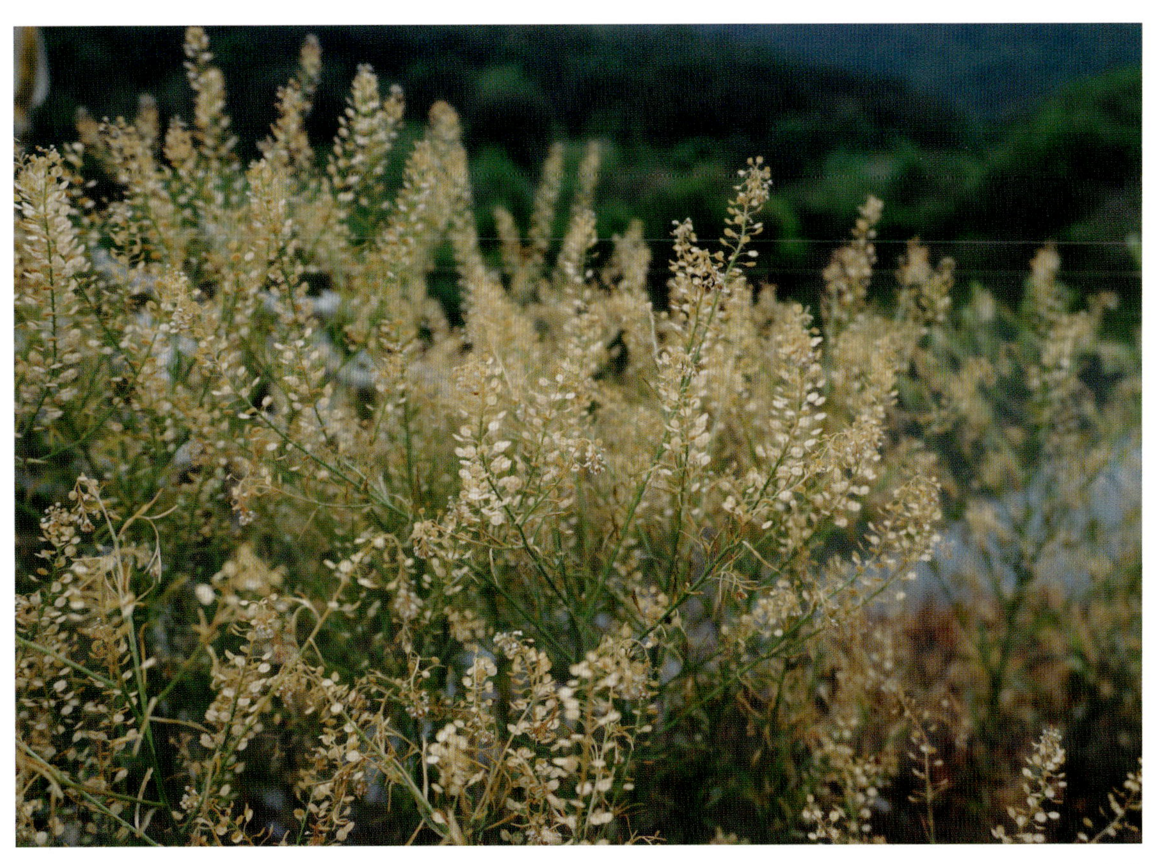

独行菜

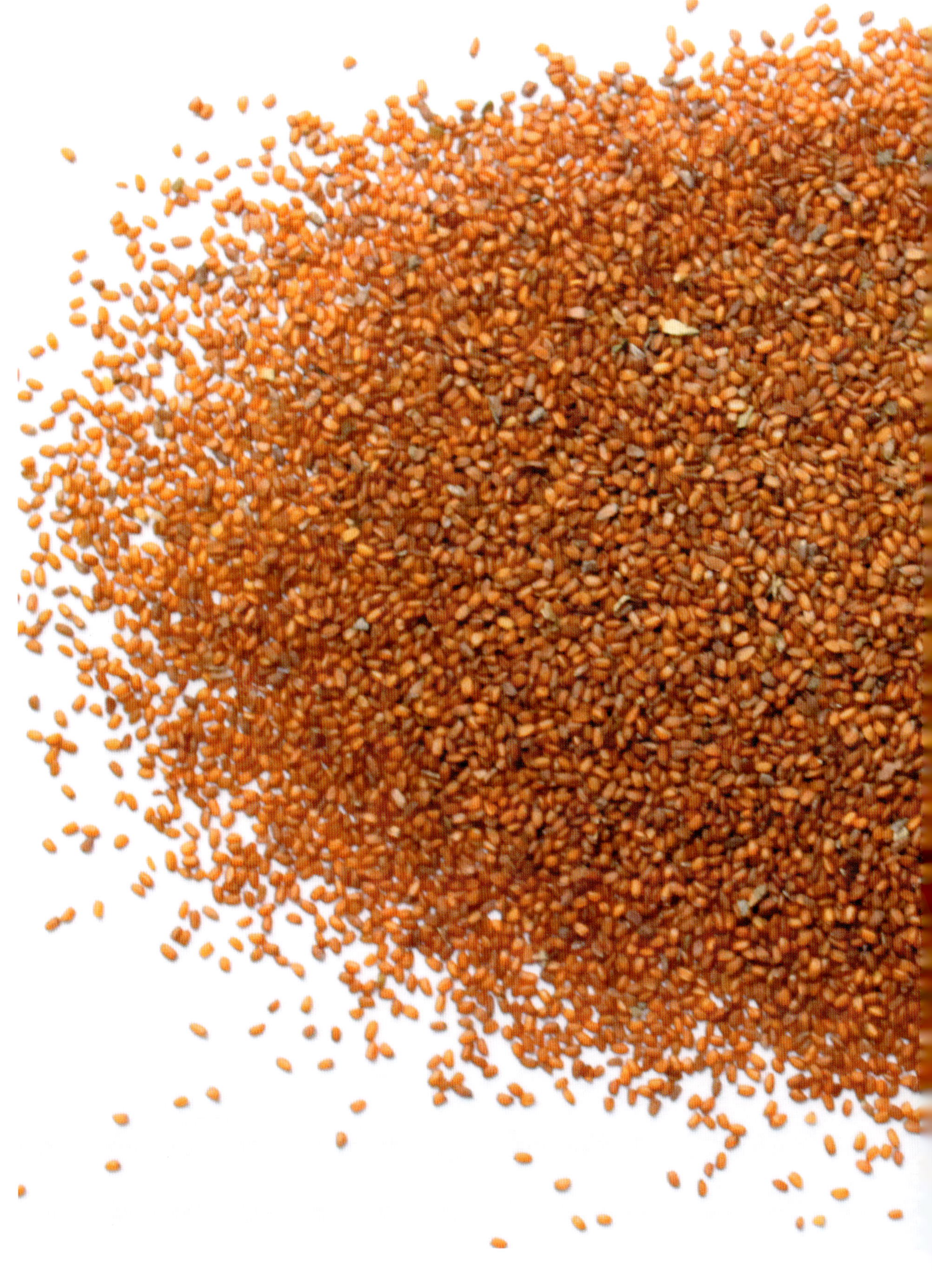

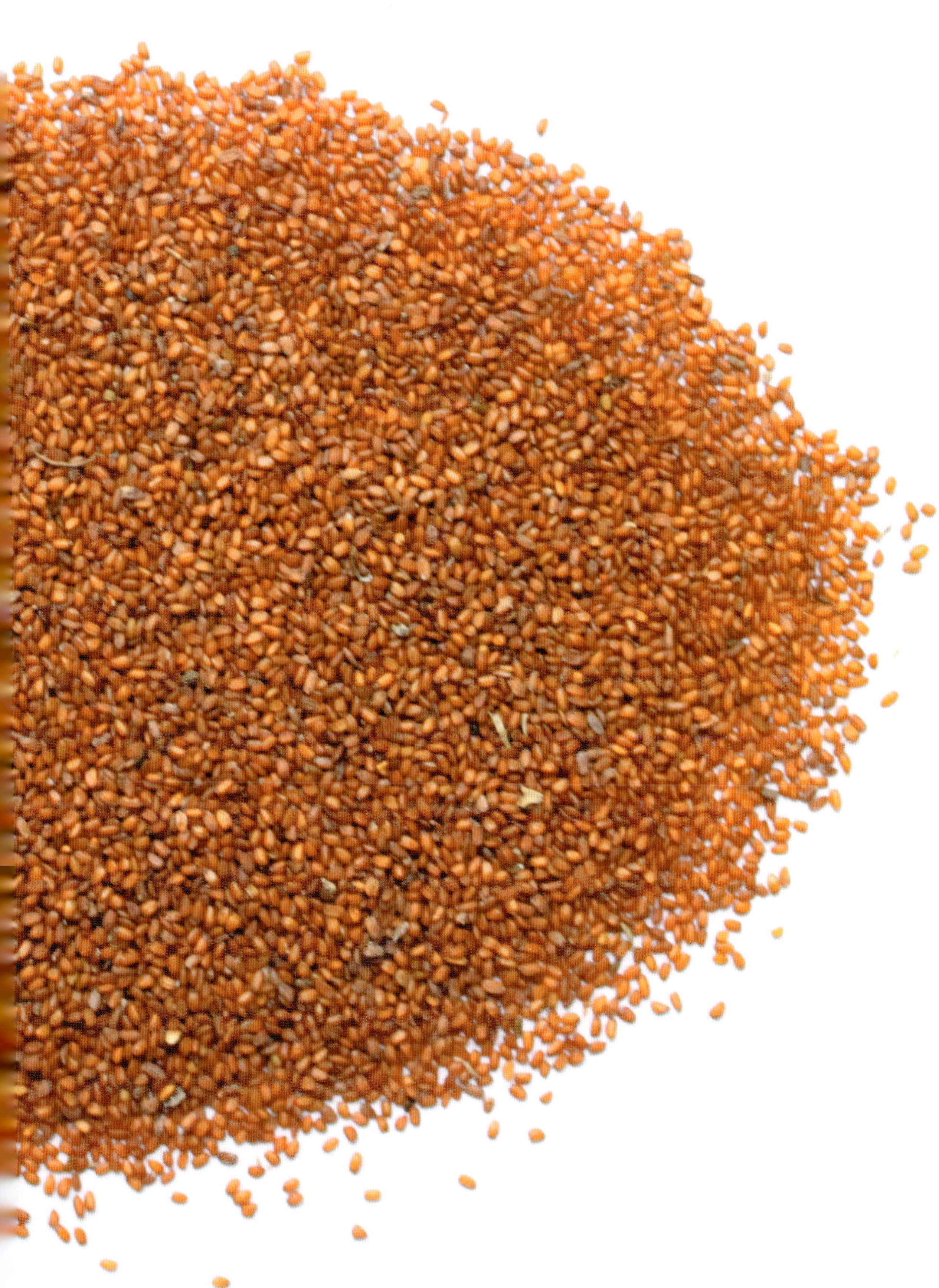

葶苈子饮片

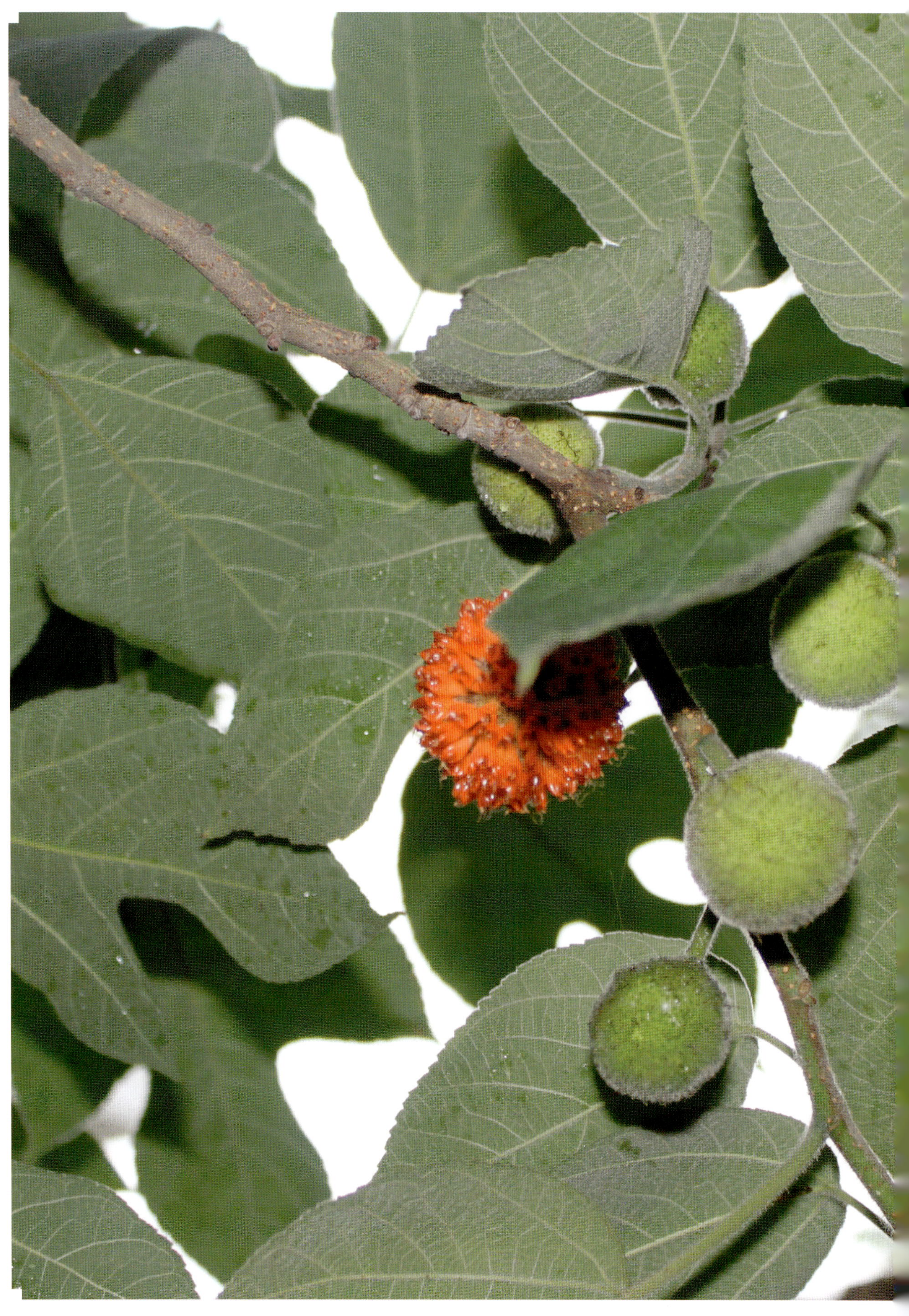

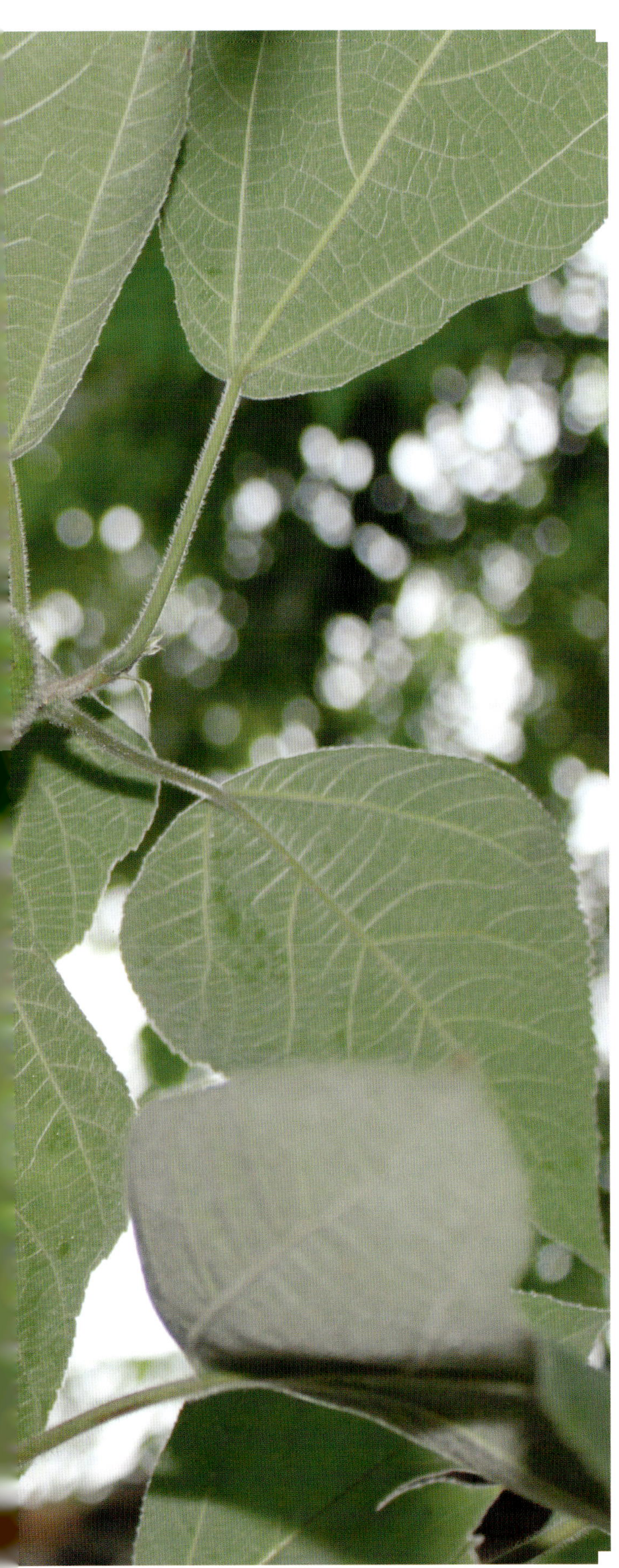

楮实子

【水药名】哈梅。

【别　名】楮实、楮桃、角树子、野杨梅子、构泡。

【来　源】本品为桑科植物构树 *Broussonetia papyrifera*（L.）Vent. 的干燥成熟果实。

【性味归经】味甘，性寒。归肝、肾经。

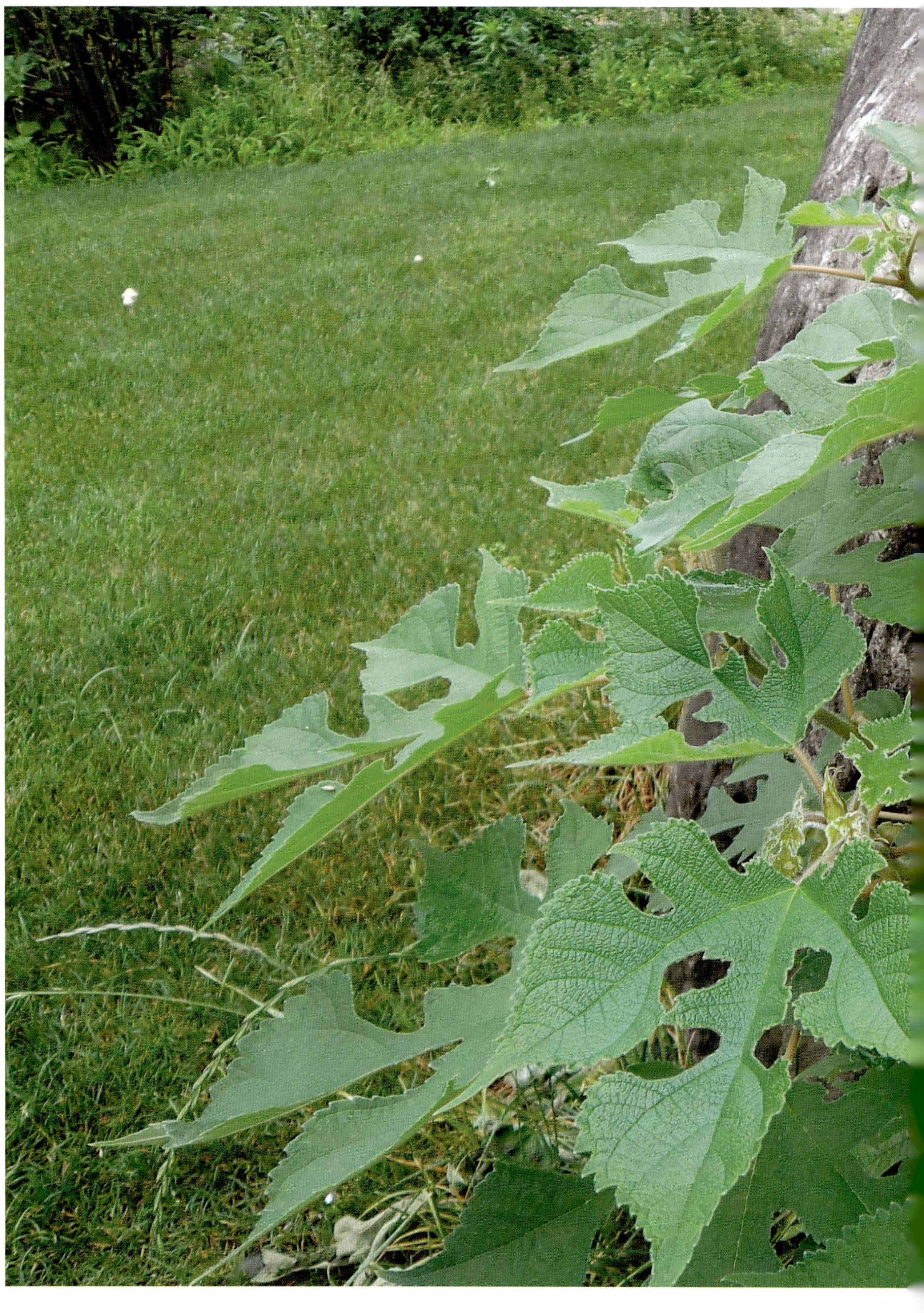

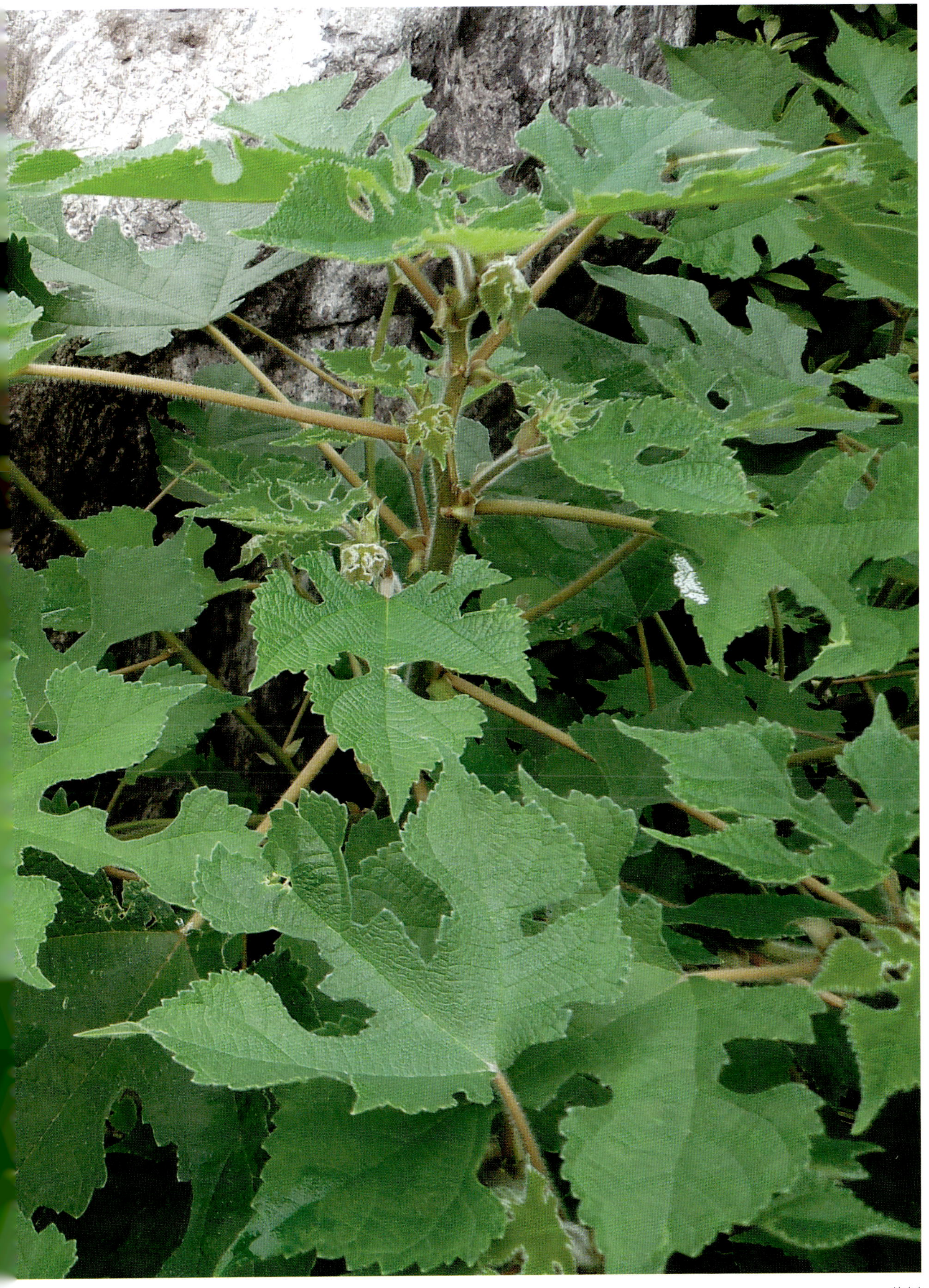

构树

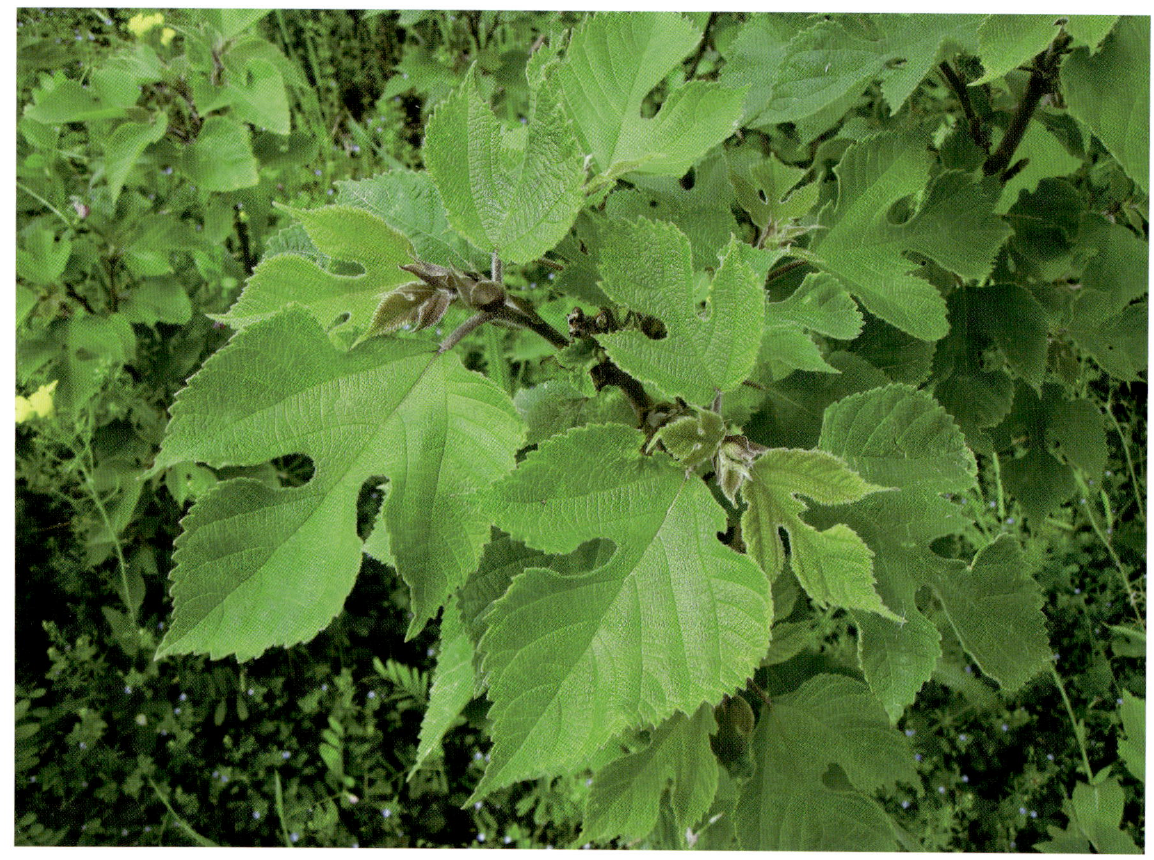

构树

识别特征

落叶乔木，高达 20 m。茎、叶具乳液，嫩枝被柔毛。叶互生；叶片卵形，长 8 ~ 18 cm，宽 6 ~ 12 cm，不分裂或 3 ~ 5 深裂，先端尖，基部圆形或心形，有时不对称，边缘锯齿状，上面暗绿色，具粗糙伏毛，下面灰绿色，密生柔毛；叶柄长 3 ~ 10 cm，具长柔毛；托叶膜质，早落。花单性，雌雄异株；雄花为腋生柔荑花序，下垂，长 5 cm，萼 4 裂；雄蕊 4；雌花为球形假头状花序，有多数棒状苞片，先端圆锥形，有毛，雌蕊散生于苞片间，花柱细长，丝状，紫色，方筒状卵圆形，为花萼所包被。聚花果肉质，球形，橙红色。花期 5 月，果期 9 月。

生境分布

生长于山坡林缘或村寨道旁。分布于华东、华南、西南，以及河北、山西、陕西等省。

采收加工

夏季采收，鲜用或晒干备用。

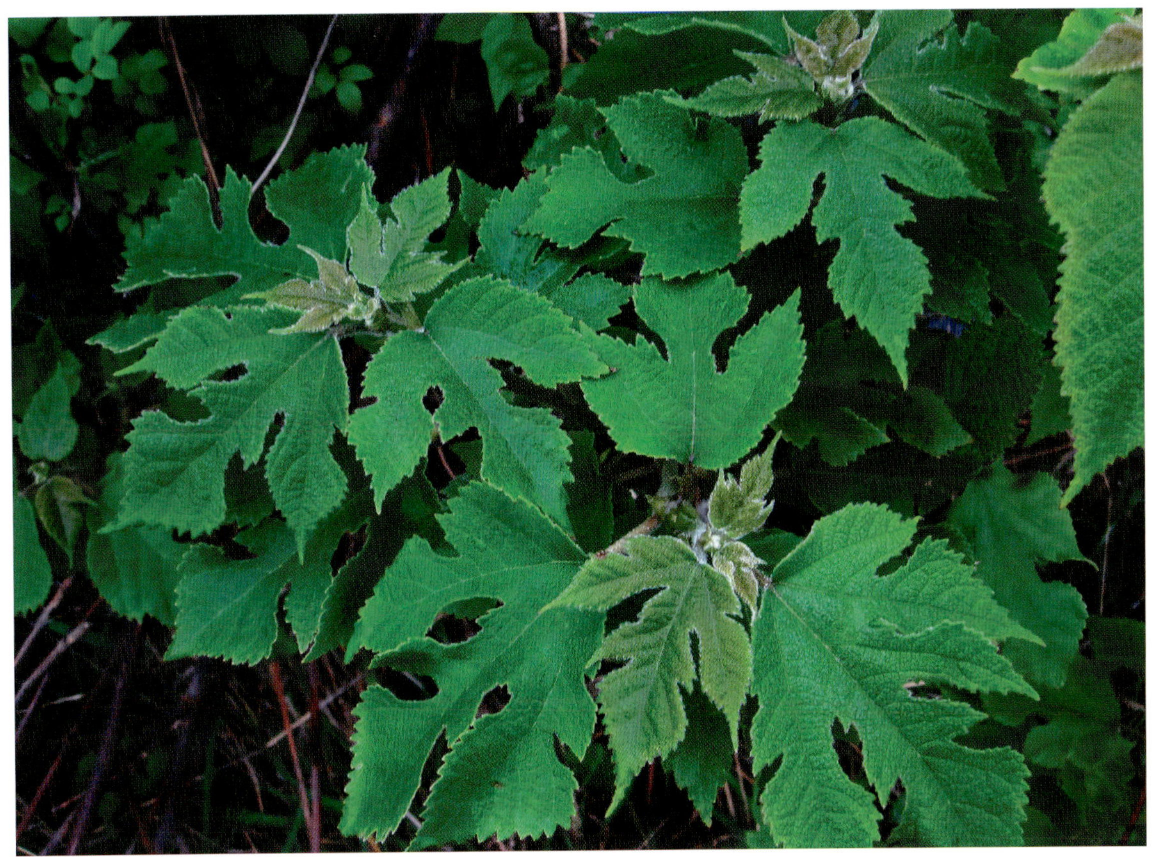

构树

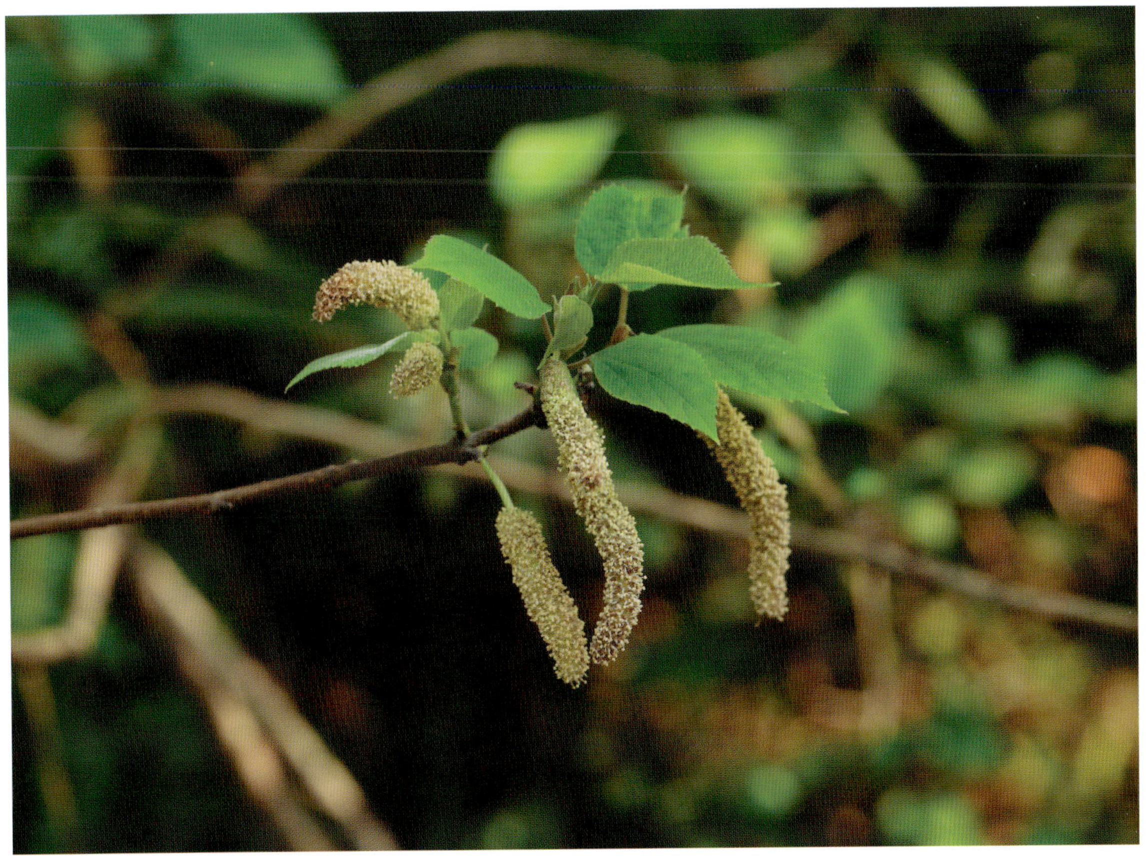

构树

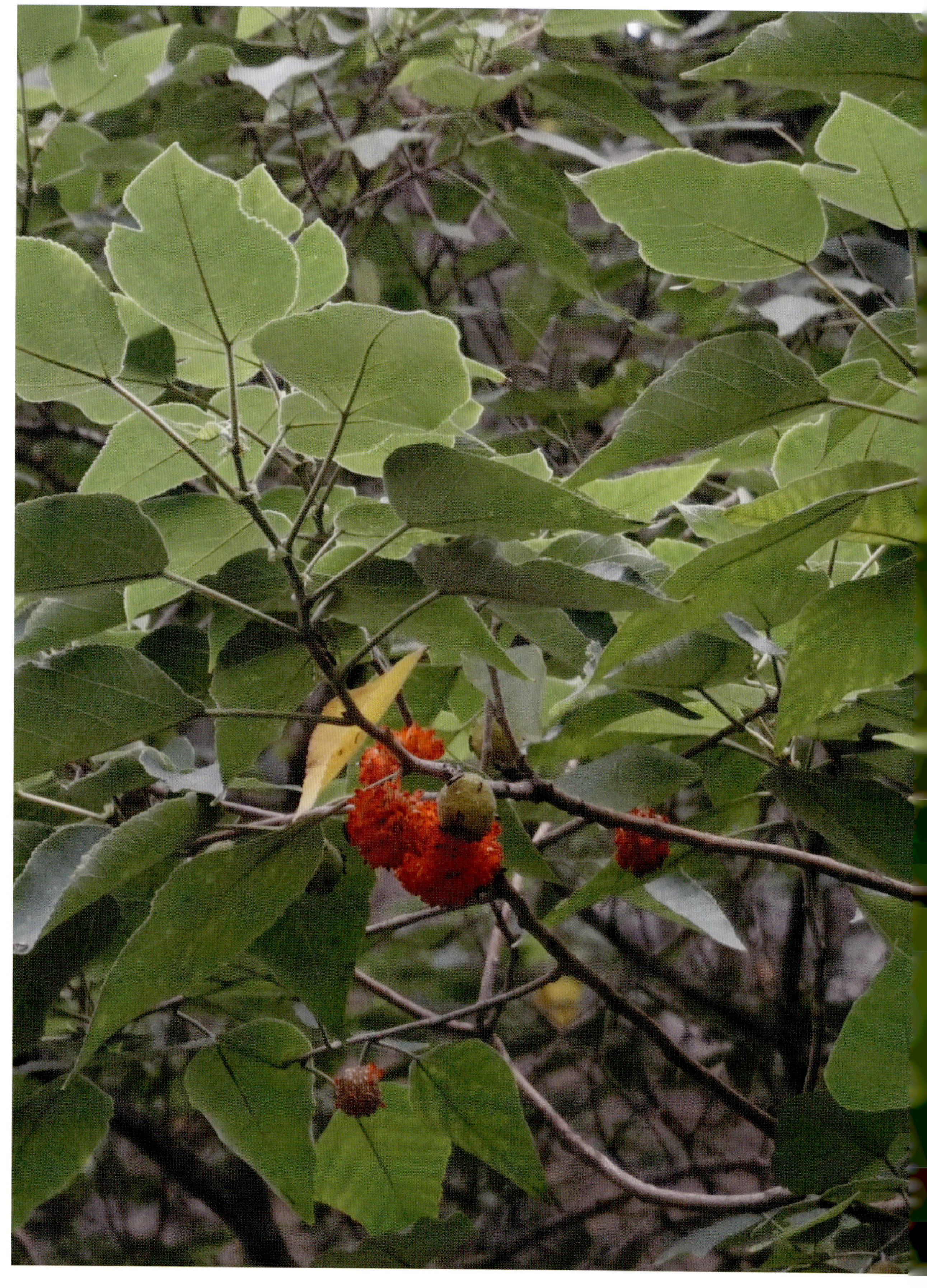

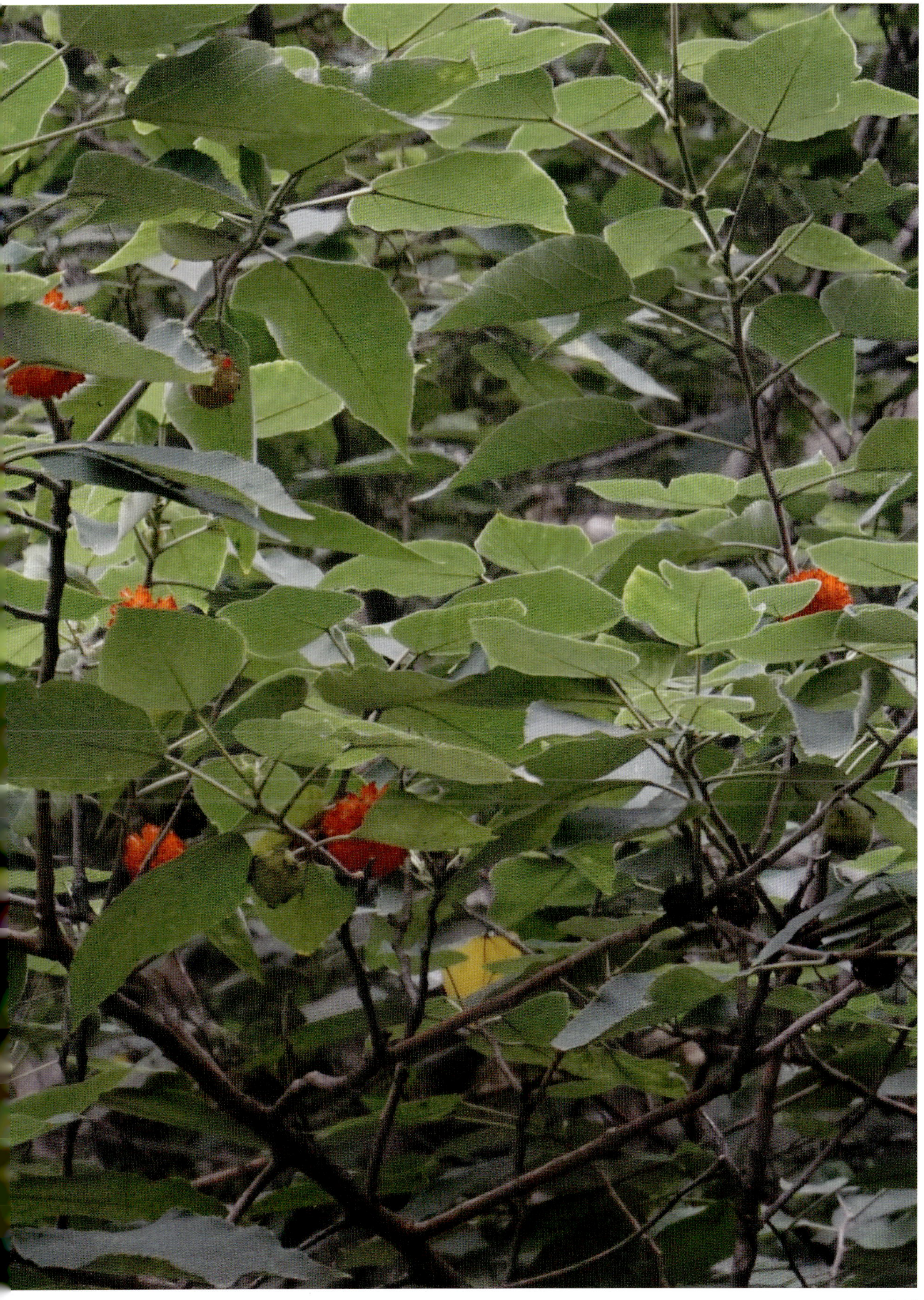

构树

构树

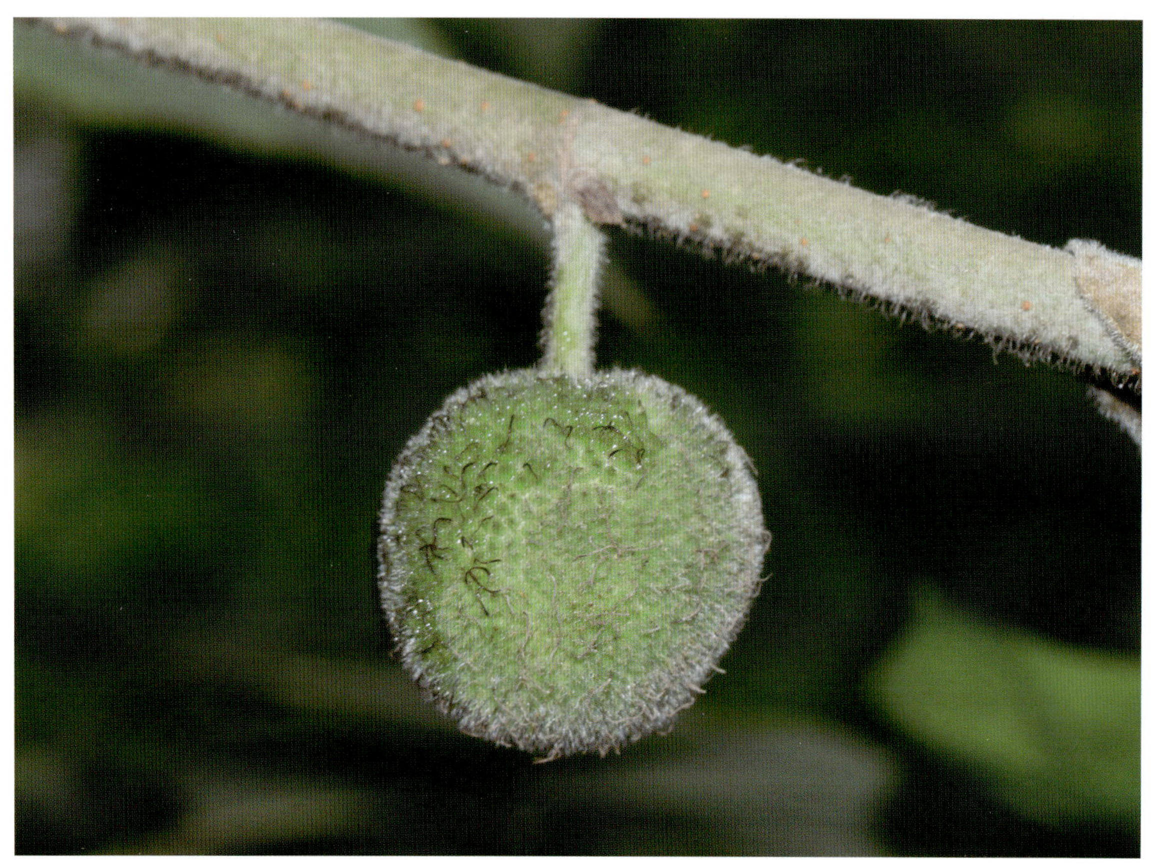

构树

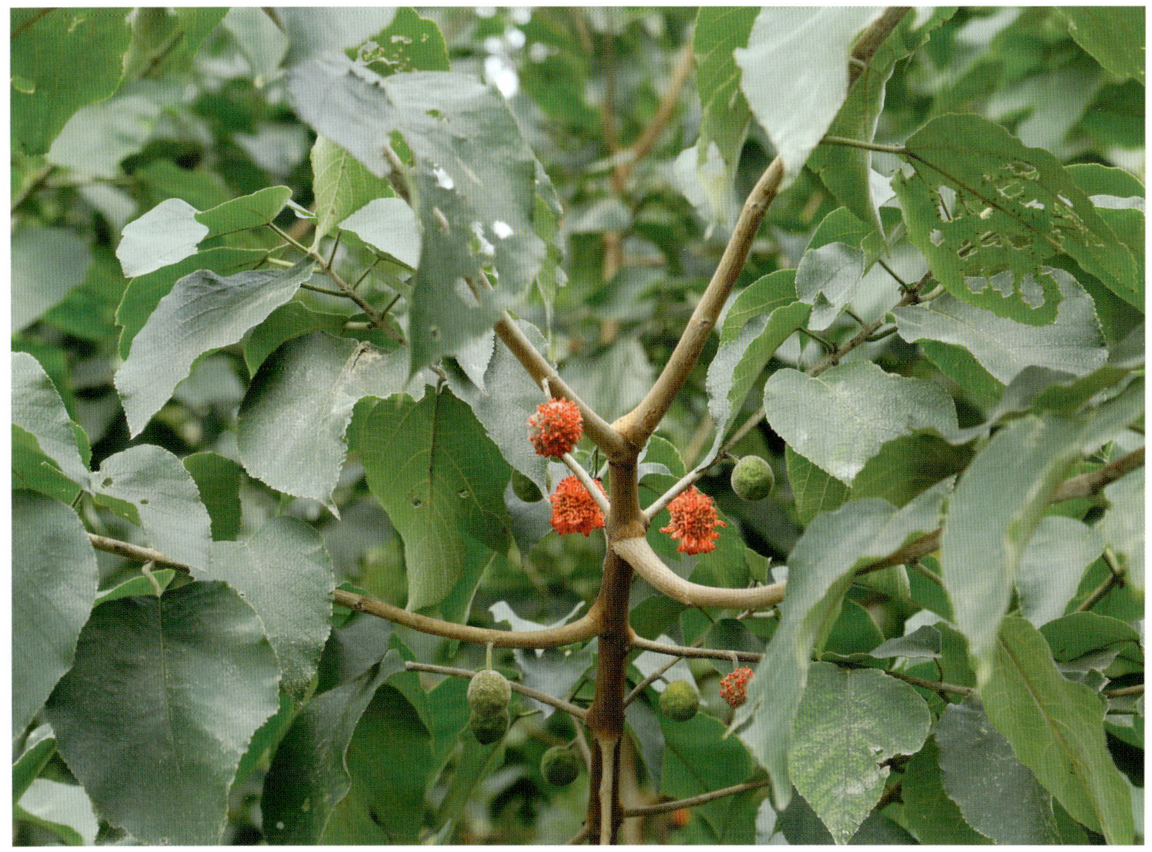

构树

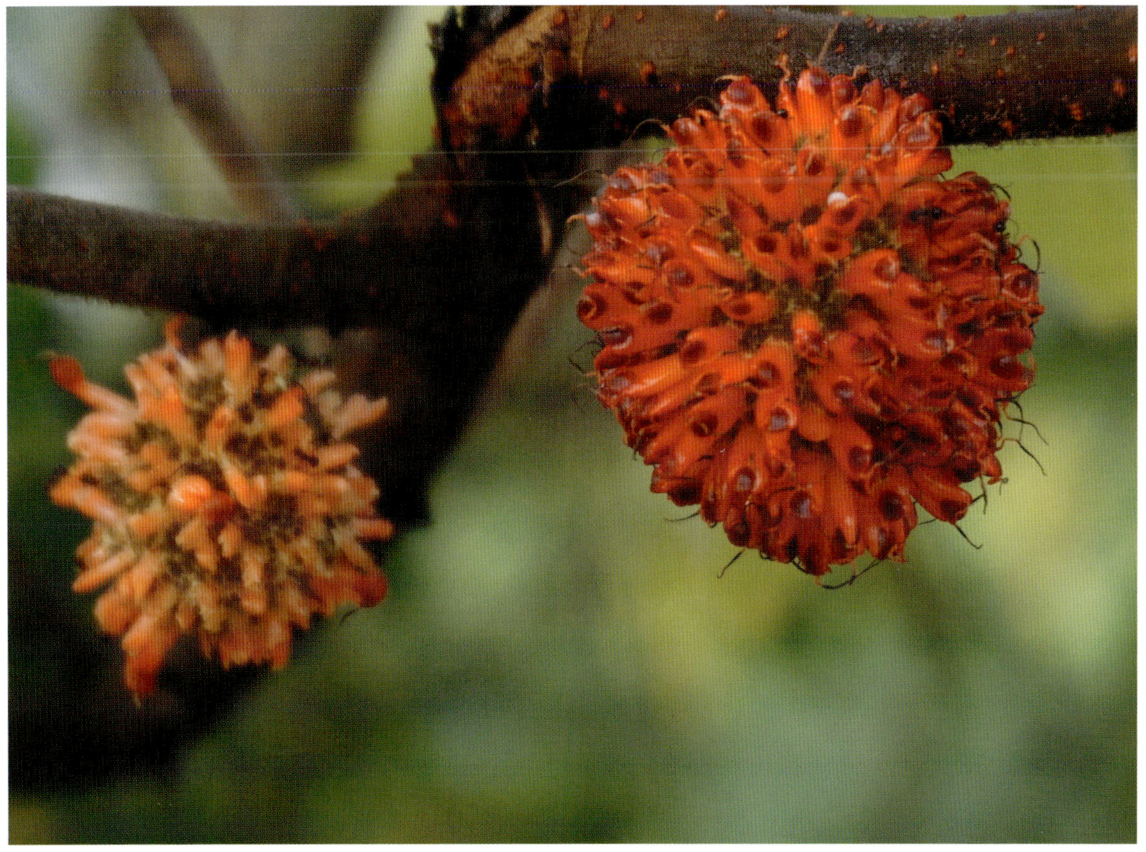

构树

药材鉴别

本品干燥果实呈卵圆形至宽卵形，顶端渐尖，长 2 ~ 2.5 mm，直径 1.5 ~ 2 mm。外表面黄红色至黄棕色，粗糙，具细皱纹。一侧具凹下的沟纹，另一侧显著隆起，呈脊纹状，基部具残留的果柄，剥落果皮后可见白色充满油脂的胚体。气弱，味淡且有油腻感，以色红、子老、无杂质者为佳。

功效主治

清肝明目，滋肾益阴，催乳，健脾利水。主治目昏，目翳，肾虚腰膝酸软，阳痿，水肿，尿少，产后乳少。

用法用量

内服：6 ~ 15 g，煎汤；或入丸、散服。外用：适量，捣烂外敷。

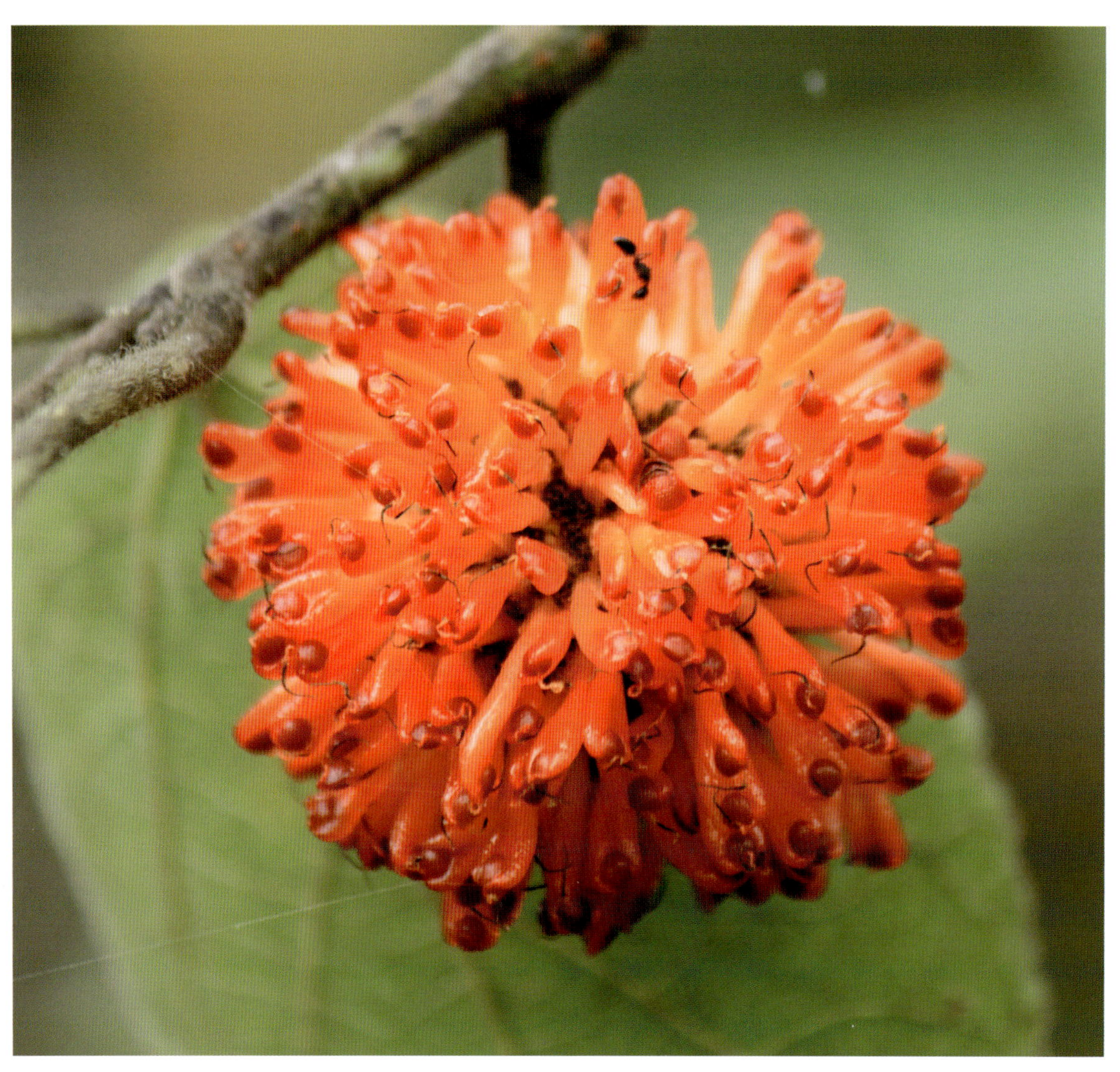

楮实子

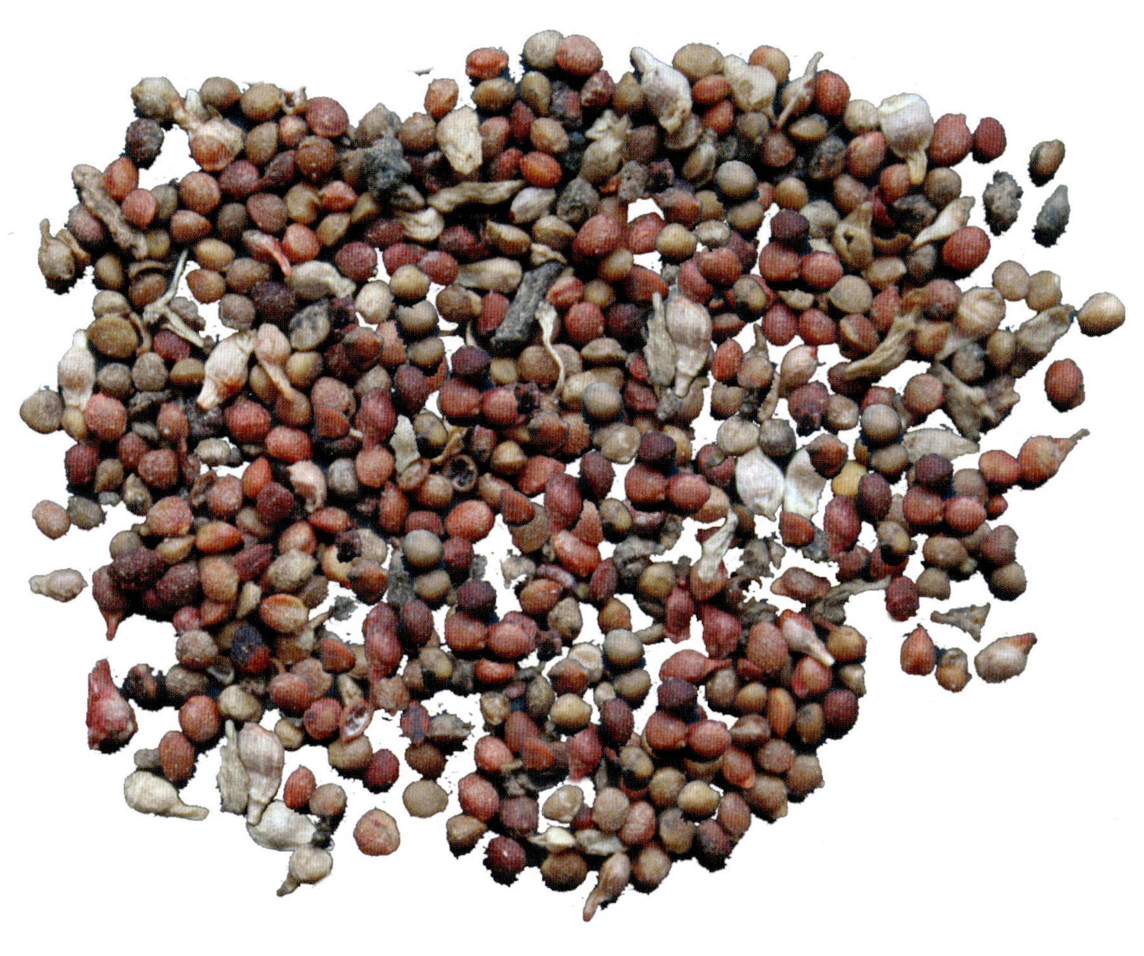

楮实子饮片

民族药方

1. 腰膝酸软 楮实子、杜仲、牛膝各 12 g，枸杞子、菊花各 9 g。水煎汤。

2. 目昏，视物不明 楮实子、荆界穗、地骨皮各等份。共研细末，炼蜜为丸，如梧桐子大，与米汤一起吃下，每次 20 丸。

3. 补肾壮阳 楮实子（微炒）50 g，制附子、牛膝、巴戟天、石斛各 10 g，大枣 30 枚，炮姜、肉桂、鹿茸各 5 g，白酒 1 000 mL。将所有药材捣碎放入纱布袋中，加酒密封，不时晃动，8 日后开封，过滤澄清，每次 10 mL，每日 2 次。

4. 肝癌腹水 楮实子、泽兰、泽泻、黑豆、茵陈、川牛膝、大腹皮各 10 g，路路通 5 g，茯苓 20 g，厚朴 15 g。水煎汤。

使用注意

脾胃虚弱、孕妇、年老体弱者慎用。

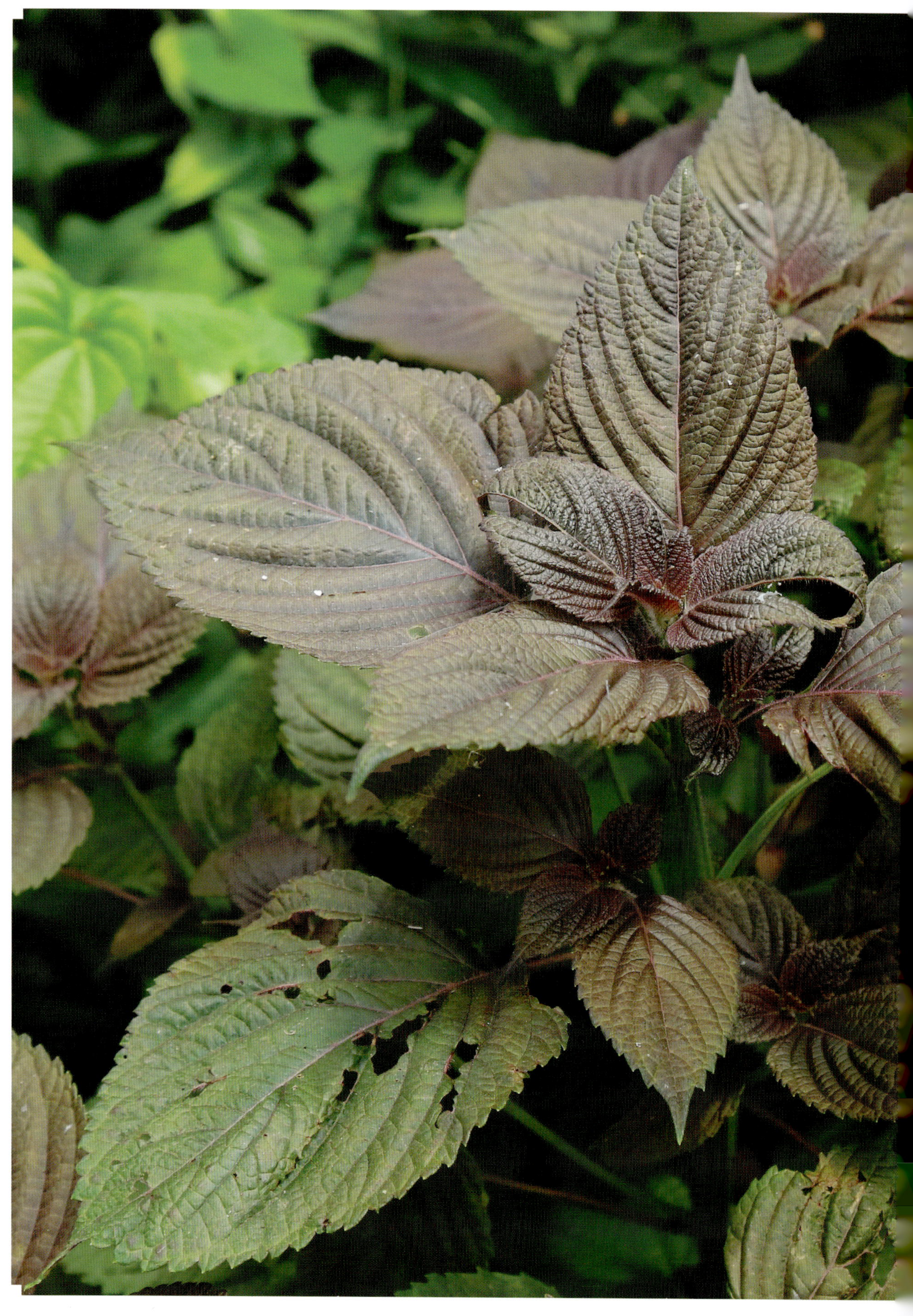

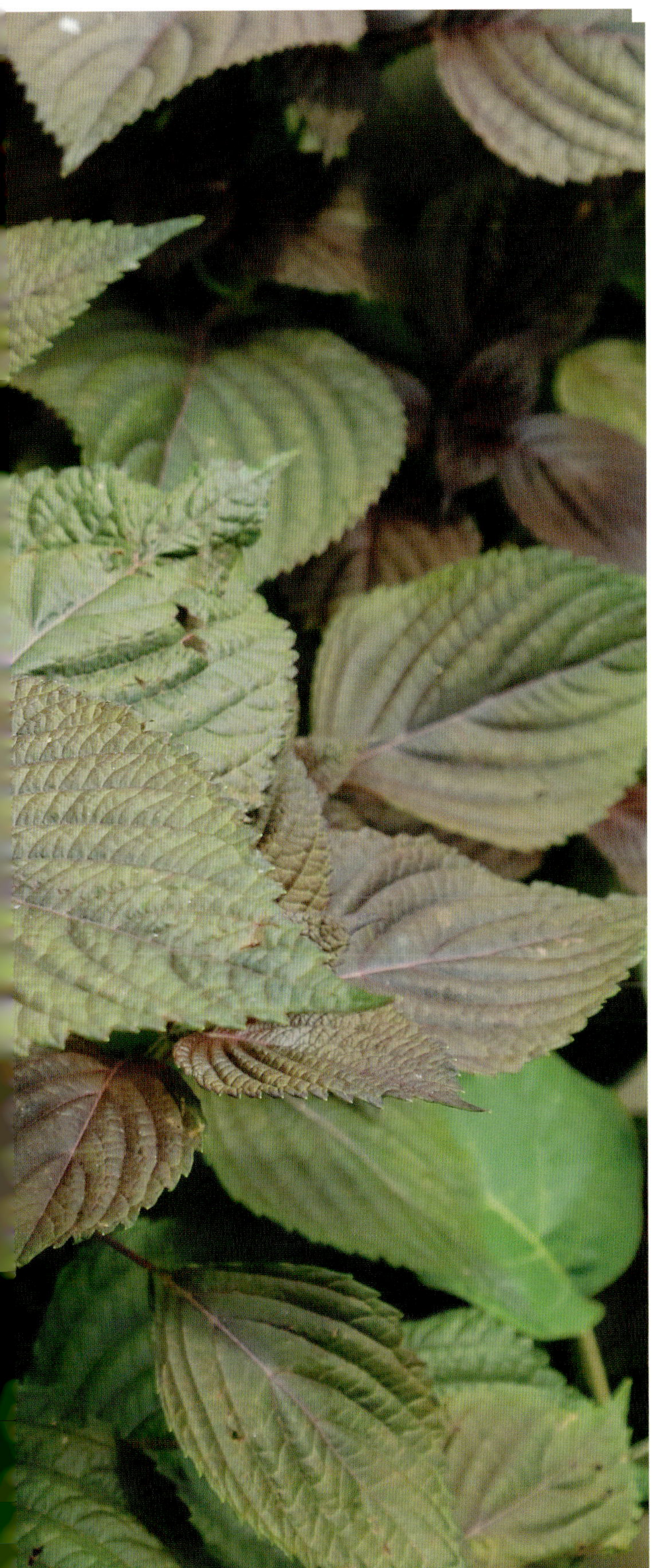

紫苏叶

【水药名】安嘎。

【别　名】苏叶、赤苏、紫苏、红紫苏。

【来　源】本品为唇形科植物紫苏 *Perilla frutescens*（L.）Britt. 的干燥叶。

【性味归经】味辛、辣，性微热。归肺经。

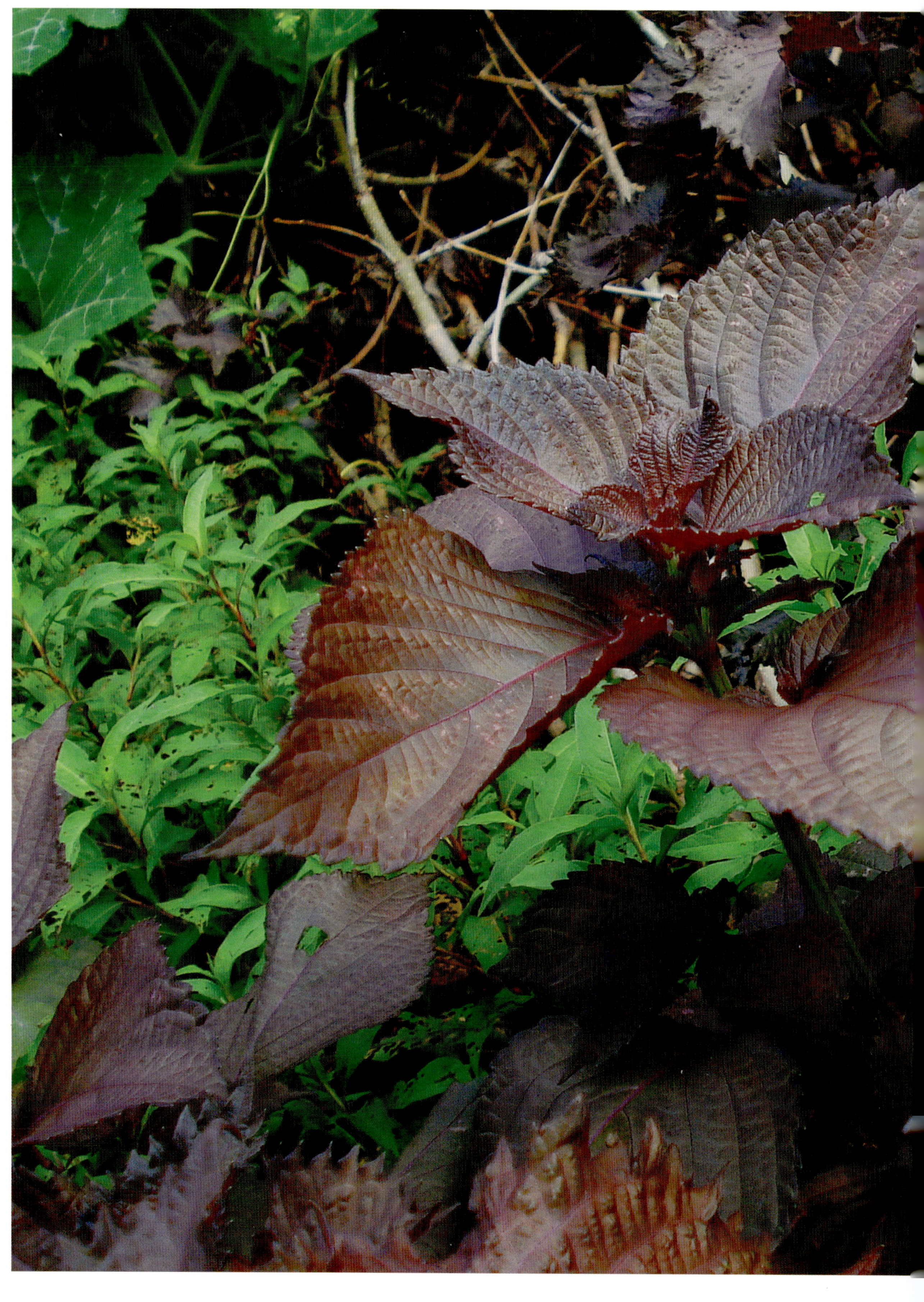

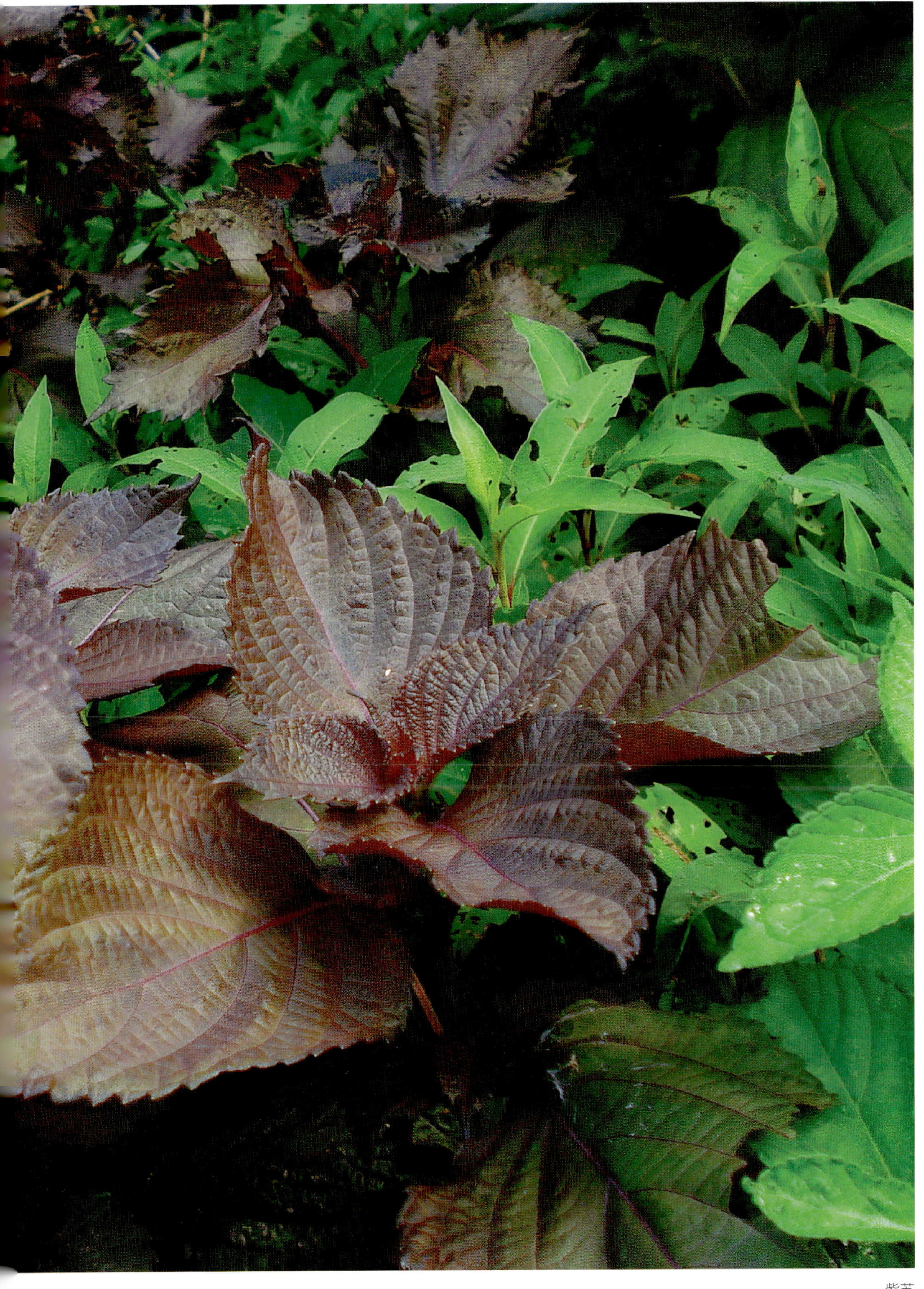

紫苏

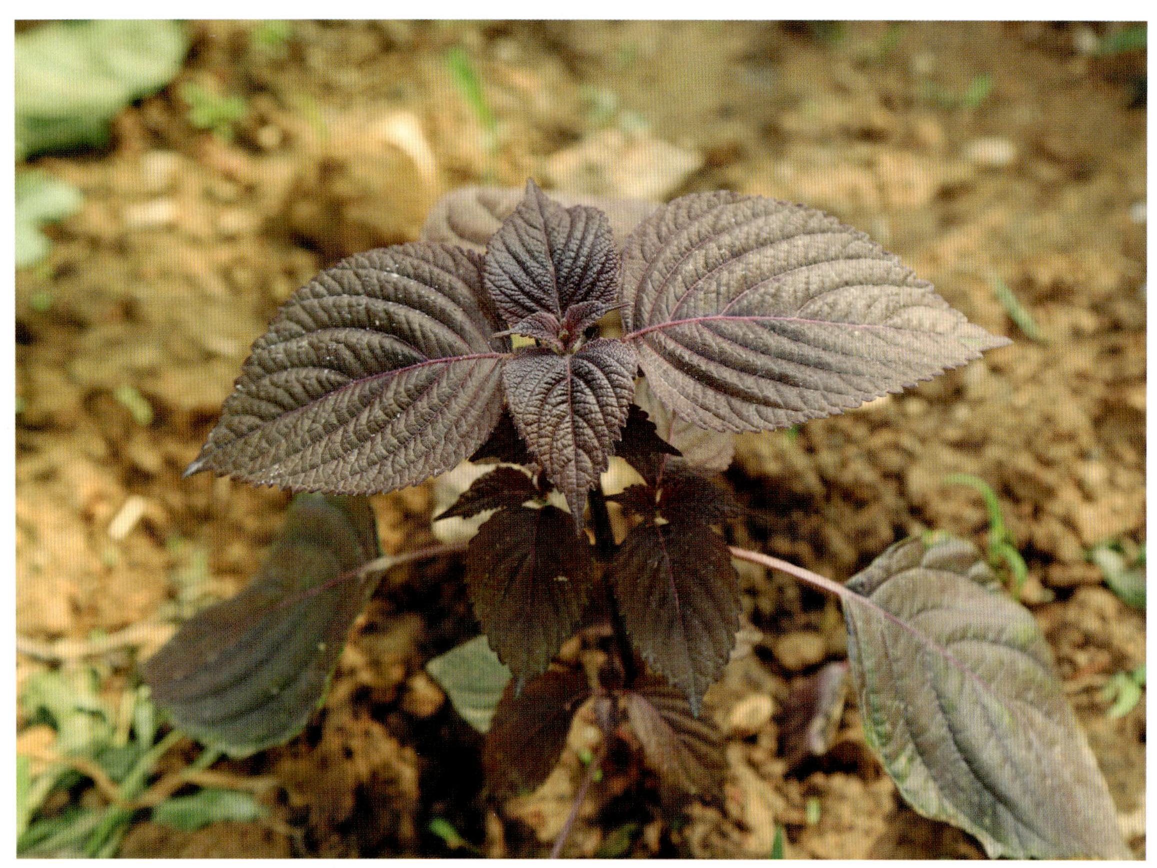

紫苏

识别特征

一年生草本植物，高30～200 cm。具特异香气。茎直立，四棱形，绿紫色或绿色，密被长柔毛。叶对生；叶片卵形至宽肋形，长7～13 cm，宽2.5～10.0 cm，先端渐尖或突尖，基部圆形或阔楔形，边缘具粗锯齿，两面紫色或仅下面紫色，上下两面均疏生柔毛，沿叶脉多较密；叶柄长3～5 cm，密被长柔毛。轮伞花序，组成偏向一侧的顶生和腋生的总状花序，花序密被长柔毛；苞片卵形、卵状三角形或披针形；花萼钟状，下部密被长柔毛和有黄色腺点，基部一边肿胀，上唇宽大，有3齿；下唇稍长，有2齿，花冠紫红色或粉红色至白色，上唇微缺，下唇3裂。小坚果近球形，灰棕色或褐色，具网纹。花期6—7月，果期7—8月。

生境分布

生长于山地、路旁、村边或荒地。全国各地均有栽培。

采收加工

夏季枝叶茂盛时采收，除去杂质，晒干。

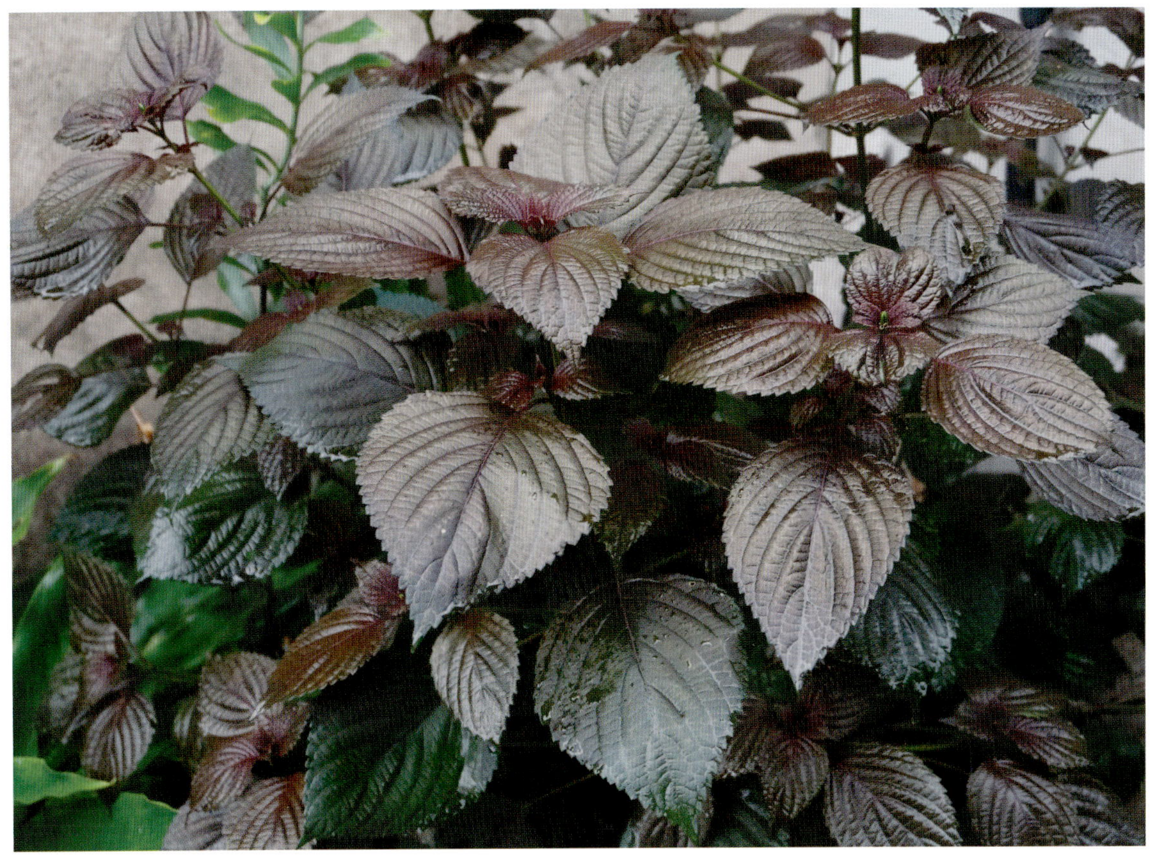

紫苏

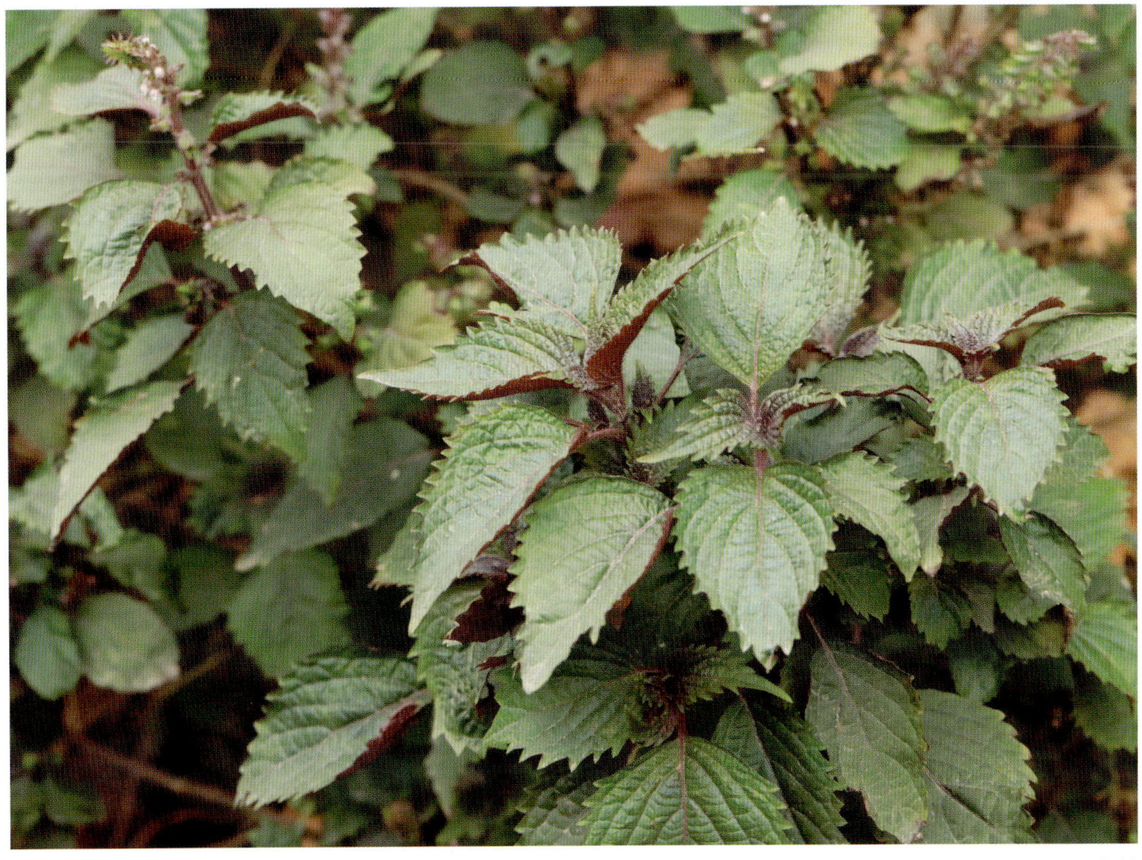

紫苏

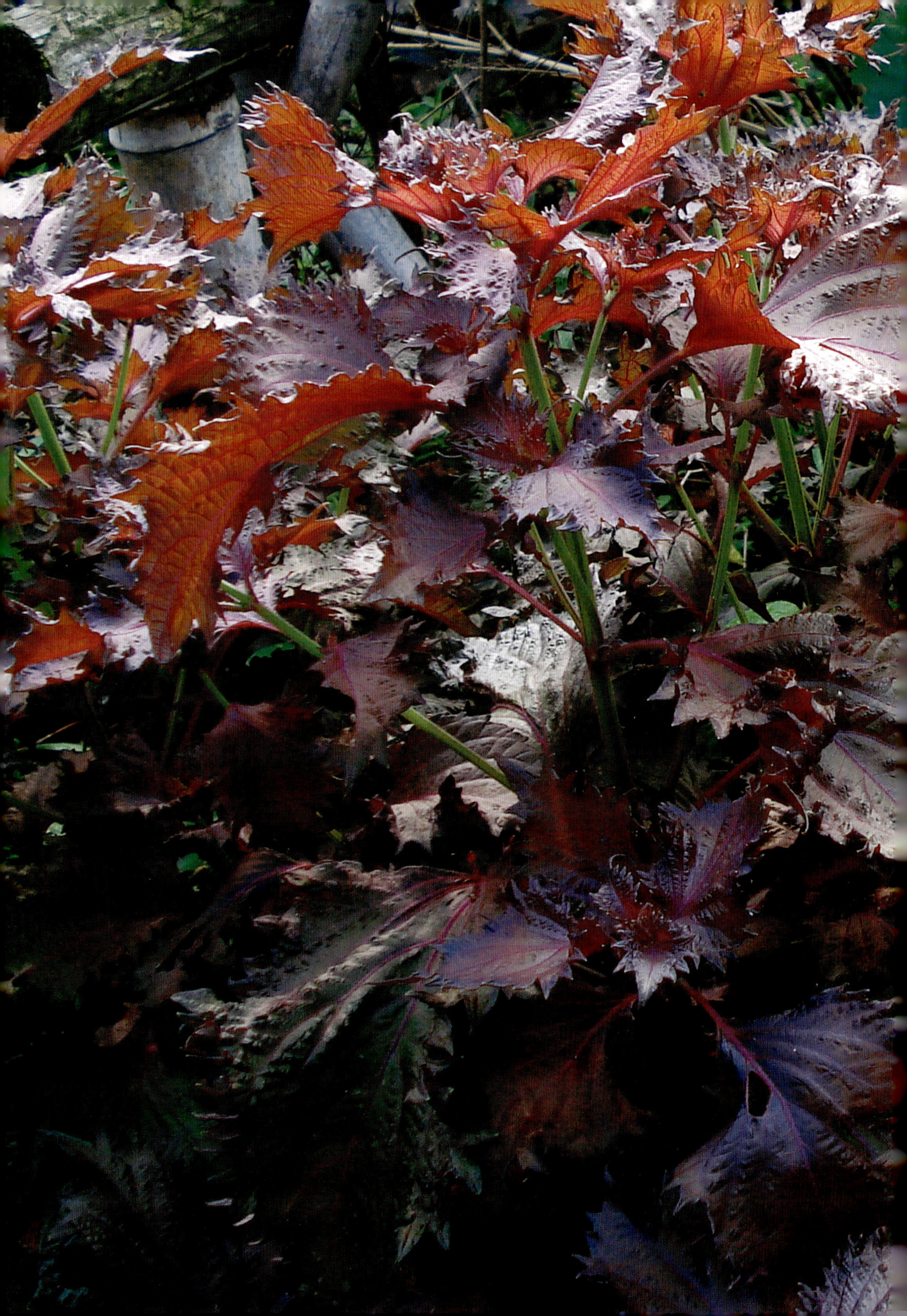

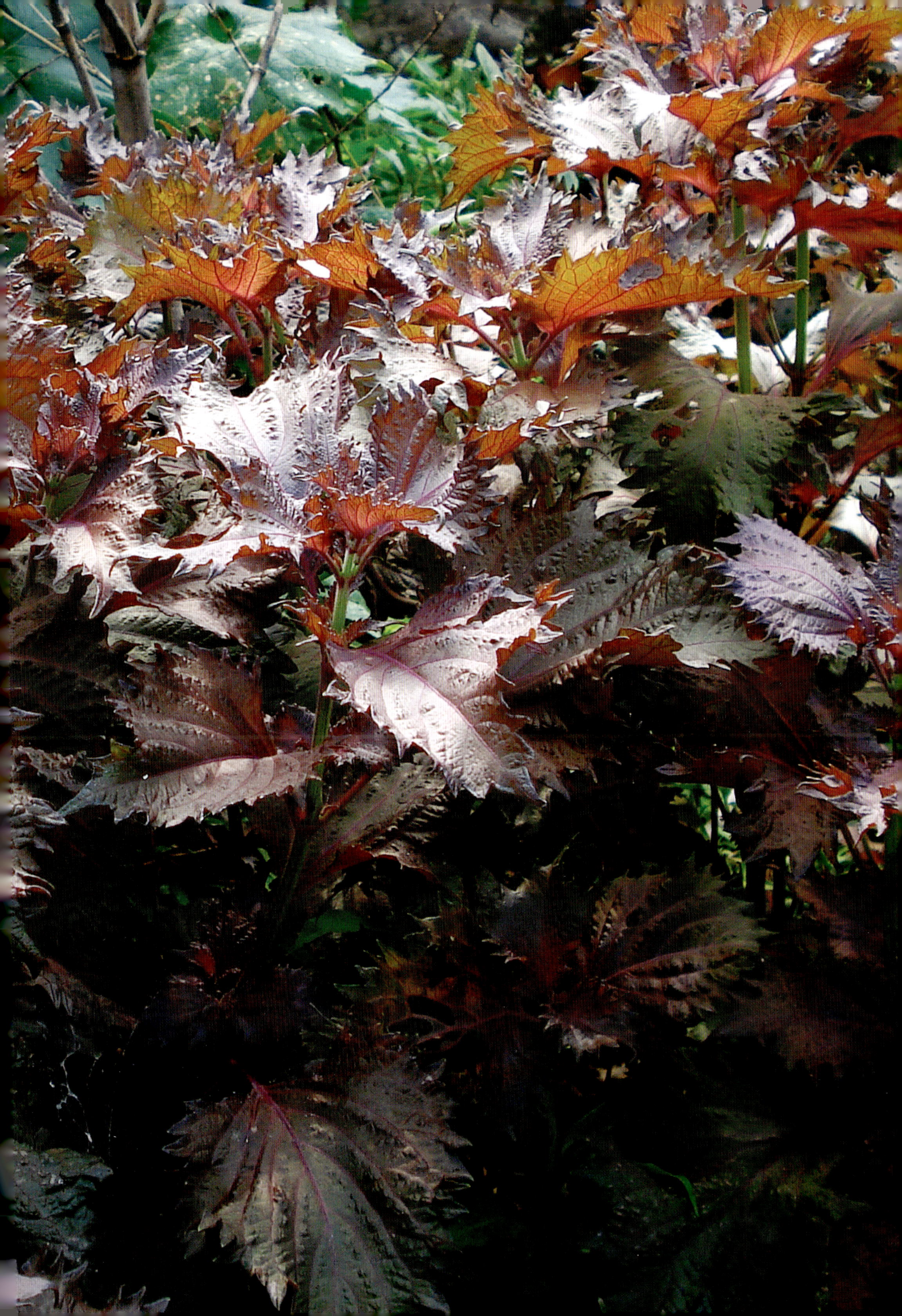

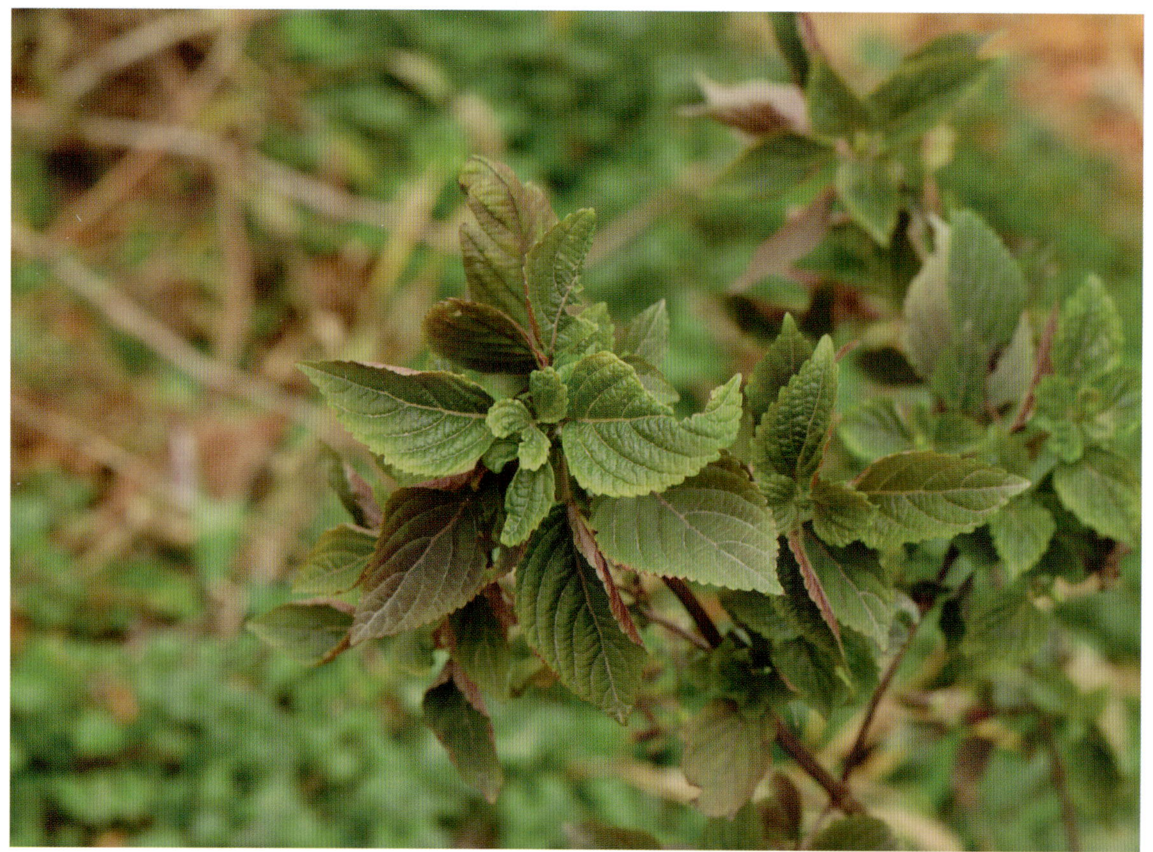

紫苏

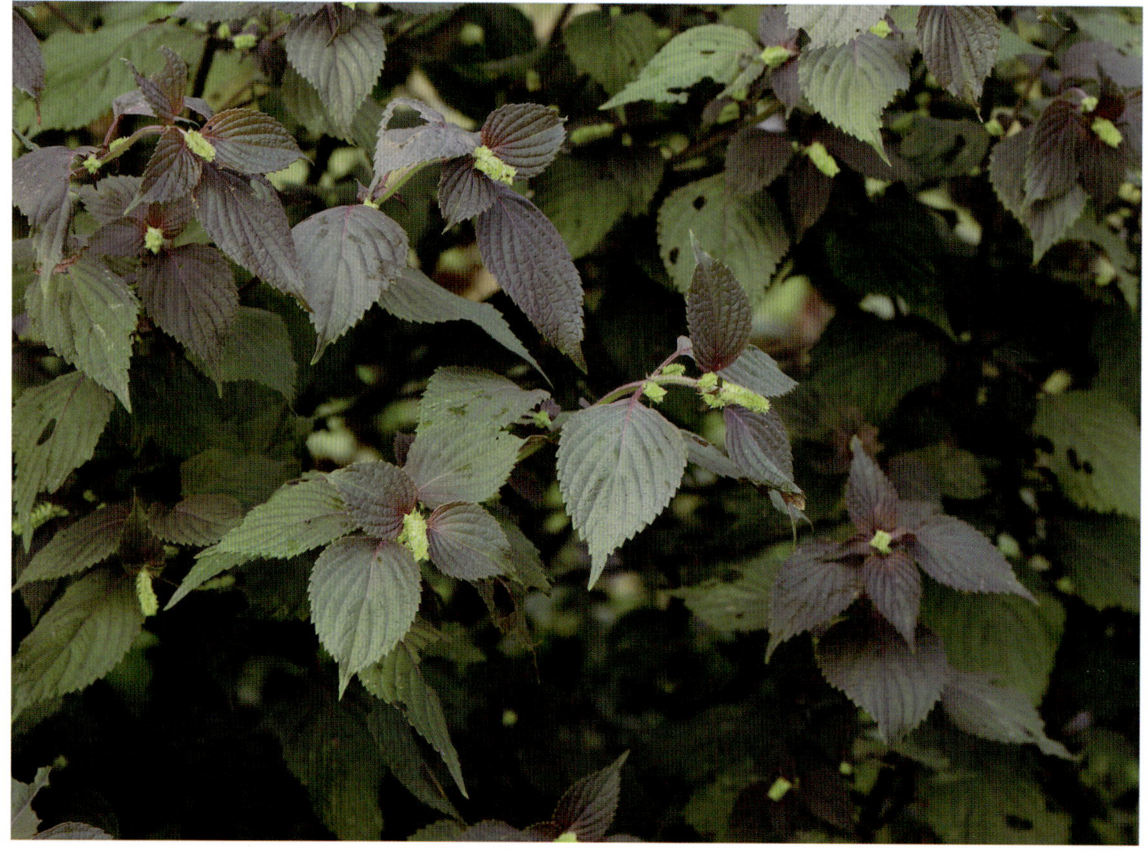

紫苏

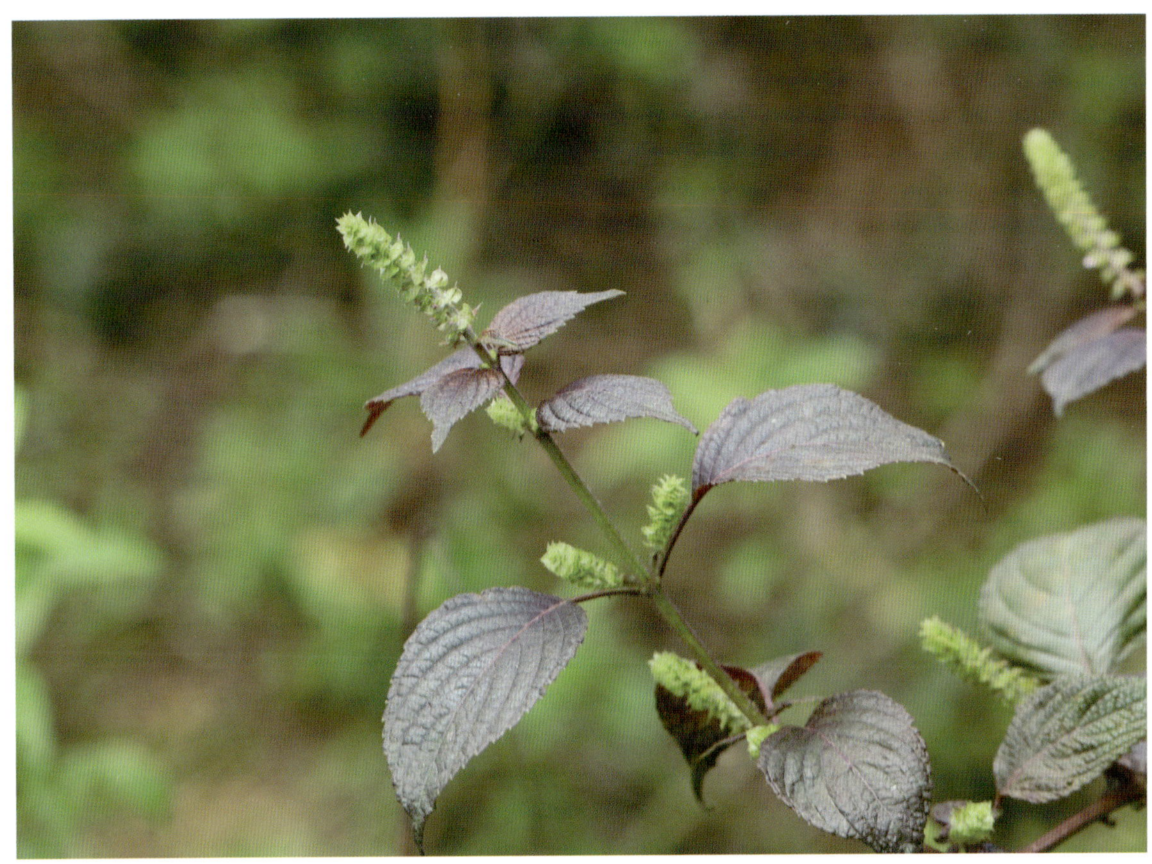

紫苏

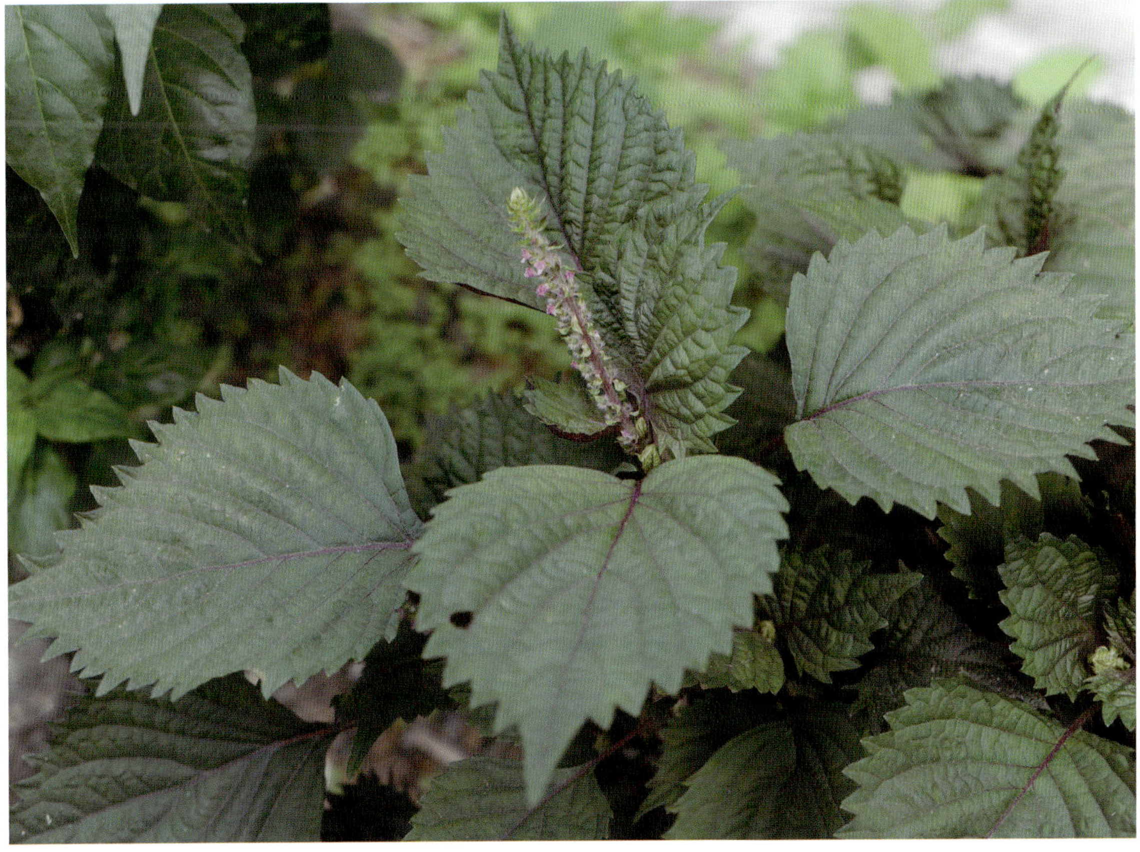

紫苏

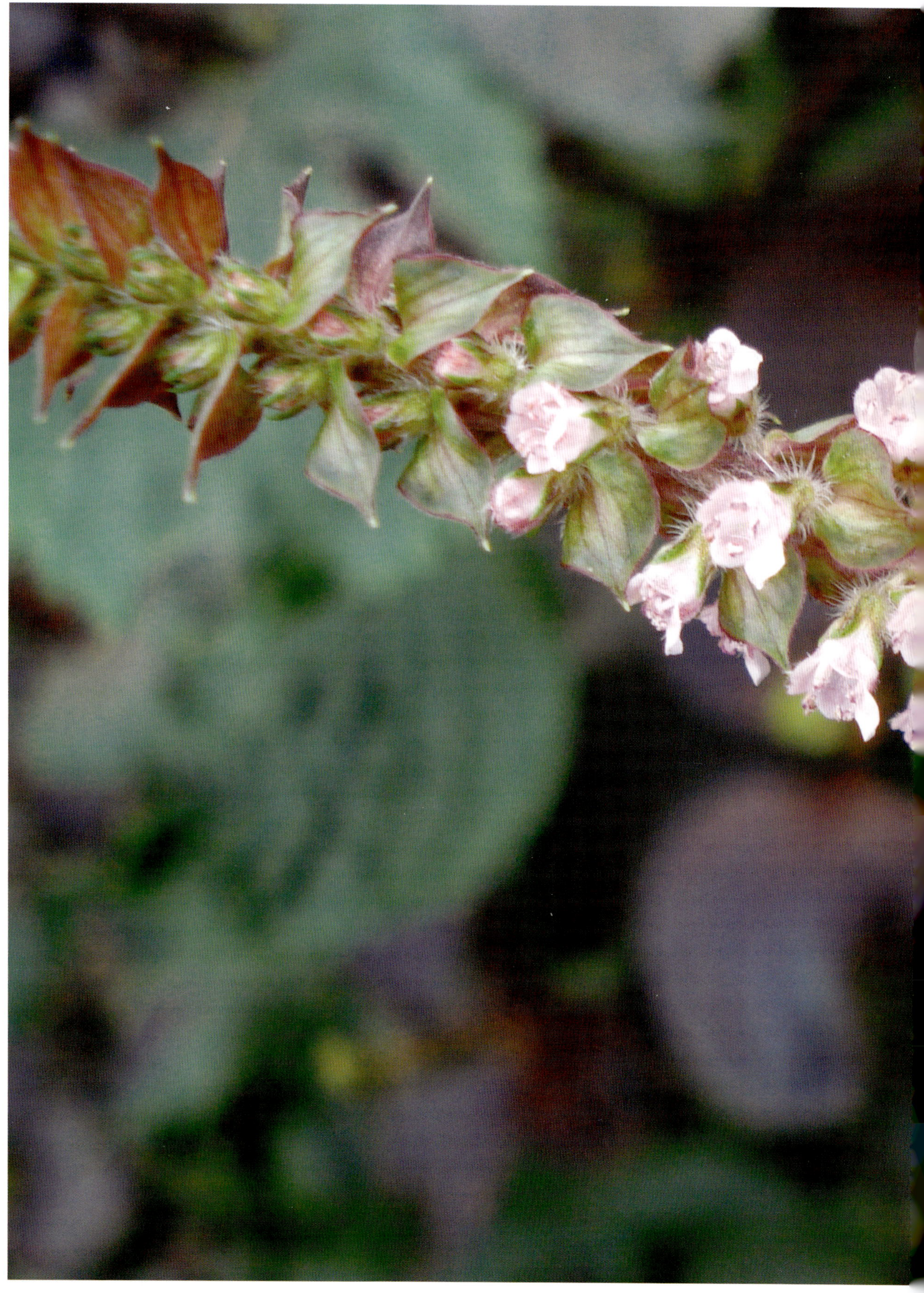

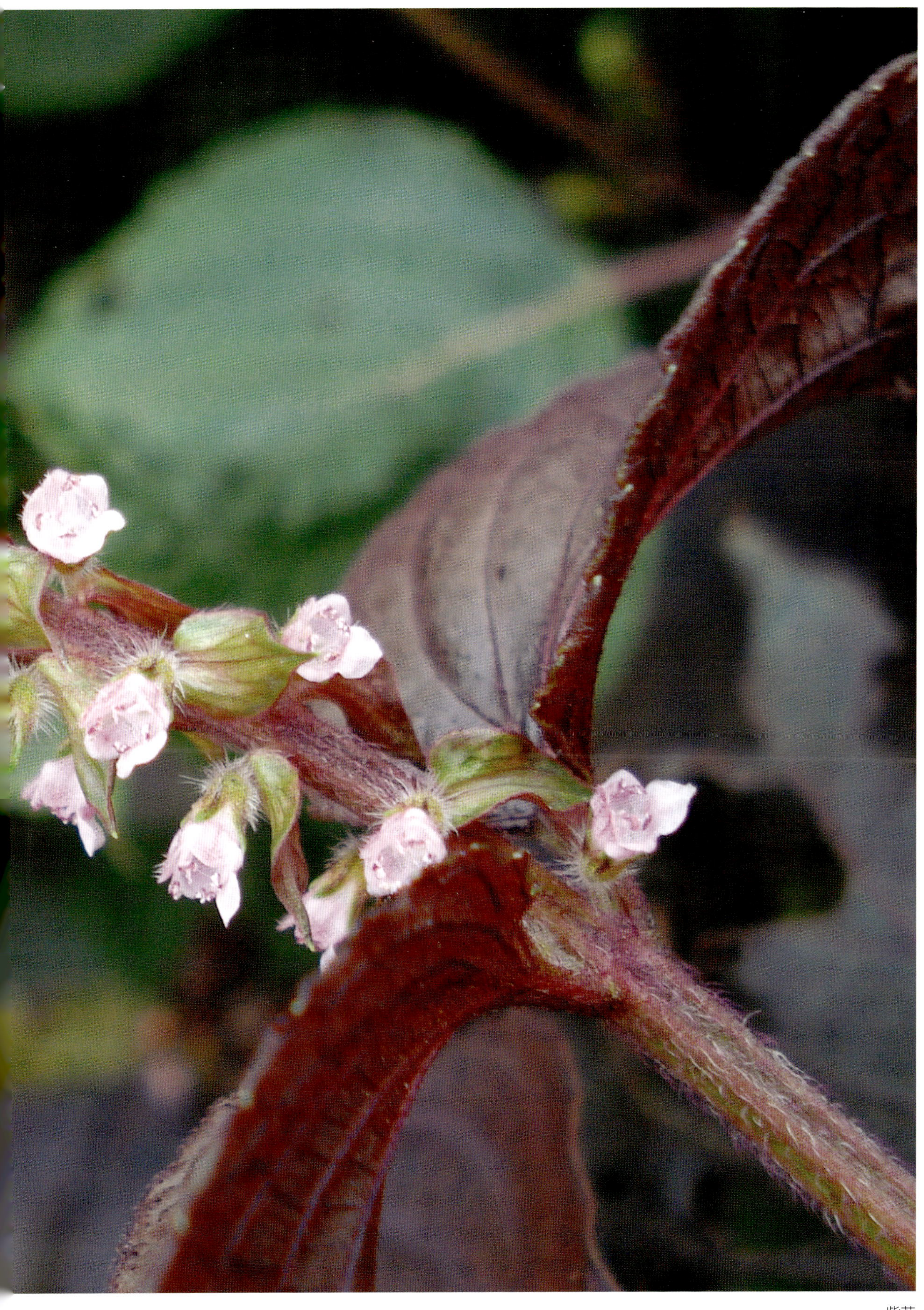

紫苏

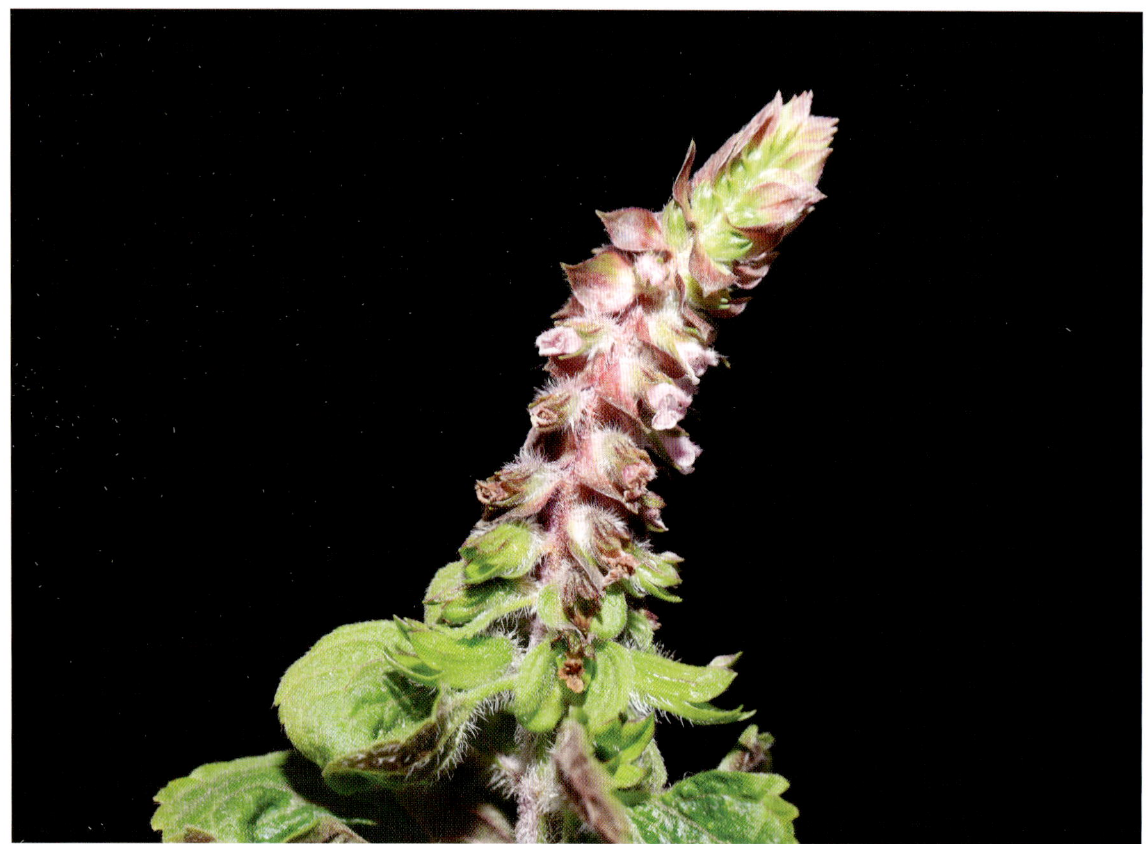

紫苏

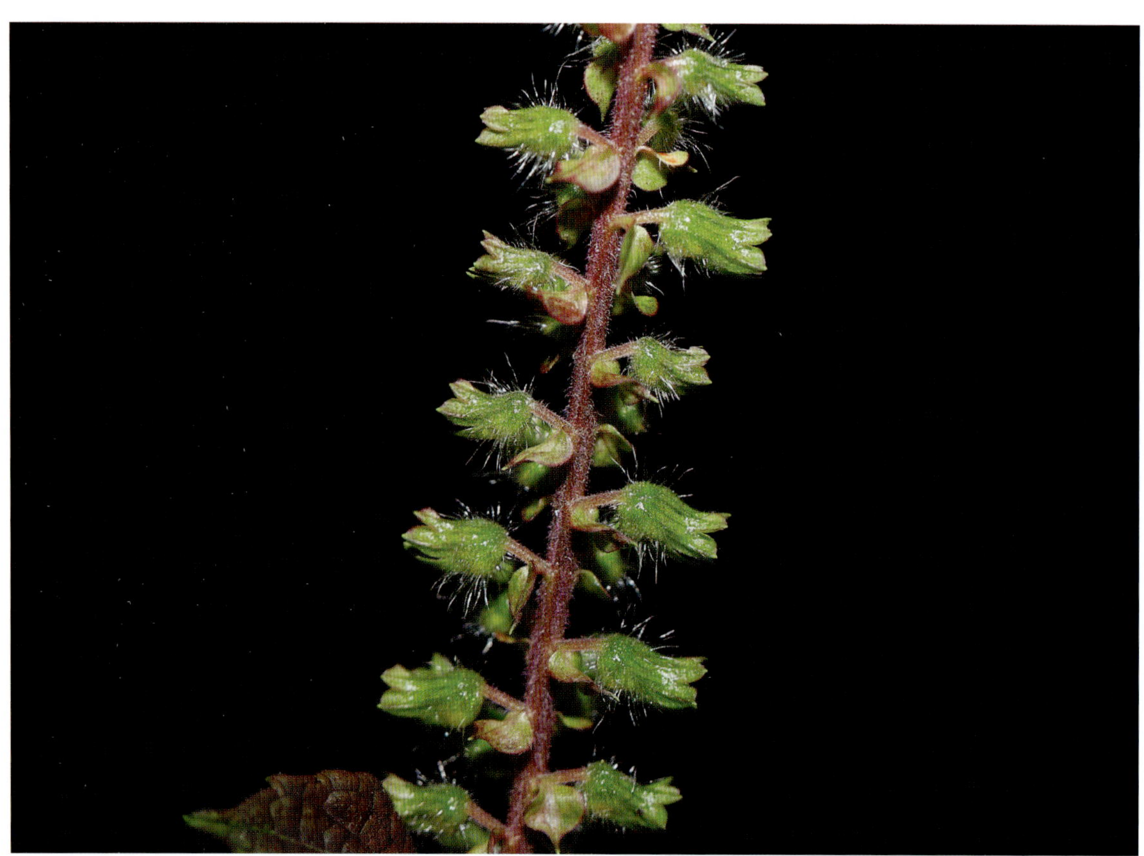

紫苏

药材鉴别

本品叶片多皱缩卷曲、碎破，完整者展平后呈卵圆形，长 4 ~ 11 cm，宽 2.5 ~ 9 cm。先端长尖或急尖，基部圆形或宽楔形，边缘具圆锯齿。两面紫色或上表面绿色，下表面紫色，疏生灰白色毛，下表面有多数凹点状的腺鳞。叶柄长 2 ~ 7 cm，紫色或紫绿色。质脆。带嫩枝者，枝的直径 2 ~ 5 mm，紫绿色，断面中部有髓。气清香，味微辛。

功效主治

降气，消痰，平喘，润肠。主治痰壅气逆，咳嗽气喘，肠燥便秘。

用法用量

内服：3 ~ 10 g，煎汤；或入丸、散服。

民族药方

1．寻常疣 鲜紫苏叶适量。外擦患处，每日 1 次，每次 10 ~ 15 分钟，连用 3 ~ 5 次。

2．子宫出血 紫苏叶适量。将紫苏制成每 mL 相当于原生药 2 g 之水提取液，分装成 5 mL 安瓿。使用时以无菌棉球、纱布或擦镜头纸浸润紫苏液贴敷于出血处。

3．寒泻 紫苏叶 15 g。水煎加红糖 6 g 冲服。

4．鱼、蟹中毒 紫苏叶 60 g。煎浓汁当茶饮；或加姜汁 10 滴调服。

5．子宫下垂 紫苏叶 60 g。煎汤熏洗。

6．感冒 紫苏叶 10 g，葱白 5 根，生姜 3 片。水煎温服。

7．外感风寒头痛 紫苏叶 10 g，桂皮 6 g，葱白 5 根。水煎服。

8．急性胃肠炎 紫苏叶 10 g，藿香 10 g，陈皮 6 g，生姜 3 片。水煎服。

使用注意

温病及气弱者忌服。

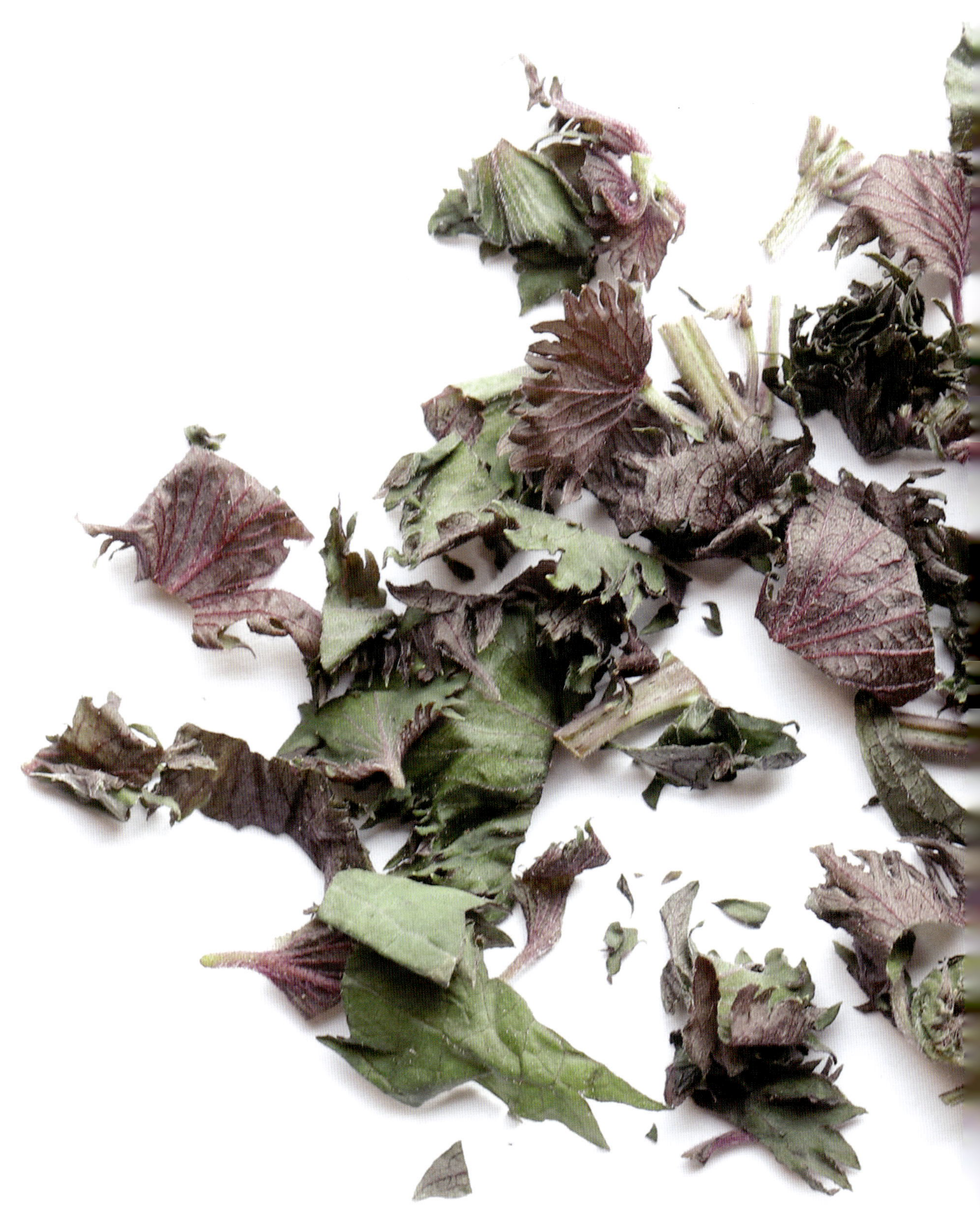

紫苏叶

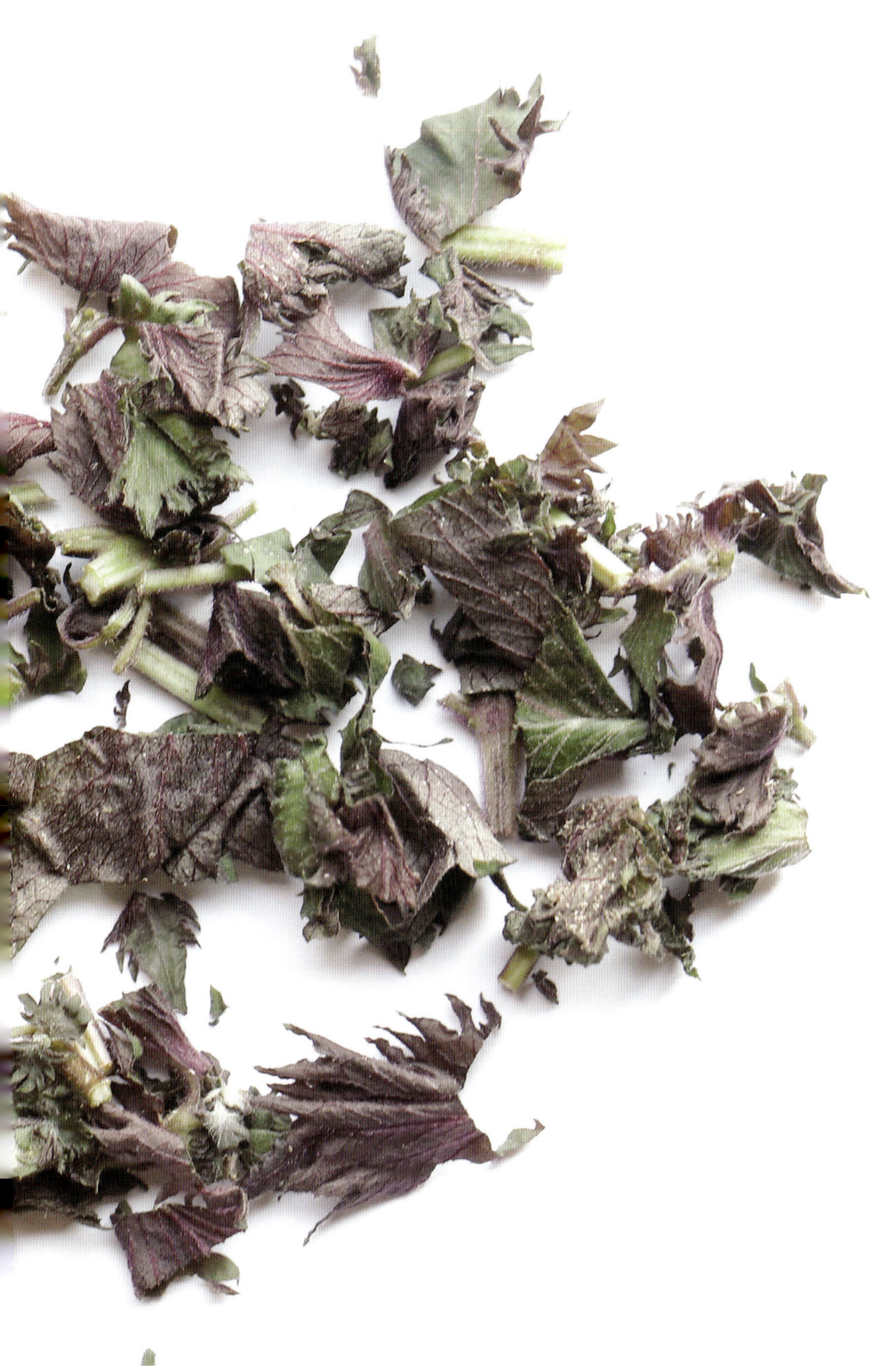

紫苏叶药材

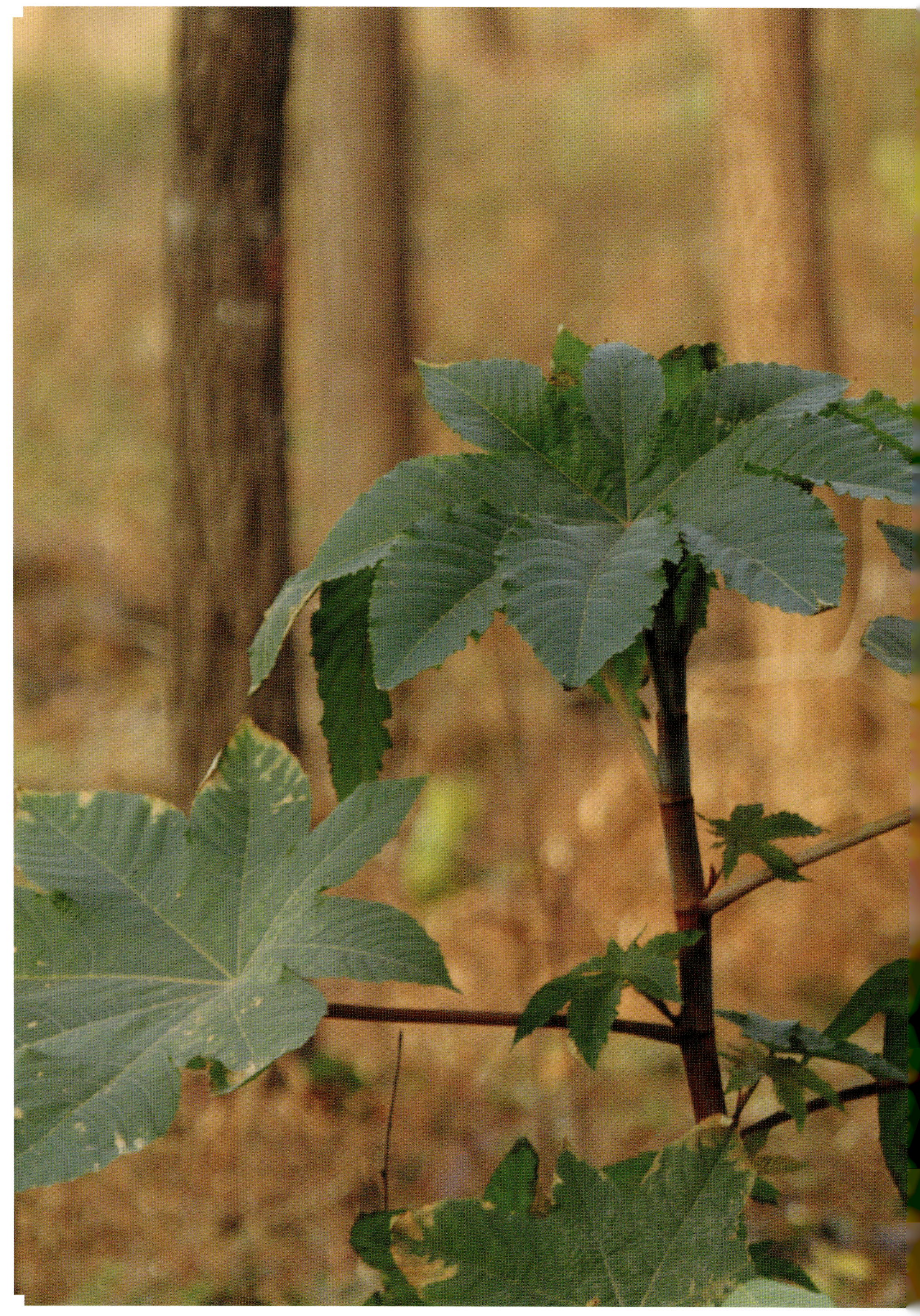

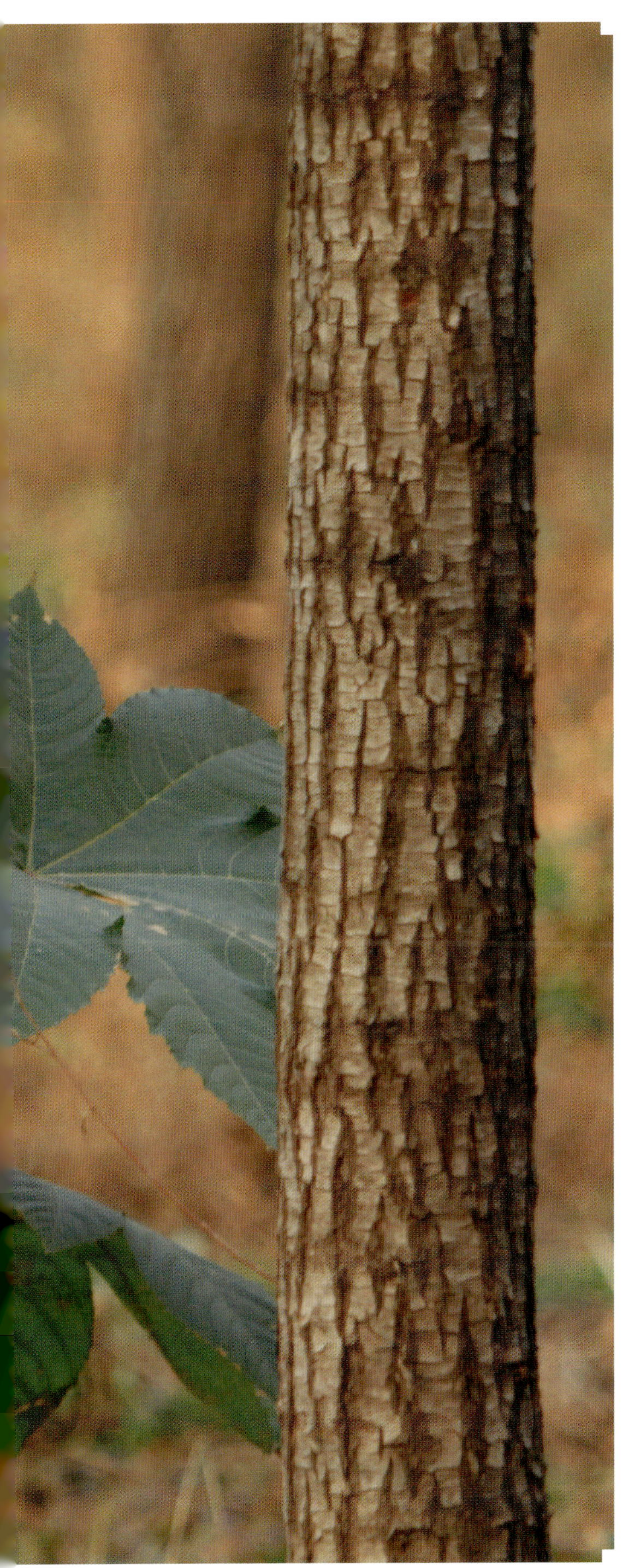

蓖麻子

【水 药 名】格懂波。

【别　　名】蓖麻仁、大麻子、草麻子。

【来　　源】本品为大戟科植物蓖麻 *Ricinus communis* L. 的干燥成熟种子。

【性味归经】味辛、甘，性平；有毒。归肺、大肠经。

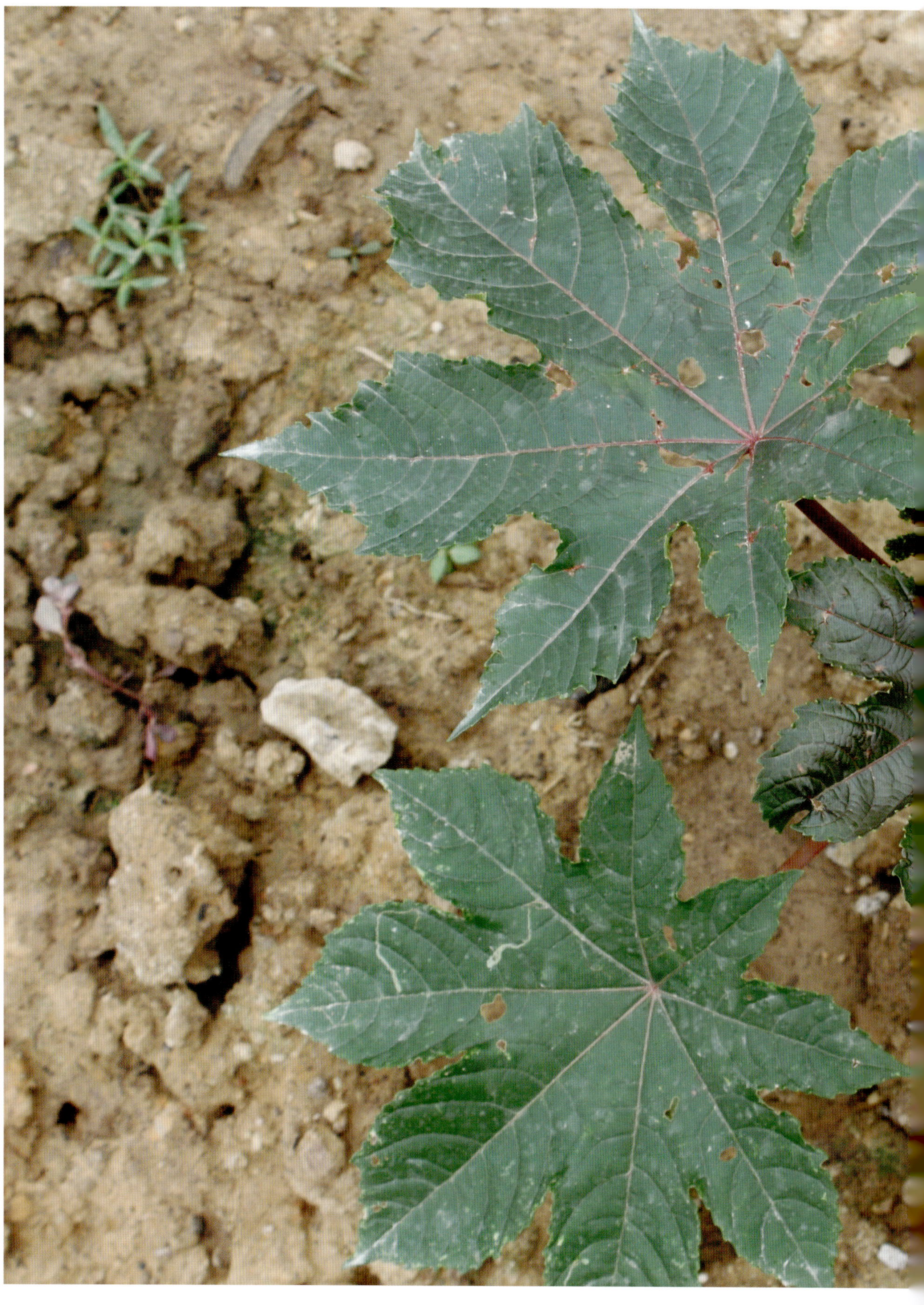

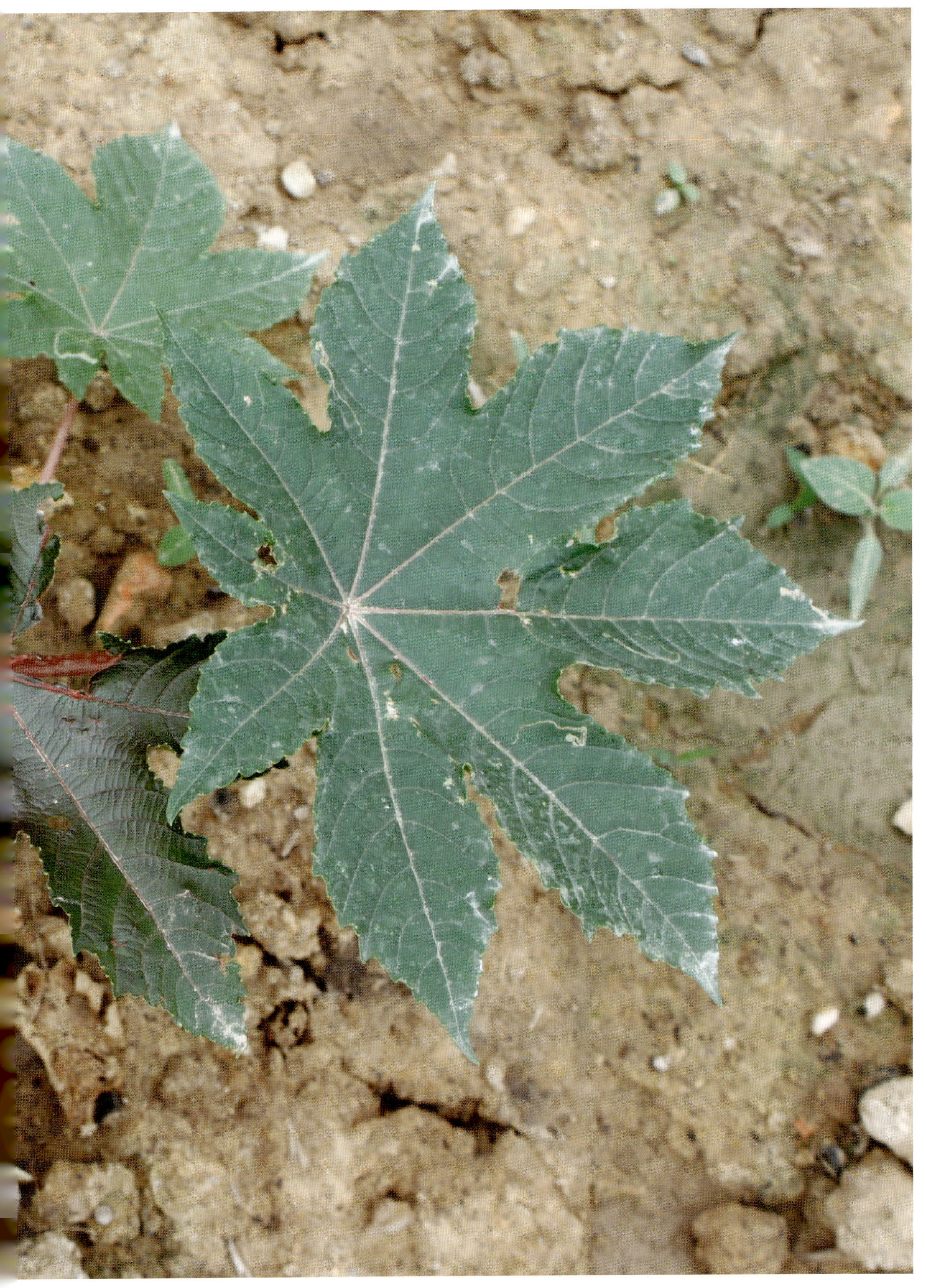

蓖麻

蓖麻

识别特征

一年生草本，在南方地区常成小乔木，幼嫩部分被白霜。叶互生，盾状着生，直径 15 ~ 60 cm，有时大至 90 cm，掌状中裂，裂片 5 ~ 11，卵状披针形至矩圆形，顶端渐尖，边缘有锯齿；叶柄长。花单性，同株，无花瓣，圆锥花序与叶对生，长 10 ~ 30 cm 或更长，下部雄花，上部雌花；雄花萼 3 ~ 5 裂；子房 3 室，每室 1 胚珠；花柱 3，深红色，2 裂。蒴果球形，长 1 ~ 2 cm，有软刺。种子矩圆形，光滑有斑纹。花期 5—8 月，果期 7—10 月。

生境分布

全国大部分地区有栽培。

采收加工

秋季果实变棕色，果皮未开裂时分批采摘，晒干，除去果皮。

药材鉴别

本品呈椭圆形或卵形，稍扁，表面光滑，有灰白色与黑褐色或黄褐色与红棕色相间的花斑纹。种脊隆起，种阜灰白色或浅棕色。种皮薄而脆，富油性。无臭，味微苦辛。

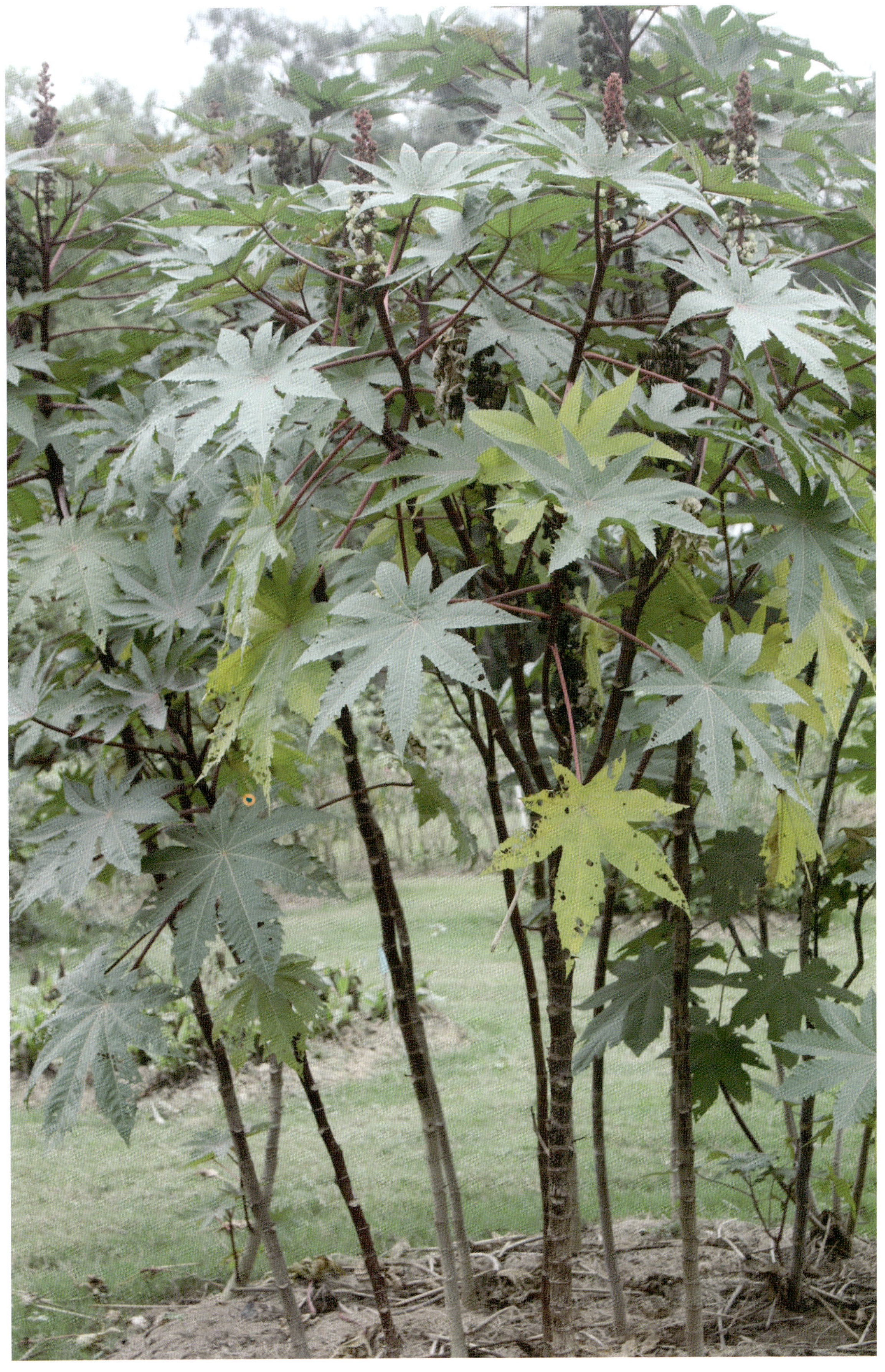

蓖麻

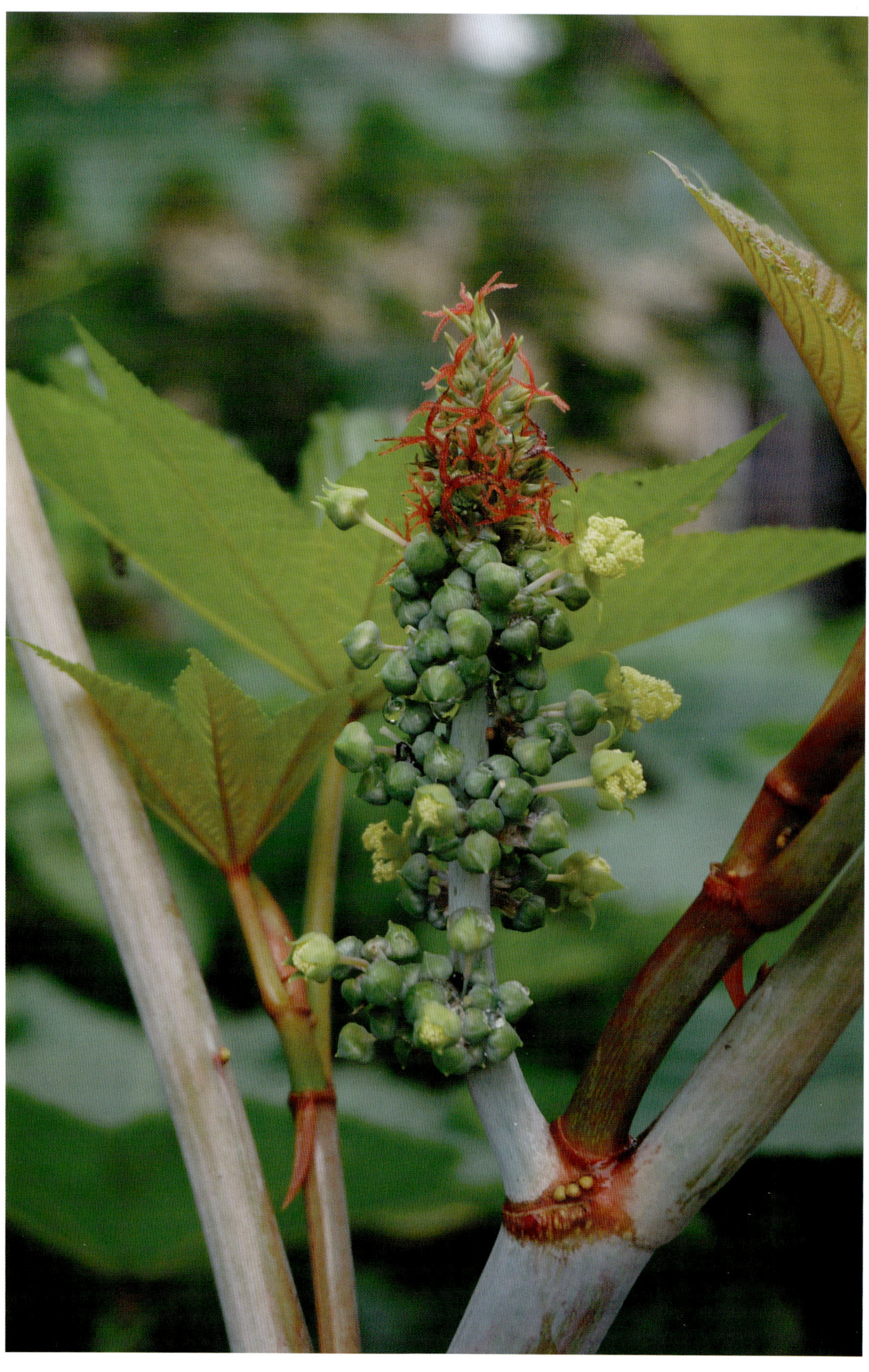

蓖麻

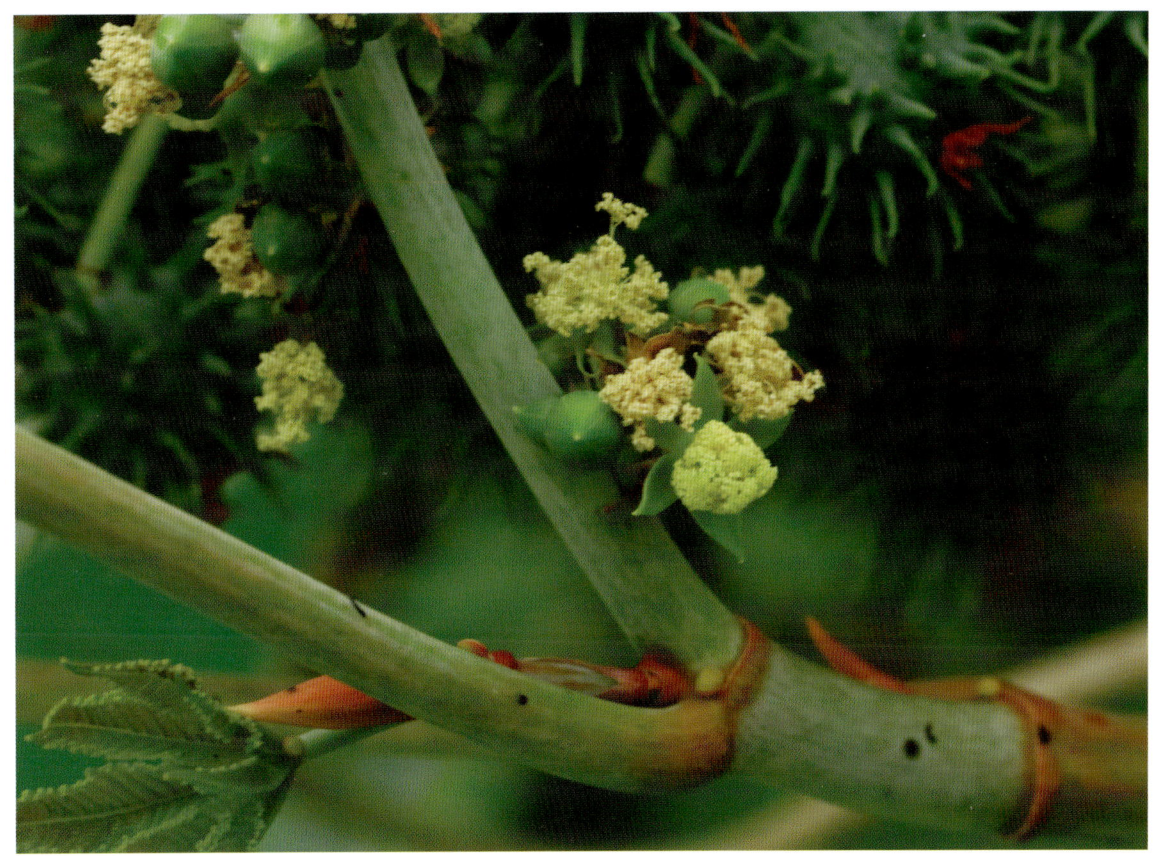

蓖麻

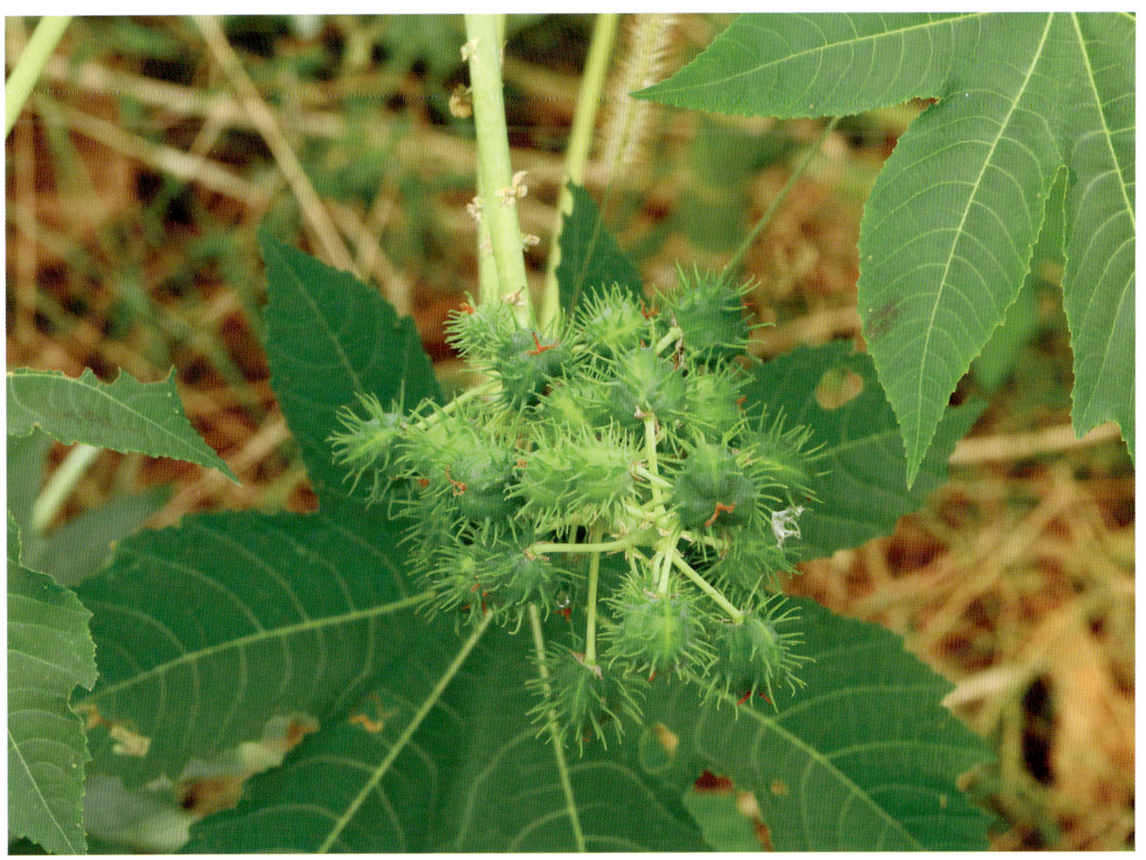

蓖麻

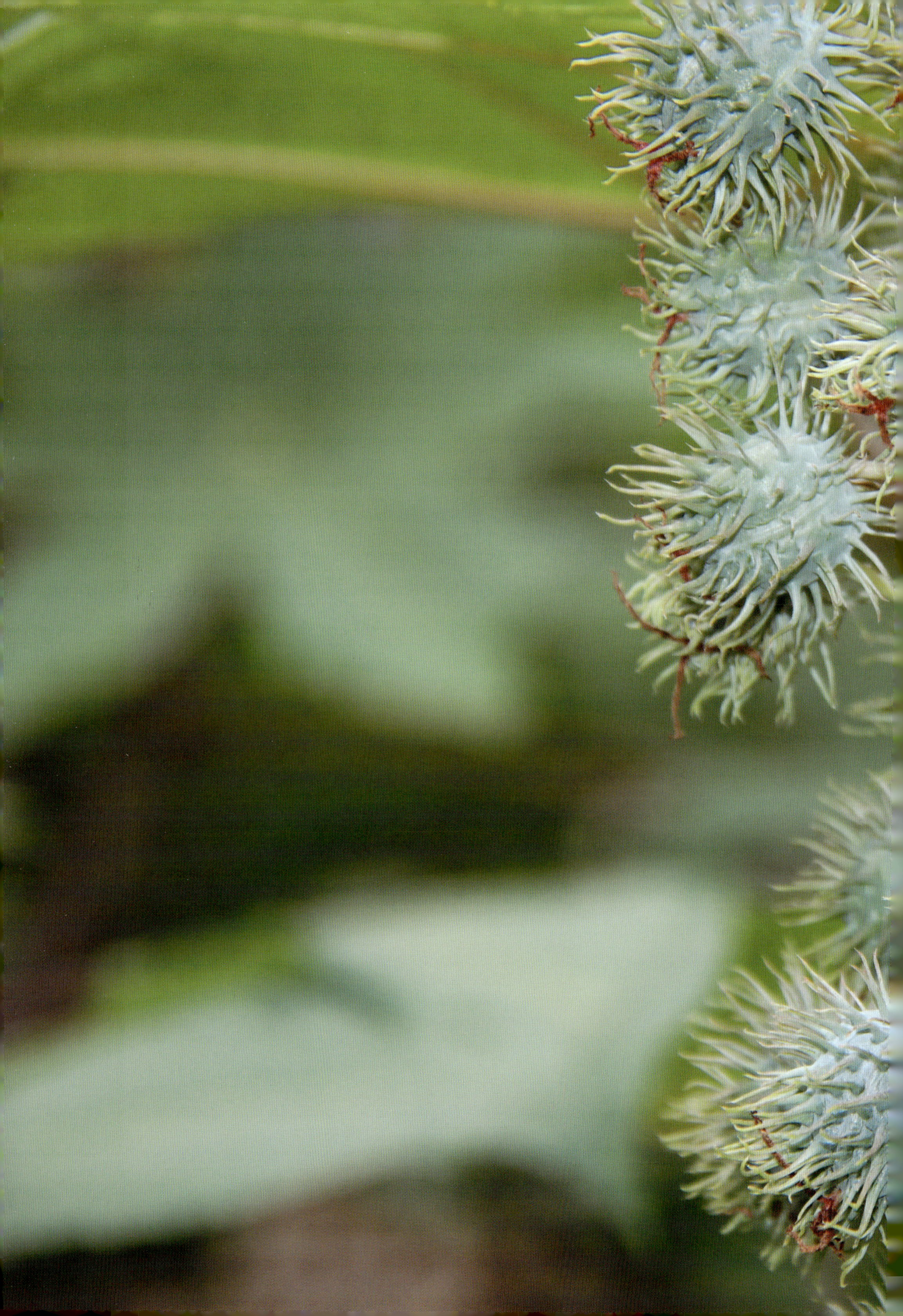

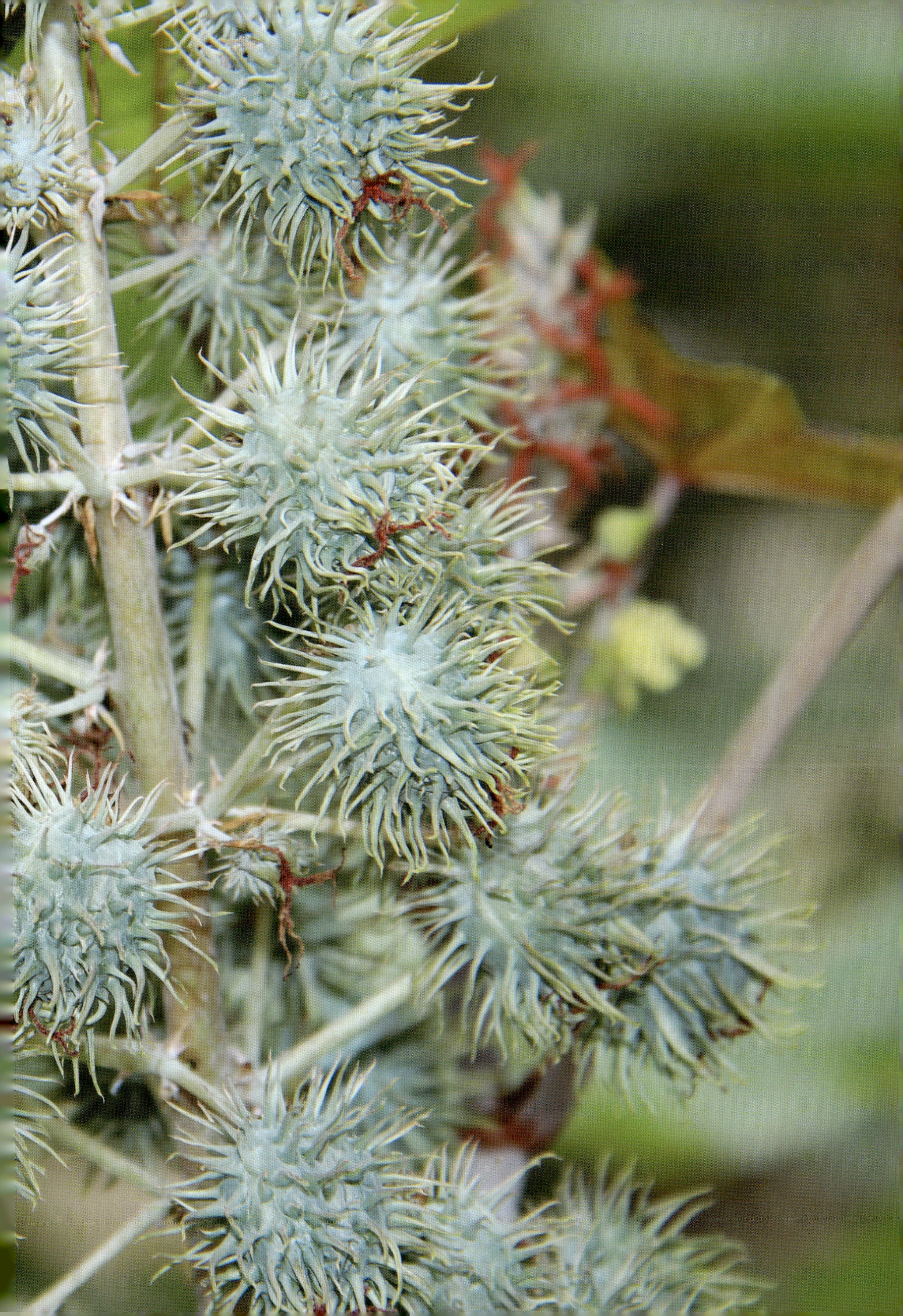

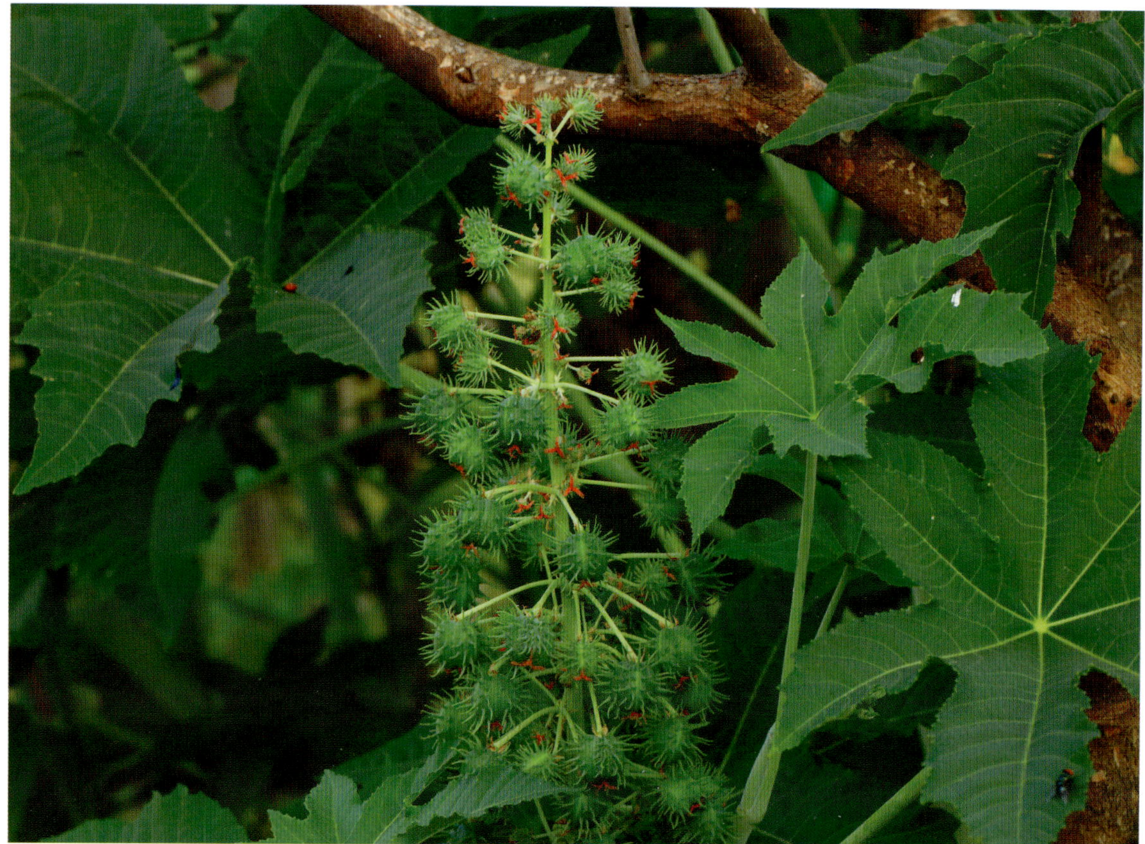

蓖麻

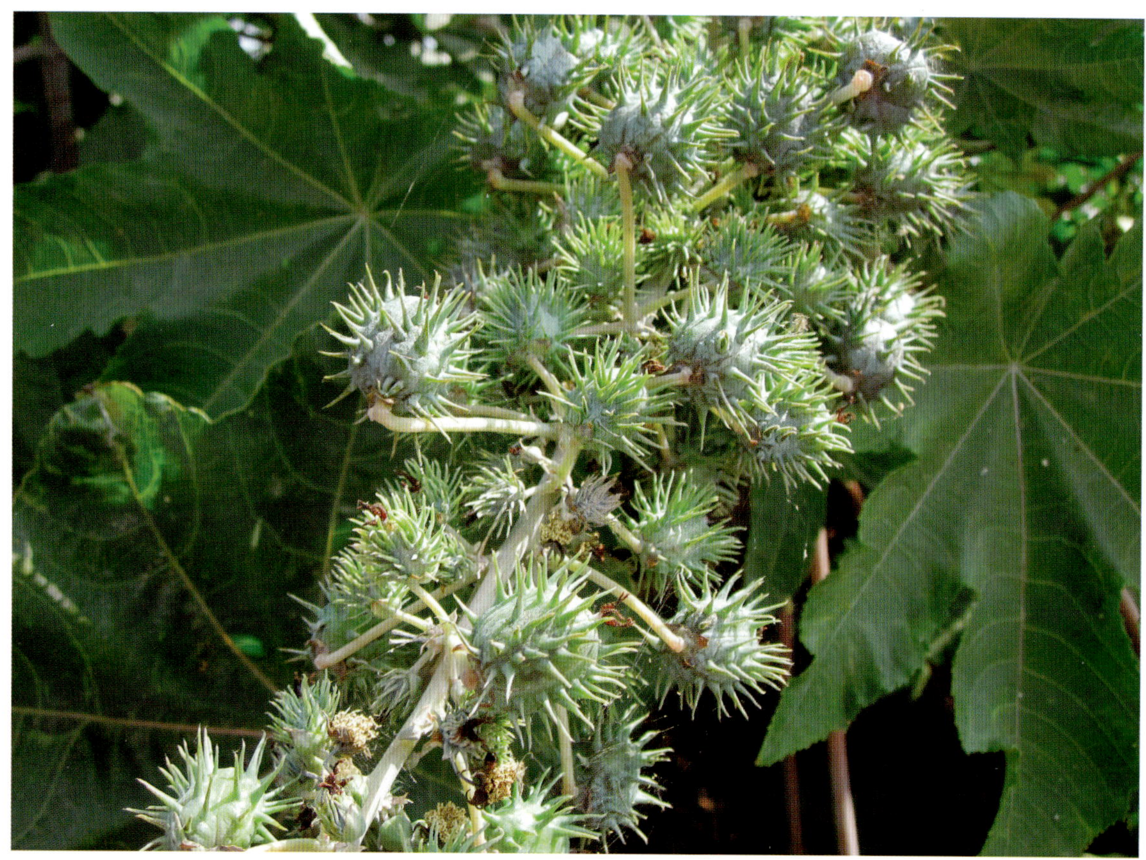

蓖麻

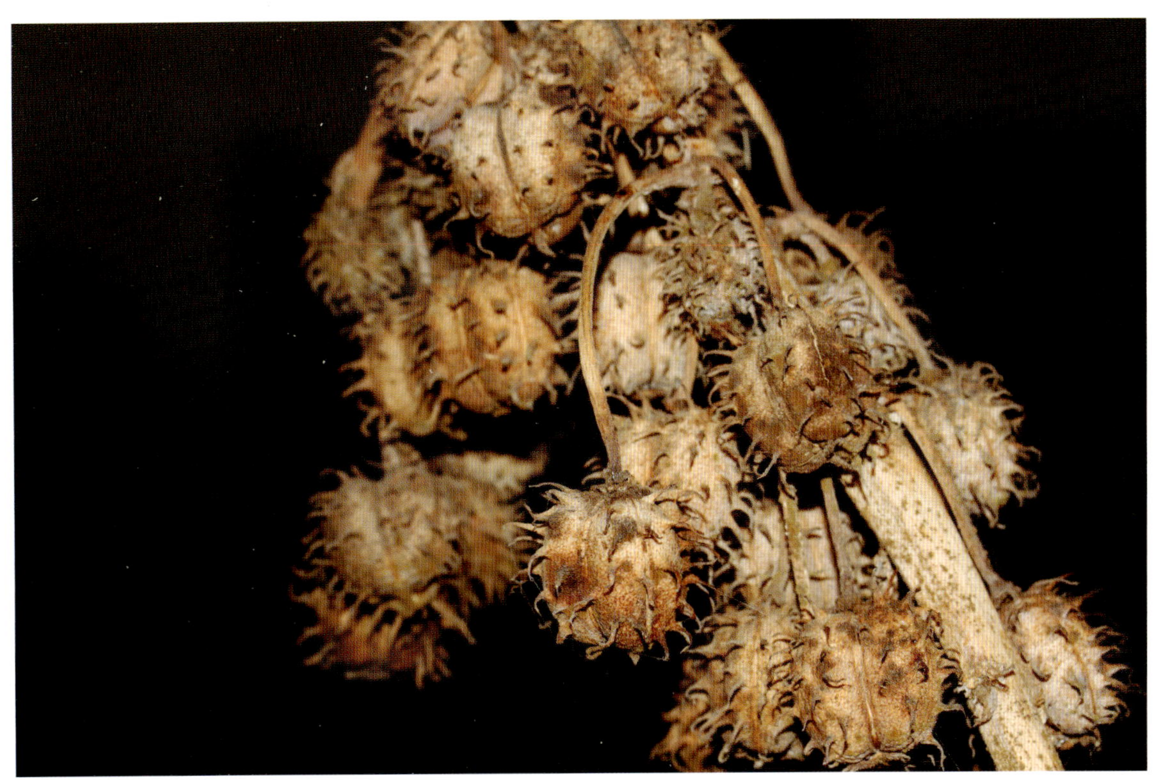

蓖麻

功效主治

消肿拔毒，泻下导滞，通络利窍。主治痈疽肿毒，瘰疬，乳痈，喉痹，疥癞癣疮，烫伤，水肿胀满，大便燥结，口眼㖞斜，跌打损伤。

用法用量

内服：5 ~ 10 枚，入丸剂、生研或炒食。外用：适量，捣敷或调敷。

民族药方

1．宫颈癌 用含 3% ~ 5%蓖麻毒蛋白的冷霜式软膏加 3%二甲亚砜，以增加渗透作用，将软膏掺入胶囊，推入子宫颈内，每日 1 次，每周 5 ~ 6 次，月经期停药。

2．面神经麻痹 蓖麻子 10 粒，全蝎、冰片各 3 g，葱 5 g，露蜂房 6 g。共捣烂如泥，摊于敷料上，贴于面部下关穴（左歪贴右下关，右歪贴左下关），每日 1 次。

3．淋巴结结核瘘 蓖麻子、生山药各等份。共捣如泥膏，以无菌敷料摊膏盖在瘘口上，每个瘘口可用 4 ~ 6 g，每日 1 次。

4．酒渣鼻 蓖麻子、大枫子各 30 g，木鳖子 10 g。研成细末，加樟脑用力研磨，加核桃仁 30 g 捣泥后，再加水银 30 g 研磨，看不见水银珠为止，搽抹患处。

使用注意

孕妇及便滑者忌服。

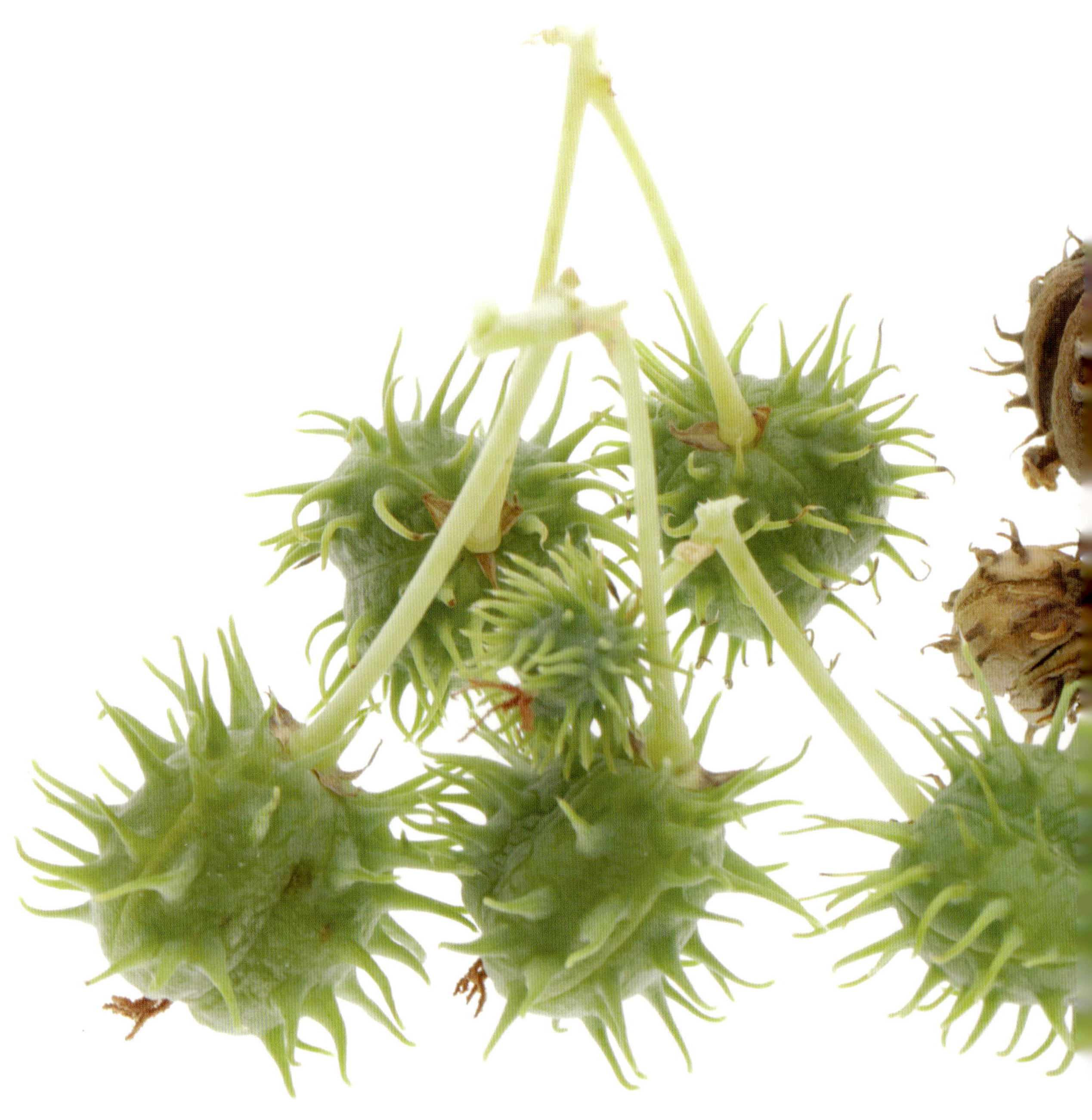

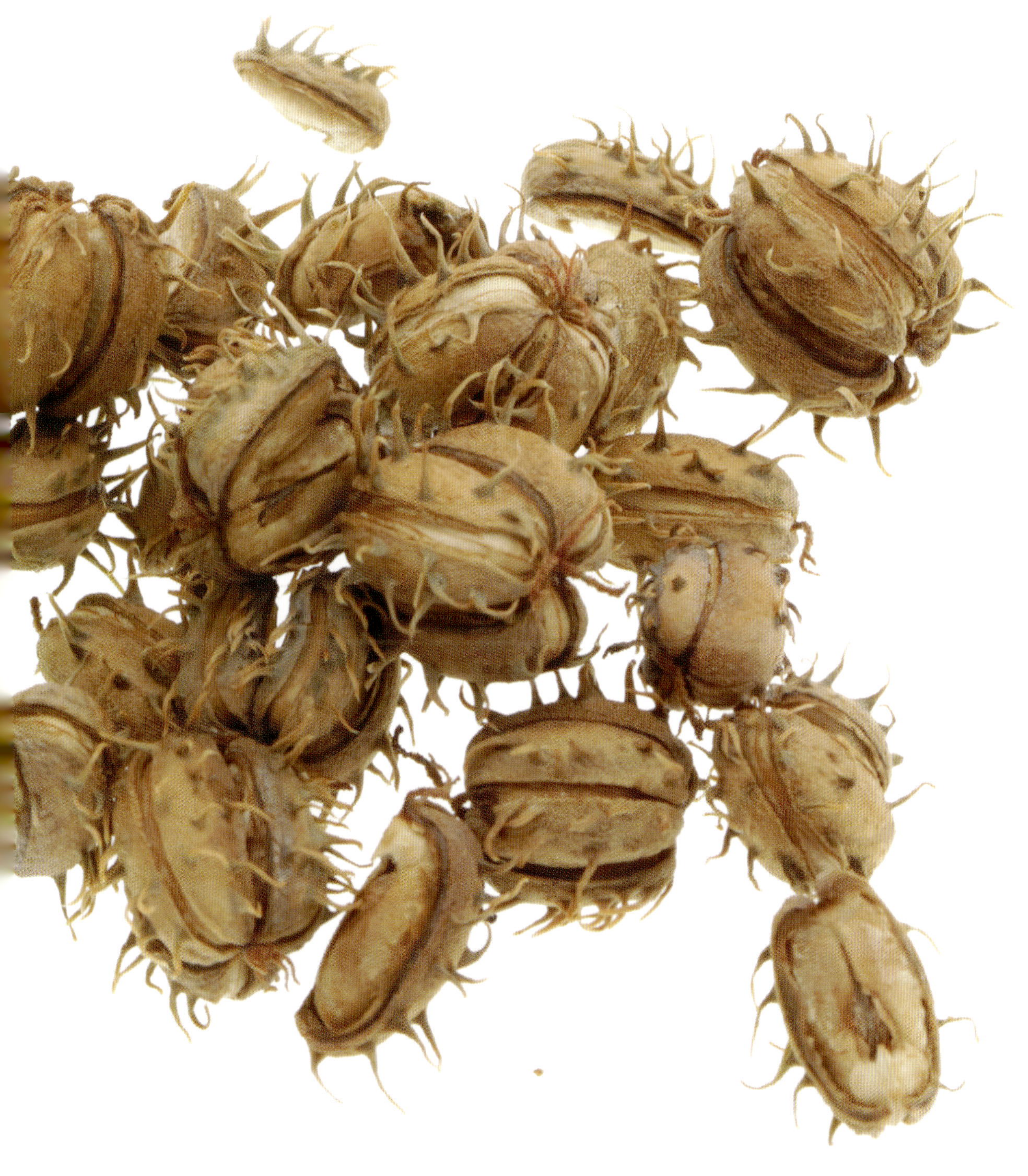

蓖麻子药材

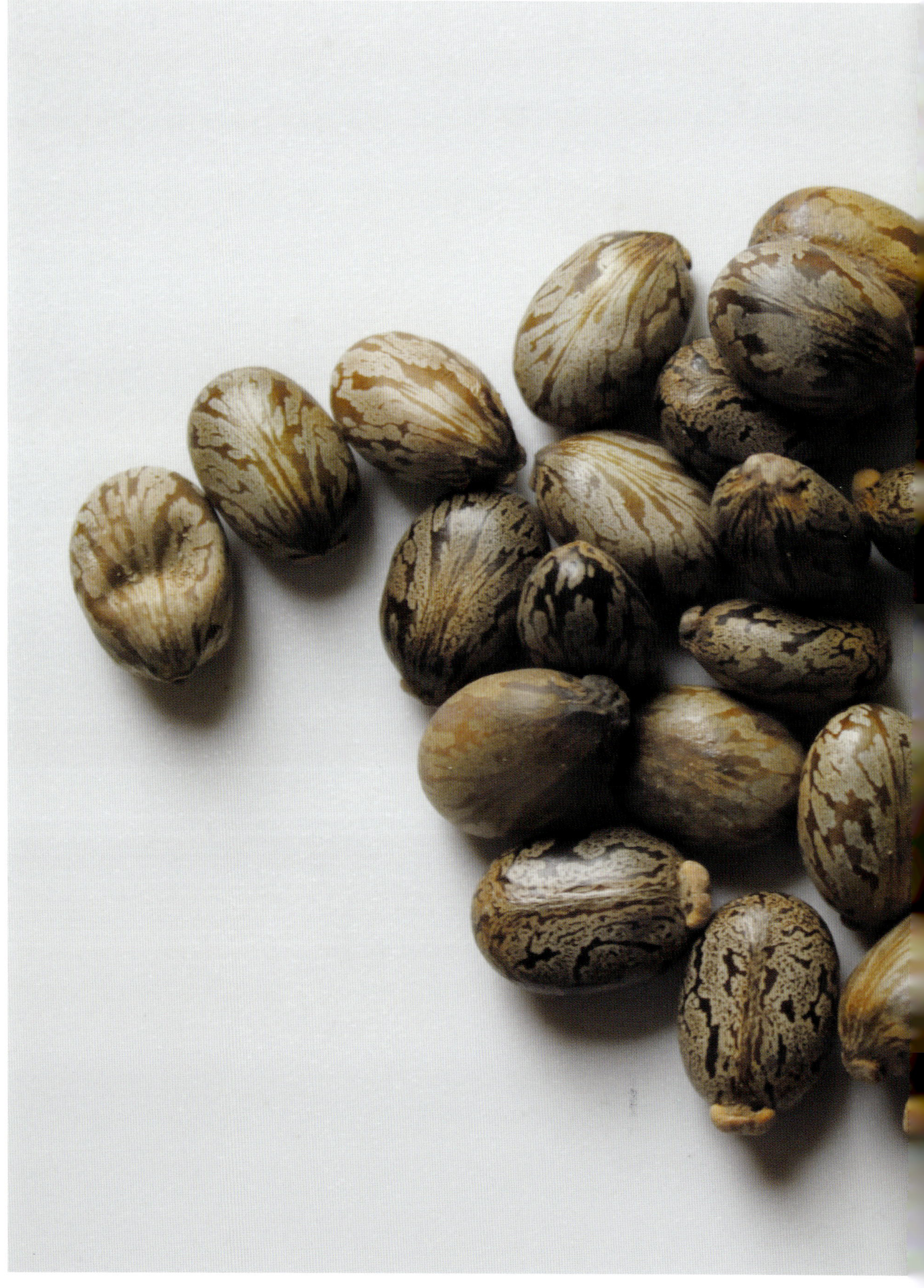

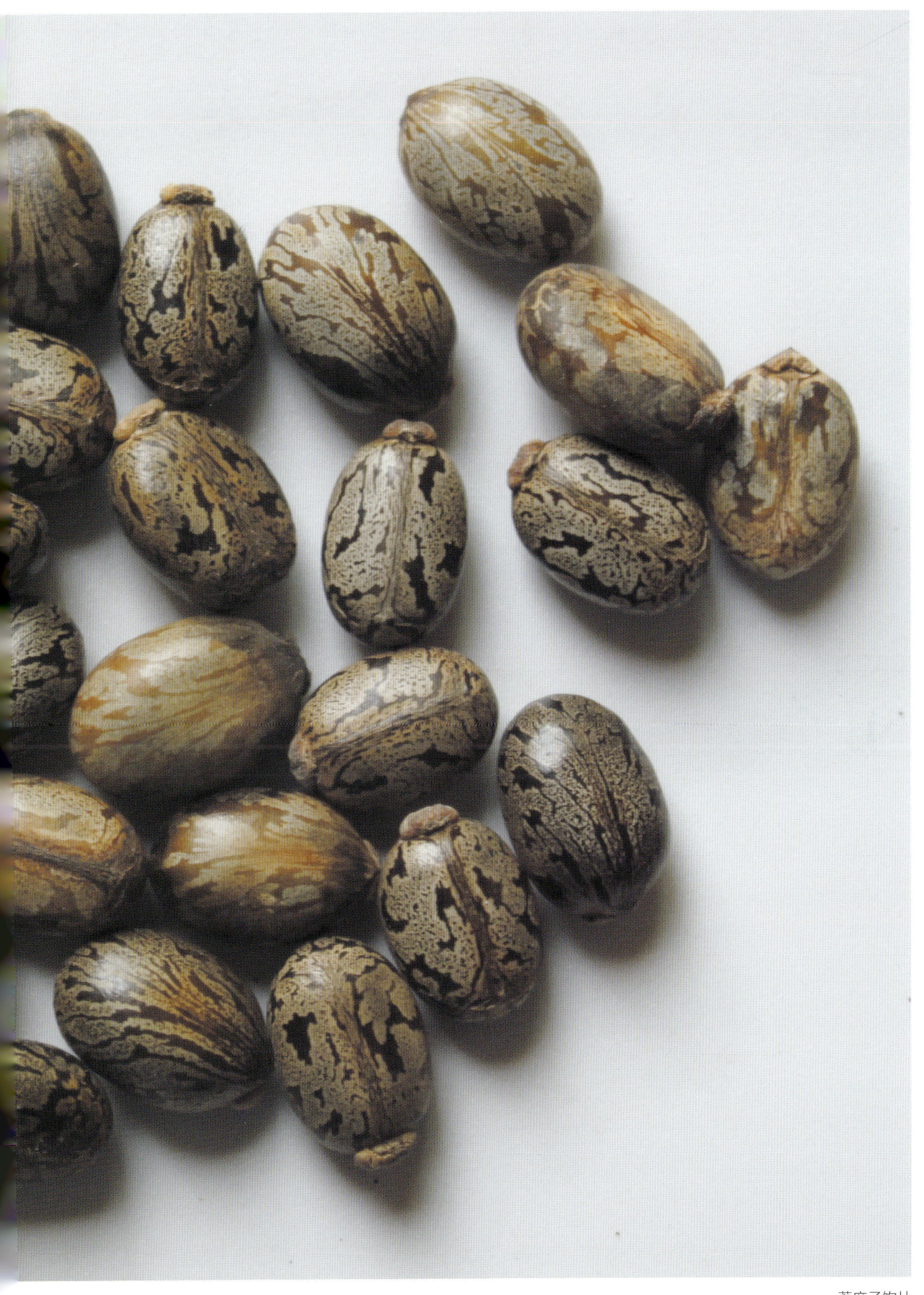

蓖麻子饮片

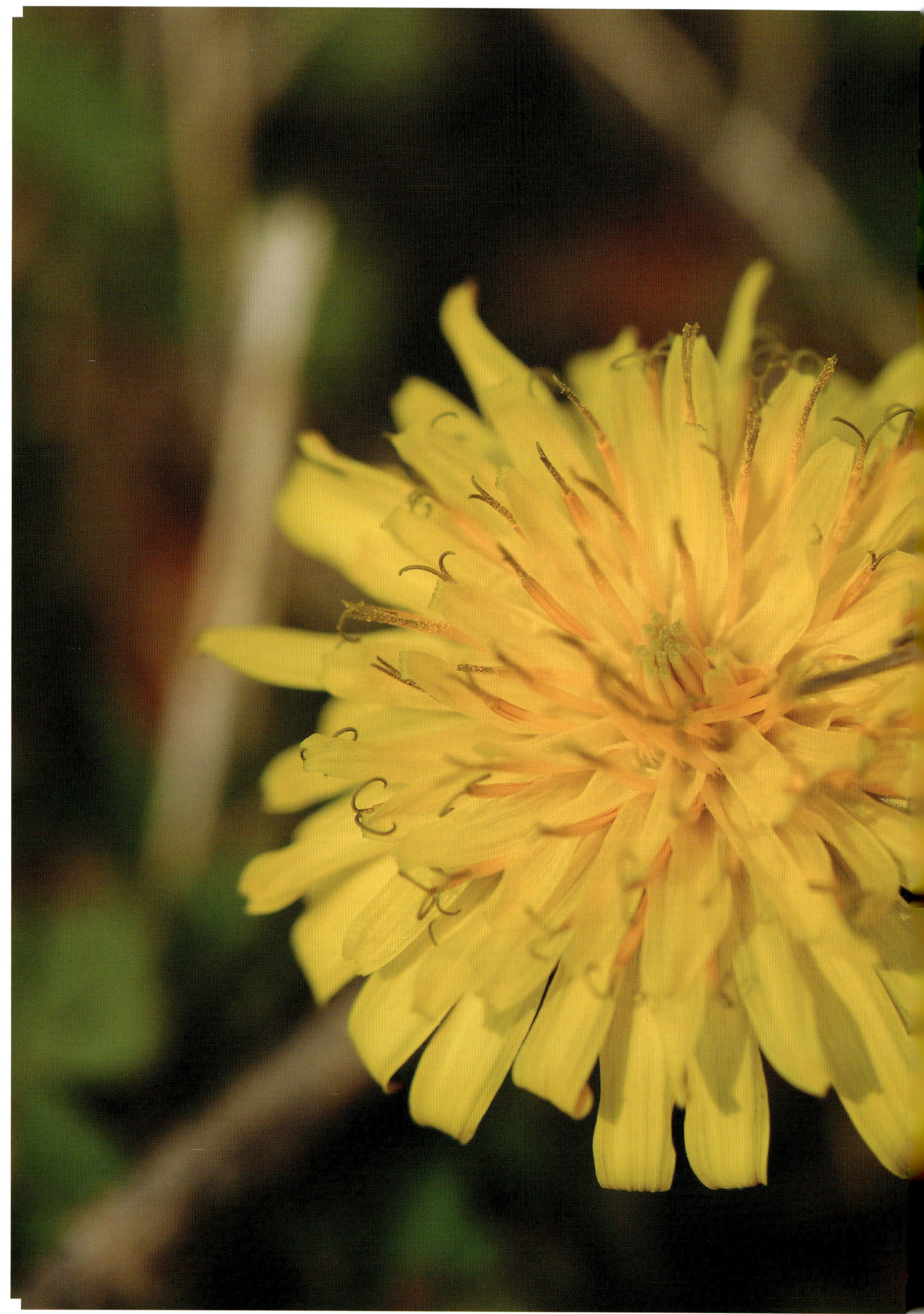

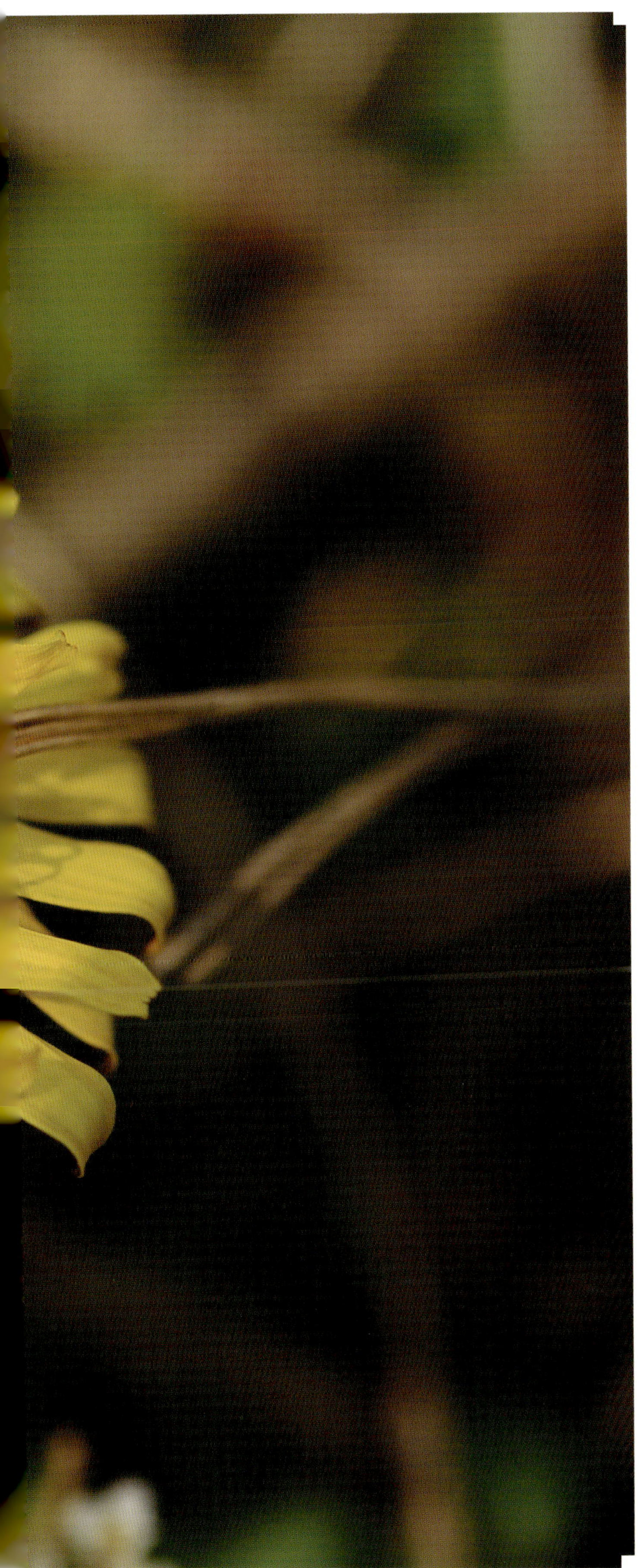

蒲公英

【水 药 名】巴嗨。

【别　　名】婆婆丁、鬼灯笼、白鼓丁。

【来　　源】本品为菊科植物蒲公英 *Taraxacum mongolicum* Hand.-Mazz.、碱地蒲公英 *Taraxacum borealisinense* Kitam. 或同属数种植物的干燥全草。

【性味归经】味苦，性寒。归肝、胃经。

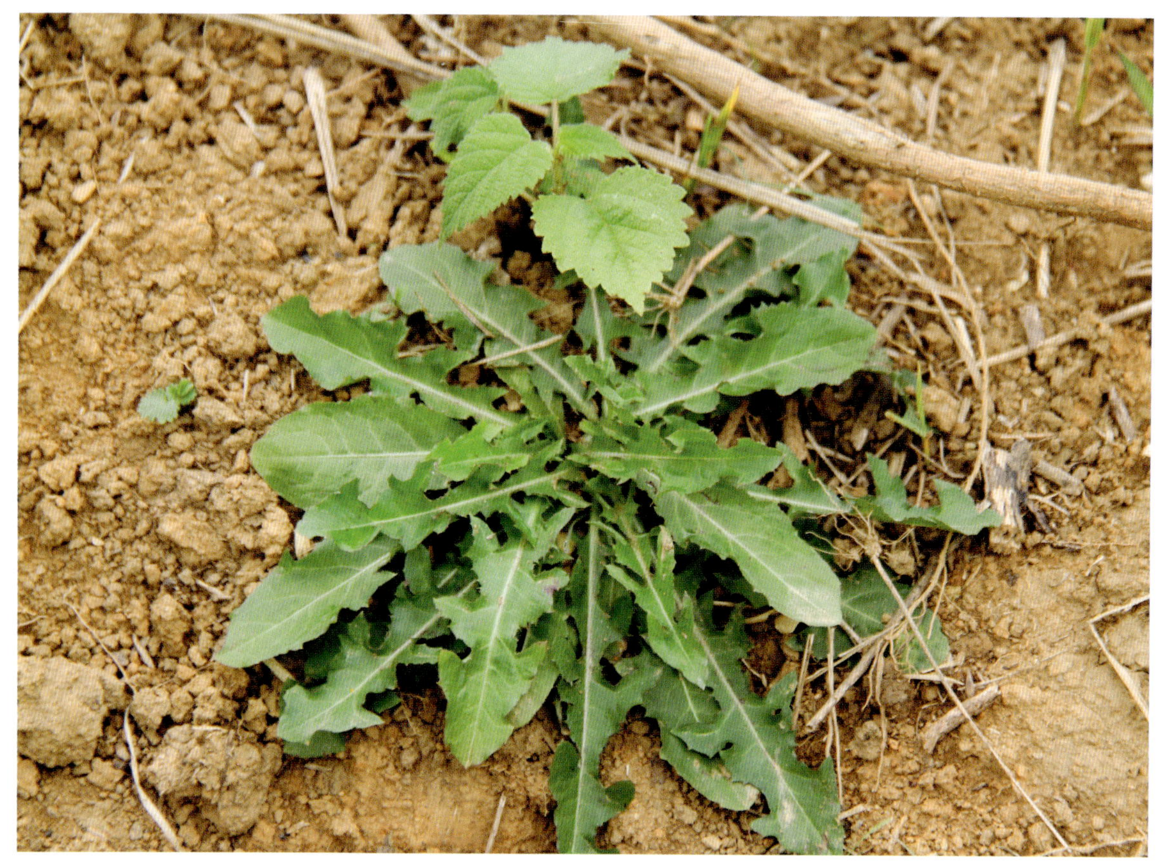

蒲公英

识别特征

多年生草本植物，高 10 ~ 25 cm。全株含白色乳汁，被白色疏软毛，根垂直生长，单一或分枝，直径通常 3 ~ 5 mm，外皮黄棕色。叶根生，排列呈莲座状；具叶柄，柄基部两侧扩大呈鞘部；叶片矩圆状倒披针形或全披针形，长 5 ~ 15 cm，宽 1.0 ~ 5.5 cm，先端尖或钝，基部狭窄，下延，边缘浅裂或作不规则羽状分裂，裂片齿牙状或三角状，全缘或具疏齿，裂片间有细小锯齿，绿色或有时在边缘带淡紫色斑迹，被白色蛛丝状毛。侧裂片 4 ~ 5 对，矩圆状披针形或三角形。花茎由叶丛中抽出，比叶片长或稍短，上部密被白色蛛丝状毛；头状花序单一，顶生，全为舌状花，两性；总苞片淡绿色，多层，外面数层较短，卵状披针形，内面一层线状披针形，边缘膜质，缘具蛛丝状毛，内、外苞片先端均有小角状突起；花托平坦；花冠黄色，先端平截，常裂；雄蕊 5，花药合生呈筒状包于花柱外，花丝分离；雌蕊 1，子房下位，花柱细长，柱头 2 裂，有短毛。瘦果倒披针形，长 4 ~ 5 mm，宽 1.5 mm，具纵棱，并有横纹相连，果上全部有刺状突起，冠毛白色，长约 7 mm。花期 4—5 月，果期 6—7 月。

生境分布

生长于山坡草地、路旁、河岸沙地及田间。分布于东北、华北、华东、华中及西南等地区。

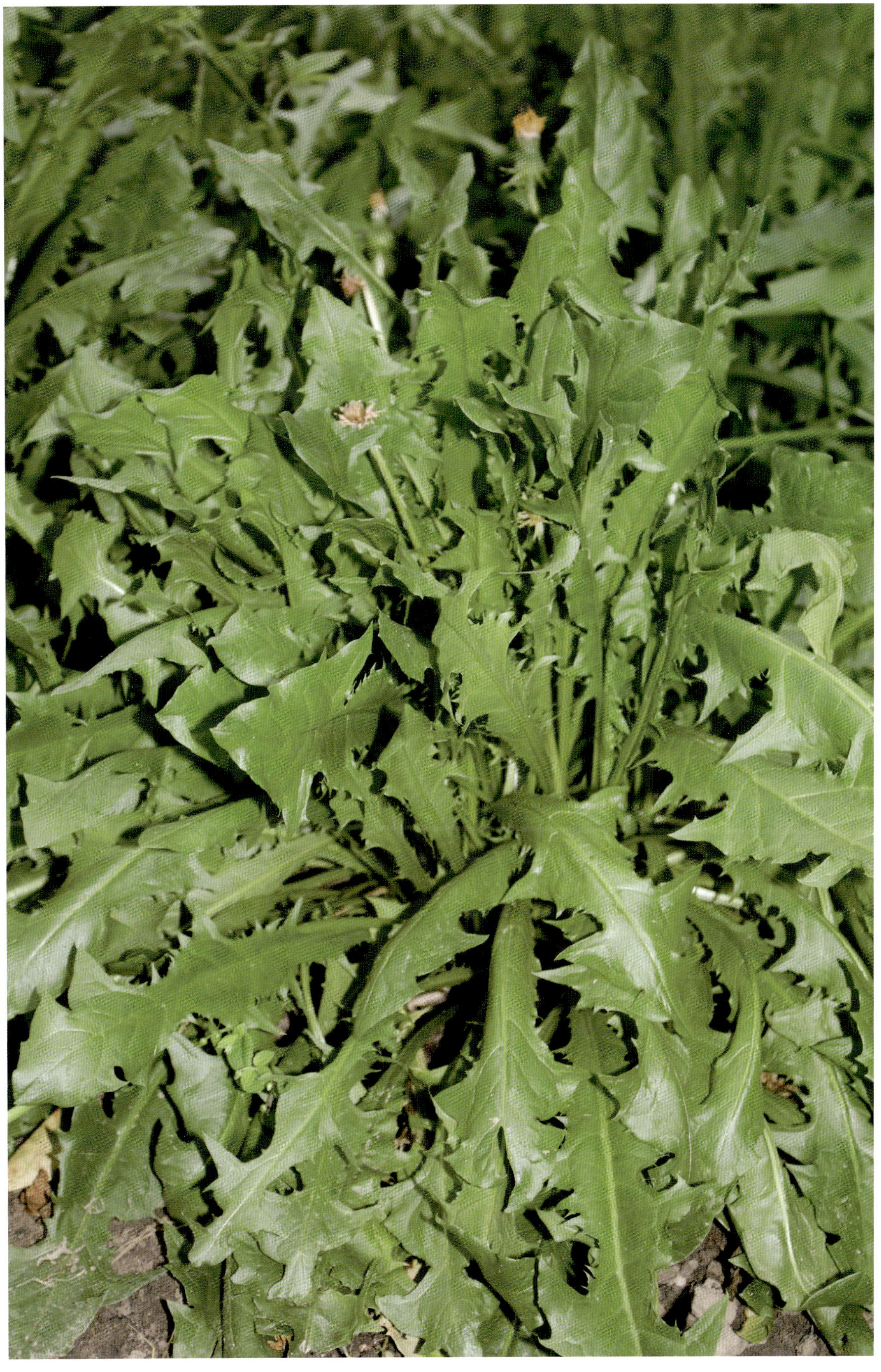

蒲公英

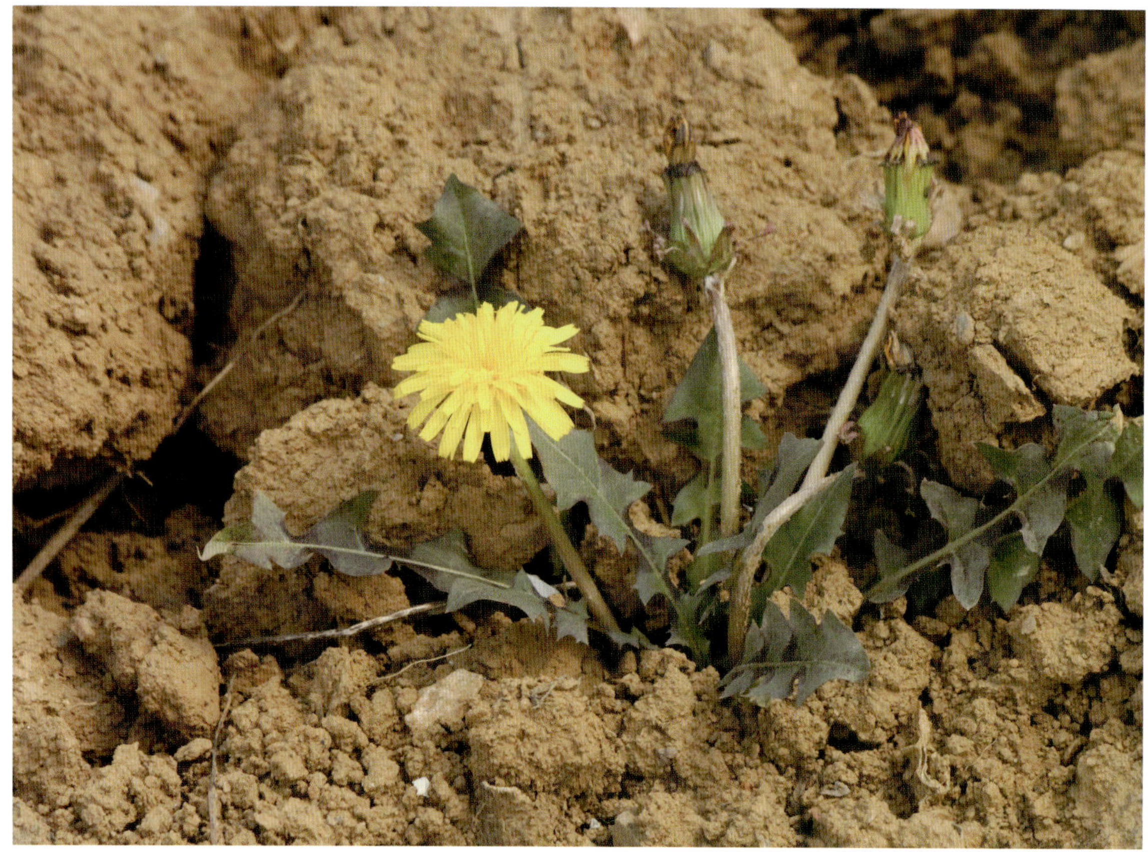

蒲公英

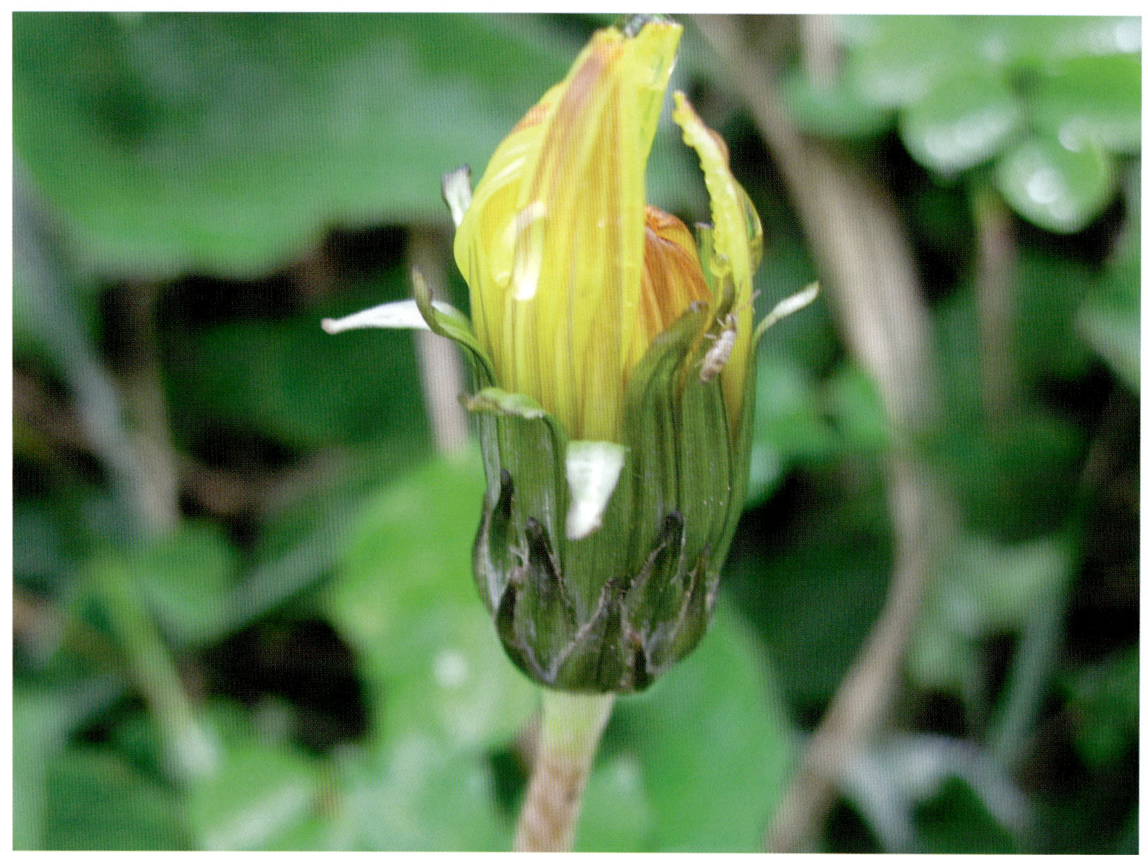

蒲公英

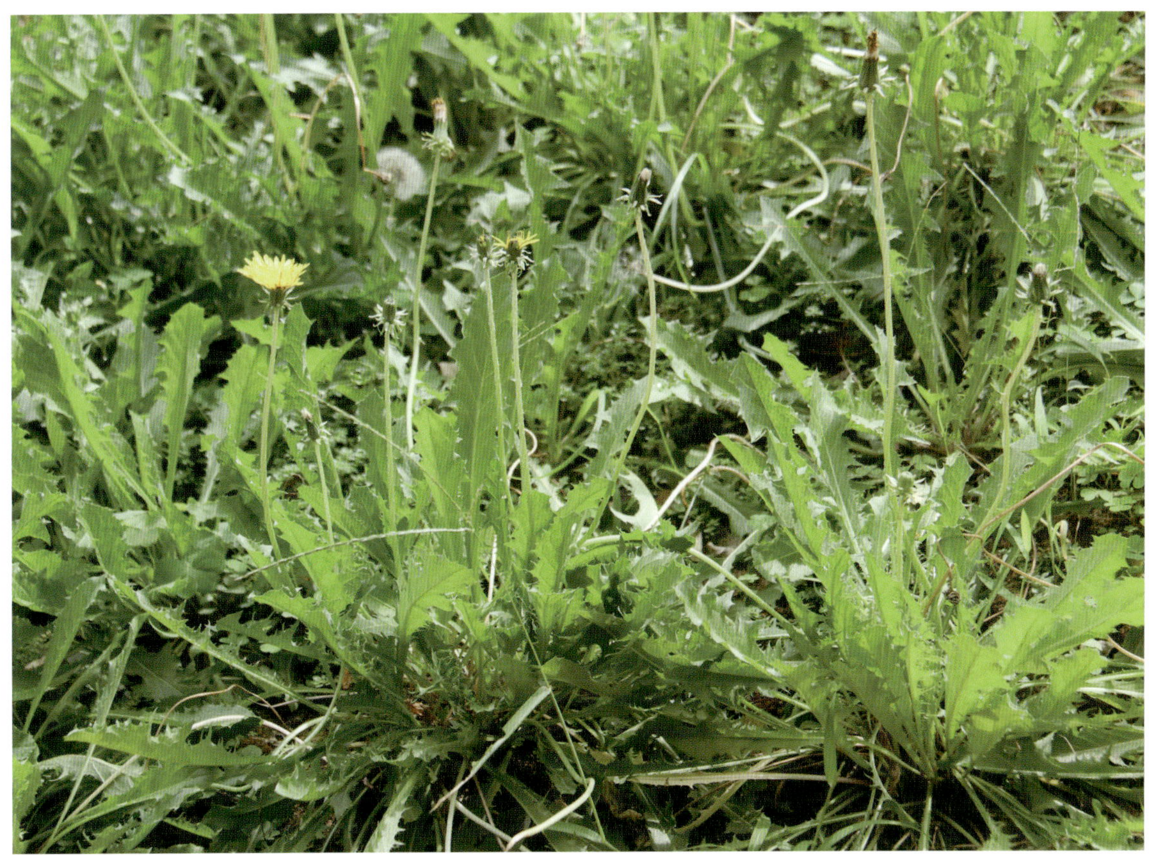

蒲公英

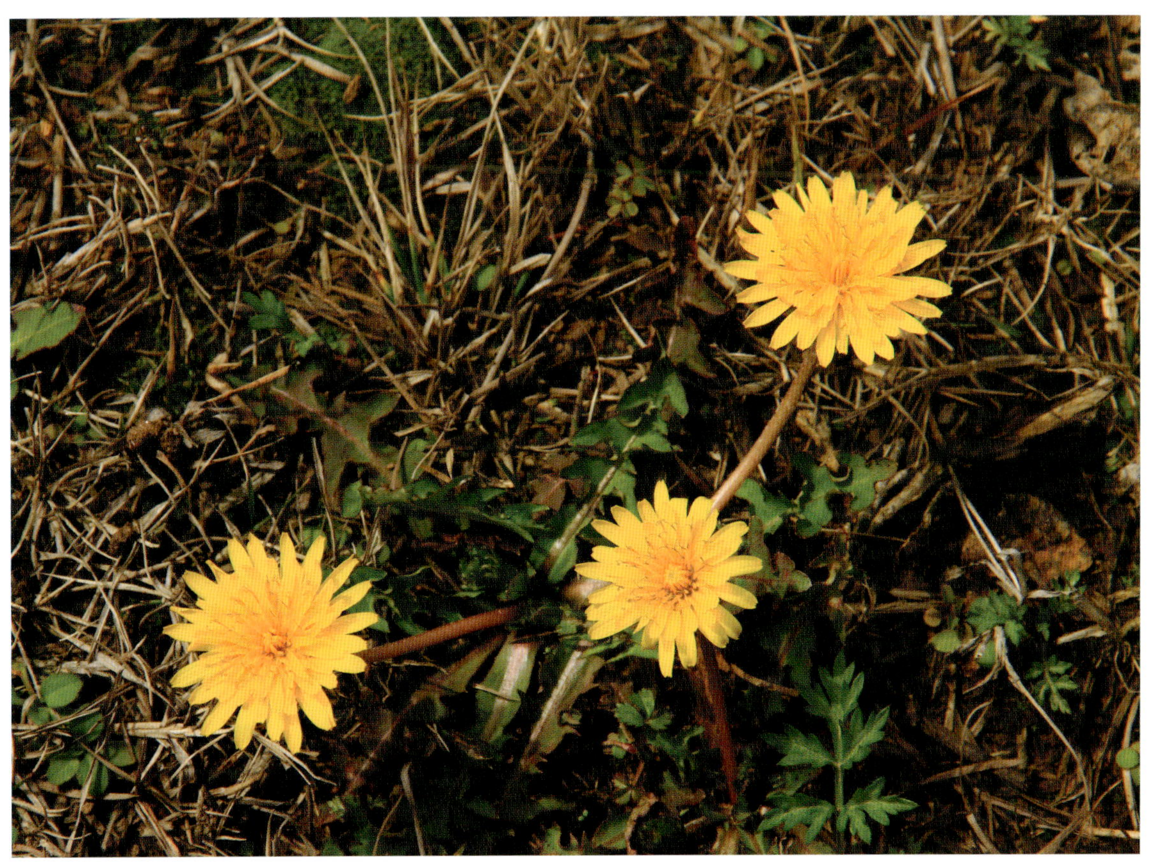

蒲公英

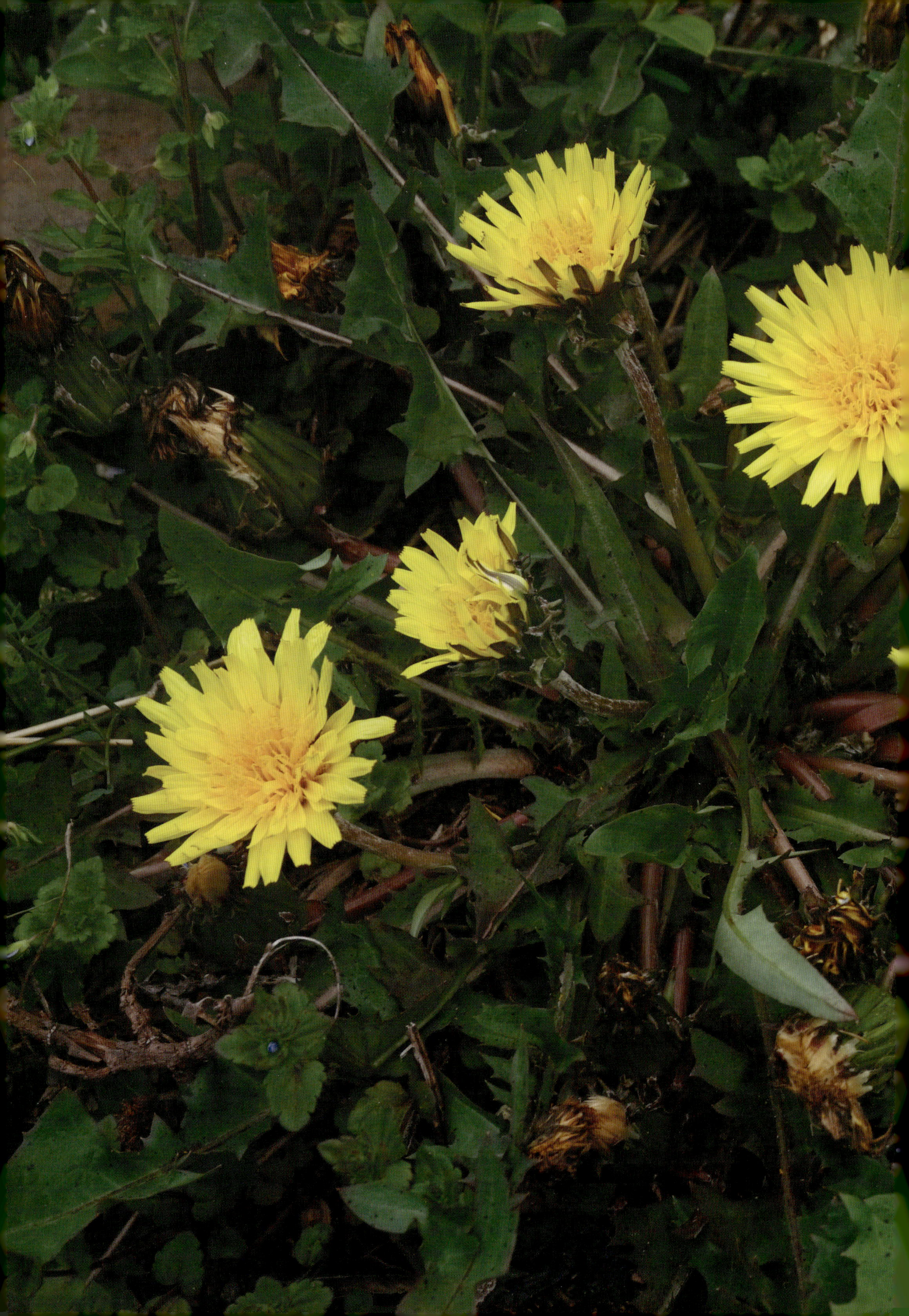

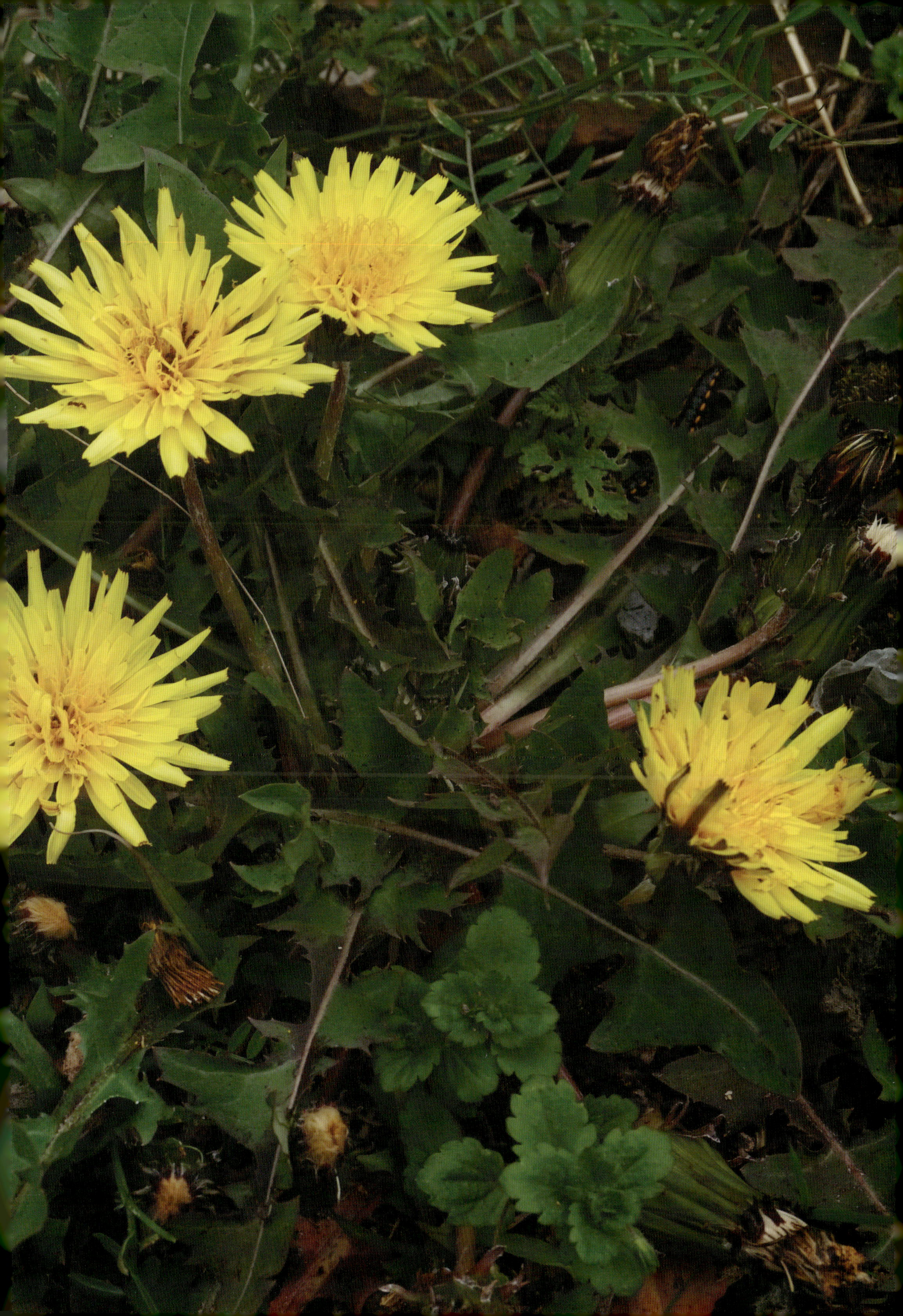

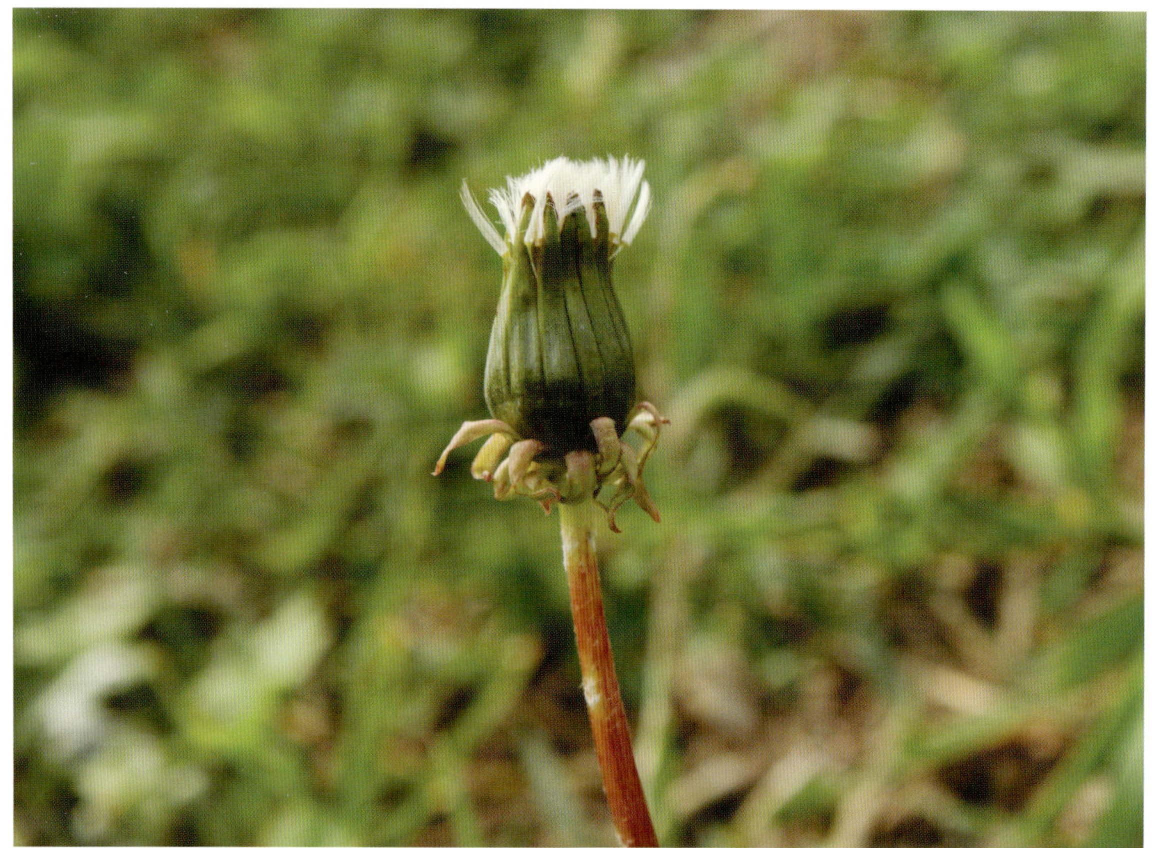

蒲公英

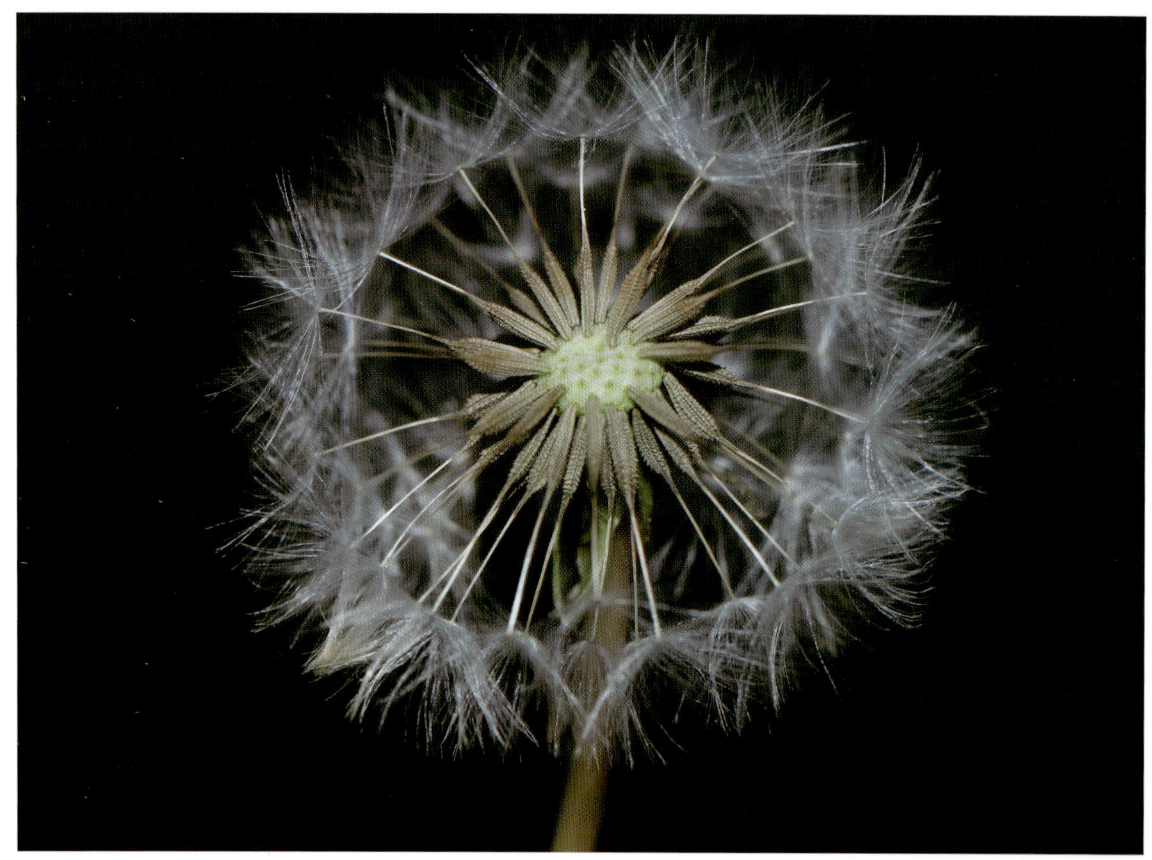

蒲公英

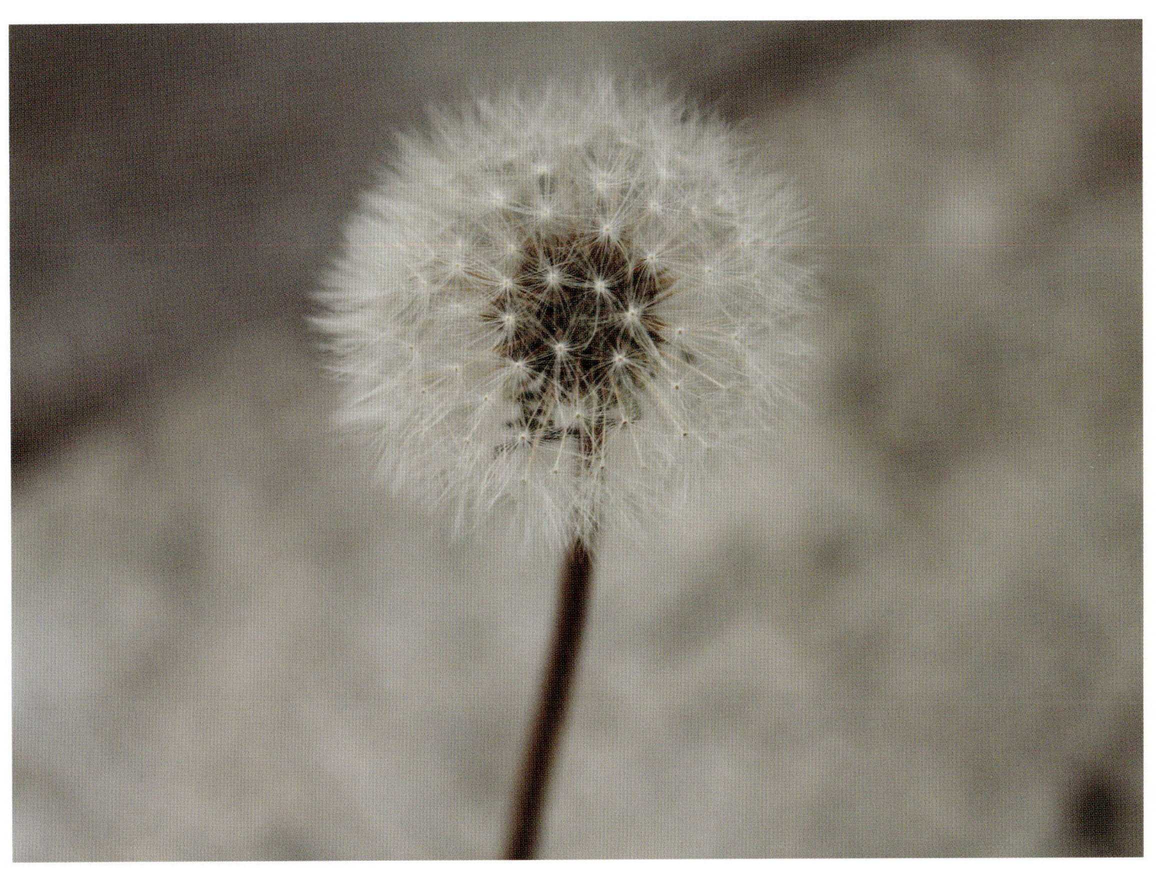

蒲公英

采收加工

4—5 月开花前或刚开花时连根挖取，除净泥土，晒干。

药材鉴别

本品全草呈皱缩卷曲的团块。完整叶基生，倒披针形，长 6 ~ 15 cm，宽 2.0 ~ 3.5 cm，绿褐色或暗灰色，先端尖，边缘浅裂或羽状分裂，裂片齿牙状或三角形，基部渐狭，下延呈柄状，下表面主脉明显，被蛛丝状毛。花茎 1 至数条，每条顶生头状花序；总苞片多层，外面总苞片数层，先端有或无小角，内层长于外层的 1.5 ~ 2 倍，先端有小角，花冠黄褐色或淡黄白色。有的可见多数具白色冠毛的长椭圆形瘦果。气微，味微苦。根圆锥状，多弯曲，长 3 ~ 7 cm，表面棕褐色，抽皱，根头部有棕褐色或黄白色的茸毛，有的已脱落。

功效主治

清热解毒，消肿散结，利尿通淋。主治疔疮肿毒，乳痈，目赤，咽痛，肺痈，湿热黄疸，上呼吸道感染，急性咽喉炎，腮腺炎，慢性胃炎，急性黄疸型肝炎，烫伤，消化性溃疡，毛囊炎，小儿龟头炎，中耳炎，结膜炎，眼睑炎，乳腺炎。

用法用量

内服：10 ~ 15 g，煎汤。外用：鲜品适量捣敷。

民族药方

1. 乳腺炎 鲜蒲公英 20 g。水煎汤，并将全草捣烂，加白酒炒热外敷患处。

2. 疥疮 蒲公英 15 g，千里光 20 g。煎水去渣，将汁熬成糊状，直接涂患处。

3. 肾小球肾炎 蒲公英、三颗针、红牛膝各 30 g。水煎汤。

4. 慢性胃炎，胃溃疡 蒲公英根 90 g，青藤香、白及、鸡蛋壳各 30 g。研细末，开水吞服，每次 3 g。

5. 预防小儿麻疹后感染 蒲公英 15 g。煨水服。

6. 上呼吸道感染 蒲公英、鱼腥草各 4000 g，葶苈子 1500 g，赤芍 500 g。用鱼腥草蒸馏提取芳香水 500 mL，药渣与剩余药同煎 2 次，煎液浓缩醇沉过滤后稀释至 9 500 mL，加入鱼腥草蒸馏液 500 mL，混匀，装入 100 mL 的盐水瓶中灭菌备用。采用直肠点滴，每次 100 mL，2 日 1 次。

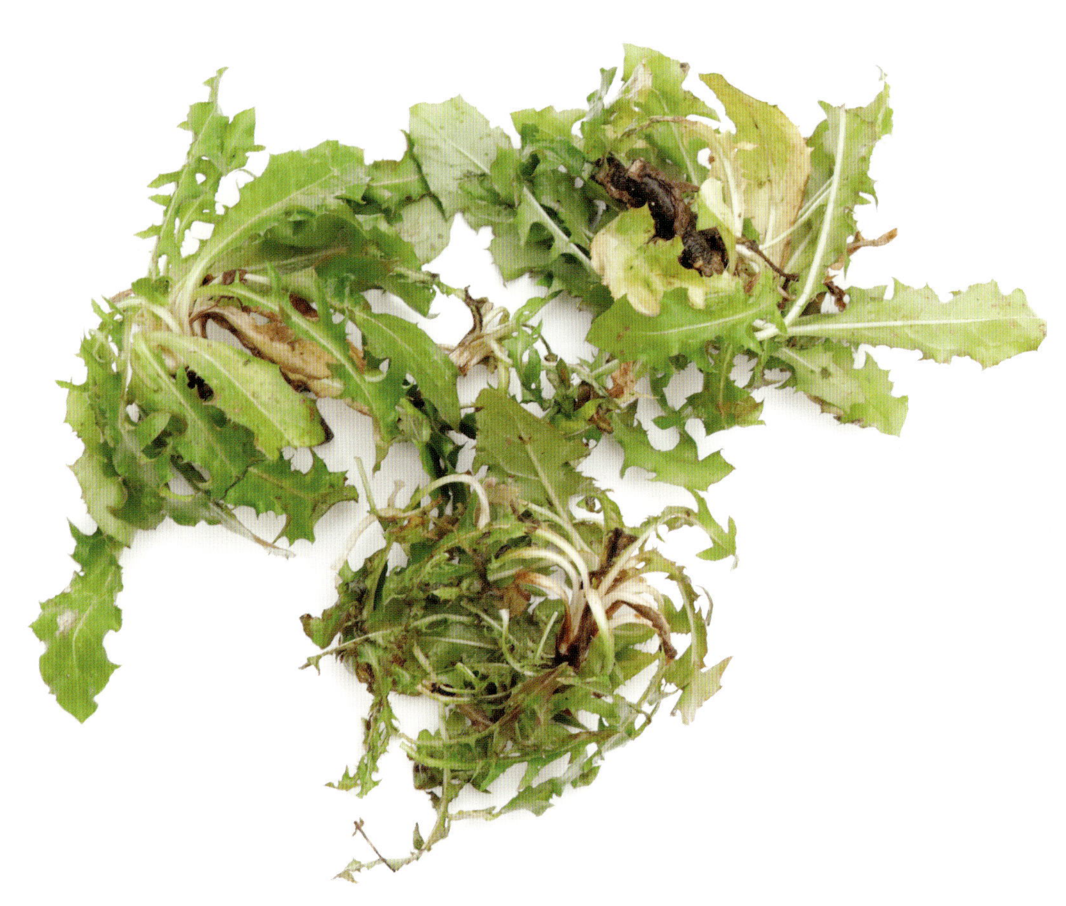

蒲公英药材

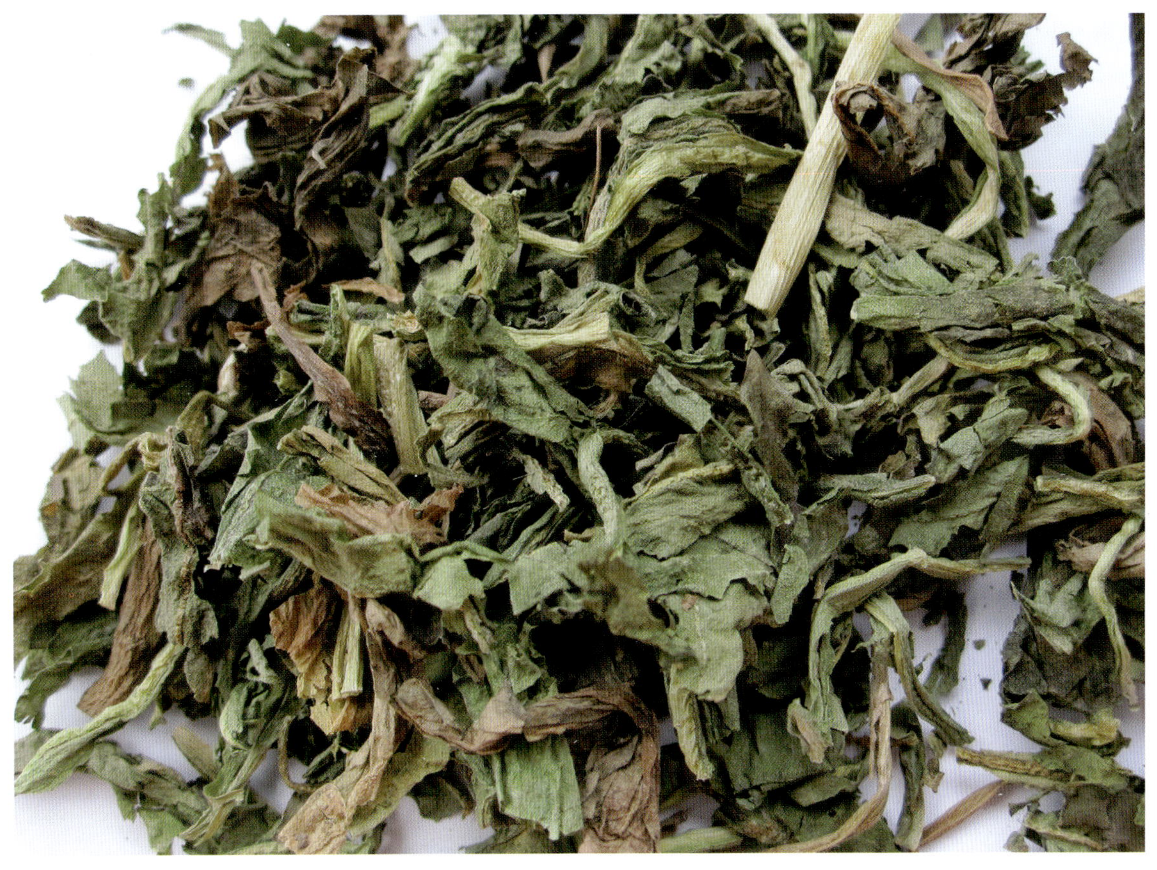

蒲公英饮片

7．腮腺炎 ①鲜蒲公英 30 g（或干品 20 g）。捣碎，加入 1 个鸡蛋清中搅匀，再加冰糖适量，共捣成糊剂，摊于纱布上，外敷耳前区及下颌角区的肿胀处，每日换药 1 次，一般 2 ~ 4 次即愈。②鲜蒲公英 30 ~ 60 g，白糖 30 g。加水 300 ~ 400 mL，煎煮后过滤取汁，早、晚服。③鲜蒲公英适量。捣烂外敷，每日 1 次。

8．小儿龟头炎 蒲公英根、苦菜根各 30 g（如鲜根可各用 60 g）。置锅内，加水 300 mL，煮沸后以干净白布蘸药液洗龟头发炎部位即可。

9．泌尿系感染 蒲公英 30 ~ 60 g，金银花、滑石各 20 ~ 30 g，甘草 6 g。加水 500 ~ 600 mL，煎成药液 300 mL，每日口服 1 剂，高热重症每日 2 剂，10 日为 1 个疗程，一般服药 1 ~ 2 个疗程，并随证加减。

使用注意

阳虚外寒、脾胃虚弱者忌用。

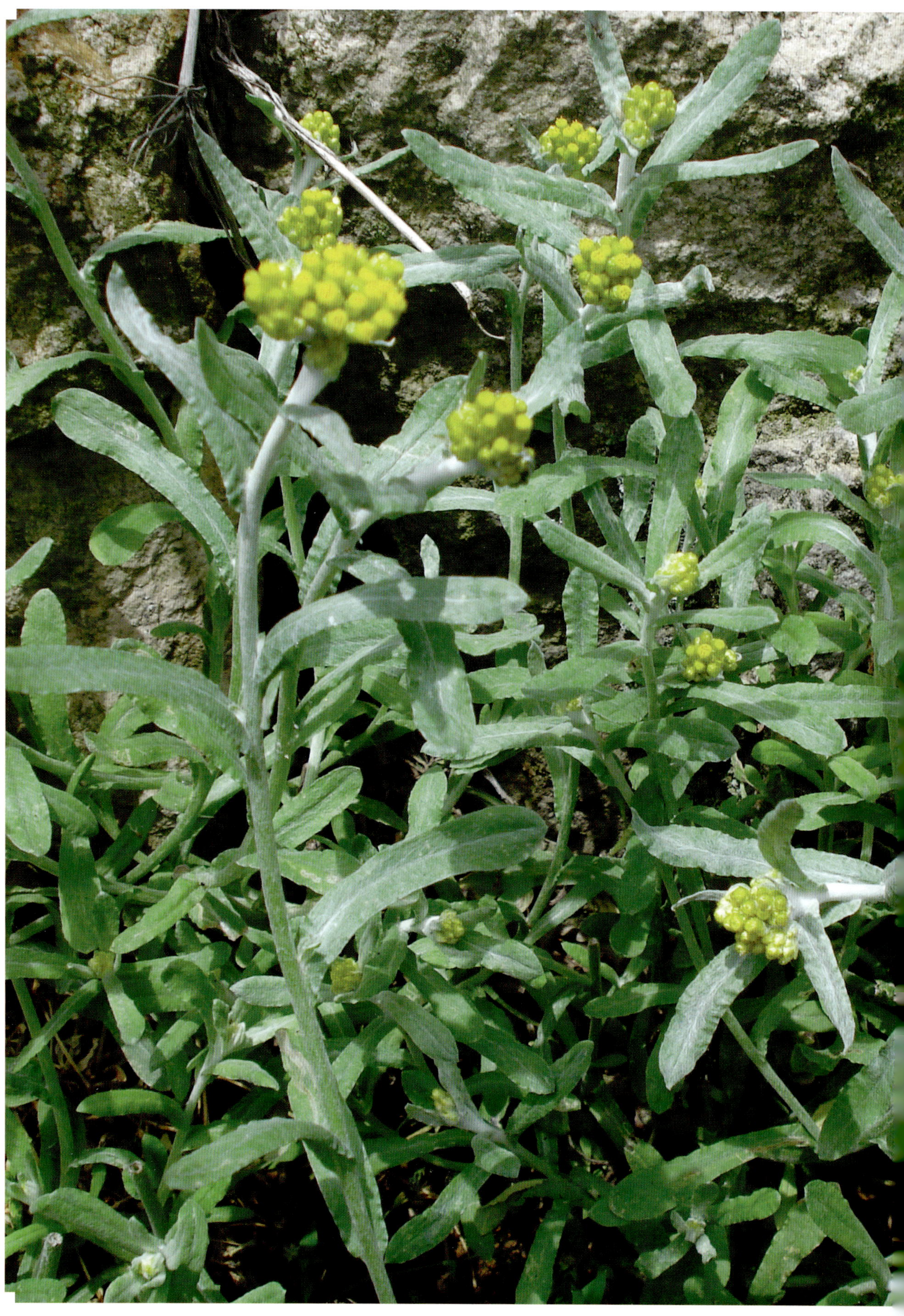

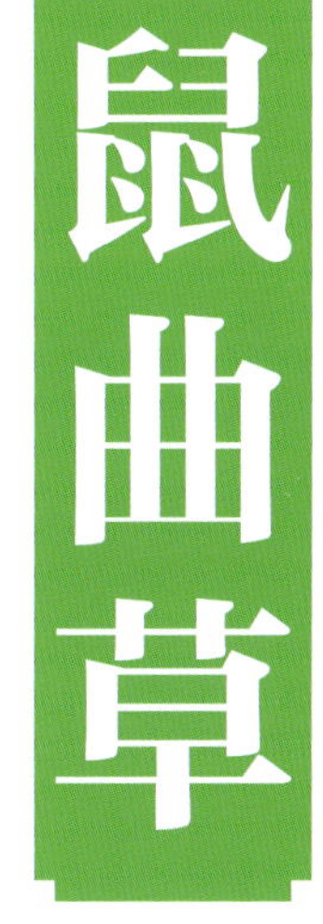

【水药名】骂干埂。

【别　名】赤行布、赤桑布、农丹干得巴渣。

【来　源】本品为菊科植物鼠曲草 *Gnaphalium affine* D. Don. 的地上部分。

【性味归经】味甘、微酸，性平。归肺经。

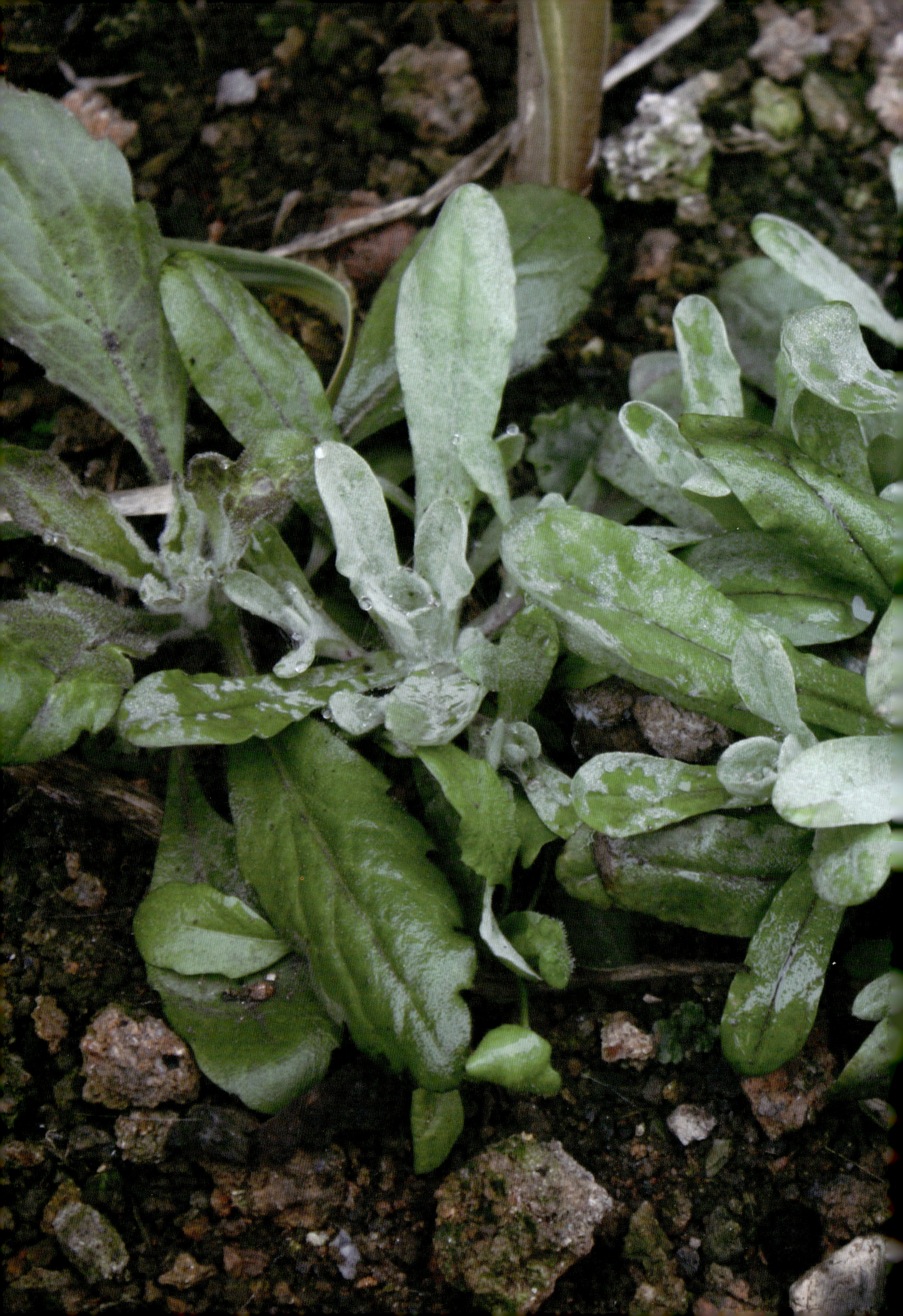

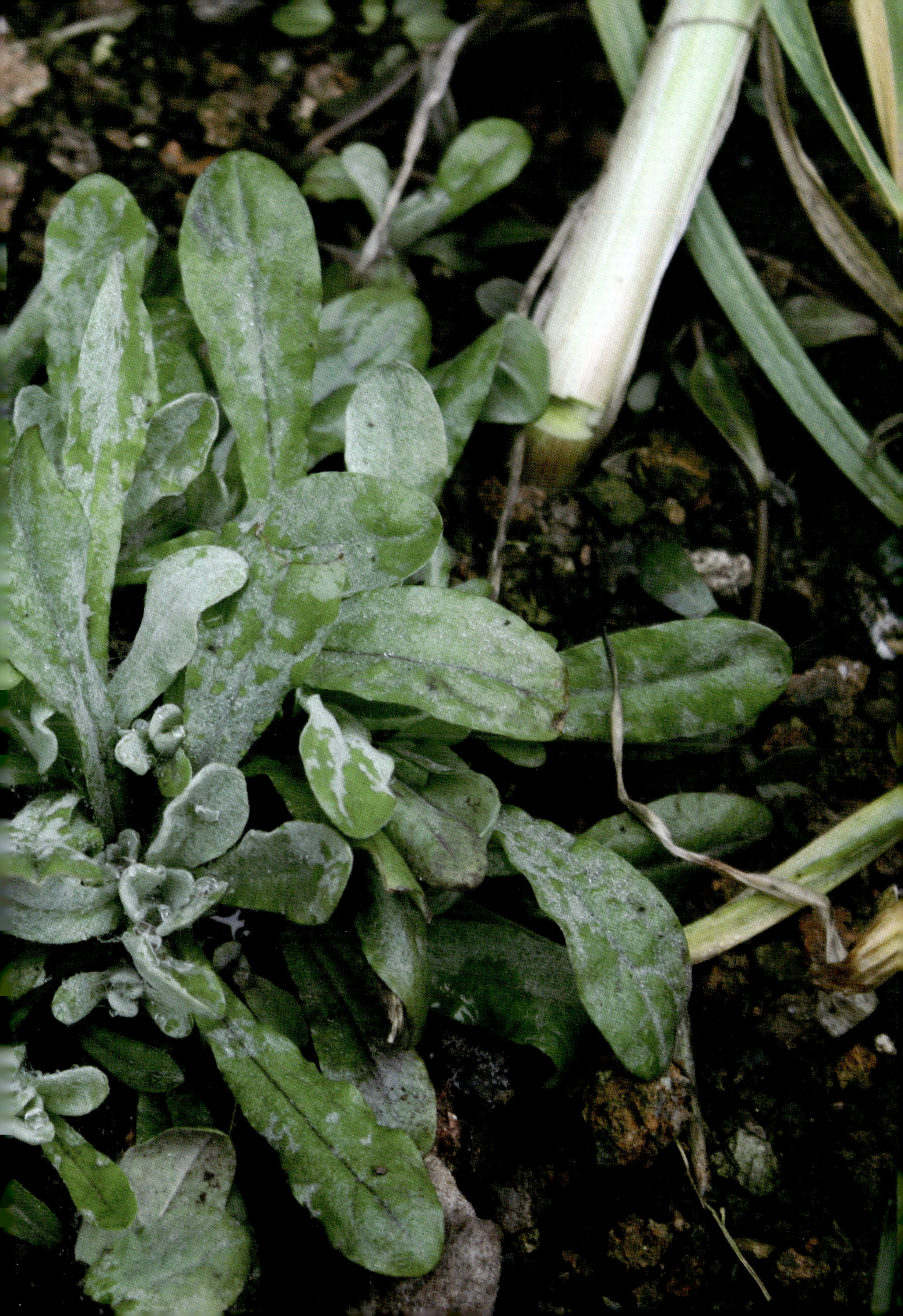

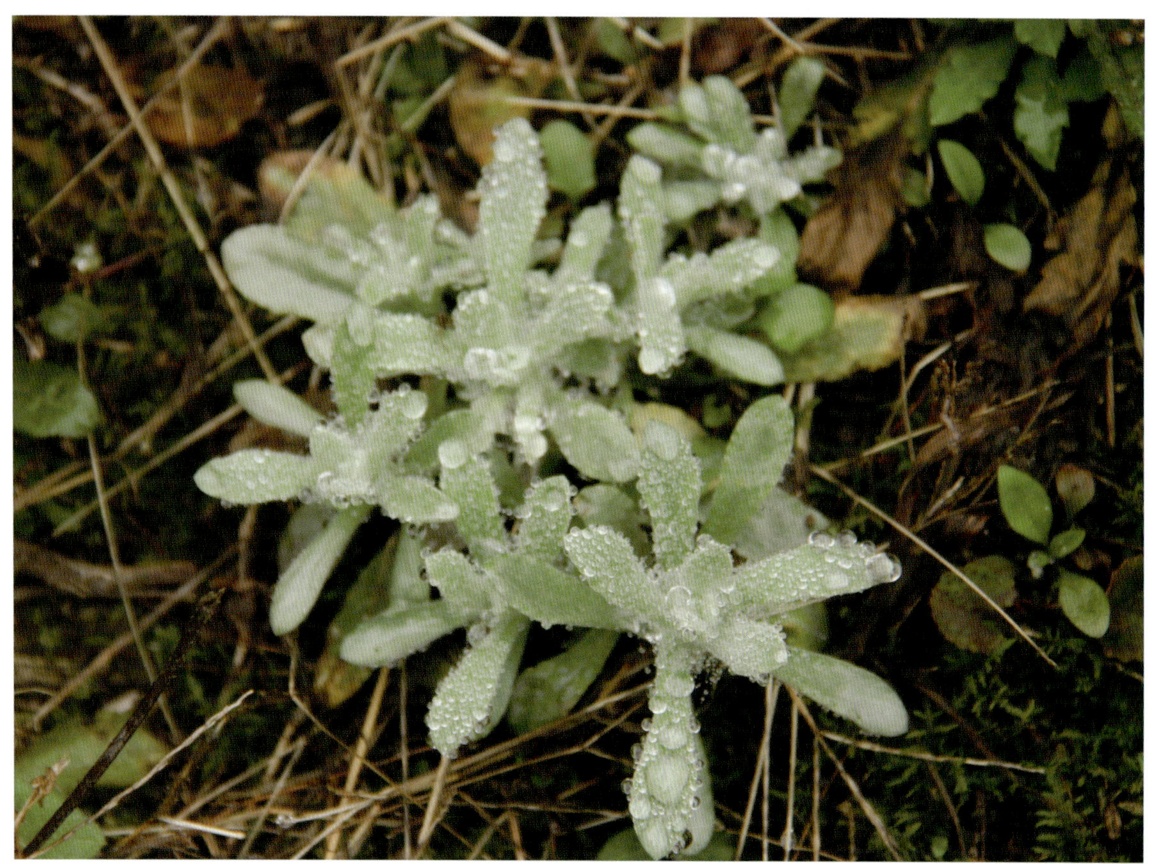

鼠曲草

识别特征

一年生草本，高 10 ~ 40 cm。茎直立或斜升，不分枝，密被白色绵毛，基部叶花期枯萎，下部和中部叶匙形或倒披针形，长 5 ~ 7 cm，宽 1.1 ~ 1.4 cm，先端钝，具小尖头，基部渐狭，稍下延，两面被灰白色的绵毛。头状花序小，直径 2 ~ 3 mm，多数，在茎端密集成伞房花序，总苞钟形，总苞片 2 ~ 3 层，膜质，金黄色或绿黄色，有光泽，外层倒卵形或倒卵状匙形，内层长匙形，长 2.5 ~ 3.0 mm，小花长约 3 mm，雌花花冠丝状，顶端 3 裂；两性花管状，较少顶端 5 裂。瘦果长圆状倒卵形，有乳头状突起，冠毛 1 层，乳白色，基部联合成 2 束，易脱落。花期 7—8 月，果期 9—10 月。

生境分布

生长于田边、路旁、山坡草丛中。分布于西藏大部分地区以及青海、甘肃、云南等省区。

采收加工

7—8 月花期采全草，除尽杂质，晒干，备用。

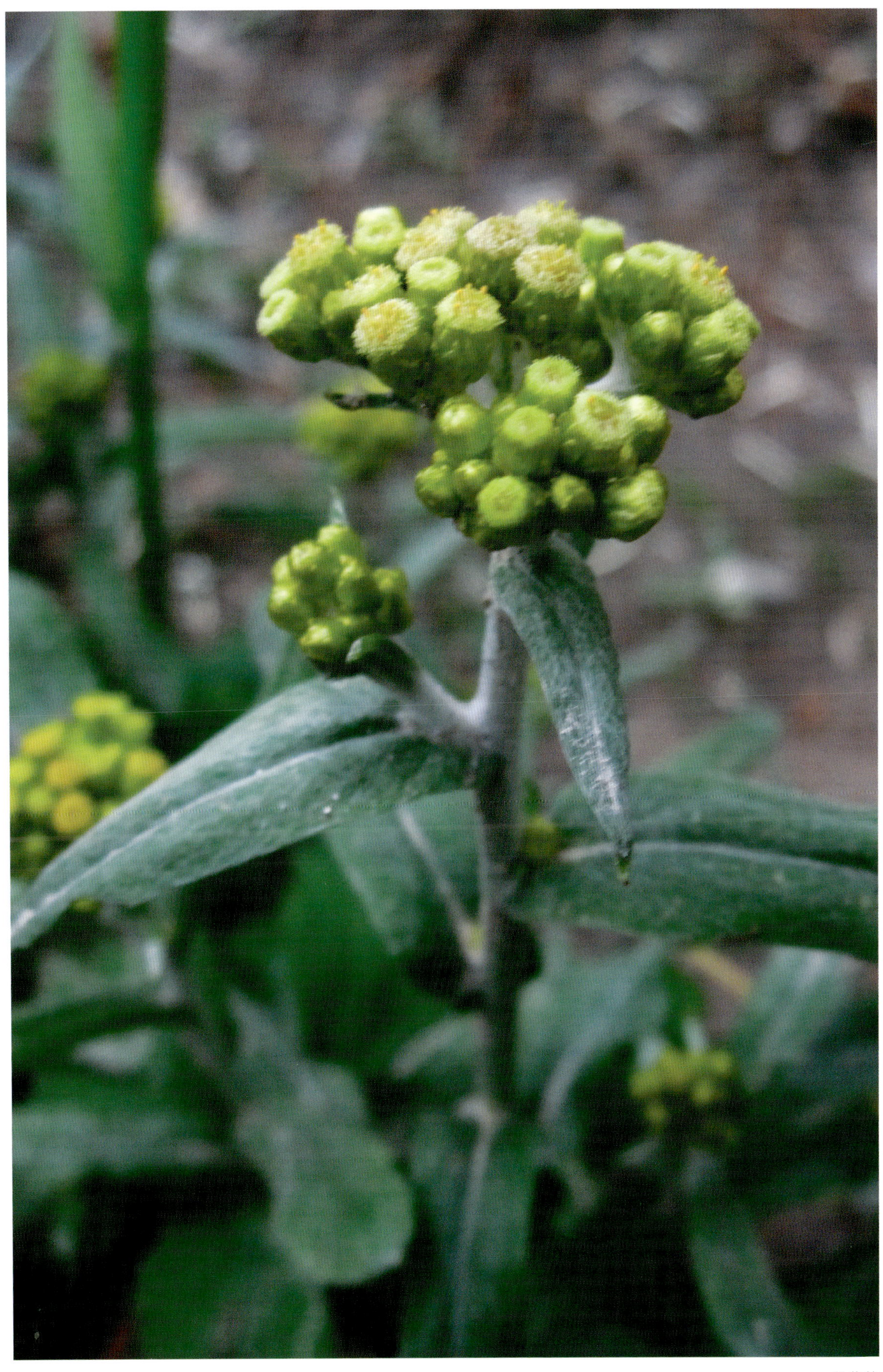

鼠曲草

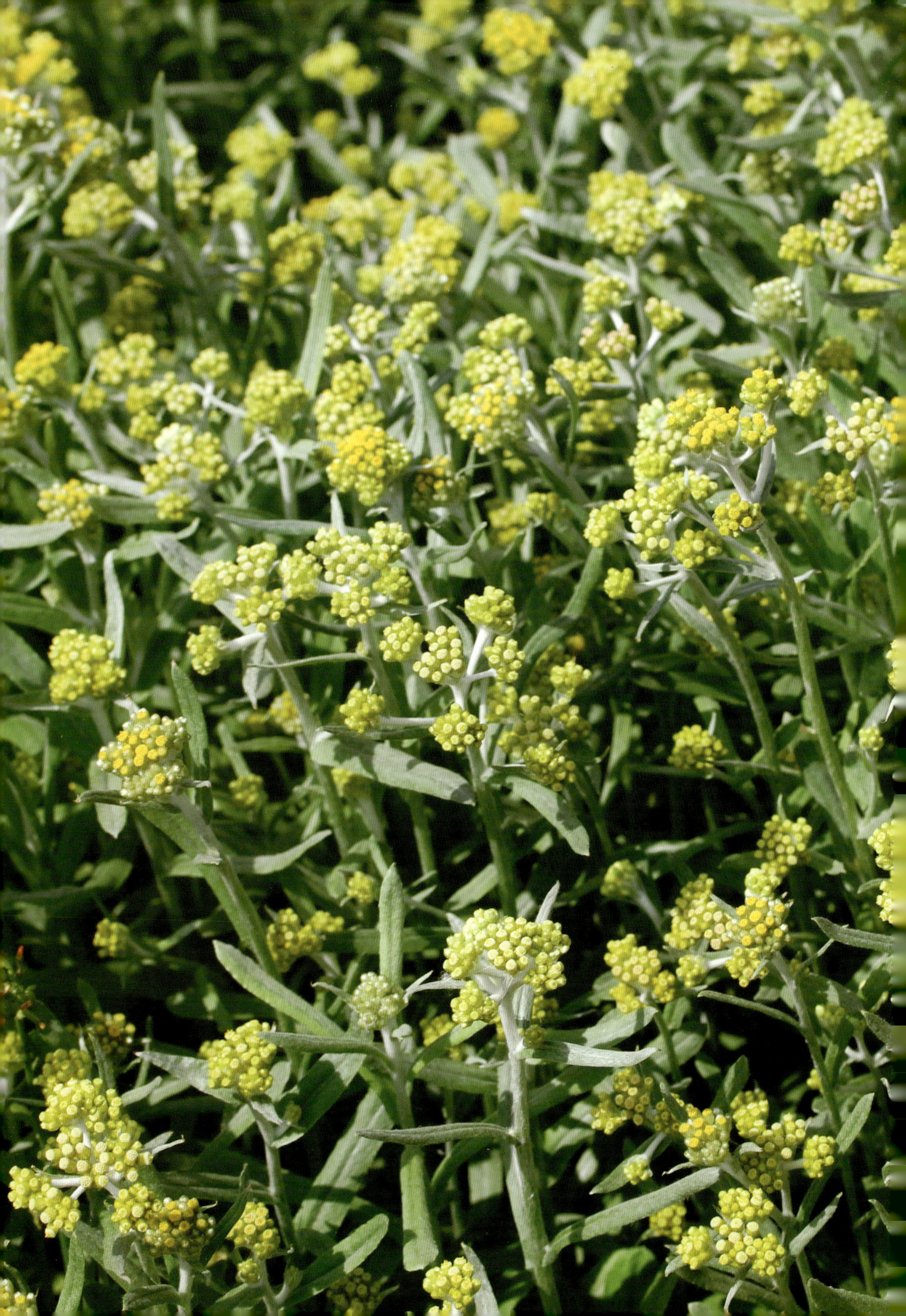

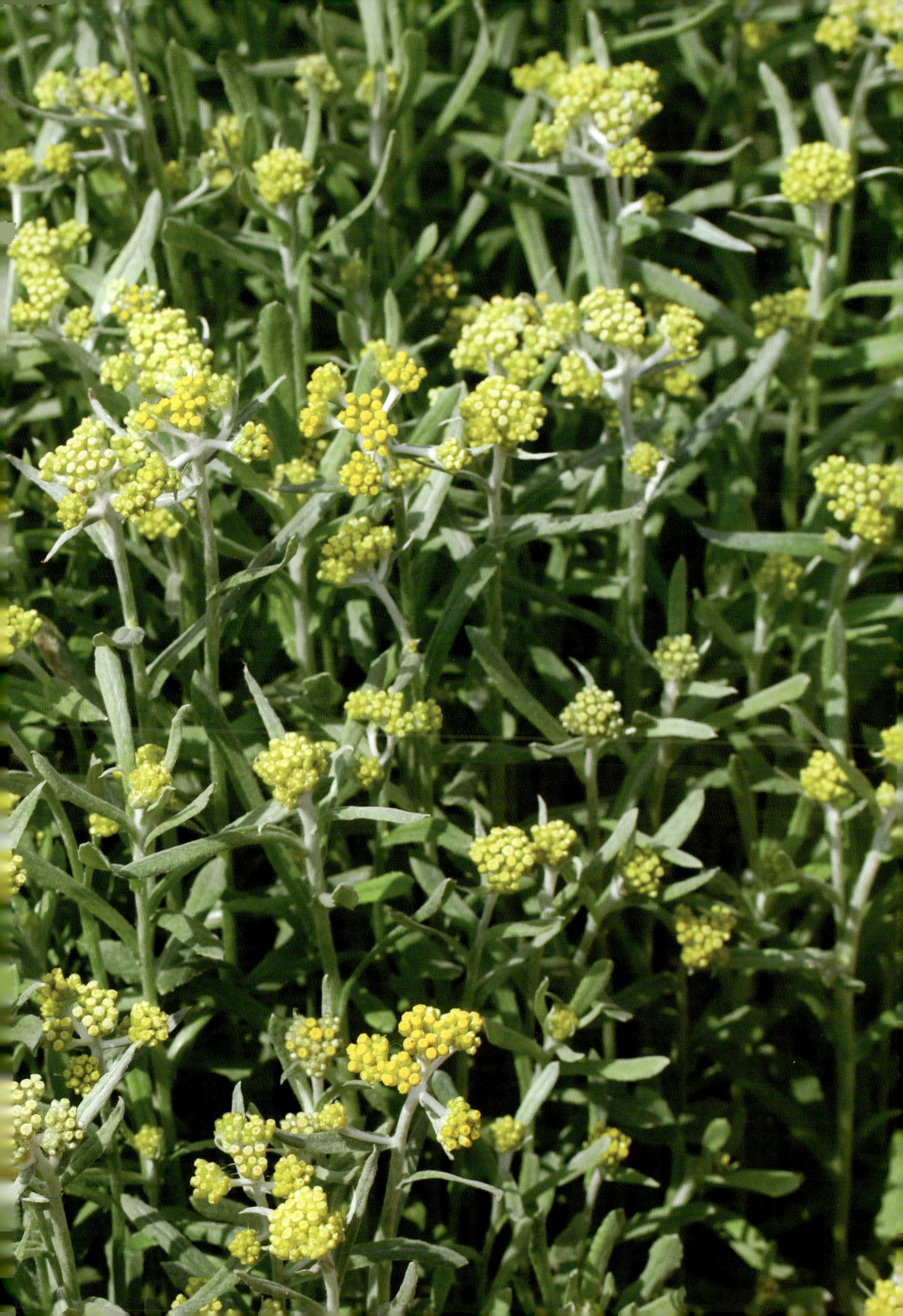

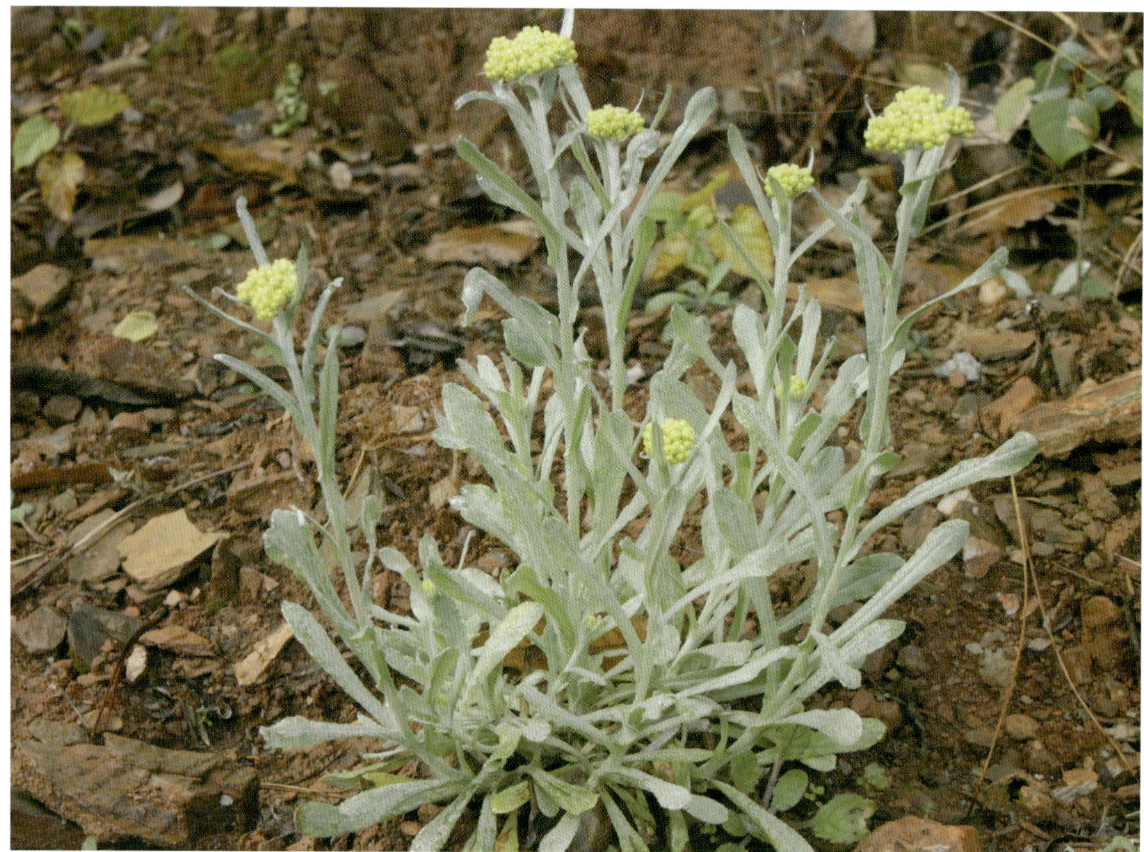

鼠曲草

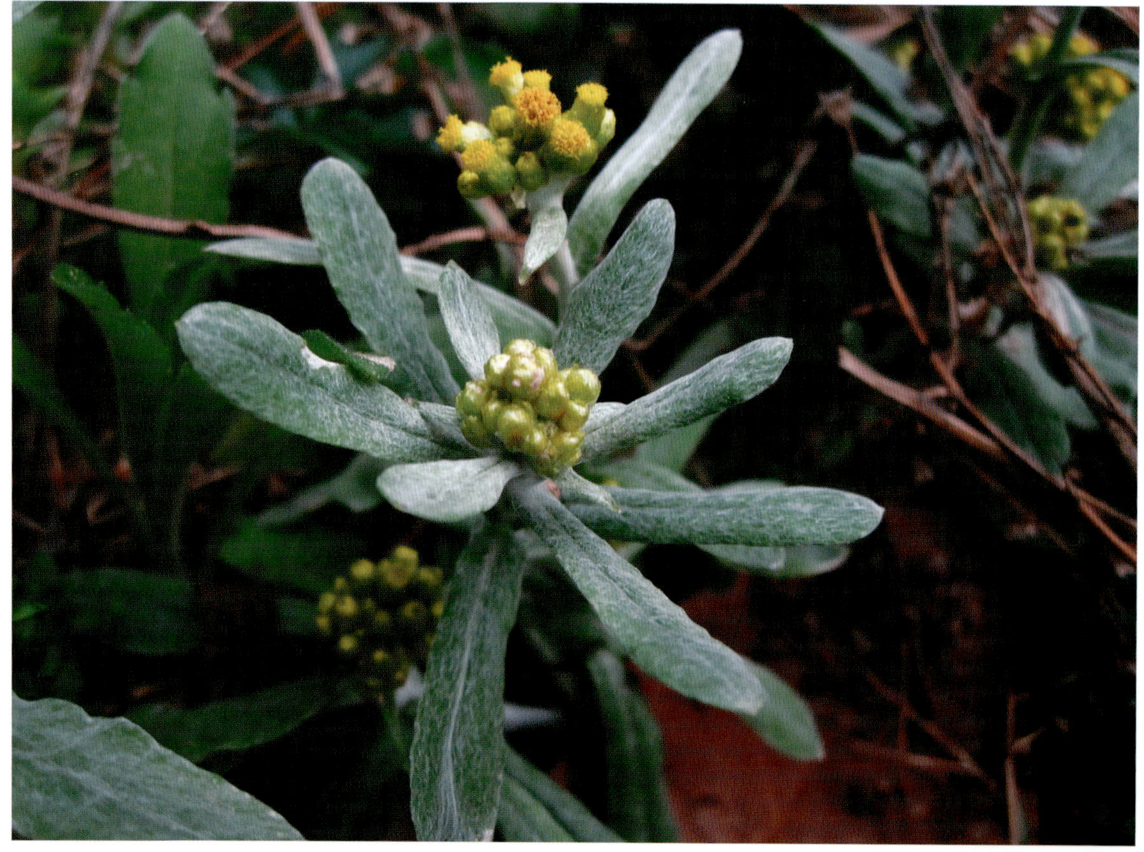

鼠曲草

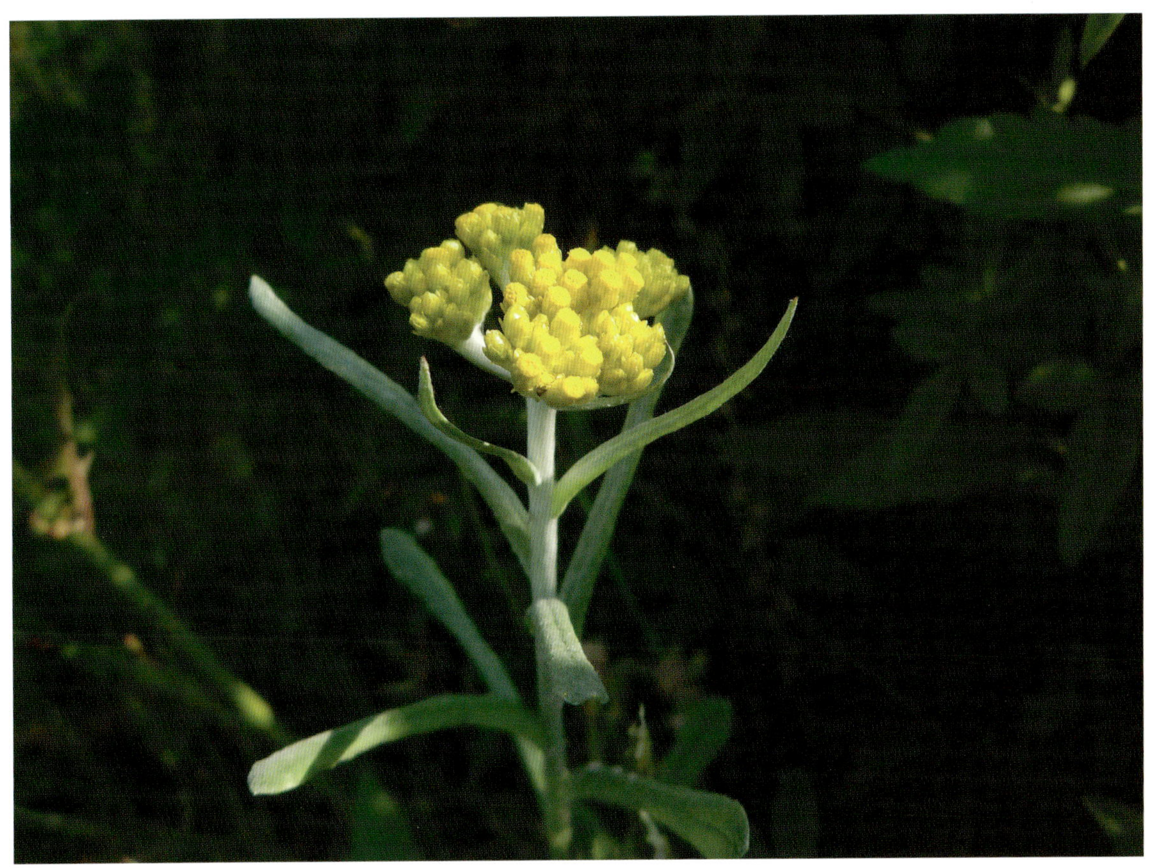

鼠曲草

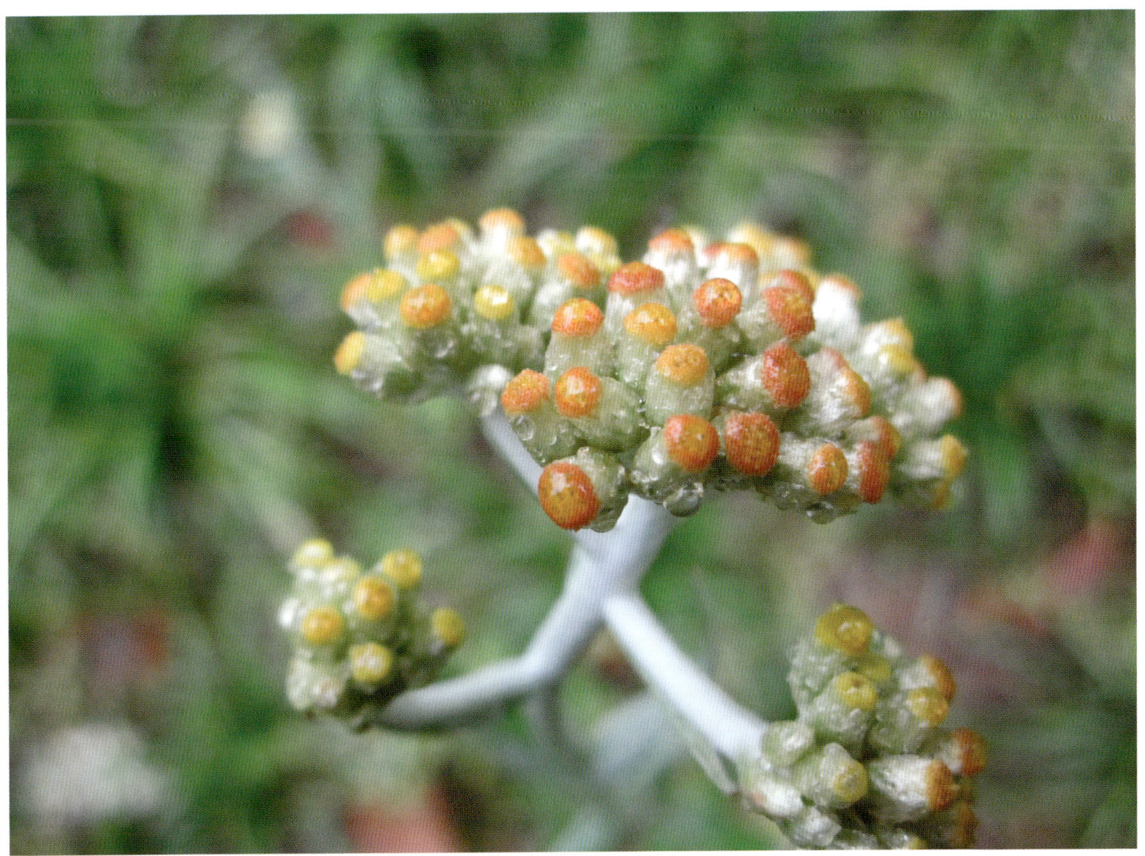

鼠曲草

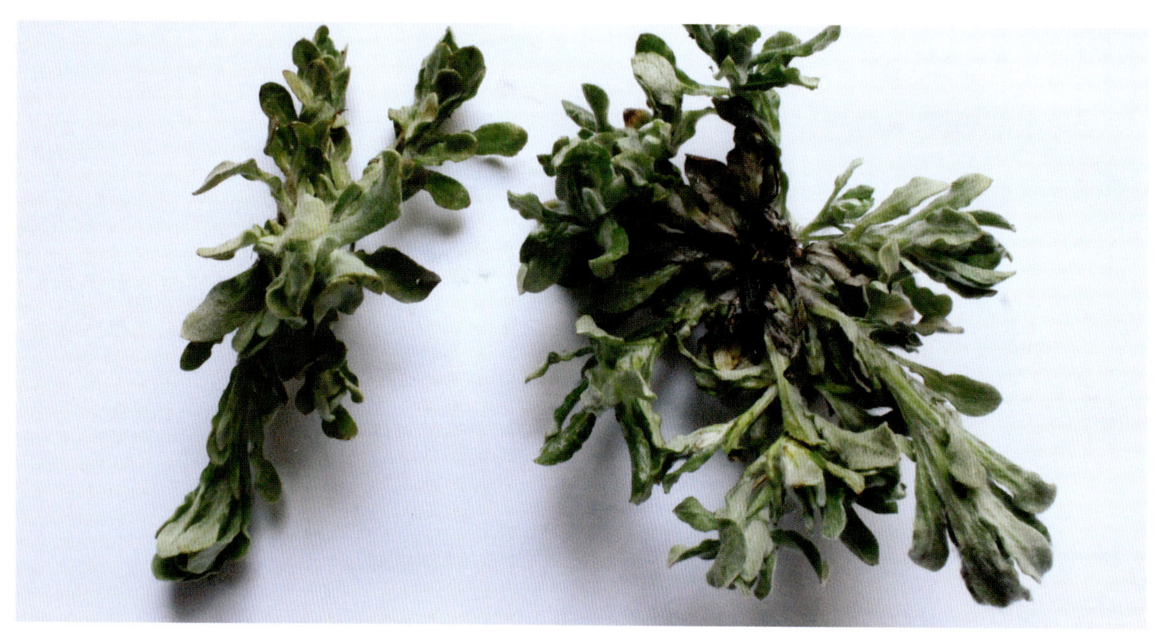

鼠曲草药材

药材鉴别

干燥全草带有花序，茎灰白色，密被绵毛，质较柔软，叶片两面密被灰白色绵毛，皱缩卷曲，柔软不易脱落。花序顶生，苞片卵形，赤黄色，膜质，多数存在，花托扁平，花冠多数萎落。

功效主治

止咳平喘，降血压，祛风湿。主治感冒咳嗽，支气管炎，哮喘，高血压，风湿腰腿痛；外用治 跌打损伤，毒蛇咬伤。

用法用量

内服：3 g，煎汤；研细末，或入丸、散服。

民族药方

1. 咳嗽痰多　鼠曲草 15 g，冰糖 20 g。水煎服。

2. 风寒感冒　鼠曲草 15 g。水煎服。

3. 筋骨痛，脚膝肿痛，跌打损伤　鼠曲草 30 ~ 15 g。水煎服。

4. 白带　鼠曲草 15 g，凤尾草 10 g，灯心草 20 g，土牛膝 9 g。水煎服。

5. 脾虚浮肿　鼠曲草 15 g。水煎服。

6. 无名肿痛、对口疮　鼠曲草 20 g。水煎服；另取鲜叶适量调米饭捣烂敷患处。

使用注意

孕妇禁用。

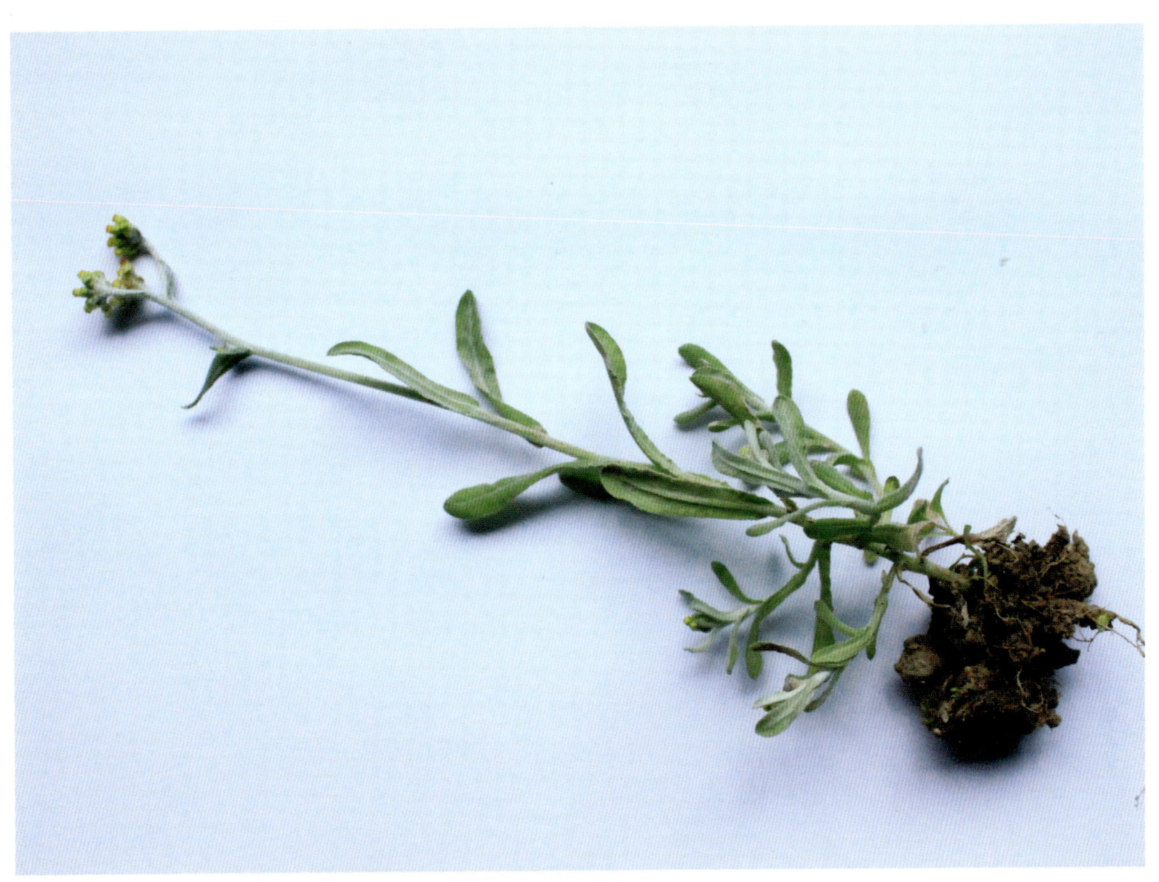

鼠曲草全株

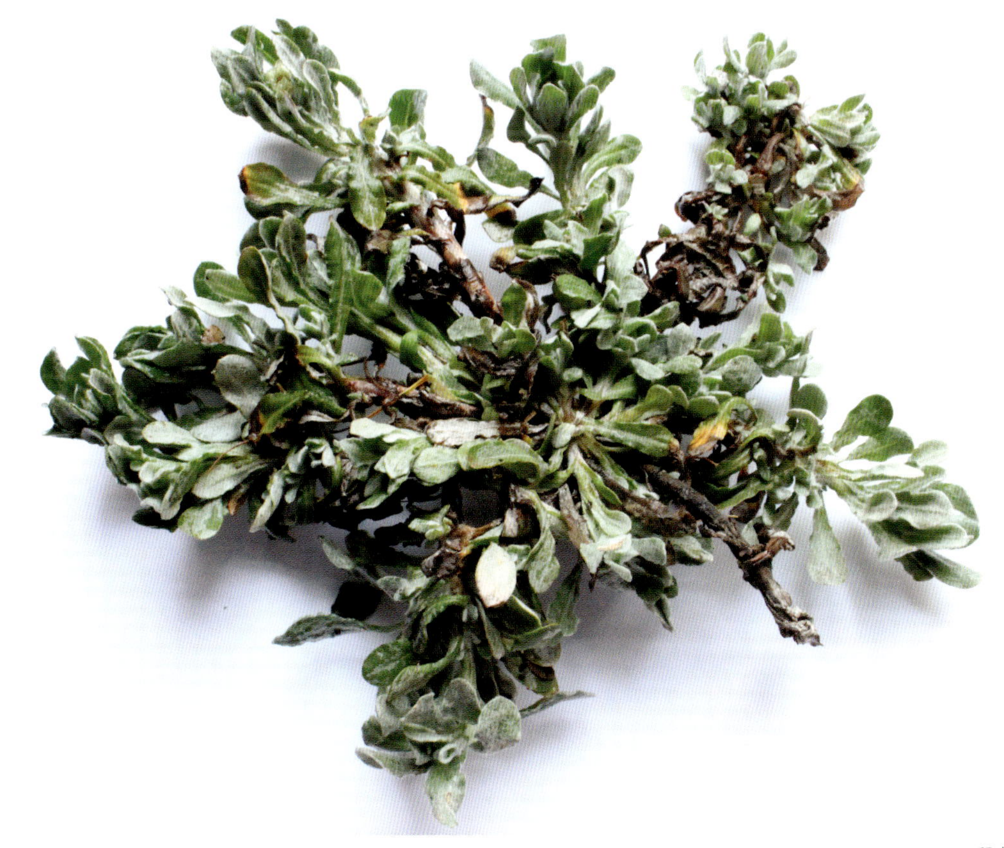

鼠曲草药材

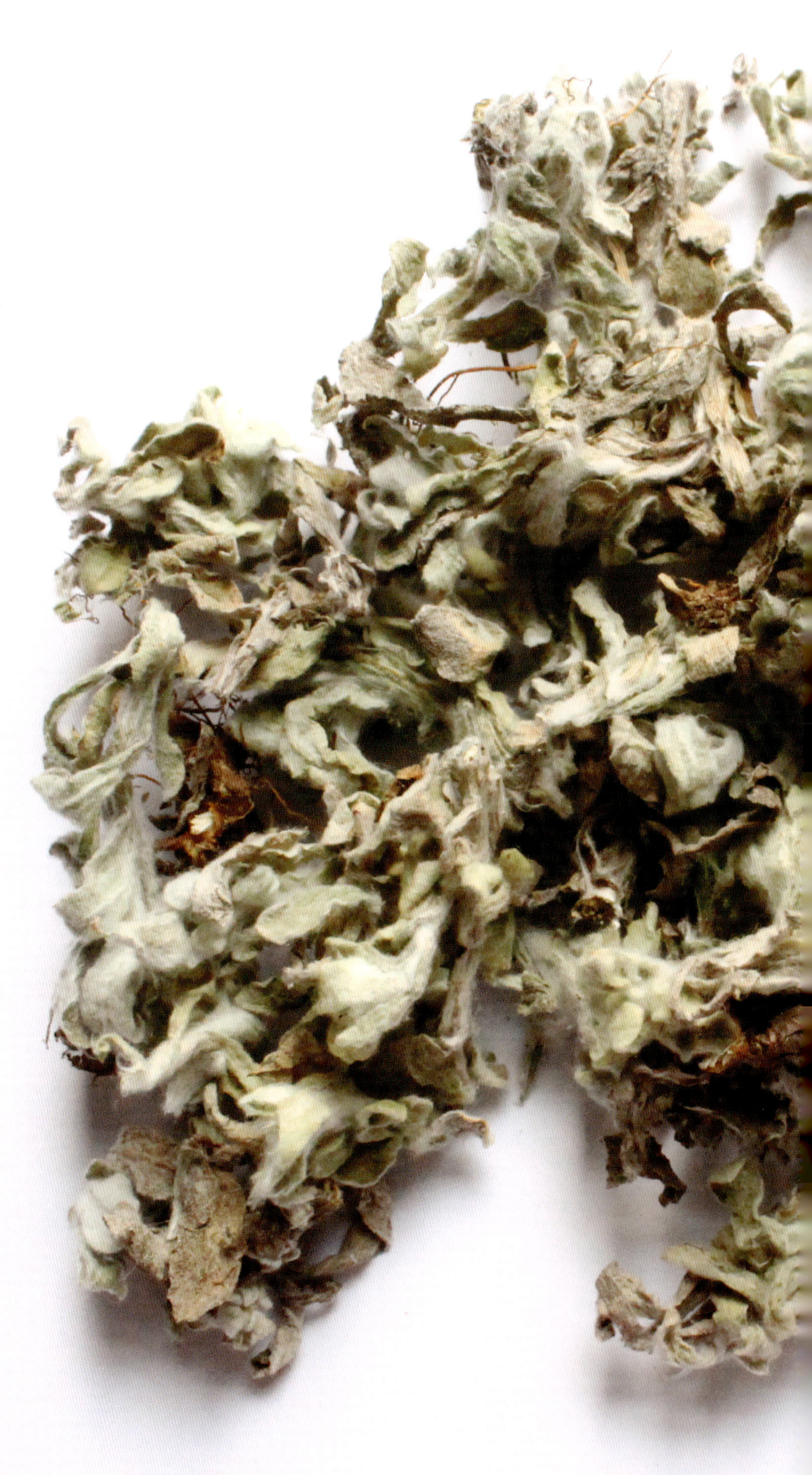

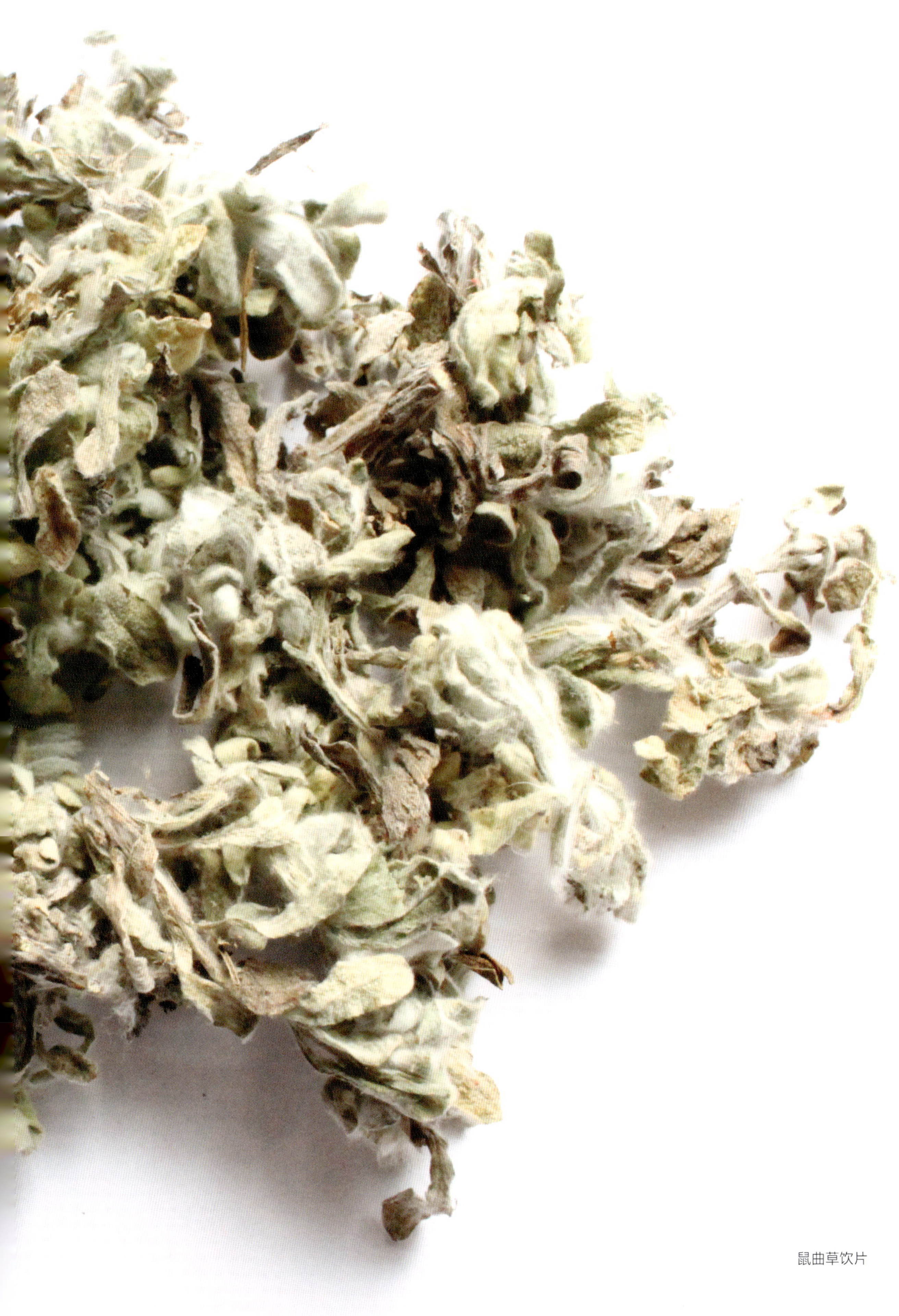

鼠曲草饮片

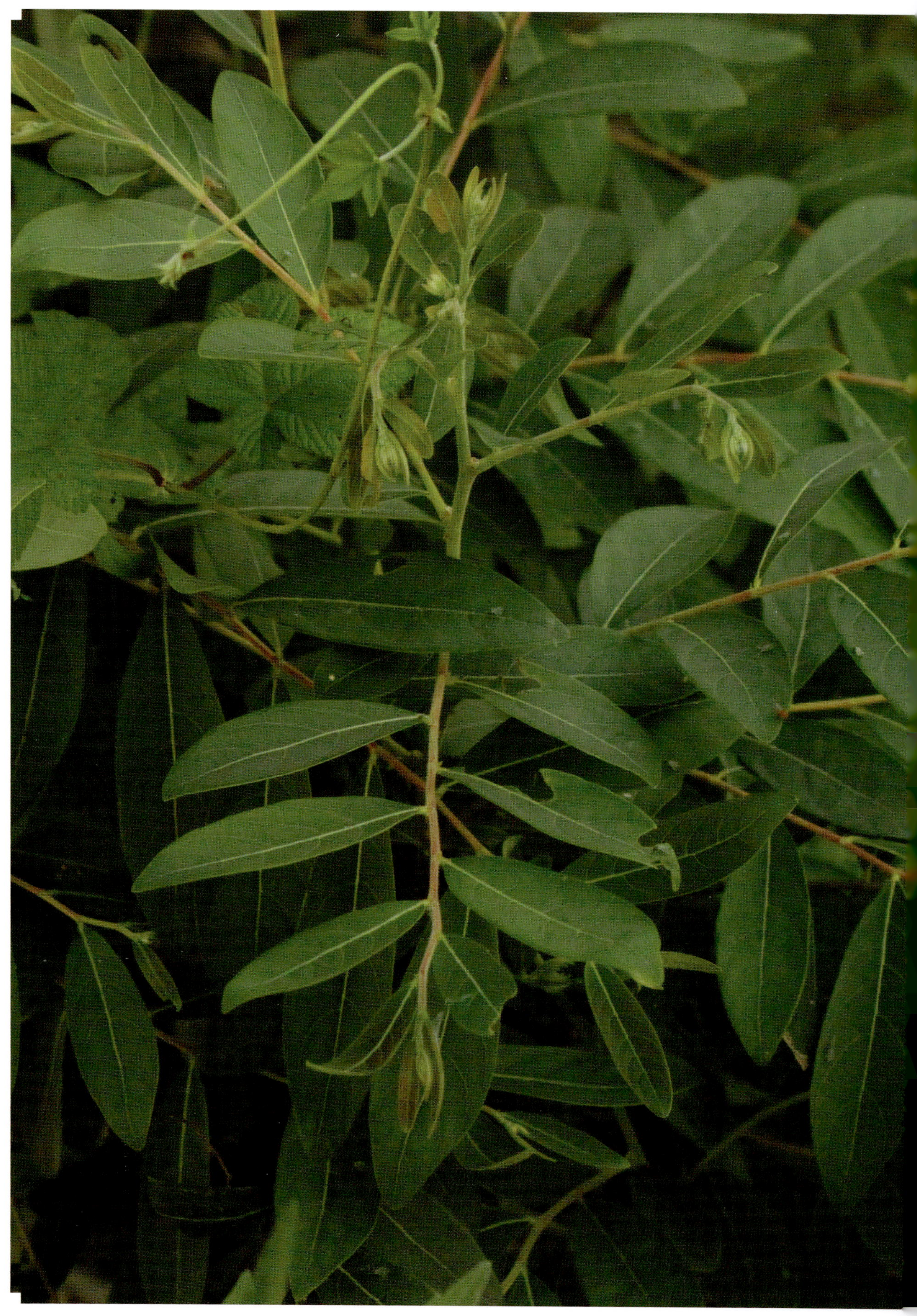

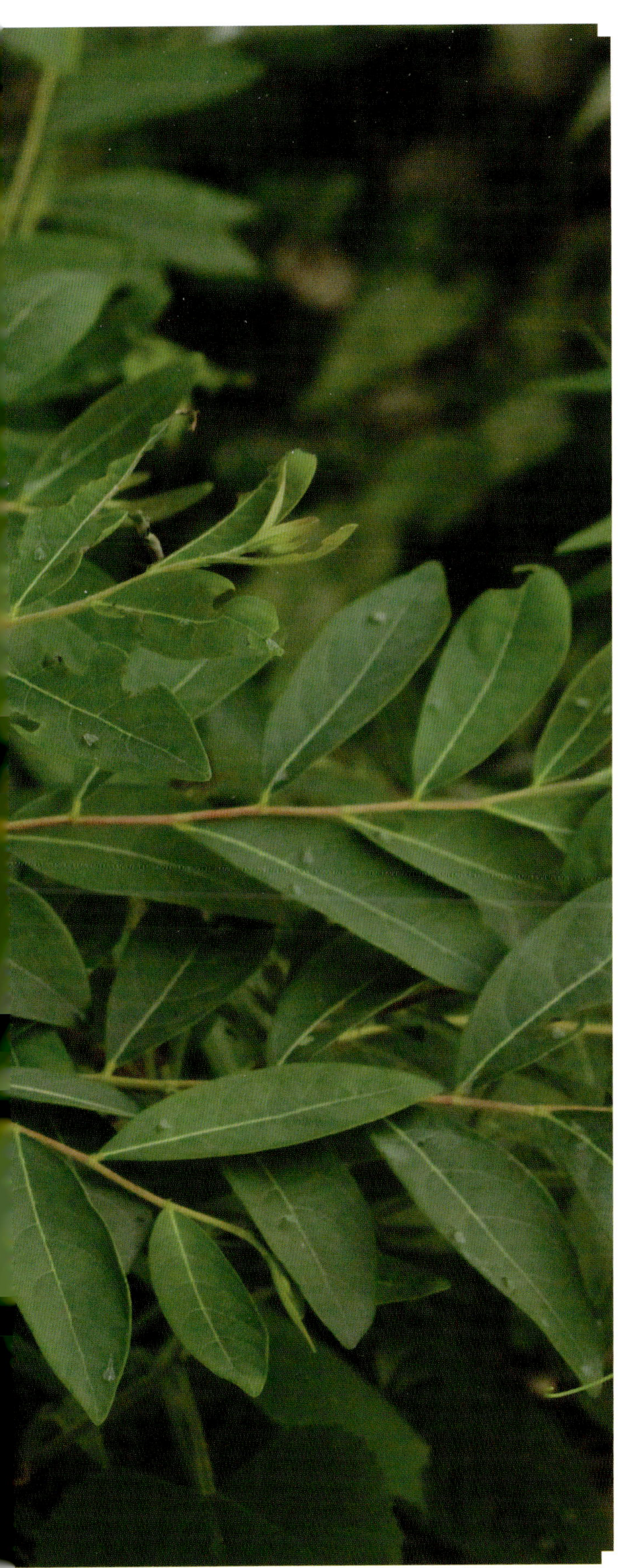

算盘子

【水 药 名】梅女半。

【别　　名】两瓜树、果合草、血泡木、野南瓜、柿子椒、地瓜金。

【来　　源】本品为大戟科植物算盘子 *Glochidion puberum*（L.）Hutch. 的根、果实。

【性味归经】味苦、涩，性冷；有小毒。归热经。

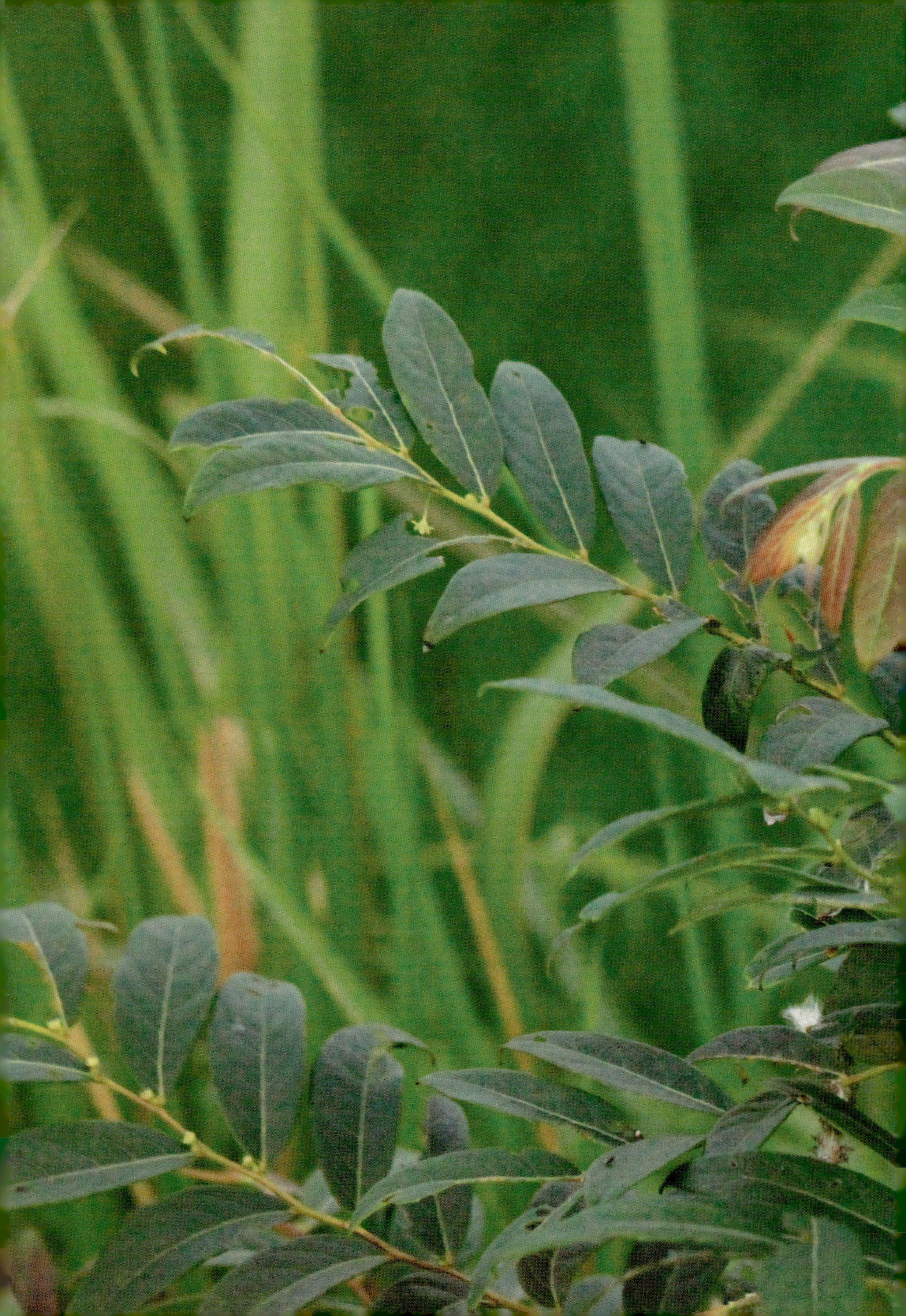

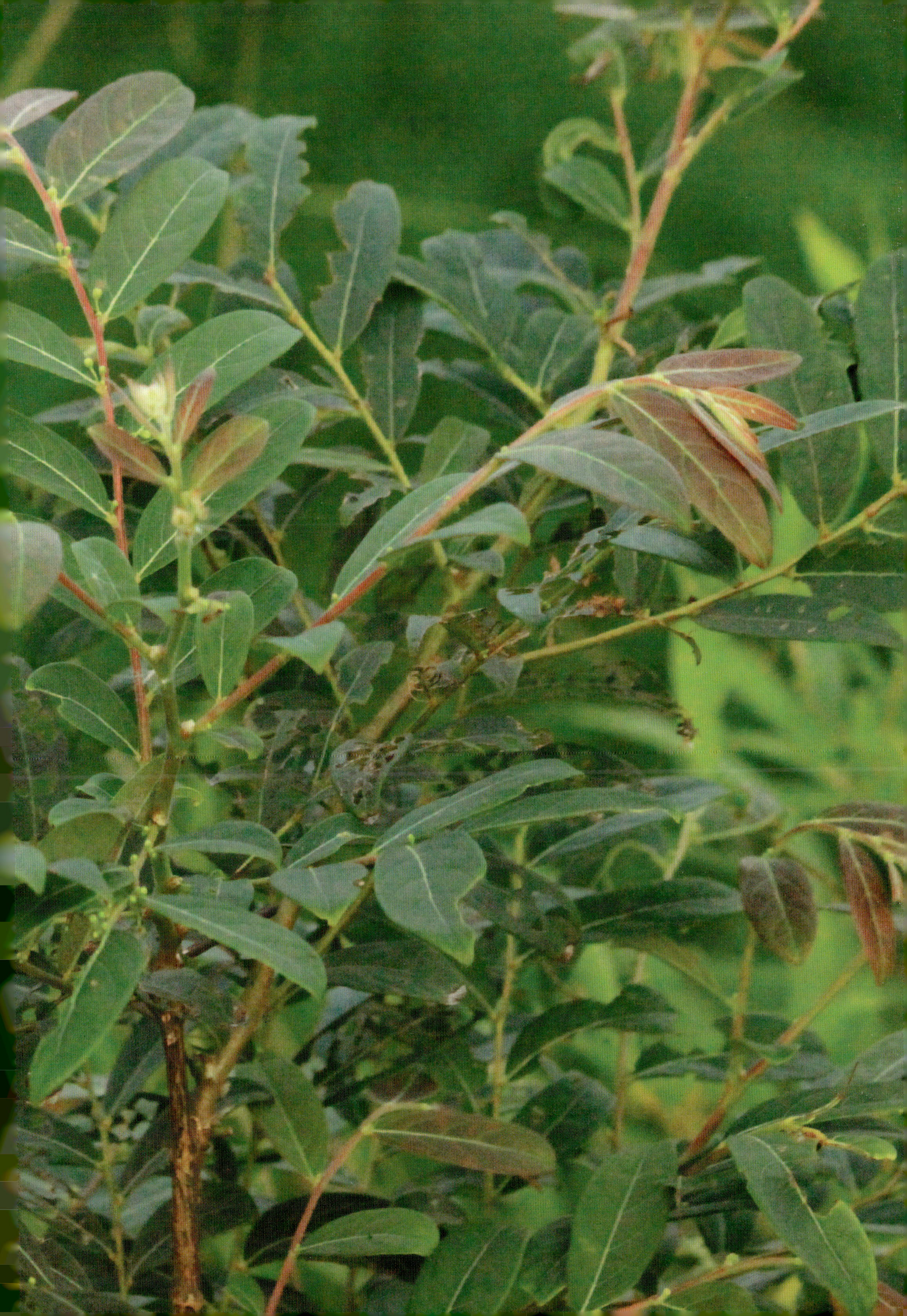

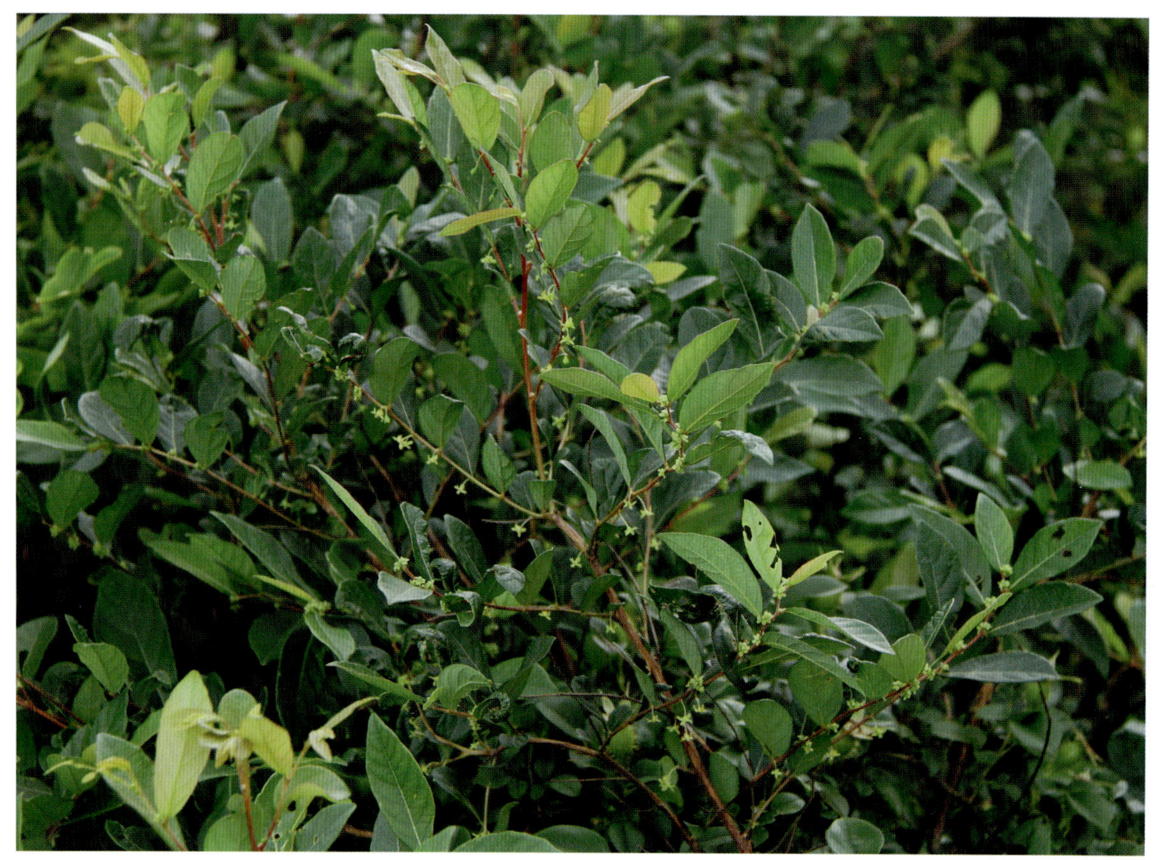

算盘子

识别特征

直立多枝灌木，高 1 ~ 2 m。小枝灰褐色，密被灰色或棕色短柔毛。叶互生；叶长圆形至长圆状卵形或披针形，稀卵形或倒卵形，长 3 ~ 5 cm，宽 1.2 ~ 3.5 cm，先端钝至急尖，稀近圆形，常具小尖头，基部楔形至钝形，上面仅中脉被疏短柔毛或几无毛，上面橄榄绿或粉绿色，下面粉绿色，密被短柔毛，侧脉 5 ~ 8 对，下面明显。叶柄长 1 ~ 3 mm，被柔毛；托叶三角形至狭三角形，长 1 ~ 2 mm，被柔毛；花小，单性，雌雄同株或异株，2 ~ 5 朵簇生于叶腋；无花瓣；萼片 6，分 2 轮排列于内外；雄花花梗细，长 1 ~ 8 mm，通常被柔毛，萼片质较厚，长圆形至狭长圆形或长圆状倒卵形，外被疏短柔毛；雄蕊 3 枚，常为 5 室，合生成柱状，无退化子房；雌花花梗长 1 ~ 3 mm，密被柔毛，花萼与雄花近筒形，但稍短且厚，两面均被毛；子房密被茸毛，8 ~ 10 室，花柱合生成环状，长宽与子房几相等，先端不扩大，与子房连接处缢缩。蒴果扁球形，直径 12 ~ 15 mm，顶上凹陷，外常具 8 ~ 10 条明显纵沟，先端具环状稍伸长的宿存花柱，密被短柔毛，成熟时带红色。种子近肾形，具 3 棱，长约 4 mm，黄褐色。花期 6—10 月，果期 7—10 月。

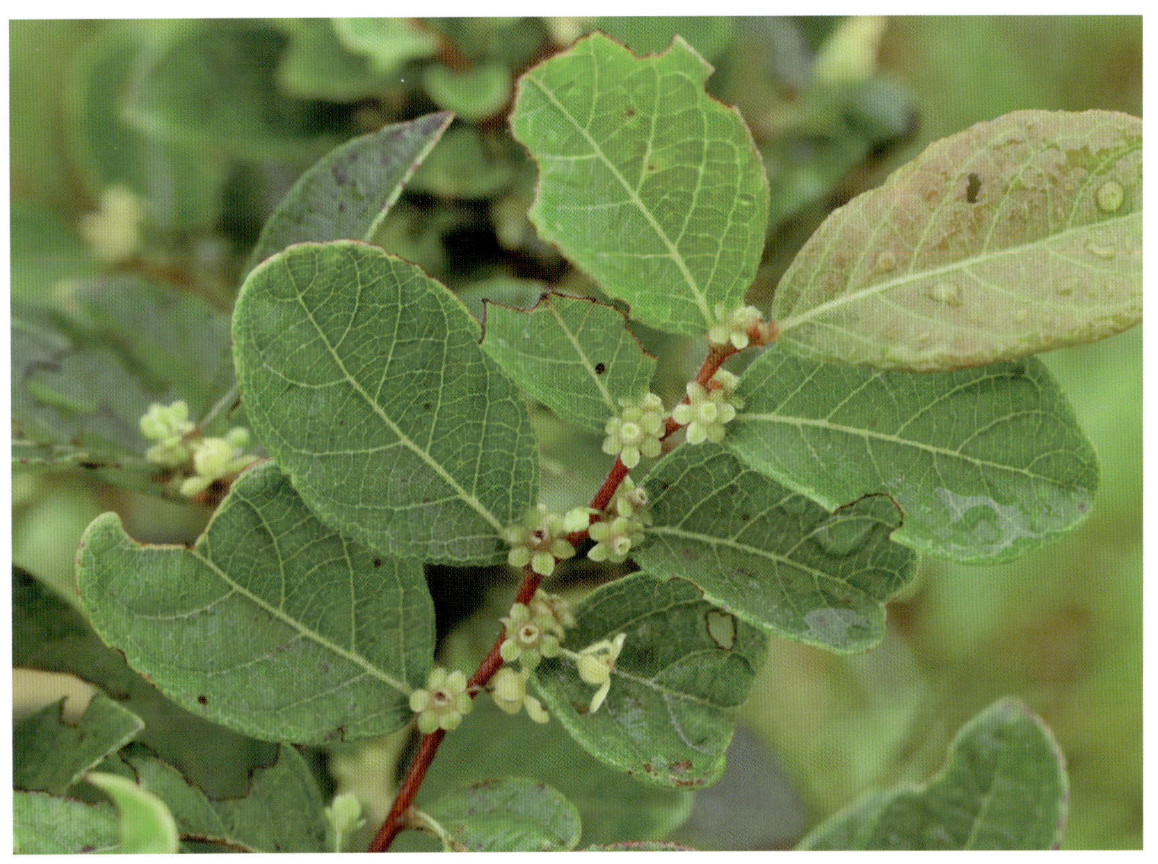

算盘子

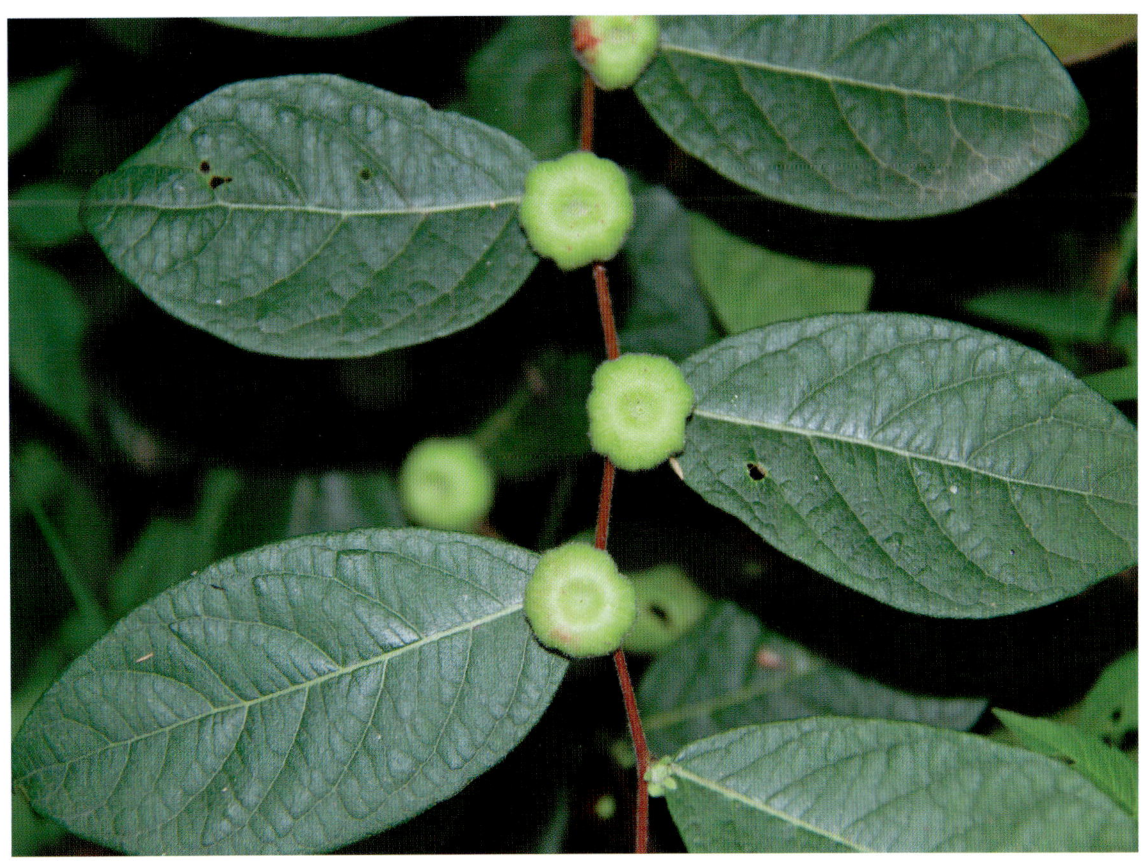

算盘子

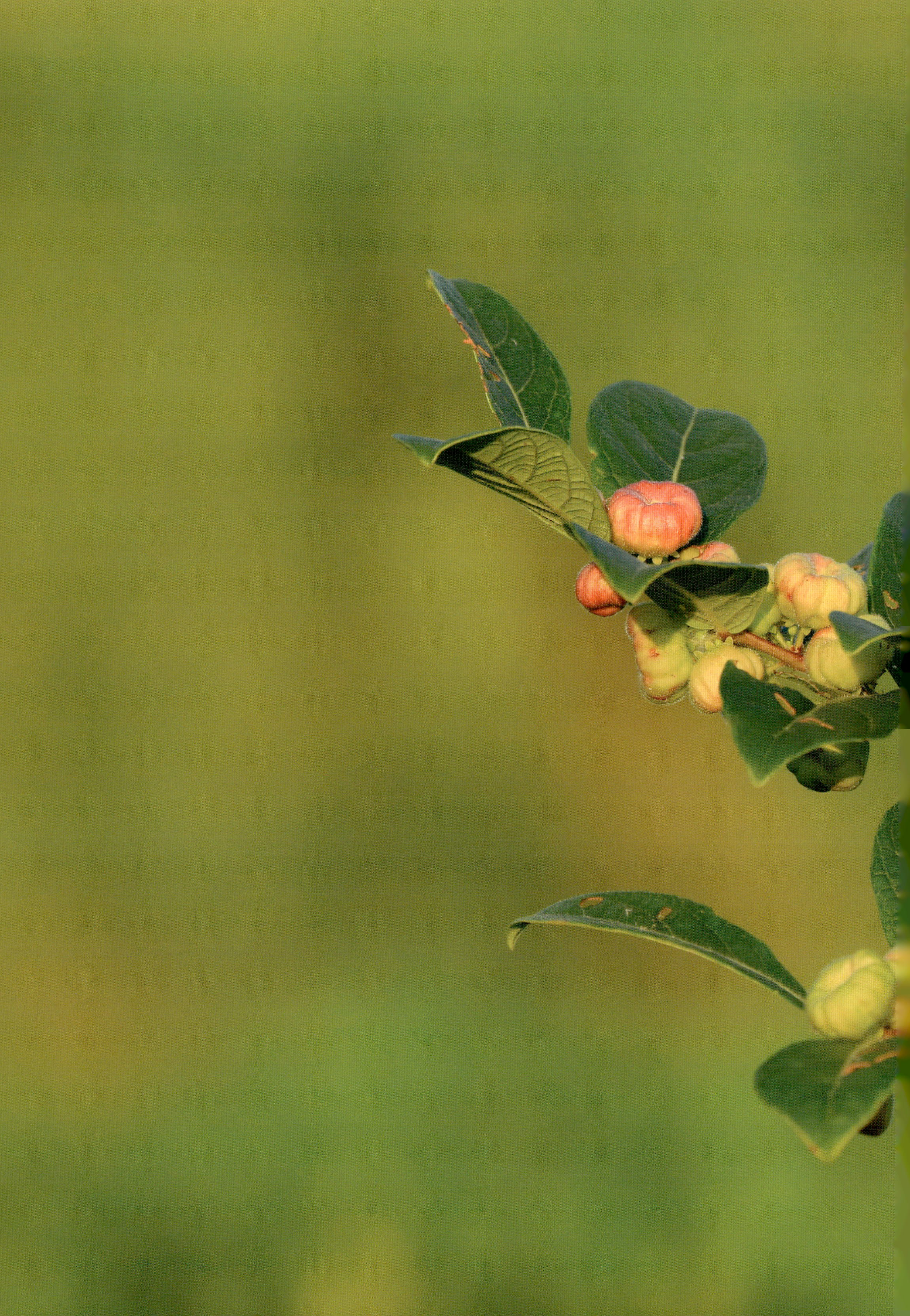

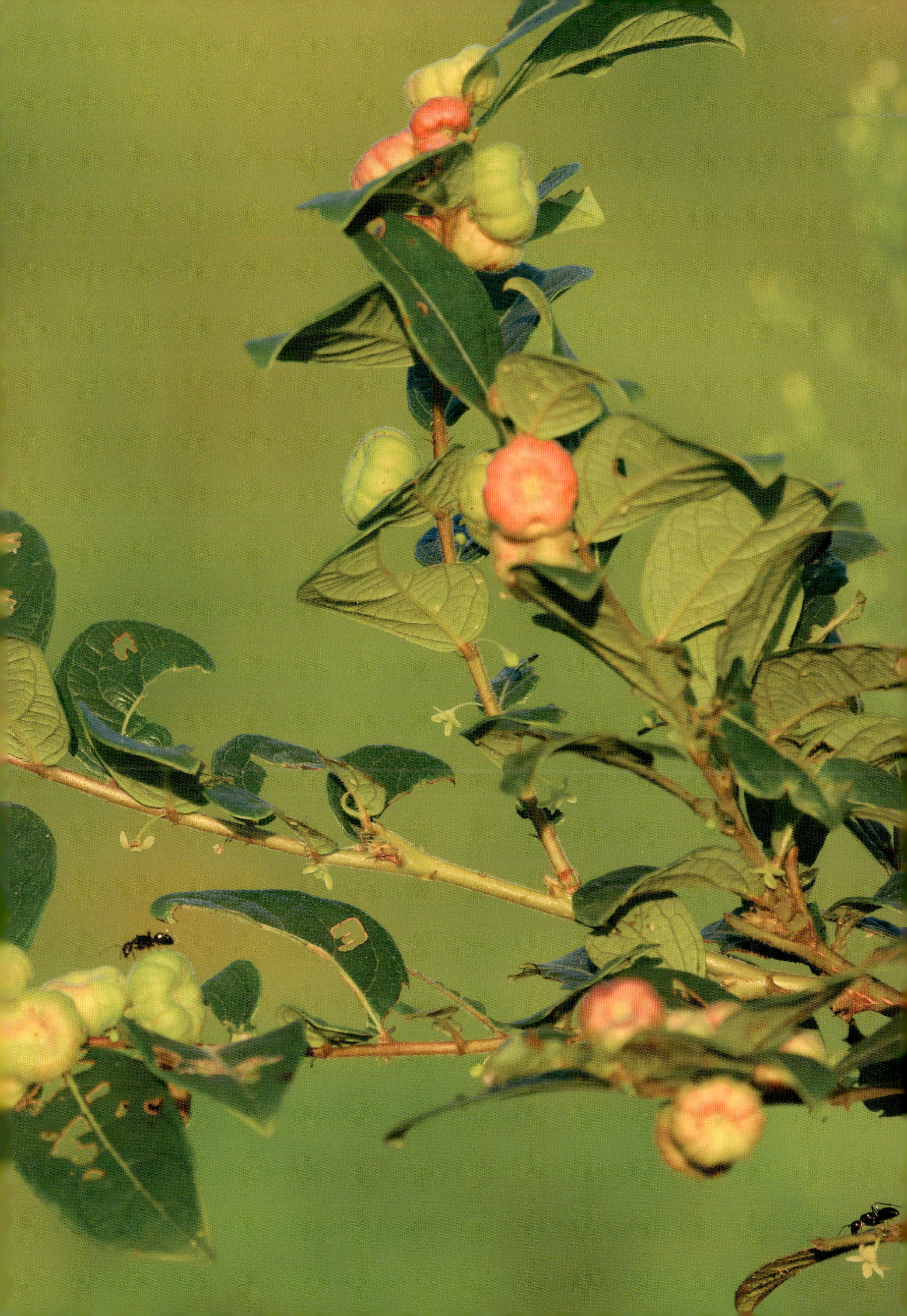

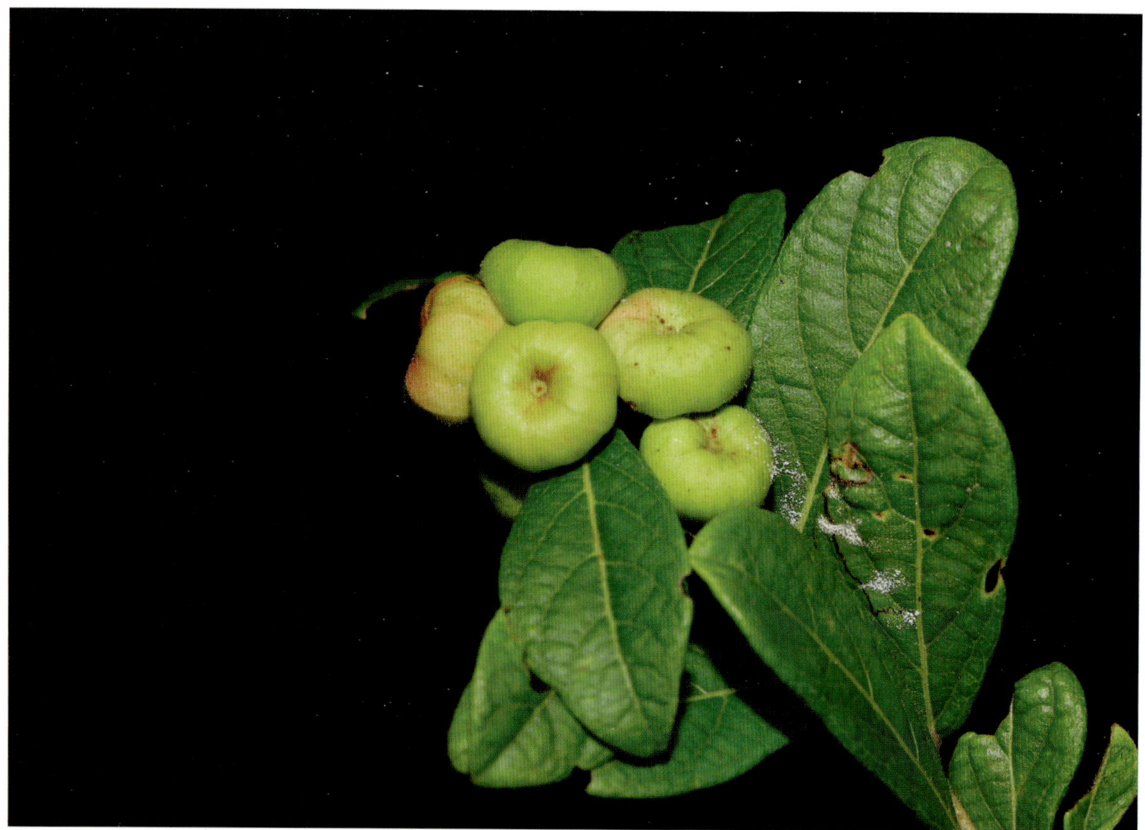

算盘子

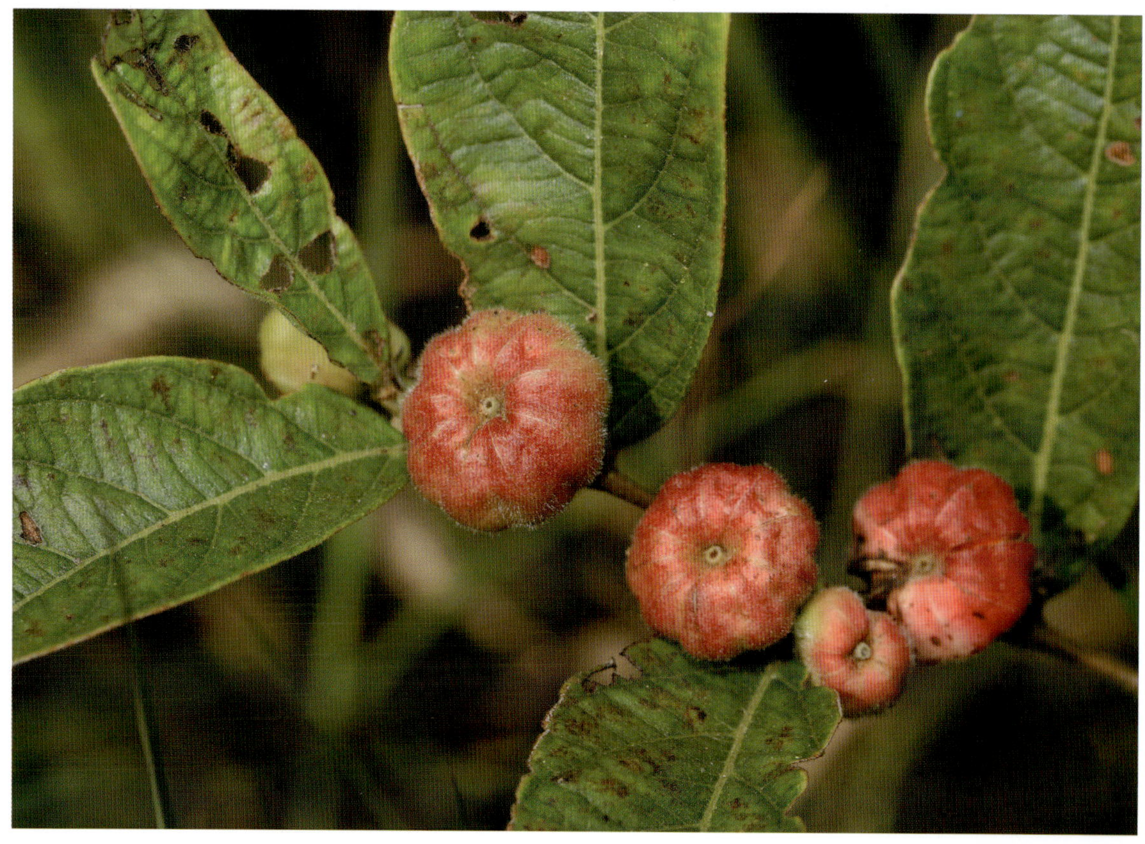

算盘子

生境分布

生长于山坡灌木丛中向阳处。分布于贵州、广西、广东、四川、湖北、江苏、浙江、安徽、陕西等省区。

采收加工

秋季采摘，拣净杂质，晒干。

药材鉴别

蒴果扁球形，形如算盘珠，常具 8 ~ 10 条纵沟。红色或红棕色，被短茸毛，先端具环状稍伸长的宿存花柱。内有数颗种子，种子近肾形，具纵棱，表面红褐色。气微，味苦、涩。

功效主治

清热利湿，解毒利咽，行气活血。主治痢疾，泄泻，黄疸，疟疾，淋浊，带下，咽喉肿痛，牙痛，疝痛，产后腹痛。

用法用量

内服：9 ~ 15 g，煎汤。

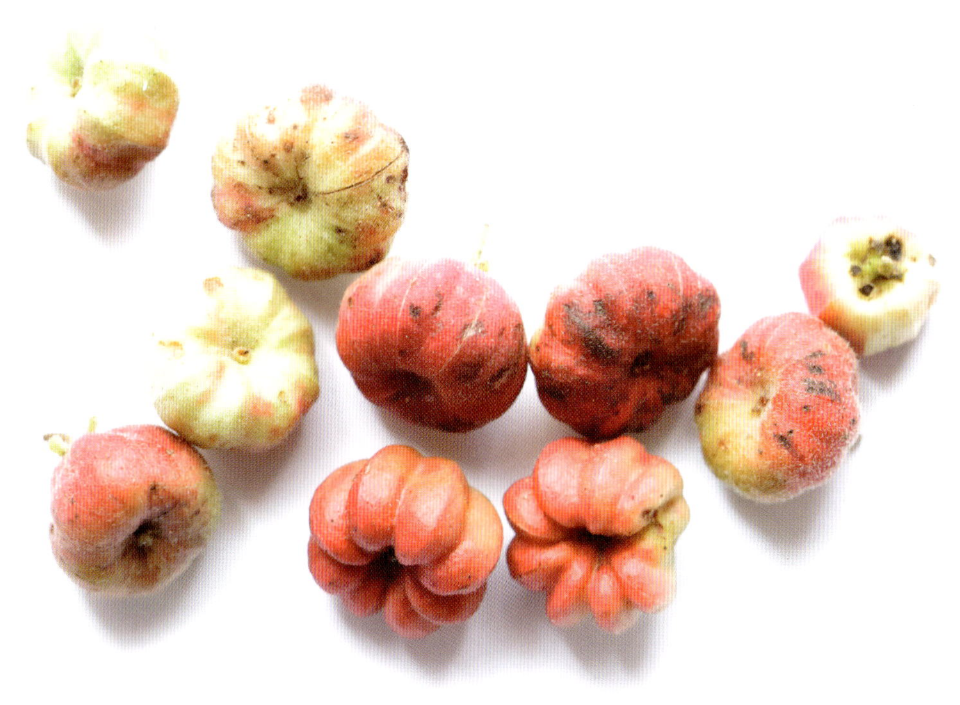

算盘子药材

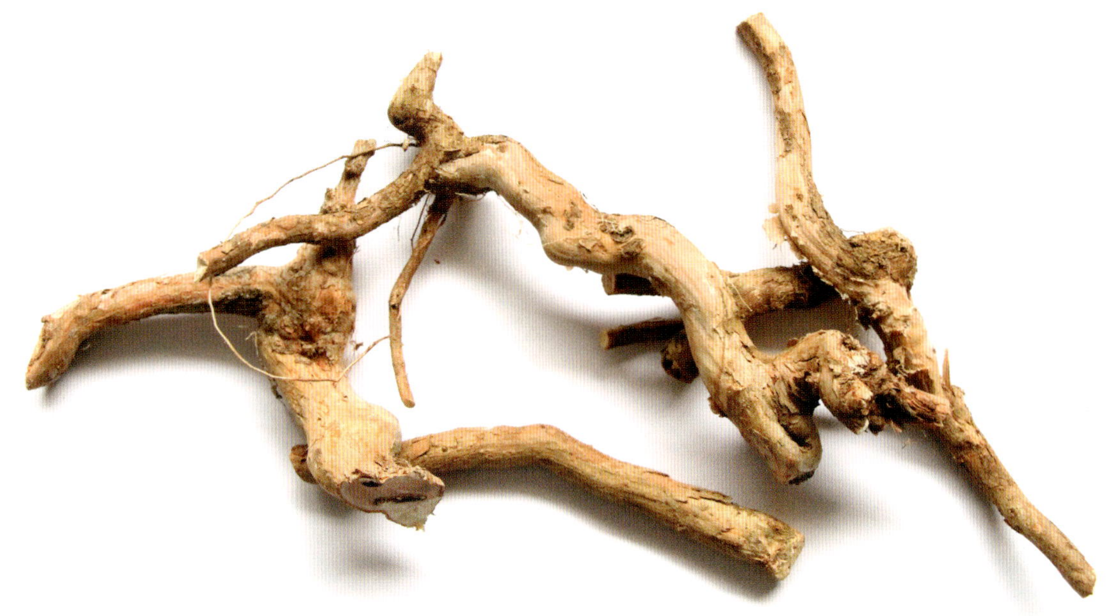

算盘子药材

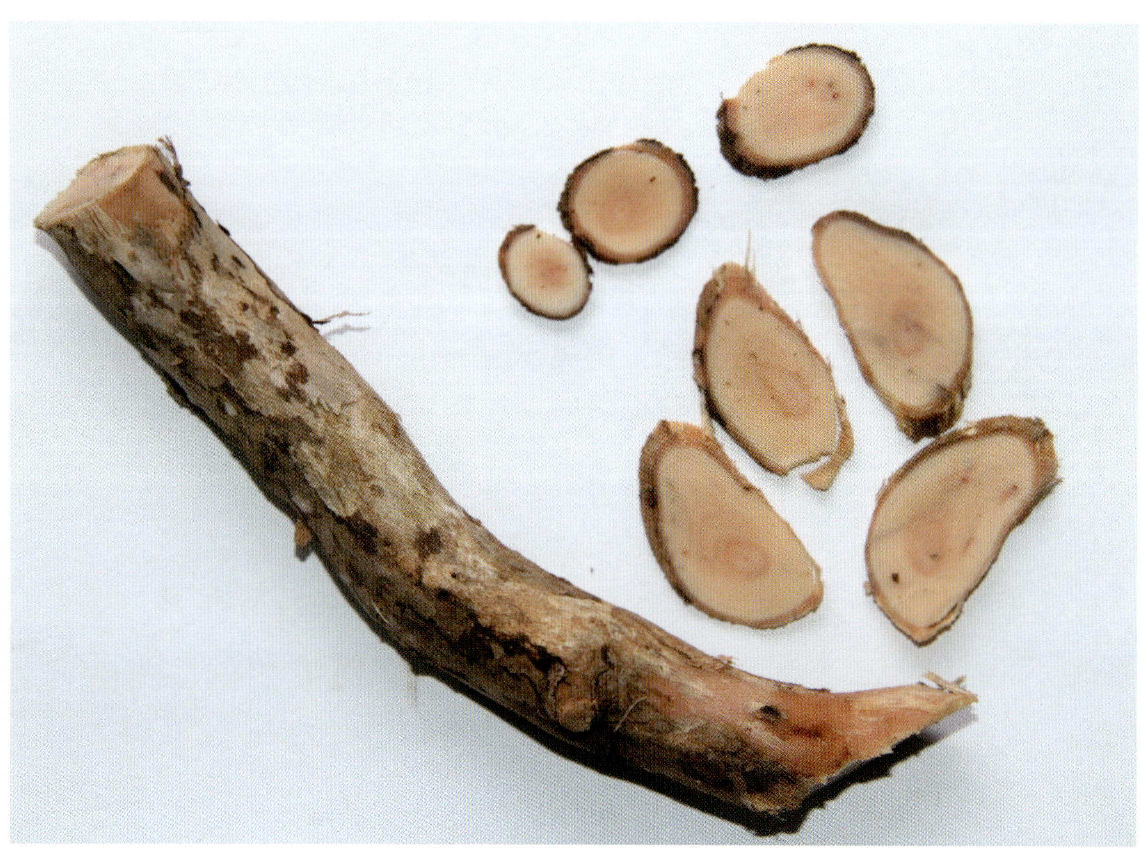

算盘子根饮片

民族药方

1．痢疾 算盘子 30 g。水煎汤。

2．腹泻 算盘子 15 g，车前子 10 g。水煎汤。

3．赤白痢 算盘子根、海蚌含珠、仙鹤草、刺梨根、猪鬃草各适量。等量水煎汤。

4．经闭 算盘果 30 g。蒸烧酒服。

5．痢疾 算盘子的成熟果实适量。晒干研成细末，压制成片，每片 0.5 g，口服，每次 4 g，每日 3 次，3 日为 1 个疗程。

使用注意

孕妇慎用，不可过量服用。

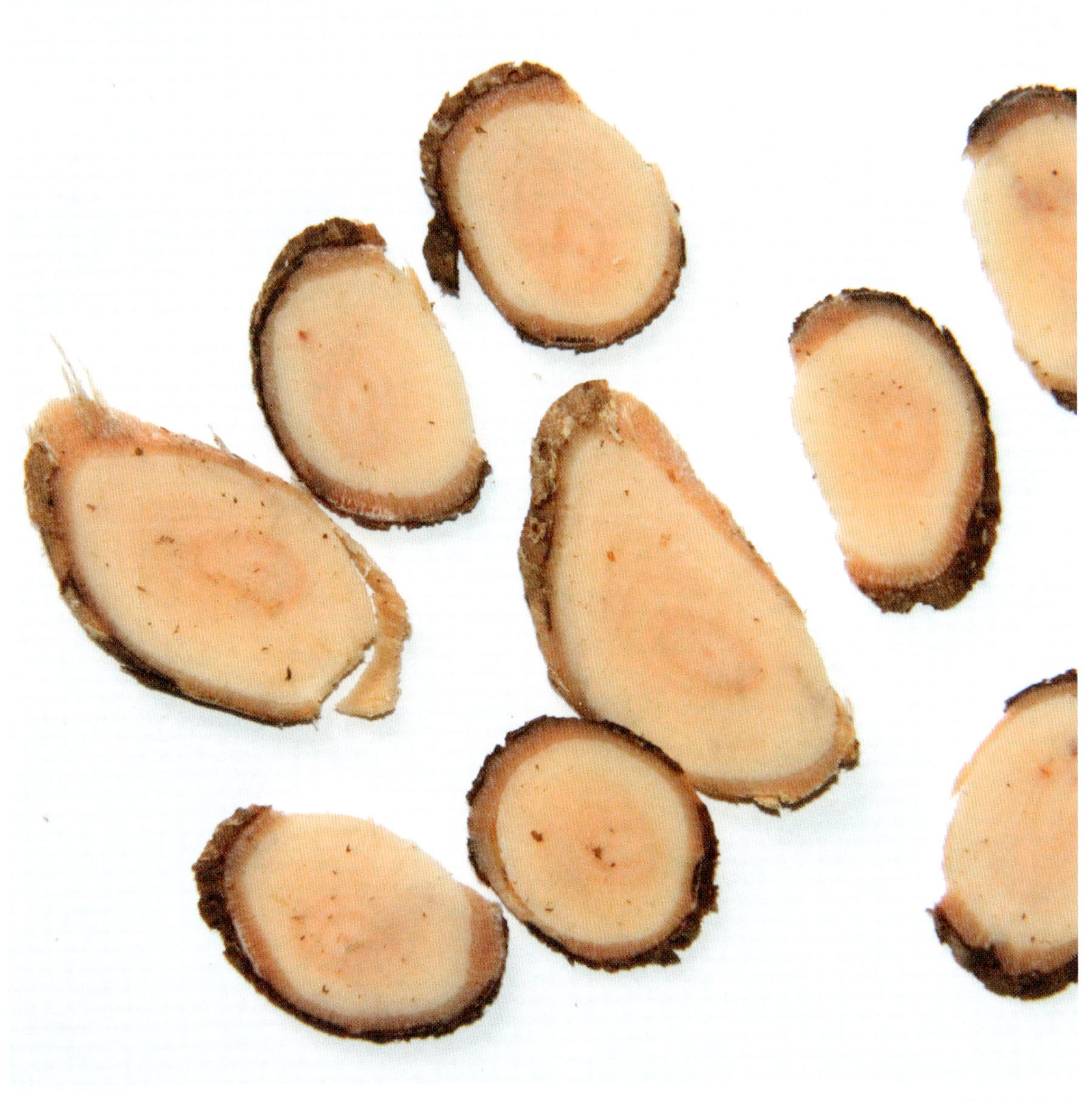

算盘子根饮片

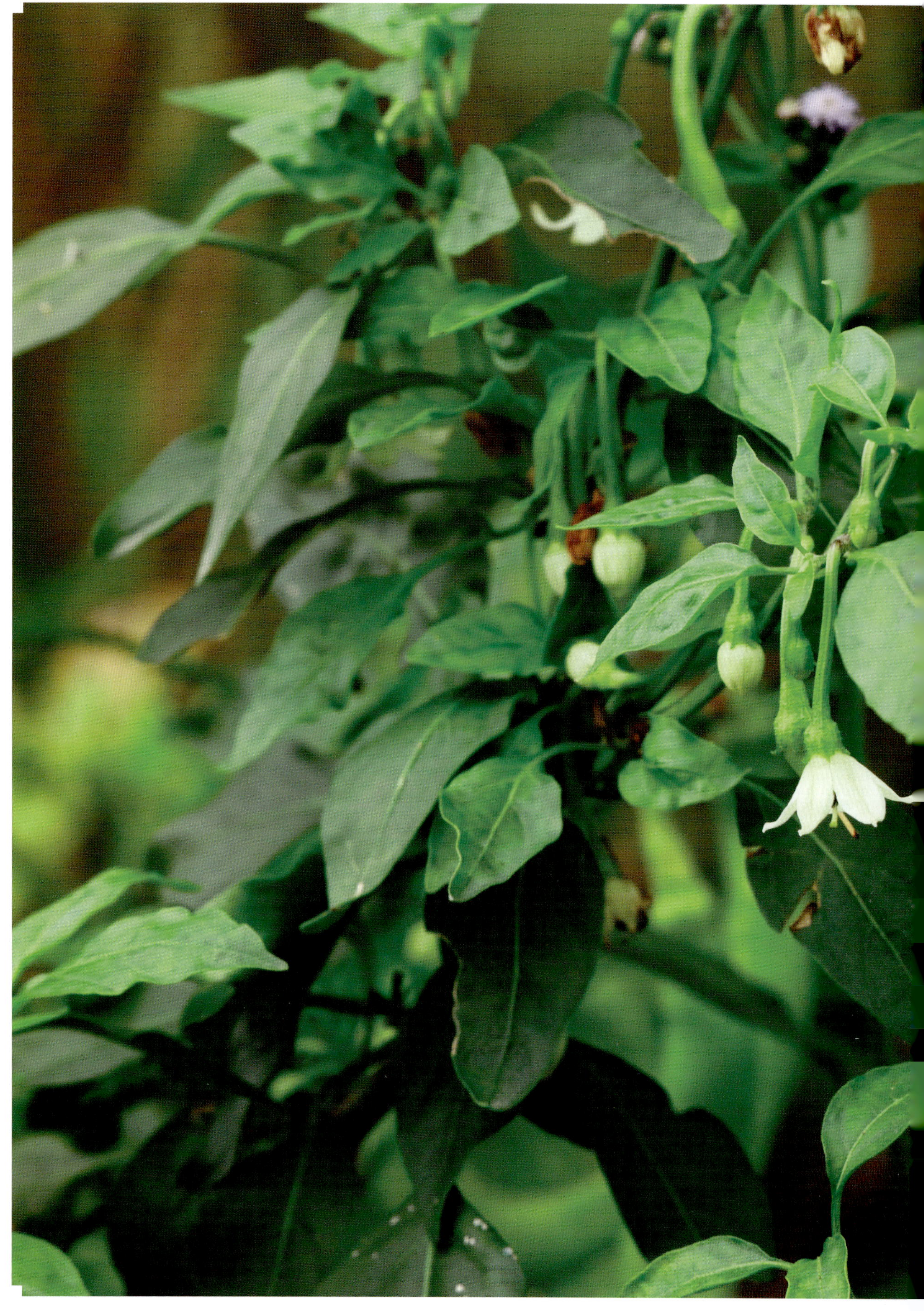

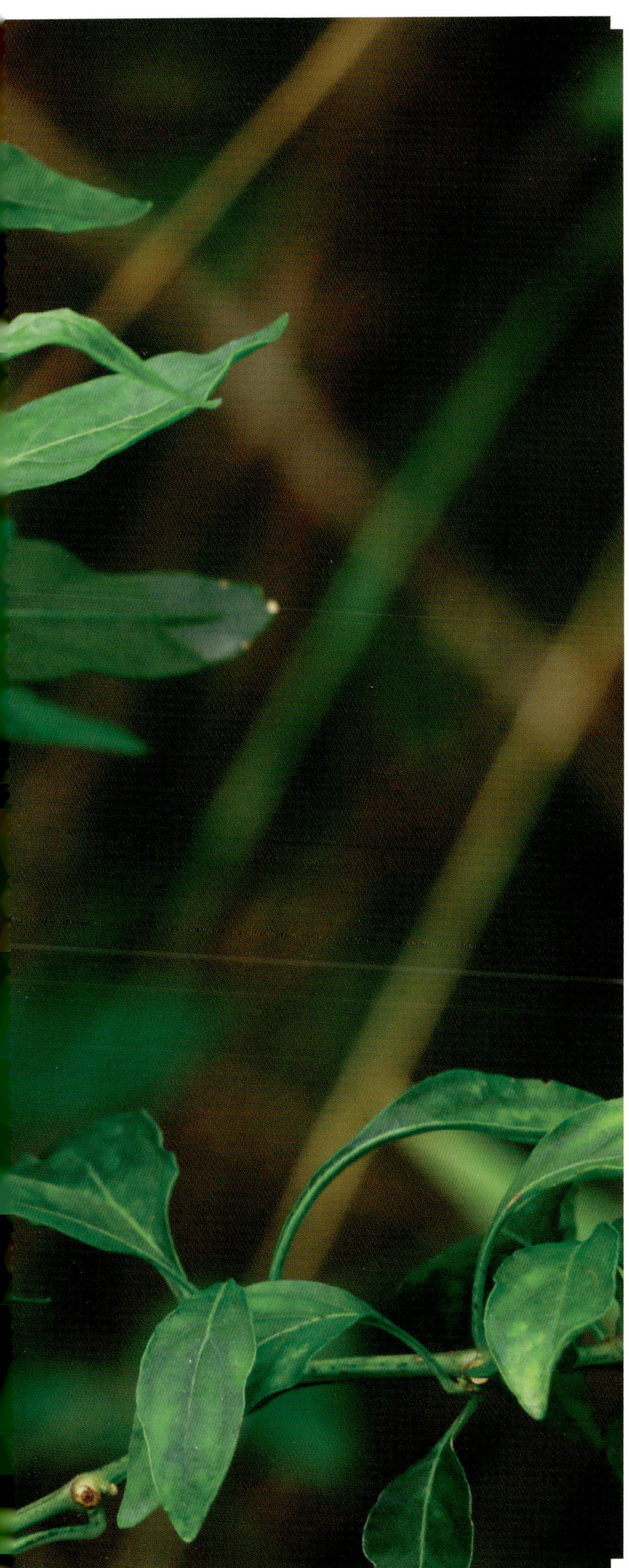

辣椒

【水药名】懒。

【别　名】辣茄、辣虎、海椒、辣角、班椒。

【来　源】本品为茄科植物辣椒 *Capsicum annuum* L. 的果实。

【性味归经】味辛、辣，性热。归心、脾经。

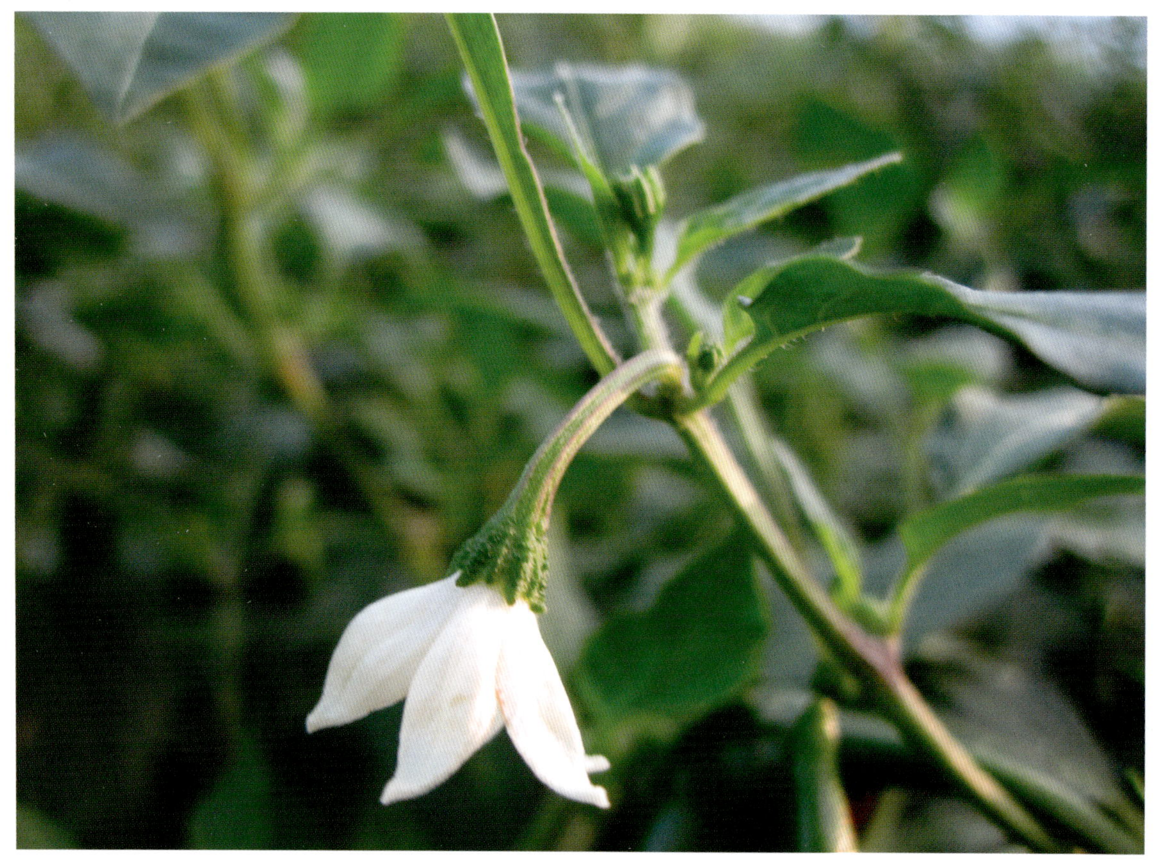

辣椒

识别特征

一年生或有限多年生草本植物，高 40 ~ 80 cm。单叶互生，枝顶端节不伸长而呈双生或簇生状；叶片长圆状卵形、卵形或卵状披针形，长 4 ~ 13 cm，宽 1.5 ~ 4.0 cm，全缘，先端尖，基部渐狭。花单生，俯垂；花萼杯状，不显著 5 齿；花冠白色，裂片卵形；雄蕊 5；雌蕊 1，子房上位，2 室，少数为 3 室，花柱线状。浆果长指状，先端渐尖且常弯曲，未成熟时绿色，成熟后呈红色、橙色或紫红色，味辣。种子多数，扁肾形，淡黄色。花、果期 5—11 月。

生境分布

我国大部分地区均有栽培。

采收加工

青椒一般于果实充分肥大、皮绿色转浓、果皮坚实而有光泽时采收；干椒可待果实成熟时一次采收。可加工成腌辣椒、清酱辣椒。干椒可加工成干制品。

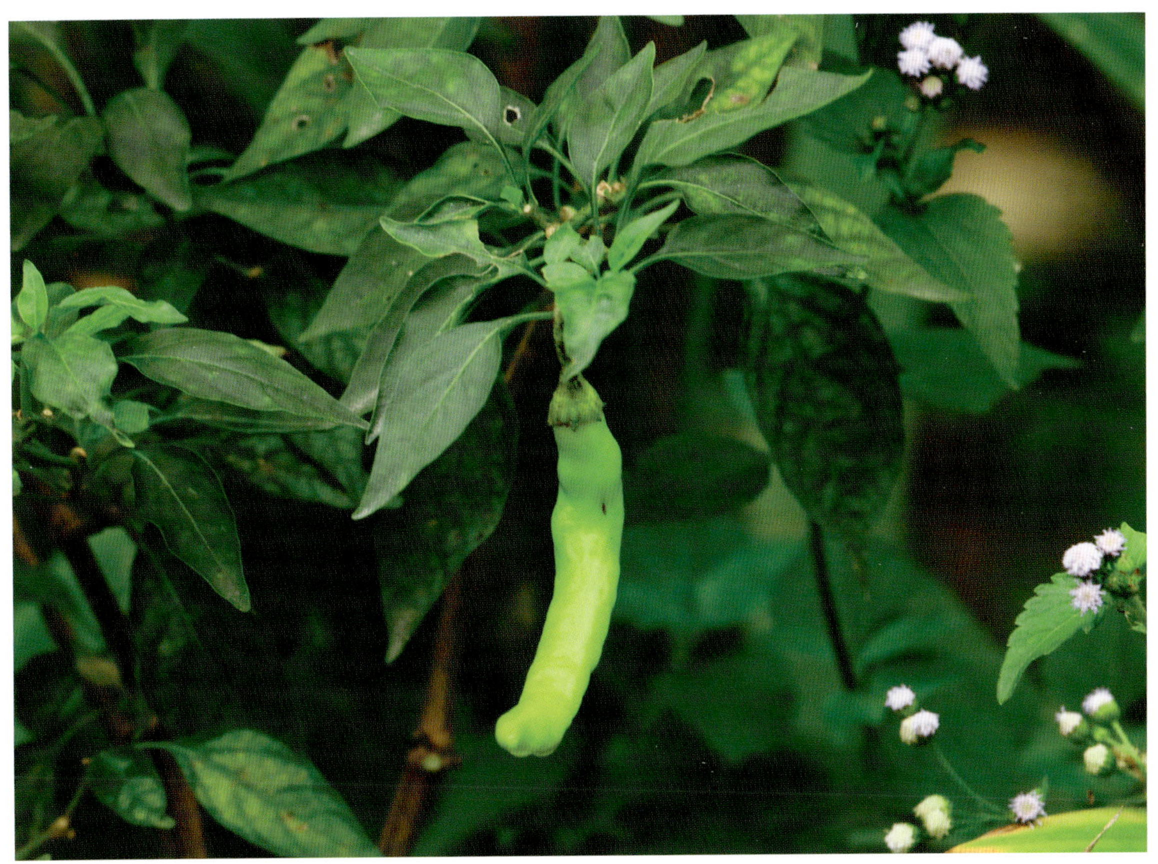

辣椒

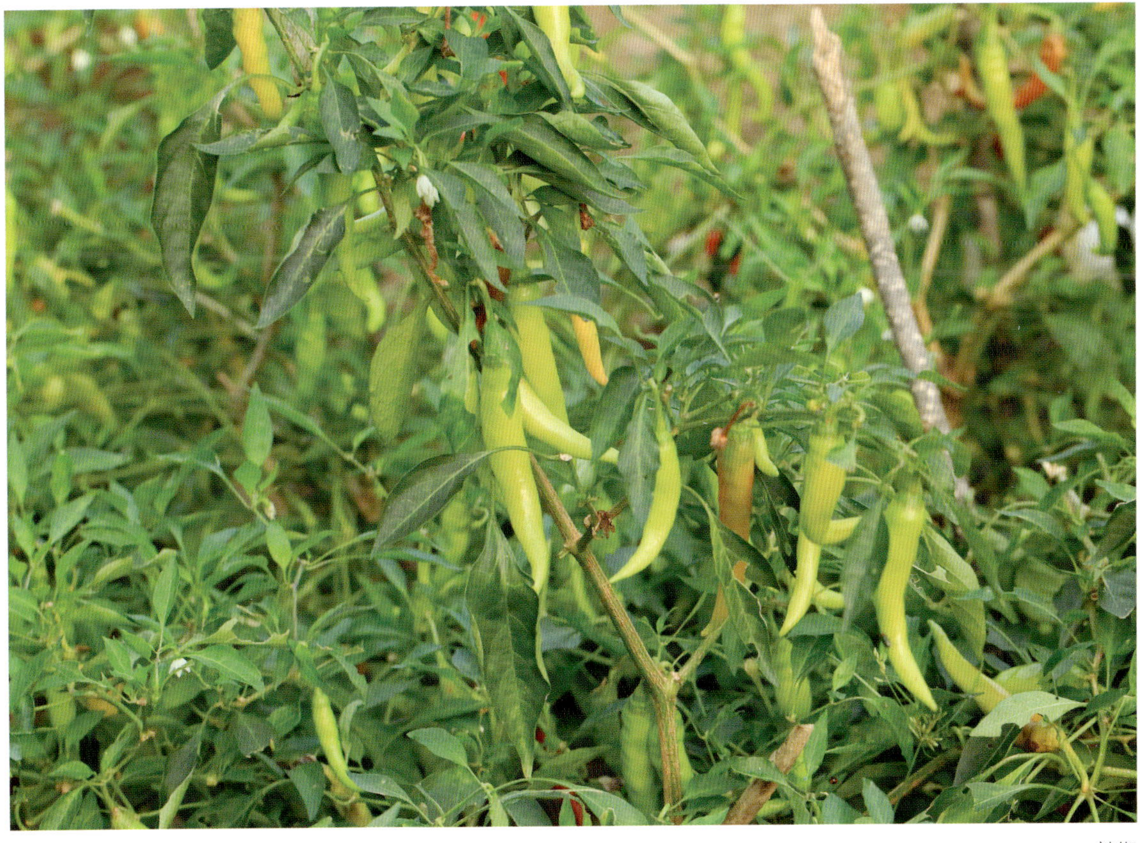

辣椒

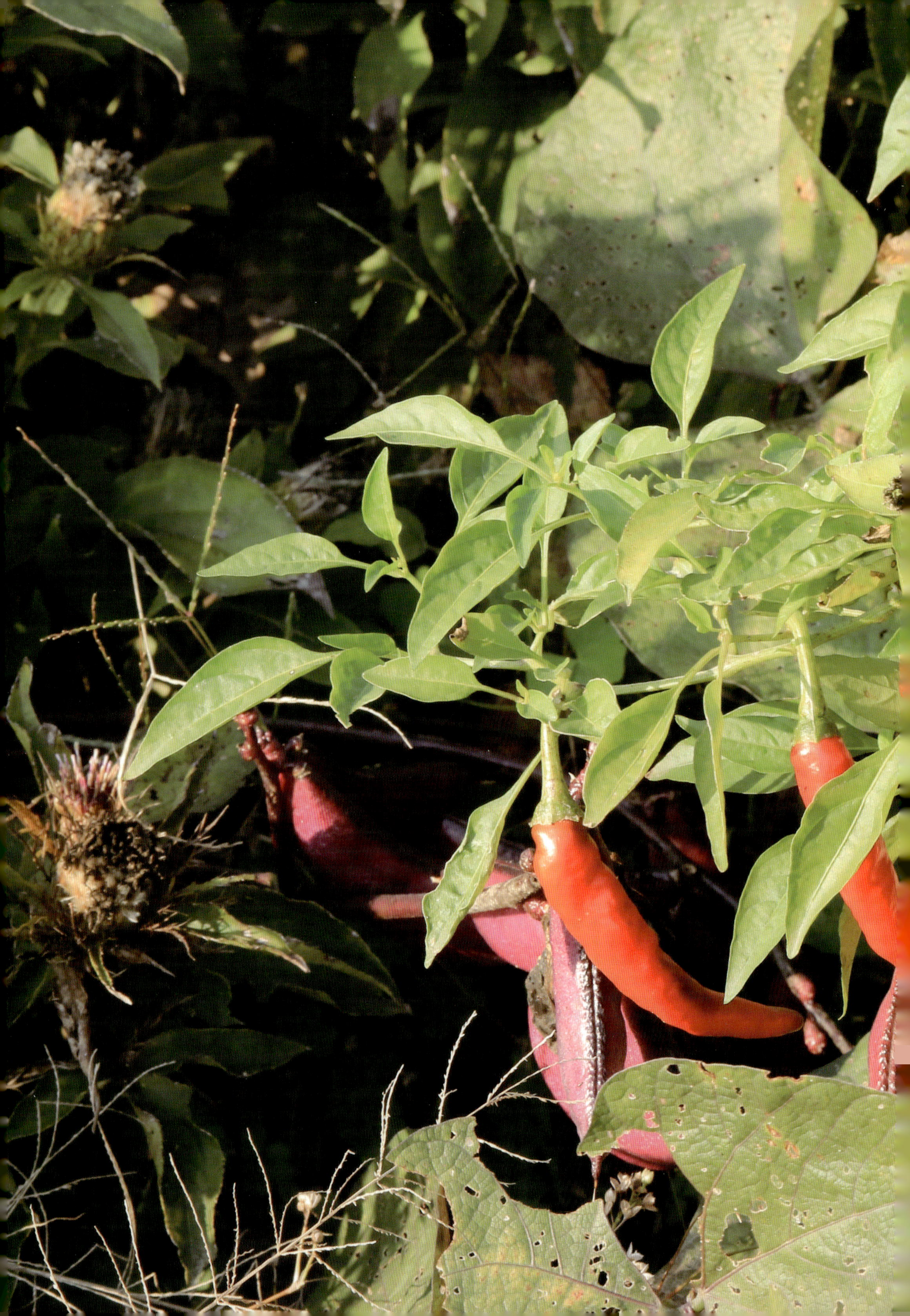

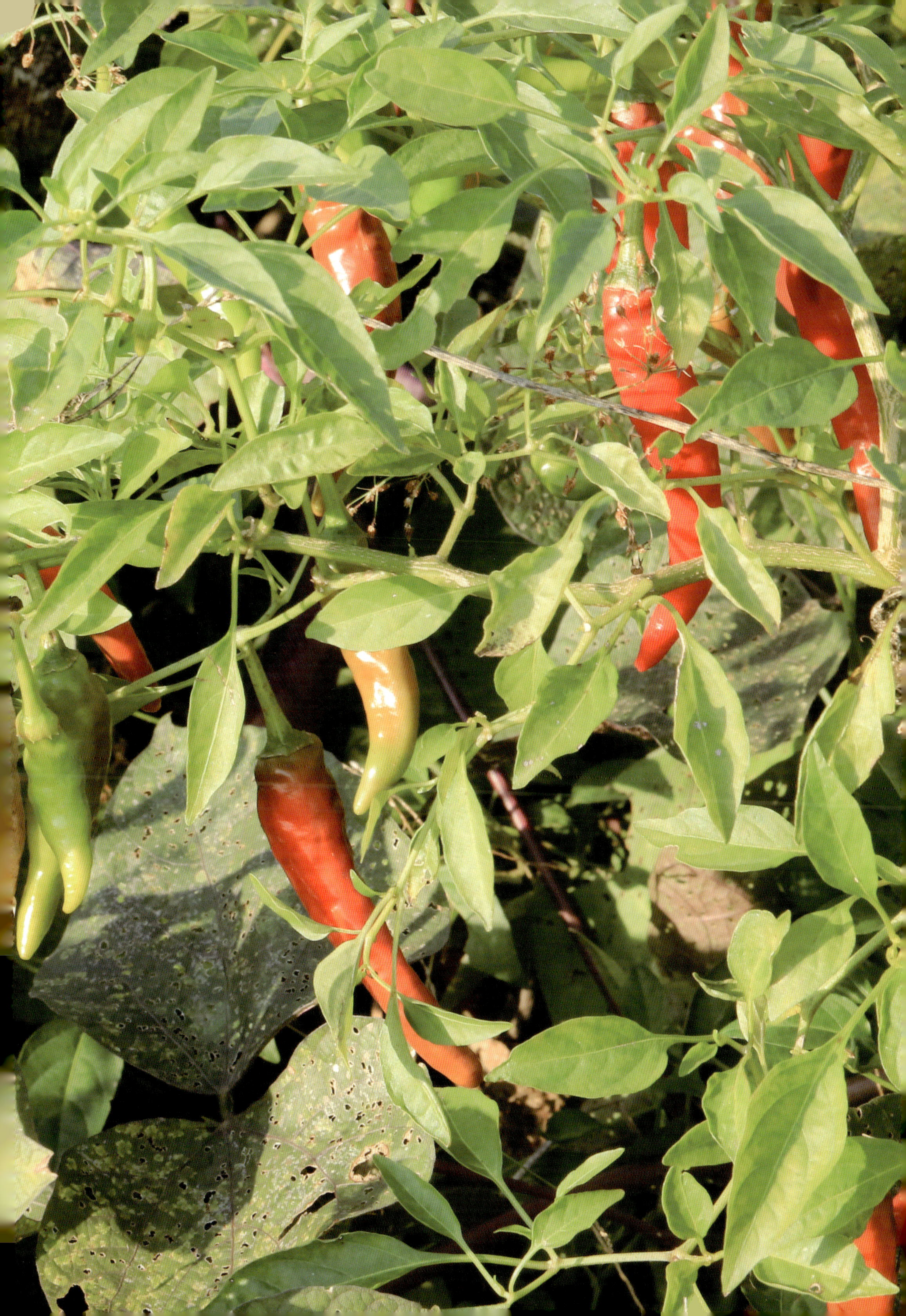

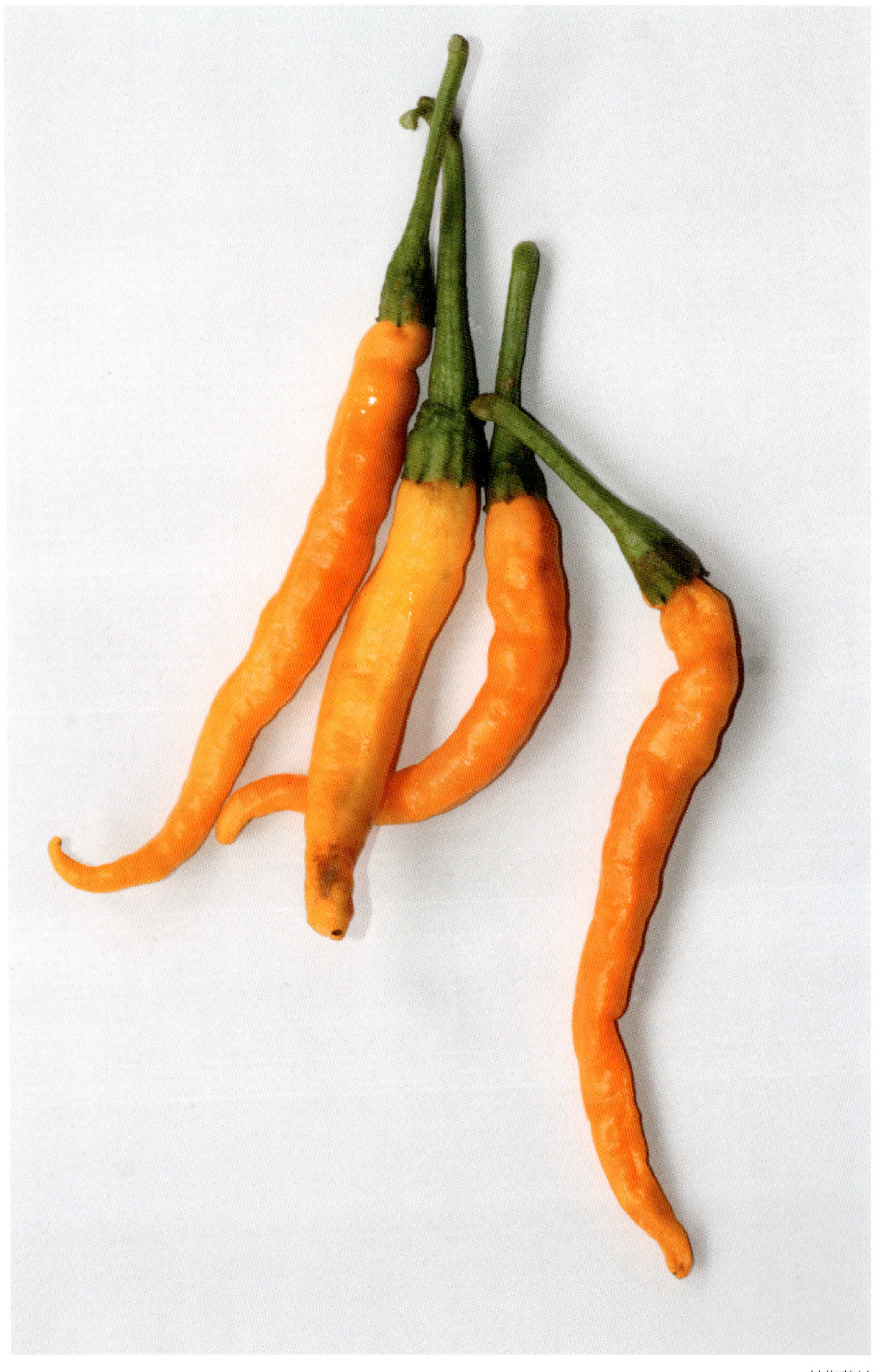

辣椒药材

药材鉴别

果实形状、大小因品种而异。一般为长圆锥形且稍有弯曲，基部微圆，绿棕色，具5裂齿的宿萼及稍粗壮且弯曲或细直的果柄。表面光滑或有沟纹，橙红色、红色或深红色，具光泽，果肉较厚。质较脆，横切面可见中轴胎座，有菲薄的隔膜分为2～3室，内含多数黄白色、扁平圆形或倒卵形种子。干品果皮皱缩，暗红色，果肉干薄。气特异，催嚏性，味辛辣如灼。

功效主治

温中散寒，下气消食。主治胃寒气滞，脘腹胀痛，呕吐，泻痢，风湿痛，冻疮。

用法用量

内服：1～3 g，煎汤；或入丸、散服。外用：适量，煎水熏洗或捣烂外敷。

民族药方

1．预防冻疮 风雪寒冷中行军或长途旅行，可用20%辣椒软膏搽于冻疮好发部位，如耳轮、手背、足跟等处。如冻疮初起尚未溃烂，用辣椒适量煎水温洗；或用辣椒放在麻油中煎成辣油，涂患处。

2．风湿性关节炎 辣椒20个，花椒30 g。先将花椒煎水，数沸后放入辣椒煮软，取出撕开，贴患处，再用水热敷。

3．带状疱疹后神经痛 用0.025%辣椒素乳膏。在患部皮肤上涂敷，每日4次。

4．糖尿病性神经痛 用0.025%辣椒素乳膏。每日3次。

使用注意

阴虚火旺及诸出血者禁服。

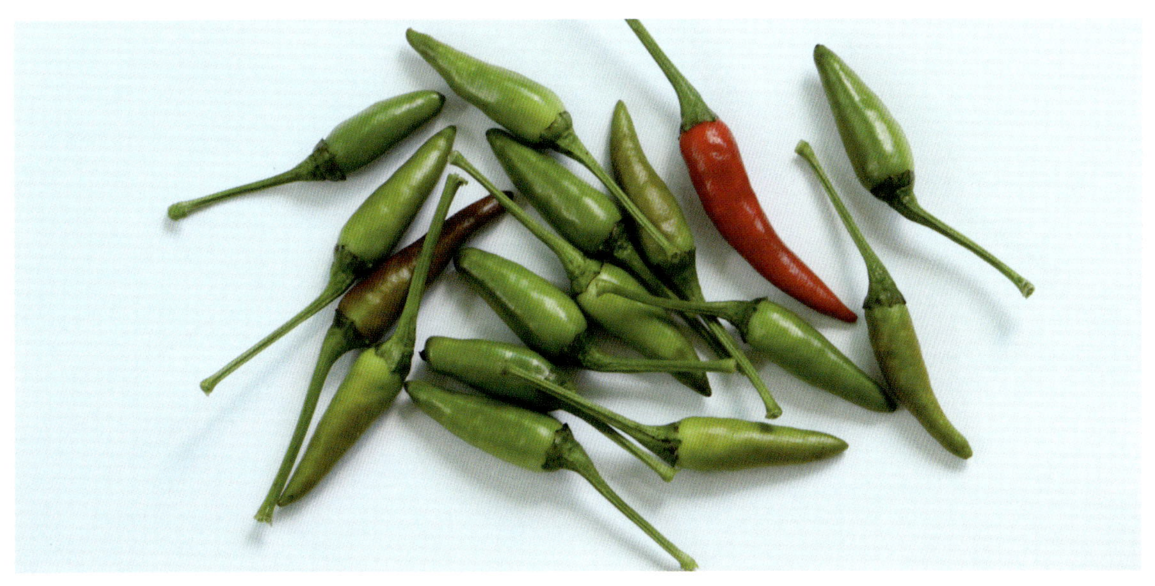

辣椒药材

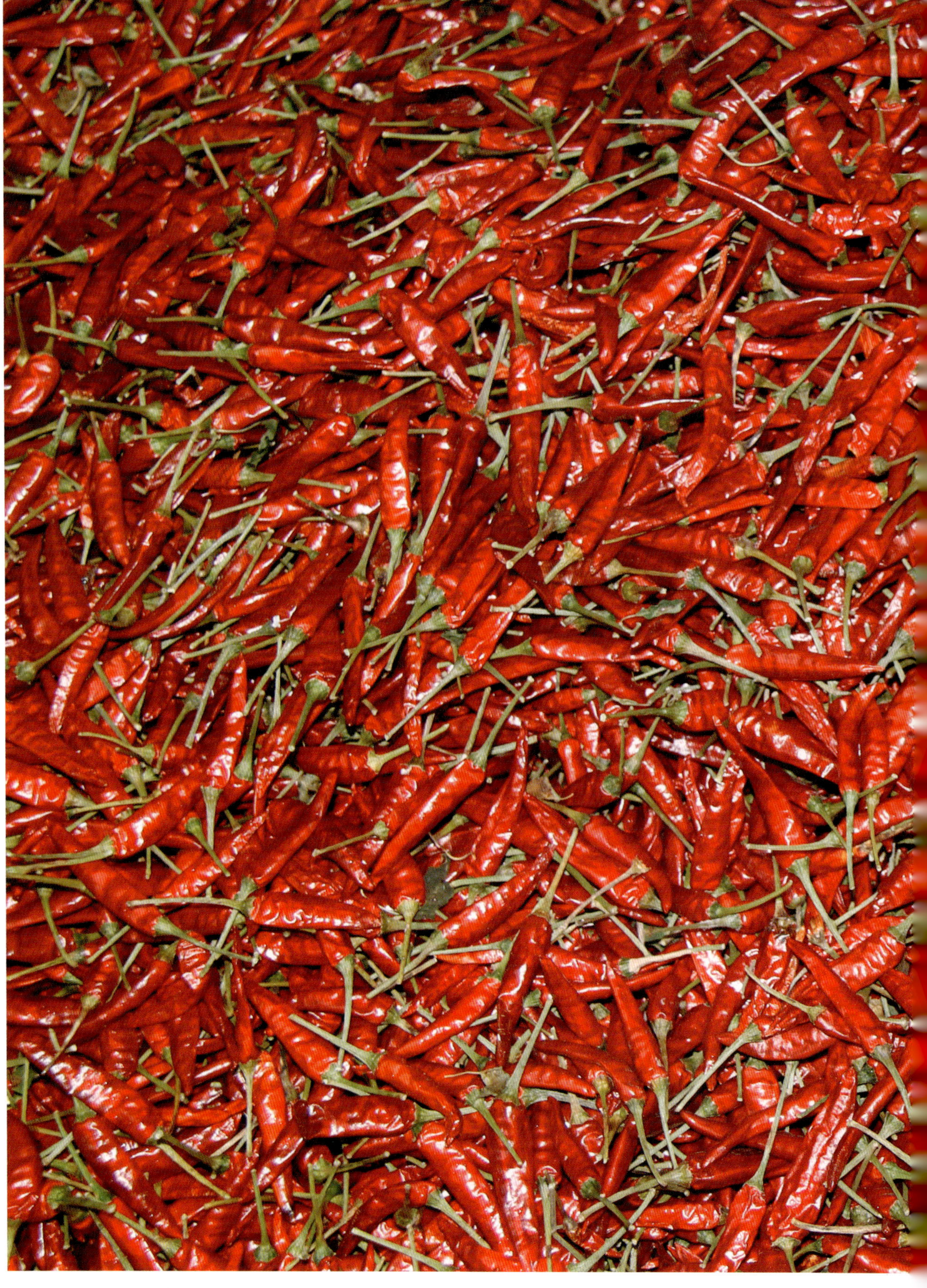

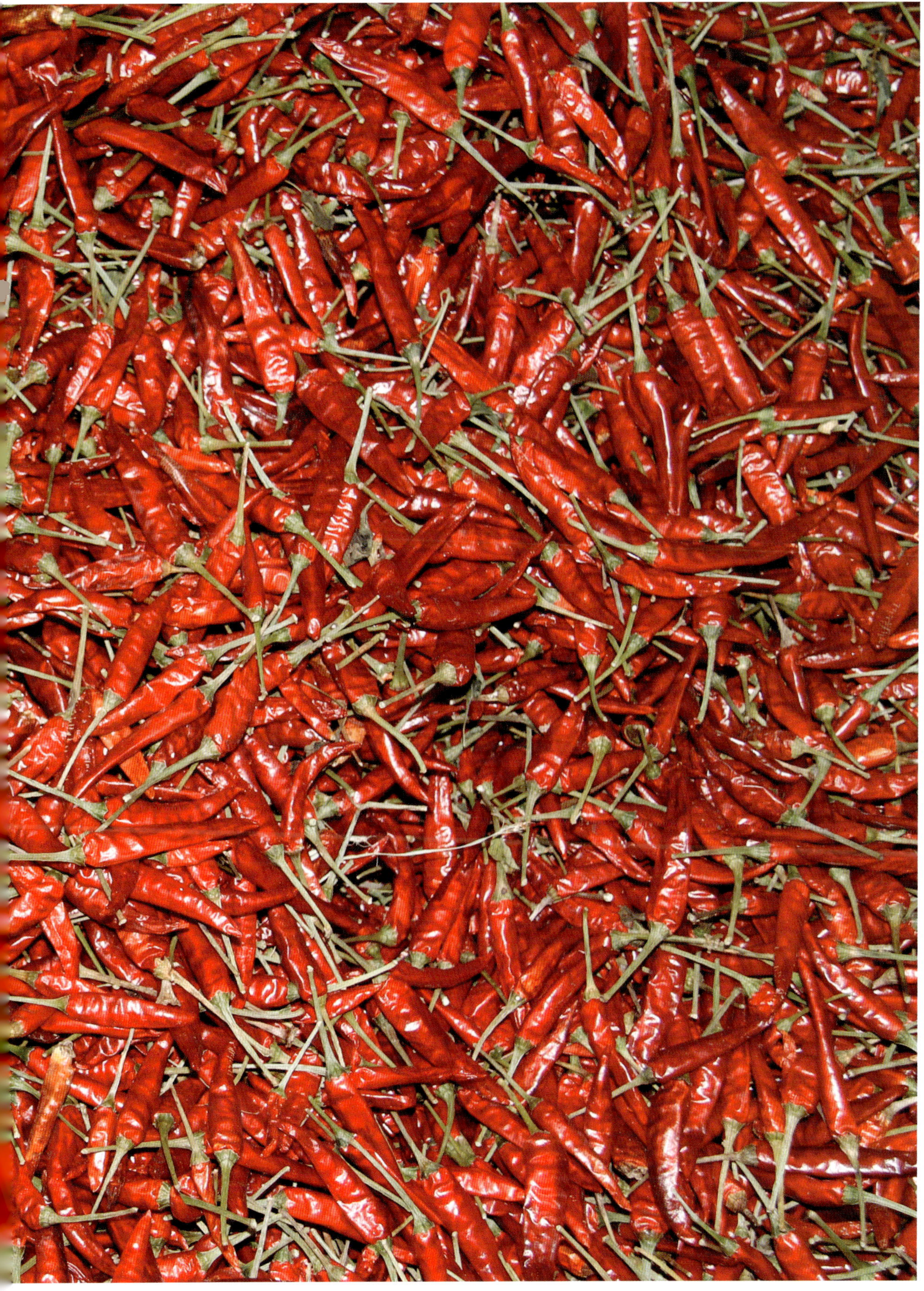

辣椒药材

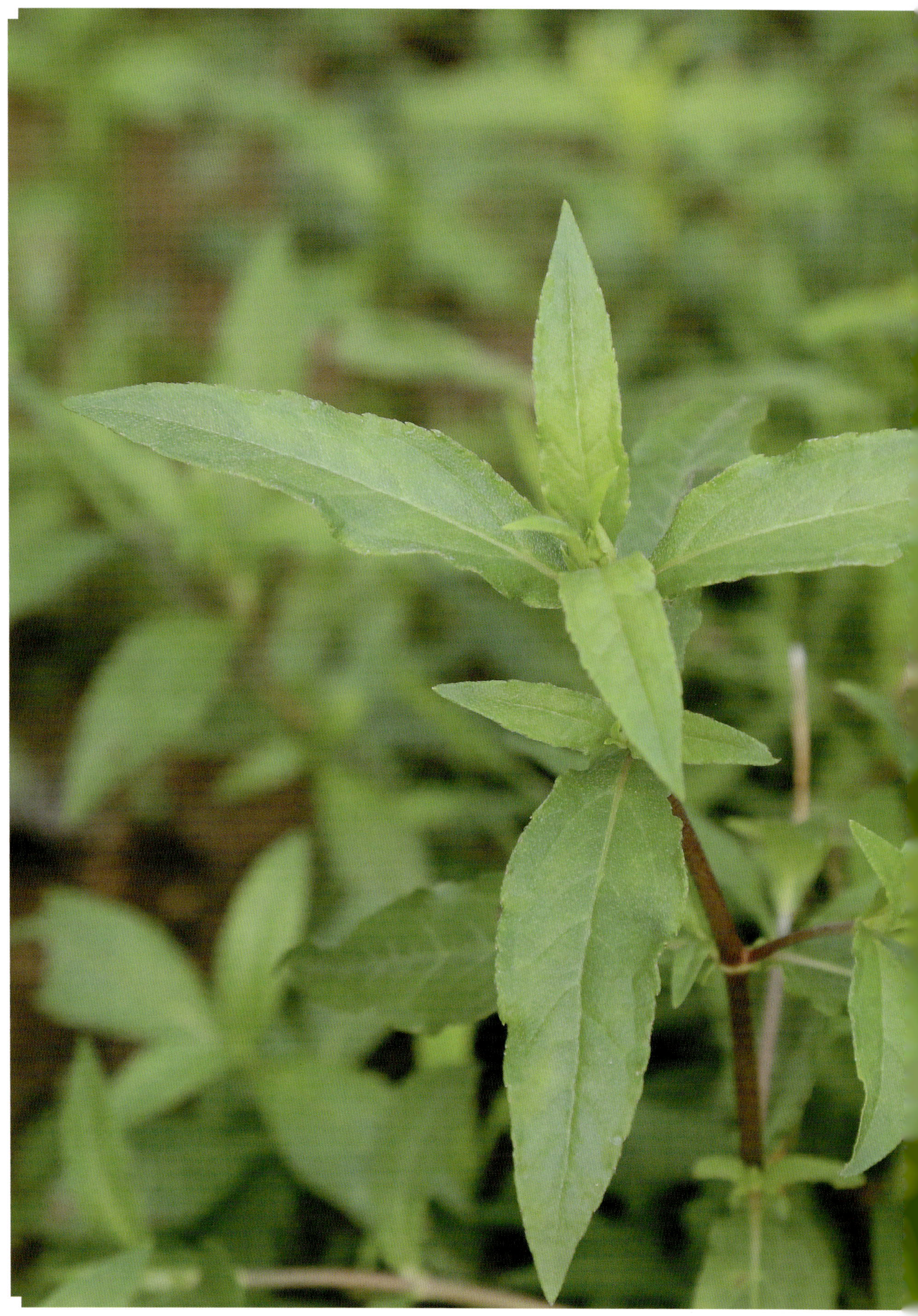

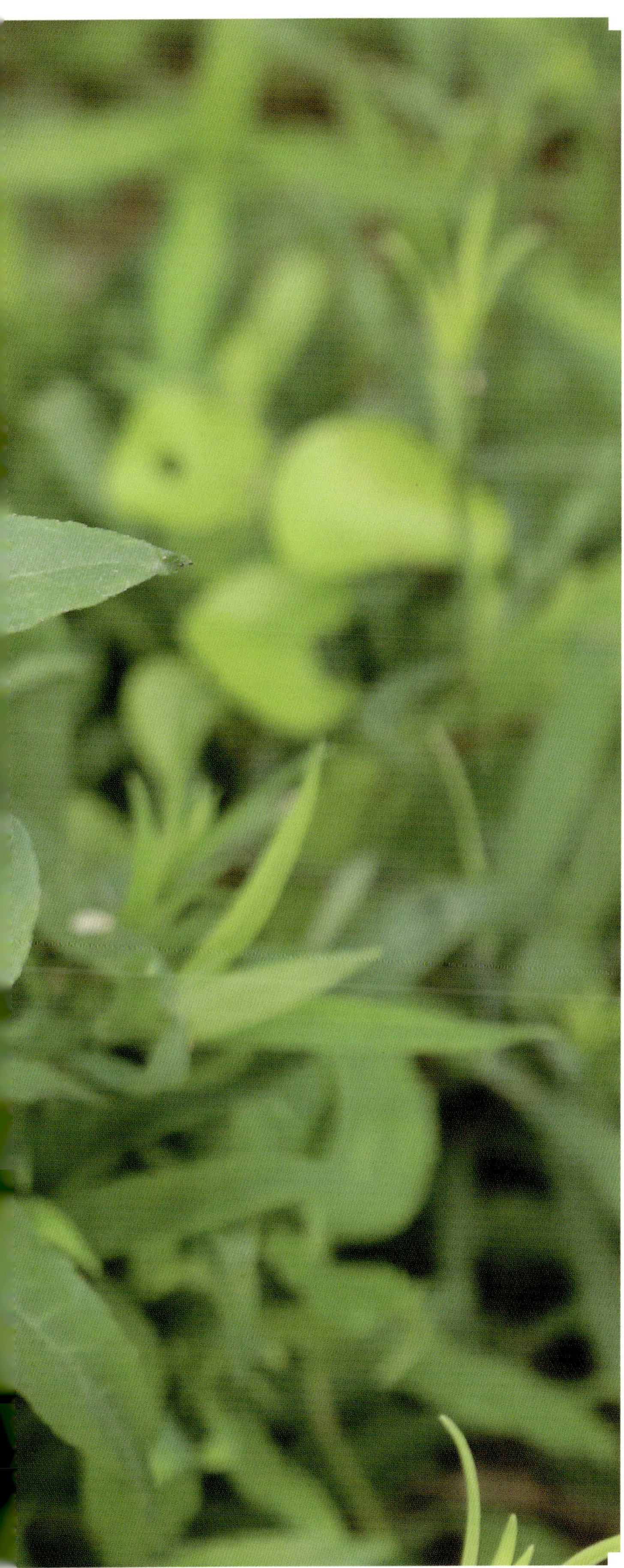

墨旱莲

【水药名】骂夏。

【别　名】鳢肠、旱莲草、墨斗草。

【来　源】本品为菊科植物鳢肠 *Eclipta prostrata* L. 的干燥地上部分。

【性味归经】味酸，性寒。归肝、肾经。

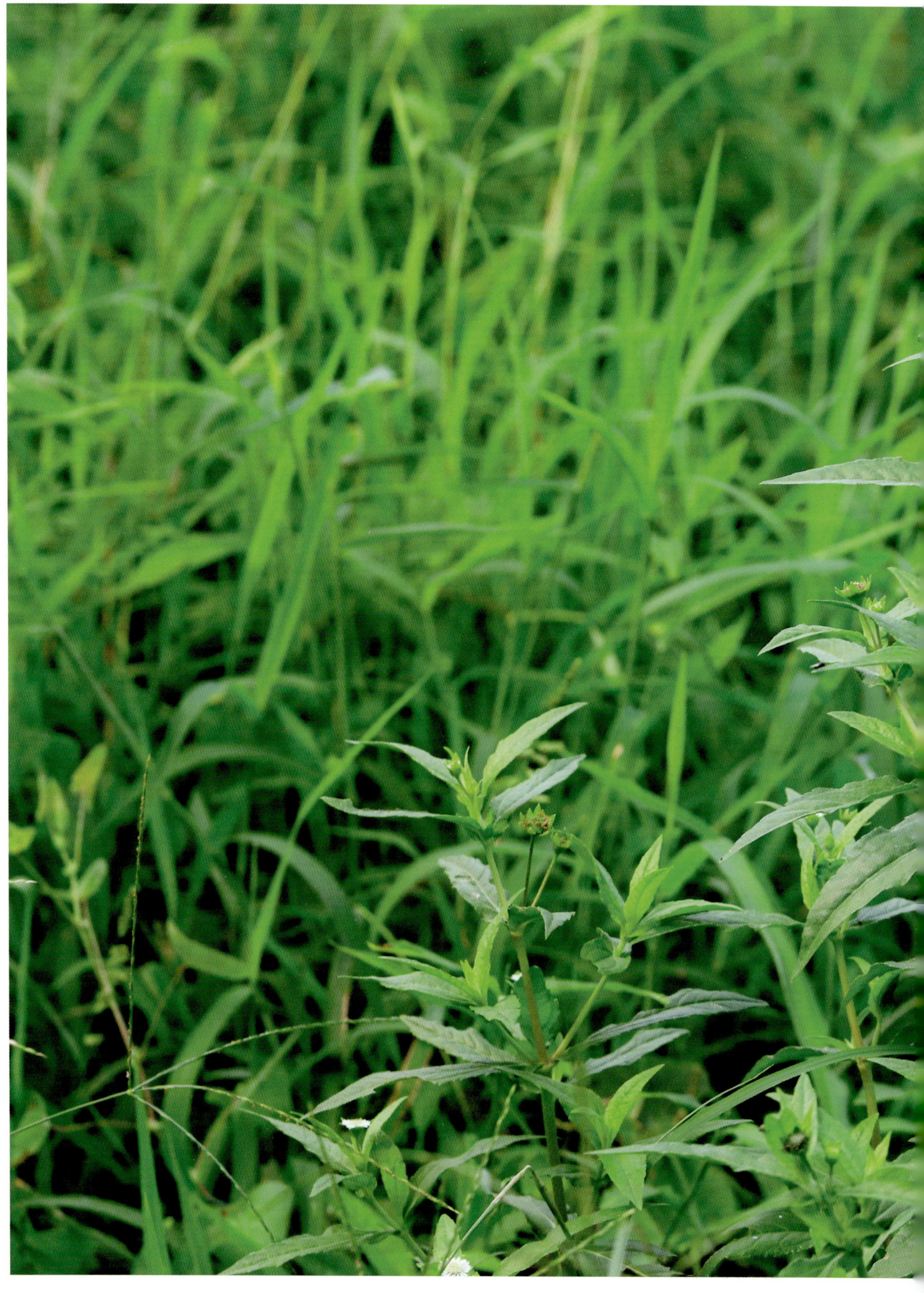

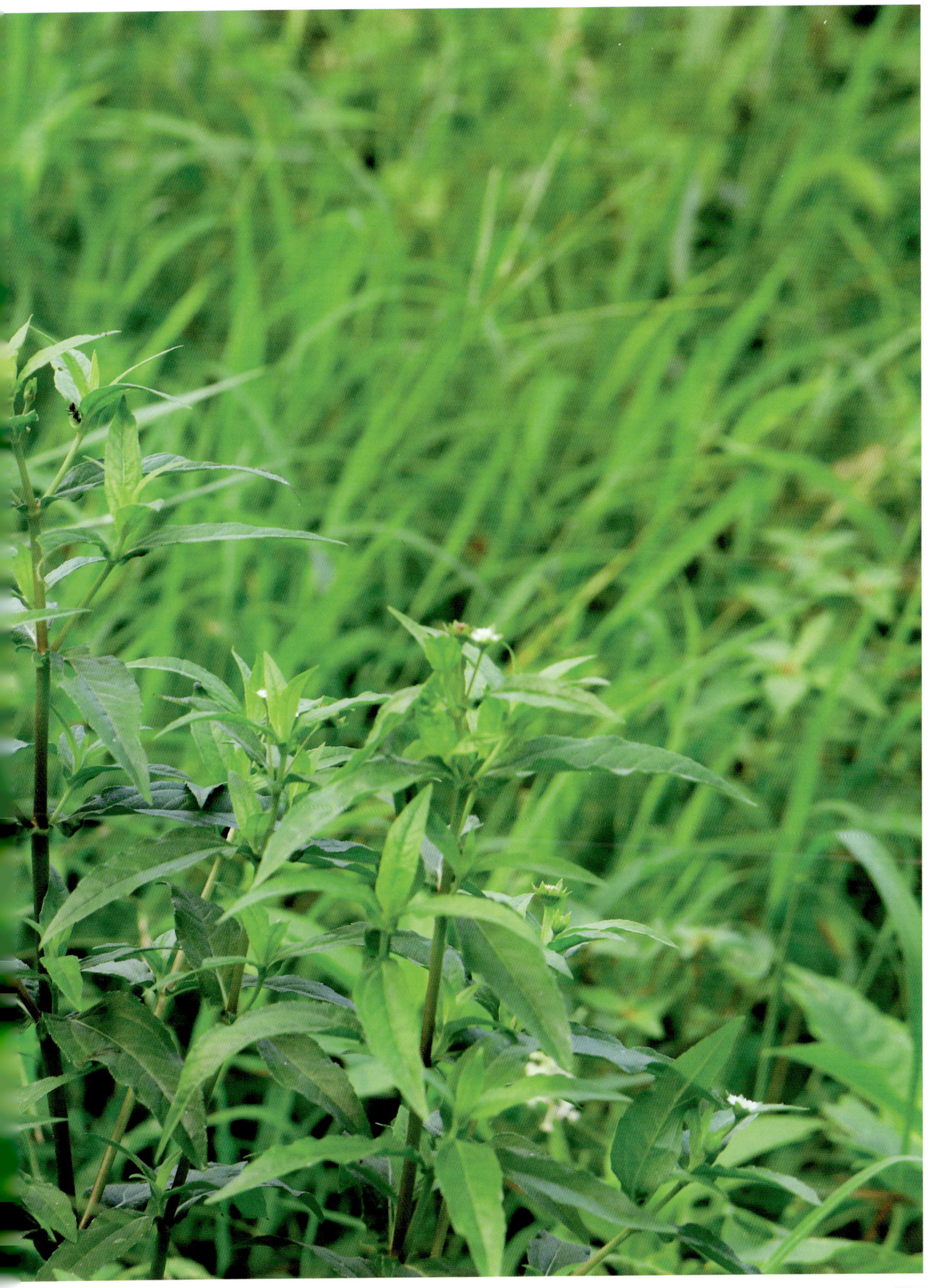

鳢肠

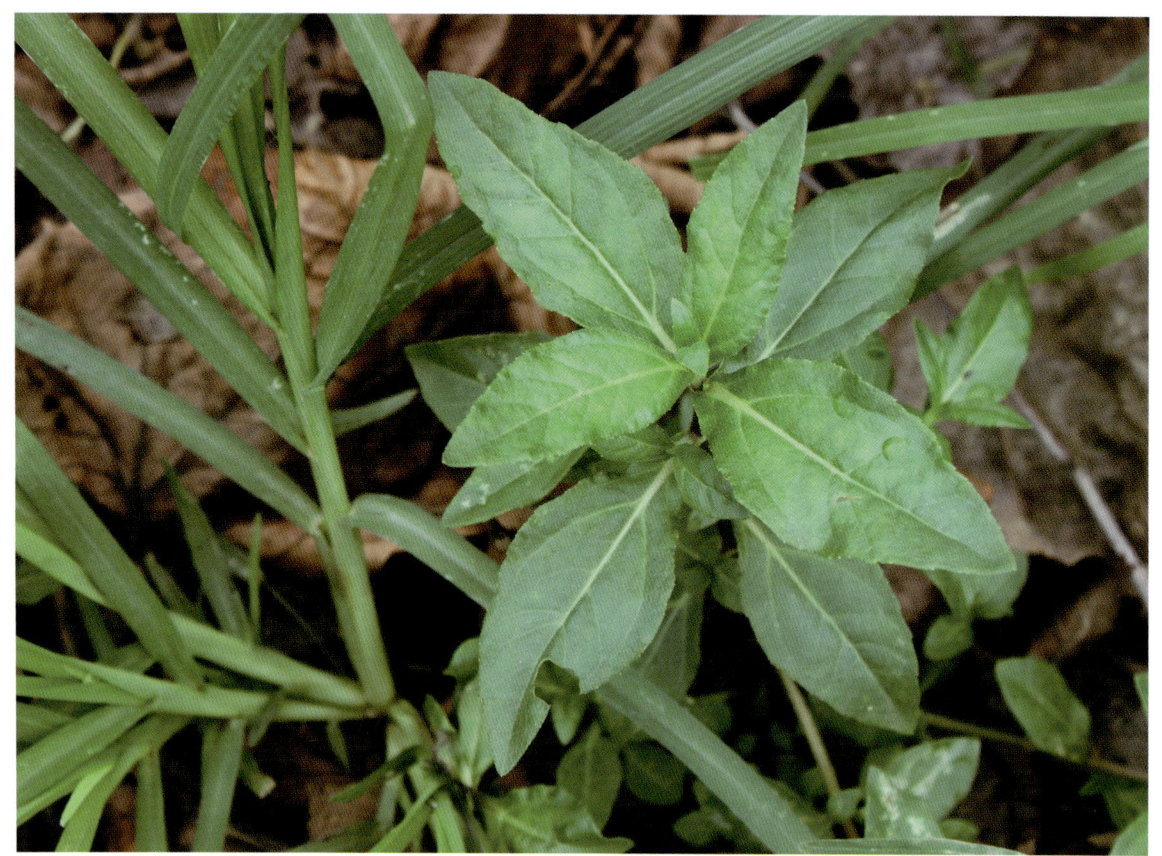

鳢肠

识别特征

一年生草本植物，高 10 ~ 60 cm，全株被白色粗毛，折断后流出的汁液数分钟后即呈蓝黑色。茎直立后基部倾伏，着地生根，绿色或红褐色。叶对生，叶片线状椭圆形至披针形，长 3 ~ 10 cm，宽 0.5 ~ 2.5 cm，全缘或稍有细齿，两面均被白色粗毛。头状花序腋生或顶生，总苞钟状，总苞片 5 ~ 6 片，花托扁平，托上着生少数舌状花及多数管状花；瘦果黄黑色，无冠毛。花期 7—9 月，果期 9—10 月。

生境分布

生长于路边、湿地、沟边或田间。全国各地均有分布。

采收加工

夏、秋二季割取全草，洗净泥土，去杂质，晒干或阴干。鲜用可随时取用。

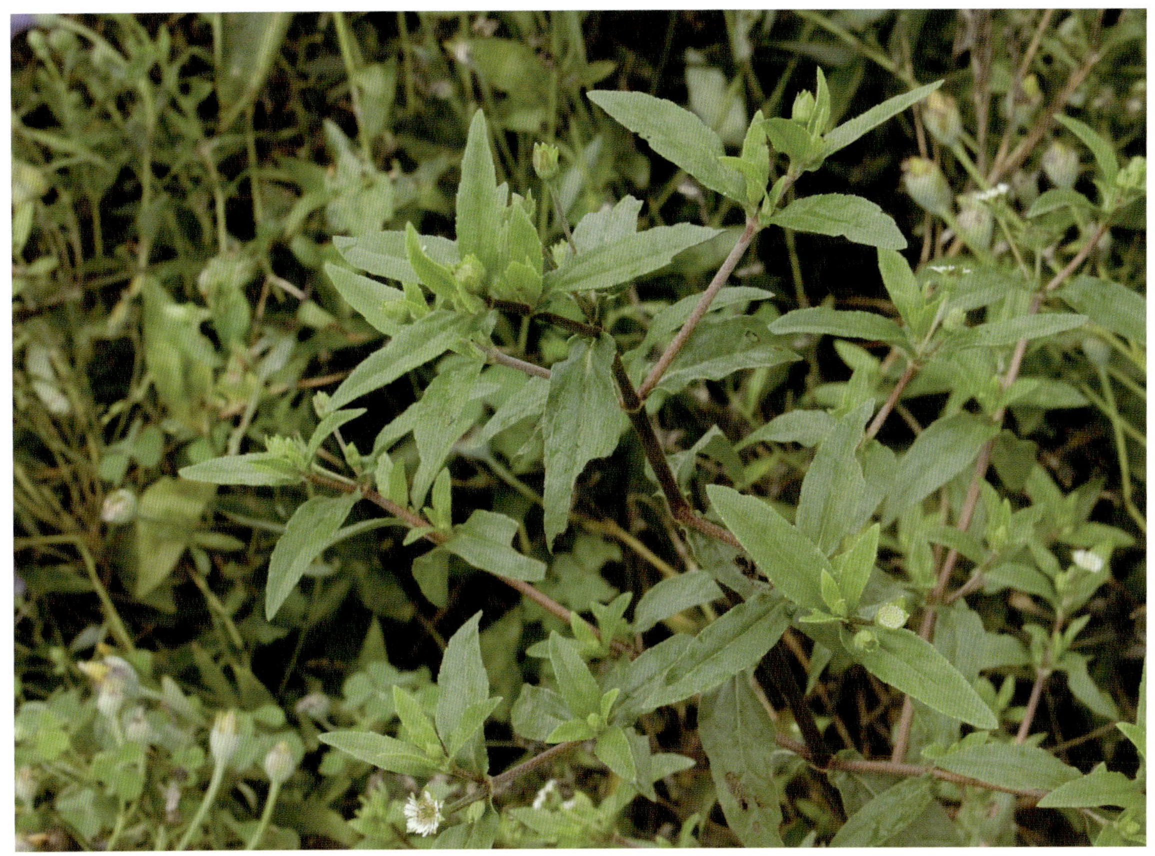

鳢肠

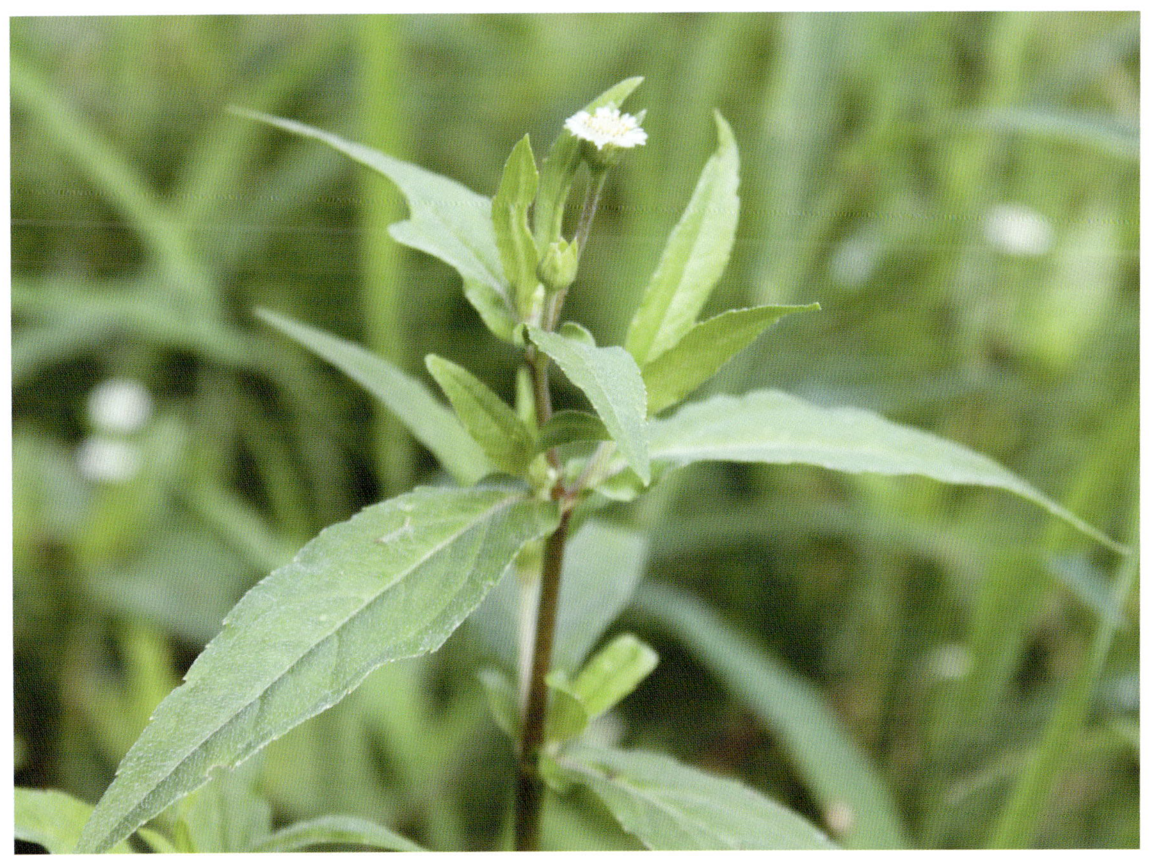

鳢肠

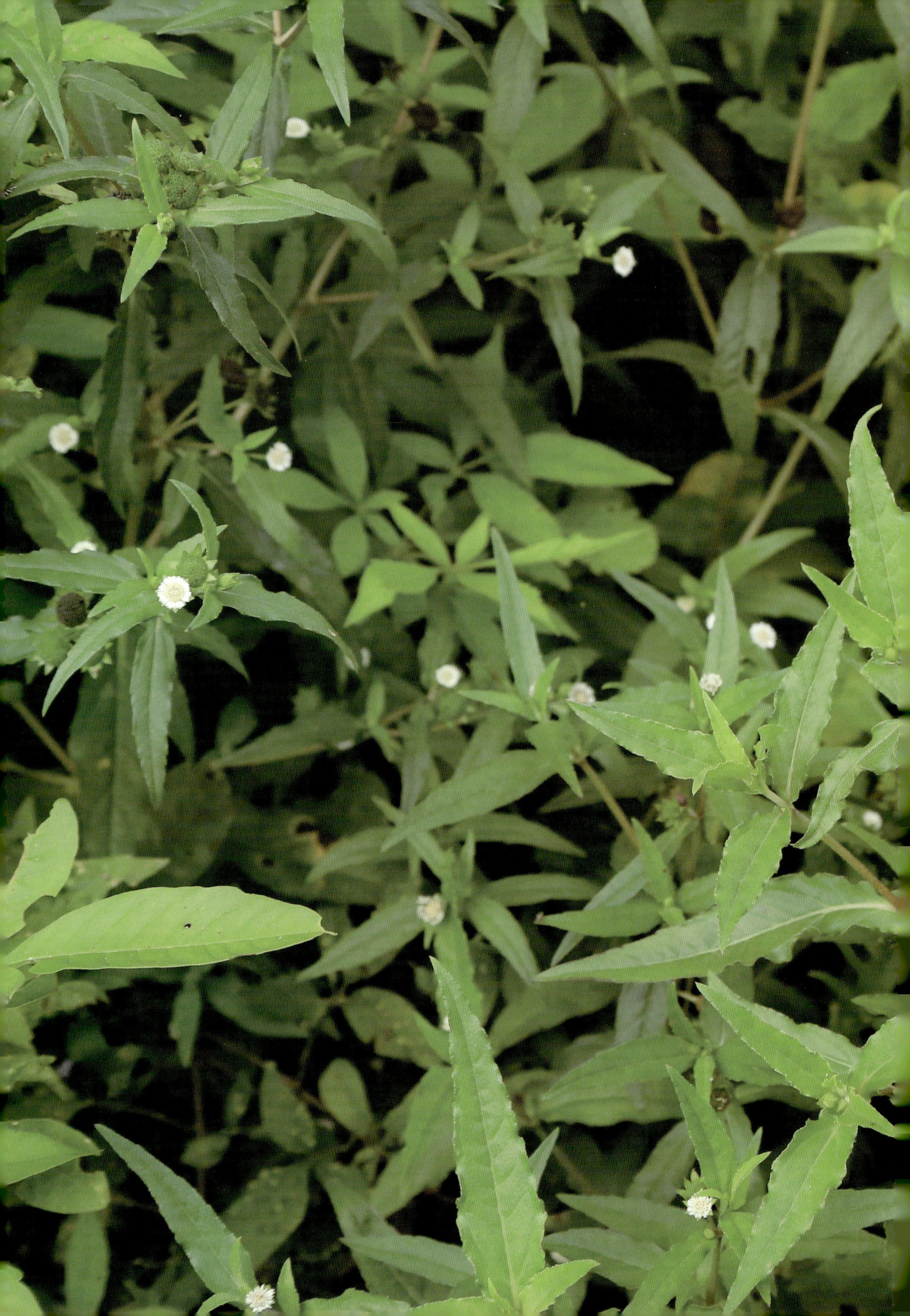

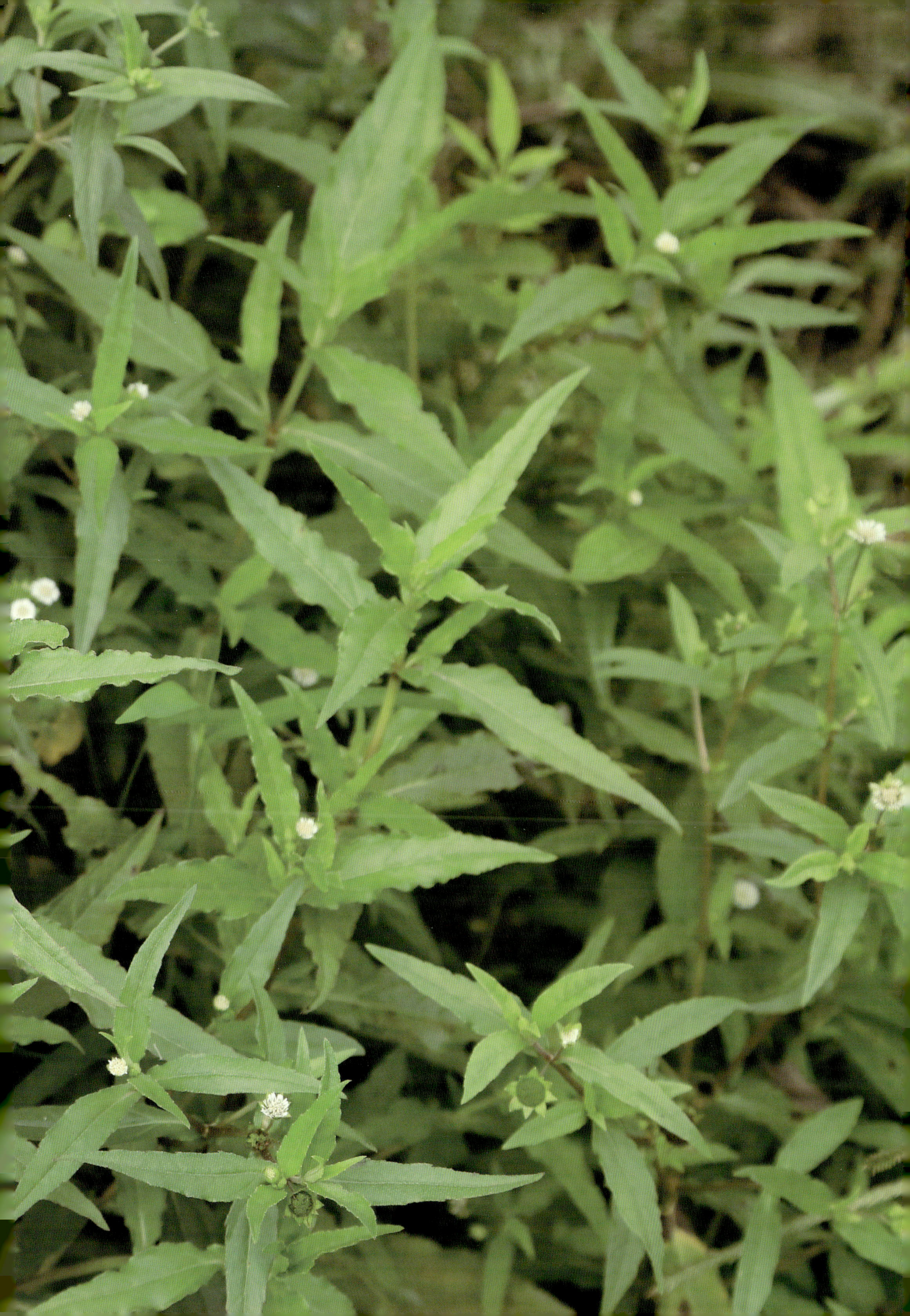

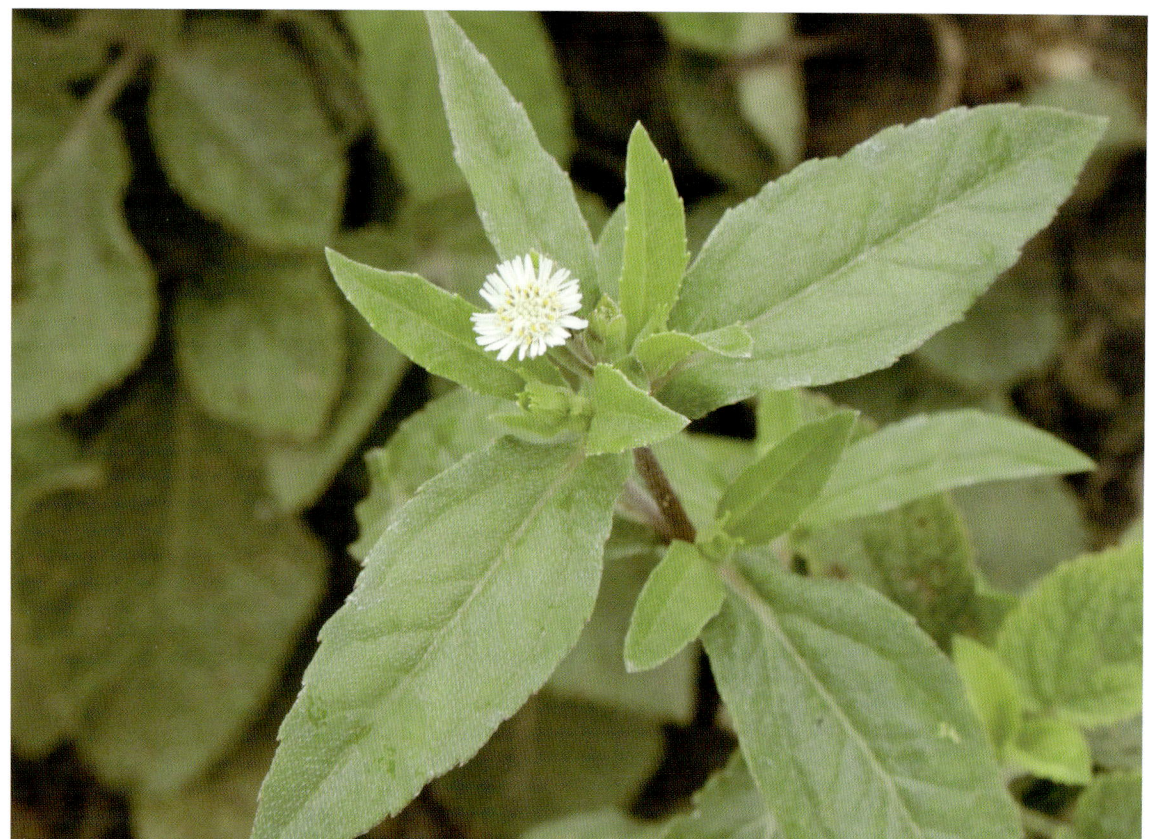

鳢肠

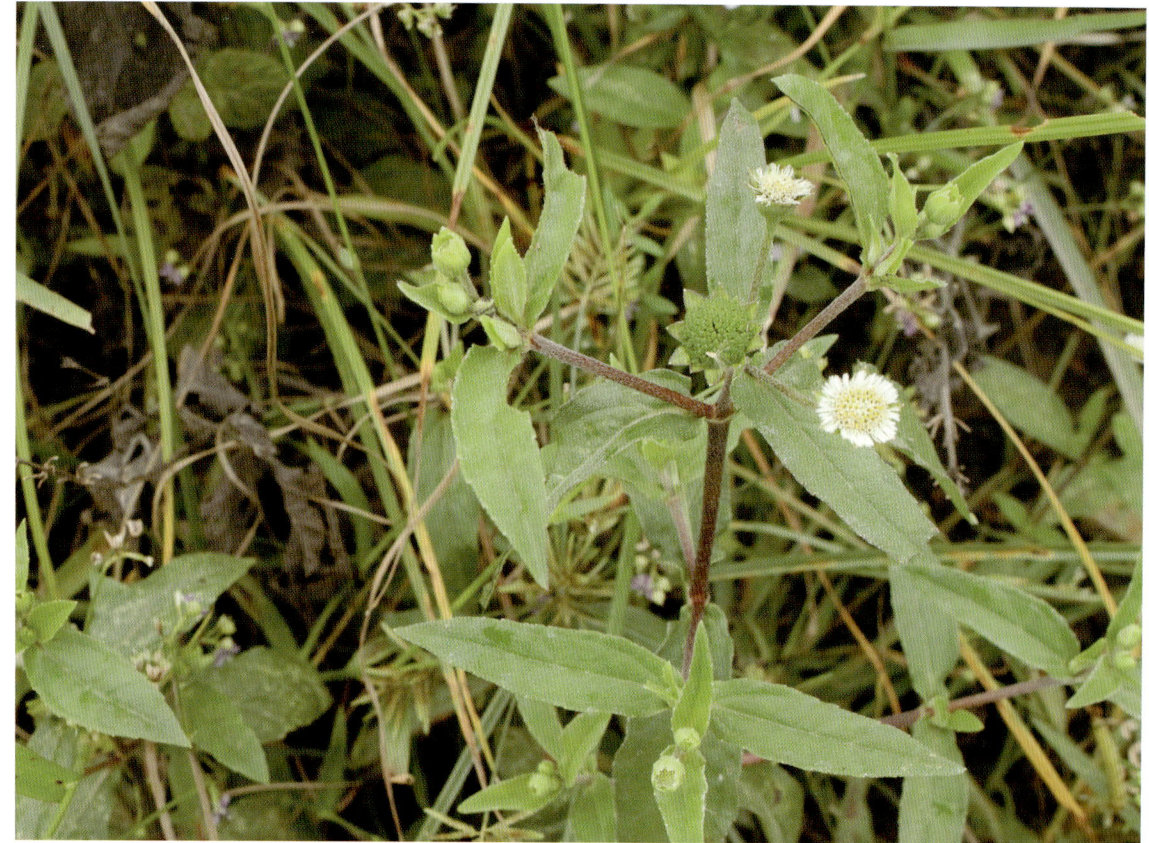

鳢肠

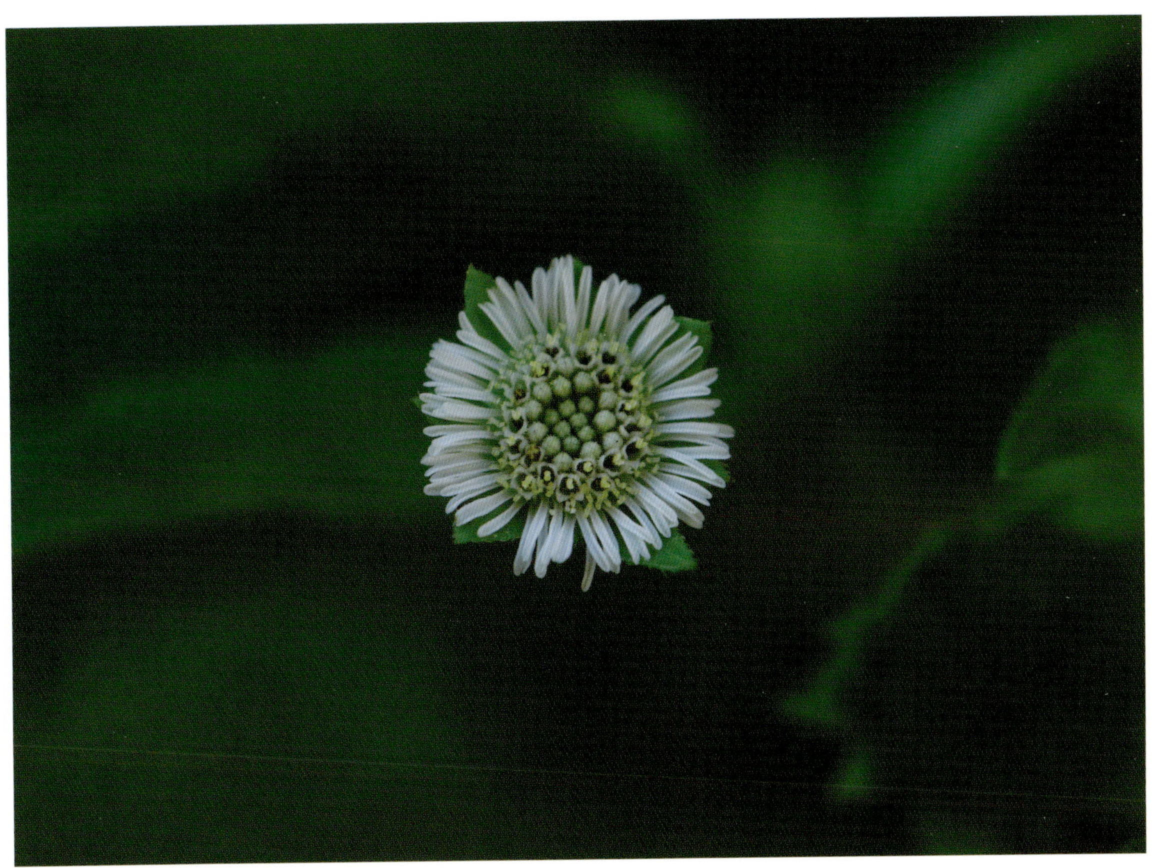

鳢肠

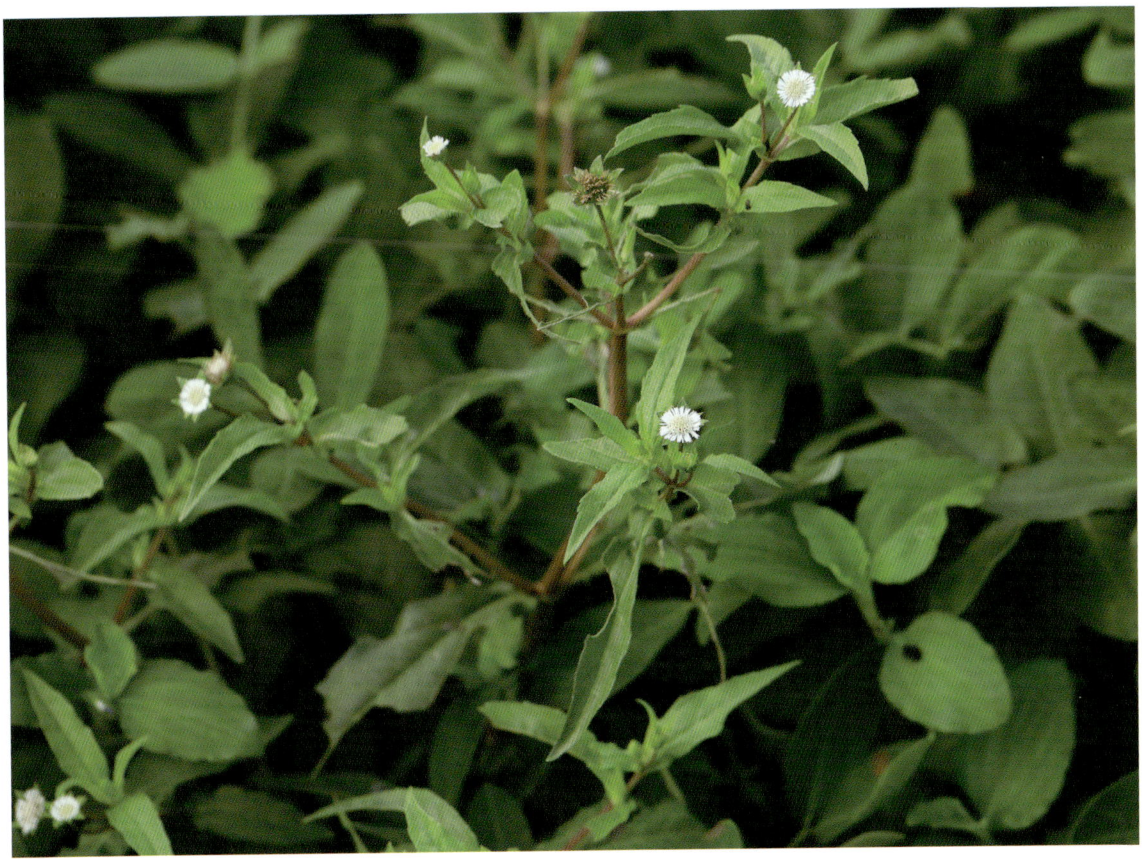

鳢肠

药材鉴别

本品为带根或不带根全草，全体被白色粗毛。根须状，长 5 ~ 10 cm。茎圆柱形，多分枝，直径 2 ~ 7 mm，表面灰绿色或稍带紫色，有纵棱，质脆，易折断，断面黄白色，中央为白色疏松的髓部，有时中空。叶对生，多蜷缩或破碎，墨绿色，完整叶片展平后呈披针形，长 3 ~ 10 cm，宽 0.5 ~ 2.5 cm，全缘或稍有细齿，近无柄。头状花序单生于枝端，直径 6 ~ 11 mm，总花梗细长，总苞片 5 ~ 6 片，黄绿色或棕褐色，花冠多脱落。瘦果扁椭圆形，棕色，表面有小瘤状突起。气微香，味淡、微咸涩。以色墨绿、叶多者为佳。

功效主治

补益肝肾，凉血止血。主治肝肾不足，头晕目眩，须发早白，吐血，咯血，衄血，便血，血痢，崩漏，外伤出血。

用法用量

内服：9 ~ 30 g，煎汤；或熬膏服；或捣汁服；或入丸、散服。外用：适量，捣烂外敷；或捣烂塞鼻；或研末敷。

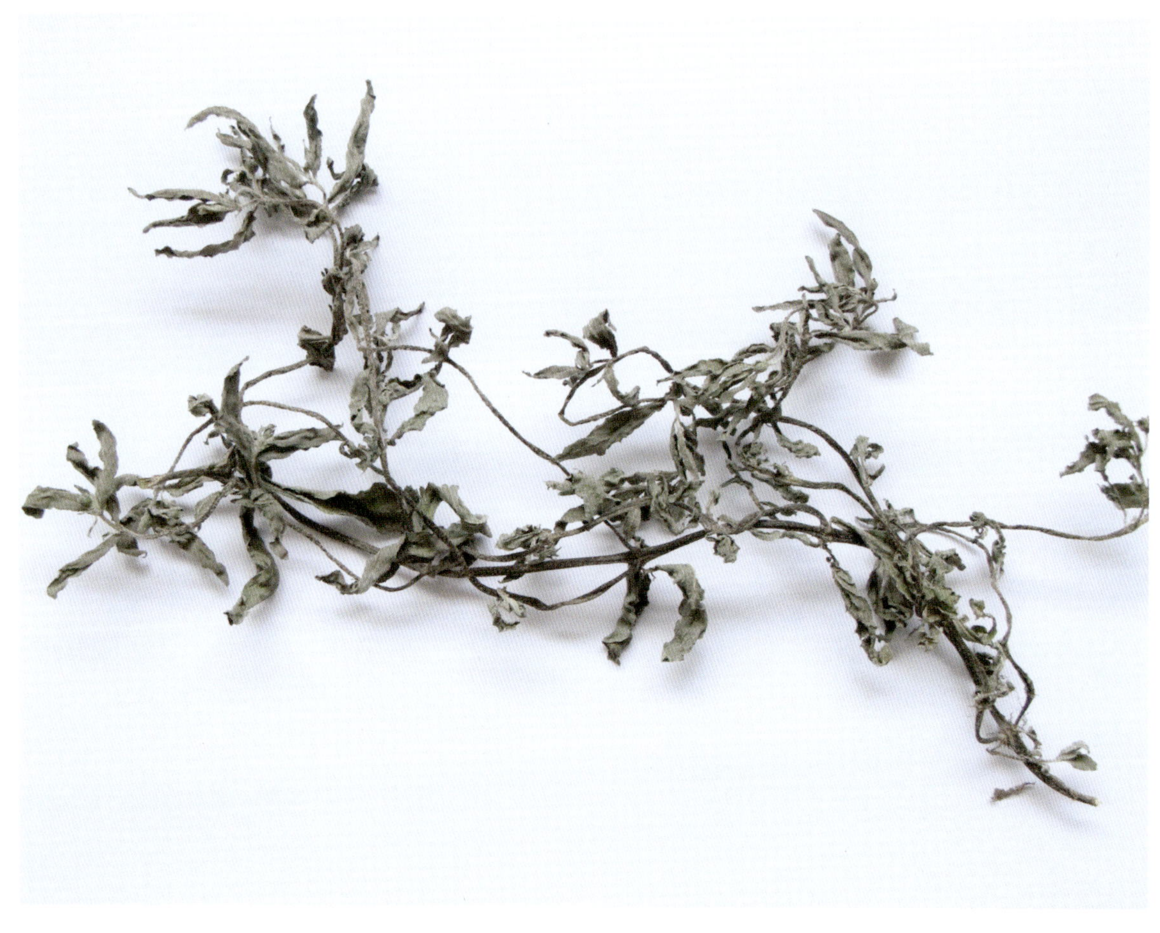

墨旱莲药材

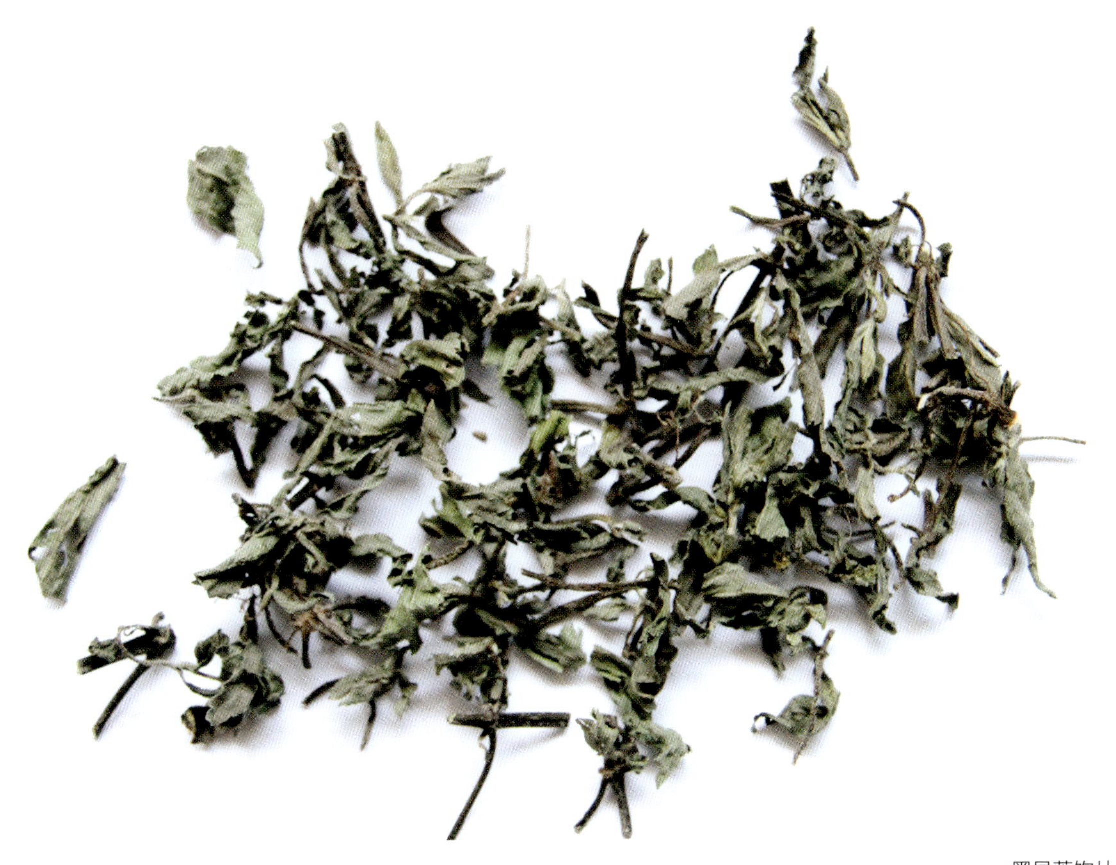

墨旱莲饮片

民族药方

1. 刀伤出血 ①墨旱莲适量。研末外敷。②墨旱莲草适量。捣烂敷伤处；干者研末，撒伤处。

2. 稻田性皮炎 墨旱莲 1 把。搓手足患处，搓至皮肤发黑，干后即下田。

3. 肿毒 墨旱莲、苦瓜各适量。同捣烂，敷患处。

4. 妇女阴道瘙痒 墨旱莲 120 g。水煎汤。或另加钩藤根少许，煎汁，再加白矾少许，外洗。

5. 胃出血 墨旱莲 15 g，万年荞 9 g。水煎汤。

6. 冠心病心绞痛 墨旱莲浸膏。口服，每次 15 g（含生药 30 g），每日 2 次，1 个月为 1 个疗程。

使用注意

脾、肾虚寒者慎用。

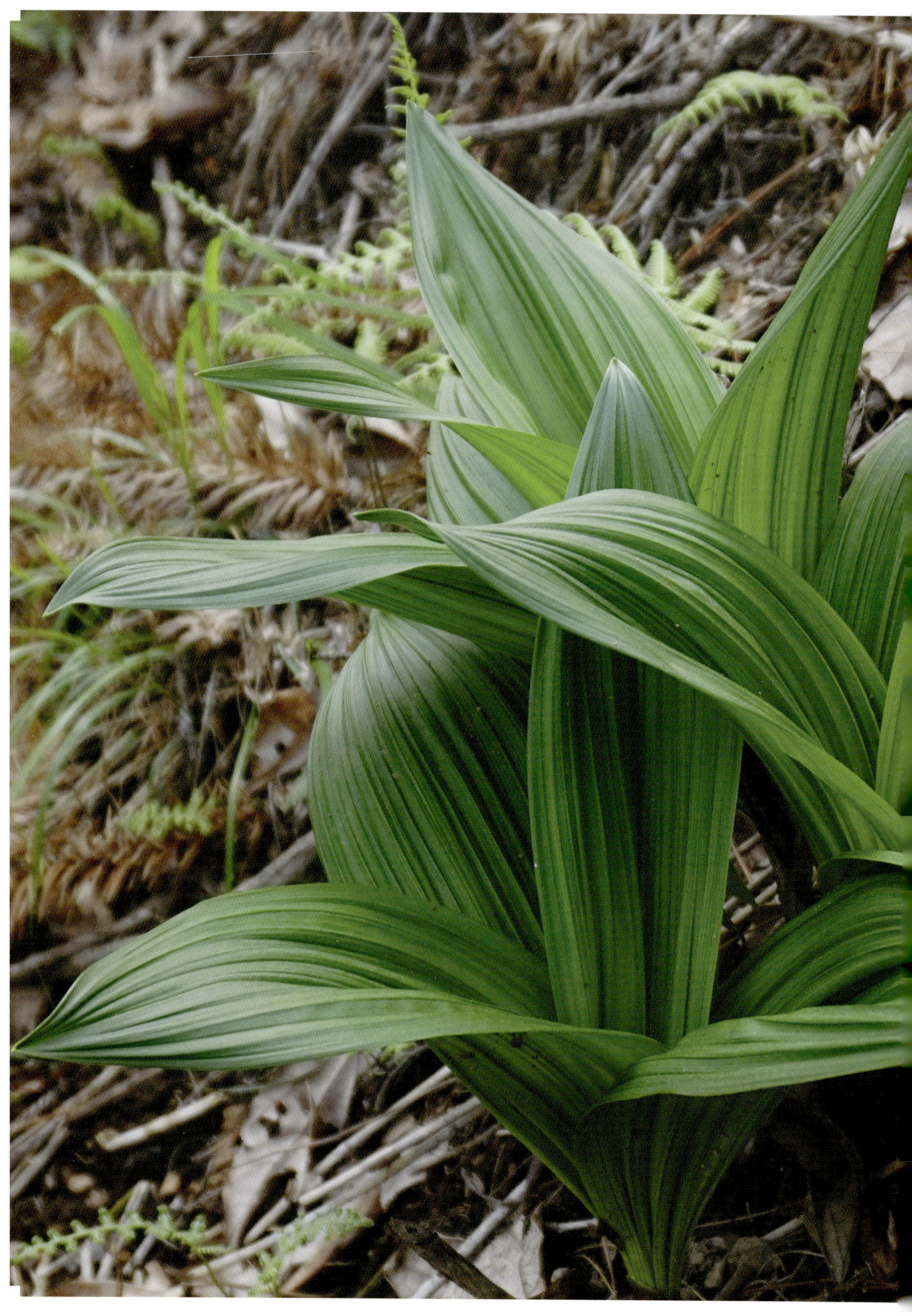

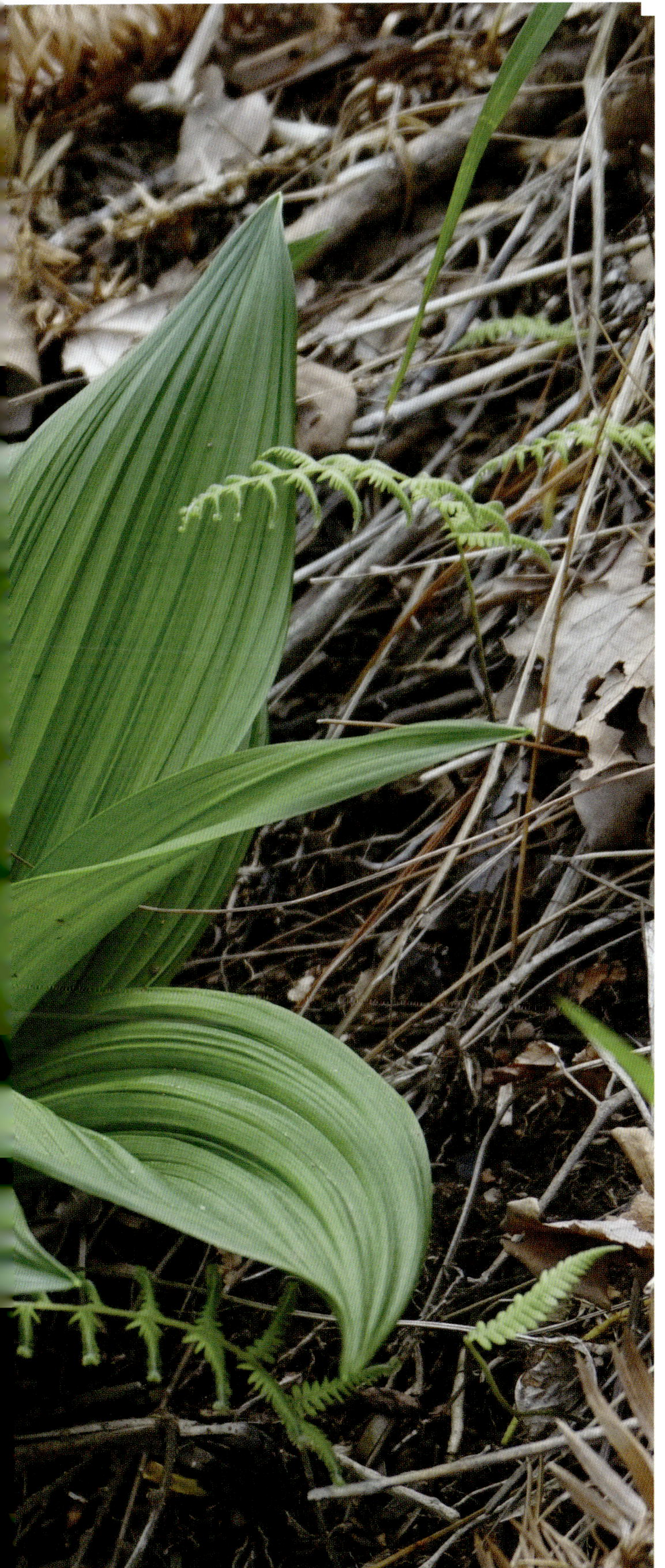

藜芦

【水药名】骂义。

【别　名】山葱、鹿葱、黑藜芦、杜日吉德。

【来　源】本品为百合科多年生草本植物藜芦 *Veratrum nigrum* L. 的根及根茎。

【性味归经】味辛、苦，性寒；有毒。归肺、胃、肝经。

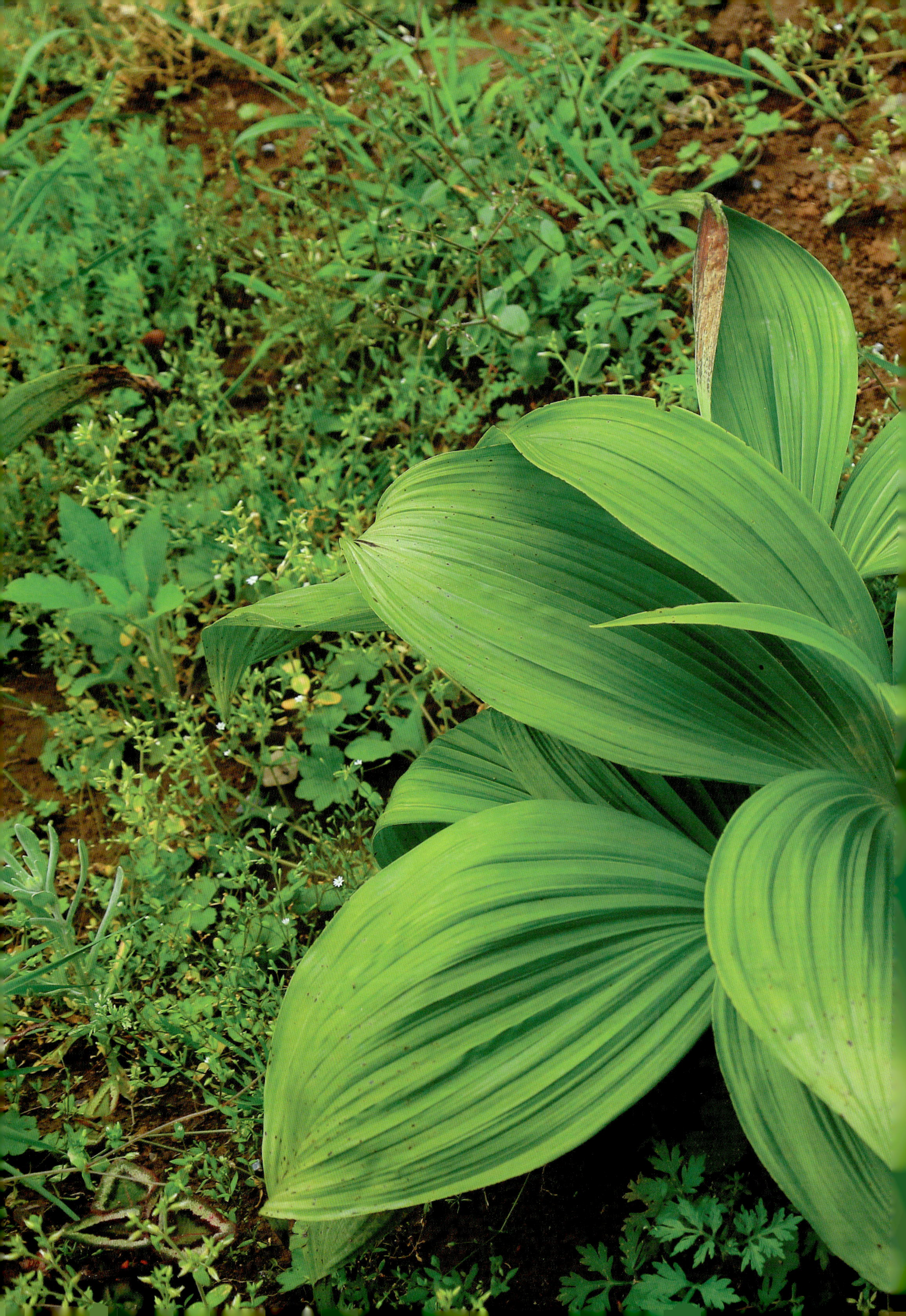

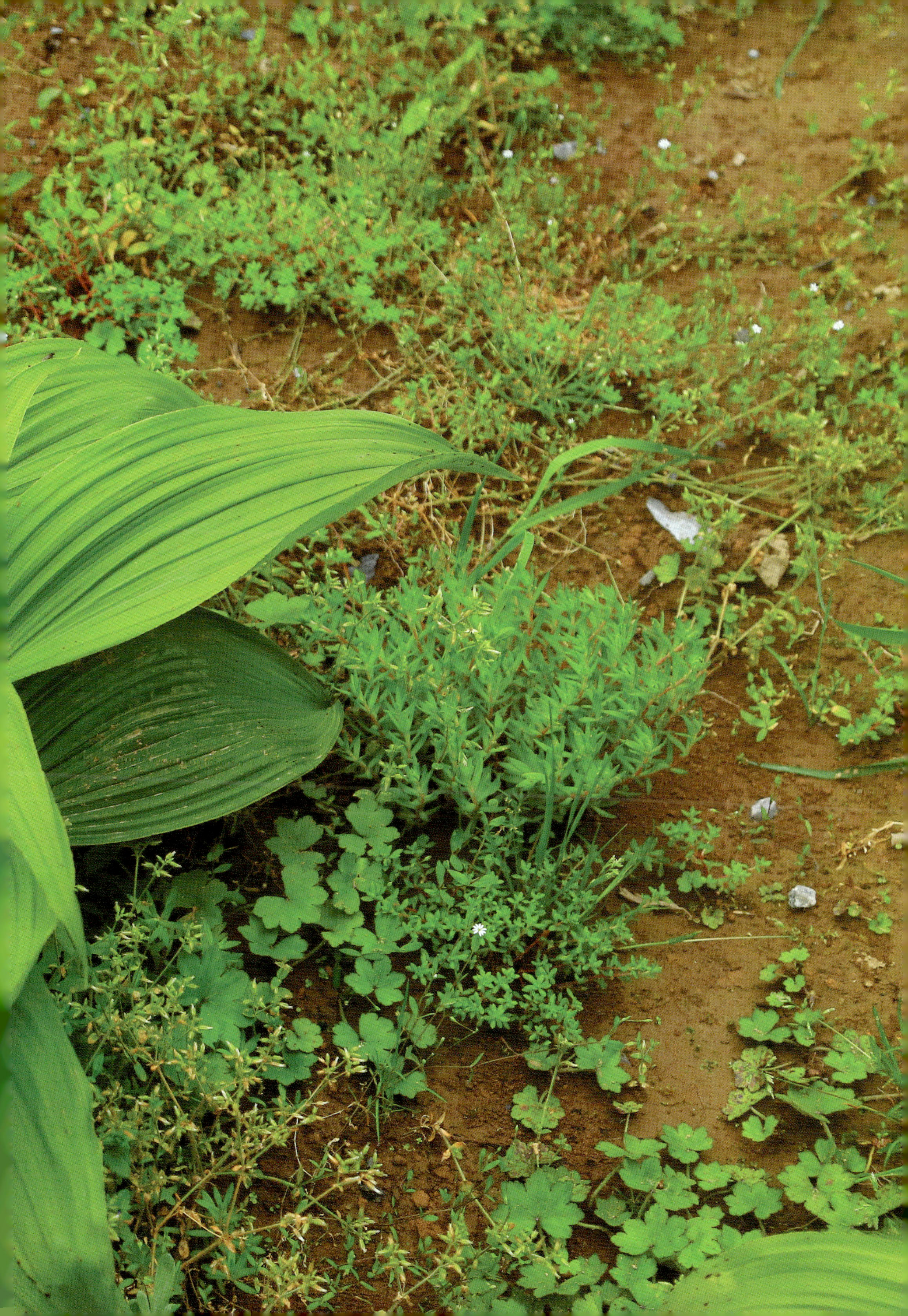

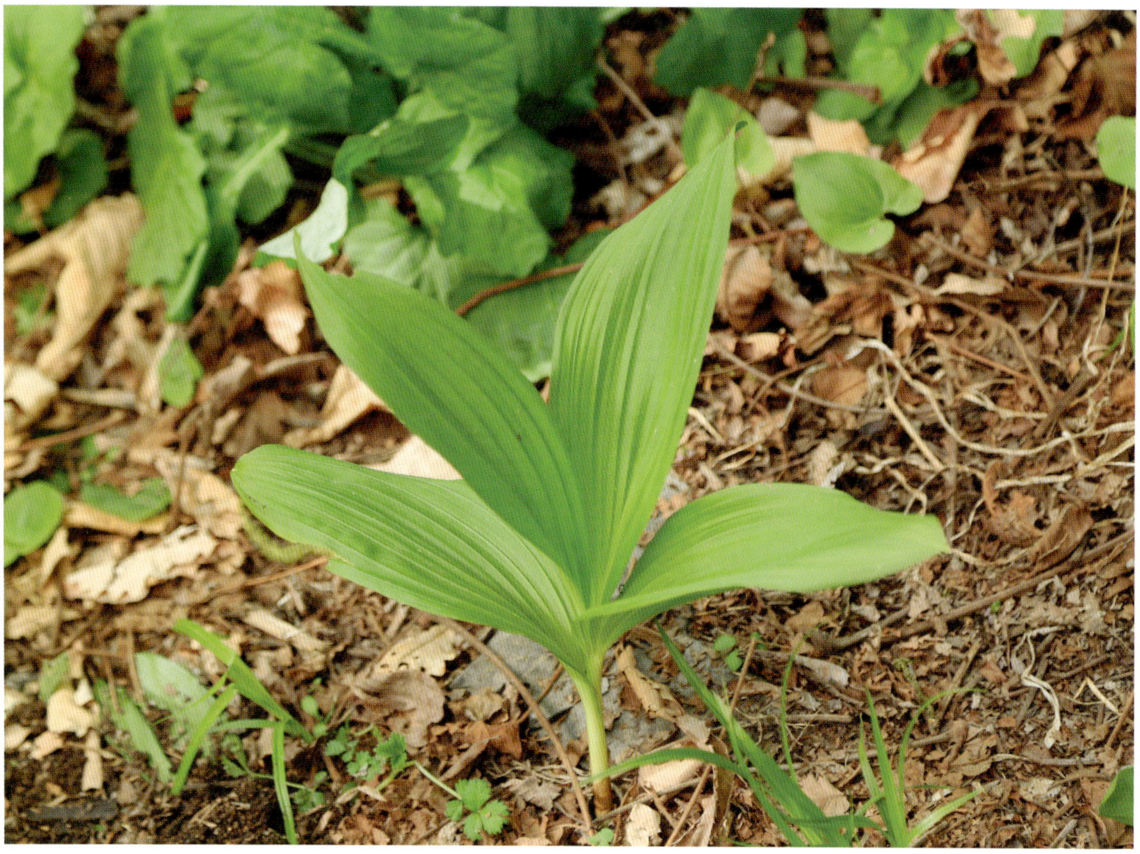

藜芦

识别特征

多年生草本，高 60 ~ 100 cm。植株粗壮，基部的鞘枯死后残留为有网眼的黑色纤维网。叶互生；无叶柄或茎上部叶具短柄；叶片薄革质，椭圆形、宽卵状椭圆形或卵状披针形，长 22 ~ 25 cm，宽约 10 cm，先端锐尖或渐尖，两面短毛。圆锥花序 30 ~ 25 cm，宽约 10 cm，先端锐尖或渐尖，两面短毛。侧生总状花序常具雄花，顶生总状花序常较偶生花序长 2 倍以上，几乎全部为两性花，总轴和枝轴密被白色绵状毛；花被片 6，开展或略反折，长圆形，长 5 ~ 8 mm，宽约 3 mm，全缘，黑紫色；雄蕊 6，花药肾形，会合为 1 室；子房卵形，3 室，无毛，花柱 3。蒴果卵圆形，具 3 钝棱，长 1.5 ~ 2.0 cm，宽 1.0 ~ 1.3 cm。种子扁平，具膜质翅。花、果期 7—9 月。

生境分布

分布于山西、河南、河北、山东、辽宁等省区，均为野生。

采收加工

5—6 月未抽花茎时采挖，除去苗叶，晒干或用开水浸烫后晒干。

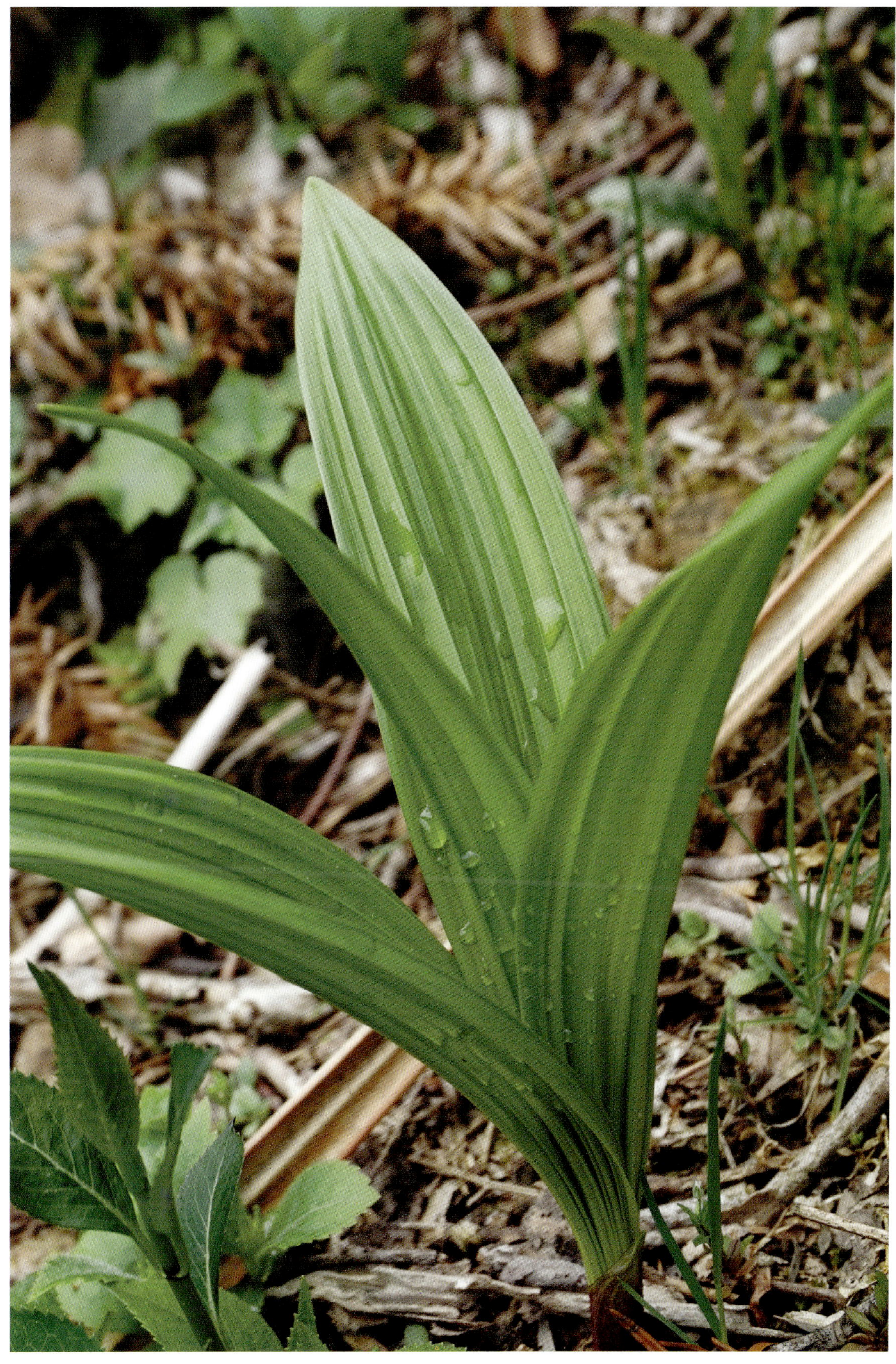

藜芦

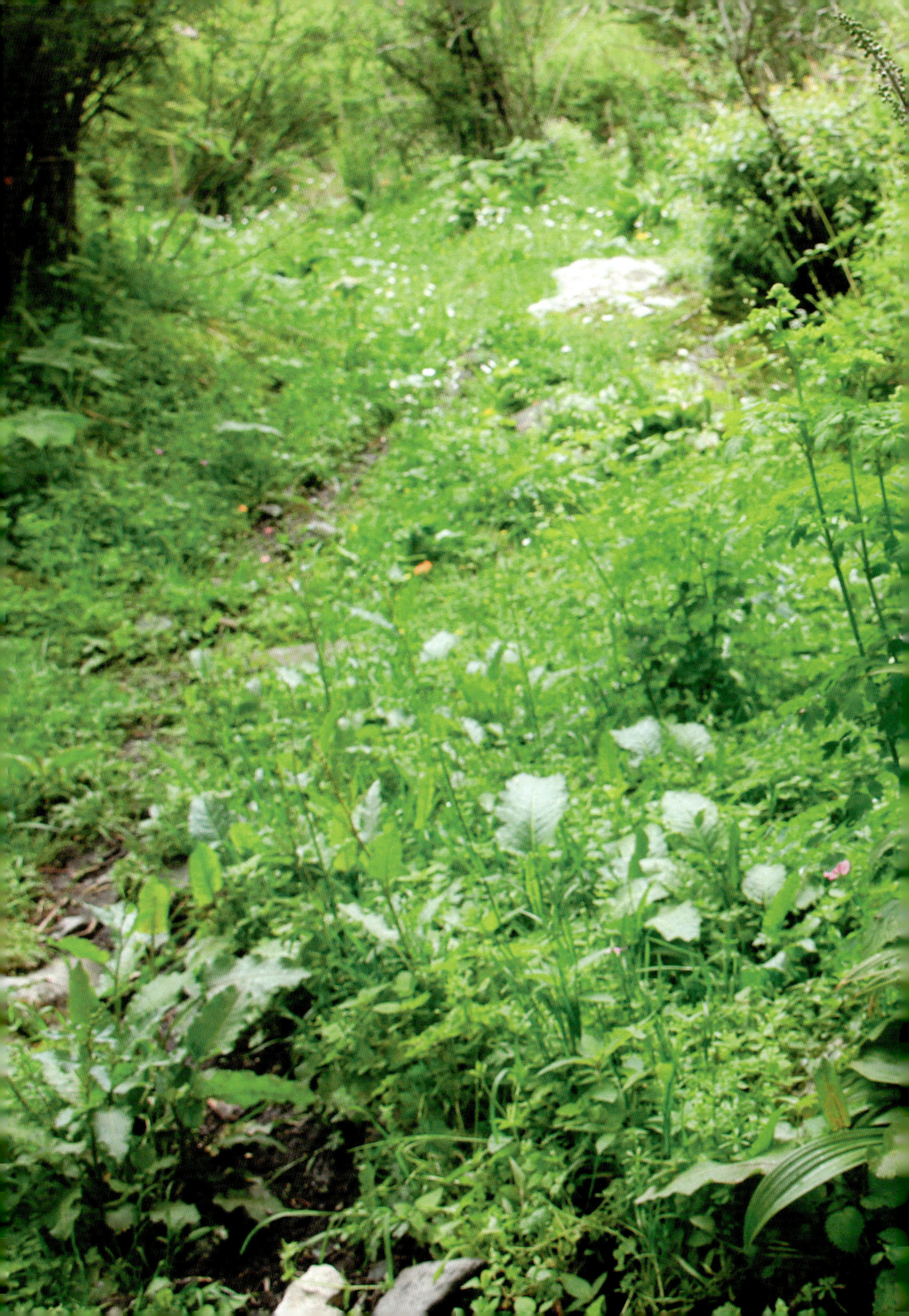

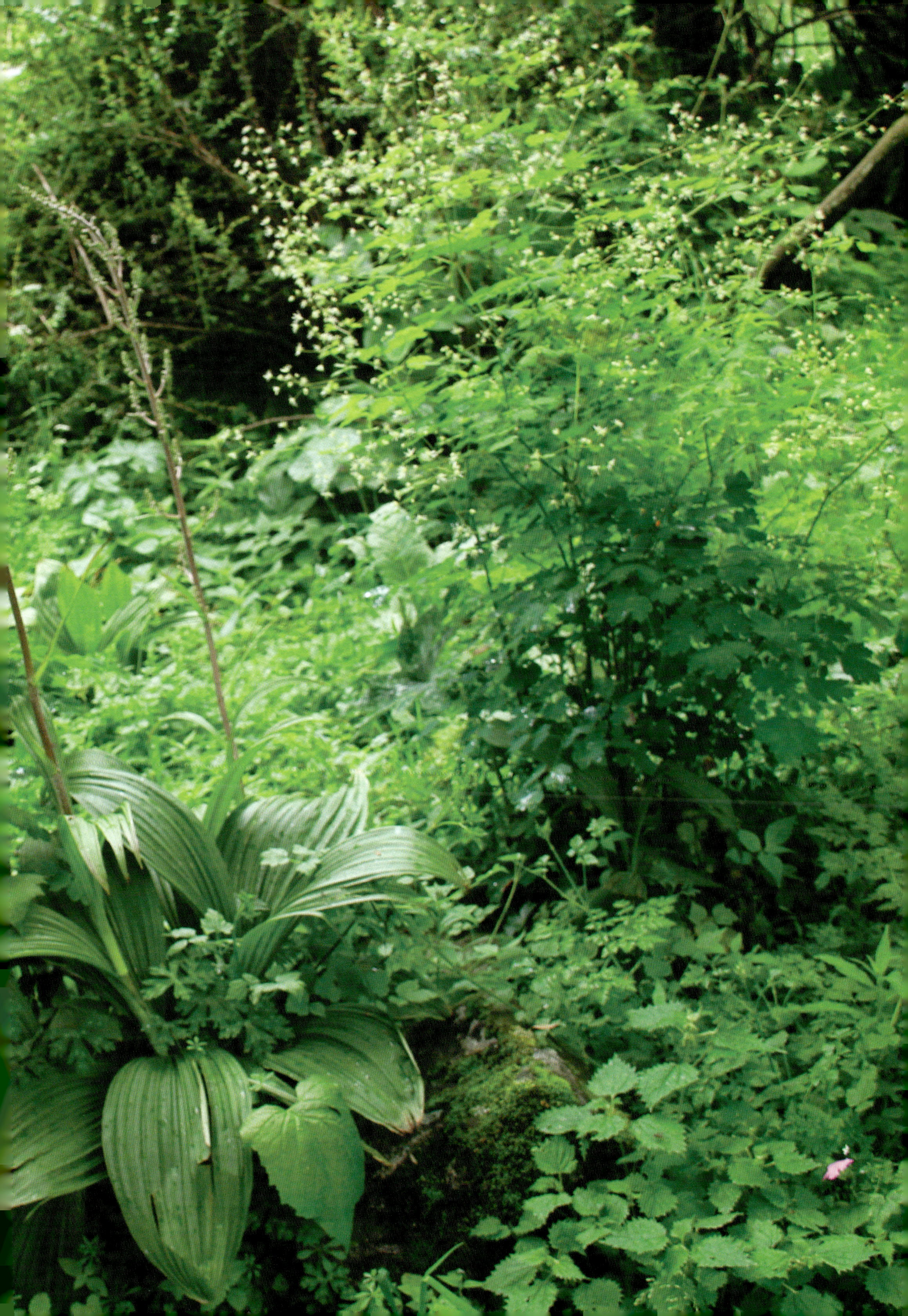

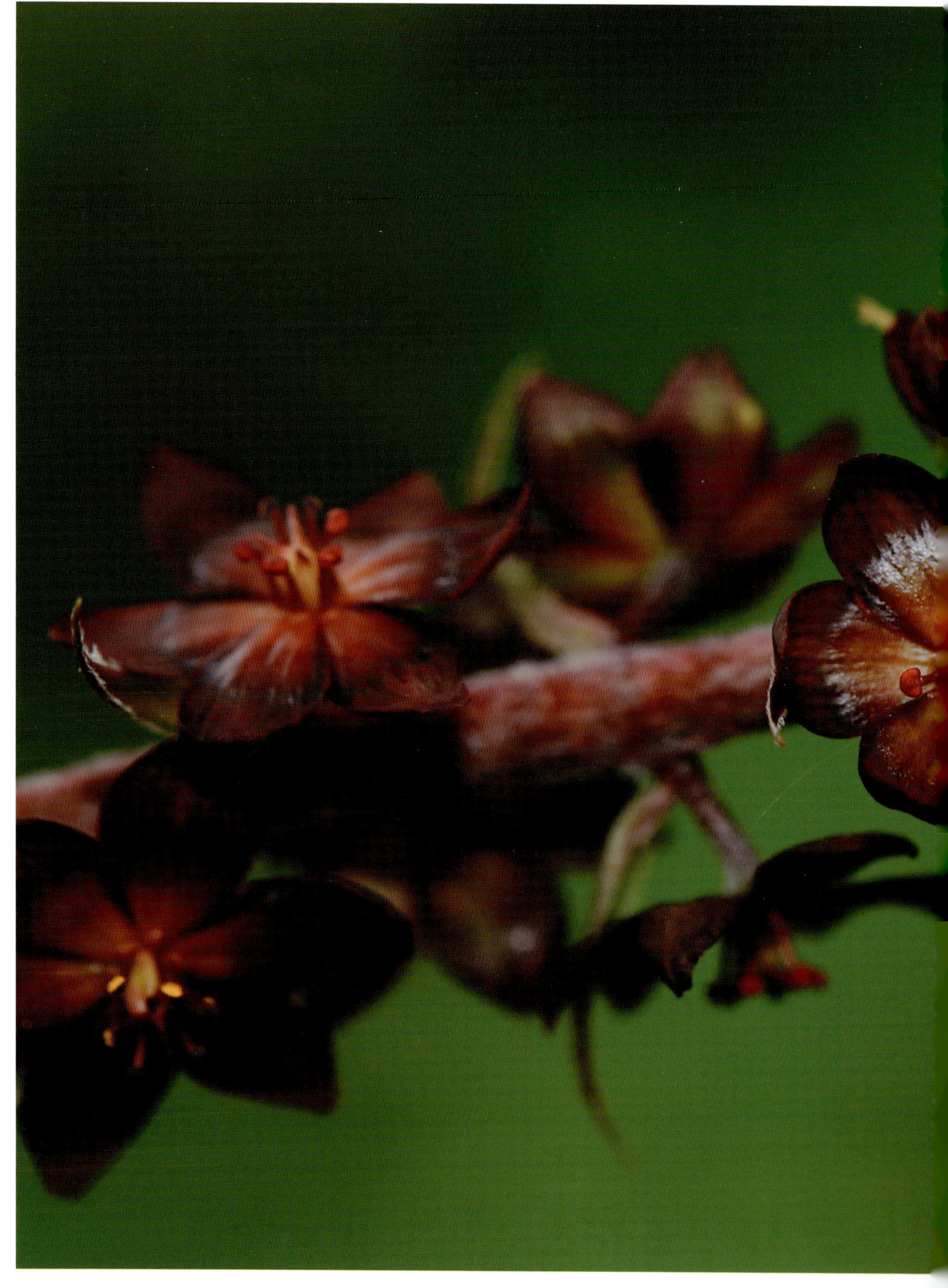

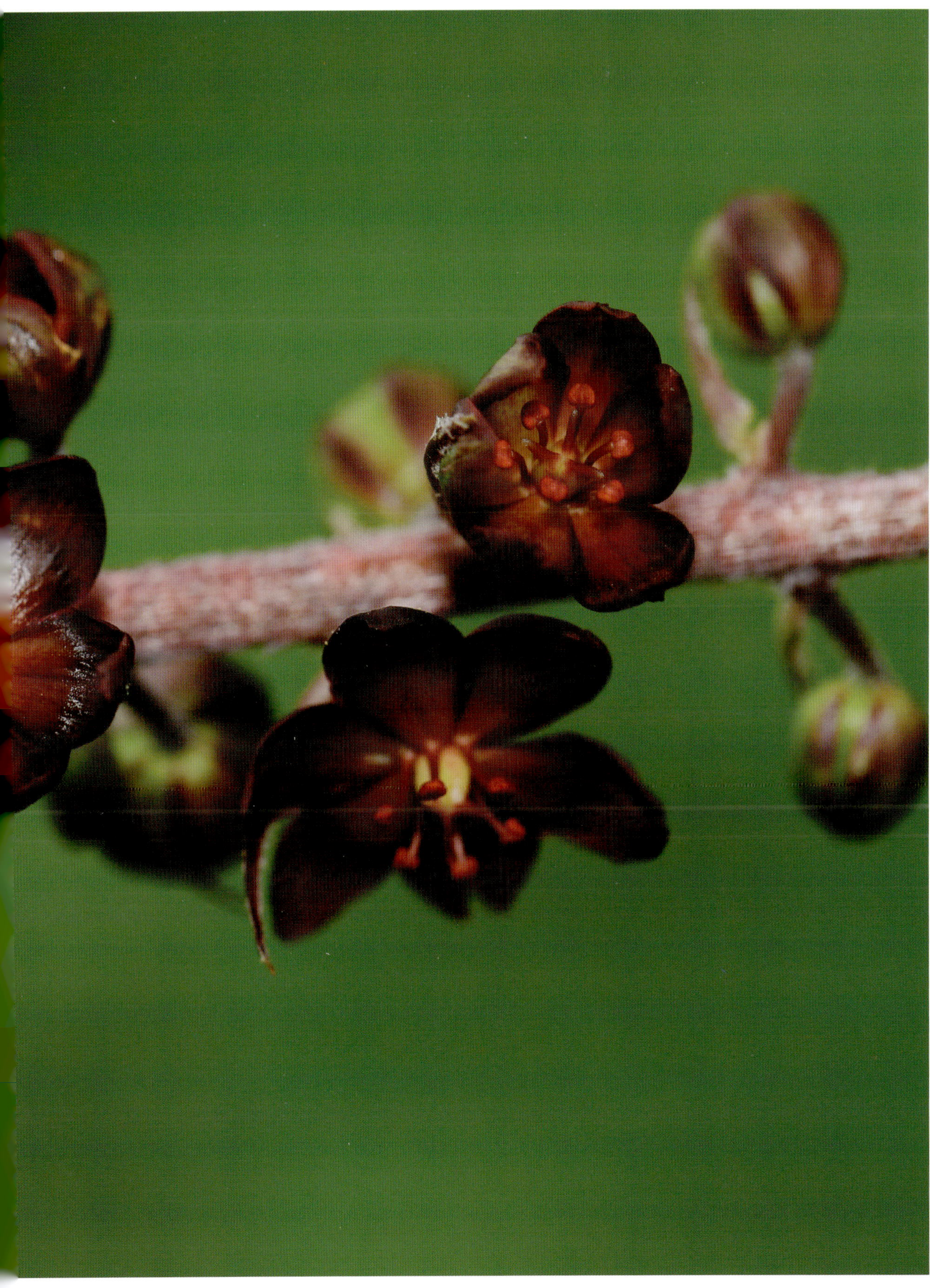

藜芦

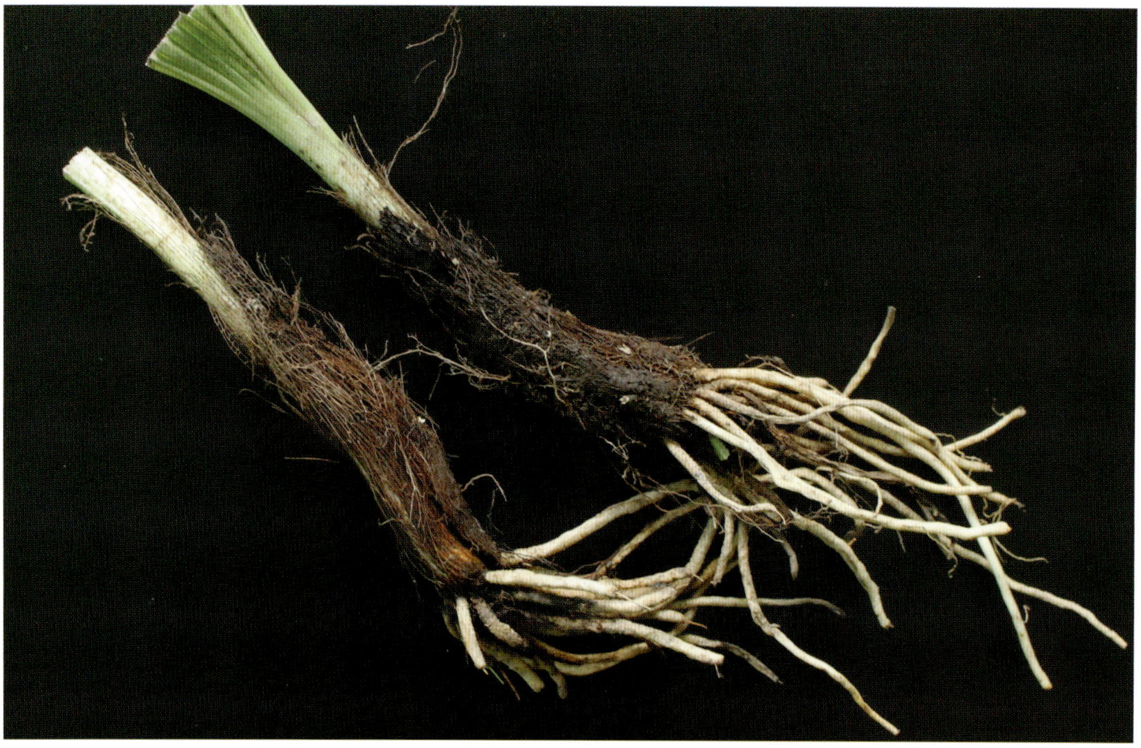

藜芦药材

药材鉴别

本品呈圆柱形或不规则中段，直径 0.7 ~ 1.5 cm，外被残留的棕色叶基维管束，形同蓑衣。下部簇生众多的须根。表面褐色，具有细而密的横皱纹，质脆，易折断，断面类白色，粉性。中心有淡黄色的木质部，易与皮部分离。气微，味辛、苦，粉末有强烈的催嚏性。以根粗壮、无杂质者为佳。

功效主治

吐风痰，杀虫毒。主治中风痰涌、风痫癫疾、黄疸、久疟、泻痢、头痛、喉痹、鼻息、疥癣、恶疮。

药理作用

本品有降压作用，降压作用持久而显著，无急速耐受现象，在降压的同时伴有心率减慢、呼吸抑制或暂停。对家蝇有强大的毒杀效力。

用法用量

内服：0.3 ~ 0.9 g，宜作丸、散。外用：适量，研末，油调涂。

民族药方

1. 食物中毒　藜芦粉 1.5 ~ 3.0 g。口服，可催吐，排出胃中毒物，作用较强，不可多服。

2. 疥疮　藜芦、大枫子、蛇床子、硫黄各 20 ~ 30 g，川椒 8 ~ 10 g。随证加减，每剂加水约 4 000 mL，煎 2 次，至药液 3 000 mL 左右，以桶盛之，先用清水、肥皂洗净，后用药液稍加力擦洗患处，以致将皮损擦破，每次洗 20 分钟，每日 1 次，连洗 2 ~ 4 日。

3. 足癣　藜芦、蜀椒、蛇床子、白附子、煅明矾、水银各 10 g。将上药共研细末，过筛，瓶装备用。将瘙疮散撒布于患处（水疱挑破），反复加药用手指揉搓。

4. 斑秃　藜芦、蛇床子、黄柏、百部、五倍子各 4.5 g，斑蝥 3 g。用 95% 乙醇溶液 100 mL 浸泡 1 周后，用棉签蘸药酒涂擦皮损处，每日 1 ~ 2 次。

5. 寻常疣　藜芦、乌梅、千金子、急性子各 30 g。加入 75% 乙醇溶液 500 mL 浸泡 1 周。同时以药液涂患处，一般 3 ~ 5 日疣体消失。若一次未愈则继续应用。

使用注意

本品毒性强烈，内服宜慎。体弱、失血患者及孕妇忌服。反细辛、芍药。

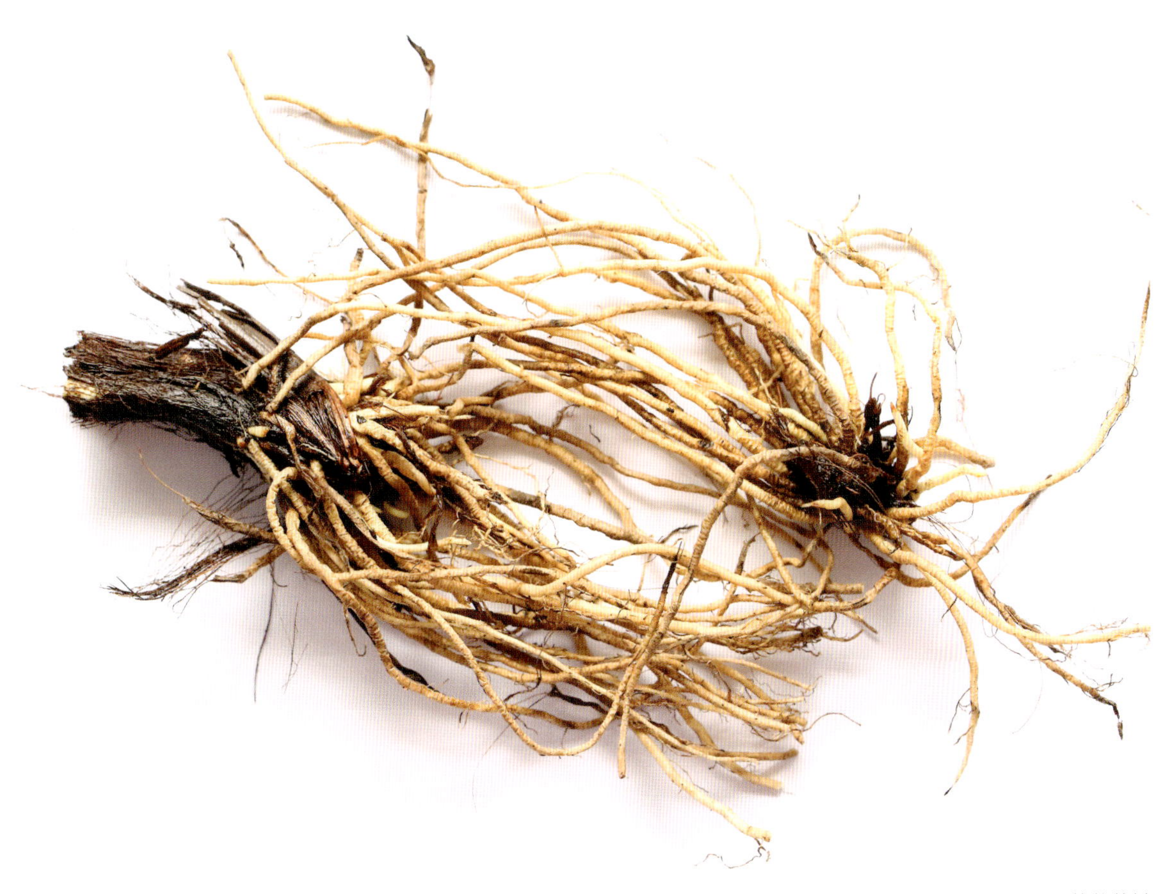

藜芦药材

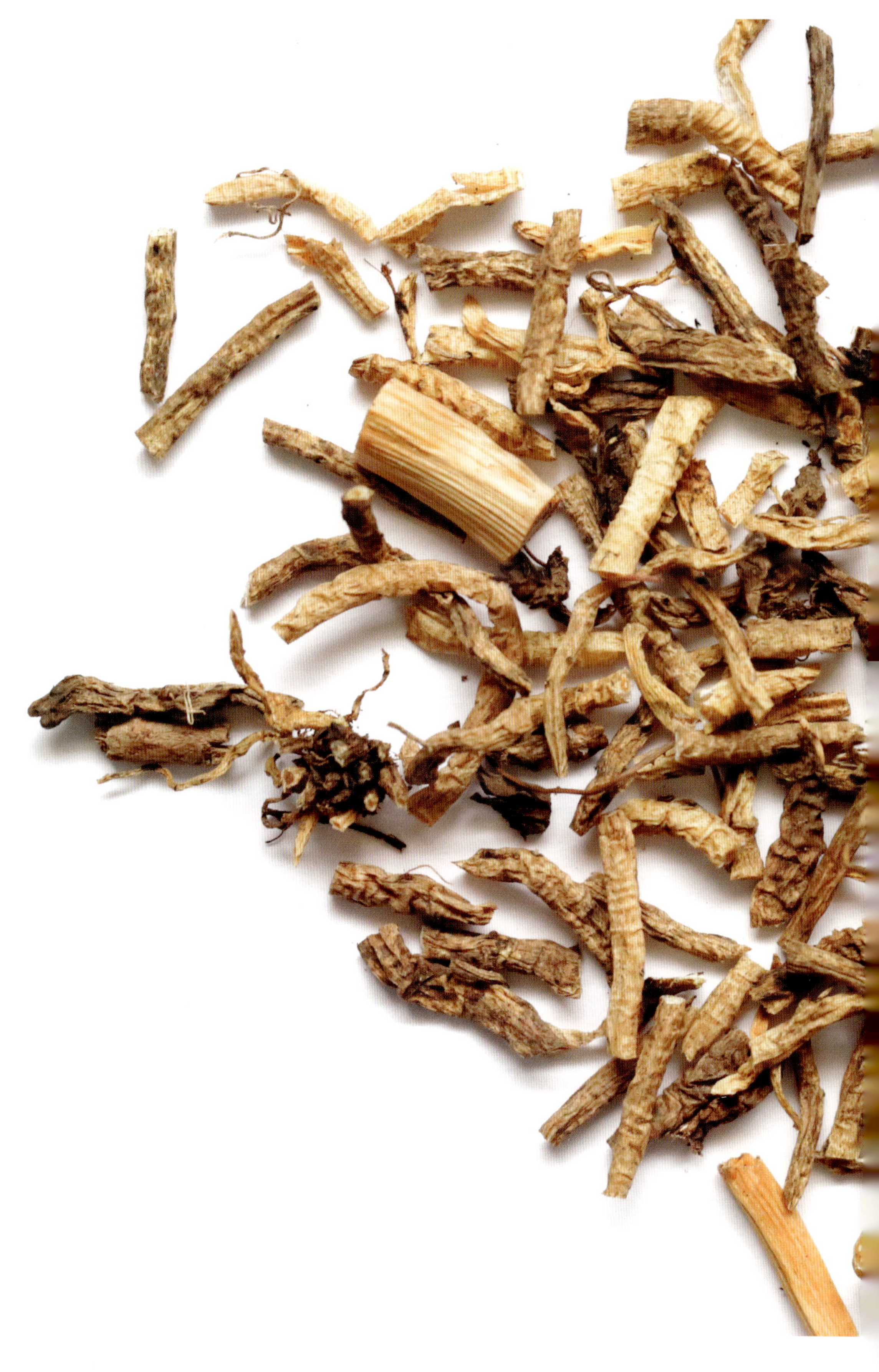

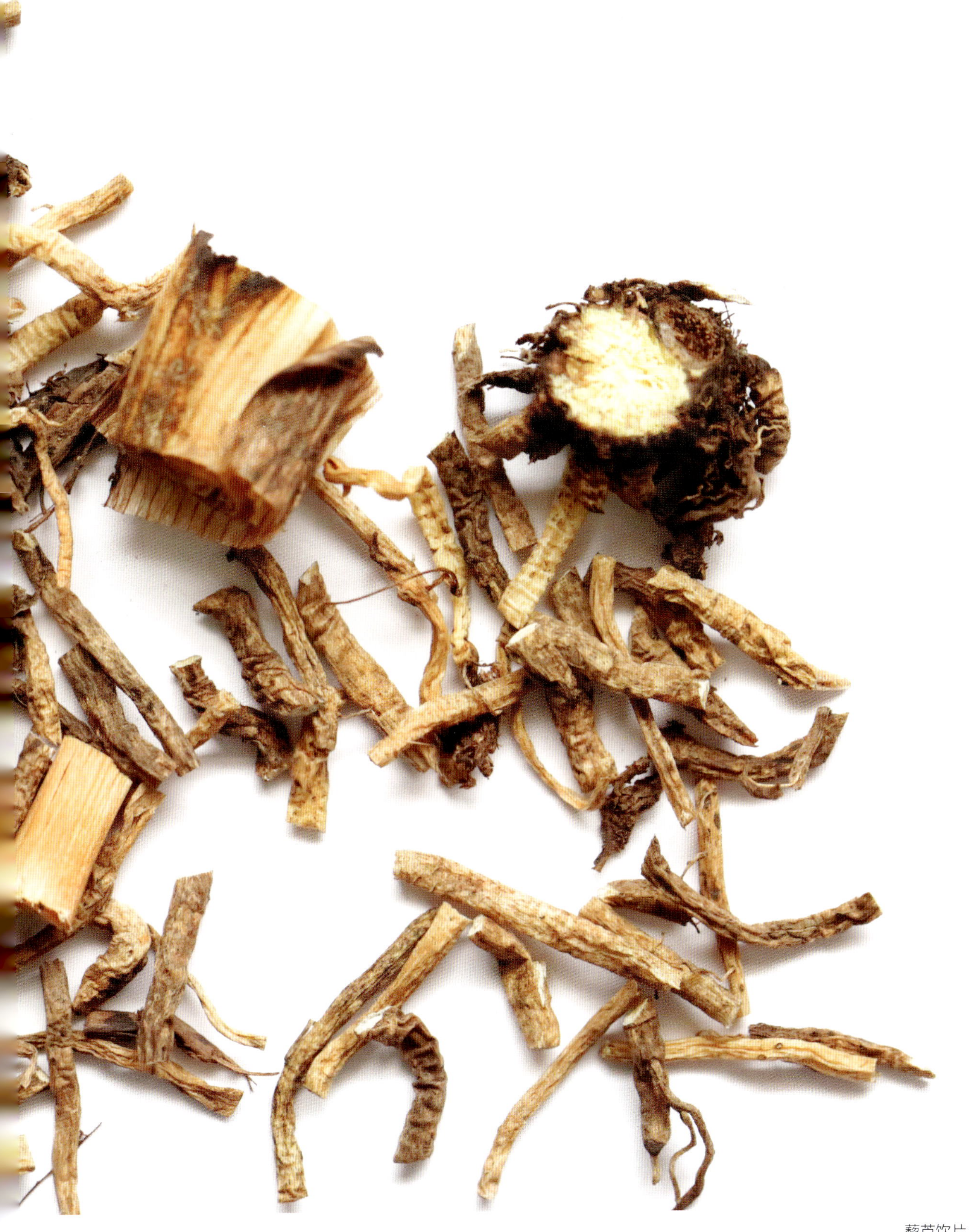

藜芦饮片

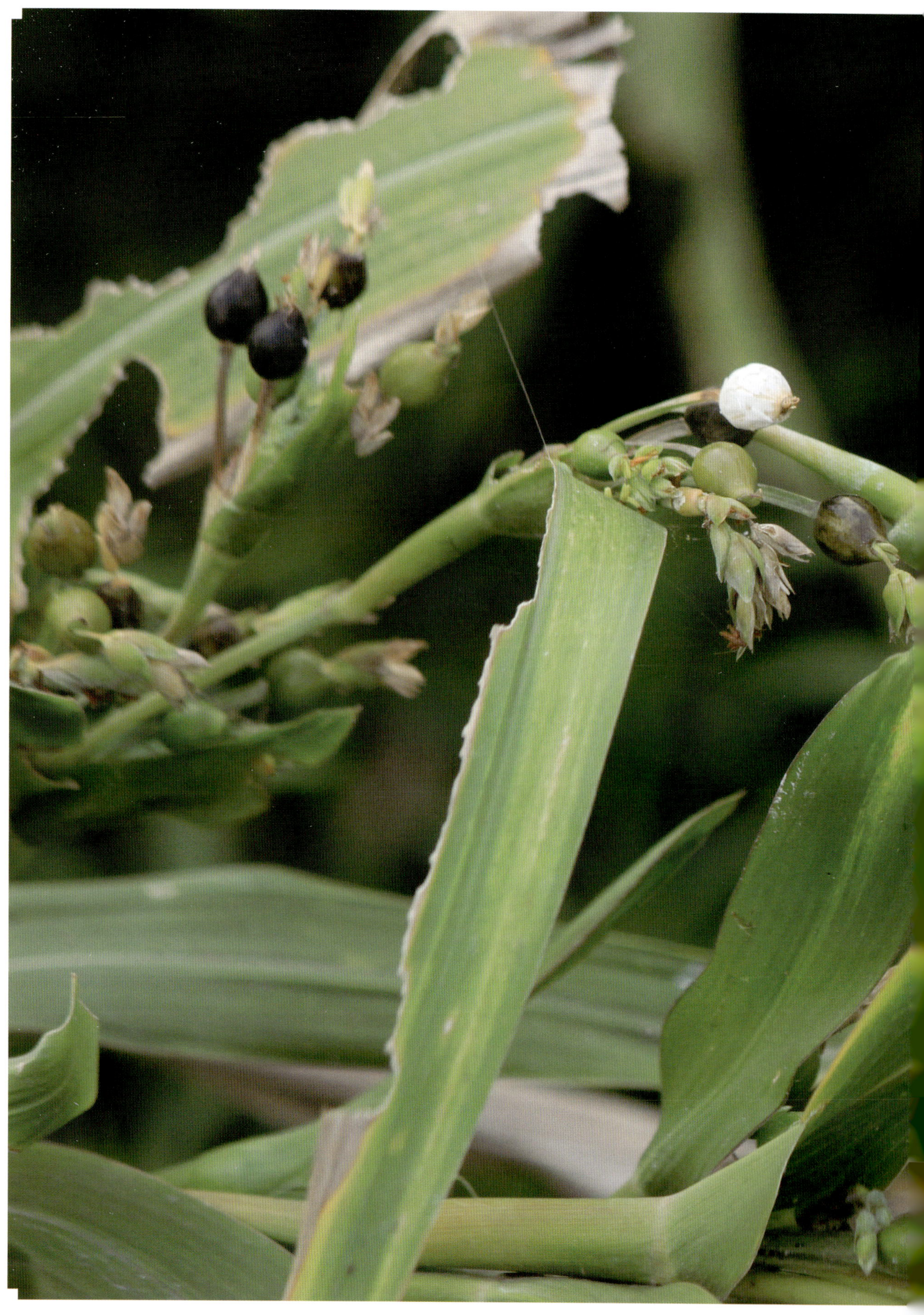

薏苡仁

【水 药 名】熬哄。

【别　 名】薏珠子、回回米、草珠儿、赣珠、薏米、米仁、薏仁、苡仁。

【来　 源】本品为禾本科植物薏米 *Coix lacryma-jobi* L. var. *ma-yuen*（Roman.）Stapf 的干燥成熟种仁。

【性味归经】味甘、淡，性寒。归脾、胃、肺经。

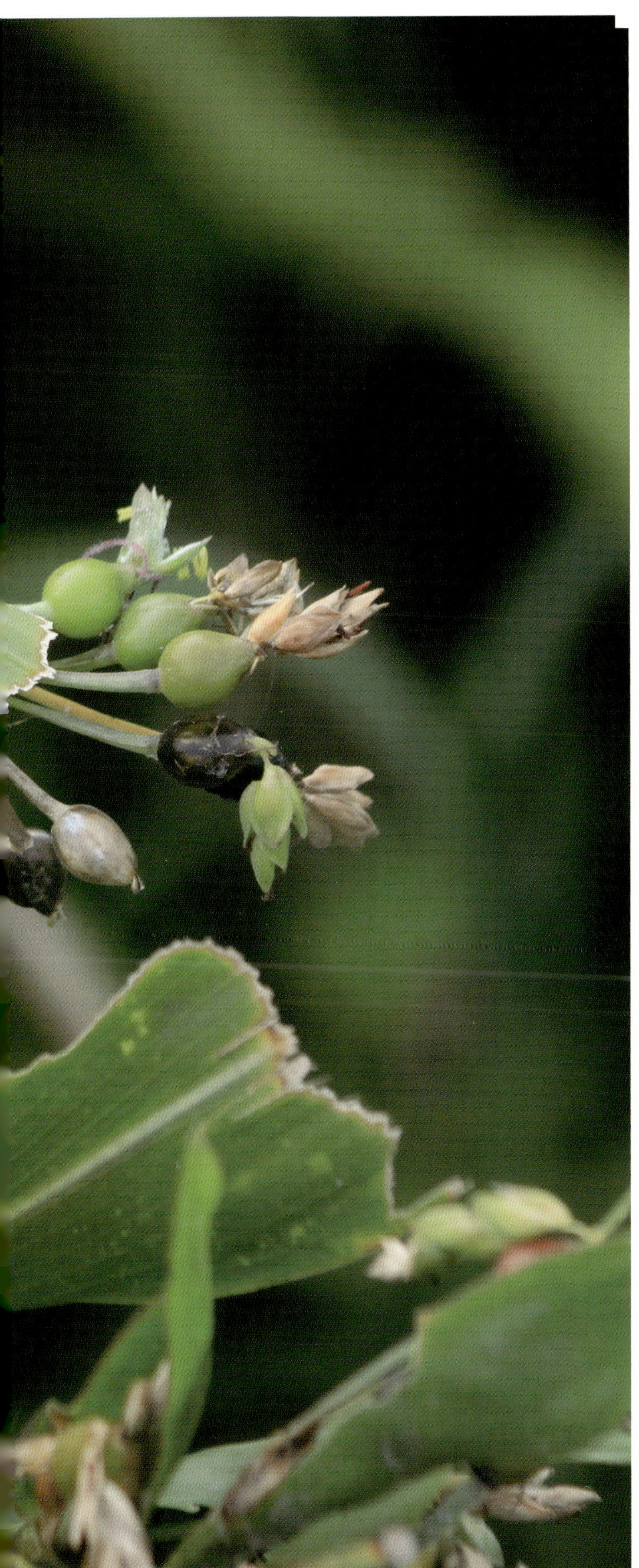

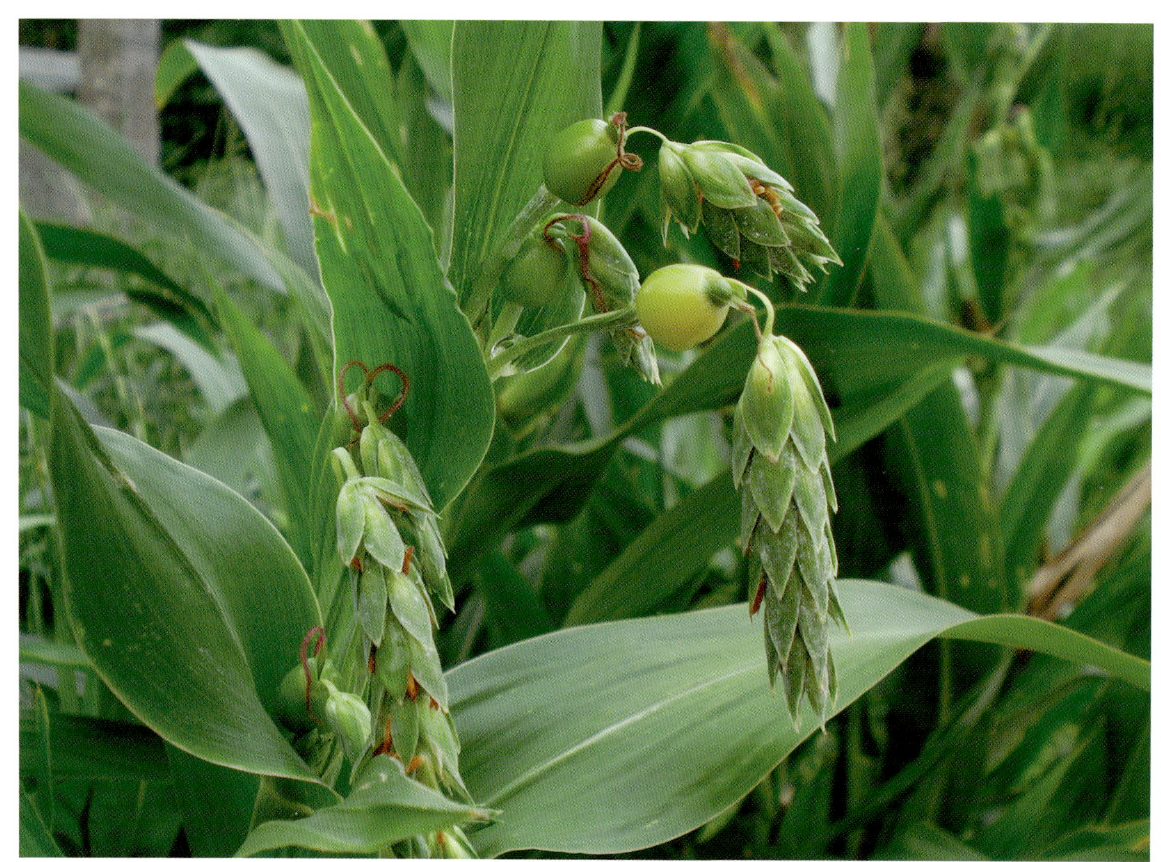

薏米

识别特征

一年生或多年生草本植物，高 1 ~ 1.5 m，须根粗壮，直径约 3 mm，黄白色。秆直立，约具 10 节，中空，单叶互生，叶片条状披针形，长 10 ~ 40 cm，宽 1.5 ~ 3 cm，先端渐尖，基部长匙状、抱茎；边缘粗糙，叶面光滑，中脉显著，凸于叶背，叶鞘光滑，叶舌质硬，长约 1 mm。总状花序，腋生，由上部叶鞘内抽出，雄小穗着生于花序上部，呈瓦状排列，雌小穗包藏于骨质总苞中，着生于花序下部。果实卵状球形，质坚且脆，由总苞发育而成，内有乳白色颖果 1 粒。花期 7—9 月，果期 9—10 月。

生境分布

栽培或生长于荒地、河边、沟边或阴湿山谷。分布于全国大部分地区。

采收加工

秋季果实成熟时采割植株，晒干，打下果实，再晒干，除去外壳、黄褐色种皮及杂质，收集种仁。

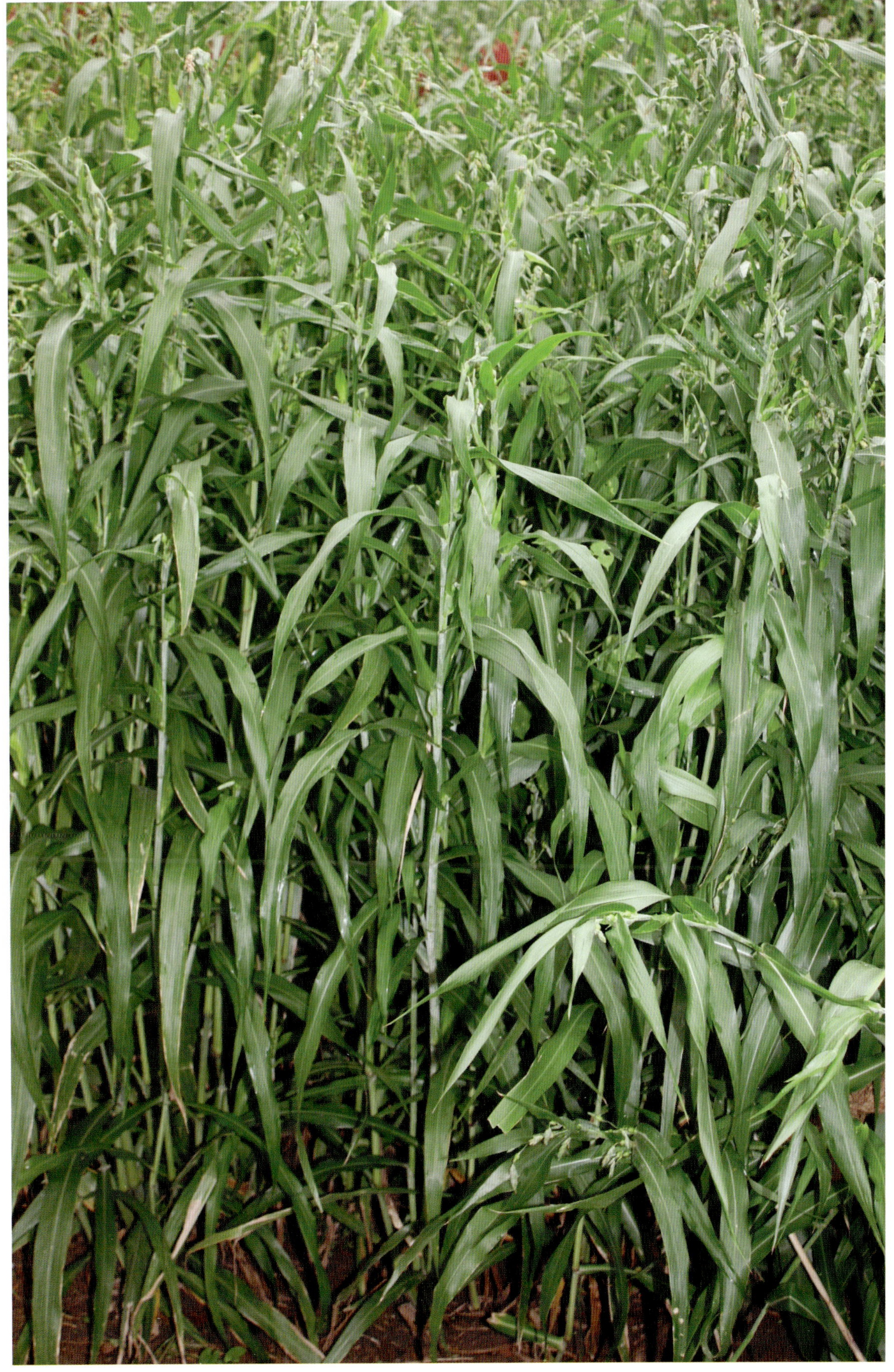

薏米

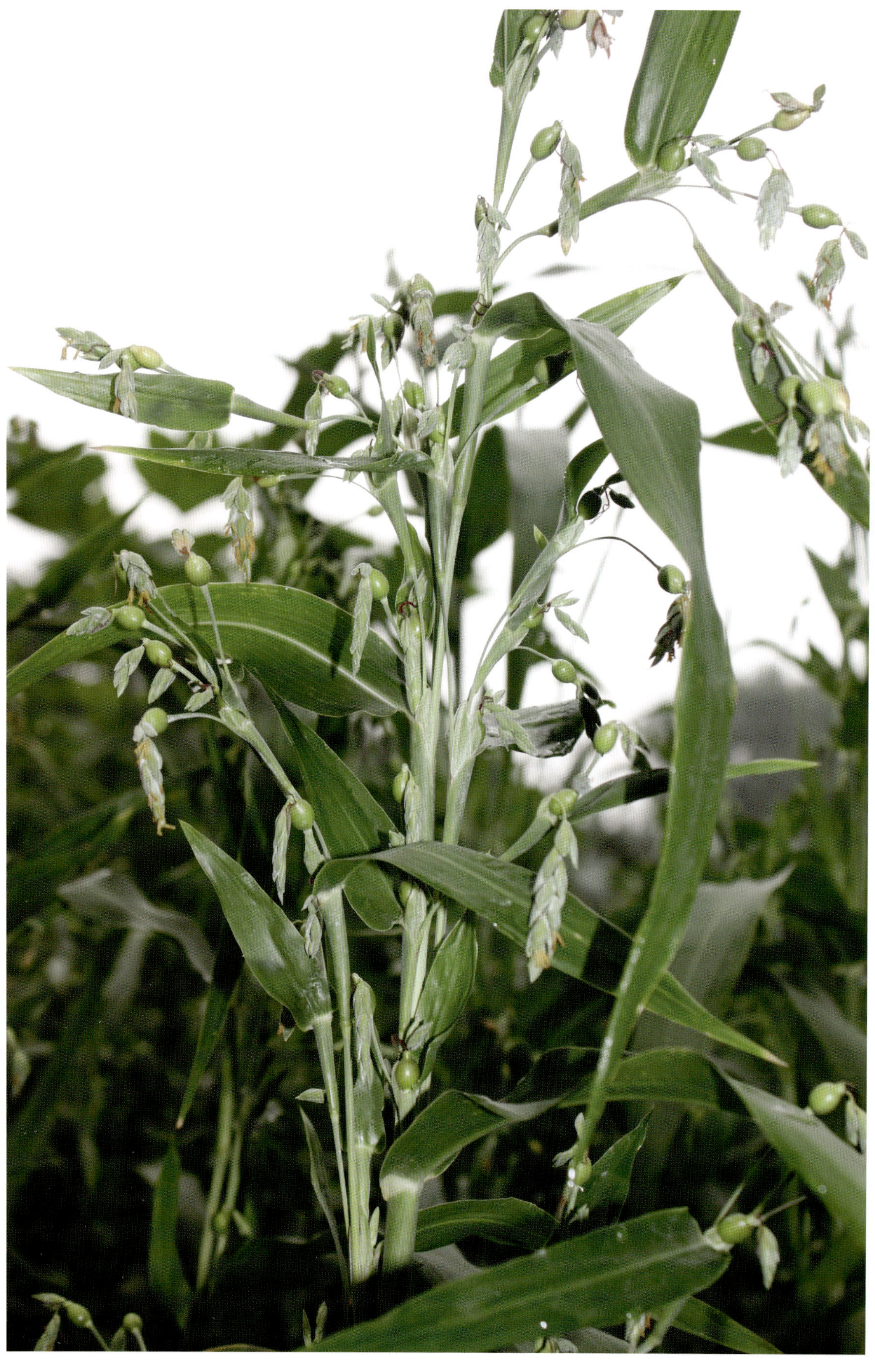

薏米

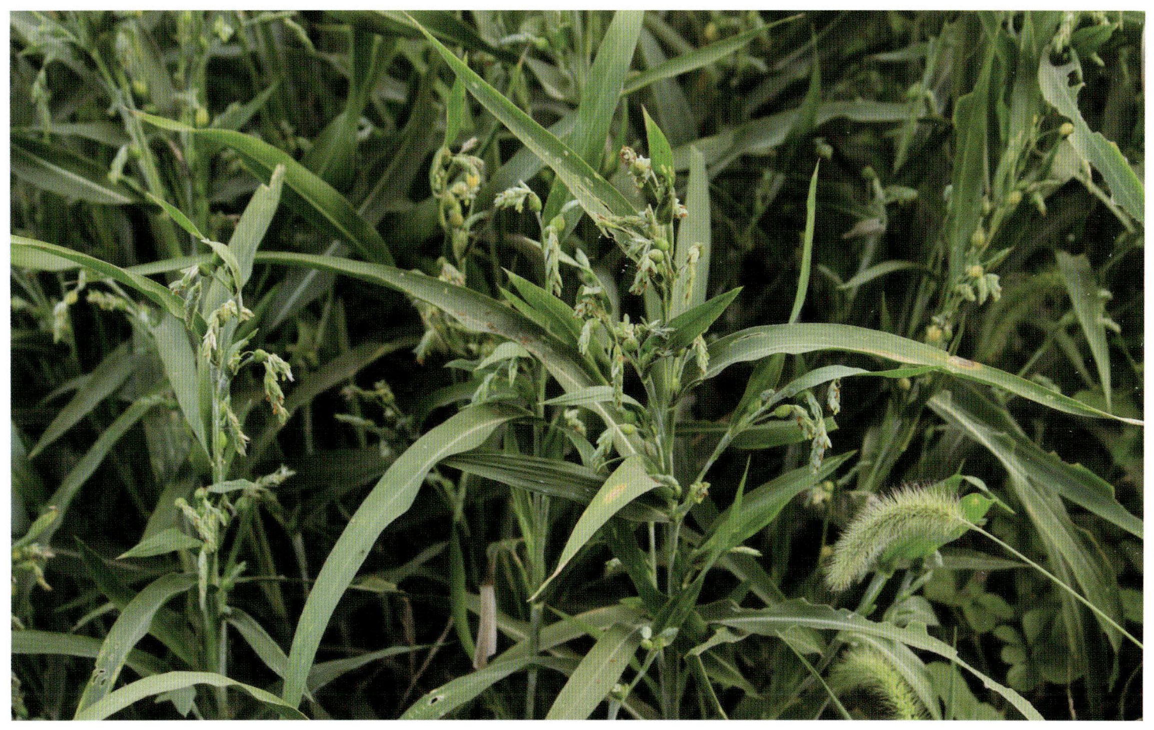

薏米

药材鉴别

本品为干燥的种仁，呈圆球形或椭圆球形，基部较宽而略平，顶端钝圆，长 5 ~ 7 mm，宽 3 ~ 5 mm，表面白色或黄白色，光滑或有不明显纵纹，有时残留黄褐色外皮，侧面有 1 条深而宽的纵沟，沟底粗糙，褐色，基部凹入，其中有一棕色小点。质坚硬，破开后，内部白色，有粉性。气微，味甘淡。以粒大、饱满、色白、完整者为佳。

功效主治

清热，利湿，消积，健脾，杀虫。主治黄疸，水肿，淋病，尿路结石，风湿，脚气，经闭，白带过多，蛔虫病。

用法用量

内服：10 ~ 30 g，煎汤；或入丸、散服；或浸酒，煮粥，作羹。

民族药方

1．消化不良之腹泻　薏苡仁、大麦芽各 12 g。两味炒焦后水煎取汁，分早、晚 2 次服。

2．慢性阑尾炎　薏苡仁适量。煎水煮，代茶饮。

3．急性咽喉炎　生薏苡仁 15 ~ 30 g。煎水至发黏后，先饮液汁，再食薏苡仁，连用 3 ~ 5 日。

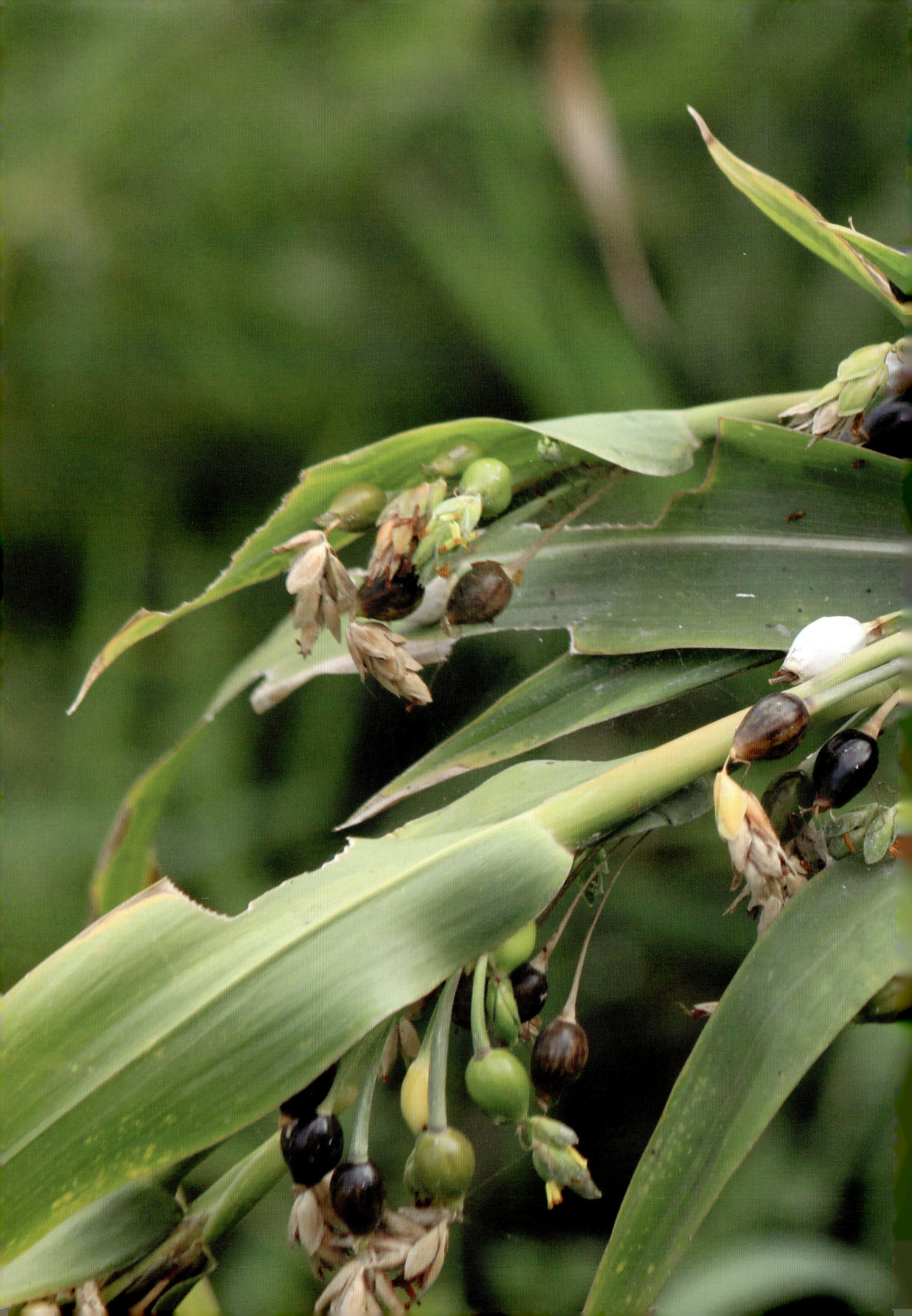

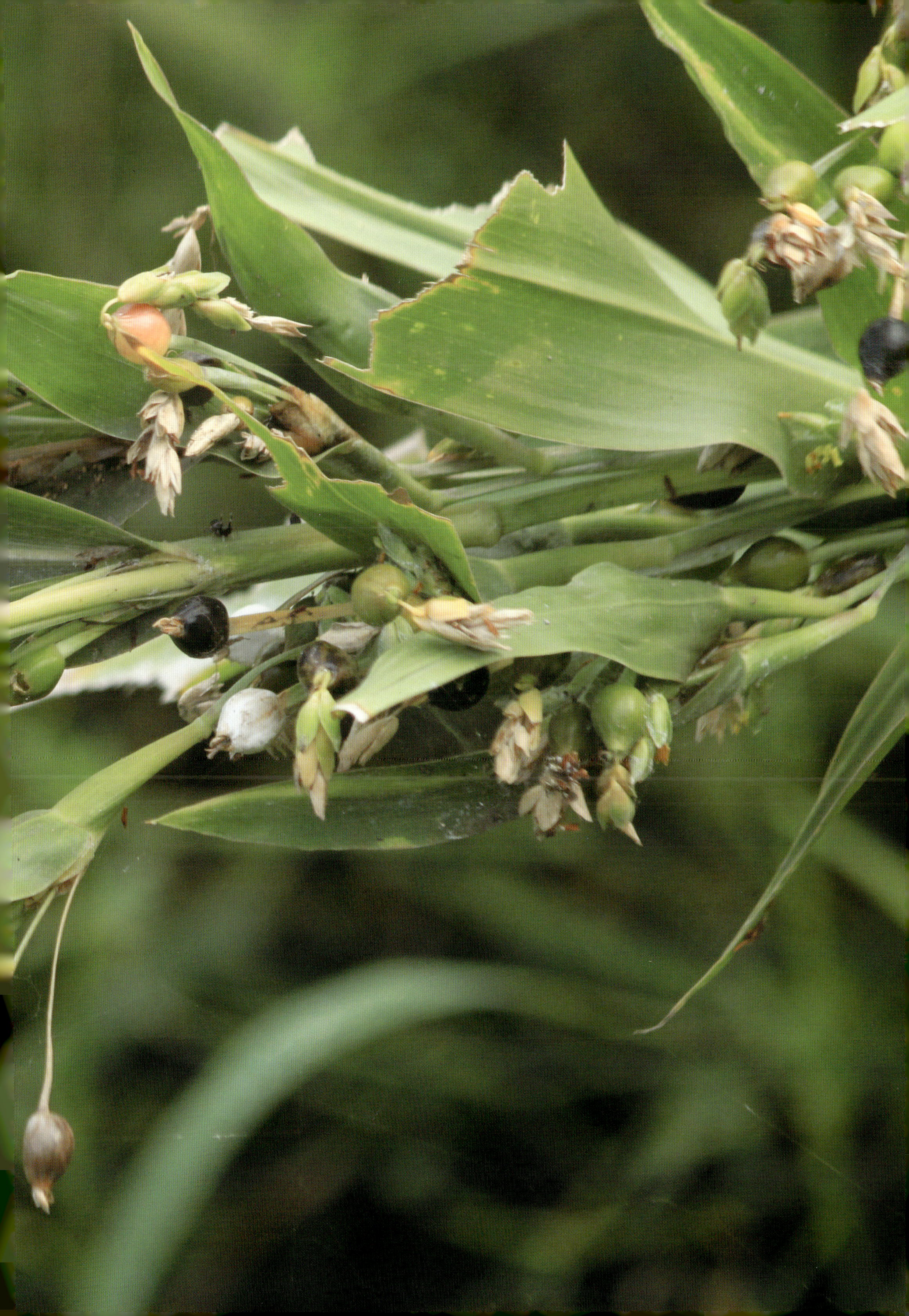

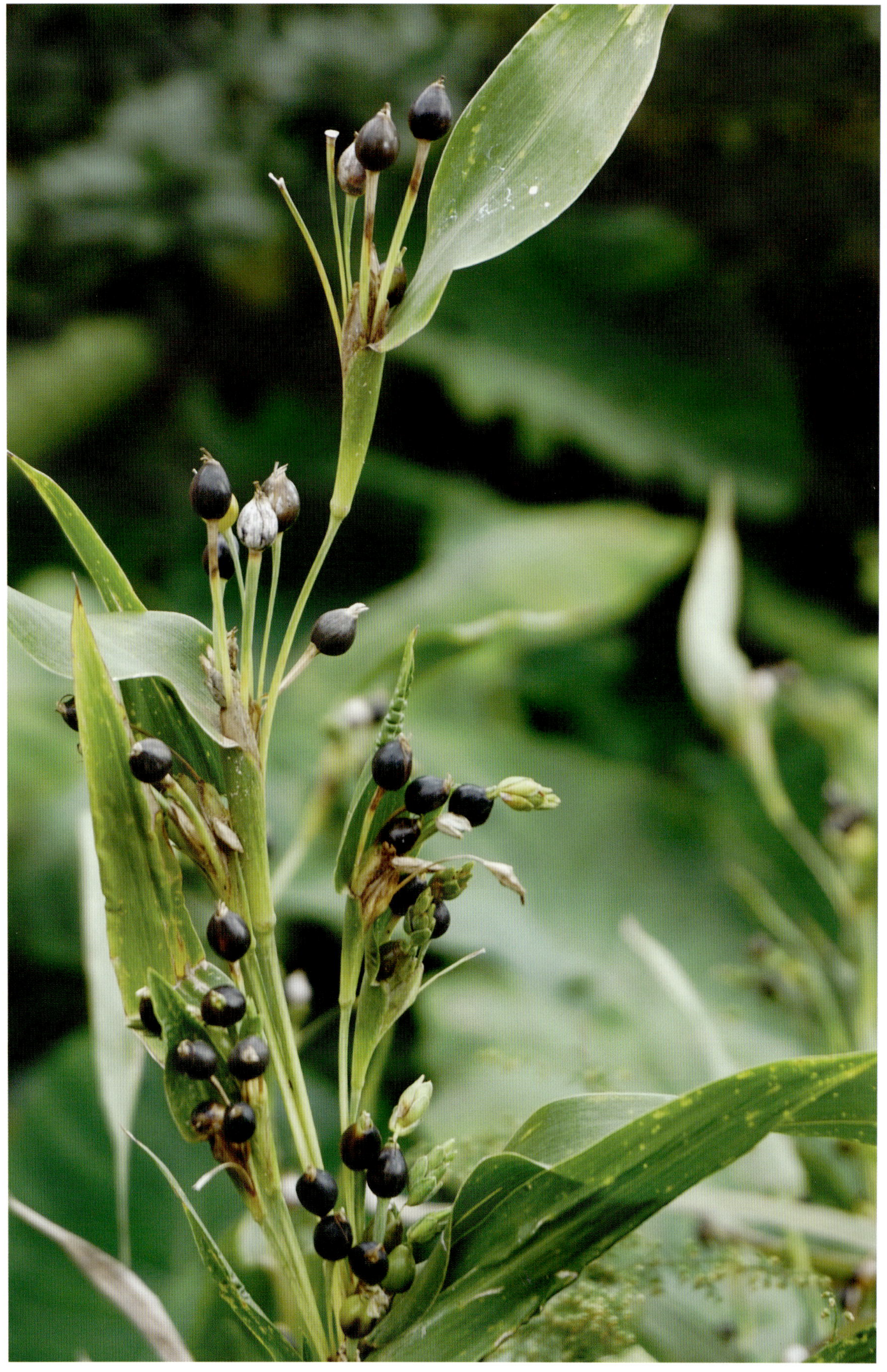

薏米

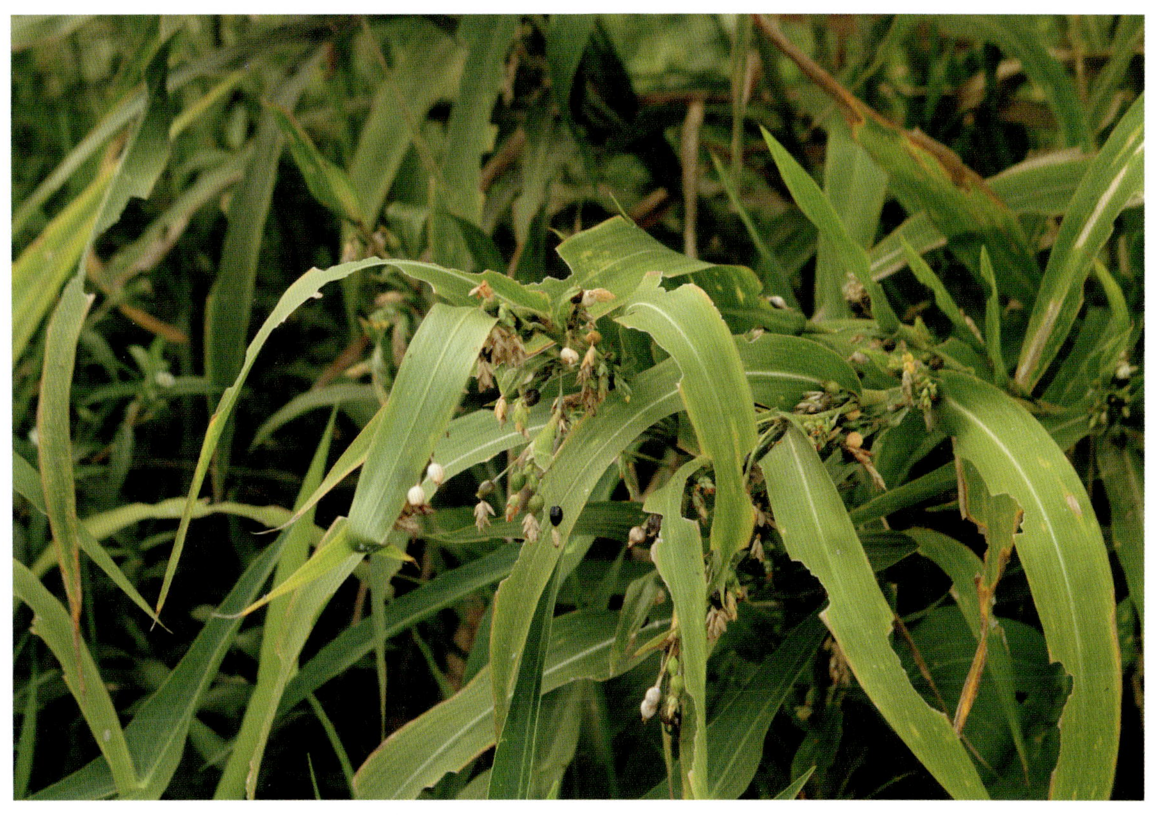

薏米

4．脚气 薏苡仁、红豆各适量。共同熬制成粥，坚持服用。

5．带状疱疹 薏苡仁 120 g。水煎汤，每日 2 次，连服 3 ~ 7 日。

6．痤疮 薏苡仁40 g，黄芩、桑白皮、地骨皮、玄参、皂角刺、茯苓、白术各15 g，牡丹皮 12 g，夏枯草 20 g，丹参 30 g。水煎汤，每日 1 剂。

7．湿疹 薏苡仁 30 g，金银花、黄芩、黄柏、苍术、苦参各 15 g，土茯苓、赤芍、蒺藜各 30 g，半夏、厚朴各 10 g，地肤子 5 g，全蝎、甘草各 3 g。水煎汤，每日 1 剂。

8．腰椎间盘突出 薏苡仁、黄芪各 30 g，茯苓、泽泻、川芎、当归各 15 g，天南星、川牛膝、地龙、威灵仙各 10 g，鸡血藤 20 g，制川乌（先煎）6 g。水煎汤，每日 1 剂。

9．顽固性失眠 薏苡仁 60 g，半夏、夏枯草、茯神、生龙骨、生牡蛎、合欢皮（花亦可）、首乌藤各 30 g，炒酸枣仁 20 g，菖蒲 15 g，远志 10 g，甘草 5 g。水煎汤，每日 1 剂。

10．痛风 薏苡仁 60 g，牛膝、枸杞子各 20 g，党参、木瓜各 15 g。同入砂锅，加水 1 000 mL，小火慢煎 1 小时，待木瓜、牛膝煮烂，放入糯米 20 g，待糯米熟后，放蜂蜜 20 mL，拌匀，分 2 次服，每日 1 剂。

使用注意

脾虚无湿、大便燥结及孕妇慎服。

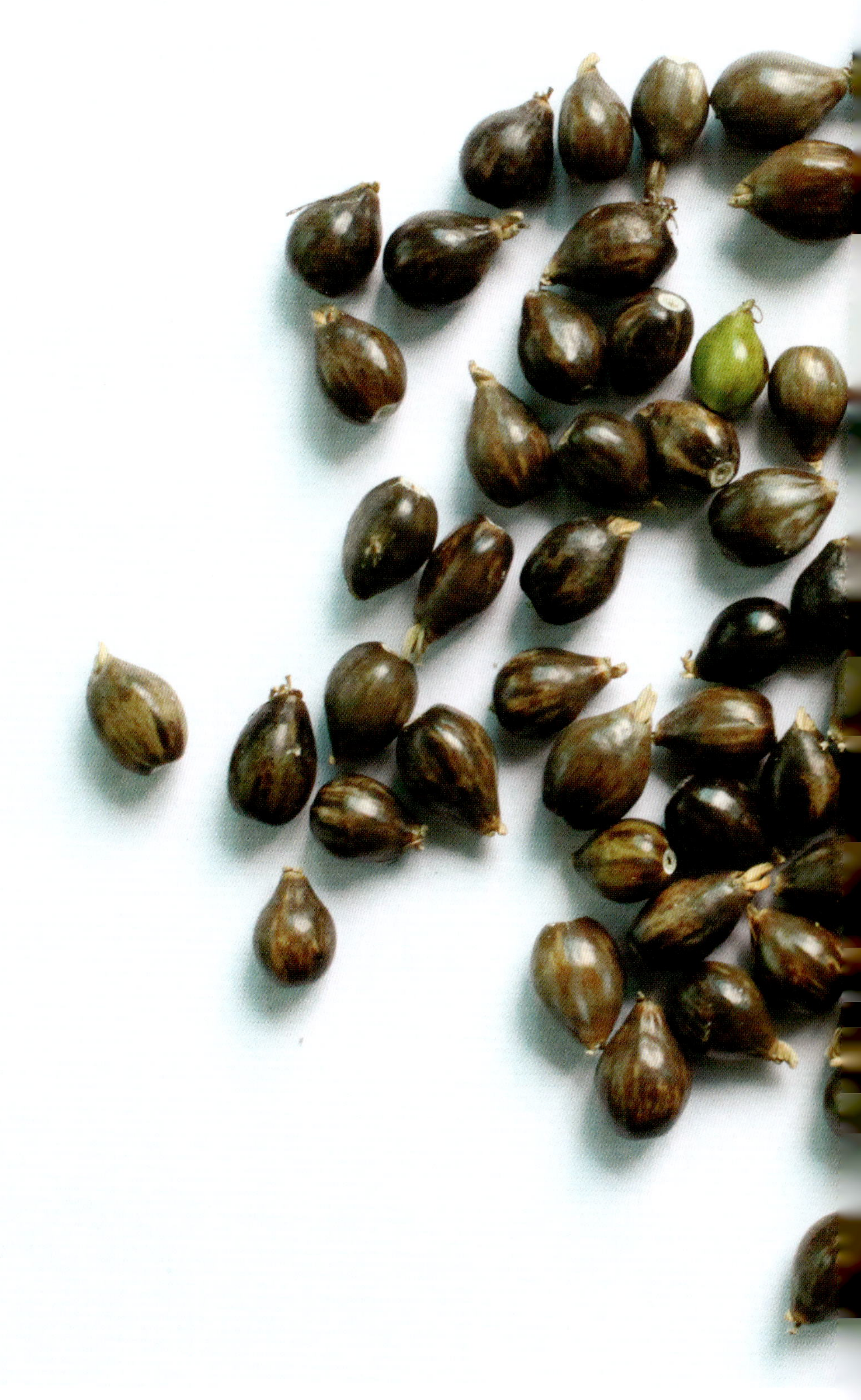

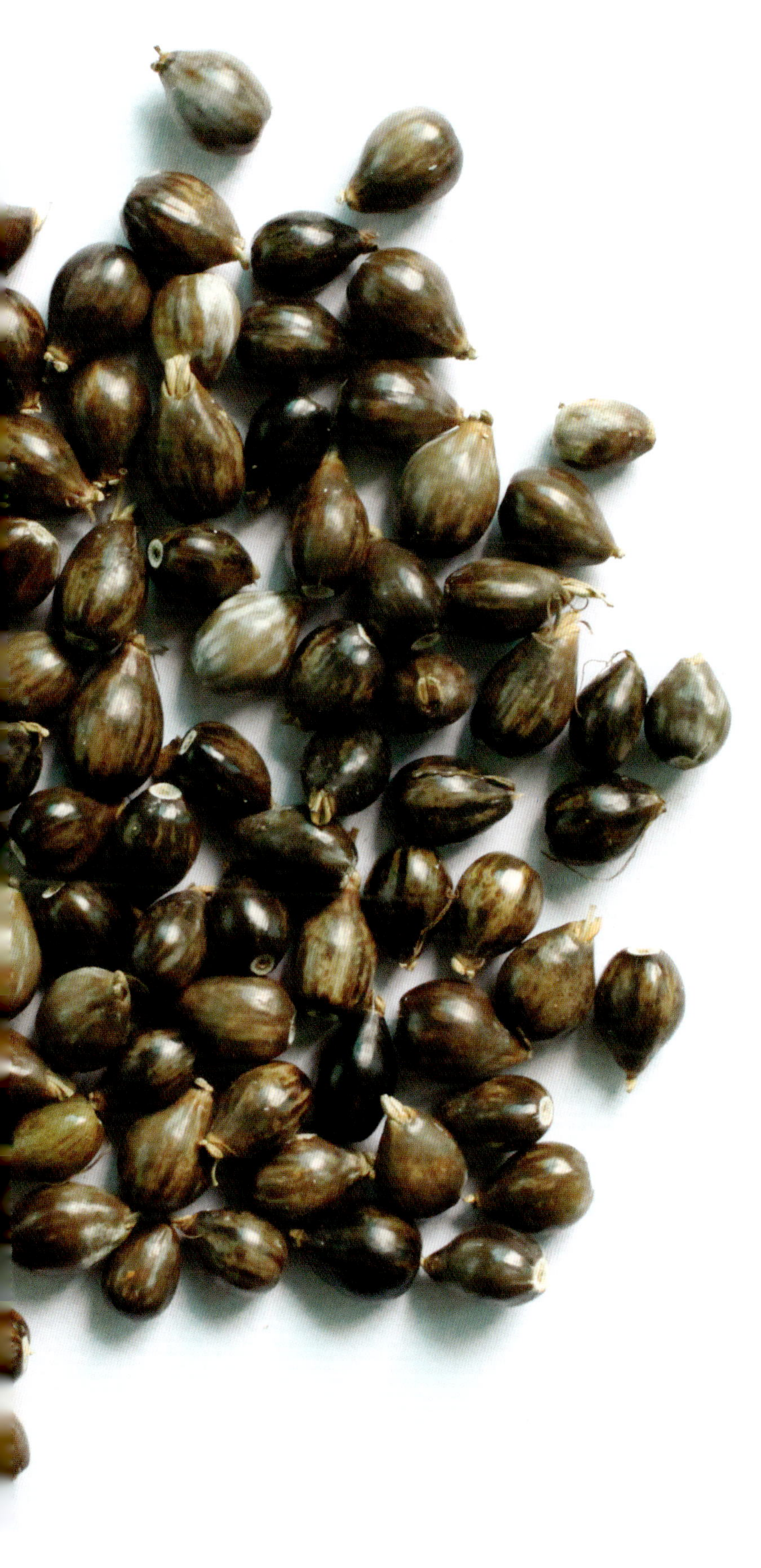

薏苡仁药材

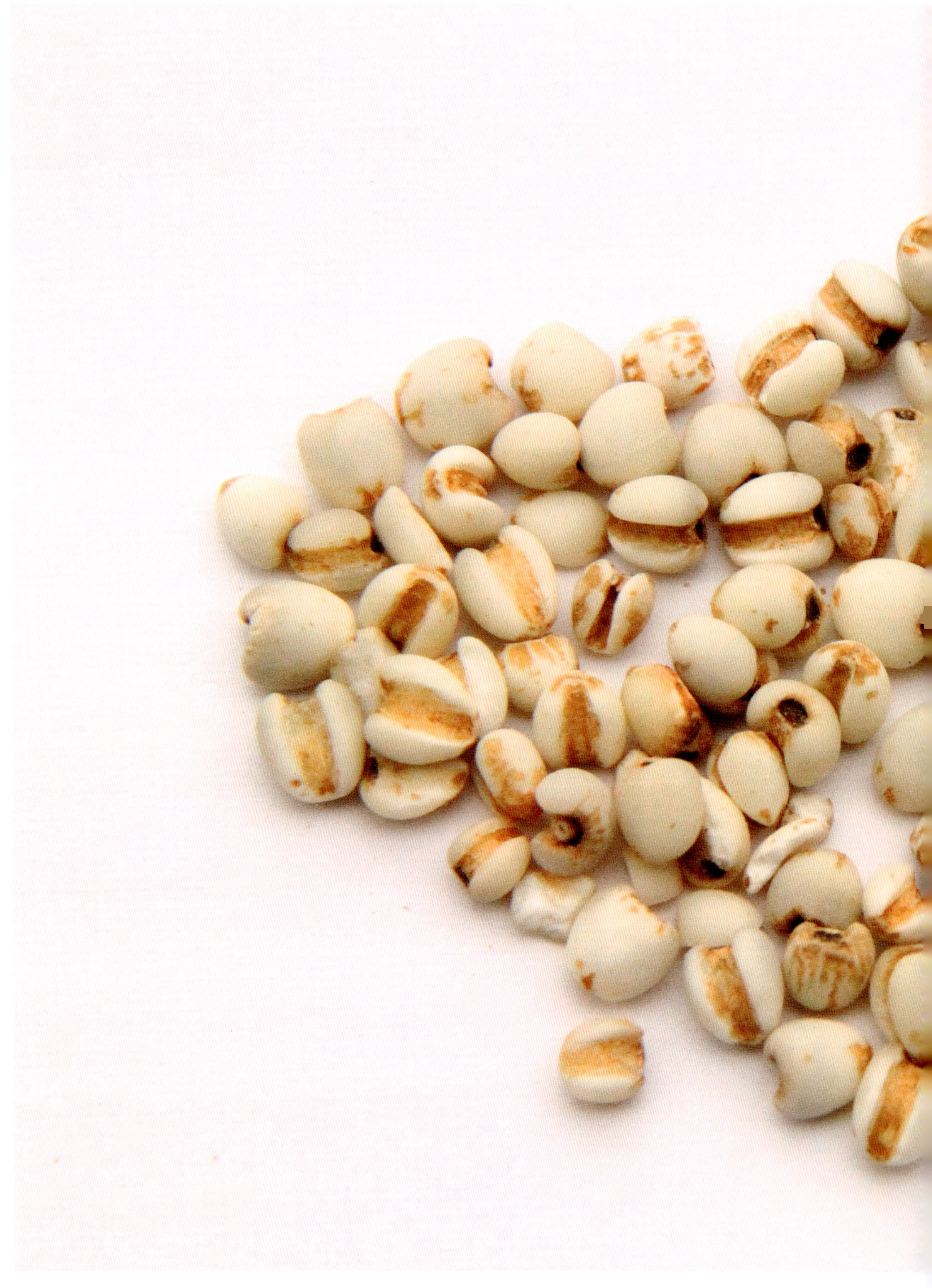

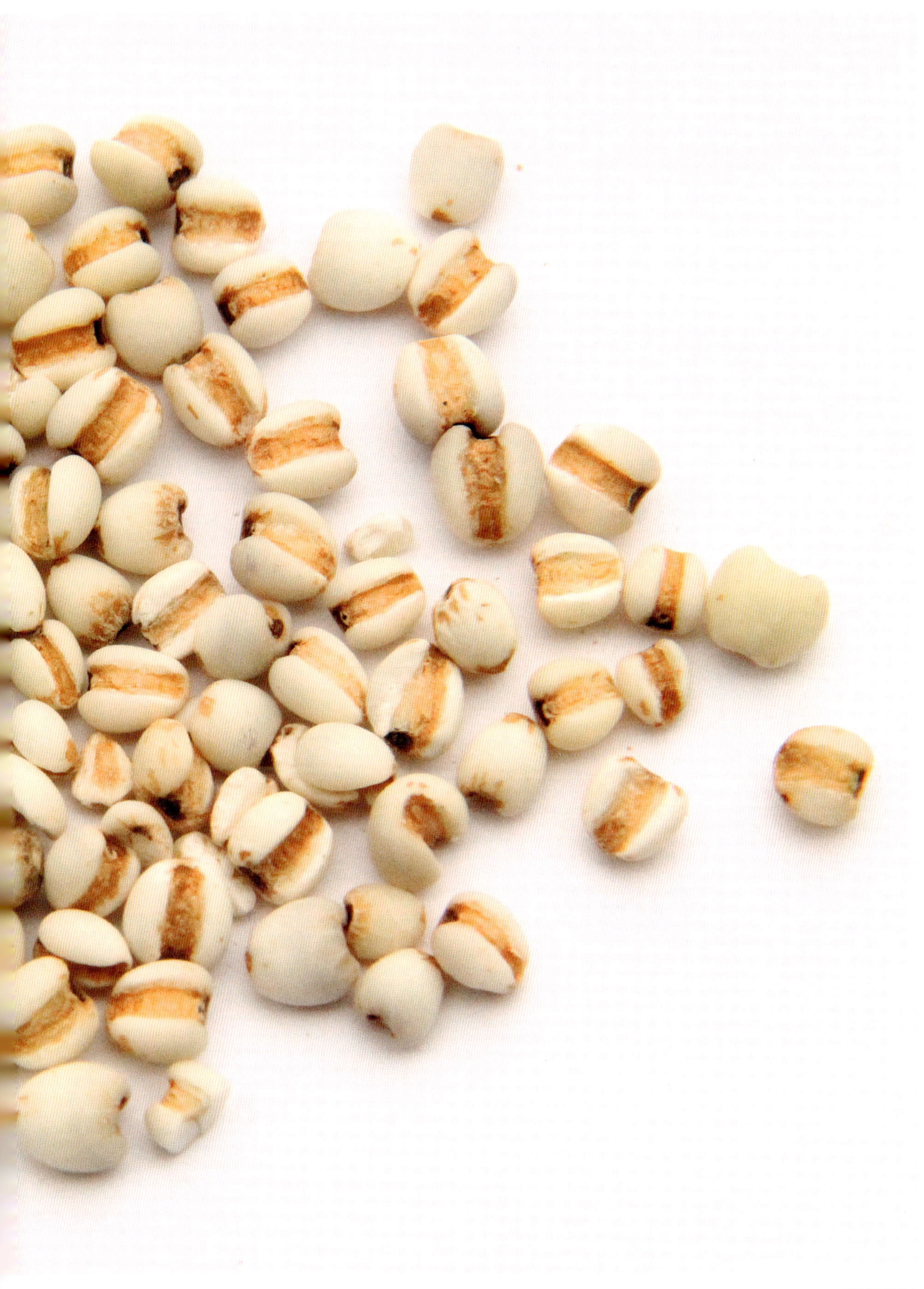

薏苡仁饮片

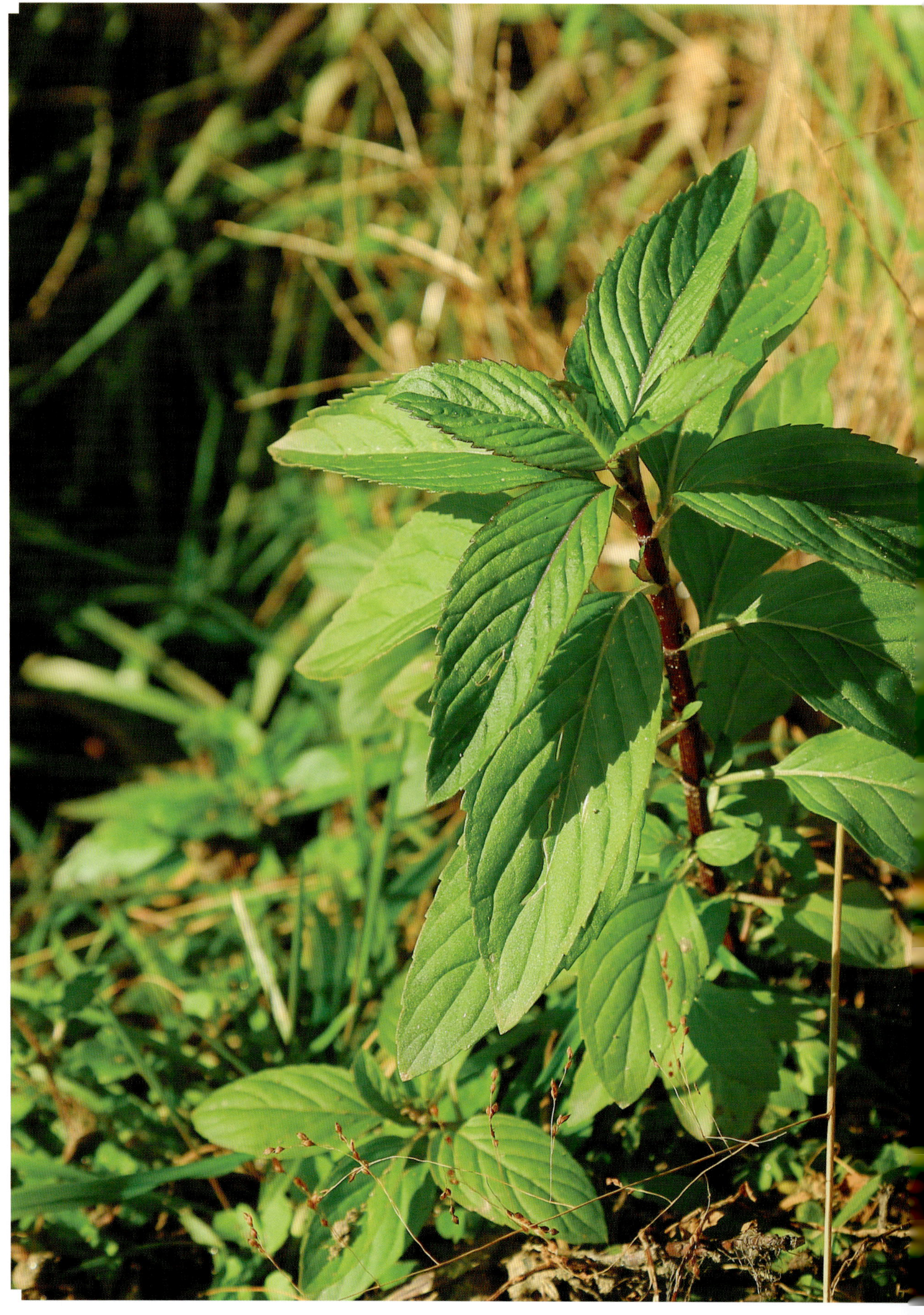

薄荷

【水药名】骂卡苗。

【别　名】水益母、接骨草、土薄荷、鱼香草、香薷草。

【来　源】本品为唇形科植物薄荷 *Mentha haplocalyx* Briq. 的干燥地上部分。

【性味归经】味辣，性寒。归肺、肝经。

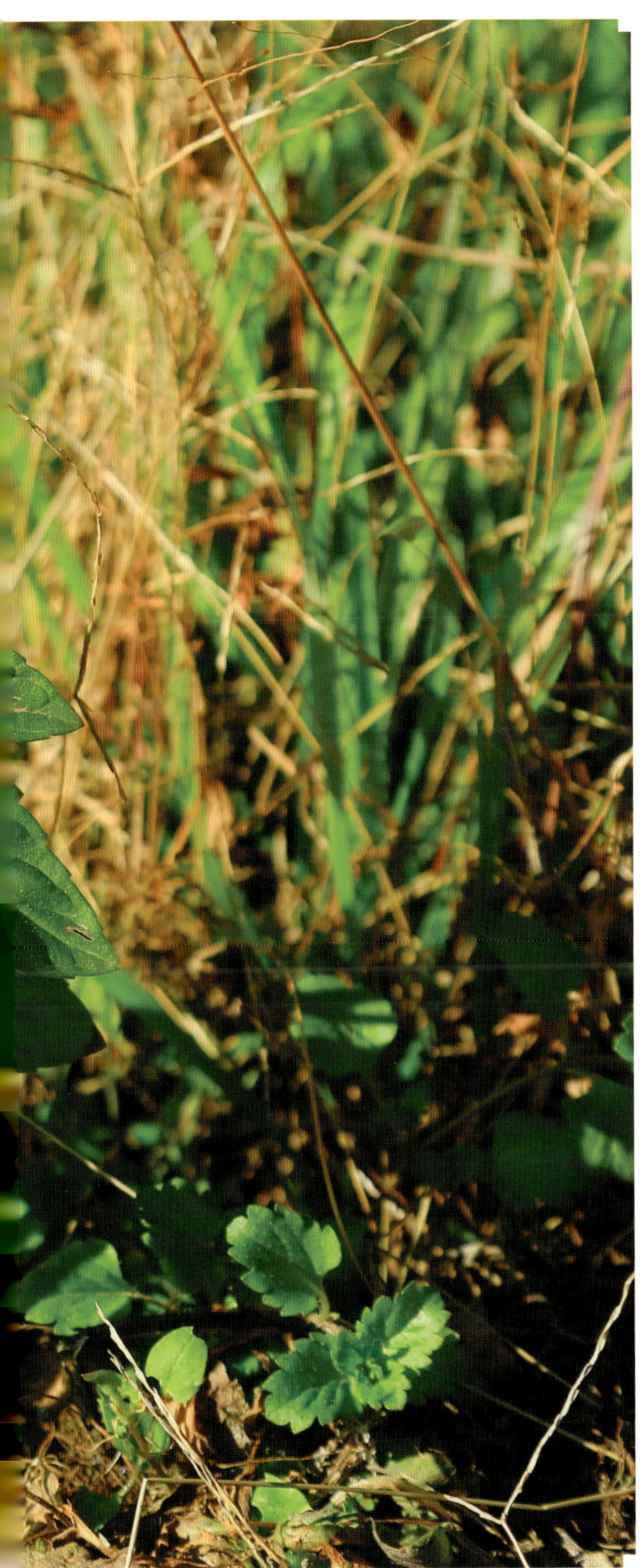

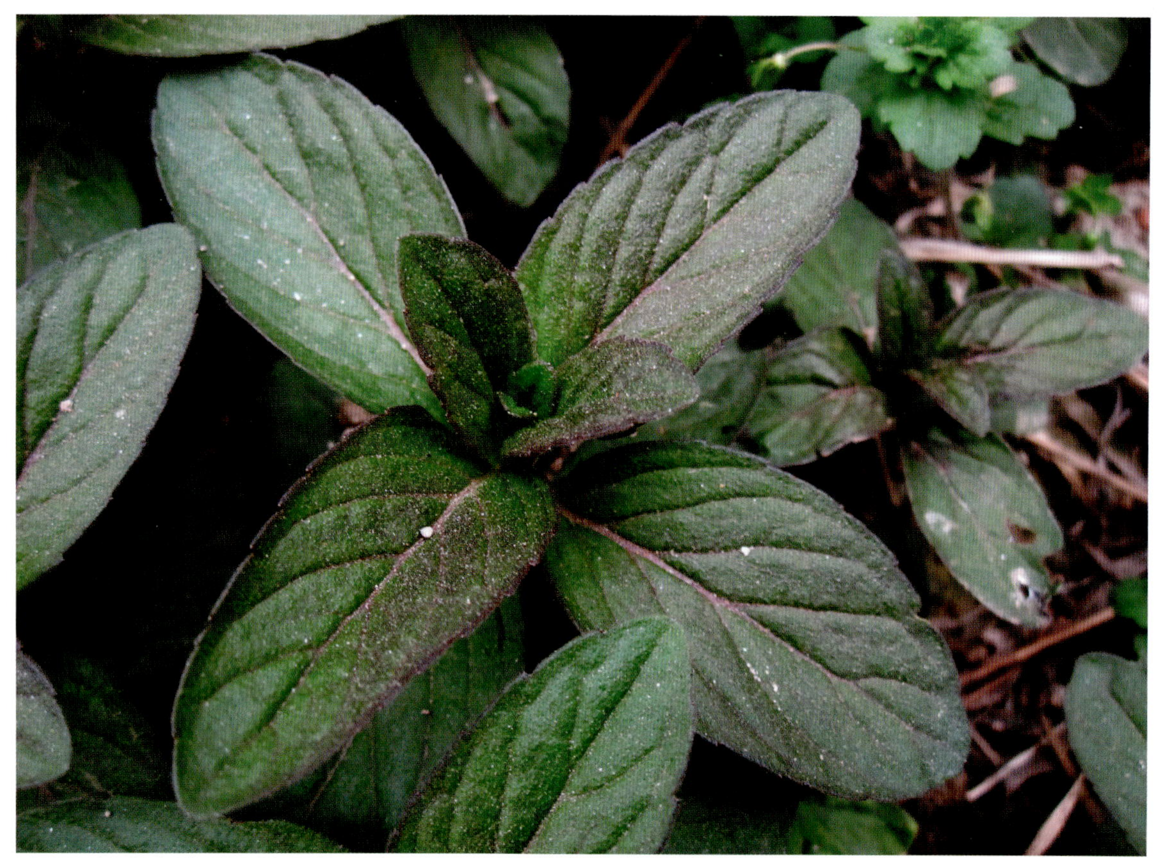

薄荷

识别特征

多年生芳香草本植物，茎直立，高 30 ~ 80 cm。具匍匐的根状茎，深入土壤可至 13 cm，质脆，容易折断。茎锐四棱形，多分枝，四侧无毛或略具倒生的柔毛，角隅及近节处毛较显著。单叶对生；叶柄长 1 ~ 2 mm；叶形变化较大，披针形、卵状披针形、长圆状披针形至椭圆形，长 2 cm，宽 1 cm，先端锐尖或渐尖，基部楔形至近圆形，边缘在基部以上疏生粗大的牙齿状锯齿，侧脉 5 ~ 6 对，上面深绿色，下面淡绿色，两面具柔毛及黄色腺鳞，下面较密。轮伞花序腋生，轮廓球形，愈向茎顶，则节间、叶及花序渐变小；总梗上有小苞片数枚，线状披针形，长 2 mm 以下，具缘毛；花柄纤细，长 2.6 mm，略被柔毛或近无毛；花萼管状钟形，长 2 ~ 3 mm，外被柔毛及腺鳞，具 10 脉，萼齿 5，狭三角状钻形，长约 0.7 mm，缘有纤毛；花冠淡紫色至白色，冠檐 4 裂，上裂片先端 2 裂，较大，其余 3 片近等大，花冠喉内部被微柔毛；雄蕊 4，前对较长，常伸出花冠外或包于花冠筒内，花丝丝状，无毛，花药卵圆形，2 室，花柱略超出雄蕊，先端近相等，2 浅裂，裂片钻形。小坚果呈长卵球形，长 0.9 mm，宽 0.6 mm，黄褐色或淡褐色，具小腺窝。花期 7—9 月，果期 10—11 月。

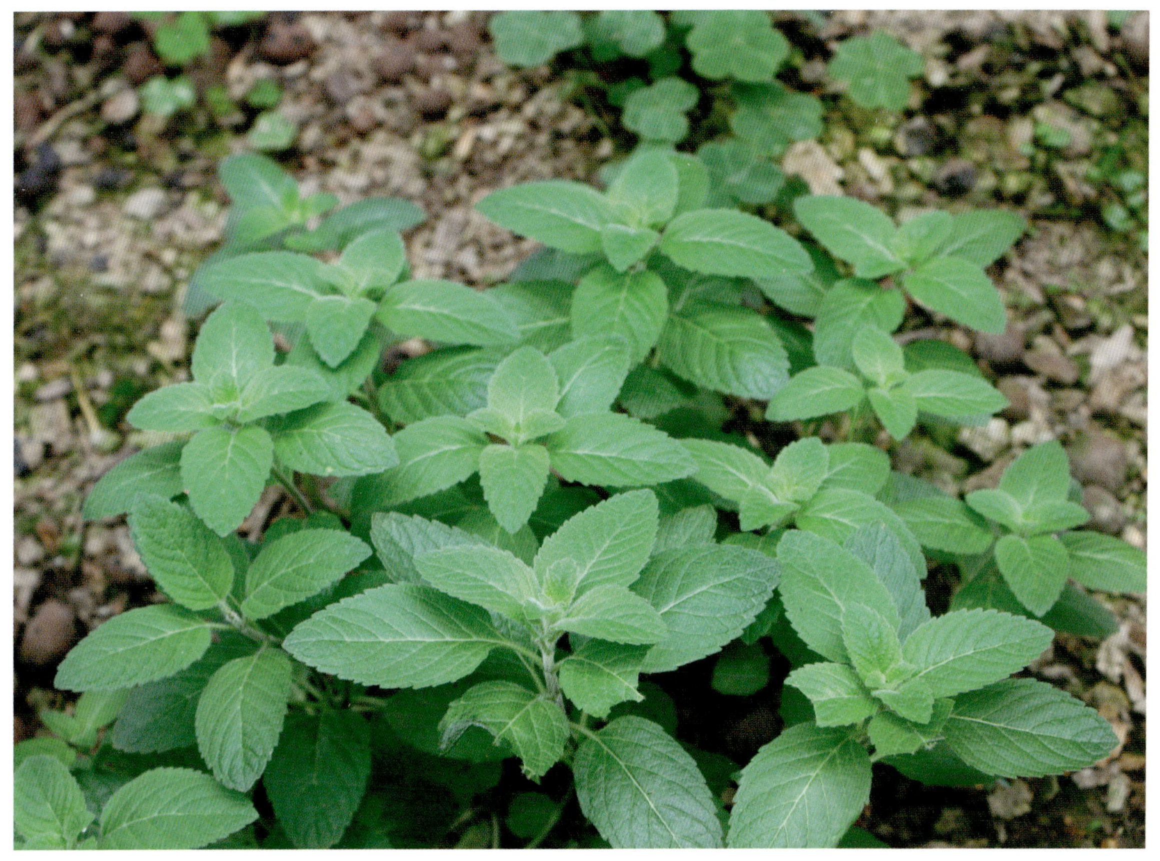

薄荷

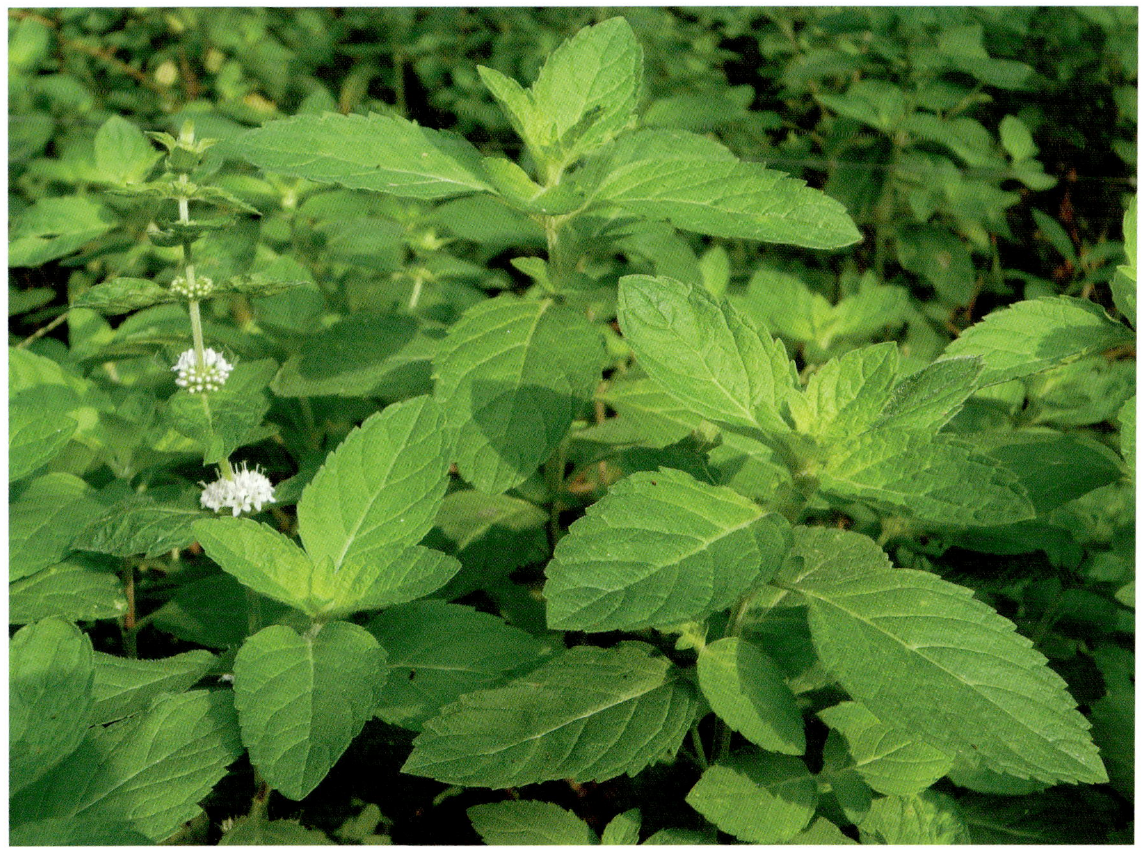

薄荷

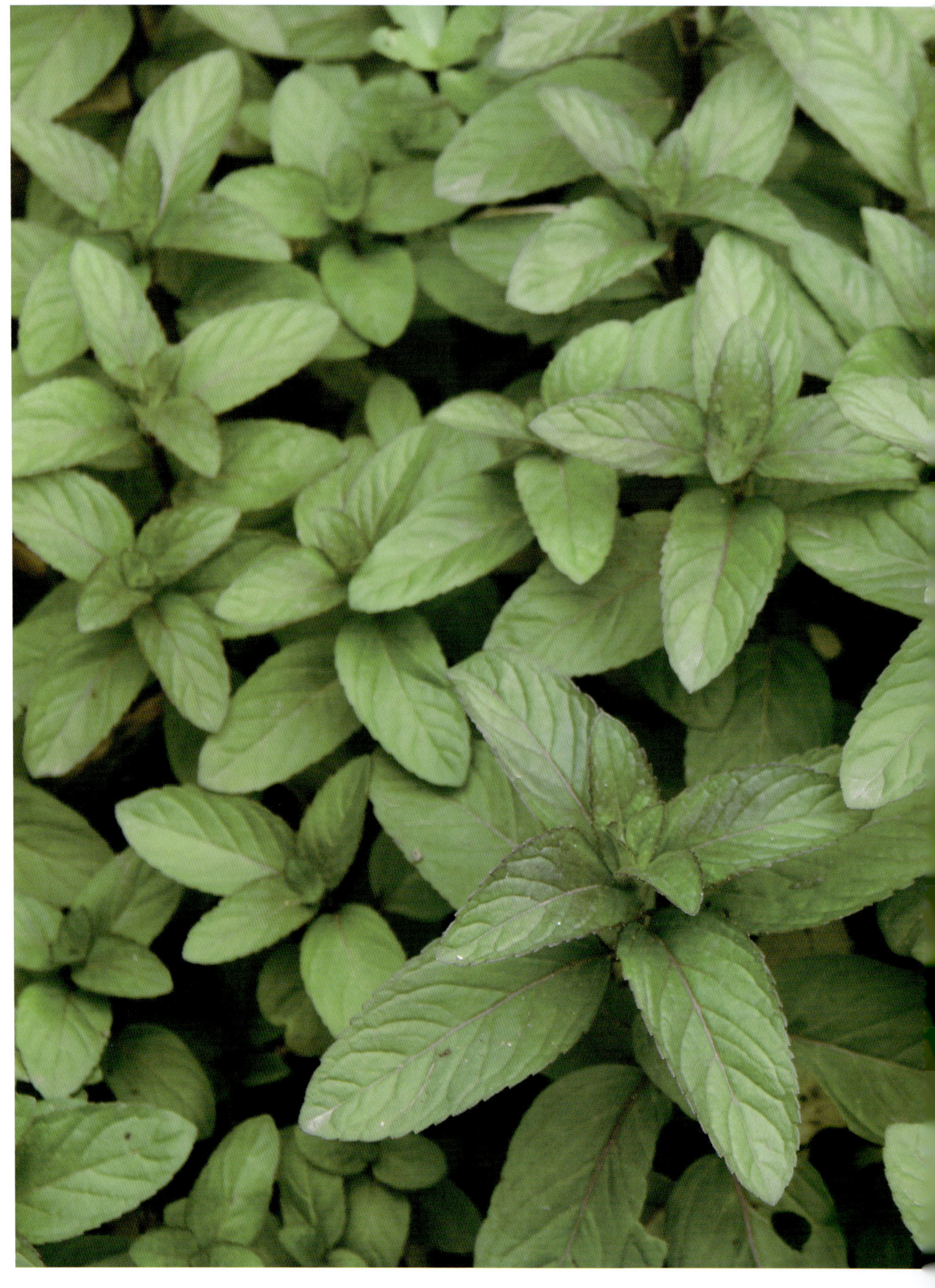

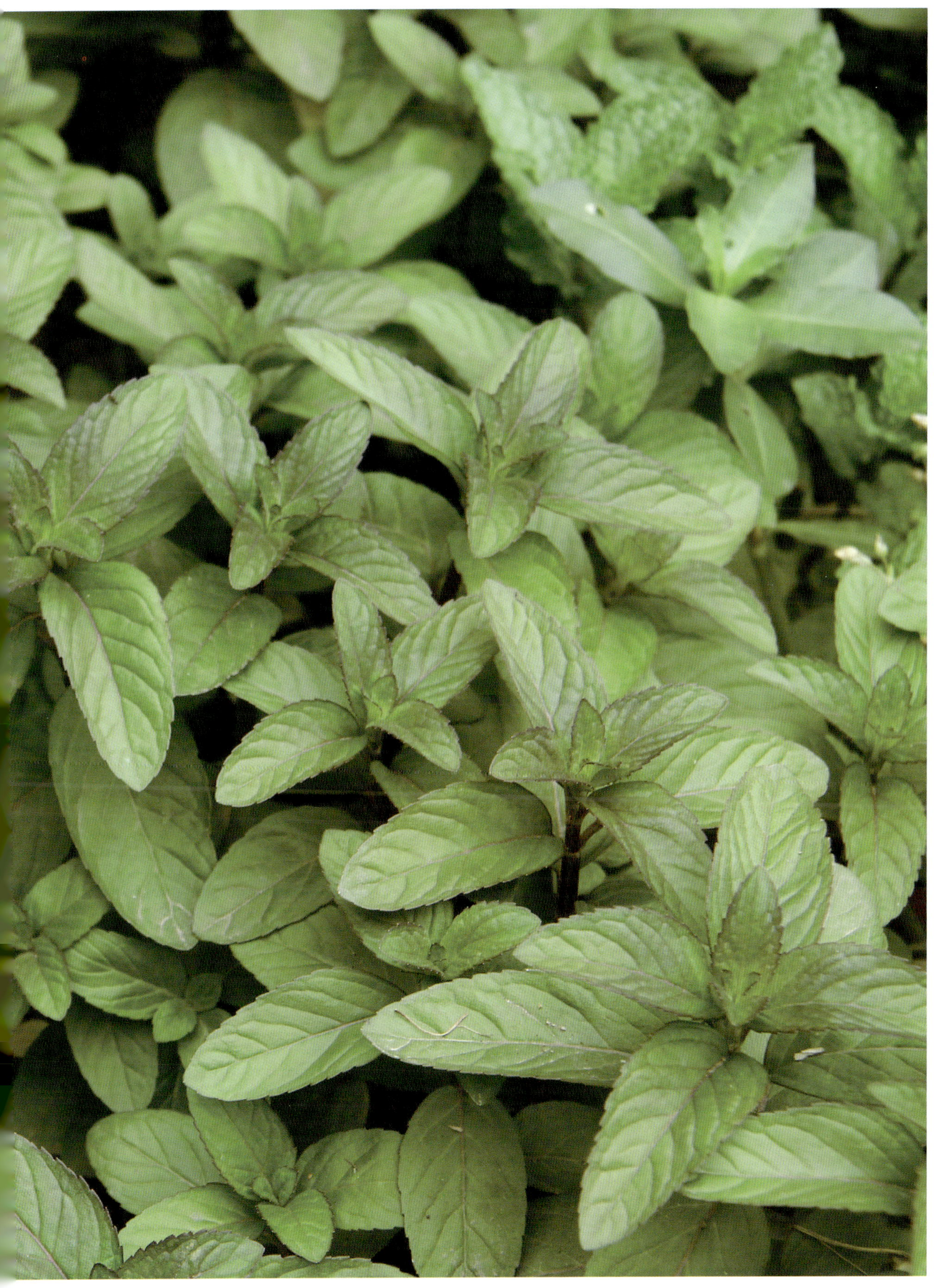

薄荷

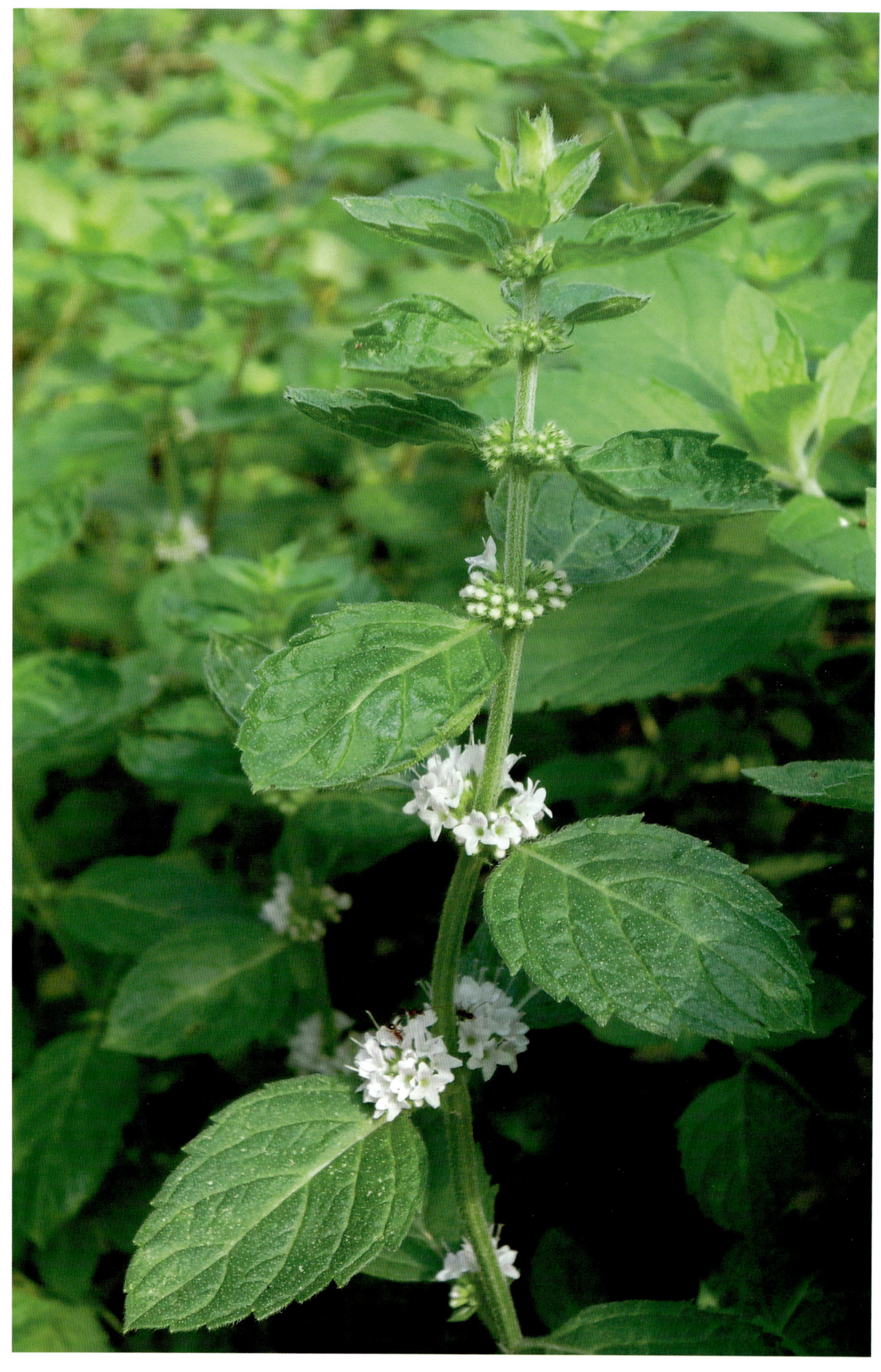

薄荷

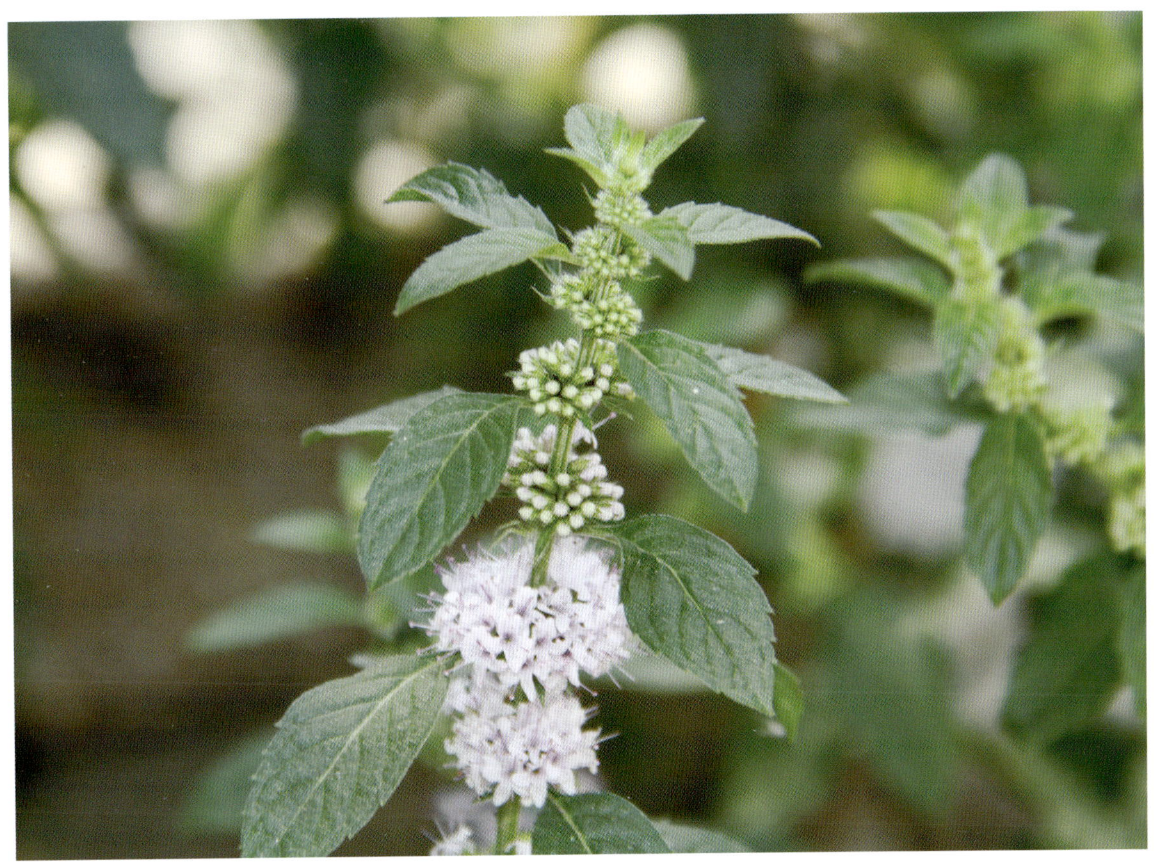

薄荷

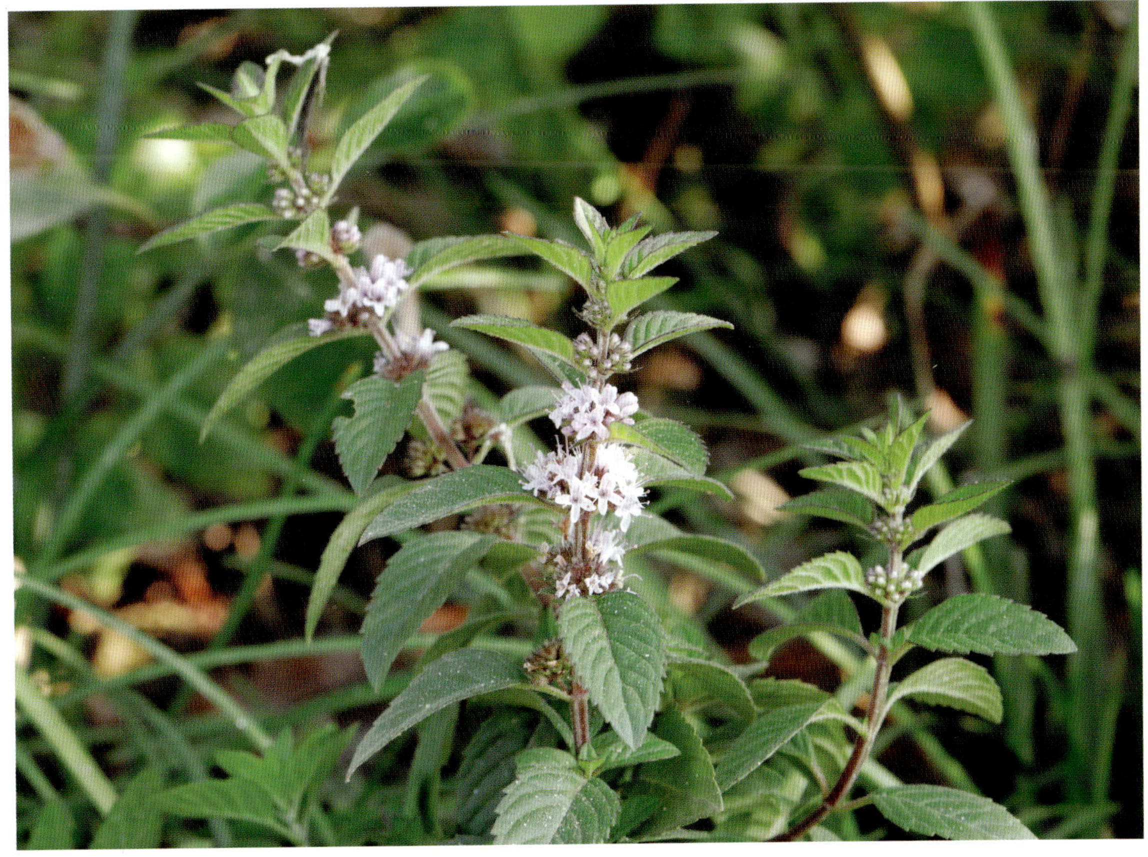

薄荷

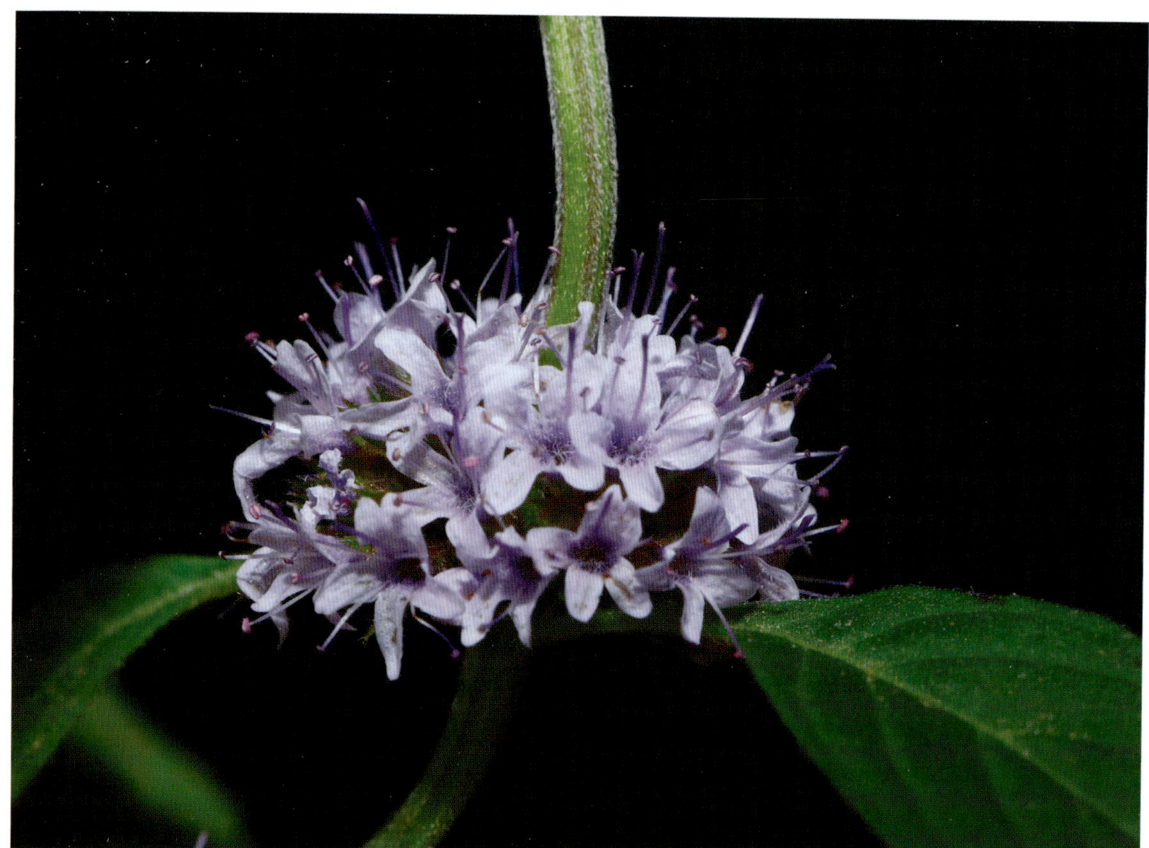

薄荷

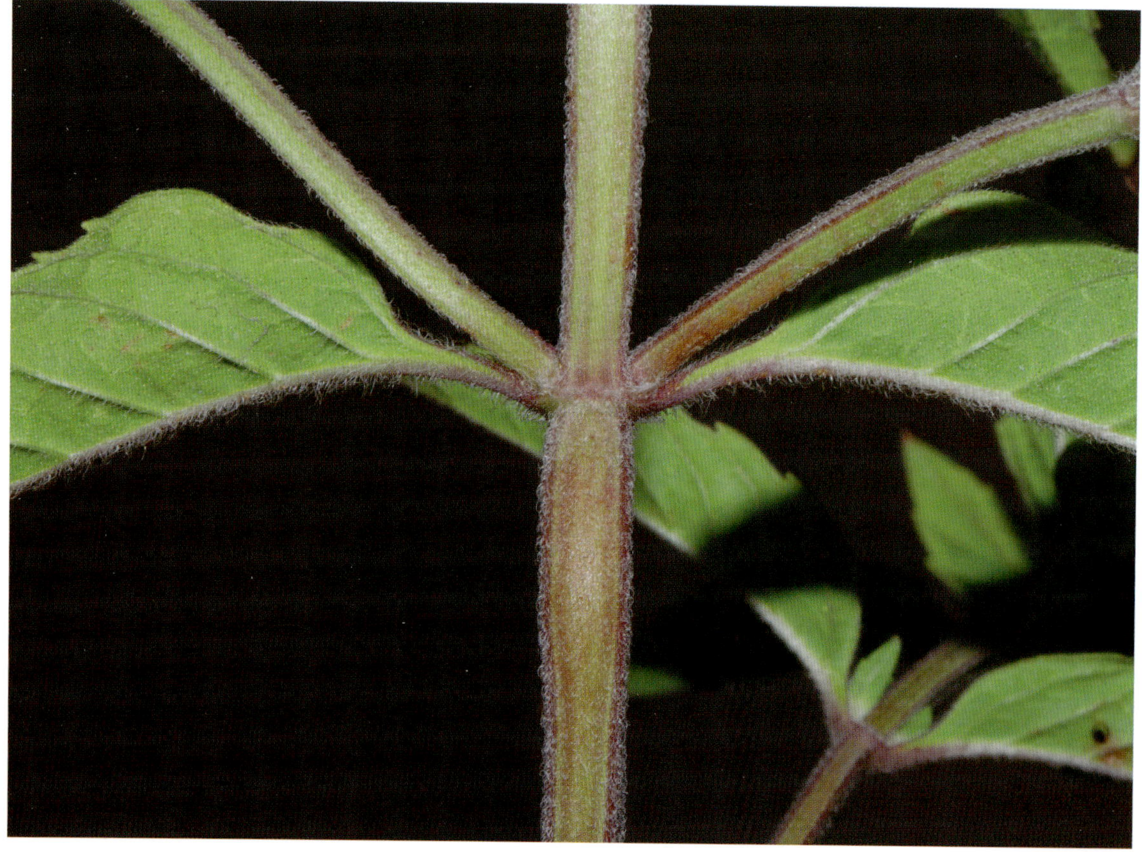

薄荷

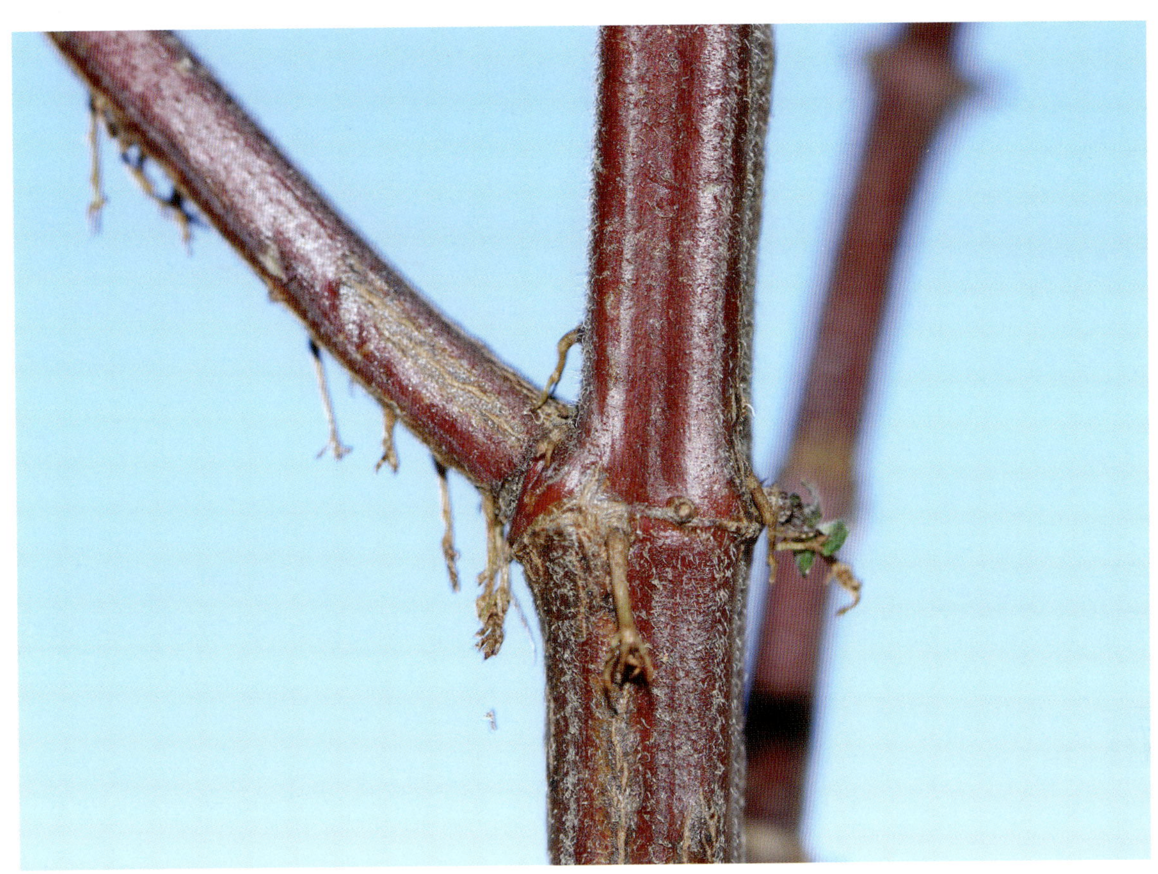

薄荷

生境分布

生长于溪沟旁、路边及山野湿地，海拔可高达 3500 m。分布于华北、华东、华中、华南及西南各地区。

采收加工

在江浙每年可收 2 次，夏、秋二季茎叶茂盛或花开至 3 轮时选晴天分次采割。华北采收 1 ~ 2 次，四川可收 2 ~ 4 次。一般头刀收割在 7 月，二刀在 10 月，选晴天采割，摊晒 2 日，稍干后扎成小把，再晒干或阴干。薄荷茎叶晒至半干，即可蒸馏，得薄荷油。

药材鉴别

本品茎呈方柱形，有对生分枝，长 15 ~ 40 cm，直径 0.2 cm；表面紫棕色或淡绿色，棱角处具茸毛，节间长 2 ~ 5 cm；质脆，断面白色，髓部中空。叶对生，有短柄；叶片皱缩卷曲，完整叶片展平后呈披针形、卵状披针形、长圆状披针形至椭圆形，长 2 cm，宽 1 ~ 3 cm，边缘在基部以上疏生粗大的牙齿状锯齿，侧脉 5 ~ 6 对；上表面深绿色，下表面灰绿色，两面均有柔毛，下表面在放大镜下可见凹点状腺鳞。茎上部常有腋生的轮伞花序，花萼钟状，先端 5 齿裂，萼齿狭三角状钻形，微被柔毛；花冠多数存在，淡紫色。揉搓后有特殊香气，味辛、凉。以叶多、色绿、气味浓者为佳。

功效主治

散风热，清头目，利咽喉，透疹。主治风热表证，头痛目赤，咽喉肿痛，麻疹不透，隐疹瘙痒。

用法用量

内服：3～6 g，煎汤，不可久煎，宜后下；或入丸、散服。外用：适量，煎水洗或捣汁涂敷。

民族药方

1. **伤风咳嗽，鼻塞声重** 薄荷、杏仁（去皮尖）、陈皮各 6 g，竹叶 15 片。水煎汤。
2. **脑漏，鼻流臭涕** 薄荷不拘多少。煎水，兑水服。
3. **肢体麻木** 薄荷 50 g。煎水擦洗。
4. **感冒头痛** 薄荷适量。水煎汤。
5. **眼红肿、热痛** 薄荷叶 30 g。洗净捣烂，汁过滤滴眼。

使用注意

表虚汗多者禁服。

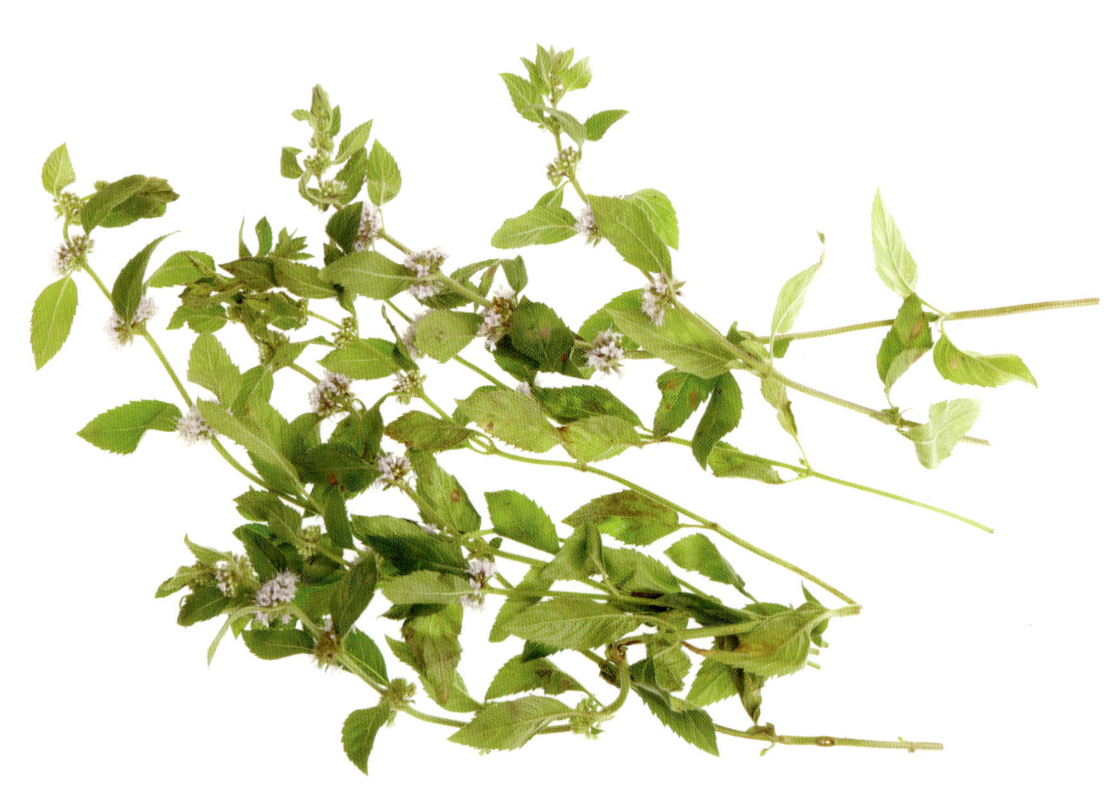

薄荷药材

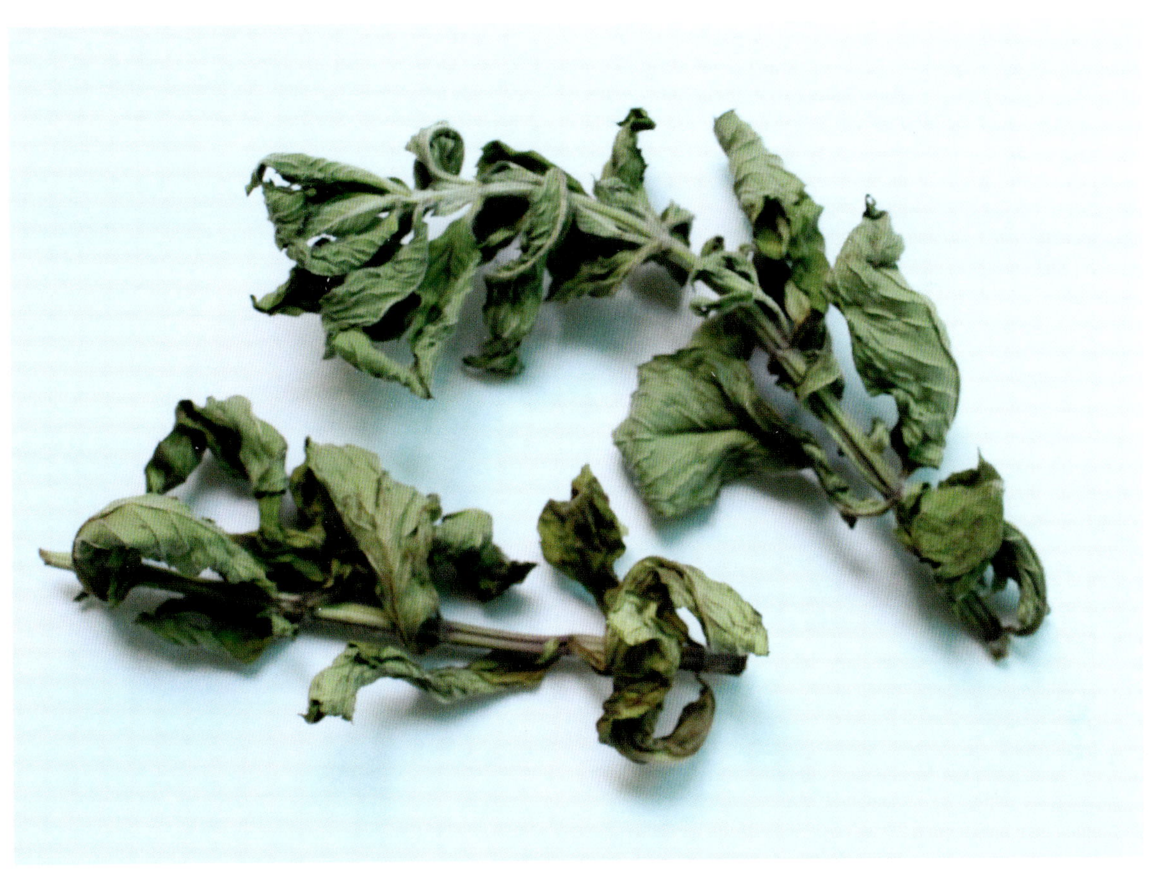

薄荷药材

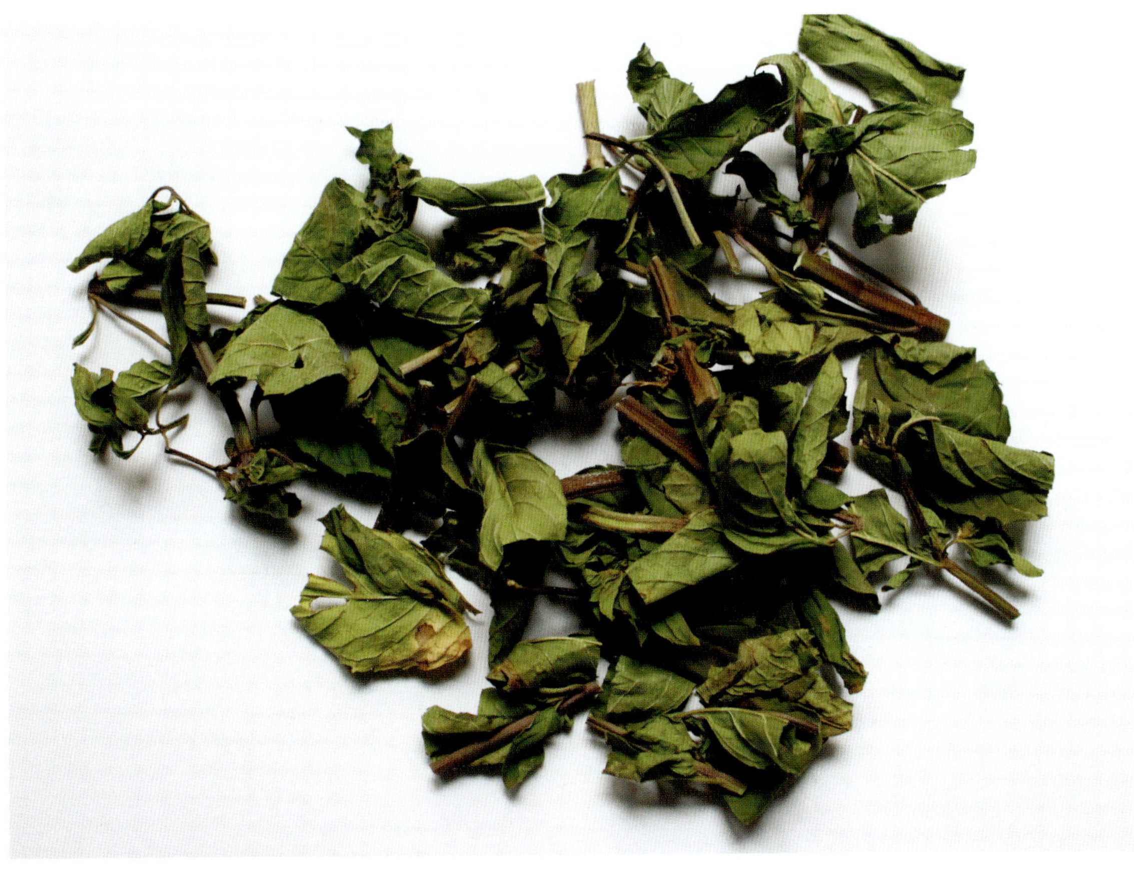

薄荷饮片

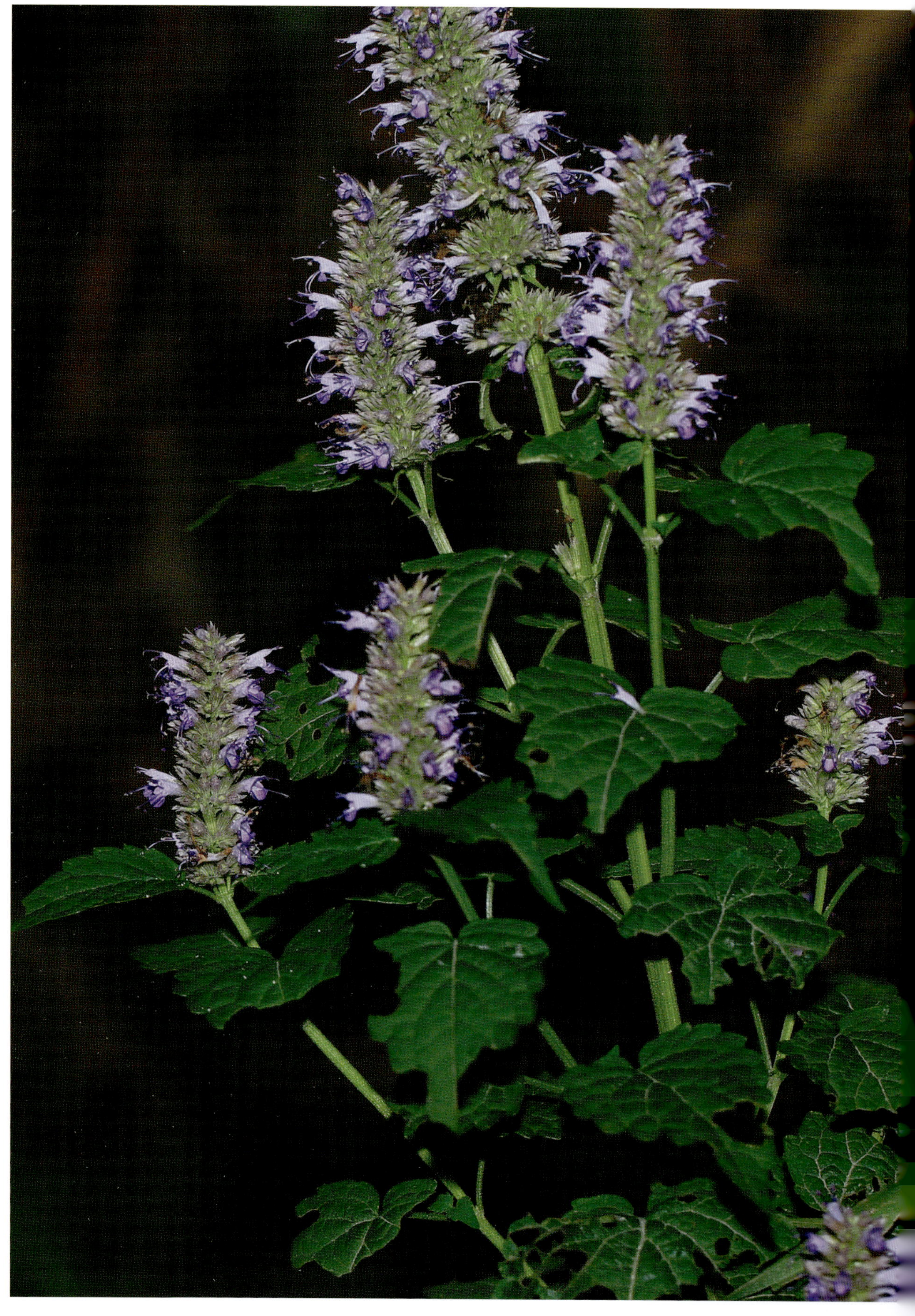

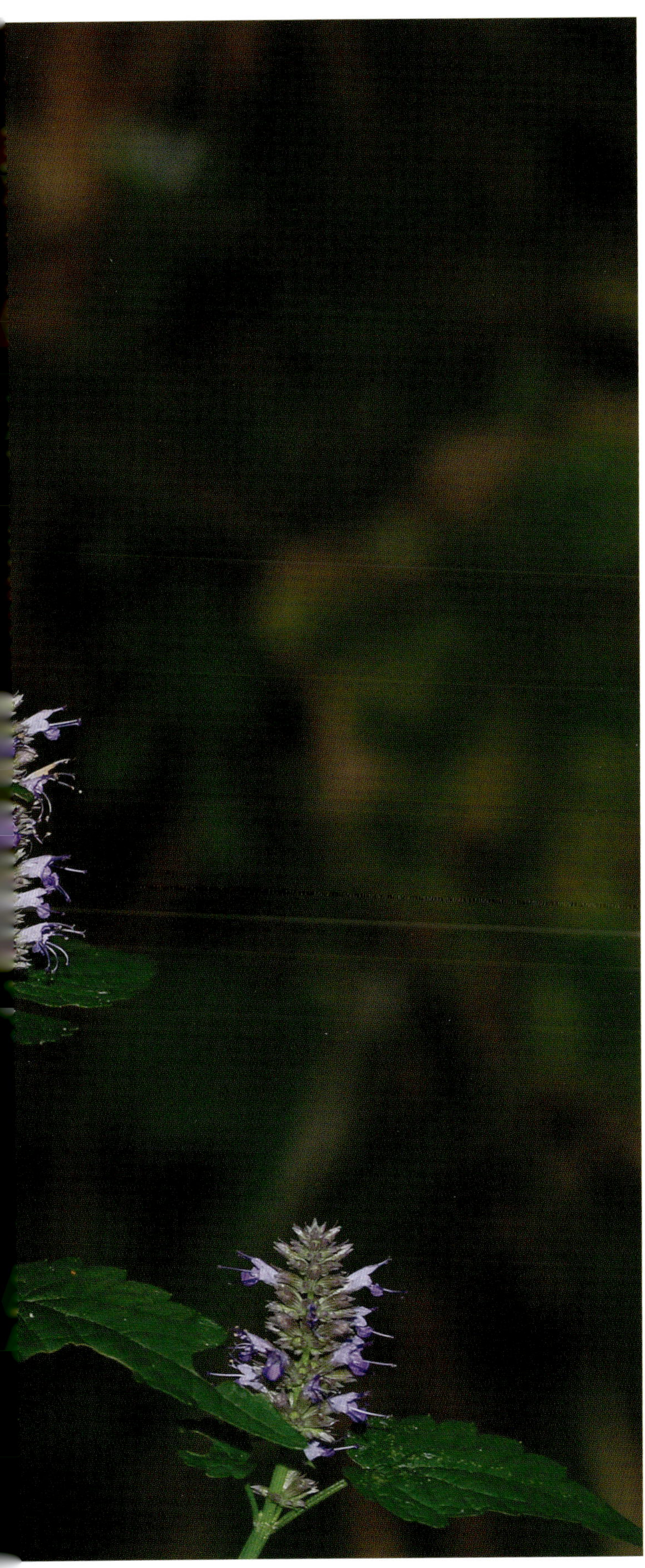

藿香

【水药名】骂蒙劳。

【别　名】萨扎、萨恰木、山茄香、帕都巴、阿亚萨翠。

【来　源】本品为唇形科植物藿香 *Agastache rugosa*（Fisch. et Mey.）O. Kuntze 的干燥地上部分。

【性味归经】味辛，性微温。归脾、胃、肺经。

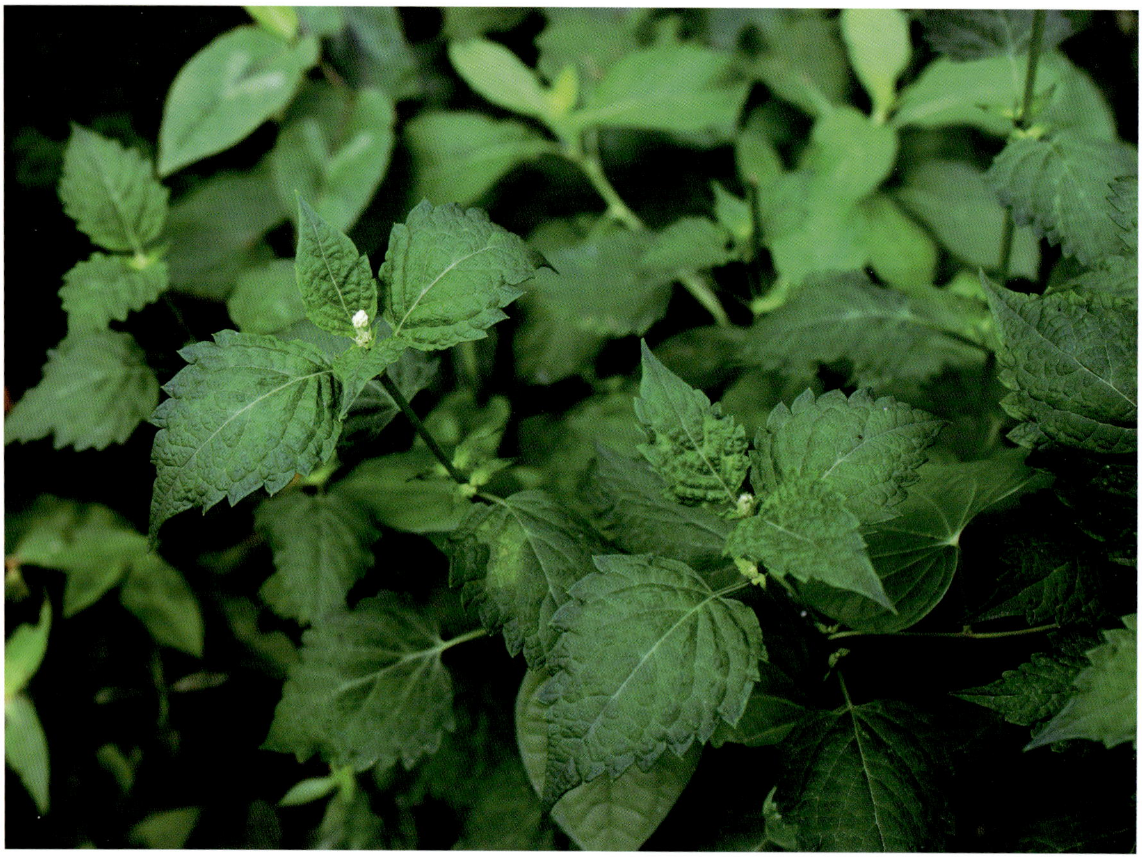

藿香

识别特征

多年生草本，高达 1 m，茎直立，上部多分枝，老枝粗壮，近圆形；幼枝方形，密被灰黄色柔毛。叶对生，圆形至宽卵形，长 2 ~ 10 cm，宽 2.5 ~ 7.0 cm，先端短尖或钝，基部楔形或心形，边缘有粗钝齿或有时分裂，两面均被毛，脉上尤多；叶柄长 1 ~ 6 cm，有毛。轮伞花序密集成假穗状花序，密被短柔毛；花萼筒状，花冠紫色，前裂片向前伸。小坚果近球形，稍压扁。花期 6—9 月，果期 9—11 月。

生境分布

生长于向阳山坡。分布于广东、海南，有广东广藿香与海南广藿香之分。

采收加工

每年可采收 2 次，第一次在 5—6 月枝叶茂盛时采收，第二次在 9—10 月采收，日晒夜闷，反复操作至枝叶干燥。

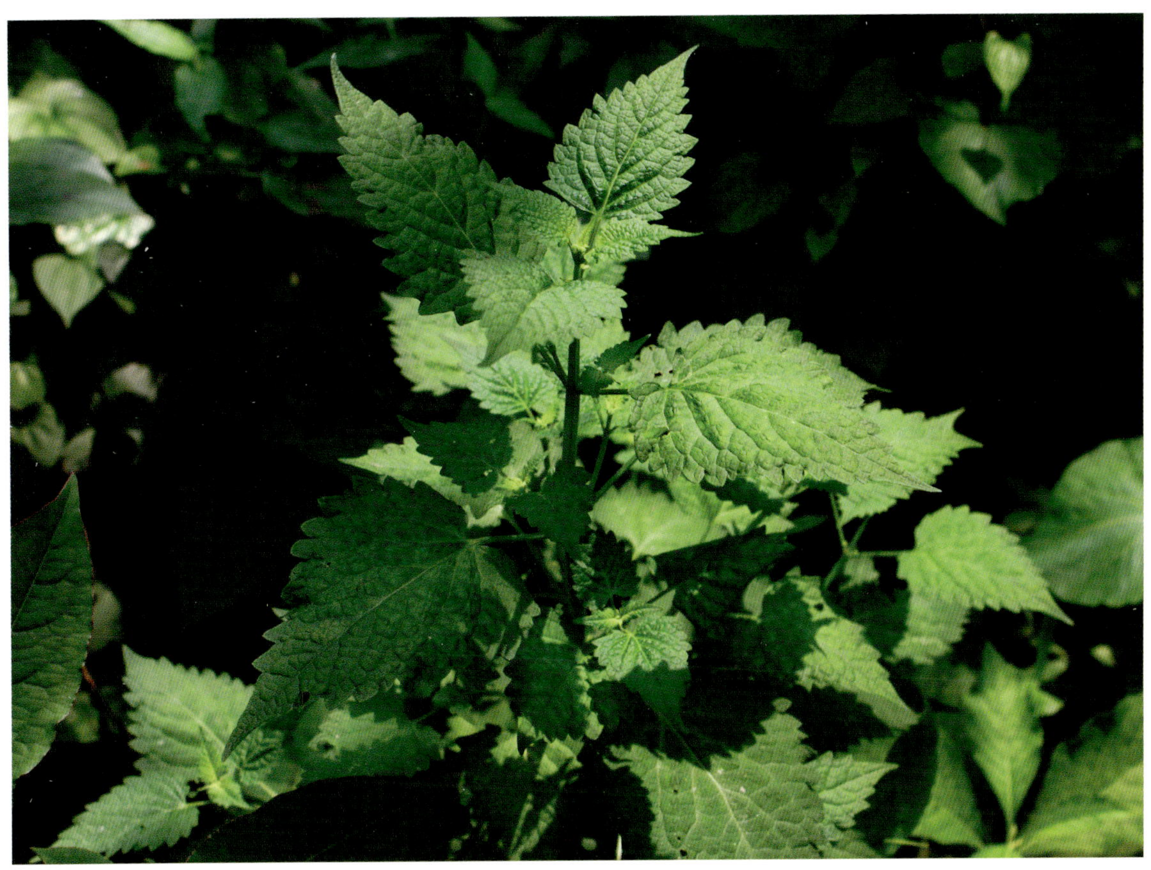

藿香

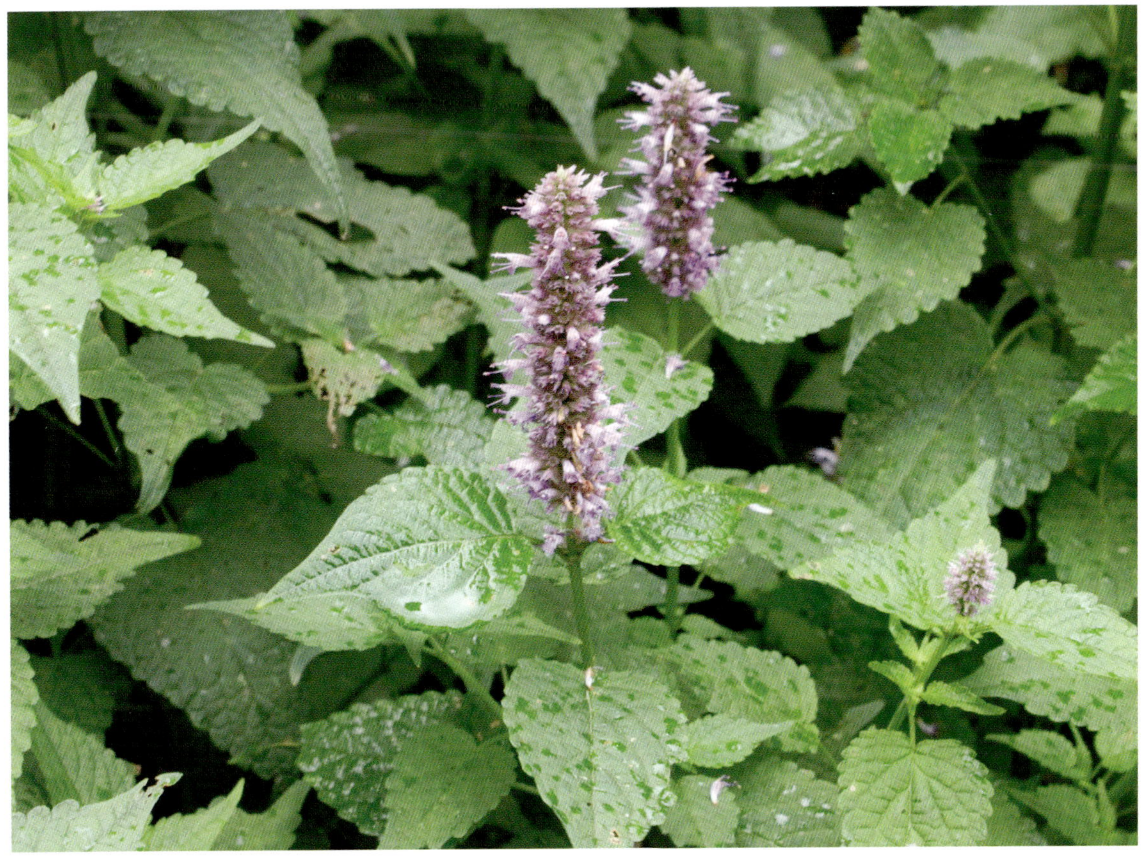

藿香

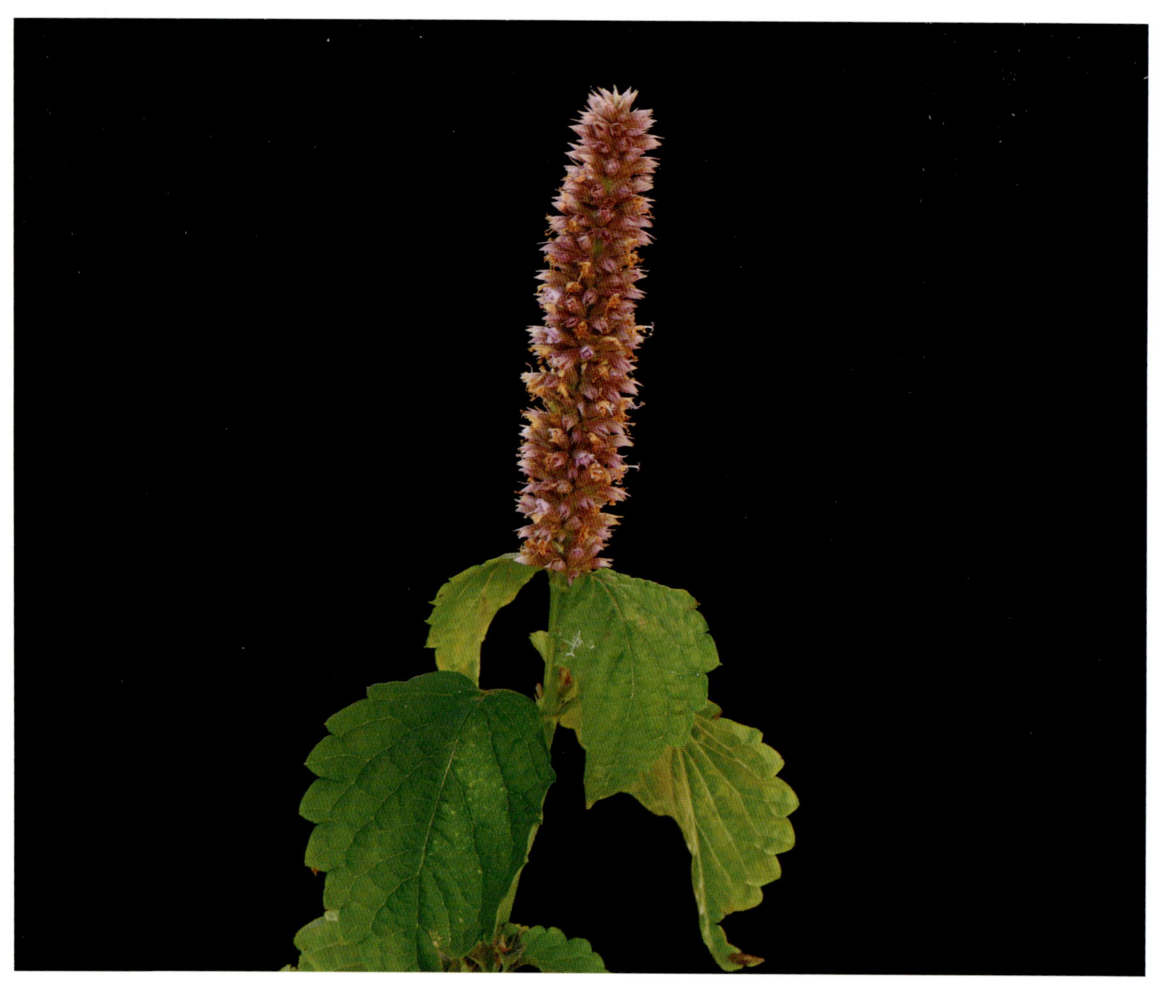

藿香

药材鉴别

本品常对折或切断扎成束。茎方柱形，多分枝，四角有棱脊，四面平坦或凹入成宽沟状；表面暗绿色，有纵皱纹，稀有毛茸；节明显，常有叶柄脱落的瘢痕；老茎坚硬、质脆，易折断，断面白色，髓部中空。叶对生；叶片深绿色，多皱缩或破碎，完整者展平后呈卵形，先端尖或短渐尖，基部圆形或心形，边缘有钝锯齿，上表面深绿色，下表面浅绿色，两面微具茸毛。茎顶端有时有穗状轮伞花序，呈土棕色。气芳香，味淡而微凉。

功效主治

和中，辟秽，祛湿。主治感冒暑湿，寒热，头痛，胸脘痞闷，呕吐泄泻，疟疾，痢疾，口臭。

用法用量

内服：2 g，研末。外用：适量，研末，水调敷。

民族药方

1. 急性胃肠炎 藿香、厚朴、陈皮各6 g，苍术、清半夏各9 g，甘草3 g。水煎汤。

2. 寻常疣 每日用鲜藿香叶2～3片。擦揉患处3～5分钟。

3. 婴幼儿腹泻 丁香、胡椒各等份。研成细末，装瓶备用，每次用1～2 g放入小杯内，再用藿香正气水调成稀糊状外敷于肚脐内，用胶布固定，每日换药1次，连用2～3日即愈。

4. 口臭 藿香5～10 g。洗净后煎汤取汁，频频含漱，能香口去臭。

使用注意

本品性偏辛散，故暑热之症以及阴虚火旺、舌燥光滑、津液不布者，不宜应用。入煎剂宜后下，不宜久煎。

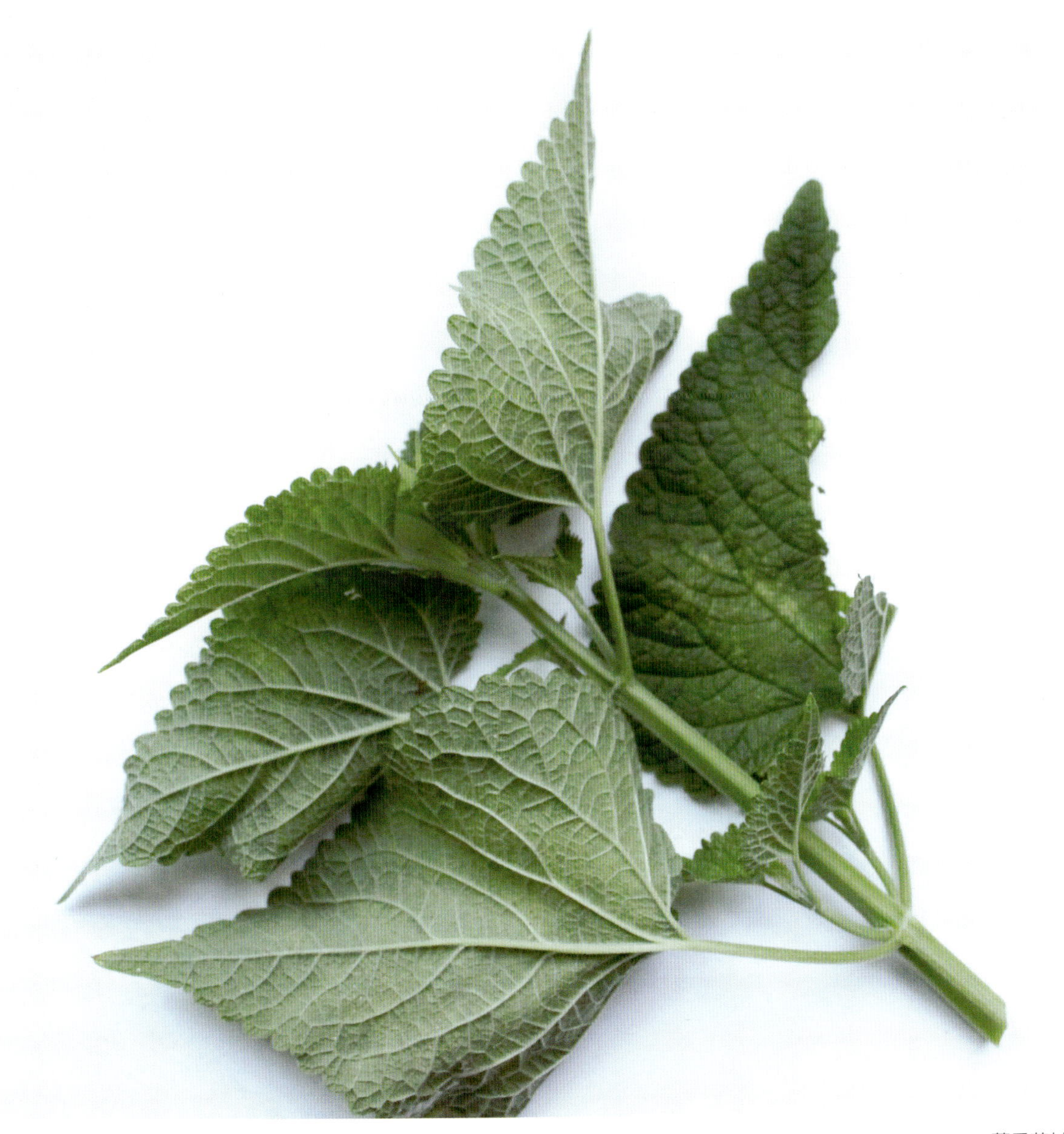

藿香药材

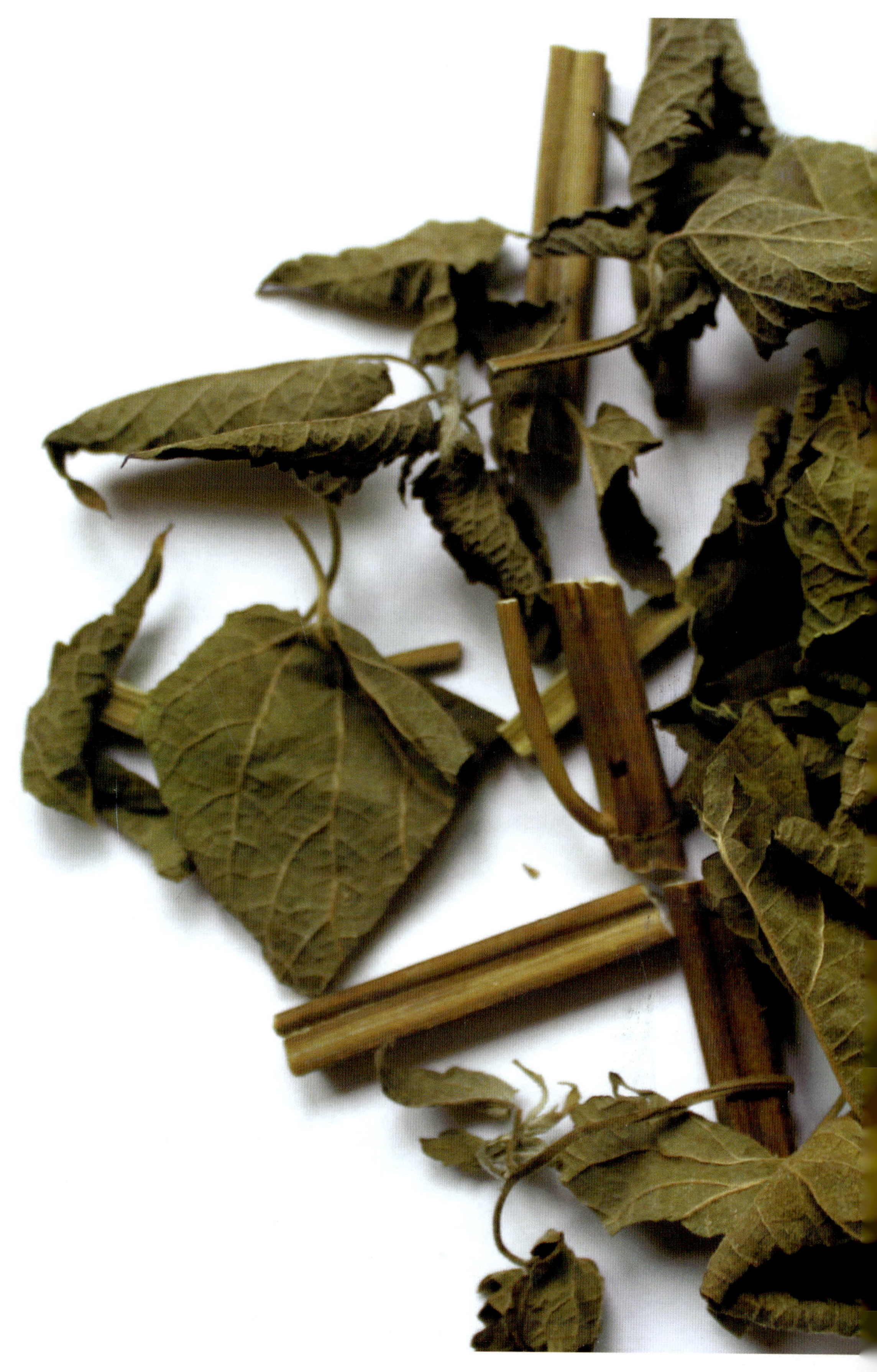

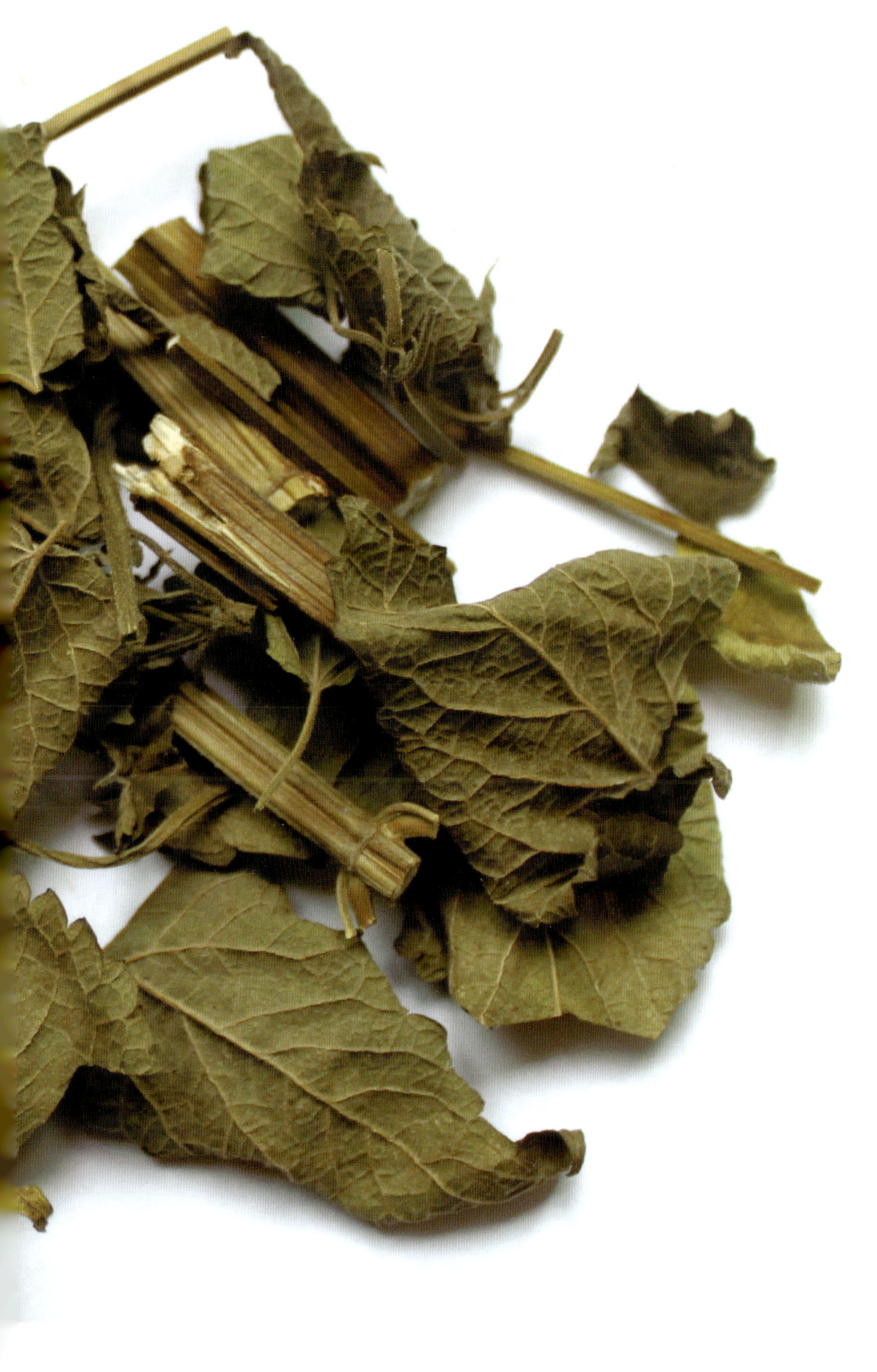

藿香饮片

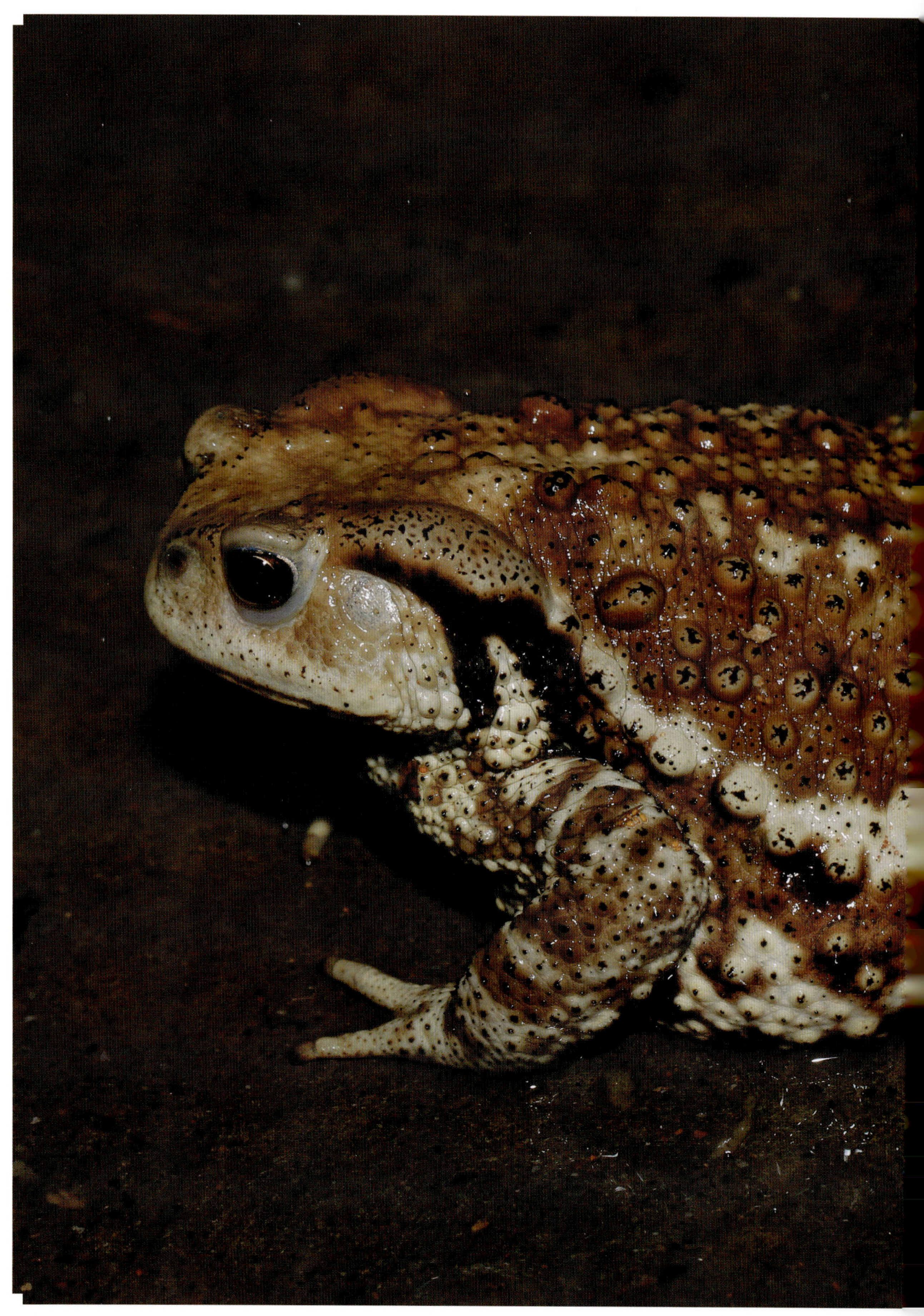

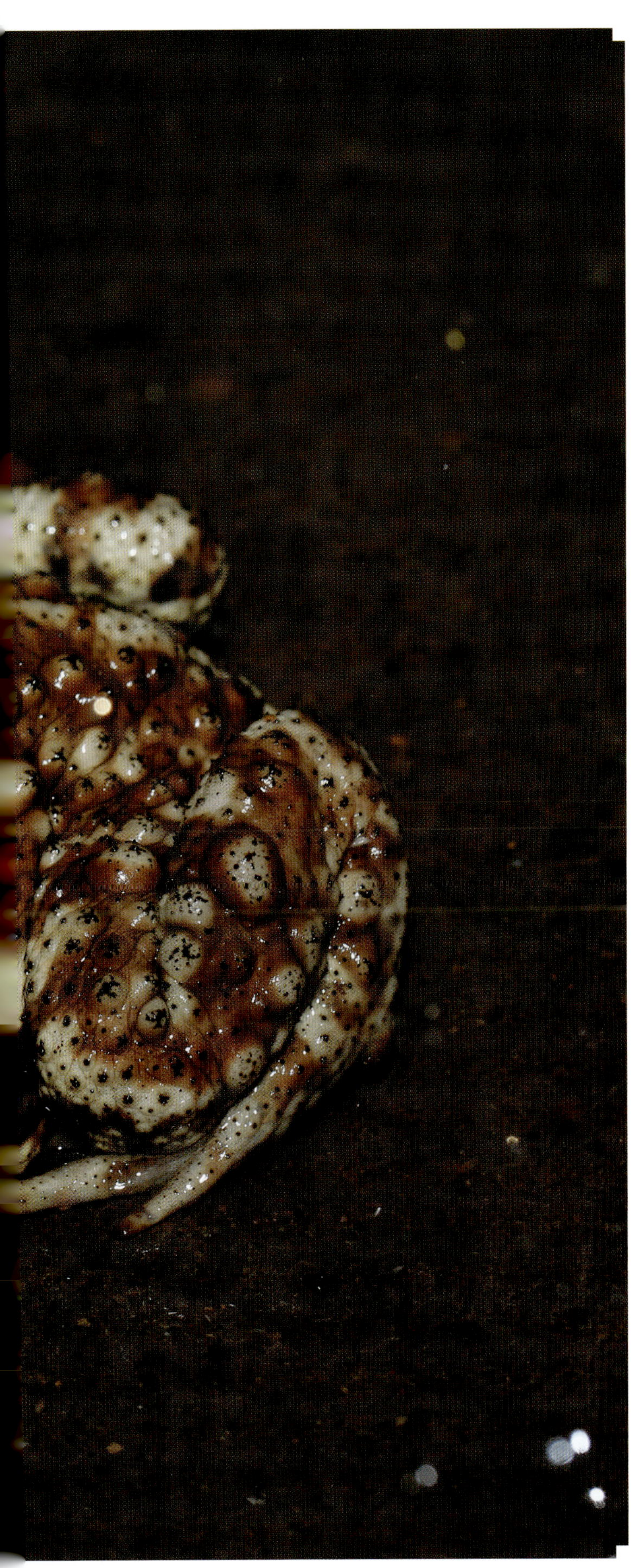

蟾酥

【水药名】古电。

【别　名】蛤蟆浆、蛤蟆酥、蟾蜍眉酥、蟾蜍眉脂、癞蛤蟆浆。

【来　源】本品为蟾蜍科动物中华大蟾蜍 *Bufo bufo gargarizans* Cantor 或黑眶蟾蜍 *Bufo melanostictus* Schneider 的干燥分泌物。

【性味归经】味辛，性温。有毒。归心经。

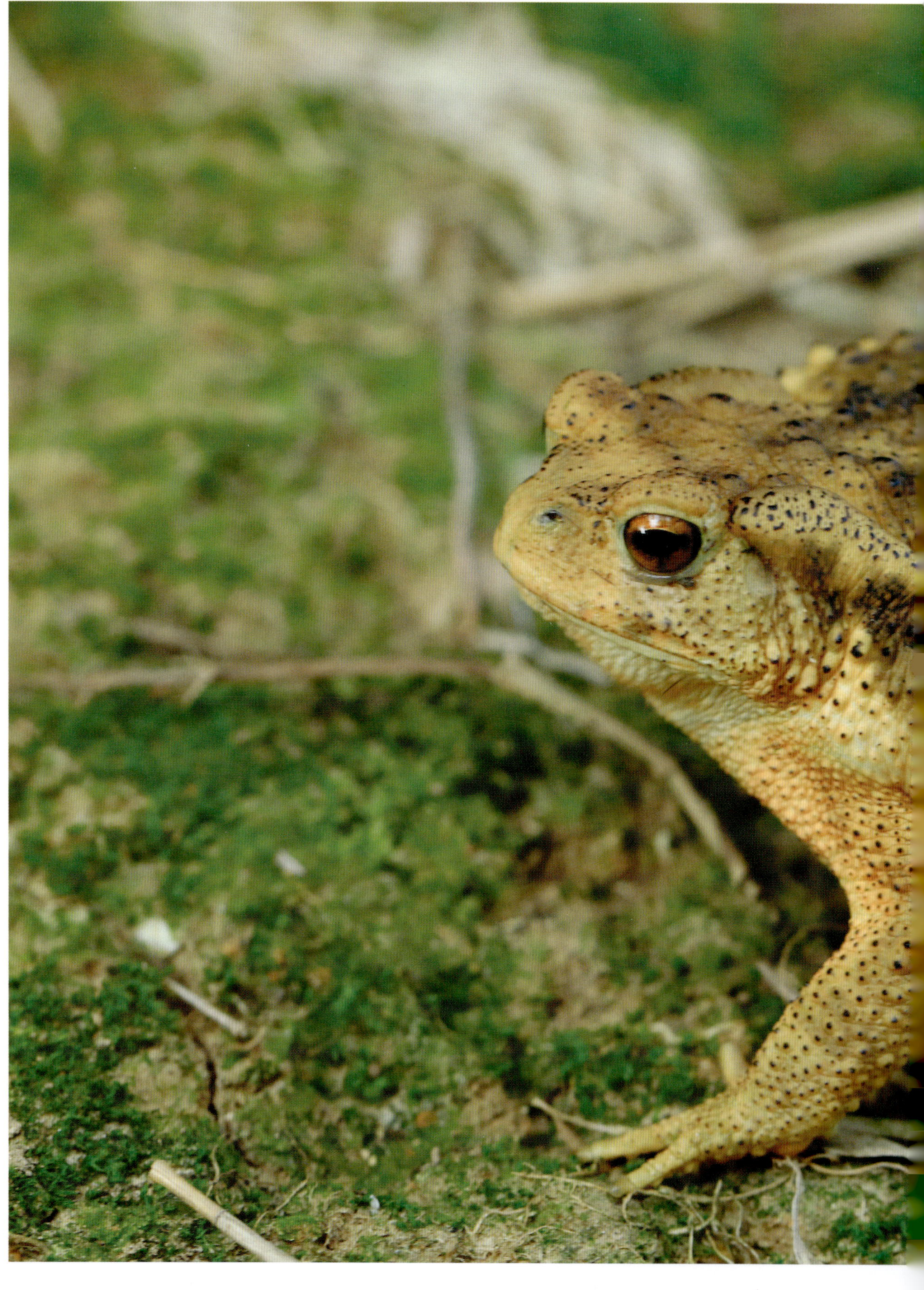

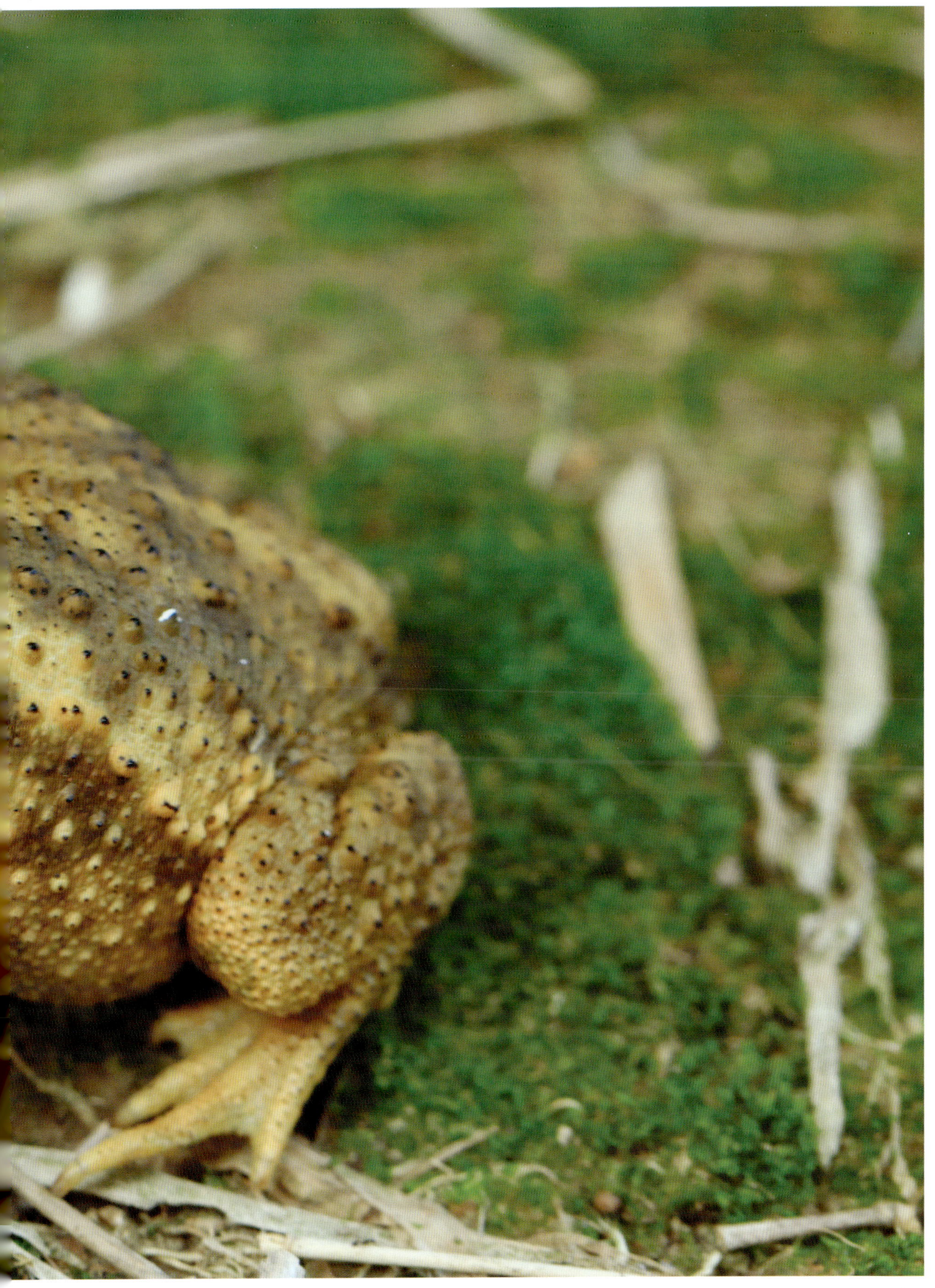

中华大蟾蜍

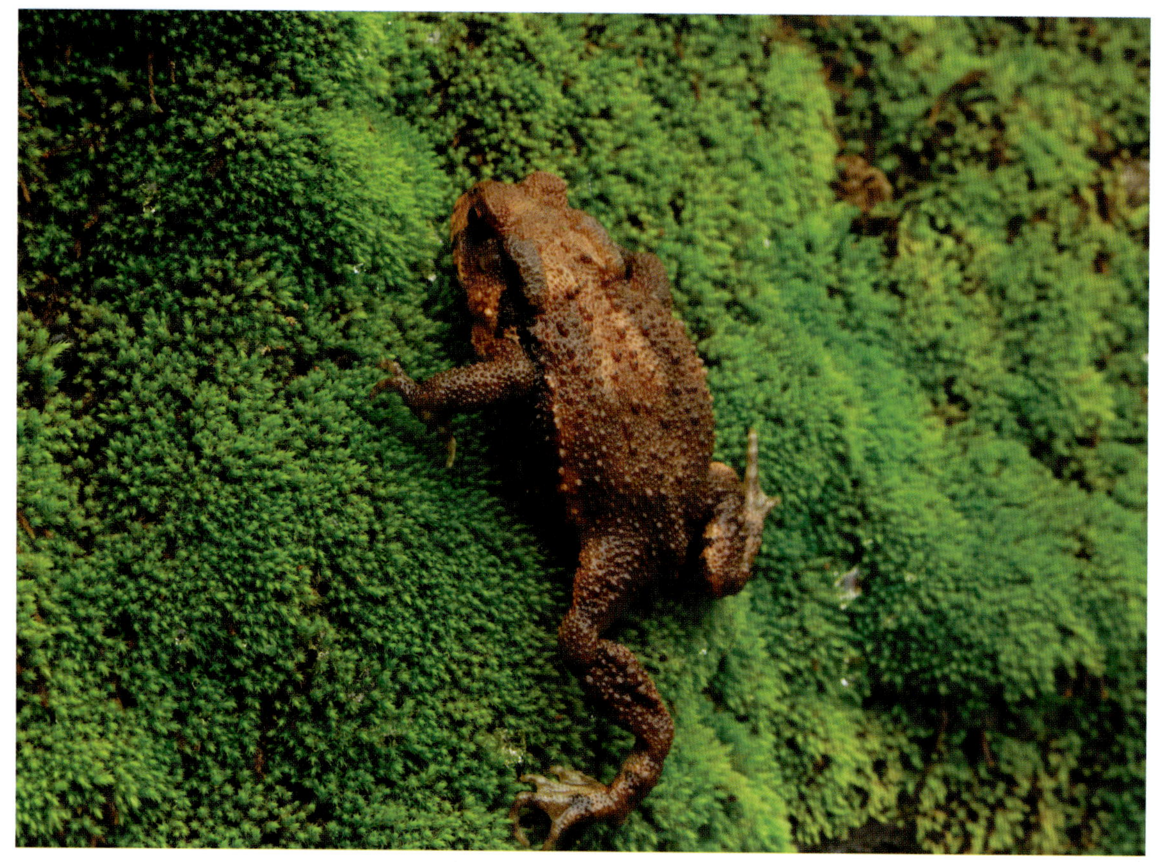

中华大蟾蜍

识别特征

1. 中华大蟾蜍 体粗壮，长约 10 cm 以上，雄者较小。全体皮肤极粗糙，除头顶较平滑外，其余部分，均满布大小不同的圆形瘰疣。头宽大，口阔，吻端圆，吻棱显著。口内无犁骨齿，上下颌亦无齿。近吻端有小型鼻孔 1 对。眼大而突出，后方有圆形的鼓膜。头顶部两侧各有大而长的耳后腺。躯体短而宽。在生殖季节，雄性背面多为黑绿色，体侧有浅色的斑纹；雌性背面色较浅，瘰疣乳黄色，有时自眼后沿体侧有斜行的黑色纵斑；腹面不光滑，乳黄色，有棕色或黑色的细花斑。前肢长而粗壮，指趾略扁，指侧微有缘膜而无蹼；指长顺序为 3、1、4、2；指关节下瘤多成对，掌突 2，外侧者大。后肢粗壮而短，胫跗关节前达肩部，趾侧有绿膜，蹼尚发达，内跖突形长而大，外跖突小而圆。雄性前肢内侧 3 指有黑色趾垫，无声囊。穴居在泥土中，或栖于石下及草间；冬季多在水底泥中。白天潜伏，晚上或雨天外出活动，以蜗牛、蛞蝓、蚂蚁、甲虫与蛾类等动物为食。

2. 黑眶蟾蜍 体长 7 ~ 10 cm。背部有黄棕色而略具棕红色的斑纹，腹面色浅，在胸腹部具有不规则而较显著的灰色斑纹。雄性第 1、第 2 指基部内侧有黑色趾垫。

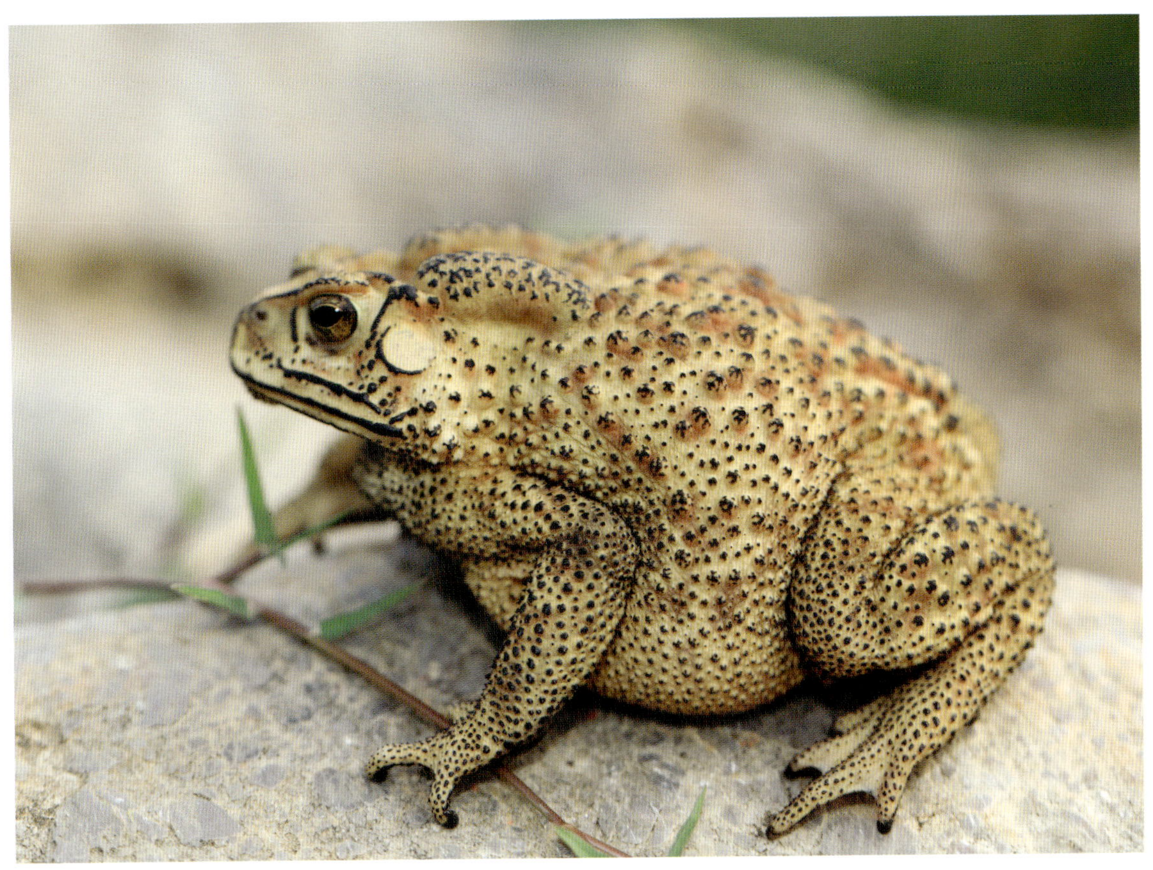

黑眶蟾蜍

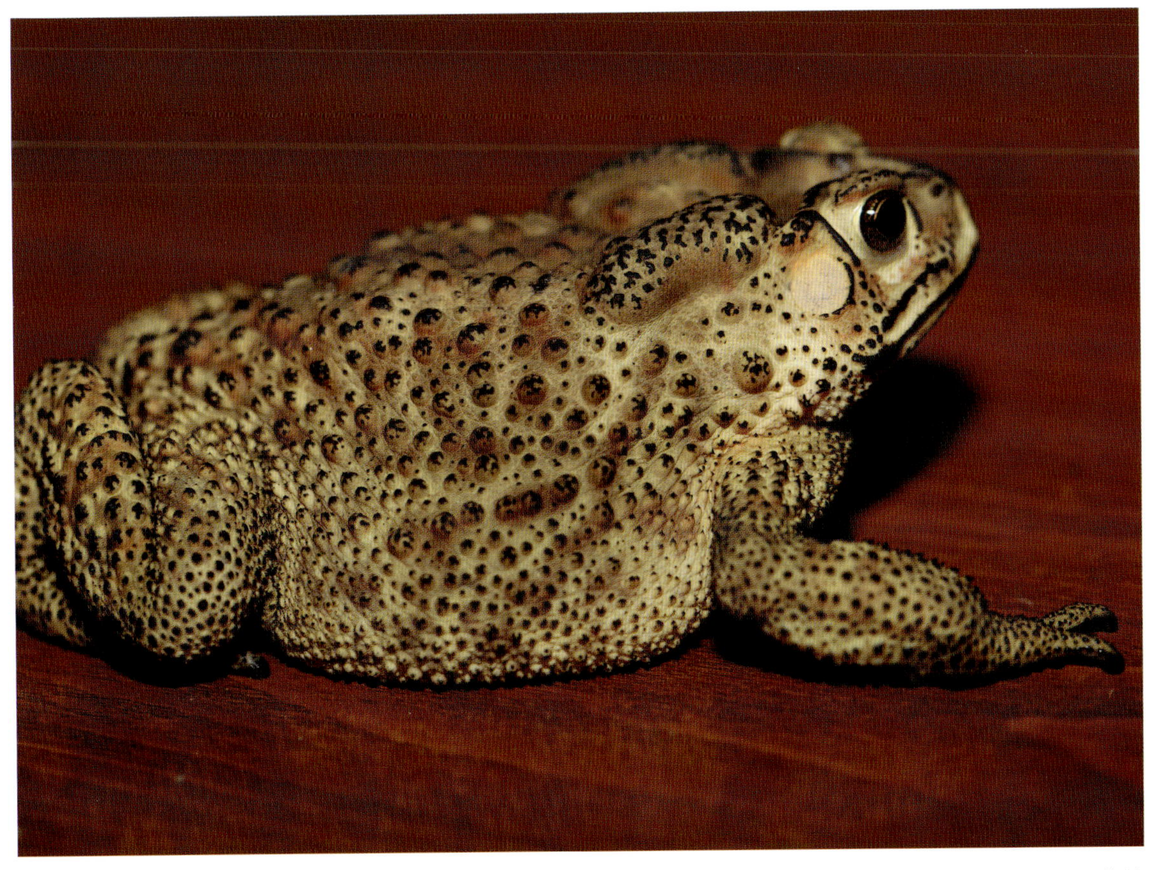

黑眶蟾蜍

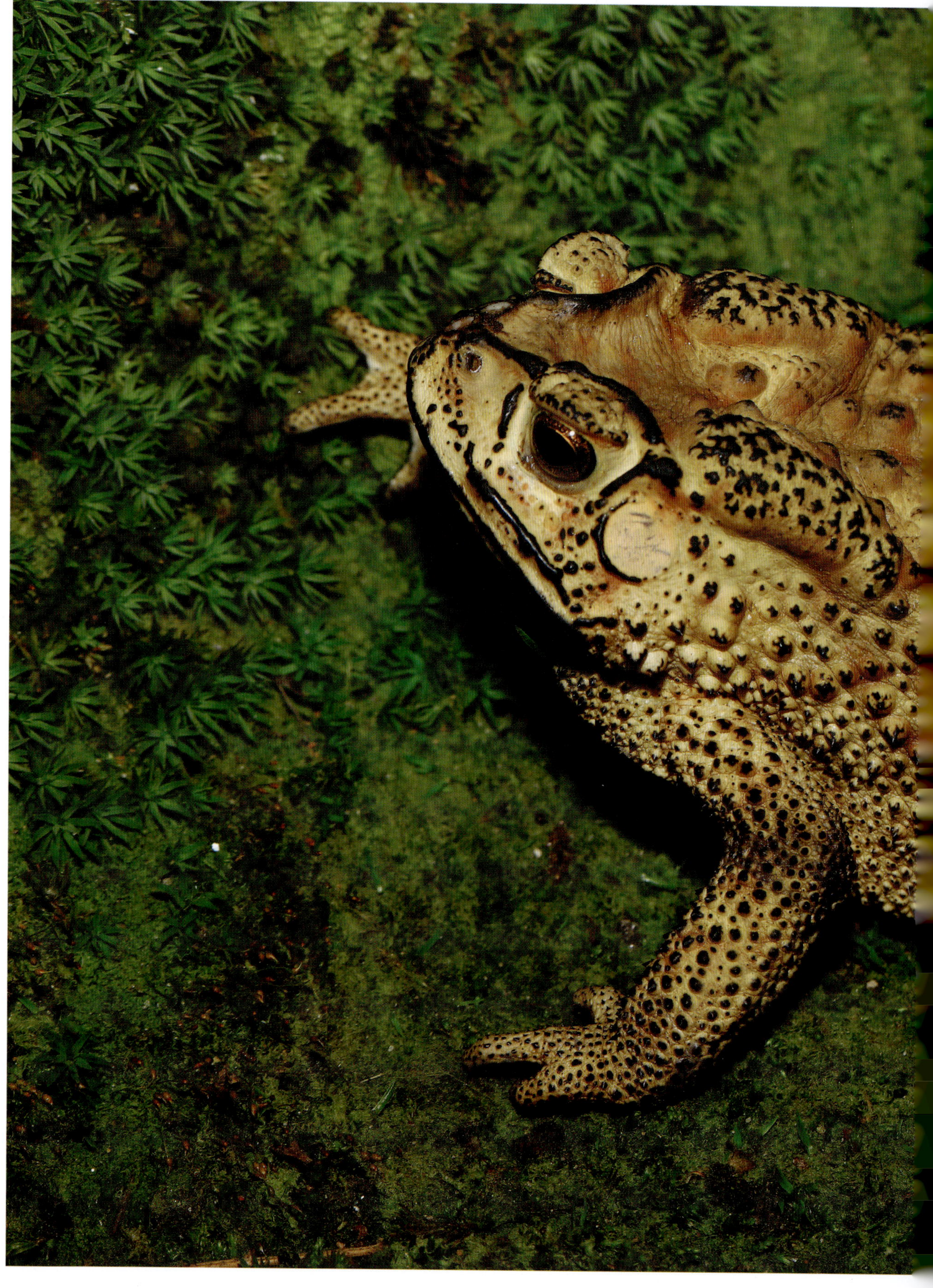

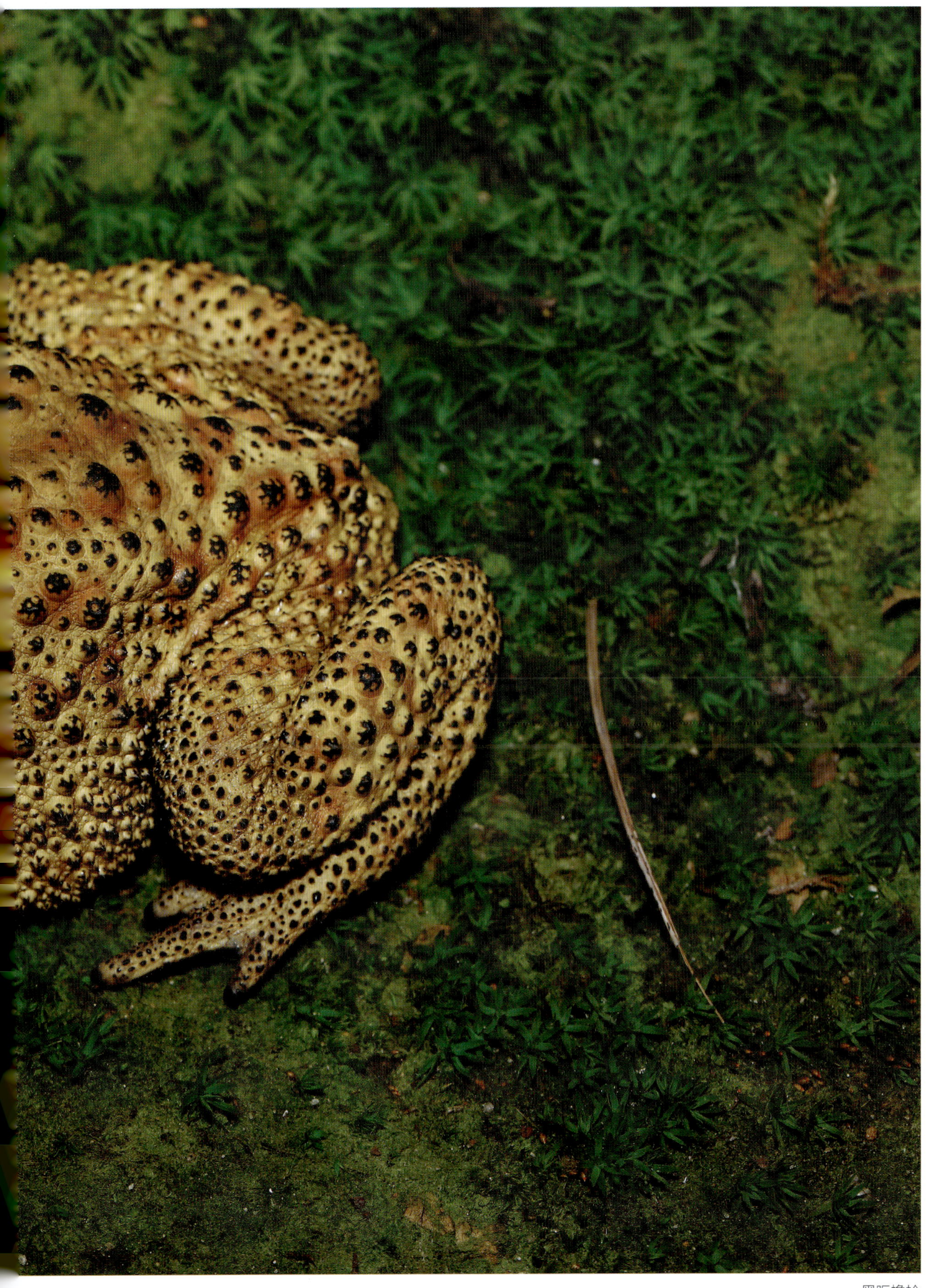

黑眶蟾蜍

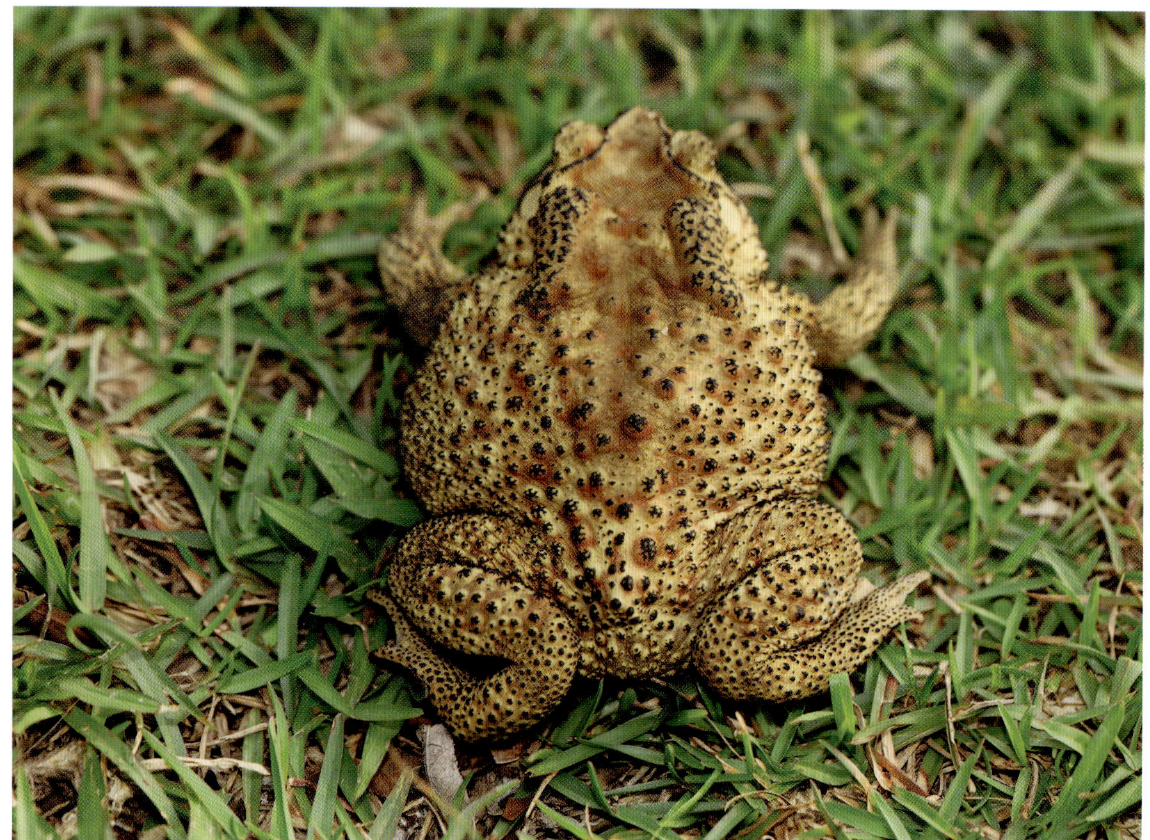

黑眶蟾蜍

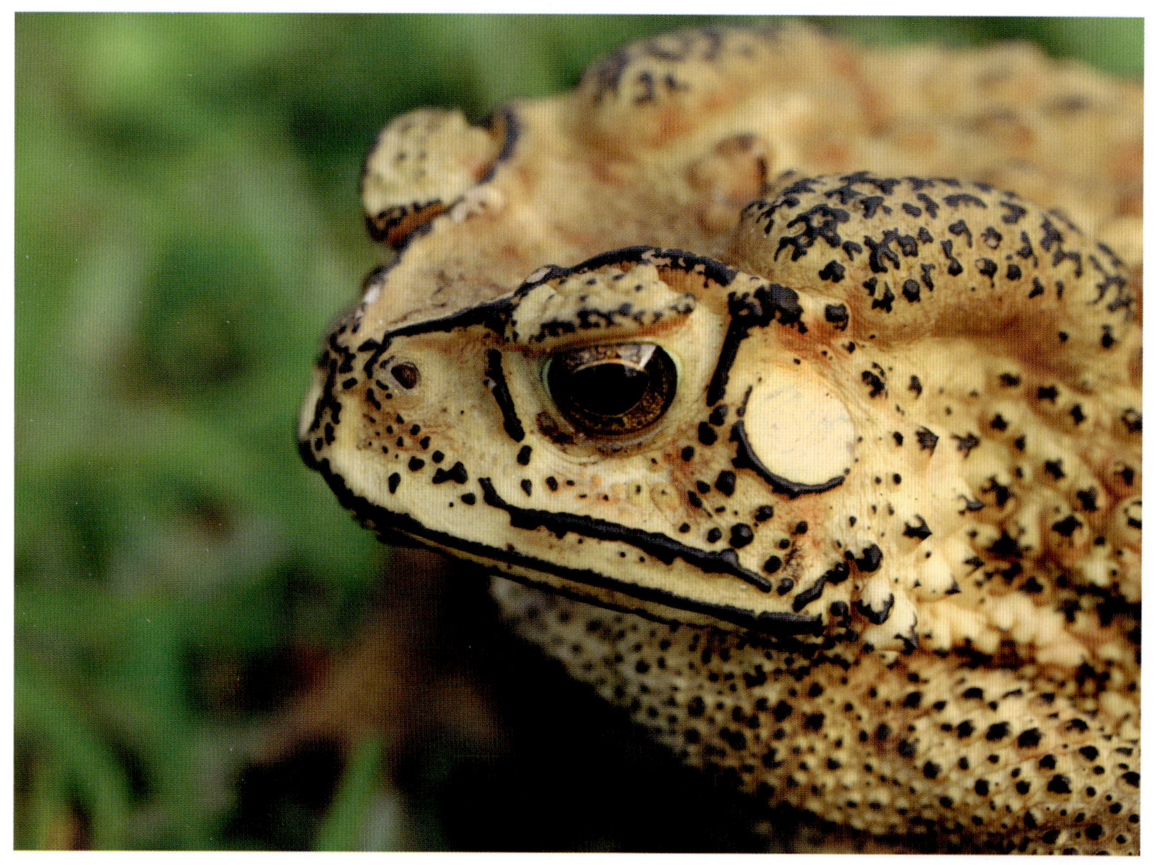

黑眶蟾蜍

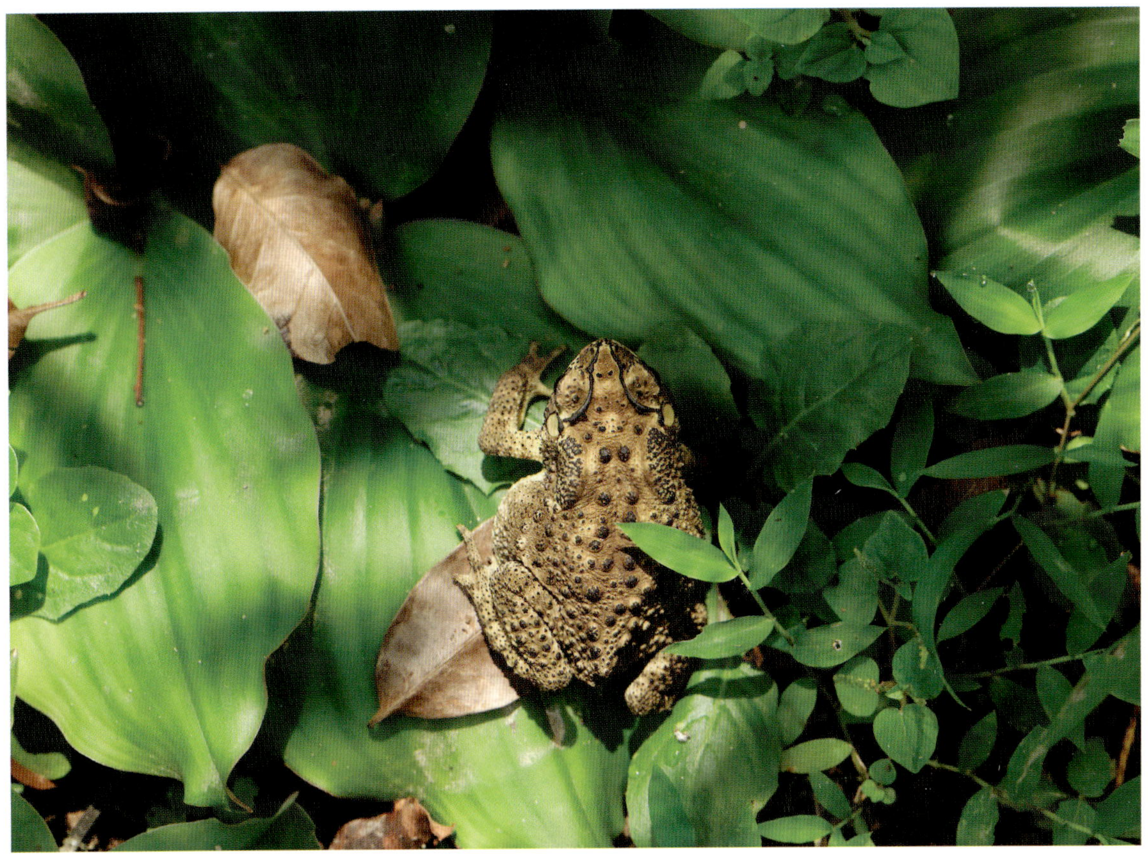

黑眶蟾蜍

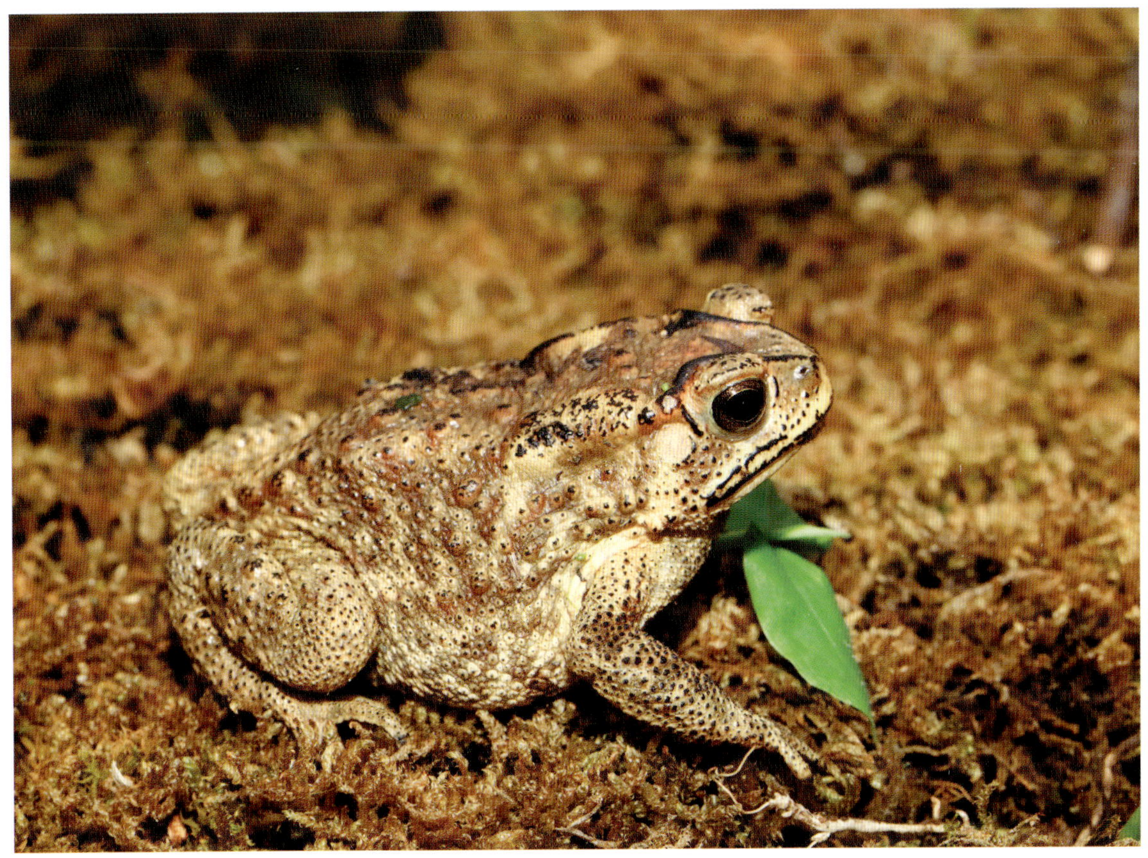

黑眶蟾蜍

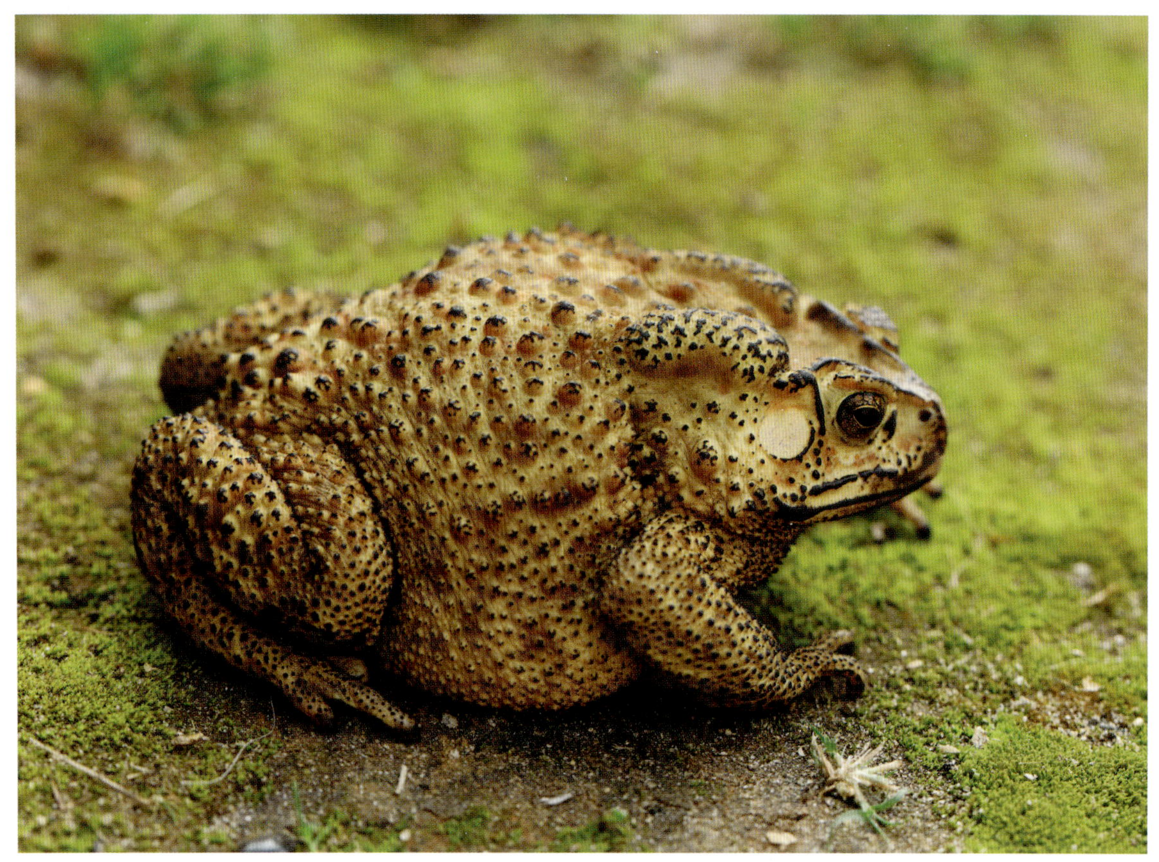

黑眶蟾蜍

生境分布

中华大蟾蜍生活在泥土中或栖居在石下或草间，夜出觅食。分布于东北、华北、华东、华中，以及陕西、甘肃、青海、四川、贵州等省区。黑眶蟾蜍栖息于潮湿草丛，夜间或雨后常见。捕食多种有害昆虫和其他小动物。分布于浙江、江西、福建、台湾、湖南、广东、广西、四川、贵州、云南等省区。多为野生品种。

采收加工

夏、秋二季捕捉，洗净体表，挤取耳后腺及皮肤腺的浆液，盛于瓷器内（忌与铁器接触），晒干储存。用时以碎块置酒或鲜牛奶中溶化，然后风干或晒干。

药材鉴别

本品干燥的蟾酥呈扁圆形团块状、饼状、棋子状或片状。表面光亮，有的不平而具有皱纹，淡黄色、紫红色或棕黑色。团块状或饼状者质坚硬，不易折断，断面茶褐色，如胶质状而有光泽。片状者质脆易折断，红棕色，半透明。气微腥，嗅之作嚏，味麻辣。遇水即起泡沫，并泛出白色乳状液；用锡纸包碎块少许，烧之即熔为油状。以质明亮、紫红色、断面均一、沾水即泛白色者为佳。

功效主治

解毒，止痛，开窍醒神。主治痈疽疔疮，咽喉肿痛，中暑神昏，痧胀腹痛吐泻。

用法用量

内服：0.015 ~ 0.03 g，研细，多入丸、散服。外用：适量。

民族药方

1. 丘疹性荨麻疹 活蟾蜍 3 ~ 4 只。去其内脏，洗净后置砂罐内煮极烂，用布滤去渣，留汤外用，皮疹多的部位，可每日用此汤淋洗一次；皮疹数目少，可用棉花蘸汤外搽，每日 3 ~ 4 次。

2. 胃癌，结肠癌，直肠癌 蟾酥 9 g，阿魏、乳香、没药、黄药子各 24 g，蜂房、生玳瑁各 18 g，鸡内金 45 g，天仙藤、延胡索各 30 g，甘草、三棱、莪术各 15 g，朱砂、木鳖子（去皮）各 12 g。共研细末，以蜜为丸如梧桐子大，每次 5 粒，每日 2 ~ 3 次。

3. 肝硬化、慢性肾小球肾炎引起的腹水，水肿 蟾蜍大者 1 只（小者 2 只），砂仁 9 g。将砂仁塞入蟾蜍肝内，放入香油、蜂蜜各 120 g 煎熬，直至油煎至膏状为止（不用铁锅，用铜锅或铝锅为宜），每次 6 ~ 30 g，每日 2 ~ 3 次，7 日为 1 个疗程。

4. 宫颈癌，阴道癌，直肠癌 蟾酥 0.6 g，儿茶 5.5 g，乳香、血竭各 4.5 g，冰片 7.5 g，蛇床子 2 g，轻粉 3 g，三仙丹、雄黄各 6 g，白矾 27 g。将上药各研为细末，先将白矾用开水溶化，最后加蛇床子、蟾酥、血竭制成一分钱币大小的药片，每次 1 片放癌组织处，隔 2 ~ 3 日换 1 次。

使用注意

本品有毒，内服慎勿过量。外用不可入目。孕妇忌用。

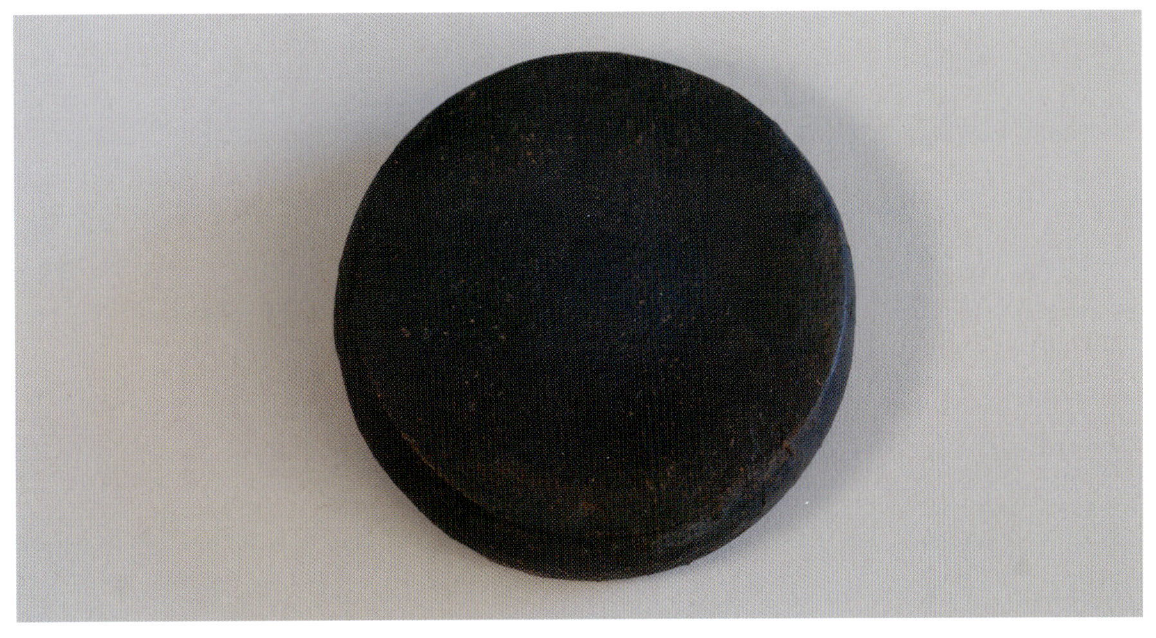

蟾酥药材

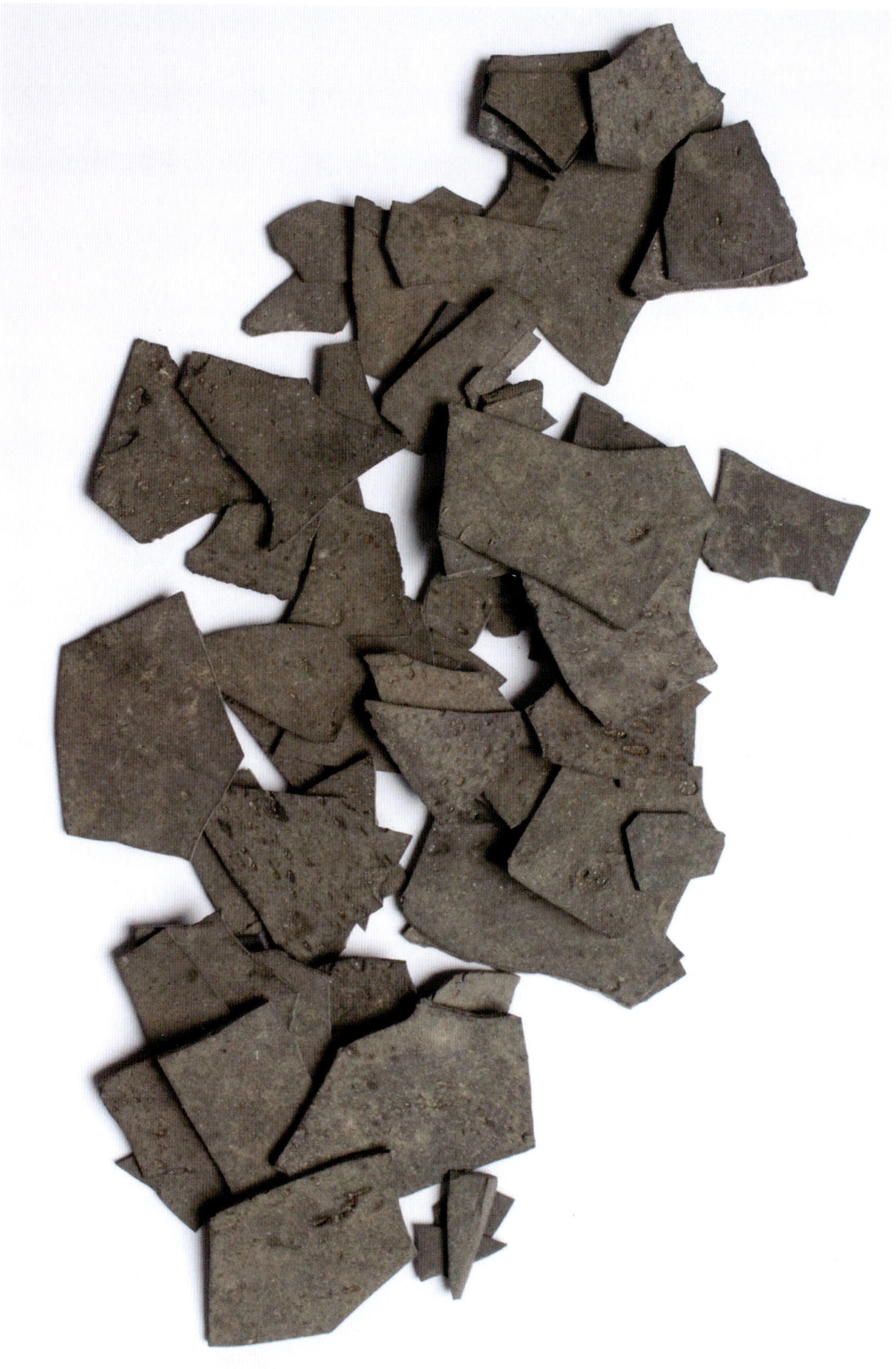

蟾酥饮片

图书在版编目（CIP）数据

中国民族药用植物图典. 水族卷 / 肖培根，诸国本总主编. -- 长沙 : 湖南科学技术出版社，2023.12
ISBN 978-7-5710-2533-5

Ⅰ. ①中… Ⅱ. ①肖… ②诸… Ⅲ. ①民族地区－药用植物－中国－图集②水族－中草药－图集 Ⅳ. ①R282.71-64

中国国家版本馆CIP数据核字(2023)第196869号

"十四五"时期国家重点出版物出版专项规划项目
ZHONGGUO MINZU YAOYONG ZHIWU TUDIAN SHUIZUJUAN DI-SHI CE
中国民族药用植物图典 水族卷 第十册
总 主 编：肖培根　诸国本
主　　编：司有奇
出 版 人：潘晓山
责任编辑：李　忠　杨　颖
出版发行：湖南科学技术出版社
社　　址：长沙市芙蓉中路一段416号泊富国际金融中心
网　　址：http://www.hnstp.com
湖南科学技术出版社天猫旗舰店网址：
http://hnkjcbs.tmall.com
邮购联系：0731-84375808
印　　刷：长沙鸿发印务实业有限公司
（印装质量问题请直接与本厂联系）
厂　　址：长沙县黄花镇工业园3号
邮　　编：410137
版　　次：2023年12月第1版
印　　次：2023年12月第1次印刷
开　　本：889mm×1194mm　1/16
印　　张：26.75
字　　数：476千字
书　　号：ISBN 978-7-5710-2533-5
定　　价：2580.00元(共十册)